Multiple-Choice-Überprüfungsfragen für Heilpraktiker

(Fragen aus 16 Überprüfungen 2004-2011)

960 Multiple-Choice-Überprüfungsfragen aus den
Prüfungsfragenkatalogen der Gesundheitsämter

Baden-Württemberg, Bayern, Bremen, Berlin, Hamburg, Hessen, Nordrhein-Westfalen, Rheinland-Pfalz, Saarland, Sachsen-Anhalt, Thüringen

Prüfungsfragen mit kommentierten Antworten

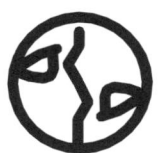

Dr. Dr. Hartmut Hildebrand

K r e a t i v i t ä t & W i s s e n

2012

Die Erkenntnisse der Medizin unterliegen laufendem Wandel: neue Diagnosemethoden, neue Forschungsergebnisse und neue klinische Erfahrungen erweitern ständig unser medizinisches Wissen. Dies mögen unsere Leser bedenken, wenn sie im medizinischen Bereich tätig sind und Verantwortung für Patienten übernehmen.

Wir haben große Sorgfalt darauf verwandt, dass unsere Angaben dem aktuellen Wissensstand bei Fertigstellung des Werkes entsprechen. Wir bitten unsere Leser, uns alle etwa auffallenden Ungenauigkeiten mitzuteilen.

Korrekturhinweise, Verbesserungsvorschläge und Ergänzungen sind willkommen!

Anschrift der Verfasser:
K r e a t i v i t ä t & W i s s e n, Verlag und Buchhandel GmbH, Sersheim
Friedrichstr.11, 74372 Sersheim, Tel.: 07042 830286, Fax: 07042 830287

DANKSAGUNG
Für konstruktive Kritik bedanken wir uns bei den vielen ausgezeichneten Dozenten von „Team Dr. Dr. Hildebrand", bei unseren zahlreichen Schülern und bei den Teilnehmern unserer Pauk-, Intensiv- und Prüfungsvorbereitungskurse.

15. überarbeitete und erweiterte Auflage 2012

ISBN 978-3-940535-53-5

K r e a t i v i t ä t & W i s s e n , Verlag und Buchhandel GmbH, Sersheim

Ihr Weg zum Erfolg: Bücher und Karteikarten von **K r e a t i v i t ä t & W i s s e n**

Unser Verlag ist auf Bücher für die **Ausbildung zum Heilpraktiker** und auf Bücher und Karteikarten zur **Vorbereitung auf die amtsärztliche Überprüfung für Heilpraktiker** spezialisiert.

Bitte fordern Sie unseren Gesamtprospekt an!
Wir informieren Sie laufend über unsere Neuauflagen!

K r e a t i v i t ä t & W i s s e n GmbH
Friedrichstr. 11
D-74372 Sersheim
Tel.: 07042-830286
Fax: 07042-830287
E-Mail: buch@kreawiverlag.de
Internet: http://www.kreawiverlag.de

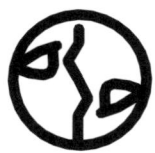

Bestellung

1. Über den Buchhandel (Standardbuchnummer **ISBN 978-3-940535-53-5**
2. Schriftliche Bestellung direkt beim Verlag mit **Einzugsermächtigung** zur einmaligen Abbuchung des Betrages von zurzeit **49.- Euro** (Bank, Bankleitzahl, Kontonummer) an:
   - **K r e a t i v i t ä t & W i s s e n** GmbH, Friedrichstr. 11, 74372 Sersheim,
   - Fax: 07042 830287,
   - Email: buch@kreawiverlag.de
3. Internet (online-bookshop): www.kreawiverlag.de

Achtung:
Die vollständige deutliche Absenderangabe ist unbedingt erforderlich.
Die Bücher werden in der Regel jährlich aktualisiert.
Bitte erkundigen Sie sich ggf. nach den aktuellen Preisen (Tel.: 07042-830286).

INHALTSVERZEICHNIS

FRAGEN

ANTWORTEN

LÖSUNGSSCHLÜSSEL

Einen tabellarischen **Kurzlösungsschlüssel** für die Prüfungsfragen und eventuell notwendige **Verbesserungen** (falls der Druckfehlerteufel wieder einmal zugeschlagen haben sollte) finden Sie zum Download unter der Internetadresse

http://www.kreawiverlag.de/buchinfo

FRAGEN
MC 1

Frage 1
Einfachauswahl
Welche Aussage trifft zu?
Häufigste Erreger eines unkomplizierten
Harnwegsinfektes sind:

A) Escherichia coli
B) Trichomonaden
C) Streptokokken
D) Chlamydien
E) Gonokokken

Frage 2
Aussagenkombination
Die Ständige Impfkommission empfiehlt
bei gesunden Kindern bis zur Vollendung
des 6. Lebensjahres unter anderem die
Durchführung von Impfungen gegen:

1) Tuberkulose (BCG-Impfungen)
2) Hepatitis B
3) Hepatitis C
4) Diphtherie
5) Pneumokokken

A) nur 1 und 2 sind richtig
B) nur 2 und 4 sind richtig
C) nur 1, 4 und 5 sind richtig
D) nur 2, 4 und 5 sind richtig
E) nur 1, 3, 4 und 5 sind richtig

Frage 3
Einfachauswahl
Übertragung durch Tröpfcheninfektion ist
am ehesten typisch für

A) Rotavirus
B) Hepatitis-C-Virus
C) Clostridium perfringens (Gasbrand)
D) Listeria monozytogenes (Listeriose)
E) Neisseria meningitidis (Meningo-
   kokken-Meningitis)

Frage 4
Aussagenkombination
Bei einem Bronchialasthma kann ein
plötzlicher lebensbedrohlicher Atem-
notfall auftreten. Durch welche der
folgenden Faktoren kann dieser ausgelöst
werden?

1) Psychische Faktoren
2) Allergische Reaktionen
3) Zigarettenrauch und andere auf
   Bronchien und Lunge irritierend
   wirkende Substanzen
4) Infekte
5) Körperliche Anstrengung

A) nur 2, 4 und 5 sind richtig
B) nur 1, 2, 3 und 4 sind richtig
C) nur 1, 2, 3 und 5 sind richtig
D) nur 1, 3, 4 und 5 sind richtig
E) 1-5, alle sind richtig

Frage 5
Einfachauswahl
Welche Aussage zum Auskultations-
befund des Abdomens trifft zu?

A) Normalbefundlich hört man 40-50
   Darmgeräusche pro Minute
B) Laute und metallisch klingende Darmgeräusche sprechen für einen paralytischen Ileus
C) Das völlige Erlöschen aller Darmgeräusche ist typisch für einen mechanischen Ileus
D) Zur orientierenden Bestimmung der
   Lebergröße kann die so genannte
   „Kratzauskultation" durchgeführt
   werden
E) Bei einem Aortenaneurysma kann
   man regelmäßig ein Stenosegeräusch
   auskultieren

Frage 6
Aussagenkombination
Welche der folgenden Symptome können
bei chronischer Hirndrucksteigerung auftreten?

1) Kopfschmerzen
2) Psychische Veränderungen
3) Stauungspapille
4) Weite Pupillen
5) Erbrechen

A) nur 1 und 4 sind richtig
B) nur 1, 2 und 3 sind richtig
C) nur 1, 3 und 5 sind richtig
D) nur 1, 2, 3 und 4 sind richtig
E) 1-5, alle sind richtig

Frage 7
Aussagenkombination
Welche der folgenden Aussagen zur
Hepatitis B trifft (treffen) zu?

1) Die Hepatitis B ist sexuell übertragbar
2) Die Hepatitis B wird ausschließlich
   über Blut und Blutprodukte übertragen
3) Gegen die Hepatitis B kann man sich
   aktiv und passiv impfen lassen
4) Nach durchgemachter Hepatitis B sind
   die Menschen immer infektiös
5) Typische Krankheitssymptome sind
   Teerstuhl und heller Urin

A) nur die Aussage 3 ist richtig
B) nur 1 und 3 sind richtig
C) nur 2 und 4 sind richtig
D) nur 1, 3, 4 und 5 sind richtig
E) nur 2, 3, 4 und 5 sind richtig

Frage 8
Aussagenkombination
Welche der folgenden Aussagen zur
Tuberkulose trifft (treffen) zu?

1) Die Tuberkulose wird in der Regel
   durch Tröpfcheninfektion übertragen
2) Die Tuberkulose wird durch eine
   Kombination mehrerer Medikamente
   behandelt
3) Die Tuberkulose ist nahezu ausgerottet
4) Die Primärtuberkulose (tuberkulöse
   Erstinfektion) verläuft meist symptomlos
5) Nach Ansteckung lässt sich die Diagnose durch eine Auskultation der
   Lunge stellen

A) nur die Aussage 4 ist richtig
B) nur 1 und 2 sind richtig
C) nur 2 und 3 sind richtig
D) nur 1, 2, und 4 sind richtig
E) 1-5, alle sind richtig

Frage 9
Aussagenkombination
Welche der folgenden Symptome deuten
auf Botulismus hin?

1) Fieber
2) Doppelbilder
3) Übelkeit
4) Bewusstseinseintrübung als
   Frühsymptom
5) Schluckstörungen

A) nur 3 und 5 sind richtig
B) nur 1, 3 und 4 sind richtig
C) nur 2, 3 und 5 sind richtig
D) nur 1, 2, 4 und 5 sind richtig
E) 1-5, alle sind richtig

Frage 10
Einfachauswahl
Eine 22-jährige Geologiestudentin hat
seit 5 Wochen ein bisher nicht gekanntes
Leistungstief. Zuletzt traten heftige
Menstruationsblutungen auf. Sie sucht
einen Heilpraktiker auf, der einen unauf-
fälligen gynäkologischen Befund erhebt.
Im kleinen Blutbild finden sich eine
Anämie und eine Verminderung der
Thrombozyten. Weitere Befunde, die
erhoben werden, sind: Mäßige Milz-
vergrößerung, blasse Hautfarbe,
Petechien an beiden Unterschenkeln.
Welche weitere Untersuchung müssen
Sie unbedingt veranlassen?

A) Hormonstatus
B) Differenzialblutbild
C) Kalzium-Wert
D) Blutzuckerbestimmung
E) Hb-Kontrolle

Frage 11
Einfachauswahl
Ein 44-jähriger Mann klagt über folgende Beschwerden: Herzklopfen und Herzrasen, Schlafstörungen, Hitzewallungen, Nervosität und eine allgemein verringerte körperliche Belastbarkeit. Ihnen fällt weiter eine psychomotorische Unruhe mit feinschlägigem Tremor auf. Welche der folgenden Erkrankungen ist am wahrscheinlichsten?

A) Verengung der Herzkranzgefäße (koronare Herzkrankheit)
B) Tumor des Nebennierenmarks (Phäochromozytom)
C) Schilddrüsenüberfunktion (Hyperthyreose)
D) Neurofibromatose (Morbus Recklinghausen)
E) Unterfunktion der Nebennierenrinde (Morbus Addison)

Frage 12
Einfachauswahl
Bei Morphinabhängigen im Morphinrausch ist in erster Linie folgendes der genannten Phänomene charakteristisch:

A) Sehr enge Pupille
B) Kataplexie (kurz dauernder Spannungsverlust von Muskeln)
C) Hypersexualität
D) Kontrollwahn
E) Größenwahn

Frage 13
Einfachauswahl
Welches Symptom ist am ehesten typisch für eine depressive Episode?

A) Gesteigerter Appetit .
B) Ideenflucht
C) Interessenverlust
D) Überaktivität
E) Vermindertes Schlafbedürfnis

Frage 14
Aussagenkombination
Maligne Erkrankungen sind in den westlichen Industrienationen die zweithäufigste Todesursache. Welche der folgenden Aussagen treffen zu?

1) Sekretausscheidungen aus der Mamille bei einer 50-jährigen Patientin sind im Rahmen der Hormonumstellung als normal anzusehen
2) Eine familiäre Belastung als Risikofaktor für ein Mammakarzinom konnte bisher wissenschaftlich nicht beobachtet werden
3) Als Risikofaktor gilt u. a. ein vorangegangenes Mammakarzinom der anderen Brust
4) Typische Lokalisationen für Fernmetastasen beim Mammakarzinom können Knochen, Leber oder Pleura sein
5) Auch junge Frauen können ein Mammkarzinom bekommen

A) nur 4 und 5 sind richtig
B) nur 1, 3, und 4 sind richtig
C) nur 2, 3, und 5 sind richtig
D) nur 3, 4, und 5 sind richtig
E) 1-5, alle sind richtig

Frage 15
Aussagenkombination
Ein Kind hat versehentlich einen ätzenden Haushaltsreiniger getrunken. Welche Maßnahmen veranlassen Sie?

1) Sie lassen das Kind sofort größere Mengen Milch trinken
2) Sie lassen das Kind größere Mengen Salzwasser trinken, um ein Erbrechen auszulösen
3) Sie versuchen vorsichtig die Reste des Mittels aus dem Mund auszuspülen
4) Sie geben dem Kind auf dem Weg ins Krankenhaus den Haushaltsreiniger mit, damit die Ärzte gezielt helfen können
5) Sie halten die Atemwege frei, falls das Kind von selbst anfängt zu erbrechen

A) nur 2 und 3 sind richtig
B) nur 3, 4 und 5 sind richtig
C) nur 1, 2, 4 und 5 sind richtig
D) nur 1, 3, 4 und 5 sind richtig
E) 1-5, alle sind richtig

Frage 16
Aussagenkombination
Welche der im Folgenden genannten
Maßnahmen oder Behandlungen darf
ein Heilpraktiker (nach der öffentlich-
rechtlichen Behandlungsbefugnis nach
dem Heilpraktikergesetz) bei seiner
Patientin durchführen?

1) Akupunktur bei Morphinabhängigkeit
2) Massagen bei muskulären Verspan-
   nungen
3) Gynäkologische Untersuchung bei
   Verdacht auf Uterusmyom
4) Psychotherapie bei Panikstörung
5) Schwangerschaftstest

A) nur die Aussage 2 ist richtig
B) nur 2 und 4 sind richtig
C) nur 1, 3, 4 und 5 sind richtig
D) nur 2, 3, 4, und 5 sind richtig
E) 1-5, alle sind richtig

Frage 17
Mehrfachauswahlaufgabe
Die so genannte Schüttellähmung (Parkinsonsyndrom) ist eine häufige Erkrankung des fortgeschrittenen Lebensalters.
Die klassische Symptomen-Trias besteht
aus folgenden Symptomen: Wählen Sie
drei Antworten!

A) Muskelschlaffheit
B) Muskelsteifheit
C) Bewegungsarmut bis zur Bewegungs-
   losigkeit
D) Grobschlägiges Gliederzittern
E) Feinschlägiges Gliederzittern

Frage 18
Mehrfachauswahl
Folgende Erkrankungen können bei einem Kleinkind akute Bauchschmerzen
auslösen: Wählen sie **drei** Antworten!

A) Mekoniumileus
B) Blinddarmentzündung
C) Virale Gastroenteritis
D) Angeborene Pylorusstenose
E) Purpura Schoenlein-Henoch
   (Allergische Gefäßerkrankung)

Frage 19
Aussagenkombination
Beim bösartigen Lymphknotenkrebs
(dem so genannten Morbus Hodgkin)
treten Allgemeinerscheinungen auf.
Zu diesen Symptomen zählen:

1) Nächtliche Temperaturregulations-
   störung mit Körpertemperaturen
   kleiner 36°C
2) Fieber größer 38°C
3) Gewichtszunahme um 10 % des
   Körpergewichtes in 6 Monaten
4) Gewichtsabnahme um mindestens
   10 % des Körpergewichtes in nur
   6 Monaten
5) Nachtschweiß

A) nur 1 und 3 sind richtig
B) nur 2 und 4 sind richtig
C) nur 1, 4 und 5 sind richtig
D) nur 2, 3 und 5 sind richtig
E) nur 2, 4 und 5 sind richtig

Frage 20
Einfachauswahl
Welche Aussage trifft zu?
Für Immunglobuline gilt:

A) Sie werden zur aktiven Impfung
   eingesetzt
B) Sie sind wesentlicher Teil der
   unspezifischen Abwehr
C) Sie werden von den Plasmazellen
   gebildet
D) IgM ist plazentagängig
E) Sie gehören zur zellulären Abwehr

Frage 21
Aussagenkombination
Welche der folgenden Aussagen trifft
(treffen) für Herzklappenfehler zu?

1) Sie entwickeln sich typischerweise
   aufgrund einer Myokarditis
2) Aufgrund einer Klappenstenose
   kommt es zu Pendelblut
3) Bei Klappenerkrankungen ist am
   häufigsten die Trikuspidalklappe
   betroffen
4) Besteht eine Aortenklappenstenose,
   so ist ein harter hämmernder Puls
   zu tasten
5) Bei einer Mitralstenose kommt es
   zu einer Drucksteigerung im linken
   Vorhof

A) keine der Aussagen ist richtig
B) nur 5 ist richtig
C) nur 1, 2, und 3 sind richtig
D) nur 1, 2 und 5 sind richtig
E) nur 1, 4 und 5 sind richtig

Frage 22
Aussagenkombination
Welche der folgenden Aussagen zur dia-
betischen Polyneuropathie treffen zu?

1) Die diabetische Polyneuropathie ist
   durch die Schädigung der großen
   Blutgefäße bedingt
2) Sie kann sich als periphere Polyneuropathie mit Sensibilitätsstörungen,
   Schmerzen und Lähmungen äußern
3) Es können Paresen der Augenmuskeln
   mit Doppelbildern auftreten
4) Vermindertes Vibrationsempfinden ist
   ein Frühsymptom
5) Die diabetische Polyneuropathie tritt
   nur in Folge eines Diabetes mellitus
   Typ 2 auf

A) nur 3 und 5 sind richtig
B) nur 1, 2 und 3 sind richtig
C) nur 1, 2 und 5 sind richtig
D) nur 2, 3 und 4 sind richtig
E) 1-5, alle sind richtig

Frage 23
Aussagenkombination
Welche der folgenden Aussagen trifft
(treffen) zu?
Beim hämolytischen Ikterus ist

1) die Lebensdauer der roten Blutkörperchen verlängert
2) die Lebensdauer der roten Blutkörperchen verkürzt
3) der Stuhl entfärbt
4) die Erythrozytopoese (= Neubildung
   der roten Blutkörperchen) in der Regel
   gesteigert

A) nur 2 ist richtig
B) nur 1 und 4 sind richtig
C) nur 2 und 4 sind richtig
D) nur 3 und 4 sind richtig
E) nur 2, 3 und 4 sind richtig

Frage 24
Aussagenkombination
Welche der folgenden Aussagen treffen
bei der Schizophrenie zu?

1) Sie ist eine Erkrankung aus der
   Gruppe der Psychosen.
2) Es stehen u. a. Veränderungen des
   Denkens und des Antriebs im Vordergrund des Krankheitsbildes.
3) So genannte „negative Symptome"
   wie auffällige Apathie, Sprachverarmung, verflachte oder inadäquate
   Affekte können bestehen.
4) Die Denkstörung des Schizophrenen
   kann sich in Zerfahrenheit äußern.
5) Der Bezug des Betroffenen zur Realität ist gestört.

A) nur 2 und 3 sind richtig
B) nur 1, 2 und 3 sind richtig
C) nur 1, 4 und 5 sind richtig
D) nur 2, 3, und 4 sind richtig
E) 1-5, alle sind richtig

Frage 25
Aussagenkombination
Welche der folgenden Aussagen zur
Speiseröhre (Ösophagus) treffen zu?

1) Ein bösartiger Speiseröhrentumor
wächst frühzeitig in das umgebende
Bindegewebe.
2) Risikofaktoren für eine Krebsentste-
hung sind langjähriger Alkohol- und
Nikotinkonsum sowie chronische
Erkrankungen der Speiseröhre.
3) Typische Beschwerden bei einem
Ösophagusdivertikel sind Sodbrennen
und saures Aufstoßen, hauptsächlich
beim Bücken und Liegen.
4) Komplikationen einer chronischen Refluxösophagitis sind u. a. Blutungen,
narbige Verengungen und maligne
Entartung.
5) Die Speiseröhre hat eine eigene Peristaltik und kann den Nahrungsbrei
aktiv in den Magen schieben.

A) nur 1, 3 und 4 sind richtig
B) nur 2, 3 und 4 sind richtig
C) nur 1, 2, 3 und 5 sind richtig
D) nur 1, 2, 4 und 5 sind richtig
E) 1-5, alle sind richtig

Frage 26
Mehrfachauswahl
Wählen Sie **drei** Antworten!
Teil der Zelle ist

A) Nukleus
B) Ganglion
C) Golgi-Apparat
D) Mitochondrium
E) Hypomochlion

Frage 27
Aussagenkombination
Bei einer 75-jährigen Patientin stellen Sie
subkutan am rechten Unterschenkel einen
spontan schmerzhaften, druckempfind-
lichen derben Venenstrang fest. Die Haut
darüber ist erwärmt und gerötet. Welche
therapeutischen Maßnahmen sind zu
empfehlen?

1) Fibrinolyse
2) Strenge Bettruhe
3) Kompressionsverband
4) Antikoagulation mit einem Cumarin-
Derivat (z.B. Marcumar)
5) Rasche Mobilisierung

A) nur 1 und 2 sind richtig
B) nur 1 und 5 sind richtig
C) nur 2 und 4 sind richtig
D) nur 3 und 5 sind richtig
E) nur 1, 2, und 3 sind richtig

Frage 28
Aussagenkombination
Welche der folgenden Aussagen treffen
zu?
Eine erhöhte Eiweiß-Ausscheidung im
Urin (Proteinurie)

1) findet sich immer bei banalen Harnwegsinfekten
2) geht immer mit einer Erniedrigung der
Eiweißkonzentration im Blut einher
3) kann auch ohne Krankheitswert vorkommen
4) kann auch bei Erkrankungen außerhalb der Harnwege auftreten
5) ist immer auf eine Störung der glomerulären Permeabilität (Durchlässigkeit
der Nierenkörperchen) zurückzuführen

A) nur 1 und 3 sind richtig
B) nur 2 und 4 sind richtig
C) nur 2 und 5 sind richtig
D) nur 3 und 4 sind richtig
E) nur 1, 3, und 4 sind richtig

Frage 29
Aussagenkombination
Welche der folgenden Aussagen zum
Diabetes mellitus trifft (treffen) zu?

1) Beim Typ-1-Diabetes sind in mehr als
50 % der Fälle Inselautoantikörper zu
finden.
2) Der Typ-1-Diabetiker kommt bei
bestimmter Lebensweise lebenslang
ohne Insulin aus.

3) Typische Symptome eines manifesten Typ-1-Diabetes sind Polyurie, Durst und Gewichtsverlust.
4) Pathogenetisch spielt beim Typ-1-Diabetes eine herabgesetzte Insulinwirkung bzw. Insulinresistenz eine Rolle.
5) Der Typ-2-Diabetiker leidet häufig unter weiteren Störungen und Erkrankungen des metabolischen Syndroms.

A) nur 3 ist richtig
B) nur 1 und 3 sind richtig
C) nur 3 und 4 sind richtig
D) nur 1, 3 und 5 sind richtig
E) 1-5, alle sind richtig

Frage 30
Aussagenkombination
Welche der folgenden Aussagen zu Scharlach treffen zu?

1) Scharlach ist eine virale Infektionserkrankung der Tonsillen.
2) Scharlach ist häufig durch die Symptomkombination Exanthem, Hals- und Schluckschmerzen, Fieber, Himbeerzunge gekennzeichnet.
3) Scharlach hat eine Inkubationszeit von 10-14 Tagen.
4) Scharlach kann unbehandelt zu Streptokokken-allergischen Nebenerkrankungen wie akute Glomerulonephritis, Endokarditis, Myokarditis und rheumatischem Fieber führen.
5) Das Scharlachexanthem ist gekennzeichnet durch grobfleckigen, konfluierenden Ausschlag.

A) nur 1 und 2 sind richtig
B) nur 2 und 4 sind richtig
C) nur 2, 3 und 5 sind richtig
D) nur 3, 4, und 5 sind richtig
E) 1-5, alle sind richtig

Frage 31
Einfachauswahl
Welches der aufgeführten Symptome ist typisch für einen Patienten mit Bronchiektasen (irreversible Erweiterung der Bronchialäste)?

A) Hohes Fieber
B) Anhaltender, trockener Husten
C) Atemabhängige Schmerzen im Thoraxbereich
D) Reichlicher morgendlicher Auswurf
E) Stridoröse Atmung (pfeifendes Atemgeräusch bei Verengung der oberen Luftwege)

Frage 32
Einfachauswahl
Sie messen die Beweglichkeit eines Kniegelenkes nach der Neutral-Null-Methode mit Extension/Flexion 10/10/0. Es besteht ein (eine)

A) Beugekontraktur
B) Bewegungsradius von insgesamt 10° aus der Nullstellung
C) Extensions- und Flexionsmöglichkeit von jeweils 10°
D) Versteifung in 10° Extension
E) Versteifung in 10° Flexion

Frage 33
Einfachauswahl
Beim Spreizfuß kommt es typischerweise zu Schmerzen und Schwielenbildungen

A) unter den Köpfchen der Mittelfußknochen 2-4
B) unter dem Fußlängsgewölbe
C) am Fußaußenrand
D) unter der Ferse
E) an der gesamten Fußsohle

Frage 34
Einfachauswahl
Bei einer plötzlich zusammengebrochen 20-jährigen Besucherin eines Freiluftkonzertes stellen Sie folgende Symptome fest: Benommenheit, kaltschweißige Haut, Pulsfrequenz um 56/min, systolischer Blutdruck unter 100 mmHg, Herzaktion regelmäßig. Welche Diagnose ist am wahrscheinlichsten?

A) Sinusknoten-Syndrom
B) Aortenstenose
C) Vagovasale Synkope
D) Hyperventilationstetanie
E) Tubarruptur bei Extrauteringravidität

Frage 35
Einfachauswahl
Welches der Symptome spricht am ehesten für eine organische Darmerkrankung und gegen ein Reizdarmsyndrom?

A) Druck- und Völlegefühl nach den Mahlzeiten
B) 2-3 dünnflüssige Darmentleerungen kurz nach dem Frühstück
C) Beimengungen von Schleim zum Stuhlgang
D) Nächtliche Diarrhöen, die den Patienten aus dem Schlaf aufwecken
E) Besserung des abdominellen Druck- und Völlegefühls nach einer Darmentleerung

Frage 36
Einfachauswahl
Ihnen wird ein 5-jähriges Mädchen zur Beurteilung seiner motorischen Entwicklung vorgestellt, die nach vergleichender Beobachtung der Eltern diesen zunehmend verzögert erscheint. Welches in der Aufstellung der anamnestischen Daten ist der letzte Zeitpunkt, bei dem der jeweils erreichte Entwicklungsstand des Kindes altersgerecht war?

A) 3. Lebensmonat – Kopfheben in Bauchlage
B) 8. Lebensmonat – sitzt frei

C) 12. Lebensmonat – steht frei
D) 24. Lebensmonat – kann max. 20 Schritte allein gehen
E) 5. Lebensjahr – kann eine Treppe nur mit Festhalten am Handlauf begehen

Frage 37
Einfachauswahl
Welche Aussage trifft zu? Bei der Palpation des Augapfels zur orientierenden Prüfung des Innendrucks

A) wird mit dem Daumen von vorne auf die Pupille gedrückt
B) ist, wegen der Verdrängbarkeit des Augapfels in die Orbita (Augenhöhle), Rückenlage des Patienten unabdingbar
C) ist ein akutes Glaukom keine Indikation, da bei diesem keine Konsistenzveränderung des Bulbus zu erwarten ist
D) ist der Seitenvergleich (linkes gegen rechtes Auge) wichtig
E) soll die Hornhautoberfläche im Regelfall betäubt werden (mit einem Lokalanästhetikum)

Frage 38
Einfachauswahl
Was ist bei einem urämischen Koma im Endstadium einer chronischen Niereninsuffizienz am ehesten zu erwarten?

A) Azetongeruch der Atemluft
B) Hyperkalzämie
C) Hyperkaliämie
D) Metabolische Alkalose
E) Obstipation

Frage 39
Mehrfachauswahlaufgabe
Ein Patient mit tiefer Beinvenenthrombose klagt plötzlich über Atemnot mit Schmerz- und Engegefühl in der Brust. Es handelt sich offensichtlich um eine akute Lungenembolie. Der Patient ist voll ansprechbar. Welche Symptome sind wahrscheinlich vorhanden? Wählen Sie drei Antworten!

A) Bradypnoe (verminderte Atem-
   frequenz)
B) Bradykardie
C) Arterielle Hypotonie
D) Zyanose
E) Angst

Frage 40
Einfachauswahl
Ein 53-jähriger Mann will das Sprech-
zimmer betreten, aber die Türschwelle
scheint eine fast unüberwindbare Barriere
zu bilden. Die Ehefrau hilft ihm darüber.
Er geht mit langsamen kleinen Schritten
weiter. Die Arme liegen dem Körper
gebeugt an und bewegen sich nicht. Nach
dem Setzen berichtet er leise mit fast
unbewegtem Gesichtsausdruck. Auf die
Untersuchungsliege gebeten, nimmt er
mehrmals Anlauf, um aus dem Stuhl auf-
zustehen. Welche Erkrankung liegt am
wahrscheinlichsten vor?

A) Depression
B) Chorea minor Sydenham
   („kleiner Veitstanz")
C) Parkinson-Syndrom
D) Zerebellares Syndrom (Kleinhirn-
   syndrom)
E) Multiple Sklerose

Frage 41
Einfachauswahl
Was wird im Rahmen der Hydrotherapie
am ehesten als Kontraindikation für ein
thermoneutrales medizinisches Vollbad
betrachtet?

A) Weichteilrheumatismus
B) Analekzem
C) Dermatomykose
D) Klimakterische Beschwerden
E) Dekompensierte Herzinsuffizienz

Frage 42
Einfachauswahl
Welche Aussage zum Morbus Scheuer-
mann trifft zu?

A) Meist sind Frauen im gebärfähigen
   Alter betroffen.
B) Bei schwereren Verlaufsformen
   kommt es zu einer fixierten Kyphose.
C) Über 90 % der Betroffenen geben
   spezifische Beschwerden an.
D) Die Prognose ist in der Regel schlecht.
E) Eine Operation ist in den meisten
   Fällen therapeutisch notwendig.

Frage 43
Einfachauswahl
Ein 16-jähriger Patient berichtet Ihnen,
vor zwei Wochen einen fieberhaften
Infekt gehabt zu haben, klagt aber immer
noch über Durst, obwohl er genügend
trinke, sowie über Müdigkeit. Sie stellen
einen Gewichtsverlust fest. Welche
Untersuchung des Blutplasmas bzw. –
serums sollte in erster Linie durchgeführt
werden? Bestimmung von

A) Kalzium
B) Magnesium
C) Harnsäure
D) Glukose
E) Protein

Frage 44
Einfachauswahl
Eine typische inhaltliche Denkstörung ist

A) die Ideenflucht
B) das Gedankenabreißen
C) die Wahnidee
D) die Denkverlangsamung
E) die Perseveration (= Wiederholen
   gleicher Denkinhalte)

Frage 45
Mehrfachauswahlaufgabe
Welche der aufgeführten Krankheiten
darf der Heilpraktiker unter Beachtung
des § 24 Infektionsschutzgesetzes (IfSG)
behandeln? Wählen Sie drei Antworten!

A) Lambliasis
B) Autoimmunhepatitis
C) Colitis ulcerosa
D) Q-Fieber
E) Oxyuriasis (= Madenwurminfektion)

Frage 46
Aussagenkombination
Typische(s) Symptom(e) bei einer Manie
ist (sind)

1) Selbstzweifel
2) Ideenflucht
3) Müdigkeit
4) Suizidgedanken
5) Beschäftigungsdrang

A) nur 2 ist richtig
B) nur 2 und 4 sind richtig
C) nur 2 und 5 sind richtig
D) nur 1, 3 und 4 sind richtig
E) 1-5, alle sind richtig

Frage 47
Einfachauswahl
Die nachfolgende schematische Abbildung zeigt Sensibilitätsausfälle (dunkel schraffiert) einer Hand von der Dorsal- und von der Volaransicht.

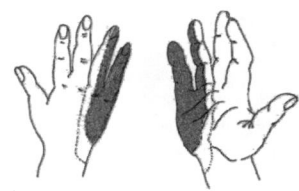

Es handelt sich um eine

A) Ulnarisläsion
B) Radialisläsion
C) Medianusläsion
D) Nervenwurzelläsion C 4
E) Nervenwurzelläsion C 6

Frage 48
Einfachauswahl
Welche Aussage zur reifen Frauenmilch trifft am besten zu? Reife Frauenmilch besitzt im Vergleich zu Kuhmilch

A) einen nur etwa halb so hohen Energiegehalt
B) etwa doppelt so viel Fett (Gesamtfette)
C) weniger Mineralien
D) weniger Kohlenhydrate
E) mehr Eiweiß

Frage 49
Einfachauswahl
Der lageunabhängige Rückenschmerz während der frühen Morgenstunden der Nachtruhe ist besonders typisch für

A) Statisch bedingte Wirbelsäulenerkrankungen
B) Spondylarthrose
C) Spondylitis ankylosans (Morbus Bechterew)
D) Spondylose
E) Spondylitis tuberculosa

Frage 50
Einfachauswahl
Die Kombination von Anlaufschmerz, Belastungsschmerz, Ermüdungsschmerz und Endphasenschmerz ist am ehesten typisch für

A) Chronische Polyarthritis
B) Arthritis urica (Gichtarthritis)
C) Arthritis psoriatica (Arthritis bei Psoriasis)
D) Arthrose
E) Polymyalgia rheumatica

Frage 51
Einfachauswahl
Auf eine Hypoglykämie weist am ehesten hin:

A) Kussmaul-Atmung
B) Foetor ex ore (unangenehmer Geruch der Ausatemluft, z. B. nach faulenden Äpfeln)
C) Hyperhidrosis (feuchte Haut)
D) Hypotone Muskulatur
E) Bradykardie

Frage 52
Einfachauswahl
Die Bifurcatio tracheae (Luftröhrengabelung in die beiden Hauptbronchien) liegt beim jungen Erwachsenen am ehesten in Höhe des

A) 5. Halswirbels
B) 7. Halswirbels
C) 4. – 5. Brustwirbels
D) 10. – 11. Brustwirbels
E) Sternalansatzes der 1. Rippe

Frage 53
Einfachauswahl
Bei einem älteren Mann besteht eine Gynäkomastie. Als Ursache kommt am ehesten in Betracht:

A) Langzeiteinnahme von Folsäure
B) Leberzirrhose
C) M. Addison (Nebennieren-rindeninsuffizienz)
D) Phäochromozytom
E) Hyperthyreose

Frage 54
Einfachauswahl
Bei welcher Krankheit ist der primär diskontinuierliche (abschnittsweise) Darmbefall am ehesten typisch?

A) Colitis ulcerosa
B) Pseudomembran
C) M. Crohn
D) Amöbenruhr
E) Kolonkarzinom

Frage 55
Einfachauswahl
Eine 28-jährige Patientin kommt wegen anhaltender Diarrhö, sekundärer Amenor-rhö und deutlicher Gewichtsabnahme in die Sprechstunde. Auffallend ist ein Tremor der Hände. Welche der folgenden Erkrankungen liegt diesem klinischen Bild am ehesten zugrunde?

A) Hyperthyreose
B) Hypothyreose
C) M. Cushing
D) M. Addison (Nebennieren-rindeninsuffizienz)
E) Hyperparathyreoidismus

Frage 56
Einfachauswahl
Ein 11-jähriger Junge klagt nachts über plötzlich eingetretene starke Schmerzen im linken Hodensack, die in den Leisten-bereich ausstrahlen. Übelkeit und Erbre-chen kommen dazu. Der Schmerz hält auch beim Anheben des betroffenen Hodens unverändert an. Es besteht ein Hodenhochstand links. Welche Ver-dachtsdiagnose ist am wahrscheinlichs-ten?

A) Akute bakterielle Nebenhoden-entzündung
B) Direkter Leistenbruch
C) Hodentorsion (Achsendrehung des Hodens)
D) Akute Appendizitis
E) Nebenhodentuberkulose

Frage 57
Einfachauswahl
Sie beraten eine gesunde junge Frau mit Kinderwunsch. Ihre Patientin hat in der Zeitung etwas von einer Prophylaxe mit Folsäure gelesen und möchte von Ihnen hierzu nähere Auskünfte haben. Welche Aussage ist am ehesten zutreffend?

A) Die prophylaktische Gabe von Folsäure dient in erster Linie der Vermeidung von Entwicklungsstörungen des zentralen und peripheren Nervensystems (z. B. fetalen Neuralrohrdefekten).

B) Die prophylaktische Gabe von Folsäure dient in erster Linie der Vermeidung von angeborenen Bauchwanddefekten.

C) Die prophylaktische Gabe von Folsäure dient in erster Linie der Vermeidung eines angeborenen Speiseröhrenverschlusses.

D) Als Prophylaxe empfehlen Sie 4 mg Folsäure pro Tag bis zum Ende der Schwangerschaft.

E) Der Folsäurebedarf steigt zum Ende der Schwangerschaft deutlich an.

Frage 58
Einfachauswahl
Welches der im Folgenden genannten Gelenke ist ein Sattelgelenk?

A) Hüftgelenk
B) Proximales Handgelenk
C) Daumenwurzelgelenk (Karpometakarpalgelenk I)
D) Ellenbogengelenk
E) Radioulnargelenk

Frage 59
Einfachauswahl
Beriberi wird verursacht durch einen Mangel an:

A) Vitamin A
B) Vitamin B 1 (Thiamin)
C) Vitamin C
D) Vitamin D
E) Vitamin K

Frage 60
Einfachauswahl
Welcher der im Folgenden genannten Laborbefunde findet sich bei chronischer Blutungsanämie?
(MCH = Mittleres korpuskuläres Hämoglobin, HbE)

A) MCH erhöht, Retikulozytenzahl erniedrigt, Serumeisenkonzentration normal

B) MCH erniedrigt, Retikulozytenzahl erniedrigt, Serumeisenkonzentration erhöht

C) MCH normal, Retikulozytenzahl erhöht, Serumeisenkonzentration erhöht

D) MCH erniedrigt, Retikulozytenzahl erniedrigt oder normal, Serumeisenkonzentration erniedrigt

E) MCH normal, Retikulozytenzahl normal oder erhöht, Serumeisenkonzentration normal

FRAGEN
MC 2

Frage 61
Einfachauswahl
Die in dem schematischen Bild dargestellte Stellung des Beckens spricht für:

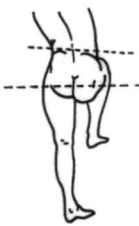

A) Eine Schädigung des N. femoralis rechts
B) Eine Schädigung des N. ischiadicus rechts
C) Eine Lähmung der Gesäßmuskeln (Mm. gluteus medius und minimus) links
D) Eine Lähmung des großen Gesäßmuskels (M. gluteus maximus) rechts
E) Normale Beckenhaltung bei Einbeinstand

Frage 62
Aussagenkombination
Für die Diagnose einer Tuberkulose sind wichtig:

1) Auswurf und Auswurfuntersuchung
2) Röntgenuntersuchung der Brustorgane
3) Elektrokardiogramm (EKG)
4) Symptome wie z.B. Husten (länger als 3 Wochen) und Nachtschweiß
5) Irisdiagnostik

A) nur 1 und 4 sind richtig
B) nur 2 und 3 sind richtig
C) nur 1, 2 und 4 sind richtig
D) nur 2, 3 und 4 sind richtig
E) 1-5, alle sind richtig

Frage 63
Aussagenkombination
Ein Kind hat sich schwere Verbrennungen durch einen Feuerwerkskörper zugezogen. Sinnvolle Maßnahmen sind:

1) Entfernen Sie, evtl. sogar mit Gewalt, eingebrannte Kleidungsstücke
2) Kühlen Sie die verbrannte Körperregion über längere Zeit mit kaltem Wasser (ca. 20°C)
3) Beruhigen Sie das Kind
4) Dafür sorgen, dass das Impfbuch ins Krankenhaus mitgegeben wird, damit der Tetanusimpfschutz überprüft werden kann
5) Die verbrannte Stelle pudern und mit Brandbinden versorgen

A) nur 1, 2 und 3 sind richtig
B) nur 1, 2 und 5 sind richtig
C) nur 2, 3 und 4 sind richtig
D) nur 3, 4 und 5 sind richtig
E) 1-5, alle sind richtig

Frage 64
Einfachauswahl
Bei welcher der im Folgenden genannten Erkrankungen besteht für den Heilpraktiker Behandlungsverbot nach dem für ihn geltenden Gesetzen (Heilpraktikergesetz, Infektionsschutzgesetz, etc.)?

A) Asthma bronchiale
B) Uterusmyom
C) Angina tonsillaris durch pyogene Streptokokken
D) Schizophrene Störung
E) Epilepsie

Frage 65
Einfachauswahl
Welche Aussage zur Bulimia nervosa trifft zu?

A) Sie ist meist eine chronische, oft progredient verlaufende psychische und intellektuelle Störung aufgrund einer Hirnerkrankung.
B) Sie ist eine Störung, die durch anfallsweise auftretendes Verschlingen

großer Mengen von Nahrungsmitteln und anschließendes Erbrechen gekennzeichnet ist.

C) Sie erfordert in der Regel eine stationäre Überwachung.

D) Die Diagnose der Bulimie ist nicht schwierig, da alle Betroffenen extrem untergewichtig sind.

E) Charakteristisch ist das fehlende seelische und körperliche Krankheitsbewusstsein.

Frage 66
Aussagenkombination
Welche der folgenden Aussagen zur Leber beim gesunden Erwachsenen treffen zu?

1) Die Leber besteht aus einer riesigen Zahl von Leberläppchen.
2) Auf der Unterseite der Leber (Facies visceralis) befindet sich die Leberpforte mit zuführenden Blutgefäßen.
3) In der Leber werden die roten Blutkörperchen (Erythrozyten) gebildet.
4) Als wichtige Aufgabe erfüllt die Leber eine Entgiftungsfunktion für körperfremde und körpereigene Substanzen.
5) Die Aufrechterhaltung des Säure-Basen-Gleichgewichts wird in erster Linie über die Leber sichergestellt.

A) nur 1 und 2 sind richtig
B) nur 1, 2 und 4 sind richtig
C) nur 1, 3 und 4 sind richtig
D) nur 1, 2, 4 und 5 sind richtig
E) 1-5, alle sind richtig

Frage 67
Aussagenkombination
Welche der folgenden Aussagen zur infektiösen Hepatitis trifft (treffen) zu?

1) Die verschiedenen Formen der Hepatitis (A, B, C, D, E) sind anhand ihrer Symptome eindeutig voneinander zu unterscheiden.
2) Die Hepatitis-A-Infektion verläuft – vor allem im Kindesalter – häufig subklinisch oder asymptomatisch

3) Am Ausmaß der Erhöhung der Leberwerte (γ-GT, GOT, GPT) kann man erkennen, um welche Form der Hepatitis (A, B, C, D oder E) es sich handelt.
4) Gegen Hepatitis A und B kann man sich aktiv durch eine Impfung schützen.
5) Die Übertragungswege bei Hepatitis A, B, C, D und E sind dieselben.

A) nur 2 ist richtig
B) nur 1 und 2 sind richtig
C) nur 2 und 4 sind richtig
D) nur 3, 4 und 5 sind richtig
E) nur 3, 4 und 5 sind richtig

Frage 68
Einfachauswahl
Eine 35-jährige Frau sucht ihren Heilpraktiker wegen seit einem Jahr bestehender krampfartiger, diffuser abdomineller Beschwerden und einem Wechsel zwischen Durchfall und Verstopfung auf. Weiterhin klagt sie über ein ausgeprägtes Druck- und Völlegefühl. Nach Darmentleerung wird eine kurzfristige Besserung der Symptomatik, insbesondere des Druck- und Völlegefühls, angegeben. Die körperliche Untersuchung ergibt einen geringen Druckschmerz im linken Unterbauch ohne Abwehrspannung, Darmgeräusche unauffällig. Die Laboruntersuchungen, eine Ultraschalluntersuchung des Bauchraums und eine Koloskopie (beim Arzt) ergeben keinen krankhaften Befund.
Welche Diagnose ist am wahrscheinlichsten?

A) M. Crohn
B) Reizdarmsyndrom
C) Ulcus duodeni mit Duodenitis
D) Helicobacter-pylori-Gastritis
E) Kolonkarzinom

Frage 69
Einfachauswahl
Zugelassene Heilpraktiker dürfen im
Rahmen ihrer beruflichen Tätigkeit

A) Geburtshilfe leisten
B) Geschlechtskrankheiten behandeln
C) den Eintritt des Todes bescheinigen
   (Leichenschau)
D) Medikamente intravenös injizieren
E) Zahnbehandlungen durchführen

Frage 70
Aussagenkombination
Welche der folgenden klinischen
Symptome sind typisch für ein
Alkoholentzugsdelir?

1) Bradykardie
2) Tremor (= Zittern)
3) Schwitzen
4) Motorische Unruhe
5) Obstipation (Verstopfung)

A) nur 1, 2 und 4 sind richtig
B) nur 1, 3 und 5 sind richtig
C) nur 2, 3 und 4 sind richtig
D) nur 2, 3 und 5 sind richtig
E) 1-5, alle sind richtig

Frage 71
Aussagenkombination
Symptom(e) einer akuten Heroin-/
Opioidvergiftung kann (können) sein:

1) Erweiterung der Pupillen (Mydriasis)
   als Frühsymptom
2) Vigilanzstörung (Vigilanz
   = Wachheit)
3) Verminderte Reaktion auf Schmerz-
   reize
4) Bradykardie
5) Atemdepression

A) nur 2 ist richtig
B) nur 5 ist richtig
C) nur 1, 3 und 4 sind richtig
D) nur 1, 2 4 und 5 sind richtig
E) nur 2, 3, 4 und 5 sind richtig

Frage 72
Einfachauswahl
Welcher Erreger ist mit dem hämoly-
tisch-urämischen Syndrom assoziiert?

A) Enterobacter aerogenes
B) Salmonella Enteritidis
C) Escherichia coli (EHEC)
D) Legionella pneumophila
E) Staphylococcus aureus

Frage 73
Einfachauswahl
Welcher der im Folgenden genannten
Laborbefunde findet sich bei einer akuten
Blutung? (MCH = Mittleres korpusku-
läres Hämoglobin, Hb_E)

A) MCH erhöht, Retikulozytenzahl erniedrigt, Serumeisenkonzentration
   normal
B) MCH erniedrigt, Retikulozytenzahl
   erniedrigt, Serumeisenkonzentration
   erhöht
C) MCH normal, Retikulozytenzahl erhöht, Serumeisenkonzentration erhöht
D) MCH erniedrigt, Retikulozytenzahl
   erniedrigt oder normal, Serumeisenkonzentration erniedrigt
E) MCH normal, Retikulozytenzahl normal oder erhöht, Serumeisenkonzentration normal

Frage 74
Einfachauswahl
Welche Aussage zur Ernährung in der
Schwangerschaft trifft zu?

A) Der Mehrbedarf an Energie beträgt
   während der Dauer einer Schwangerschaft mindestens 1000 kcal am Tag.
B) Nach der Empfehlung der Deutschen
   Gesellschaft für Ernährung (DGE)
   sollten während der Schwangerschaft
   lediglich 20% der aufgenommenen
   Energie in Form von Kohlenhydraten
   zugeführt werden.
C) Die Eiweißzufuhr sollte im Laufe
   einer Schwangerschaft stufenweise
   reduziert werden, da der Eiweißbedarf

mit fortschreitender Schwangerschaft sinkt.

D) Folsäuremangel kann bei schwangeren Frauen das Risiko für kindliche Missbildungen z. B. embryonale Neuralrohrdefekte erhöhen.

E) Bei ausschließlicher Verwendung von jodiertem Speisesalz während der Schwangerschaft ist es nie nötig eine zusätzliche orale Jodergänzung (z.b. Jod in Tablettenform) zu empfehlen.

Frage 75
Aussagenkombination
Welche der Folgen/Komplikationen kann eine Leberzirrhose haben?

1) Erhöhte Neigung zu Hämatomen
2) Enzephalopathie
3) Aszites
4) Ösophagusvarizen
5) Hormonelle Störungen

A) nur 1 und 4 sind richtig
B) nur 2, 3 und 4 sind richtig
C) nur 2, 3 und 5 sind richtig
D) nur 2, 3, 4 und 5 sind richtig
E) 1-5, alle sind richtig

Frage 76
Aussagenkombination
Welche der folgenden Aussagen zur Depression treffen zu?

1) Depressive Störungen können in jedem Lebensalter – auch in der Kindheit – auftreten.
2) Die Lichttherapie wird bei der sog. Winterdepression als häufig wirksame Behandlungsform eingesetzt.
3) Typische Symptome sind Verminderung des Antriebs und Aktivitätseinschränkung.
4) Wahnideen wie z. B. Versündigungs- oder Verarmungsideen schließen eine schwere depressive Störung aus.
5) In der depressiven Phase kann es zu Störungen des Vegetativums kommen (z. B. der Libido).

A) nur 1, 2 und 5 sind richtig
B) nur 1, 3 und 5 sind richtig
C) nur 2, 4 und 5 sind richtig
D) nur 1, 2, 3 und 5 sind richtig
E) 1-5, alle sind richtig

Frage 77
Einfachauswahl
Welche Aussage zur Psoriasis (Schuppenflechte) trifft zu?

A) Die Psoriasis-Herde sind klassischerweise unscharf begrenzt.
B) Die Hautveränderungen sind meist schmerzhaft und immer stark juckend.
C) Bevorzugte Stellen der Schuppenflechte sind die Beugeseiten der Extremitäten.
D) Bei allen Psoriasis-Patienten wird eine zusätzliche Beteiligung von verschiedenen Gelenken (Arthritis) festgestellt.
E) Verdickte, krümelige Nägel (sog. Krümelnägel) können als klinische Veränderung bei einer Psoriasis auftreten.

Frage 78
Aussagenkombination
Welche der folgenden Aussagen zur „Subkutanen Injektion" trifft (treffen) zu?

1) Zur subkutanen Injektion sind Körperregionen mit ausgeprägtem Unterhautfettgewebe z. B. die vorderen und seitlichen Flächen beider Oberschenkel geeignet.
2) Bei einer subkutanen Injektion ist die Gefahr ein großes Blutgefäß zu treffen besonders groß.
3) Subkutan zu spritzende Medikamente sollten stets schnell injiziert werden.
4) Bei Patienten im Schockzustand sind subkutane Injektionen einer venösen Medikamentengabe wegen des schnelleren Wirkeintritts stets vorzuziehen.
5) Die Einstichstelle sollte vor der Injektion nicht desinfiziert werden, da hierbei eine Verschleppung des Desinfektionsmittels in die Unterhaut zu Gewebeschäden führt.

A) nur 1 ist richtig
B) nur 1 und 2 sind richtig
C) nur 1, 2 und 4 sind richtig
D) nur 2, 3 und 5 sind richtig
E) 1-5, alle sind richtig

Frage 79
Mehrfachauswahlaufgabe
Welche der folgenden Vitamine gehören
zur Gruppe der „fettlöslichen Vitamine"?
Wählen Sie zwei Antworten!

A) Vitamin C (Ascorbinsäure)
B) Vitamin D (Calciferole)
C) Vitamin B_{12} (Cobalamin)
D) Vitamin A (Retinol)
E) Vitamin B_1 (Thiamin)

Frage 80
Aussagenkombination
Welche der folgenden Aussagen trifft
(treffen) auf das hypoglykämische
Koma zu?

1) Häufige Symptome sind Schwitzen
   und Unruhe
2) Glukose darf nicht verabreicht werden
3) Neurologische Symptome (z. B. positives Babinski-Zeichen, cerebraler
   Krampfanfall) kommen vor
4) Tritt nur im Rahmen eines Diabetes
   mellitus auf
5) Mögliche Symptome sind auch
   Verwirrtheit und Somnolenz

A) nur 4 ist richtig
B) nur 1, 2 und 4 sind richtig
C) nur 1, 3 und 4 sind richtig
D) nur 1, 3 und 5 sind richtig
E) 1-5, alle sind richtig

Frage 81
Einfachauswahl
Unter welcher der folgenden Bedingungen ist bei einer bis dahin gut eingestellten insulinpflichtigen Diabetikerin am
ehesten mit einem Absinken des Insulinbedarfs zu rechnen?

A) Behandlung mit einem hormonalen
   Kontrazeptivum (Estrogen-Gestagen-
   Kombinationspräparat)
B) Behandlung mit Dexamethason
   (Glukokortikoid)
C) Akuter fieberhafter Atemwegsinfekt
D) Zunahme der körperlichen Aktivität
E) Entwicklung einer Hyperthyreose

Frage 82
Einfachauswahl
Was kommt am ehesten als Indikation
zur lokalen Kurzwellentherapie mittels
Kondensatorfeldmethode (Erwärmung
durch elektrisches Feld) in Betracht?

A) Epikondylitis
B) Akute Gichtarthritis
C) Frische Hämatome
D) Akute Lungentuberkulose
E) Impingementsyndrom der rechten
   Schulter bei Patienten mit Herz-
   schrittmacher

Frage 83
Einfachauswahl
Charakteristisch für das Karpaltunnelsyndrom ist in erster Linie folgendes
der genannten Merkmale:

A) Läsion des N. ulnaris
B) Ulnardeviation der Finger
C) Läsion des N. radialis
D) Sensibilitätsstörungen hauptsächlich
   im Kleinfingerbereich
E) Atrophie der Daumenballen-
   muskulatur

Frage 84
Einfachauswahl
Im Stadium catarrhale des Keuchhustens
bestehen die Zeichen eines Infektes der
oberen Luftwege mit geringer Körper-
temperaturerhöhung, jedoch noch nicht
die charakteristischen Keuchhusten-
anfälle.
Im Kindesalter beträgt die Dauer dieses
Stadiums am ehesten

A) 6-12 Stunden
B) 2-4 Tage
C) 1-2 Wochen
D) 3-4 Wochen
E) 1-2 Monate

Frage 85
Einfachauswahl
Bei der so genannten Fingerperimetrie
(Untersuchung des Gesichtsfeldes)

A) steht der Untersucher üblicherweise
   hinter dem Patienten
B) befinden sich das Gesicht des Untersuchers und das Gesicht des Patienten
   in Gegenüberstellung
C) sind die Augen des Patienten nur gemeinsam (und nicht einzeln) prüfbar
D) fixieren optimalerweise Patient und
   Untersucher das vom Untersucher
   geführte Objekt jeweils zeitlich gleich
   mit dem gleichen Auge (z.b. rechts
   Auge des Patienten und rechtes Auge
   des Untersuchers)
E) werden auch kleinere Gesichtsfeld-
   ausfälle zuverlässig erkannt

Frage 86
Einfachauswahl
Eine frühere Patientin von Ihnen bringt
ihren 4 Monate alten Säugling in Ihre
Praxis.
Welcher Untersuchungsbefund muss am
ehesten als auffällig bezeichnet werden?

A) Der Säugling verfolgt Gegenstände,
   die in seinem Gesichtsfeld bewegt
   werden, durch Augenbewegung und
   Drehung des Kopfes
B) der Säugling hält den Kopf in Bauch-
   lage einige Zeit hoch
C) Der Säugling kann sich nicht von der
   Rücken- in die Bauchlage drehen
D) Der Säugling hat sein Geburtsgewicht
   verdreifacht
E) Der Säugling reagiert auf Schallreize
   mit Kopfdrehen

Frage 87
Mehrfachauswahlaufgabe
Welche der genannten Verbindungen
sind essentielle Nahrungsbestandteile?
Wählen Sie drei Antworten!

A) Folsäure
B) Gesättigte Fettsäuren
C) Cholesterin
D) α-Linolensäure
E) Ascorbinsäure

Frage 88
Mehrfachauswahlaufgabe
Welche der folgenden Aussagen über die
Legionärskrankheit (Legionella pneumo-
phila) treffen zu?

A) Sie tritt vor allem bei alten Menschen
   und Menschen mit reduzierter Immun-
   abwehr auf.
B) Der Erreger tritt typischerweise in
   Warmwassersystemen (z. B. Hotels,
   Kliniken) auf.
C) Der Erreger tritt bevorzugt bei
   Wassertemperaturen zwischen
   +65 und +75°C auf.
D) Der Erreger wird durch Aerosole beim
   Duschen übertragen.
E) Das Trinken von Wasser, in dem sich
   Legionellen befinden, führt auch bei
   Gesunden häufig zur Legionärskrank-
   heit.

Frage 89
Aussagenkombination
Sie möchten zur Behandlung der Hyper-
tonie Stadium I und II (WHO) weitere
Verfahren als Ergänzung zur medikamen-
tösen Therapie einsetzen.
Welche der nachfolgenden Maßnahmen
kommen hierfür in Betracht?

1) Kochsalzarme Ernährung
2) Kaliumreiche Ernährung
3) Autogenes Training
4) Regelmäßiges körperliches Ausdauer-
   training
5) Subaquale Darmbäder

A) nur 1 und 3 sind richtig
B) nur 1, 2 und 3 sind richtig
C) nur 1, 2, 3 und 4 sind richtig
D) nur 1, 2, 4 und 5 sind richtig
E) nur 2, 3, 4 und 5 sind richtig

Frage 90
Einfachauswahl
Für welchen der folgenden Erreger ist
die aerogene Übertragung am ehesten
typisch?

A) Tetanus-Erreger
B) Hepatitis-A-Virus
C) Varicella-Zoster-Virus
D) Clostridium perfringens
E) Hepatitis-B-Virus

Frage 91
Einfachauswahl
Die Aphthe zeigt am wahrscheinlichsten
folgendes der genannten Erscheinungsbilder:

A) umschriebene – z.B. linsengroße
Schleimhauterosion mit rötlichem
entzündlichem Saum
B) viral bedingte, schmerzlose, subkutane
Blase der Haut
C) längliche Spaltbildung der Haut, meist
an den Händen, volar oder intertrigi-
nös
D) schmerzhafter – mechanisch bedingter
– radiärer Einriss der Perinalschleim-
haut
E) mykotischer, nässender Epitheldefekt
in den Zehenzwischenräumen

Frage 92
Einfachauswahl
Hinsichtlich der Prüfung/ Dokumentation
des Lasègue-Zeichens empfiehlt sich in
erster Linie Folgendes:

A) ein positives Lasègue-Zeichen wird
mit einer Winkelangabe dokumentiert
B) das Knie bleibt während der Untersuchung gebeugt

C) der Patient sitzt während der Prüfung
mit senkrechtem Oberkörper auf der
Untersuchungsliege, während ein Bein
horizontal auf der Liege ruht und das
andere von der Liege herabhängt.
D) Man beugt den Kopf des Patienten
passiv nach vorn und schätzt den
entgegenstehenden muskulären
Widerstand.
E) Während der Prüfung des Lasègue-
Zeichens liegt der Patient in der so
genannten Steinschnitt-Lage (Rückenlage mit gespreizten und im Hüft- und
Kniegelenk gebeugten Beinen).

Frage 93
Mehrfachauswahlaufgabe
Welche Aussagen zum Hepatitis-A-Virus
treffen zu? (Mehrfachauswahl: zwei sind
richtig)

A) Es wird fäkal-oral übertragen
B) Es tritt derzeit in Deutschland häufig
epidemisch auf
C) Ikterus, Dunkelfärbung des Urins und
Stuhlentfärbung sind Symptome der
Erkrankung
D) Die Infektion verläuft insbesondere
bei Kindern oft sehr schwer
E) Die Infektion führt bei ca. 30 % der
Infizierten zu chronischen Verläufen

Frage 94
Einfachauswahl
Wofür wird der Rautek-Griff in erster
Linie eingesetzt?

A) Öffnung des Mundes
B) Entfernung eines in der Luftröhre
befindlichen Gegenstandes
C) Reposition einer luxierten Schulter
D) Kompression des Ösophagus zur
Verminderung der Aspirationsgefahr
E) Rettung einer hilflosen Person aus
einer Gefahrenzone

Frage 95
Mehrfachauswahlaufgabe
Ein Patient mit chronisch-obstruktivem Asthma bronchiale hat wieder einen Asthma-bronchiale-Anfall. Was findet sich bei diesem Patienten wahrscheinlich? (Mehrfachauswahl: vier sind richtig)

A) verlängertes Exspirium
B) Giemen und Brummen bei der Auskultation
C) Kussmaul-Atmung
D) Tiefstehende unter Lungengrenzen
E) Hohe Viskosität (Zähigkeit) des Sputums

Frage 96
Einfachauswahlaufgabe
Bei einem bisher gesunden 8-jährigen Schulkind ohne vorbestehende Hautprobleme hat sich eine stark juckende Entzündung der behaarten Kopfhaut hinter den Ohren mit urtikariellen Papeln entwickelt; die Haare sind in voller Länge erhalten, z. T. durch eitriges Sekret verklebt. Mitschüler leiden ebenfalls unter der Erkrankung. Welcher weitere Untersuchungsbefund stützt bzw. bestätigt die wahrscheinlichste Verdachtsdiagnose?

A) Nachweis von Nissen an den Haaren
B) jeweils einige Millimeter lange Gänge in der Hornschicht der Kopfhaut
C) Gelbliche Schuppenbildung und Seborrhö der Haut
D) Manschettenartige (ektotriche) Umscheidung von Haarschäften durch Pilzsporen im mikroskopischen Nativpräparat
E) Gleichzeitig bestehende Ekzemherde in den Kniekehlen

Frage 97
Einfachauswahl
Häufigste tödliche Komplikation in der Akutphase eines Herzinfarktes ist:

A) Thromoembolie
B) Kammerflimmern
C) Myokardruptur
D) Asystolie
E) Kardiomyopathie

Frage 98
Einfachauswahl
Welcher der klinischen Befunde bzw. welche der anamnestischen Angaben stützt die Verdachtsdiagnose einer akuten Agranulozytose am ehesten?

A) Ikterus
B) Hepatosplenomegalie
C) petechiale Blutungen
D) Ulzerationen der Mundschleimhaut
E) Langzeitige Einnahme von Acetylsalicylsäure

Frage 99
Mehrfachauswahlaufgabe
Wodurch ist eine günstige Beeinflussung der postmenopausalen Osteoporose zu erreichen?
Wählen Sie vier Antworten!

A) Kalzium
B) Phosphate
C) Fluoride
D) Vitamin D
E) körperliche Bewegung

Frage 100
Einfachauswahl
Eine 17-jährige Patientin kommt wegen einer seit 5 Monaten bestehenden Amenorrhö in die Sprechstunde. Sie fühlt sich leistungsfähig, gibt aber an, in 6 Monaten bei einer Größe von 168 cm von 61 kg auf 43 kg an Gewicht abgenommen zu haben. Sie finden einen Blutdruck von 90/60 mmHg bei einer Herzfrequenz von 64/min. Welche der Erkrankungen liegt mit größter Wahrscheinlichkeit vor?

A) primäre Nebennierenrinden-
insuffizienz
B) Enteritis regionalis (M. Crohn)
C) Anorexia nervosa
D) Hyperthyreose
E) Diabetes mellitus

Frage 101
Einfachauswahl
Welcher der Befunde ist bei sonst gesunden Erwachsenen am ehesten typisch für eine Skabies (Krätze)?

A) Beugen- und Gesichtsekzem
B) Maculae coeruleae (taches bleues, blaue Flecken) an den Oberschenkel-innenseiten
C) Nissen in den Schamhaaren
D) Papeln am Penisschaft
E) Paraphimose (sog. Spanischer Kragen)

Frage 102
Einfachauswahl
Was ist für Masern am ehesten zutreffend?

A) Durch eine aktive Immunisierung innerhalb der ersten Inkubationstage (Inkubationsimpfung) kann die Erkrankung verhindert bzw. abgeschwächt werden.
B) Mit dem Exanthemausbruch beginnt die Ansteckungsfähigkeit.
C) Die Inkubationszeit bis zum Exanthemausbruch beträgt 5 Tage.
D) Bei Verdacht auf Masernenzephalitis sollte der Heilpraktiker frühzeitig ein Weißdorn-Präparat geben.
E) Das Masernexanthem beginnt am Stamm.

Frage 103
Einfachauswahl
Die wichtigste Sofortmaßnahme am Unfallort bei einer Verätzung des Auges durch Natronlauge ist:

A) Anlegen eines sterilen Augen-verbandes
B) Applikation eines Antibiotikums ohne sonstige Lokaltherapie
C) Intensive Augenspülung mit Wasser
D) Ruhigstellung des Auges mit Atropintropfen
E) Das Auge mit Säure spülen

Frage 104
Einfachauswahl
Ein 34-jähriger Unternehmensberater ruft Sie wegen schwerer Schmerzen im Oberbauch zu einem Hausbesuch. Sie strahlen gürtelförmig in den Rücken. Es bestehen Übelkeit und Erbrechen. Anamnestisch gibt er an, vor 9 und vor 4 Monaten eine ähnliche Schmerzattacke gehabt zu haben. Am Vorabend habe er mit Freunden mit Genuss von viel Alkohol einen erfolgreichen Vertragsabschluss gefeiert. Das Abdomen ist prall elastisch, die Darmgeräusche sind vermindert. Welche ist die wahrscheinlichste Diagnose?

A) Akute Cholezystitis
B) Magenulkusperforation
C) Gastroenteritis
D) Akute Pankreatitis
E) Akute Hepatitis A

Frage 105
Einfachauswahl
In welcher Größenordnung liegt die normale maximale Harnblasenkapazität (Volumen, bei dem man beginnt einen starken Harndrang zu verspüren) bei einem gesunden Erwachsenen am ehesten? (ml = Milliliter)

A) 50 bis 150 ml
B) 300 bis 600 ml
C) 800 bis 1200 ml
D) 1300 bis 1400 ml
E) 1500 bis 1800 ml

Frage 106
Einfachauswahl
Die Inkubationszeit beträgt beim
Scharlach meist:

A) Weniger als 2 Tage
B) 2 bis 7 Tage
C) 8 bis 12 Tage
D) 15 bis 20 Tage
E) 3 bis 5 Wochen

Frage 107
Einfachauswahl
Sie möchten einem 71-jährigen Patienten
wegen chronischer Lumbalgien ein medizinisches Vollbad verordnen. Welche
Begleiterkrankung wird in der Hydrotherapie am ehesten als Kontraindikation
hierfür betrachtet werden?

A) Dekompensiertes Cor pulmonale bei
ausgeprägtem Lungenemphysem
B) Medikamentös gut eingestellte
arterielle Hypertonie
C) Chronische stationäre Psoriasis
vulgaris
D) Z. n. Venenthrombose vor einem Jahr
(ohne postthrombotisches Syndrom)
E) Morbus Scheuermann (in der Jugend
aufgetreten)

Frage 108
Mehrfachauswahlaufgabe
Welche Zuordnung von Erregerreservoir
zu Krankheitserreger trifft am ehesten
zu?
Wählen Sie drei Antworten!

A) Darm – Escherichia coli
B) Lunge – Legionella pneumophila
C) Haut – Staphylococcus epidermidis
D) Mund-Nasen-Rachenraum – Staphy-
lococcus aureus
E) Geschlechtsorgane – Hepatitis-A-
Virus

Frage 109
Einfachauswahl
Welcher Gelenktyp lässt nur beugen und
strecken zu?

A) Eigelenk
B) Kugelgelenk
C) Scharniergelenk
D) Sattelgelenk
E) Zapfengelenk

Frage 110
Aussagenkombination
Welche der folgenden Aussagen über den
Dickdarm sind richtig?

1) Der Anfangsteil des Dickdarms
befindet sich im linken Unterbauch.
2) Colibakterien gehören zur normalen
Besiedelung der Dickdarmschleimhaut.
3) Der Darminhalt wird durch Peristaltik
befördert.
4) Drüsenzellen der Dickdarmschleimhaut bilden den Intrinsic factor.
5) Im Dickdarm wird Wasser resorbiert.

A) nur 3 und 4 sind richtig
B) nur 1, 2 und 5 sind richtig
C) nur 2, 3 und 5 sind richtig
D) nur 1, 3, 4 und 5 sind richtig
E) nur 2, 3, 4 und 5 sind richtig

Frage 111
Einfachauswahl
Welche Aussage tritt zur?
Der Gasaustausch in der Lunge findet
statt:

A) in den Hauptbronchien
B) in den Segmentbronchien
C) zwischen Kapillaren und Alveolen
D) in der Trachea
E) in den Bronchiolen

Frage 112
Einfachauswahl
In welchem Fall handelt es sich um einen
bösartigen Tumor?

A) Sarkom
B) Fibrom
C) Lipom
D) Myom
E) Atherom

Frage 113
Einfachauswahl
Aus einer Beinvene hat sich ein
Thrombus gelöst. Welche Folge ist
wahrscheinlich?

A) Lungenembolie
B) Herzinfarkt
C) Apoplexie
D) Ileus
E) Aneurysma

Frage 114
Einfachauswahl
Welche Maßnahme ist am ehesten geeignet das Risiko einer Nervenschädigung
bei der intramuskulären Injektion zu
vermindern?

A) Injektion in den medialen Anteil des
   großen Gesäßmuskels
B) Injektion in den Musculus deltoideus
   (Deltamuskel)
C) Aspirieren vor der Injektion
D) Wahl des richtigen Kanülendurch-
   messers
E) Langsames injizieren

Frage 115
Einfachauswahl
Welche Aussage trifft zu? Die Trikus-
pidalklappe liegt zwischen

A) rechter Kammer und Lungenarterie
B) linker Kammer und Aorta
C) rechtem Vorhof und rechter Kammer
D) linkem Vorhof und linker Kammer
E) Lungenvene und linkem Vorhof

Frage 116
Einfachauswahl
Welche Erreger sind häufig die Ursache
einer chronischen Gastritis?

A) Staphylokokken
B) Colibakterien
C) Helicobacter
D) Streptokokken
E) Trichomonaden

Frage 117
Aussagenkombination
Welche der folgenden Aussagen zum
Auge treffen zu?

1) Den Bereich des schärfsten Sehens
   nennt man „gelber Fleck".
2) Der „blinde Fleck" liegt an der
   Austrittsstelle des Sehnervs.
3) Unter Adaptation versteht man die
   Anpassung des Auges an unterschiedliche Lichtverhältnisse.
4) Die Akkomodation erfolgt ursächlich
   durch Verengung oder Erweiterung
   der Pupille.
5) Die Stäbchen sind in erster Linie für
   das Farbensehen zuständig.

A) nur 1 und 2 sind richtig
B) nur 1, 2 und 3 sind richtig
C) nur 2, 3 und 4 sind richtig
D) nur 1, 3,4 und 5 sind richtig
E) 1-5, alle sind richtig

Frage 118
Einfachauswahl
Bei welcher der genannten Erkrankungen
sind die Krankheitserreger Bakterien?

A) Poliomyelitis
B) Malaria
C) Pertussis (Keuchhusten)
D) Hepatitis B
E) Aids

Frage 119
Mehrfachauswahlaufgabe
Welche der folgenden Aussagen sind für
die Hyperkinetische Störung (Aufmerk-
samkeitsdefizit-/Hyperaktivitätsstörung)
des Kindesalters charakteristisch?
(Mehrfachauswahl: 4 sind richtig)

A) erhöhte Unruhe
B) Unaufmerksamkeit
C) Manifestation der Störung bereits
   im Vorschulalter
D) Autismus
E) Impulsivität

Frage 120
Einfachauswahl
Für die schwere depressive Episode bei
affektiver Störung ist in erster Linie
folgendes der genannten Symptome
charakteristisch:

A) Ideenflucht
B) Denkzerfahrenheit
C) Denkhemmung
D) Rededrang
E) Befehlsautomatie

FRAGEN
MC 3

Frage 121
Aussagenkombination
Eine 70-jährige Patientin, von der Ihnen bekannt ist, dass sie von ihrem Hausarzt mit Digitalis behandelt wird, schildert Ihnen ihre Beschwerden, die bei Ihnen den Verdacht auf Digitalisüberdosierung hervorrufen.
Welche Beschwerden sprechen typischerweise für eine Digitalisvergiftung?

1) Unregelmäßiger Herzschlag
2) Übelkeit, Erbrechen
3) Sehstörungen, Farbensehen
4) Hautausschläge
5) Obstruktive Ventilationsstörung

A) nur 1 und 2 sind richtig
B) nur 2 und 4 sind richtig
C) nur 1, 2 und 3 sind richtig
D) nur 1, 2, 3 und 5 sind richtig
E) 1-5, alle Aussagen sind richtig

Frage 122
Mehrfachauswahlaufgabe
Wählen Sie **zwei** Antworten!
Leitsymptome des nephrotischen Syndroms sind:

A) Proteinurie > 3,5 g/Tag
B) Hypolipoproteinämie
   (erniedrigte Blutfettwerte)
C) Hämaturie
D) Ödeme
E) Anämie

Frage 123
Einfachauswahl
Welche Aussage zur Händedesinfektion ist richtig?

A) Sowohl bei der hygienischen als auch bei der chirurgischen Händedesinfektion erfolgt zuerst die Desinfektion der Hände und dann die Reinigung der Hände.
B) Bei der chirurgischen Händedesinfektion erfolgt zuerst die Desinfektion und dann die Reinigung der Hände.
C) Bei der hygienischen Händedesinfektion erfolgt – auch bei nicht sichtbarer Verschmutzung der Hände – zuerst die Reinigung der Hände und dann die Desinfektion.
D) Bei der chirurgischen Händedesinfektion werden die Hände nur desinfiziert.
E) Bei der hygienischen Händedesinfektion erfolgt zuerst die Desinfektion und dann (gegebenenfalls) die Reinigung der Hände.

Frage 124
Einfachauswahl
Welche Aussage zum Bildungsort der Erythrozyten beim gesunden Erwachsenen trifft zu?

A) Sie werden in der Leber gebildet
B) Sie werden im Rückenmark gebildet
C) Sie werden in den Lymphknoten gebildet
D) Sie werden in der Milz gebildet
E) In den Organen Leber, Rückenmark, Lymphknoten und Milz werden keine Erythrozyten gebildet.

Frage 125
Mehrfachauswahlaufgabe
Welche der folgenden Symptome weisen auf eine tiefe Beinvenenthrombose hin?
Wählen Sie **zwei** Antworten!

A) Schwellung des Beines
B) In der Regel Pulslosigkeit des Beines
C) Fußsohlenschmerz bei Druck auf die Innenseite der Fußsohle
D) Kaltes und blasses Bein
E) Deutliche Besserung der Beschwerden bei Herabhängen des Beines

Frage 126
Aussagenkombination
Bei der konservativen Therapie der Varikosis (Krampfadern) haben sich bewährt?

1) Aktive Förderung der Muskelpumpe durch regelmäßiges Gehen und Laufen
2) Tragen elastischer Binden zur Kompression
3) Vermeiden abschnürender Kleidung
4) Warme Thermalbäder zur Erweiterung der Blutgefäße
5) Wassertreten nach Kneipp

A) nur 2 und 3 sind richtig
B) nur 1, 3 und 5 sind richtig
C) nur 1, 2, 3 und 5 sind richtig
D) nur 1, 2, 4 und 5 sind richtig
E) nur 2, 3, 4 und 5 sind richtig

Frage 127
Einfachauswahl
Welche Aussage zum Basaliom trifft zu?

A) Es ist ein gutartiger Tumor, der nicht entfernt werden muss.
B) Das Basaliom wächst örtlich destruierend (zerstörend) und sollte deshalb entfernt werden.
C) Das Basaliom neigt zur Metastasierung.
D) Das Basaliom muss lediglich beobachtet werden, da es entarten kann.
E) Keine der Aussagen A-D trifft zu.

Frage 128
Aussagenkombination
Welche der folgenden Aussagen trifft (treffen) zu? Zerumen (Ohrschmalz)

1) stellt eine Verschmutzung des Gehörgangs dar und muss in jedem Fall instrumentell entfernt werden
2) kann zur Schallleitungsstörung führen
3) ist immer ein Zeichen für eine mangelnde Hygiene
4) wird im äußeren Gehörgang gebildet
5) Ist ein ausgezeichneter Nährboden für Bakterien

A) nur 2 ist richtig
B) nur 2 und 4 sind richtig
C) nur 1, 2 und 3 sind richtig
D) nur 1, 3 und 5 sind richtig
E) 1-5, alle sind richtig

Frage 129
Mehrfachauswahlaufgabe
Welche zwei der im Folgenden aufgeführten Infektionen/Infektionskrankheiten werden durch das gleiche Virus verursacht?
Wählen Sie **zwei** Antworten!

A) Windpocken (Varizellen)
B) Ringelröteln (Erythema infectiosum)
C) Gürtelröse (Herpes zoster)
D) Herpes-simplex-Infektion
E) Röteln (Rubeola)

Frage 130
Aussagenkombination
Welche Aussagen treffen zu?
Ursachen eines Kaliummangels im Serum (Hypokaliämie) können sein:

1) Unterernährung
2) Abführmittelmissbrauch
3) Einnahme von Diuretika
4) Unterfunktion der Nebennierenrinde
5) Leberzirrhose

A) nur 1 und 2 sind richtig
B) nur 3 und 4 sind richtig
C) nur 1, 2 und 3 sind richtig
D) nur 3, 4 und 5 sind richtig
E) nur 1, 2, 3 und 5 sind richtig

Frage 131
Mehrfachauswahlaufgabe
Wählen Sie **zwei** Antworten!
Hinweis auf einen chronischen arteriellen Verschluss in Höhe der Kniekehle können folgende Symptome sein:

A) Schwere Beine nach längerem Stehen
B) Beschwerden beim Gehen
C) Fehlender Puls der A. iliaca externa
D) Unterschenkelödeme
E) Kalte Füße

Frage 132
Aussagenkombination
Welche der folgenden Aussagen treffen zu?
Im Rahmen einer länger bestehenden Hochdruckkrankheit können auftreten:

1) Eiweißausscheidung im Urin
2) Ohrensausen
3) Sehstörungen
4) Anfallsweise Herzschmerzen
5) Nasenbluten

A) nur 1, 2 und 3 sind richtig
B) nur 1, 2, 3 und 4 sind richtig
C) nur 1, 2, 4 und 5 sind richtig
D) nur 1, 3, 4 und 5 sind richtig
E) 1-5, alle sind richtig

Frage 133
Aussagenkombination
Welche der folgenden Aussagen treffen zu?
Charakteristische Symptome einer Stomatitis aphthosa (sog. Mundfäule) sind:

1) Schwellung der regionalen Lymphknoten
2) Schmerzlose flächenhafte Entzündung der Mundschleimhaut
3) Fehlen von Allgemeinsymptomen (wie z.B. Fieber)
4) Schmerzhafte Bläschen und flache Erosionen der Mundschleimhaut
5) Erstes Auftreten in der Regel im Erwachsenenalter

A) nur 1 und 2 sind richtig
B) nur 1 und 4 sind richtig
C) nur 3 und 4 sind richtig
D) nur 4 und 5 sind richtig
E) nur 2, 3 und 5 sind richtig

Frage 134
Mehrfachauswahlaufgabe
Welche der folgenden Aussagen zum „normalen" Morgenurin eines gesunden Menschen treffen zu?
Wählen Sie **zwei** Antworten!

A) Er ist immer alkalisch.
B) Er ist immer trübe.
C) Eine Albuminurie von 100 mg/dl ist charakteristisch.
D) Leukozyten sind vereinzelt nachweisbar.
E) Plattenepithelien können enthalten sein.

Frage 135
Aussagenkombination
Welche der folgenden Aussagen trifft (treffen) zu?

1) Ein Pleuraerguss kann durch eine Rechtsherzinsuffizienz entstehen.
2) Ein Eiweißmangel führt typischerweise zu einseitigen Beinödemen.
3) Bei einem Myxödem hinterlässt ein Druck mit dem Finger (im Rahmen der Untersuchung) typischerweise bleibende Dellen.
4) Ödeme können Ursache für eine Erhöhung des Körpergewichts sein.
5) Eine Pulmonalklappenstenose ist eine typische Ursache für ein Lungenödem.

A) nur 2 ist richtig
B) nur 1 und 4 sind richtig
C) nur 2, 4, und 5 sind richtig
D) nur 1, 3, 4 und 5 sind richtig
E) 1-5, alle sind richtig

Frage 136
Aussagenkombination
Welche der folgenden Aussagen zur Mukoviszidose treffen zu?

1) Sie wird typischerweise durch Erreger übertragen
2) Der Nachweis erfolgt über eine Messung des Chloridgehaltes des Schweißes (Schweißtest)
3) Charakteristisch sind Lungensymptome
4) Es kann zur Leberzirrhose kommen
5) Die Lebenserwartung ist meist nicht eingeschränkt

A) nur 1, 2 und 5 sind richtig
B) nur 1, 3 und 4 sind richtig
C) nur 2, 3, und 4 sind richtig
D) nur 2, 3, 4 und 5 sind richtig
E) 1-5, alle sind richtig

Frage 137
Mehrfachauswahlaufgabe
Wählen Sie **zwei** Antworten!
Für Heilpraktiker besteht gemäß Infektionsschutzgesetz ein Behandlungsverbot bei:

A) Eitriger Streptokokkenangina
B) Infektiöser Mononukleose
C) Windpocken
D) Ringelröteln
E) Herpes labialis (Herpes-simplex-Virus Typ I-Infektion)

Frage 138
Aussagenkombination
Welche der folgenden Aussagen zum M. Crohn (Enteritis regionalis) treffen zu?

1) Es kommt typischerweise zu Durchfällen und Bauchschmerzen
2) Betroffen sind vor allem ältere Menschen (über 60 Jahre)
3) Analfisteln können auftreten
4) Ein schubweiser Verlauf spricht gegen M. Crohn
5) M. Crohn kann an verschiedenen Stellen im Magen-Darm-Trakt vorkommen

A) nur 1 und 2 sind richtig
B) nur 3 und 5 sind richtig
C) nur 1, 3 und 5 sind richtig
D) nur 1, 4 und 5 sind richtig
E) 1-5, alle sind richtig

Frage 139
Welche Aussage zu Masern trifft zu?

A) Mögliche Komplikationen sind Otitis media und Pneumonie
B) Der Übertragungsweg ist hauptsächlich fäkal-oral

C) Es kommt typischerweise zur Ohrspeicheldrüsenschwellung
D) Im Blut ist eine Leukozytose hinweisend
E) Die Inkubationszeit beträgt meist unter einer Woche

Frage 140
Aussagenkombination
Welche der folgenden Aussagen zum Zwerchfell treffen zu?
Das Zwerchfell

1) trennt die Brusthöhle von der Bauchhöhle
2) besteht aus einer viszeralen und einer parietalen Schicht
3) ist eine kuppelförmig nach oben gewölbte Muskelplatte
4) ist für die Atmung der wichtigste Muskel
5) kleidet den ganzen Bauchraum wie eine spiegelglatte Haut aus

A) nur 1 und 3 sind richtig
B) nur 1 und 4 sind richtig
C) nur 2 und 5 sind richtig
D) nur 1, 2 und 3 sind richtig
E) nur 1, 3 und 4 sind richtig

Frage 141
Mehrfachauswahlaufgabe
Welche der folgenden Symptome werden einer hypertensiven Krise bzw. einem hypertensiven Notfall zugeordnet?
Wählen Sie **zwei** Antworten!

A) Seh- und Bewusstseinsstörungen
B) Lungenembolie
C) Blutdruckwerte um 180/100 mmHg
D) Linksherzinsuffizienz mit Lungenödem
E) Epileptische Anfälle

Frage 142
Aussagenkombination
Welche der folgenden Aussagen zur
Angina pectoris treffen zu?

1) wird durch eine Sauerstoffunterversorgung des Herzmuskels
   verursacht
2) wird vom Patienten als äußerst
   bedrohlich empfunden
3) äußert sich durch Schmerzen im
   Brustkorb
4) kann asymptomatisch verlaufen
5) kann zum Herzinfarkt führen

A) nur 1 und 3 sind richtig
B) nur 1, 3 und 5 sind richtig
C) nur 2, 3 und 4 sind richtig
D) nur 1, 2, 3 und 5 sind richtig
E) 1-5, alle sind richtig

Frage 143
Mehrfachauswahlaufgabe
Welche der folgenden Symptome sind
typisch für einen Morbus Parkinson?
Wählen Sie **zwei** Antworten!

A) kleinschrittiger Gang
B) Ruhetremor
C) Chronischer Verwirrtheitszustand
D) übermäßige Bewegungsaktivität
E) Wahrnehmungs- und Denkstörungen

Frage 144
Mehrfachauswahlaufgabe
Charakteristische Symptome der
Schizophrenie sind:
Wählen Sie **zwei** Antworten!

A) Gedankenlautwerden
B) Bewusstseinstrübung
C) Kommentierende oder dialogische
   Stimmen, die über den Patienten und
   sein Verhalten sprechen
D) Zeitliche Desorientiertheit
E) Schwere Intelligenzminderung

Frage 145
Aussagenkombination
Welche der folgenden Aussagen zum
Karpaltunnelsyndrom treffen zu?

1) Charakteristisch ist eine passagere
   Besserung der Beschwerden durch
   „Händeausschütteln"
2) Es kommt zu einer Verstärkung der
   Beschwerden durch bestimmte körperliche Tätigkeiten (z. B. Telefonieren,
   Stricken)
3) Unbehandelt kann es zu einer
   Daumenballenatrophie führen
4) Das Karpaltunnelsyndrom beruht auf
   einer Einengung des N. medianus
5) Typisch sind die nächtlichen
   Schmerzen in der Hand (Brachialgia
   paraesthetica nocturna)

A) nur 1, 2, 3 und 4 sind richtig
B) nur 1, 2, 4 und 5 sind richtig
C) nur 1, 3, 4 und 5 sind richtig
D) nur 2, 3, 4 und 5 sind richtig
E) 1-5, alle sind richtig

Frage 146
Aussagenkombination
Bei welcher der folgenden zerebralen
Erkrankungen muss mit einer Hirndruck-
steigerung gerechnet werden?

1) Enzephalitis
2) Hirnabszess
3) Hirninfarkt
4) Hirnkontusion
5) Hirntumor

A) nur 1, 2, 3 und 4 sind richtig
B) nur 1, 2, 4 und 5 sind richtig
C) nur 1, 3, 4 und 5 sind richtig
D) nur 2, 3, 4 und 5 sind richtig
E) 1-5, alle sind richtig

Frage 147
Aussagenkombination
Welche der folgenden Befunde bei einem
zuckerkranken Patienten sprechen für
eine diabetische Polyneuropathie?

1) Muskelparese(n)
2) Vermindertes Vibrationsempfinden
3) Starke Liquorzellzahlerhöhung
4) Stumme Myokardischämie
5) Erektile Dysfunktion

A) nur 1, 2, 3 und 4 sind richtig
B) nur 1, 2, 4 und 5 sind richtig
C) nur 1, 3, 4 und 5 sind richtig
D) nur 2, 3, 4 und 5 sind richtig
E) 1-5, alle sind richtig

Frage 148
Einfachauswahl
Welcher Knochen gehört zum oberen
Sprunggelenk?

A) Talus
B) Calcaneus
C) Os pisiforme (Erbsenbein)
D) Os pubis
E) Os cuboideum (Würfelbein)

Frage 149
Einfachauswahl
Das untere Ende des Rückenmarks
(Conus medullaris) befindet sich auf
Höhe des

A) Kreuzbeinendes
B) Lendenwirbelkörper Nr. 5
C) Lendenwirbelkörper Nr. 1/Nr. 2
D) Sakralwirbelkörper Nr. 1
E) Sakralwirbelkörper Nr. 3

Frage 150
Einfachauswahl
Im Ductus thoracicus (Milchbrustgang)
findet man

A) Lymphe
B) Muttermilch
C) Nabelvenenblut
D) Venenblut
E) Arterielles Blut

Frage 151
Einfachauswahl
Ein deutlich sichtbarer Venenpuls am
Hals ist zu beobachten bei

A) Aorteninsuffizienz
B) Trikuspidalinsuffizienz
C) Mitralinsuffizienz
D) Mitralstenose
E) Aortenstenose

Frage 152
Einfachauswahl
Welche zwei Strukturen münden im
Regelfall gemeinsam in das Duodenum?

A) Ductus choledochus und Pfortader
B) Ductus choledochus und Ductus
hepaticus
C) Ductus pancreaticus und Ductus
choledochus
D) Ductus choledochus und Ductus
cysticus
E) Ductus pancreaticus und Ductus
hepaticus

Frage 153
Einfachauswahl
In Ruhe beträgt das normale Schlag-
volumen des Herzens beim erwachsenen
Mann:

A) > 100 ml
B) 70-80 ml
C) 50-60 ml
D) 30-40 ml
E) 20-30 ml

Frage 154
Einfachauswahl
Welche Aussage trifft zu? Glukagon

A) senkt den Blutzuckerspiegel
B) erhöht den Blutzuckerspiegel
C) ist ein Insulinabbauprodukt
D) wird in der Leber gebildet
E) senkt die Bildung von Fettsäuren

Frage 155
Einfachauswahl
Wann sind rötelninfizierte Personen
ansteckend?

A) Erst nach Auftreten des Exanthems
B) Nach Abklingen des Hautausschlags
C) In der Regel 16 Tage vor bis 14 Tage
nach Auftreten des Exanthems
D) In der Regel 7 Tage vor bis 7 Tage
nach Auftreten des Exanthems
E) Sofort nach Infektion bis 20 Tage nach
Exanthemausbruch

Frage 156
Aussagenkombination
Bei welchen Infektionskrankheiten
können die Erreger von der Mutter
(während der Schwangerschaft oder
Geburt) auf das Kind übertragen werden?

1) Lues
2) Röteln
3) Windpocken
4) Zytomegalie
5) AIDS

A) nur 3 und 4 sind richtig
B) nur 1, 2 und 5 sind richtig
C) nur 3, 4 und 5 sind richtig
D) nur 1, 2, 4 und 5 sind richtig
E) 1-5, alle sind richtig

Frage 157
Aussagenkombination
Bei einem 17-jährigen Mädchen (Größe
168 cm, Gewicht 39 kg) haben Sie den
Verdacht auf Magersucht. Welche Aus-
sagen treffen typischerweise bei diesem
Krankheitsbild zu?

1) Ausbleiben der Monatsblutung
2) Die Patientinnen sind depressiv und
lassen sich gehen
3) Elektrolytveränderungen im Blut
4) Eine akute Lebensgefahr kann auftreten
5) In der Regel heilt die Krankheit
spontan aus

A) nur 1 und 5 sind richtig
B) nur 2 und 3 sind richtig
C) nur 1, 3 und 4 sind richtig
D) nur 1, 2, 3 und 4 sind richtig
E) 1-5, alle sind richtig

Frage 158
Aussagenkombination
Welche der folgenden Aussagen zum
Tränenorgan trifft (treffen) zu?

1) Die Tränendrüse liegt im Unterlid
2) Der Tränensack liegt im Oberlid
3) Die Tränenkanälchen treten oberhalb
und unterhalb des inneren Augen-
winkels aus
4) Im äußeren Augenwinkel befinden
sich die Abflüsse für die Tränenflüssigkeit
5) Über den Ductus nasolacrimalis
(ableitenden Tränenweg) werden die
Tränen in den lymphatischen Kreislauf
weitergeleitet

A) Keine Aussage ist richtig
B) nur 3 ist richtig
C) nur 1, 3 und 4 sind richtig
D) nur 1, 2, 3 und 4 sind richtig
E) 1-5, alle sind richtig

Frage 159
Mehrfachauswahlaufgabe
Welche der folgenden Aussagen zu
einem manifesten Eisenmangel im
Körper eines Erwachsenen sind richtig?
Wählen Sie **zwei** Antworten!

A) Er kann immer durch diätetische
Maßnahmen allein behoben werden
B) Er kann durch Tumore im Magen-
Darm-Trakt ausgelöst werden
C) Er kann durch die alleinige Bestim-
mung des Serumeisens diagnostiziert
werden
D) Eine der Folgen ist die hypochrome,
mikrozytäre Anämie
E) Er kann durch gleichzeitigen verstärk-
ten Kaffeegenuss mit der oralen Eisen-
therapie schneller kompensiert werden

Frage 160
Einfachauswahl
Welche Aussage zur chronischen Rechtsherzinsuffizienz trifft zu?

A) Folge ist ein chronischer Husten
B) Es bestehen Ödeme, besonders an den Unterschenkeln beidseits
C) Eine Splenomegalie (= Vergrößerung der Milz) und Hepatomegalie (=Vergrößerung der Leber) kommen praktisch nie vor
D) Rasselgeräusche über den Lungen sind ein Frühsymptom
E) Als Folge der Rechtsherzinsuffizienz kommt es typischerweise zum Lungenödem

Frage 161
Mehrfachauswahlaufgabe
Welche der folgenden Aussagen zur chronischen Linksherzinsuffizienz treffen zu?
Wählen Sie **zwei** Antworten!

A) Erste Symptome sind beidseitige Unterschenkelödeme
B) Typisch ist das frühe Auftreten von Aszites (= Bauchwasser)
C) Die Ursachen sind oft Bluthochdruck, Herzklappenfehler, koronare Herzkrankheit
D) Wegweisende Symptome sind Belastungs- und Ruhedyspnoe (= Luftnot) sowie Rasselgeräusche über den Lungen
E) Eine Herzvergrößerung kommt nur als Folge einer chronischen Linksherzinsuffizienz vor

Frage 162
Mehrfachauswahlausgabe
Welche der folgenden Symptome sprechen für eine Hyperkinetische Störung (Aufmerksamkeitsdefizit-/Hyperaktivitätsstörung, ADHS) bei Kindern?
Wählen Sie **zwei** Antworten!

A) Häufiger Wechsel von Aktivitäten
B) Gesteigerte Aufmerksamkeit
C) Außerhalb der Schulsituation treten keine Beeinträchtigungen auf
D) Ausgeprägte Redseligkeit und Lärmen
E) Intelligenzminderung

Frage 163
Mehrfachauswahlaufgabe
Welche der folgenden Aussagen zur Thorax- und Lungenuntersuchung treffen zu?
Wählen Sie **zwei** Antworten!

A) Die Auskultation des basalen Bereichs der Lungen erfolgt am besten am liegenden Patienten.
B) Rasselgeräusche können auf eine Linksherzinsuffizienz hindeuten.
C) Auskultatorisch abgeschwächte Atemgeräusche können auf einen Pleuraerguss hinweisen.
D) Eine verlangsamte Atemfrequenz deutet auf Fieber hin.
E) Der Einsatz der sog. Atemhilfsmuskeln ist bei der Ruheatmung normal.

Frage 164
Mehrfachauswahlaufgabe
Welche Aussagen zur Untersuchung des Herz-Kreislaufsystems treffen zu?
Wählen Sie **zwei** Antworten!

A) Der bei der Auskultation des Herzens wichtige Erbsche Punkt liegt im zweiten Intercostalraum rechts, dicht neben dem Brustbein.
B) Der 1. Herzton ist meist etwas lauter als der 2. Herzton (bei Auskultation über Erbschen Punkt).
C) „Herzgeräusche" (z. B. Systolikum) sind beweisend für eine Herzinsuffizienz.
D) Die Pulsfrequenz ist bei der Exspiration und Inspiration stets gleich.
E) Bei starker Einengung der Carotiden sind Strömungsgeräusche in der Regel leiser hörbar als bei mittelgradiger Einengung.

Frage 165
Einfachauswahl
Welche Aussage über Arthritiden trifft zu?

A) Eine akute Arthritis setzt eine Arthrose des entsprechenden Gelenkes voraus
B) Jede akute Arthritis geht mit einer Eiterbildung einher
C) Eine Arthritis entsteht durch eine Entzündung der Synovialis (= Innenschicht der Gelenkkapsel)
D) Stoffwechselerkrankungen oder Allergien sind keine Ursachen einer akuten Arthritis
E) Eine bakterielle Arthritis setzt eine hämatogene (über den Blutweg) Ausbreitung einer bakteriellen Infektion voraus

Frage 166
Mehrfachauswahlaufgabe
Welche der folgenden Aussagen treffen zu?
Wählen Sie **zwei** Antworten!

A) Plötzlich starke Schmerzen im Bein bei gleichzeitiger Blässe und fehlenden peripheren Pulsen können auf eine arterielle Embolie des betreffenden Beines hindeuten.
B) Unter „Claudicatio intermittens" (intermittierendes Hinken, auch „Schaufensterkrankheit" genannt) versteht man die beim Gehen auftretenden Herzschmerzen.
C) Schmerzen in beiden Beinen, die hauptsächlich beim Gehbeginn auftreten und nach kurzer Zeit nachlassen, deuten am ehesten auf Arthrosen hin.
D) Nächtlicher Ruheschmerz in beiden Beinen weist auf eine beginnende arterielle Durchblutungsstörung hin
E) Chronische Beinschmerzen treten bei einer Alkoholkrankheit nicht auf

Frage 167
Aussagenkombination
Welche der folgenden Aussagen zur Niere treffen zu?

1) Etwa 99 % des ursprünglich filtrierten Wassers (150 L pro Tag!) wird zurück gewonnen.
2) Die winzigen Blutgefäße (Glomerulusschlingen) der Nierenkörperchen haben wasserdurchlässige Poren.
3) Beim Gesunden sind die Poren in den winzigen Blutgefäßen der Nierenkörperchen wesentlich größer als Eiweiße.
4) Zuerst wird Harn (Primärharn) in den Nierenkörperchen durch Filtration gebildet, sozusagen aus dem Blut abgepresst.
5) Durch die Poren in den Glomerula werden mit dem Wasser u.a. auch Giftstoffe des Körpers, die natürlicherweise im Stoffwechsel entstehen, abgefiltert.

A) nur 1 und 2 sind richtig
B) nur 2, 4 und 5 sind richtig
C) nur 3, 4 und 5 sind richtig
D) nur 1, 2, 4 und 5 sind richtig
E) 1-5, alle sind richtig

Frage 168
Aussagenkombination
Welche der folgenden Aussagen zum so genannten (sog.) Totraum des Atemapparates trifft (treffen) zu?

1) Die Nase gehört zum sog. Totraum.
2) Der Kehlkopf (Larynx) gehört zum sog. Totraum.
3) Die Bronchien gehören zum sog. Totraum.
4) Die Luftröhre (Trachea) gehört zum sog. Totraum.
5) Die Alveolen gehören zum sog. Totraum.

A) nur 5 ist richtig
B) nur 1, 2 und 3 sind richtig
C) nur 1, 2 und 4 sind richtig
D) nur 1, 2, 3 und 4 sind richtig
E) 1-5, alle sind richtig

Frage 169
Einfachauswahl
Welche Aussage trifft für eine Hebephrenie (hebephrene Schizophrenie) zu?

A) Die Krankheit beginnt meist nach dem 45. Lebensjahr.
B) Wahnvorstellungen und Halluzinationen stehen im Vordergrund.
C) Die Stimmung ist flach und unpassend.
D) Ursache ist ein chronischer Alkoholmissbrauch.
E) Das Verhalten ist zielgerichtet und vorhersehbar.

Frage 170
Aussagenkombination
Welche der folgenden Befunde weist (weisen) auf Vitamin-B12-Mangel hin?

1) Atrophie der Zungenschleimhaut
2) Mundwinkelrhagaden
3) Verminderung der Vibrationsempfindung
4) Ulcus ventriculi
5) Hypochrome mikrozytäre Anämie

A) nur 2 ist richtig
B) nur 1 und 3 sind richtig
C) nur 1, 2 und 5 sind richtig
D) nur 1, 2, 4 und 5 sind richtig
E) 1-5, alle sind richtig

Frage 171
Einfachauswahl
Welches Vitamin kann der Körper aus Vorstufen selbst bilden?

A) Vitamin C
B) Vitamin B1
C) Vitamin B6
D) Pantothensäure
E) Vitamin D

Frage 172
Aussagenkombination
Welche der folgenden Aussagen treffen zu?
Ein „Trockenes Auge" kann durch verschiedenartige Faktoren entstehen:

1) Nachlassende Tränenproduktion im Alter
2) Verminderte Flüssigkeitszufuhr
3) Klimatische Einflüsse (heiße, trockene Umgebungsluft, Klimaanlagen)
4) Umweltbelastungen (Ozon, Staub, Lösungsmittel etc.)
5) Stenose der ableitenden Tränenwege

A) nur 2 und 3 sind richtig
B) nur 1, 2 und 3 sind richtig
C) nur 1, 4 und 5 sind richtig
D) nur 1, 2, 3 und 4 sind richtig
E) 1-5, alle sind richtig

Frage 173
Aussagenkombination
Welche der folgenden Symptome und Befunde, insbesondere in Kombination, lassen an das Vorliegen eines obstruktiven Schlafapnoesyndroms denken?

1) Sekundenschlaf (auch bei ausreichendem Nachtschlaf)
2) Konzentrationsstörungen
3) Polyglobulie
4) Morgendliche Kopfschmerzen
5) Arterielle Hypertonie

A) nur 1 und 2 sind richtig
B) nur 1, 3 und 5 sind richtig
C) nur 2, 4 und 5 sind richtig
D) nur 1, 3, 4 und 5 sind richtig
E) 1-5, alle sind richtig

Frage 174
Mehrfachauswahlaufgabe
Wählen Sie **zwei** Antworten!
Die asiatische „Vogelgrippe" (Geflügelpest)

A) wird durch Influenza-Viren verursacht.
B) kann nicht über kontaminierte Gegenstände bzw. Kleidungsstücke übertragen werden.
C) kann beim Menschen zu Infektionen mit grippeähnlichen Symptomen führen.
D) wird, wenn sich ein Mensch mit der Vogelgrippe angesteckt hat, sehr leicht von Mensch zu Mensch weiter übertragen.
E) kann bei Reisenden durch die öffentlich empfohlene, übliche Schutzimpfung gegen Influenza („Grippe-Schutzimpfung") sicher verhindert werden.

Frage 175
Mehrfachauswahlaufgabe
Welche der folgenden Aussagen zur Legionelleninfektion/Legionellose treffen zu?
Wählen Sie **zwei** Antworten!

A) Die Legionellose kann durch eine Schutzimpfung sicher vermieden werden.
B) Legionellen können eine schwere Pneumonie verursachen.
C) Legionellose wird durch Trinken großer Wassermengen übertragen.
D) Legionellen können zu einem grippeähnlichen Fieber (sog. Pontiac-Fieber) führen.
E) Bei Legionellose ist keine kausale Therapie möglich.

Frage 176
Aussagenkombination
Bei welcher (welchen) der folgenden Erkrankungen besteht für den Heilpraktiker ein Behandlungsverbot?

1) Röteln
2) TIA (Transitorisch ischämische Attacke)
3) Dermatozoenwahn (Ungezieferwahn, Parasitophobie)
4) Unterschenkelgeschwür mit MRSA-Besiedelung (MRSA = Methicillin-resistenter Staphylokokkus aureus)
5) Rhinitis allergica (Heuschnupfen)

A) nur 1 ist richtig
B) nur 1 und 4 sind richtig
C) nur 1 und 5 sind richtig
D) nur 4 und 5 sind richtig
E) nur 1, 2, 3 und 4 sind richtig

Frage 177
Aussagenkombination
Welche der folgenden Aussagen zum Blut trifft (treffen) zu?

1) Bei ausgeprägter Thrombozytopenie ist die Blutungsgefahr deutlich vermindert.
2) Bei Polyglobulie ist die Blutkörperchensenkungsgeschwindigkeit typischerweise stark beschleunigt (Sturzsenkung).
3) Eine Erhöhung der neutrophilen Granulozyten spricht in erster Linie für einen viral bedingten Infekt.
4) Eine Eosinophilie kann auf eine allergische Erkrankung hinweisen.
5) Bei Gesunden sind etwa die Hälfte aller Blutzellen Leukozyten.

A) nur 3 ist richtig
B) nur 4 ist richtig
C) nur 4 und 5 sind richtig
D) nur 1, 3 und 4 sind richtig
E) 1-5, alle sind richtig

Frage 178
Aussagenkombination
Welche der folgenden Aussagen treffen
bei Erkrankungen der Knochen zu?

1) Die Osteomyelitis (Entzündung des
   Knochenmarks) ist meist mit einer
   Ostitis (Entzündung des Knochens)
   kombiniert
2) Bei Spontanfrakturen fehlt ein adäqua-
   tes Trauma
3) Das Periost (= Knochenhaut) ist
   schmerzempfindlich
4) Eine „pathologische Knochenfraktur"
   entsteht durch unphysiologische Dau-
   erbelastung (z.b. nach langen Dauer-
   märschen)
5) Bei einer „Grünholzfraktur" wird das
   Periost (= Knochenhaut) meist nicht
   verletzt

A) nur 1, 2 und 3 sind richtig
B) nur 2, 3 und 5 sind richtig
C) nur 3, 4 und 5 sind richtig
D) nur 1, 2, 3 und 5 sind richtig
E) 1-5, alle sind richtig

Frage 179
Mehrfachauswahlaufgabe
Welche der folgenden Aussagen zu
Persönlichkeitsstörungen sind richtig?
Wählen Sie **zwei** Antworten!

A) Die Betroffenen weichen in der
   Selbstwahrnehmung, in ihrer Kontakt-
   aufnahme und in ihren Beziehungen
   zu anderen von der Mehrzahl der
   Bevölkerung ab.
B) Das abnorme Verhaltensmuster
   verläuft oft phasenhaft und nicht
   andauernd und gleichförmig.
C) Die Störungen beginnen im Erwachsenenalter und haben häufig einen
   atypischen Verlauf.
D) Die Störungen sind meistens mit
   deutlichen Einschränkungen der beruflichen und sozialen Leistungsfähigkeit
   verbunden.
E) Die Störungen beginnen und manifestieren sich meist im Seniorenalter.

Frage 180
Aussagenkombination
Welche der folgenden Aussagen zum
Alkoholdelir trifft (treffen) zu?

1) Es tritt Personenverkennung auf.
2) Es besteht vermehrte Beeinflussbarkeit.
3) Es besteht in der Regel eine Denk-
   sperrung.
4) Es besteht Schreckhaftigkeit.
5) Es besteht oftmals Tachykardie.

A) nur 1 ist richtig
B) nur 1 und 2 sind richtig
C) nur 2, 3 und 5 sind richtig
D) nur 1, 2, 4 und 5 sind richtig
E) 1-5, alle sind richtig

FRAGEN
MC 4

Frage 181
Aussagekombination

Die Zufuhr bestimmter, so genannter „essentieller" (lebenswichtiger) Spurenelemente ist für den menschlichen Organismus notwendig:
Dazu gehören:

1) Jod
2) Eisen
3) Cadmium
4) Quecksilber
5) Zink

A) nur 1 und 2 sind richtig
B) nur 1 und 5 sind richtig
C) nur 1, 2 und 5 sind richtig
D) nur 1, 2, 3 und 5 sind richtig
E) 1-5, alle sind richtig

Frage 182
Aussagekombination

Als Komplikationen der kavernösen Lungentuberkulose können auftreten:

1) Infektionsgefahr für die Umgebung
2) Lungenblutung
3) Spontanpneumothorax (Luftansammlung im Pleuraraum)
4) Hämatogene Streuungsgefahr für den Patienten (Bronchialtuberkulose, Miliartuberkulose, Sepsis)
5) Respiratorische Insuffizienz (Unfähigkeit der Lunge zum adäquaten Gasaustausch)

A) nur 1 und 2 sind richtig
B) nur 2 und 4 sind richtig
C) nur 1, 2 und 3 sind richtig
D) nur 1, 3, 4 und 5 sind richtig
E) 1-5, alle sind richtig

Frage 183
Aussagekombination

Welche der folgenden Untersuchungsergebnisse sind bei einem 2-jährigen Kind normal?

1) freies Gehen ohne Hilfe
2) Nächtliches Einnässen
3) Frühkindliches Schreitphänomen
4) Kindbettfieber
5) Knickfuß-Haltung

A) nur 1, 2 und 4 sind richtig
B) nur 1, 2 und 5 sind richtig
C) nur 2, 3 und 5 sind richtig
D) nur 1, 3, 4 und 5 sind richtig
E) 1-5, alle sind richtig

Frage 184
Aussagekombination

Welche der folgenden Aussagen zu psychischen Störungen bei Frauen treffen zu?

1) Patientinnen mit der sog. Wochenbettpsychose sind nicht suizidgefährdet.
2) Während der Schwangerschaft treten depressive Erkrankungen nicht auf.
3) Ein Teil der Frauen erlebt parallel zum Menstruationszyklus regelmäßige Schwankungen des Befindens mit zum Teil stark beeinträchtigender depressiv-gereizter Stimmung vor Beginn der Menstruation (prämenstruelles Syndrom).
4) Die Depression im Wochenbett kann eine einzelne depressive Episode sein.
5) Im Klimakterium können Depressionen erstmalig auftreten (Involutionsdepression).

A) nur 1 und 3 sind richtig
B) nur 2, 3 und 4 sind richtig
C) nur 2, 4 und 5 sind richtig
D) nur 3, 4 und 5 sind richtig
E) 1-5, alle sind richtig

Frage 185
Aussagekombination
Welche der folgenden Aussagen trifft
(treffen) zu?
Hyperurikämie (erhöhte Harnsäurekonzentration im Blut) geht häufig einher
mit:

1) Stammbetonter Adipositas
   (Übergewicht)
2) Fettstoffwechselstörung
3) Diabetes-mellitus-Typ 2
4) Essentieller Hypertonie
5) Rheumatischem Fieber

A) nur 1 ist richtig
B) nur 3 und 4 sind richtig
C) nur 1, 2 und 5 sind richtig
D) nur 1, 2, 3 und 4 sind richtig
E) nur 1, 3, 4 und 5 sind richtig

Frage 186
Aussagekombination
Welche der folgenden Aussagen treffen
zu?
Bei der Entstehung einer Nephrolithiasis
(Nierensteine) können unterstützend
wirken:

1) Harnstauung
2) Harnwegsinfektion
3) Immobilisation
4) Dursten
5) Eiweiß- und purinreiche Ernährung

A) nur 1 und 2 sind richtig
B) nur 2, 4 und 5 sind richtig
C) nur 1, 3, 4 und 5 sind richtig
D) nur 2, 3, 4 und 5 sind richtig
E) 1-5, alle sind richtig

Frage 187
Einfachauswahl
Welche Aussage über Vitamine und
deren Mangelerscheinungen bei Unterversorgung trifft zu?

A) Vitamin D – Blutgerinnungsstörung
B) Vitamin C – Rachitis
C) Vitamin B12 – Osteomalazie
D) Vitamin A – Nachtblindheit
E) Vitamin K – Skorbut

Frage 188
Einfachauswahl
Welche Aussage zur Immunität bzw.
Immunisierung trifft zu?

A) Immunität kann nur durch eine
   Erkrankung erworben werden.
B) Bei einer aktiven Schutzimpfung
   werden dem Patienten Antikörper
   verabreicht.
C) Der Impfschutz durch eine passive
   Impfung hält nur kürzere Zeit (solange
   die verabreichten Antikörper ausreichend im Körper vorhanden sind) an.
D) Ein ausreichender Impfschutz nach
   einer aktiven Impfung besteht sofort
   unmittelbar nach Verabreichung der
   Impfung.
E) Die Zuführung abgetöteter Krankheitserreger ist die einzige Möglichkeit der aktiven Schutzimpfung.

Frage 189
Einfachauswahl
Welche Aussage trifft zu?
Der Muttermund (Portio) ist

A) die Mündungsstelle des Eileiters in
   den Uterus
B) der Eileitertrichter, der das Ovar
   umschließt
C) die Einnistungsstelle für das befruch-
   tete Ei
D) die Öffnung des Gebärmutterhalses
   zur Vagina
E) ein Teil der Plazenta

Frage 190
Aussagekombination
Welche der folgenden Aussagen zu
Notfallsituationen sind richtig?

1) Die obligatorische (verbindliche)
   Erstmaßnahme bei oralen Vergiftungen mit Laugen besteht im Auslösen
   von Erbrechen.
2) Bei der Bergung eines Patienten mit
   einer CO-Vergiftung ist unbedingt
   auf Selbstschutz zu achten.
3) Bei einer stark blutenden Wunde ist
   immer ein Kompressionsverband
   ausreichend.
4) Vordringlichste Maßnahme bei einer
   Brandverletzung ist ein Salben-
   verband.
5) Bei einem großen epileptischen Anfall
   sollten alle Gegenstände, an denen
   sich der Patient verletzen könnte,
   entfernt werden.

A) nur 1 und 3 sind richtig
B) nur 2 und 5 sind richtig
C) nur 1, 2 und 4 sind richtig
D) nur 1, 2, 4 und 5 sind richtig
E) 1-5, alle sind richtig

Frage 191
Einfachauswahl
Welche Aussage trifft zu?
Welche Zellorganelle dient der zellulären
Verdauung?

A) Lysosomen
B) Mitochondrien
C) Ribosomen
D) Chromosomen
E) Nucleus

Frage 192
Einfachauswahl
Welche Aussage trifft zu?
Der Samenleiter mündet in

A) den Harnleiter
B) die Harnblase
C) das Nierenbecken
D) die Harnröhre
E) die Harnkanälchen

Frage 193
Einfachauswahl
Eine Halbseitenlähmung tritt typischer-
weise auf bei

A) Meningitis
B) Poliomyelitis
C) Apoplexie
D) Cerebralsklerose
E) Bandscheibenvorfall

Frage 194
Aussagekombination
Welche der folgenden Aussagen treffen
zu?
Zum lymphatischen System zählen:

1) Tonsillen
2) Ohrspeicheldrüse
3) Pankreas
4) Ductus thoracicus (Milchbrustgang)
5) Milz

A) nur 1 und 2 sind richtig
B) nur 4 und 5 sind richtig
C) nur 1, 4 und 5 sind richtig
D) nur 2, 3 und 4 sind richtig
E) 1-5, alle sind richtig

Frage 195
Einfachauswahl
Welche Aussage zur Meningokokken-
meningitis trifft zu?

A) Die Krankheitsfälle sind im Jahres-
   verlauf gleichmäßig verteilt.
B) Plötzlicher Krankheitsbeginn mit
   schwerstem Krankheitsgefühl.
C) Die Übertragung erfolgt in der Regel
   durch Zeckenstich.
D) Die Inkubationszeit beträgt 2 bis 3
   Wochen.
E) Der Erreger ist ein Virus.

Frage 196
Aussagekombination
Welche der folgenden Aussagen treffen zu?
Retikulozytenerhöhung findet man:

1) Nach Blutverlust
2) Nach Eisensubstitution bei Eisenmangelanämie
3) Nach Vitamin-B12-Substitution
bei perniziöser Anämie
4) Bei einer hämolytischen Anämie
5) Bei einer renalen Anämie infolge
Erythropoetinmangel

A) nur 1 und 3 sind richtig
B) nur 2 und 3 sind richtig
C) nur 1, 2 und 4 sind richtig
D) nur 1, 2, 3 und 4 sind richtig
E) nur 1, 3, 4 und 5 sind richtig

Frage 197
Aussagekombination
Welche der folgenden Gegenstände,
Apparate oder Instrumente zählen zu den
Medizinprodukten und unterliegen damit
den Vorschriften des Medizinprodukte-
gesetzes?

1) Spritzen
2) Fieberthermometer
3) Stethoskop
4) Akupunkturnadeln
5) Blutdruckmessgerät

A) nur 1 und 2 sind richtig
B) nur 1 und 3 sind richtig
C) nur 2, 3 und 4 sind richtig
D) nur 3, 4 und 5 sind richtig
E) 1-5, alle sind richtig

Frage 198
Einfachauswahl
Welche Aussage zur chronischen Links-
herzinsuffizienz trifft zu?

A) Eine Ursache ist eine langjährige
arterielle Hypertonie.
B) Rasselgeräusche über den Lungen sind
nie zu hören.

C) Eine Halsvenenstauung weist primär
auf eine Linksherzinsuffizienz hin.
D) Patienten mit chronischer Linksherzinsuffizienz leiden typischerweise
unter einer Stauungsgastritis.
E) Wegen der Nykturie sollte auf eine
gesteigerte Flüssigkeitszufuhr geachtet
werden.

Frage 199
Aussagekombination
Welche der folgenden Aussagen zur
Untersuchung des Thorax und der Lunge
eines 50-jährigen Erwachsenen treffen
zu?

1) Der Stimmfremitus (Leitfähigkeit
des Gewebes bei niederfrequenten
Schwingungen) erlaubt eine Aussage
über krankhafte Lungenverände-
rungen.
2) Die Lungengrenzen bei Ein- und Ausatmung können durch die Perkussion
nicht bestimmt werden.
3) Die Verschiebung der Lungengrenzen
zwischen Ein- und Ausatmung beträgt
normalerweise etwa 4-6 cm.
4) Ein „Fassthorax" kann ein Hinweis
auf ein Lungenemphysem sein.
5) Als „Schonatmung" wird die Verstärkung der Atemexkursion bezeichnet.

A) nur 2 und 4 sind richtig
B) nur 1, 2 und 3 sind richtig
C) nur 1, 3 und 4 sind richtig
D) nur 1, 4 und 5 sind richtig
E) 1-5, alle sind richtig

Frage 200
Aussagekombination
Welche der folgenden Aussagen zur
Untersuchung des Herz-Kreislauf-
Systems treffen zu?

1) Der Herzspitzenstoß muss bei einem
gesunden Patienten immer sichtbar
sein.
2) Als „Herzbuckel" bezeichnet man eine
asymmetrische Vorwölbung der
Thoraxwand über dem Herzen.

3) Durch die Perkussion des Herzens kann dessen Größe exakt festgestellt werden.

4) Der Herzspitzenstoß wird üblicherweise in der Medioklavikularlinie im Bereich des 5. Interkostalraumes getastet.

5) Unter einem „Pulsdefizit" versteht man die Differenz zwischen der Anzahl der Herzschläge und den gleichzeitig gezählten peripheren Pulswellen pro Zeiteinheit.

A) nur 1, 3 und 5 sind richtig
B) nur 2, 3 und 5 sind richtig
C) nur 2, 4 und 5 sind richtig
D) nur 1, 2, 3 und 4 sind richtig
E) nur 1, 2, 4 und 5 sind richtig

Frage 201
Mehrfachauswahlaufgabe
Welche der folgenden Aussagen zu Erkrankungen des Bewegungsapparates treffen zu?
Wählen Sie **zwei** Antworten!

A) Der Nacht- und Ruheschmerz in Gelenken ist charakteristisch für degenerative Erkrankungen.
B) Eine Gelenksarthrose geht immer mit einer schmerzhaften Gelenkschwellung einher.
C) Ein akuter Gichtanfall manifestiert sich in der Mehrzahl der Fälle im Großzehengrundgelenk.
D) Eine sog. Tanzende Patella kann auf das Vorliegen eines Ergusses im Kniegelenk hindeuten.
E) Bursitiden (=Entzündung der Schleimbeutel) werden immer durch Bakterien ausgelöst.

Frage 202
Aussagekombination
Welche der folgenden Symptome gehören zum Sicca-Syndrom (sog. „Trockenes Auge")?

1) Sandkorngefühl im Auge
2) Lichtempfindlichkeit des Auges
3) Brennen im Auge
4) Müdigkeit der Augen
5) Haften der Lider auf dem Augapfel beim Lidschlag

A) nur 1 und 2 sind richtig
B) nur 3 und 4 sind richtig
C) nur 1, 2 und 5 sind richtig
D) nur 2, 3 und 4 sind richtig
E) 1-5, alle sind richtig

Frage 203
Einfachauswahl
Welche Aussage zum obstruktiven Schlafapnoesyndrom (OSAS) ist richtig?

A) Das wichtigste Therapieverfahren beim OSAS ist das Einsetzen eines nasopharyngealen (Nasen-Rachen) Tubus.
B) Therapeutische Maßnahmen sind selten erforderlich.
C) Allein eine Gewichtsreduktion heilt die Krankheit aus.
D) Bei schlanken Menschen tritt ein OSAS nicht auf.
E) Eine Komplikation sind nächtlich auftretende Herzrhythmusstörungen

Frage 204
Aussagekombination
Einer Ihrer Patienten mit bekannter Leberzirrhose, Aszites und Z. n. Ösophagusvarizenblutung leidet zunehmend an einer Konzentrationsschwäche und Verlangsamung. Er will trotz vermehrten Zuspruchs Ihrerseits auf keinen Fall ins Krankenhaus bzw. in ambulante ärztliche Behandlung. Er ist noch geschäftsfähig. Was ist Ihrem Patienten zu raten?

1) Vermehrte Eiweißzufuhr (> 200g Eiweiß pro Tag)
2) Verminderung der Kalorienzufuhr
3) Darmreinigung, z. B. durch hohe Einläufe
4) Unbedingte Alkoholkarenz
5) Gabe von Laktulose

A) nur 2 ist richtig
B) nur 2 und 4 sind richtig
C) nur 3, 4 und 5 sind richtig
D) nur 1, 3, 4 und 5 sind richtig
E) 1-5, alle sind richtig

Frage 205
Aussagekombination
Welche der folgenden Aussagen zu
Anfällen trifft (treffen) zu?

1) Psychogene Anfälle treten bei Epilep-
   tikern nicht auf.
2) Jeder epileptische Anfall muss mit
   Medikamenten durchbrochen werden.
3) Die vegetative Symptomatik (z.B.
   Schweißausbrüche) ist bei epileptischen Anfällen diagnostisch wegweisend.
4) Bei einem generalisierten Anfall vom
   Grand-Mal-Typ sollte der Patient
   wegen möglicher Gefahren (z. B.
   Aspiration) genau beobachtet werden.
5) Psychogene Anfälle führen in den
   meisten Fällen nicht zu Sturz-
   verletzungen.

A) nur 5 ist richtig
B) nur 4 und 5 sind richtig
C) nur 1, 3 und 4 sind richtig
D) nur 2, 3, und 5 sind richtig
E) 1-5, alle sind richtig

Frage 206
Mehrfachauswahlaufgabe
Welche der folgenden Aussagen zur
Regulierung des Blutzuckerspiegels
treffen zu?
Wählen Sie **zwei** Antworten!

A) Insulin fördert die Neubildung von
   Glukose in der Leber.
B) Der Nüchternblutzuckerspiegel beim
   Gesunden beträgt 150 mg/dl.
C) Fehlt Insulin, so kommt es im Blut zu
   Glukosemangel.
D) Bei Stoffwechselgesunden wird der
   Blutzuckerspiegel durch Hormon-
   wirkung im physiologischen Bereich
   gehalten.

E) Die Schnelligkeit des postprandialen
   (nach Nahrungszufuhr) Blutzucker-
   anstiegs ist abhängig von der Art
   der zugeführten Nahrung

Frage 207
Einfachauswahl
Bei einem Patienten bestehen beidseits
lichtstarre, weite Pupillen. Welche der
genannten Schlussfolgerungen trifft am
ehesten zu?

A) beginnende Zentralisation beim
   Schock-Patienten
B) Angina pectoris
C) ins Auge perforierter Fremdkörper
D) Morphinkonsum
E) Sauerstoff-unterversorgtes Gehirn

Frage 208
Einfachauswahl
Bei welcher der genannten Erkrankung
sind die genannten Erreger Bakterien?

A) Poliomyelitis
B) Malaria
C) Keuchhusten
D) Hepatitis B
E) HIV-Erkrankung

Frage 209
Aussagekombination
Welche der folgenden Aussagen zur
akuten Epiglottitis treffen zu?

1) Sie ist eine lebensbedrohliche
   Erkrankung.
2) Sie wird meist durch Fremdkörperaspiration verursacht.
3) Sie äußert sich u.a. durch hohes
   Fieber, Speichelfluss und Schluckbeschwerden.
4) Typischerweise tritt der Krupp-Husten
   auf.
5) Sie entwickelt sich meist aus voller
   Gesundheit innerhalb von einigen
   Stunden.

A) nur 1 und 3 sind richtig
B) nur 1, 3 und 4 sind richtig
C) nur 1, 3 und 5 sind richtig
D) nur 2, 4, und 5 sind richtig
E) 1-5, alle sind richtig

Frage 210
Aussagekombination
Welche der folgenden Aussagen zur
Lyme-Borreliose treffen zu?

1) Sie kommt weltweit vor.
2) Die Übertragungsrate von Borrelien
während eines Zeckenstiches steigt
mit der Dauer des Saugaktes.
3) Beim Erreger der Borreliose handelt
es sich um einen Virus, das zur Familie der menschlichen Paramyxoviren
zählt.
4) Ein an Borreliose Erkrankter kann
üblicherweise durch Anhusten
(Tröpfcheninfektion) einen anderen
Menschen anstecken.
5) Derzeit besteht in Deutschland keine
öffentliche Impfempfehlung gegen die
Erkrankung Lyme-Borreliose

A) nur 1, 2 und 5 sind richtig
B) nur 3, 4 und 5 sind richtig
C) nur 1, 2, 3 und 4 sind richtig
D) nur 2, 3, 4, und 5 sind richtig
E) 1-5, alle sind richtig

Frage 211
Mehrfachauswahlaufgabe
Wählen Sie **zwei** Antworten!
Die Bauchspeicheldrüse (Pankreas)

A) ist beim erwachsenen Menschen etwa
2 cm lang und 5 g schwer
B) unterteilt sich anatomisch in Kopf
(Caput), Körper (Corpus) und den
Schwanz (Cauda), der bis zur Milz
reicht
C) besitzt einen Hauptausführungsgang
(Ductus pancreaticus), der stets
getrennt vom galleableitenden Gang
(Ductus choledochus) in den Zwölf-
fingerdarm (Duodenum) mündet

D) ist an seiner Vorderfläche mit Bauch-
fell überzogen
E) ist eine ausschließlich endokrine
Drüse

Frage 212
Aussagekombination
Welche der folgenden Aussagen sprechen
für das Vorliegen eines Grauen Stars
(Katarakt)?

1) Erhöhter Augeninnendruck
2) Auftreten der Erkrankung nach
dem 60. Lebensjahr
3) Linsentrübung
4) Harter Bulbus
5) Abnahme der Sehschärfe

A) nur 1 und 2 sind richtig
B) nur 1 und 4 sind richtig
C) nur 2 und 3 sind richtig
D) nur 1, 2 und 3 sind richtig
E) nur 2, 3 und 5 sind richtig

Frage 213
Einfachauswahl
Welche Aussage trifft zu?
Namentliche Meldepflicht besteht gemäß
§ 6 Abs. 1 Nr. 1 Infektionsschutzgesetz
(IfSG) bei Krankheitsverdacht, Krankheit
bzw. bei Tod für

A) Mumps
B) Röteln
C) Masern
D) Scharlach
E) Keuchhusten

Frage 214
Einfachauswahl
Welche Aussage zum Auge trifft zu?

A) Bei Kurzsichtigkeit ist der Augapfel
zu kurz.
B) Das Farbensehen ist in den Stäbchen
angesiedelt.
C) Mouches volantes (sog. Mückensehen)
ist Ausdruck einer Linsentrübung.

D) Beim „Grünen Star" besteht eine Linsentrübung.

E) Zur Prüfung des Schielens kann in der Praxis der Abdecktest durchgeführt werden.

Frage 215
Einfachauswahl
Welche Aussage zur Hypophyse trifft zu?

A) Die Hypophyse liegt im unteren Abschnitt des Kleinhirns (Cerebellum).

B) Sie ist der oberste Regler des Hormonsystems.

C) Sie produziert TRH (Thyreotropin-Releasing-Hormon).

D) Sie produziert Parathormon (PTH).

E) Ein Hypophysentumor kann eine Sehstörung (bilaterale Hemianopsie) verursachen.

Frage 216
Mehrfachauswahlaufgabe
Welche der folgenden Aussagen der Nebenniere treffen zu?
Wählen Sie **zwei** Antworten!

A) Eine Überfunktion der Nebennierenrinde kann zum Cushing-Syndrom führen.

B) Beim M. Addison besteht ein Mangel an Nebennierenrindenhormonen.

C) Die Überfunktion des Nebennierenmarks geht mit einer Hypotonie einher.

D) Im Nebennierenmark wird ACTH (adrenocorticotropes Hormon) gebildet.

E) Gewichtszunahme und Gesichtsrötung sind charakteristisch für ein Phäochromozytom (katecholaminproduzierender Tumor).

Frage 217
Einfachauswahl
Welche Aussage zu Wurmerkrankungen trifft zu?

A) Oxyuren (Madenwürmer) bzw. deren Eier können nicht direkt von Mensch zu Mensch übertragen werden.

B) Die zuverlässigste Diagnosemethode bei Madenwurmverdacht ist die Untersuchung von frischem Stuhl auf speziellen Agarplatten (Nährbodenplatte).

C) Ascariden (Spulwürmer) können im menschlichen Darm etwa 15-40 cm lang werden.

D) Das typischste Symptom bei Spulwurmbefall ist nächtlicher Juckreiz am Anus.

E) Der typische Übertragungsweg des Rinderbandwurms (Taenia saginata) ist die Schmierinfektion von Mensch zu Mensch.

Frage 218
Einfachauswahl
Welche Aussage trifft zu?
Für die rheumatoide Arthritis (chronische Polyarthritis) gilt:

A) Ein positiver Rheumafaktor sichert alleine die Diagnose einer rheumatoiden Arthritis.

B) Der rheumatische Entzündungsprozess muss vor allem in den ersten beiden Jahren der Erkrankung wirkungsvoll unterdrückt werden, sonst droht eine Destruktion (Zerstörung) der betroffenen Gelenke.

C) Betroffen sind nur die großen Gelenke.

D) Die betroffenen Gelenke müssen langfristig ruhig gestellt werden

E) Die rheumatoide Arthritis entsteht typischerweise 1-3 Wochen nach einer Infektion mit betahämolysierenden Streptokokken der Gruppe A.

Frage 219
Einfachauswahl
Welche Aussage trifft zu?
Eine 70-jährige Patientin stellt sich mit
Abgeschlagenheit, Schmerzen im Bereich
des Schultergürtels und anfallsartig
auftretenden Kopfschmerzen vor.
Die klinische neurologische Untersu-
chung ist unauffällig; die Schläfen-
arterien sind verdickt und schmerzhaft.
Die BSG (Blutsenkungsgeschwindigkeit)
ist stark beschleunigt.

A) Es handelt sich um eine Migräne mit
Aura (Migraine accompagnée).
B) Die Beschwerden sind am ehesten
vertebragen bedingt.
C) Die Patientin leidet unter einer
Trigeminusneuralgie.
D) Es handelt sich am ehesten um einen
Analgetikakopfschmerz. Ein Tablet-
tenentzug unter stationären Bedingun-
gen sollte durchgeführt werden.
E) Es besteht der Verdacht auf eine
Arteriitis temporalis

Frage 220
Einfachauswahl
Welche Aussage zur Gonorrhoe (Tripper)
trifft zu?

A) Bezüglich der Gonorrhoe besteht nach
dem Infektionsschutzgesetz für den
Heilpraktiker kein Behandlungsverbot.
B) Bereits der Verdacht auf Gonorrhoe ist
für den Heilpraktiker meldepflichtig.
C) Die Gonorrhoe kann zu einer eitrigen
Kniegelenksentzündung führen.
D) Erreger der Gonorrhoe ist ein sexuell
übertragbares Virus.
E) Die Gonorrhoe ist heutzutage eine
sehr seltene Geschlechtskrankheit, die
fast nur im Ausland erworben wird.

Frage 221
Einfachauswahl
Für das Vorhofflimmern trifft zu:

A) Es führt unbehandelt in wenigen
Minuten zum Tode.
B) Beim Auskultieren hört man regel-
mäßige Herztöne, da die Herzkammer
rhythmisch schlägt.
C) Eine Komplikation ist der Schlaganfall
durch arterielle Embolie.
D) Eine typische Komplikation ist die
Herzbeuteltamponade.
E) Es verläuft immer chronisch, nie
anfallsartig (anfallsartig: mit plötz-
lichem Beginn und Ende)

Frage 222
Einfachauswahl
Für das Asthma bronchiale trifft zu:

A) Die Einatmung ist stärker beeinträchtigt als die Ausatmung.
B) Die erschwerte Ausatmung wird durch
verstärkte Zwerchfellkontraktion
unterstützt.
C) Ein Atemnot-Anfall nach körperlicher
Belastung kann kein Asthma-
bronchiale-Anfall sein, da Asthma
bronchiale immer allergisch ausgelöst
wird.
D) Kinder mit Heuschnupfen oder Neurodermitis haben kein höheres Risiko an
Asthma bronchiale zu erkranken.
E) Beim Asthma bronchiale spielen entzündliche Vorgänge an der Bronchialschleimhaut eine wesentliche Rolle.

Frage 223
Einfachauswahl
Welche Aussage trifft zu?

A) Die Mitralklappe ist in der Systole
(Kontraktionsphase) geöffnet.
B) Vorhof und Herzkammer kontrahieren
sich in der Systole immer gleichzeitig.
C) Die Trikuspidalklappe liegt zwischen
der rechten Kammer und der Pulmonalarterie.
D) Die Lungenvenen münden in den
linken Vorhof.
E) Die Pulmonalklappe liegt zwischen
der linken Kammer und der Pulmonalarterie.

Frage 224
Einfachauswahl
Für die Fettverdauung spielt eine
wichtige Rolle:

A) Die Dickdarmschleimhaut
B) Die Gallenflüssigkeit
C) Der Intrinsic-Faktor
D) Die Amylase
E) Die Inselzellen des Pankreas

Frage 225
Einfachauswahl
Bei chronischem Alkoholismus kann als
Spätfolge das sog. Korsakow-Syndrom
auftreten. Leitsymptome sind:

A) Optische Halluzinationen
B) Störungen der Merkfähigkeit, Konfa-
bulationen, Orientierungsstörungen
C) Akustische Halluzinationen, Wahn-
wahrnehmungen
D) Antriebsschwäche, Depressionen
E) Eifersuchtswahn, Bewusstseins-
trübung

Frage 226
Aussagekombination
Welche der genannten Tätigkeiten darf
der Heilpraktiker ausüben?

1) Verordnung von Betäubungsmitteln
(für Schmerztherapie)
2) Verordnung von nicht rezept-
pflichtigen Arzneimitteln
3) Empfehlung von Impfungen
4) Nicht notfallmäßige Geburtshilfe
5) Behandlung von Patienten mit
Prostatakarzinom

A) nur 2 ist richtig
B) nur 3 und 5 sind richtig
C) nur 1, 2 und 3 sind richtig
D) nur 2, 3 und 5 sind richtig
E) 1-5, alle sind richtig

Frage 227
Aussagekombination
Welche der folgenden Symptome
sprechen am ehesten für eine Depression?

1) Motorische Hemmung
2) Appetitverlust
3) Denkzerfahrenheit
4) schwere Schlafstörung, vor allem
während der zweiten Nachthälfte
5) Verlust sexuellen Verlangens

A) nur 1, 2, 3 und 4 sind richtig
B) nur 1, 2, 3 und 5 sind richtig
C) nur 1, 2, 4 und 5 sind richtig
D) nur 1, 3, 4 und 5 sind richtig
E) nur 2, 3, 4 und 5 sind richtig

Frage 228
Aussagekombination
Welche der folgenden Aussagen zur
Cholezystitis (Entzündung der Gallen-
blase) treffen zu?

1) Die Cholezystitis ist eine typische
Komplikation der Cholezystolithiasis.
2) Die akute Cholezystitis verläuft in der
Regel ohne wesentliche Beschwerden.
3) In ca. 90% der Fälle finden sich Gallenblasensteine.
4) Frauen erkranken häufiger als Männer.
5) Eine mögliche Spätfolge der chro-
nisch-rezidivierenden Cholezystitis
ist das Gallenblasenkarzinom

A) nur 1 und 3 sind richtig
B) nur 1, 2 und 4 sind richtig
C) nur 2, 4 und 5 sind richtig
D) nur 1, 2, 3 und 4 sind richtig
E) nur 1, 3, 4 und 5 sind richtig

Frage 229
Einfachauswahl
Ein 40-jähriger Mann klagt über heftigs-
te, schlagartig auftretende diffuse Kopf-
schmerzen nach dem Heben einer schwe-
ren Kiste bei seinem Wohnungsumzug.
Als Sie eintreffen, ist sein Bewusstsein
bereits eingetrübt, es zeigt sich ein
Meningismus und positiver Lasègue.
RR: 115/65 mmHg, Puls 100/min.
Was ist die wahrscheinlichste Diagnose?

A) Akuter Migräne-Anfall
B) Subarachnoidalblutung
C) Bluthochdruck
D) Akute Meningitis
E) Alkoholentzugssyndrom

Frage 230
Mehrfachauswahlaufgabe
Wählen Sie **zwei** Antworten!
Kennzeichen der manischen Episode
sind:

A) gesteigertes Schlafbedürfnis
B) Steigerung der körperlichen Aktivität
C) Krankheitseinsicht besteht
D) gehobene Stimmung
E) Veitstanz

Frage 231
Aussagekombination
Welche der folgenden Aussagen treffen
zu?
Hauptkennzeichen der schizophrenen
Psychosen sind:

1) Halluzinationen
2) Quantitative Bewusstseinsstörungen
3) Denkstörungen
4) Wahn
5) Intelligenzstörungen

A) nur 1 und 3 sind richtig
B) nur 2 und 4 sind richtig
C) nur 1, 3 und 4 sind richtig
D) nur 2, 3 und 5 sind richtig
E) nur 1, 2, 4 und 5 sind richtig

Frage 232
Einfachauswahl
Bei welchem Krankheitsbild findet man
den so genannten „Tabaksbeutelmund"
(periorale Hautfältelung):

A) Multiple Sklerose
B) Hyperthyreose
C) Systemische Sklerodermie
D) Enzephalitis
E) Manie

Frage 233
Aussagekombination
Welche der folgenden Störung(en) ist
(sind) charakteristisch für ein Parkinson-
Syndrom?

1) Hyperkinese
2) Rigor
3) Spastik
4) Athetose (langsame geschraubte
   Bewegungen)
5) Ruhetremor

A) nur 1 ist richtig
B) nur 2 ist richtig
C) nur 1 und 3 sind richtig
D) nur 2 und 5 sind richtig
E) nur 1, 2, 4 und 5 sind richtig

Frage 234
Einfachauswahl
Die Letalität beim akuten Myokardinfarkt
ist am höchsten:

A) in den ersten Stunden
B) nach 6-8 Tagen
C) nach 6-8 Wochen
D) nach 6-8 Monaten
E) nach 6-8 Jahren

Frage 235
Einfachauswahl
Welcher Nerv ist beim Karpaltunnel-
syndrom betroffen?

A) Nervus radialis
B) Nervus femoralis
C) Nervus medianus
D) Nervus ulnaris
E) Nervus peroneus

Frage 236
Einfachauswahl
Welche Aussage trifft zu?

A) Kortison bewirkt Glukoseabbau
(Glykolyse).
B) Schilddrüsenhormone T3 und T4
bewirken Abbau von Fetten
(Lipolyse).
C) Insulin bewirkt den Abbau von
Glykogen (Glykogenolyse)
D) Parathormon bewirkt Kalzium-
aufnahme in den Knochen.
E) Glukagon bewirkt Neubildung von
Glykogen in der Leber (Glykogen-
synthese).

Frage 237
Einfachauswahl
Vom sofortigen Beginn einer sachgerech-
ten Reanimation (Wiederbelebung) hängt
das Überleben bei einem Kreislaufstillstand ab.
Welche Aussage zur Basisreanimation
bei Erwachsenen trifft zu?

A) Bei der Herzdruckmassage soll das
Brustbein 0,5-1 cm tief komprimiert
werden.
B) „A" des ABC-Schemas steht für Anruf
beim Notdienst.
C) Der Rhythmus von Atemspende und
Herzdruckmassage ist 5 zu 2.
D) Die anzustrebende Frequenz bei der
Durchführung der Herzdruckmassage
ist 100/min.
E) Bei Verdacht auf Rippenfraktur sofor-
tige Beendigung der Reanimation.

Frage 238
Einfachauswahl
Worauf schließen Sie bei kaffeesatz-
artigem Erbrechen und eventuell Schock-
zeichen?

A) Magenblutung
B) Milzruptur
C) Kolonkarzinom
D) Reizdarm
E) Divertikelruptur im Kolon

Frage 239
Einfachauswahl
Wie viel Liter Blut hat ein erwachsener
Mensch mit 70 kg Körpergewicht?

A) 2-3 Liter
B) 4-6 Liter
C) 8-10 Liter
D) 11-12 Liter
E) mehr als 12 Liter

Frage 240
Einfachauswahl
An welche der genannten Krankheiten
denken Sie am ehesten bei folgenden
Symptomen, die seit kurzem auftreten?
Müdigkeit, Schleimhautblutungen, Haut-
blutungen, Blässe, Fieber, grippeähn-
lichen Symptome, Appetitlosigkeit,
Kopfschmerzen, Schwitzen, Gewichts-
abnahme.

A) Tuberkulose
B) Schilddrüsenüberfunktion
C) Akute Leukämie
D) Chronisches Nierenversagen
E) Leberzirrhose

FRAGEN
MC 5

Frage 241
Aussagekombination
Welche der folgenden Aussagen zu den
Nieren treffen zu?

1) Die Nieren haben Anteil an der Aufrechterhaltung des Säure-Basen-
   gleichgewichts.
2) Die Nieren dienen der Ausscheidung
   der Blutfette.
3) Die Nieren bilden das Hormon
   Erythropoetin, das die Bildung roter
   Blutkörperchen (Erythrozyten) anregt.
4) Die Nieren werden von etwa 5% des
   Herzminutenvolumens durchflossen.
5) Der Schwellenwert der tubulären
   Rückresorption von Glukose liegt bei
   60-80 mg/dl

A) nur 1 und 3 sind richtig
B) nur 1 und 5 sind richtig
C) nur 2, 3 und 4 sind richtig
D) nur 1, 3, 4 und 5 sind richtig
E) 1-5, alle sind richtig

Frage 242
Einfachauswahl
Welche der nachfolgenden Erkrankungen
wird durch Protozoen verursacht?

A) Poliomyelitis
B) Malaria
C) Keuchhusten
D) Hepatitis B
E) HIV-Erkrankung

Frage 243
Mehrfachauswahlaufgabe
Welche der folgenden Aussagen zu Auf-
bau und Funktion des Herzens treffen zu?
Wählen sie **zwei** Antworten!

A) Die Herzscheidewand teilt das Herz
   in zwei Hälften
B) Die rechte Herzhälfte nimmt das
   sauerstoffarme Blut aus dem Venensystem des Körpers auf
C) Die Lungenarterie führt das sauerstoffreiche Blut aus dem Lungenkreislauf
   in die linke Herzhälfte
D) Die Klappen zwischen Vorhöfen und
   Kammern nennt man Taschenklappen
E) Das Endokard besteht aus zwei gegeneinander verschieblichen Blättern,
   dem Epikard und dem Perikard.

Frage 244
Einfachauswahl
Welches ist ein typisches Zeichen bei
Windpockenerkrankungen (Varizellen)?

A) Hautausschlag mit gekammerten Bläschen nur im gleichen Entwicklungsstadium
B) Kalkspitzerartige Mundschleimhautflecken
C) Ab 4. Tag nach Erkrankungsbeginn,
   Auftreten einer „Himbeerzunge"
D) Vielgestaltiges Exanthem (Hautausschlag) in Form eines „Sternen-
   himmels"
E) Girlandenförmiges aneinander gereih-
   tes fleckförmiges Erythem (Rötung)

Frage 245
Einfachauswahl
Welche Aussage trifft zu?
Die Alzheimer-Demenz beginnt:

A) Schleichend mit paranoider Erlebnis-
   verarbeitung
B) Plötzlich mit Orientierungsstörungen
C) Schleichend mit Merkfähigkeitsstörungen
D) Plötzlich mit akustischen Halluzinationen
E) Plötzlich mit neurologischen Herd-
   zeichen

Frage 246
Aussagenkombination
Für Heilpraktiker besteht ein Behandlungsverbot (gemäß Infektionsschutzgesetz) für die Behandlung folgender Erkrankungen:

1) Hepatitis A
2) Masern
3) Ansteckende Borkenflechte
4) Tuberkulose
5) Dornwarzen (Veruccae plantares)

A) nur 1 und 3 sind richtig
B) nur 1 und 4 sind richtig
C) nur 2, 3 und 4 sind richtig
D) nur 1, 2, 3 und 4 sind richtig
E) 1-5, alle sind richtig

Frage 247
Aussagenkombination
Welche der folgenden Aussagen treffen zu?

1) Patienten, die an einer Depression leiden, sind nach „Ausheilen" der Depression vor einer manischen Episode geschützt.
2) Bei schweren Depressionen können ein vermindertes Selbstwertgefühl, Wertlosigkeit mit konkreten Suizidideen auftreten.
3) Depressive Patienten können durch Mangelernährung und vor allem durch zu geringe Trinkmenge sehr gefährdet sein.
4) Ein Patient mit einer schweren Depression kann nicht gleichzeitig eine Wahnsymptomatik entwickeln.
5) Die Depression zählt zu den affektiven Störungen.

A) nur 1, 2 und 3 sind richtig
B) nur 1, 2 und 5 sind richtig
C) nur 1, 3 und 5 sind richtig
D) nur 2, 3 und 4 sind richtig
E) nur 2, 3 und 5 sind richtig

Frage 248
Aussagenkombination
Welche Symptome sind typischerweise bei einer Schizophrenie anzutreffen?

1) Dialogische Stimmen
2) Gedankenlautwerden
3) Gedankeneingebung
4) Gedankenentzug
5) Ideenflucht

A) nur 1, 2, 3 und 4 sind richtig
B) nur 1, 2, 3 und 5 sind richtig
C) nur 1, 2, 4 und 5 sind richtig
D) nur 1, 3, 4 und 5 sind richtig
E) nur 2, 3, 4 und 5 sind richtig

Frage 249
Einfachauswahl
Welche Aussage zum Delirium tremens („Alkoholentzugsdelir) trifft zu?

A) Zittern stellt ein seltenes Symptom der Erkrankung dar
B) Das Delirium tremens tritt nur bei einem Blutalkoholspiegel von mehr als 3 Promille auf
C) Unbehandelt führt ein Delirium tremens in unter 1% zum Tode
D) Krampfanfälle können Vorboten eines nahenden Delirs sein
E) Wahnvorstellungen schließen ein Delirium tremens aus

Frage 250
Aussagenkombination
Zum lymphatischen System gehören folgende Organe:

1) Thymus
2) Gaumenmandeln
3) Peyer-Plaques
4) Gallenblase
5) Ductus thoracicus (Milchbrustgang)

A) nur 1 und 5 sind richtig
B) nur 1, 2 und 3 sind richtig
C) nur 3, 4 und 5 sind richtig
D) nur 1, 2, 3 und 5 sind richtig
E) nur 1, 3, 4 und 5 sind richtig

Frage 251
Einfachauswahl
Die durchschnittliche Lebensdauer der
Thrombozyten beträgt:

A) 5-10 Stunden
B) ½-1 Tag
C) 1-2 Wochen
D) Ca. 1 Monat
E) 3-4 Monate

Frage 252
Einfachauswahl
Die Tollwut

A) wurde in Deutschland bei Tieren seit
   Jahren nicht mehr beobachtet
B) wird nur durch Hunde- oder Katzen-
   bisse auf den Menschen übertragen
C) hat in der Regel eine Inkubationszeit
   von Jahren
D) ist nach dem Infektionsschutzgesetz
   (IfsG) bei Verdacht nicht meldepflichtig
E) ist beim Menschen u.a. gekennzeichnet durch Hydrophobie („Wasser-
   scheu", Schluckstörung mit Angst
   vor dem Trinken

Frage 253
Einfachauswahl
Am Stamm eines Patienten entdecken Sie
während der körperlichen Untersuchung
eine flächenhafte Rötung und äußern den
Verdacht eines Erythema chronicum migrans (E.c.m., „Wanderröte").

A) ein E.c.m. ist Folge einer Virus-
   infektion
B) da das E.c.m. im weiteren Verlauf
   abblasst bzw. spontan abheilt, ist eine
   Behandlung des zugrunde liegenden
   Krankheitsbildes nicht erforderlich
C) Taubenmilben sind für das Entstehen
   des E.c.m. verantwortlich

D) neben dem E.c.m. als Leitsymptom
   kann das zugrunde liegende Krankheitsbild auch mit Allgemeinsymptomen wie Fieber, Kopfschmerzen, Angeschlagenheit einhergehen
E) das E.c.m. ist nur bei Erwachsenen zu
   beobachten, da sich der Überträger auf
   der glatten Kinderhaut nicht festsetzen
   kann

Frage 254
Einfachauswahl
Welche der genannten Arten der weißen
Blutkörperchen (im Differentialblutbild)
ist normalerweise am zahlreichsten?

A) Basophile Granulozyten
B) Eosinophile Granulozyten
C) Lymphozyten
D) Monozyten
E) Neutrophile Granulozyten

Frage 255
Aussagenkombination
Welche der folgenden Aussagen zur
Entstehung von Osteoporose trifft
(treffen) zu?

1) Frauen erkranken weit häufiger als
   Männer
2) Östrogene wirken auf den Knochen
   abbauend
3) Einnahme von Kortison-Präparaten
   über längere Zeiträume führt zu einem
   Knochenabbau
4) Kalziumarme und sehr phosphatreiche
   Ernährung ist eine Säule der Osteoporosebehandlung
5) Erhöhte körperliche Aktivität ist eine
   Säule der Osteoporosebehandlung

A) nur 1 ist richtig
B) nur 2 und 3 sind richtig
C) nur 1, 3 und 5 sind richtig
D) nur 1, 3, 4 und 5 sind richtig
E) 1 – 5, alle sind richtig

Frage 256
Aussagenkombination
Welche der nachfolgenden Beobach-
tungen lassen Sie an einen Morbus
Scheuermann denken?

1) Seitverbiegung der Wirbelsäule beim
   Säugling
2) Nachweise der Fixierung der Rundrückenbildung bei einem jugendlichen
   Patienten (Unfähigkeit den Rundrücken aktiv auszugleichen)
3) Vermindere Belastungsfähigkeit bei
   schwerem Heben
4) Rundrückenbildung bei einer
   60-jährigen Patientin
5) Morgensteife im Rückenbereich, die
   durch körperliche Aktivität nach etwa
   einer halben Stunde besser wird

A) nur 1 und 2 sind richtig
B) nur 2 und 3 sind richtig
C) nur 1, 2 und 3 sind richtig
D) nur 3, 4 und 5 sind richtig
E) nur 2, 3, 4 und 5 sind richtig

Frage 257
Aussagenkombination
Welche der nachfolgenden Beobachtun-
gen bei einem Ihrer Patienten lassen Sie
an einen Morbus Bechterew denken?

1) Auftreten der Steifigkeit und der
   Schmerzen vor allem in den frühen
   Morgenstunden
2) Thoraxschmerz bei tiefem Einatmen
3) Tiefsitzende Rückenschmerzen, teilweise mit Schmerzausstrahlung in die
   Oberschenkel
4) Rückenschmerzen, die bei längerem
   Stehen auftreten und in Ruhelage
   verschwinden
5) Beginn der Krankheit vorzugsweise
   im Alter zwischen 15 und 40 Jahren

A) nur 1 und 2 sind richtig
B) nur 2 und 3 sind richtig
C) nur 1, 4 und 5 sind richtig
D) nur 1, 2, 3 und 5 sind richtig
E) 1 - 5 = alle sind richtig

Frage 258
Mehrfachauswahlaufgabe
Sie führen eine Blutdruckmessung am
rechten Oberarm (nach Riva Rocci/RR)
durch.
An welche der nachfolgend genannten
Krankheiten lässt Sie eine erhöhte Diffe-
rent zwischen systolischem Blutdruck
und diastolischen Blutdruck (vergrößerte
Blutdruckamplitude) in erster Linie
denken?
Wählen sie **zwei** Antworten!

A) Aortenklappeninsuffizienz
B) Aortenstenose
C) Hyperthyreose
D) Hypothyreose
E) Pulmonalklappeninsuffizienz

Frage 259
Aussagenkombination
Welche der folgenden Aussagen zum
Niederdruck-Blutkreislaufsystem eines
gesunden Menschen (30-40 Jahre) trifft
(treffen) zu?
Zum Niederdrucksystem zählt (zählen):

1) das rechte Herz
2) der linke Vorhof
3) die Arteria pulmonalis
4) die Pfortader
5) die Vena pulmonalis

A) nur 2 ist richtig
B) nur 2 und 3 sind richtig
C) nur 1, 2 und 4 sind richtig
D) nur 1, 3 und 4 sind richtig
E) 1 - 5 = alle sind richtig

Frage 260
Mehrfachauswahlaufgabe
Welche der folgenden Aussagen treffen
für eine ausgeprägte Hypoglykämie zu?
Wählen sie **zwei** Antworten!

A) Heißhunger
B) Kussmaul-Atmung
C) Azetongeruch
D) Feucht-kalte Haut
E) Langsame Entwicklung

Frage 261
Einfachauswahl
Für welche Form der Angina tonsillaris (Mandelentzündung) sind sog. Pseudomembranen (fest haftende, grau-weiße Beläge) charakteristisch?

A) Streptokokken-Angina
B) Angina-Plaut-Vincent
C) Angina catarrhalis
D) Tonsillarabszess
E) Diphtherie

Frage 262
Einfachauswahl
Was versteht man unter „Abszess"?

A) Ansammlung von Eiter in vorgebildeten Höhlen (z.b. Gallenblase)
B) eine oberflächliche, nicht eitrige Entzündung
C) Ansammlung von Eiter in einem durch Gewebeeinschmelzung entstandenen Gewebehohlraum
D) eine Anschwemmung von Bakterien in die Blutbahn
E) eine Entzündung, die ausschließlich durch Viren bedingt ist

Frage 263
Einfachauswahl
Für welche schwerwiegende, unter Umständen lebensbedrohliche Erkrankung ist die ein- oder beidseitige Hämatomverfärbung (=Bluterguss) der Augenhöhlen – Monokelhämatom oder Brillenhämatom – ein diagnostischer Hinweis, wenn auch nicht beweisend?

A) Apoplektischer Insult (=Schlaganfall)
B) Schädelbasisbruch
C) Blutungsanämie
D) Netzhautblutung
E) Grüner Star (=Glaukom)

Frage 264
Einfachauswahl
Welche Aussage trifft bei akuter Pankreatitis zu?

A) Die häufigste Ursache ist die Mumps-Infektion.
B) Die alkoholinduzierte akute Pankreatitis geht immer in die chronische Form über.
C) Ein Kreislaufschock ist bei schwerer akuter Pankreatitis selten.
D) Typisch ist ein akuter Beginn mit heftigen, häufig gürtelförmigen Oberbauchschmerzen.
E) Eine Umstellung auf häufige, kleine Mahlzeiten ist notwendig.

Frage 265
Einfachauswahl
Risikofaktor für eine koronare Herzerkrankung ist:

A) Diabetes mellitus
B) erhöhte HDL-Werte im Blut
C) eine Colitis ulcerosa
D) erniedrigte Gamma-GT
E) eine chronische Polyarthritis

Frage 266
Einfachauswahl
Die Mitralstenose ist gekennzeichnet durch:

A) die Vergrößerung des linken Vorhofs
B) die Stauung im großen Kreislauf
C) die Vergrößerung der linken Herzkammer
D) ein systolisches Geräusch
E) verminderten Druck im linken Vorhof

Frage 267
Einfachauswahl
Welche Aussage trifft zu?
Bei der zentralen Zyanose

A) ist eine arterielle Sauerstoff-Sättigung erhöht
B) wird dem Blut im Gewebe vermehrt Sauerstoff entzogen
C) ist die Blutzirkulation verlangsamt
D) kommt als Ursache ein Herzfehler in Betracht
E) ist die Zunge typischerweise rosig

Frage 268
Einfachauswahl
Welche der folgenden Krankheiten wird durch ein Virus verursacht?

A) Cholera
B) Tuberkulose
C) Gasbrand
D) Wundstarrkrampf
E) Tollwut

Frage 269
Einfachauswahl
Für welche Verletzung ist das Symptom „Fallhand" charakteristisch?

A) Verletzung des N. medianus
B) Verletzung des N. radialis
C) Verletzung des N. ulnaris
D) Mittelhandbruch
E) mehrfache Fingerbrüche

Frage 270
Einfachauswahl
Welche Aussage ist am ehesten typisch für eine Multiple Sklerose?

A) verstärkte Bauchdeckenreflexe
B) nicht selten Erkrankungsbeginn mit Sehstörungen (z.B. Doppelbilder)
C) kontinuierlicher Krankheitsverlauf mit ständiger schleichender Verschlechterung
D) plötzlich auftretende schlaffe Lähmungen
E) Krankheitsbeginn meistens nach dem 50. Lebensjahr

Frage 271
Einfachauswahl
Welche Aussage zur Harnblase ist richtig?

A) das maximale physiologische Fassungsvermögen der Blase beträgt beim gesunden ca. 200 ml
B) der Primärharn wird in der Harnblase konzentriert

C) bei sehr starker Füllung der Harnblase kann eine reflektorische, unwillkürliche Entleerung erfolgen
D) der äußere Schließmuskel der Harnblase (Sphincter externus) wird vom Sympathikus (unwillkürliches Nervensystem) innerviert
E) der Detrusor vesicae (Harnblasenmuskel) wird vom „willkürlichen" Nervensystem gesteuert

Frage 272
Einfachauswahl
Welche Aussage trifft zu?
Bauchdeckenreflexe sind meist

A) verstärkt bei schlaffen Bauchdecken, z.B. Multipara (Mehrgebärenden)
B) verstärkt bei straffen Bauchdecken, z.B. Gravidität (Schwangerschaft)
C) verstärkt bei Multipler Sklerose
D) abgeschwächt bei jungen, sportlichen Patientinnen
E) abgeschwächt bei älteren Patienten (älter als 75 Jahre), die sich wenig bewegen

Frage 273
Aussagenkombination
Gelegentlicher und flüchtiger Reflux (Rückfluss) von Mageninhalt in die Speiseröhre ist eine physiologische Erscheinung.
Welche der folgenden Aussagen treffen zu?

1) Zu den klinischen Symptomen eines pathologischen Refluxes (Refluxkrankheit) gehören Sodbrennen, Regurgitation und epigastrische Schmerzen sowie ein Druckgefühl hinter dem Sternum.
2) Der untere Ösophagussphinkter erfährt beim Rauchen, durch Alkohol sowie durch peristaltische Wellen eine Tonusverringerung bzw. eine Öffnung.
3) Ursache für eine Refluxkrankheit kann eine Schwangerschaft (besonders im 3. Trimenon) sein.

4) Als Folge einer Refluxkrankheit kann eine Präkanzerose auftreten.
5) Therapeutisch werden bei der Refluxkrankheit Medikamente eingesetzt, die den Druck (Muskeltonus) im unteren Ösophagus senken.

A) nur 1, 2 und 5 sind richtig
B) nur 2, 3 und 4 sind richtig
C) nur 1, 2, 3 und 4 sind richtig
D) nur 1, 3, 4 und 5 sind richtig
E) nur 2, 3, 4 und 5 sind richtig

Frage 274
Einfachauswahl
Welche Aussage trifft zu?

A) Der Gehirnstoffwechsel benötigt als Energielieferanten vorrangig Fett.
B) Eine Abnahme der Durchblutung des Gehirns findet bei Hyperventilation sowie bei intrakranieller Drucksteigerung statt.
C) Die Blutversorgung des Gehirns wird im Wesentlichen durch die zwei Arteriae vertebrales gewährleistet.
D) Gefäßverbindungen zwischen den Arterien, die das Gehirn mit Blut versorgen, gibt es nicht.
E) Während des Schlafens können keine ischämischen Attacken stattfinden.

Frage 275
Einfachauswahl
Welche Aussage trifft zu?

A) Der Patellarsehnenreflex ist ein polysynaptischer Reflex (Fremdreflex).
B) Beim Patellarsehnenreflex liegt der Reflexerfolg in der Kontraktion des M. quadriceps femoris.
C) Ein Patellarklonus hat keinerlei pathologische Bedeutung.
D) Zur Prüfung des Patellarsehnenreflexes liegt der Patient am besten auf dem Bauch.
E) Ein Ausbleiben des Patellarsehnenreflexes lässt auf eine Schädigung von L5-S1 schließen.

Frage 276
Aussagenkombination
Welche der folgenden Aussagen zum Mammakarzinom trifft (treffen) zu?

1) In den westlichen Industrienationen ist das Mammakarzinom kein häufiges Malignom der Frau.
2) Das Mammakarzinom metastasiert ausschließlich hämatogen.
3) Das Mammakarzinom kann nur operativ behandelt werden.
4) Eine der wichtigsten Risikofaktoren für das Mammakarzinom ist die familiäre Belastung.
5) Die Diagnose des Mammakarzinoms wird ausschließlich durch die Mammographie gesichert.

A) nur 4 ist richtig
B) nur 2 und 3 sind richtig
C) nur 1, 2 und 4 sind richtig
D) nur 2, 4 und 5 sind richtig
E) nur 3, 4 und 5 sind richtig

Frage 277
Mehrfachwahlaufgabe
Welche der folgenden Aussagen zur Harnblase treffen zu?
Wählen Sie **zwei** Antworten!

A) unter „Harnverhalt" versteht man das Unvermögen, trotz prall gefüllter Harnblase, Urin zu lassen.
B) den verschiedenen Formen der Harninkontinenz liegt immer die gleiche Ursache zu Grunde
C) nach der Blasenentleerung verbleibt normalerweise ein Restharn von etwa 150 ml
D) bei der Reflexinkontinenz ist die nervale Verbindung zwischen Hirn und dem für die Blasenfunktion verantwortlichen Rückenmarksabschnitt gestört
E) unter einer Pollakisurie versteht man häufigen Harndrang mit jeweils großen Urinmengen und vermehrter Urinausscheidung über 24 Stunden

Frage 278
Einfachauswahl
Welche Aussage trifft zu?
Eine glatt-rote Zunge mit Zungenbrennen
weist hin auf eine(n):

A) Herpes-simplex-Infektion
B) Vitamin C-Mangel
C) Vitamin-B12-Mangel
D) Multiples Myelom (Plasmozytom)
E) Niereninsuffizienz

Frage 279
Einfachauswahl
Welche Aussage trifft zu?
Folsäuremangel

A) erhöht bei schwangeren Frauen das
Risiko für Neuralrohrdefekte des
Babys
B) führt zu Malabsorption von Vitamin
B12
C) bewirkt eine Hemmung des Gerin-
nungssystems
D) geht in der Regel mit einer Entzün-
dung des absteigenden Colons
(Dickdarms) einher
E) erhöht die Lichtempfindlichkeit der
Haut

Frage 280
Aussagenkombination
Typische Folge(n)/Nebenwirkung(en)
einer oralen Eisentherapie ist (sind):

1) Mundwinkelrhagaden
2) bierbraune Färbung des Urins
3) Schwarzfärbung des Stuhls
4) Magenbeschwerden
5) Störung der Resorption und damit der
Wirkung verschiedener Medikamente

A) nur 3 ist richtig
B) nur 1, 4 und 5 sind richtig
C) nur 3, 4 und 5 sind richtig
D) nur 1, 2, 3 und 4 sind richtig
E) nur 2, 3, 4 und 5 sind richtig

Frage 281
Aussagenkombination
Welche der folgenden Aussagen trifft
(treffen) zu?
Nach operativer Entfernung der Milz
(Milzruptur bei Verkehrsunfall) kann
es kommen zu:

1) Kompensation generalisierter Lymphknotenschwellung
2) verminderter Bildung von Antikörpern
(IgG, IgM)
3) Mangel an allen Blutzellen
4) erhöhter Thromboseneigung (vor
allem in der Anfangsphase)
5) erhöhter Sepsisgefährdung

A) nur 1 ist richtig
B) nur 3 ist richtig
C) nur 4 und 5 sind richtig
D) nur 2, 4 und 5 sind richtig
E) 1 - 5 = alle sind richtig

Frage 282
Aussagenkombination
Welche der folgenden Aussagen zu
Vitamin K trifft (treffen) zu?

1) Vitamin K hemmt die Blutgerinnung
2) bei Vitamin-K-Mangel kommt es zu
einer verlängerten Blutungszeit
3) Vitamin-K-Mangel tritt häufig mit
Lebererkrankungen vergesellschaftet
auf
4) bei gestörter Darmflora, z.B. durch
Antibiotika, kann es zu Vitamin-K-
Mangel kommen
5) zu den Vitamin-K-reichen Gemüsen
zählen Broccoli, Spinat oder Kohl

A) nur 1 ist richtig
B) nur 1 und 5 sind richtig
C) nur 1, 3 und 5 sind richtig
D) nur 2, 3, 4 und 5 sind richtig
E) 1 - 5 = alle sind richtig

Frage 283
Mehrfachauswahlaufgabe
Welche der folgenden Aussagen über
Penis und Hoden treffen zu?
Wählen Sie **zwei** Antworten!

A) Im Kleinkindesalter ist eine Phimose
in der Regel physiologisch
B) Eine Phimose beim erwachsenen
Mann hat keinen Einfluss auf die
Möglichkeit einer Karzinom-
entstehung am Penis
C) In den Hoden kommen zwei Drüsen-
arten vor: Im exokrinen Teil wird das
Hormon Testosteron produziert, im
endokrinen Teil die Spermien
D) Bei nicht im Skrotum liegenden
Hoden besteht die Gefahr, dass
die Spermatogenese gestört ist
E) Eine Hodentorsion kommt bei männ-
lichen Kindern vor der Pubertät nicht
vor

Frage 284
Mehrfachauswahlaufgabe
Wählen sie **zwei** Antworten!
Bei unklaren Abdomenschmerzen
sprechen folgende Befunde für eine
akute Appendizitis:

A) Schmerzen im linken Unterbauch
B) Druckschmerz am McBurney-Punkt
C) Kontralateraler Loslass-Schmerz
D) Temperaturdifferenz axillär-rektal
kleiner als 0,5°C
E) Leukopenie

Frage 285
Aussagenkombination
Das Schultergelenk (Articulatio humeri)
wird als Kugelgelenk nicht nur durch
seine Bänder, sondern zusätzlich noch
durch mehrere Muskeln gesichert. In
diesem Zusammenhang bezeichnet man
eine Gruppe von Muskeln als „Rotatorenmanschette".
Welche der im Folgenden benannten
Muskeln gehören zu dieser „Rotatorenmanschette"?

1) Musculus supraspinatus (Obergräten-
muskel)
2) Musculus infraspinatus (Untergräten-
muskel)
3) Musculus subscapularis (Unterschul-
terblattmuskel)
4) Musculus deltoideus (Deltamuskel)
5) Musculus teres major
(Großer Rundmuskel)

A) nur 1, 2 und 3 sind richtig
B) nur 1, 3 und 4 sind richtig
C) nur 2, 3 und 5 sind richtig
D) nur 1, 2, 4 und 5 sind richtig
E) 1-5, alle sind richtig

Frage 286
Aussagenkombination
Welche der folgenden Aussagen treffen
zu?
Die typischen Symptome des „Horner-
Syndroms" sind:

1) Exophthalmus
2) Enophthalmus
3) Ptosis
4) Miosis
5) Mydriasis

A) nur 1 und 4 sind richtig
B) nur 1, 3 und 4 sind richtig
C) nur 1, 3 und 5 sind richtig
D) nur 2, 3 , 4 sind richtig
E) nur 2, 3 und 5 sind richtig

Frage 287
Aussagenkombination
Für die Chromosomenstörung Down-
Syndrom (Trisomie 21) sind typischer-
weise folgende Symptome kennzeich-
nend:

1) Schräge Augenlidstellung
2) Vergrößerte Zunge
3) Sehr häufiges Auftreten von Diabetes
mellitus Typ 1
4) Intelligenzminderung
5) Minderwuchs

A) nur 1, 2 und 5 sind richtig
B) nur 1, 3 und 4 sind richtig
C) nur 2, 3 und 5 sind richtig
D) nur 1, 2, 4 und 5 sind richtig
E) 1-5, alle sind richtig

Frage 288
Aussagenkombination
Welche der folgenden Aussagen treffen
zu?
Die Adipositas (Fettsucht) zeigt ein gehäuftes Auftreten mit folgenden Krankheiten:

1) Diabetes mellitus
2) Bluthochdruck
3) Hyperthyreose
4) Gicht
5) Colitis ulcerosa

A) nur 1, 2 und 4 sind richtig
B) nur 2, 3 und 4 sind richtig
C) nur 1, 4 und 5 sind richtig
D) nur 1, 2, 3 und 5 sind richtig
E) 1-5, alle sind richtig

Frage 289
Einfachauswahl
Welche Aussage zur Verlausung (Pediku-
lose) trifft zu?

A) Die befruchteten Kopflaus-Weibchen
kleben ihre Eier, die Nissen, mit einem
wasserlöslichen Kitt an die Kopfhaare
B) Nach 30-40 Tagen schlüpfen aus den
Nissen die Larven
C) Kopfläuse befallen besonders häufig
die Achsel- und Schambehaarung
D) Zu den humanpathogenen Läusen
gehören die Kopflaus, die Filzlaus
und die Kleiderlaus
E) Kopfläuse sind gemäß § 6 meldepflichtig

Frage 290
Mehrfachauswahlaufgabe
Welche der folgenden Aussagen hinsicht-
lich der Obstipation treffen zu?
Wählen Sie **zwei** Antworten!

A) Eine Obstipation mit Schmerzen und
verstärkten Darmgeräuschen kann auf
einen mechanischen Ileus hindeuten
B) Eine Obstipation ohne Darmgeräusche, evtl. mit Schluckauf und
schmerzhaftem Meteorismus, könnte
auf paralytischen Ileus hinweisen
C) Bei Obstipation mit Verdacht auf
Ileus ist als Erstmaßnahme ein rektaler
Einlauf angebracht
D) Eine Darmentleerung alle zwei bis
drei Tage ist wegen der Gefahr der
Bildung von Giftstoffen als bedrohlich
einzustufen
E) Jeder Obstipation liegt eine Verlegung
des Darmlumens zu Grunde.

Frage 291
Einfachauswahl
Wie wird der Body-Mass-Index (BMI,
Körpermassenzahl) berechnet?

A) Körpergewicht in kg/Quadrat der
Körpergröße in m
B) Körpergewicht in kg/Bauchumfang
C) Körpergröße in m/Körpergewicht kg
D) Körpergröße in cm – 100
E) Körpergröße in m / Brustumfang in m

Frage 292
Einfachauswahl
Welche Aussage zur Labordiagnostik
einer Anämie trifft zu?

A) Bei Eisenmangelanämie ist das
Serum-Ferritin erhöht
B) Bei megaloblastärer Anämie kommt
es zu hypochromen Erythrozyten
(Hämoglobingehalt des einzelnen
Erythrozyten vermindert)
C) Bei Sphärozytose (Kugelzellanämie)
ist als Zeichen der Hämolyse Bilirubin
erhöht
D) Bei Eisenmangelanämie ist Trans-
ferrin erniedrigt
E) Bei renaler Anämie kommt es zu einer
Erhöhung der Retikulozyten

Frage 293
Einfachauswahl
Welche Aussage zur körperlichen Untersuchung trifft zu?

A) Auskultatorisch ist bei hochgradiger Aortenklappenstenose ohne zusätzliche Klappendefekte ein systolisch-diastolisches Kombinationsgeräusch zu hören.
B) Die Palpation der vergrößerten Milz gelingt in Linksseitenlage am besten.
C) Bei der Herzauskultation ist bei Mitralklappeninsuffizienz direkt nach dem ersten Herzton ein systolisches Geräusch zu hören.
D) Die Palpation der Schilddrüsenlappen von hinten erfolgt seitenvergleichend mit dem Daumen.
E) Auskultatorisch ist bei Lungenemphysem ein verstärktes Atemgeräusch zu hören.

Frage 294
Aussagenkombination
Welche der folgenden Aussagen zum Morbus Addison (Nebennierenrindeninsuffizienz) treffen zu?

1) Es besteht ein Überschuss an Aldosteron
2) Der Mineralhaushalt ist gestört
3) Es entsteht ein Bluthochdruck
4) Es kommt zur Muskelschwäche
5) Es kommt zur Hyperpigmentierung der Haut

A) nur 1 und 2 sind richtig
B) nur 1 und 3 sind richtig
C) nur 2, 4 und 5 sind richtig
D) nur 2, 3, 4 und 5 sind richtig
E) 1-5, alle sind richtig

Frage 295
Aussagenkombination
Welche der folgenden Aussagen treffen zu?
Maligne Melanome

1) können aus völlig gesunder Haut entstehen
2) haben meistens eine glatte Oberfläche
3) metastasieren spät
4) können aus Nävuszellnävi („Muttermal") entstehen
5) sind typischerweise scharf begrenzt

A) nur 1 und 2 sind richtig
B) nur 1 und 4 sind richtig
C) nur 2 und 5 sind richtig
D) nur 1, 4 und 5 sind richtig
E) 1-5, alle sind richtig

Frage 296
Aussagenkombination
Welche der folgenden Aussagen über das Aufmerksamkeitsdefizitsyndrom (ADS) trifft (treffen) zu?

1) Bei der Behandlung von ADS sollten nicht gleichzeitig Medikamente und psychotherapeutische Techniken eingesetzt werden.
2) Bei der Aufmerksamkeitsdefizitstörung des Kindesalters (ADS) kann eine motorisch hyperaktive Symptomatik völlig fehlen.
3) Störungen der Fein- oder Grobmotorik sind ein Ausschlusskriterium für die Diagnose ADS.
4) Mit Flooding-Techniken (Reizüberflutung) erreicht man bei ADS-Patienten in der Regel ein rasches Verschwinden der Symptomatik.
5) Symptome wie Distanzlosigkeit oder Impulsivität stützen die Diagnose.

A) nur 1 ist richtig
B) nur 1 und 2 sind richtig
C) nur 2 und 5 sind richtig
D) nur 1, 2, 3 und 5 sind richtig
E) 1-5, alle sind richtig

Frage 297
Aussagenkombination
Welche der folgenden Symptome können
Sie typischerweise einem Patienten mit
Morbus Parkinson zuordnen?

1) Verlangsamung (Bradyphrenie)
2) Herabgesetzter Muskeltonus
3) Ruhetremor
4) Vegetative Störungen (z.b. Salbengesicht)
5) Antriebssteigerung

A) nur 1 und 4 sind richtig
B) nur 1, 3 und 4 sind richtig
C) nur 2, 3 und 5 sind richtig
D) nur 1, 2, 3 und 4 sind richtig
E) 1-5, alle sind richtig

Frage 298
Mehrfachauswahlaufgabe
Welche der folgenden Aussagen zum
Cholesterin treffen zu?
Wählen Sie **zwei** Antworten!

A) Das Cholesterin ist der Ausgangsstoff
   der Steroidhormonsynthese
B) Das Cholesterin hat für den Bau der
   Zellmembranwand keine Bedeutung
C) Cholesterin wird zur Bildung von
   Gallensäuren benötigt
D) Das Nahrungscholesterin geht
   unverändert direkt ins Blut über
E) Das Serumcholesterin stammt aus-
   schließlich aus der aufgenommenen
   Nahrung

Frage 299
Einfachauswahl
Welche Aussage zu Ulzera (Geschwüren)
am Bein trifft zu?

A) Arteriell bedingte Ulzera finden sich
   meist am Innenknöchel und medialen
   Unterschenkel
B) Venös bedingte Ulzera finden sich
   meist an Druckstellen (Fersen, Zehen)

C) Bei Ulzera muss generell Bettruhe
   eingehalten werden
D) Bei arteriellen Ulzera muss auch an
   das Vorliegen eines Diabetes mellitus
   gedacht werden
E) Bei arteriellen Ulzera findet sich
   häufig eine überwärmte Haut in
   der Umgebung

Frage 300
Mehrfachauswahlaufgabe
Welche der folgenden Aussagen zum
Pruritus ani (Afterjucken) treffen zu?
Wählen Sie **zwei** Antworten!

A) Bei der Mehrheit der Patienten lässt
   sich eine konkrete Ursache ermitteln
B) Eine Madenwurminfektion
   (Oxyuriasis) stellt eine mögliche Ursache dar
C) Eine Psoriasis kann als Ursache
   ausgeschlossen werden
D) Bei Konfliktsituationen kann eine
   psychogene Ursache vorliegen
E) Afterjucken tritt fast nur bei Anal-
   fissuren auf

FRAGEN
MC 6

Frage 301
Mehrfachauswahl
Welche Aussage zur Kurzsichtigkeit trifft zu?
Wählen sie 2 Antworten.

A) Sie entsteht bei zu kurzem Augapfel.
B) Sie entsteht bei zu langem Augapfel.
C) Sie entsteht bei verminderter Elastizität des Auges.
D) Sie entsteht bei erhöhtem Augeninnendruck.
E) Sie entsteht durch zu hohe Brechkraft von Hornhaut oder Linse.

Frage 302
Aussagenkombination
Welche der folgenden Aussagen zur multiplen Sklerose treffen zu?

1) Bei einem akuten Schub treten oft Sehstörungen auf.
2) Ein spastisch ataktischer Gang ist typisch für das Frühstadium der Erkrankung.
3) Kinder werden von der Erkrankung nicht befallen
4) Harnentleerungsstörungen treten häufig auf.
5) Bei chronischen Verläufen können schwere psychische Störungen bis hin zur Demenz auftreten.

A) nur 2 und 3 sind richtig
B) nur 3 und 5 sind richtig
C) nur 1, 4 und 5 sind richtig
D) nur 1, 2, 4 und 5 sind richtig
E) 1-5, alle sind richtig

Frage 303
Aussagenkombination
Ein Alkoholdelir ist in der Regel durch folgende(s) Symptom(e) gekennzeichnet:

1) optische Halluzinationen
2) motorische Unruhe
3) Desorientiertheit
4) vegetative Symptomatik
5) Bradykardie

A) nur 1 ist richtig
B) nur 2 und 3 sind richtig
C) nur 1, 2 und 5 sind richtig
D) nur 1, 2, 3 und 4 sind richtig
E) 1-5, alle sind richtig

Frage 304
Einfachauswahl
Welche Aussage trifft zu?
Ursache für die Lungenembolie sind in der Regel Thromben

A) aus der Pfortader
B) aus dem linken Vorhof des Herzens
C) aus den Beinvenen
D) aus der Nierenarterie
E) aus der Beckenarterie

Frage 305
Einfachauswahl
Welche Aussage zum Zwerchfell trifft zu?

A) Das Zwerchfell wird durch den Nervus vagus innerviert.
B) Eine Pleuraschwarte kann Ursache für einen Zwerchfellhochstand sein.
C) Ein Lungenemphysem kann Ursache für einen Zwerchfellhochstand sein.
D) Ein Aszites kann Ursache für einen Zwerchfelltiefstand sein.
E) Leistungssportler haben oft einen Zwerchfellhochstand.

Frage 306
Einfachauswahl
Welche Aussage zum Asthma bronchiale trifft zu?

A) Beim Asthmatiker ist vor allem die Einatmung behindert.
B) Die Obstruktion ist durch die Entzündung des Kehlkopfs bedingt.
C) Ein leiser werdendes Atemgeräusch zeigt den Eintritt der Besserung des Asthmaanfalls an.
D) Ein Asthmatiker sollte bei Fieber keine Acetylsalicylsäure (z.b. Aspirin®) einnehmen.
E) Sportliche Betätigung führt bei Kindern niemals zu einer Verschlimmerung des Asthma bronchiale.

Frage 307
Aussagenkombination
Welche der folgenden Aussagen treffen zu?
Pruritus generalisatus (allgemeines Hautjucken) kann auftreten als Begleitsymptom bei:

1) Leukämie
2) Diabetes mellitus
3) Alkoholismus
4) Gallengangsverschluss
5) Niereninsuffizienz

A) nur 1, 2 und 3 sind richtig
B) nur 1, 2, 4 und 5 sind richtig
C) nur 1, 3, 4 und 5 sind richtig
D) nur 2, 3, 4 und 5 sind richtig
E) 1-5, alle sind richtig

Frage 308
Aussagenkombination
Welche der folgenden Aussagen zur Ernährung treffen zu?

1) Der Energiebedarf des Menschen ist nur von seiner körperlichen Arbeit abhängig.
2) Ein Leistungssportler kann einen Energiebedarf von bis weit über 4000 kcal täglich haben.

3) Der Körper des Menschen stellt mehrfach ungesättigte Fettsäuren selbst her.
4) Eine Erhöhung des HDL-Cholesterins bedeutet ein erhöhtes Arterioskleroserisiko.
5) Das beim Eiweißabbau entstehende Ammoniak ist ein starkes Nervengift.

A) nur 2 und 4 sind richtig
B) nur 2 und 5 sind richtig
C) nur 1, 3 und 5 sind richtig
D) nur 2, 3 und 4 sind richtig
E) nur 2, 3 und 5 sind richtig

Frage 309
Aussagenkombination
Welche Aussagen zur Impetigo contagiosa (Borkenflechte) treffen zu?

1) Sie ist ein nicht ansteckender Hautausschlag.
2) Sie entsteht unter anderem nach eitriger Rhinitis (Schnupfen) auf vorgeschädigter Haut.
3) Sie tritt bevorzugt am Stamm auf.
4) Eine gefürchtete Komplikation ist die postinfektiöse Glomerulonephritis.
5) Sie tritt in erster Linie im Erwachsenenalter auf.

A) nur 1 und 5 sind richtig
B) nur 2 und 4 sind richtig
C) nur 2, 3 und 4 sind richtig
D) nur 2, 4, und 5 sind richtig
E) 1-5, alle sind richtig

Frage 310
Aussagenkombination
Welche der folgenden Aussagen treffen zu? Als Ursache einer Hypotonie kann zugrunde liegen:

1) Lungenembolie
2) Morbus Addison
3) Hyperthyreose
4) lange Bettlägerigkeit
5) Exsikkose

A) nur 1 und 2 sind richtig
B) nur 1, 2 und 5 sind richtig
C) nur 2, 4 und 5 sind richtig
D) nur 1, 2, 4 und 5 sind richtig
E) 1-5, alle sind richtig

Frage 311
Mehrfachauswahl
Welche der genannten Organe liegen intraperitoneal (innerhalb des Bauchfells)?
Wählen Sie 2 Antworten.

A) Niere
B) Leber
C) Gallenblase
D) Bauchspeicheldrüse
E) Harnblase

Frage 312
Einfachauswahl
Hauptursache einer renalen Anämie ist:

A) Hämaturie
B) fehlende Rückresorption von Eisen im distalen Tubulus
C) akute Pyelonephritis
D) Mangel an antidiuretischem Hormon (ADH)
E) unzureichende Erythropoetinsynthese

Frage 313
Einfachauswahl
Welche Aussage trifft zu?
Typische Mangelerscheinung bei Unterversorgung mit Vitamin K ist:

A) Rachitis
B) Skorbut
C) Anämie
D) Nachtblindheit
E) Blutgerinnungsstörung

Frage 314
Mehrfachauswahl
Welche der folgenden Aussagen zur reinen Linksherzinsuffizienz treffen zu?
Wählen Sie 2 Antworten.

A) Ein typischer Befund ist eine Halsvenenstauung.
B) Ein typischer Befund sind Ödeme an den Beinen.
C) Ein typischer Befund im fortgeschrittenen Stadium sind feuchte, nicht klingende Rasselgeräusche über den Unterfeldern der Lunge.
D) Ein typischer Befund im fortgeschrittenen Stadium ist das Lungenödem.
E) Linksherzinsuffizienz im fortgeschrittenen Stadium führt zu Milzvergrößerung.

Frage 315
Aussagenkombination
Welche der folgenden Aussagen zur perniziösen Anämie (M. Biermer) treffen zu?

1) Im Zuge der perniziösen Anämie kommt es häufig peripher zu herabgesetztem Vibrationsempfinden.
2) Zahnfleischbluten ist charakteristisch.
3) Es besteht eine hypochrome Anämie.
4) Es fehlt der Intrinsic-Faktor in der Magenschleimhaut.
5) Eine glatt-rote „brennende" Zunge ist charakteristisch.

A) nur 1 und 5 sind richtig
B) nur 2 und 4 sind richtig
C) nur 1, 4 und 5 sind richtig
D) nur 2, 3 und 4 sind richtig
E) 1-5, alle sind richtig

Frage 316
Aussagenkombination
Welche der folgenden Aussagen zu Colitis ulcerosa und Morbus Crohn treffen zu?

1) M. Crohn betrifft nur den Dickdarm.
2) Blutig-schleimige Durchfälle beobachtet man vermehrt beim M. Crohn.
3) Beim M. Crohn sind alle Schichten der Organwand von der Entzündung betroffen.

4) Das toxische Megacolon (massive Erweiterung des Darmlumens) ist eine Komplikation der Colitis ulcerosa.

5) Eine totale Dickdarmentfernung kann bei schwerer Colitis ulcerosa erforderlich sein.

A) nur 2 und 3 sind richtig
B) nur 1, 2 und 5 sind richtig
C) nur 2, 3 und 4 sind richtig
D) nur 3, 4 und 5 sind richtig
E) 1-5, alle sind richtig

Frage 317
Aussagenkombination
Welche der folgenden Aussagen trifft (treffen) zu?
Zu den Positivsymptomen einer Schizophrenie zählt (zählen):

1) mangelnde Körperpflege
2) lautes Hören eigener Gedanken
3) Antriebsmangel
4) Verfolgungswahn
5) Hypersomnie (krankhaft gesteigertes Schlafbedürfnis)

A) nur 1 ist richtig
B) nur 2 und 4 sind richtig
C) nur 1, 3 und 5 sind richtig
D) nur 1, 2, 3 und 5 sind richtig
E) 1-5, alle sind richtig

Frage 318
Mehrfachauswahl
Welche der folgenden Aussagen treffen zu?
Wählen Sie 2 Antworten.
Die sog. Herzglykoside (Digitalisglykoside) bewirken am Herzen

A) eine Zunahme der Herzfrequenz
B) eine Abnahme der Erregbarkeit des Herzens
C) eine Steigerung der Kontraktionskraft des Herzens
D) in überhöhter Dosierung Herzrhythmusstörungen
E) eine Erhöhung der Erregungsleitungsgeschwindigkeit

Frage 319
Mehrfachauswahl
Welche der folgenden Aussagen zur rheumatoiden Arthritis treffen zu?
Wählen Sie 2 Antworten.

A) Neben den Gelenken können auch innere Organe befallen werden.
B) Die Scheuermann-Krankheit ist eine typische Veränderung bei der rheumatoiden Arthritis.
C) Bei der arthritisbedingten Schwanenhalsdeformität kommt es zu einer Überstreckung im Fingerendgelenk bei gleichzeitiger Beugung im Fingermittelgelenk..
D) Die Abknickung der Finger in Richtung Kleinfinger (Ulnardeviation) stellt eine typische Veränderung im Handbereich dar.
E) Rheumafaktoren können immer nachgewiesen werden.

Frage 320
Einfachauswahl
Welche Aussage zur Endometriose trifft zu?

A) Bei der Endometriose handelt es sich um veränderte Schleimhaut in der Gebärmutter.
B) Der Altersgipfel liegt bei 14 bis 25 Jahren.
C) Eine Schmerzausstrahlung in den rechten oberen Schulterbereich ist typisch.
D) Eine Endometriose kann in der Harnblase auftreten.
E) Eine Sterilität tritt nicht auf.

Frage 321
Einfachauswahl
Welche Aussage zur Tuberkulose trifft
zu?

A) Ein negativer Tuberkulintest schließt
die Erkrankung mit Sicherheit aus.
B) Der Primärkomplex ist die Reaktion
auf eine Inhalation von Tuberkelbakte-
rien in den Alveolarraum im Rahmen
einer Primärinfektion.
C) Säuglinge und Kleinkinder erkranken
nicht.
D) Die medikamentöse Behandlung der
Tuberkulose soll über maximal 8
Wochen durchgeführt werden.
E) Die Tuberkulose befällt nur Lunge,
Lymphknoten und Knochen.

Frage 322
Aussagenkombination
Welche der folgenden Aussagen treffen
zu? Eine Splenomegalie (Milzschwellung) ist zu erwarten bei:

1) Pfortaderhochdruck
2) Mononukleose
3) akutem Herzinfarkt
4) chronisch Myeloischer Leukämie
5) akuter Lungenembolie

A) nur 1 und 4 sind richtig
B) nur 1, 2 und 4 sind richtig
C) nur 2, 4 und 5 sind richtig
D) nur 1, 2, 3 und 5 sind richtig
E) 1-5, alle sind richtig

Frage 323
Aussagenkombination
Welche der folgenden Aussagen trifft
(treffen) zu? Typische(s) Symptom(e)
einer einfachen
Blasenentzündung (Zystitis) beim
Erwachsenen ist (sind):

1) Harndrang
2) Fieber und Schüttelfrost
3) Schmerzen beim Wasserlassen
4) Übelkeit und Erbrechen
5) häufiges Wasserlassen

A) nur 3 ist richtig
B) nur 1 und 3 sind richtig
C) nur 1, 2 und 4 sind richtig
D) nur 1, 3 und 5 sind richtig
E) 1-5, alle sind richtig

Frage 324
Aussagenkombination
Welche der folgenden Aussagen zum
Coma diabeticum (diabetisches Koma)
trifft (treffen) zu?

1) Bei einem brettharten Abdomen kann
es sich um ein ketoazidotisches Koma
handeln.
2) Patienten im diabetischen Koma haben
meist einen deutlichen Volumenüber-
schuss (Hypervolämie).
3) Der Typ 2-Diabetiker entwickelt typischerweise in wenigen Stunden ein
ketoazidotisches Koma.
4) Eine rasche flache Atmung ist typisch
für das ketoazidotische Koma.
5) Blutzuckerwerte von über 700 mg/dl
können nicht erreicht werden.

A) nur 1 ist richtig
B) nur 3 und 4 sind richtig
C) nur 1, 2 und 5 sind richtig
D) nur 1, 4 und 5 sind richtig
E) 1-5, alle sind richtig

Frage 325
Aussagenkombination
Welche der folgenden Aussagen zum
Volumenmangelschock trifft (treffen) zu?

1) Wenn das Verhältnis Puls geteilt
durch systolischen Blutdruck ca. 0,5
ist, besteht Schockgefahr.
2) Die Haut ist blass und kalt.
3) Der Patient zittert und friert.
4) Der Patient ist kaltschweißig.
5) Es besteht ein schneller, flacher,
schließlich kaum tastbarer Puls.

A) nur 2 ist richtig
B) nur 2 und 3 sind richtig
C) nur 3, 4 und 5 sind richtig
D) nur 2, 3, 4 und 5 sind richtig
E) 1-5, alle sind richtig

Frage 326
Mehrfachauswahl
Welche der folgenden Aussagen zum
Mittelohr treffen zu?
Wählen Sie 2 Antworten.

A) Im Mittelohr werden Druckwellen
   in der Luft (Schall) in mechanische
   Energie umgewandelt.
B) Das Mittelohr ist mit Perilymphe
   (Flüssigkeit) gefüllt.
C) Das Mittelohr ist vom äußeren Ohr
   durch das ovale Fenster abgetrennt.
D) Die Gehörknöchelchen geben über die
   Steigbügelfußplatte ihre Schwingung
   an das ovale Fenster ab.
E) Es gibt 5 Gehörknöchelchen (Ham-
   mer, Amboss, Rechen, Zange und
   Steigbügel).

Frage 327
Aussagenkombination
Welche der folgenden Zuordnungen
von Erkrankung und dem betreffenden
Augenabschnitt (bzw. Drüse) trifft
(treffen) zu?

1) Konjunktivitis – Lederhaut
2) Hagelkorn – Meibomsche Drüse
   (Talgdrüsen der Lider)
3) Skleritis – Linse
4) Altersstar – Bindehaut
5) Gerstenkorn – Tränendrüse

A) nur 2 ist richtig
B) nur 2 und 3 sind richtig
C) nur 1, 2 und 4 sind richtig
D) nur 1, 3 und 4 sind richtig
E) 1-5, alle sind richtig

Frage 328
Aussagenkombination
Welche der folgenden Aussagen treffen
zu?
Symptome einer depressiven Episode
können sein:

1) verminderte Konzentration und
   Aufmerksamkeit
2) Interessenverlust
3) frühmorgendliches Erwachen
4) psychomotorische Hemmung
5) Wahnvorstellungen

A) nur 1 und 2 sind richtig
B) nur 3 und 5 sind richtig
C) nur 1, 3 und 4 sind richtig
D) nur 1, 2, 3 und 4 sind richtig
E) 1-5, alle sind richtig

Frage 329
Aussagenkombination
Welche der folgenden Aussagen zur
Arthrose trifft (treffen) zu?

1) Im Vordergrund der Erkrankung steht
   eine Schädigung der Gelenkhaut
   (Synovia).
2) Arthrosen treten meist in den Ell-
   bogengelenken auf.
3) Arthrosen finden sich oft an den
   unteren Extremitäten.
4) Charakteristisch bei Arthrosen der
   Hüft- und Kniegelenke ist ein
   morgendlicher Einlaufschmerz.
5) Im Rahmen einer Arthrose können
   auch muskuläre Kontrakturen
   (Muskelverkürzungen) zu einer
   Bewegungseinschränkung im
   Gelenk führen.

A) nur 5 ist richtig
B) nur 1, 3 und 4 sind richtig
C) nur 3, 4 und 5 sind richtig
D) nur 2, 3, 4 und 5 sind richtig
E) 1-5, alle sind richtig

Frage 330
Einfachauswahl
Welche Aussage zur Abgrenzung
zwischen Hirnischämie (Mangel-
durchblutung des Gehirns) und
Hirnblutung trifft zu?

A) Eine sichere klinische Abgrenzung
kann nur durch langjährige Erfahrung
des Untersuchers erfolgen.
B) Bei fehlender Bewusstseinstrübung
kann eine Hirnblutung ausgeschlossen
werden.
C) Ein ischämischer Insult (Schlaganfall
aufgrund von Hirnminderdurch-
blutung) wird anhand der langsameren
Symptomenentwicklung identifiziert.
D) Eine Aphasie (zentrale Sprachstörung)
tritt nur bei der Hirnischämie auf.
E) Eine sichere Unterscheidung ist
anhand des klinischen Untersuchungs-
befundes nicht möglich.

Frage 331
Aussagenkombination
Für welche der folgenden Krankheiten
gibt es aktive Impfungen?

1) Hepatitis B
2) Poliomyelitis
3) Influenza
4) Ringelröteln
5) Pfeiffer-Drüsenfieber

A) nur 1 und 3 sind richtig
B) nur 1, 2 und 3 sind richtig
C) nur 2, 4 und 5 sind richtig
D) nur 1, 2, 3 und 5 sind richtig
E) 1-5, alle sind richtig

Frage 332
Aussagenkombination
Welche der folgenden Aussagen zur
Borreliose treffen zu?

1) Das Auftreten der Lyme-Borreliose
(Frühstadium) ist in Mitteleuropa
besonders im Winter zu erwarten.
2) Die Frühmanifestation in Form des
Erythema chronicum migrans liegt bei
einigen Stunden bis maximal 2 Tagen
(nach Zeckenstich).
3) Im Bereich der Einstichstelle entsteht
nach Tagen eine kleine Pustel, die von
selbst aufbricht und zerfällt.
4) Leitsymptom für das sog. Stadium II
sind quälende, starke radikuläre (die
Nervenwurzel betreffende) Schmerzen, die vor allem nachts auftreten.
5) Eine wichtige und sehr schwerwiegende Manifestation der Borreliose ist
die Herzmuskelentzündung (Myokarditis).

A) nur 4 und 5 sind richtig
B) nur 1, 3 und 5 sind richtig
C) nur 2, 3 und 5 sind richtig
D) nur 1, 2, 3 und 4 sind richtig
E) nur 1, 3, 4 und 5 sind richtig

Frage 333
Mehrfachauswahl
Welche der folgenden Aussagen zur
Appendizitis treffen zu?
Wählen Sie 2 Antworten.

A) Bevorzugt bei alten Patienten kann
eine akute Appendizitis fast symptomlos verlaufen.
B) In der Spätschwangerschaft kann eine
akute Appendizitis starke Schmerzen
im rechten Oberbauch verursachen.
C) Die akute Appendizitis beginnt immer
mit Schmerzen im rechten Unterbauch.
D) Eine rektal-axilläre Temperaturdifferenz von 1°C ist beweisend für eine
Appendizitis.
E) Die rektale Untersuchung ist bei einer
akuten Appendizitis mangels Aussagekraft nicht angebracht.

Frage 334
Einfachauswahl
Welche Aussage trifft zu?

A) Von einer Hyperurikämie spricht man
ab einem Harnsäurespiegel von > 3,5
mg/dl.
B) Patienten mit Tumorerkrankungen
und Leukämien können gehäuft Gicht-
anfälle erleiden.
C) Typisches Zeichen eines akuten
Gichtanfalles ist eine kühle, pulslose
Großzehe.
D) Beim akuten Gichtanfall ist die
Behandlung mit Colchicin (Wirkstoff
der Herbstzeitlose) kontraindiziert.
E) Geeignete Nahrungsmittel bei Gicht
sind Innereien und Sardinen.

Frage 335
Mehrfachauswahl
Welche der folgenden Aussagen treffen
zu?
Wählen Sie 2 Antworten.
Bei der Ernährung des Diabetikers sind
folgende Punkte zu beachten:

A) Die Zusammensetzung der Diabeti-
kerkost soll etwa im Verhältnis 55-
60 % Kohlenhydrate, 25-30 % Fett
und 10-15 % Eiweiß liegen.
B) Als Kohlenhydrate sind Feinmehle
(Weißmehl) am besten geeignet.
C) Der Anteil der Fette und Eiweiße kann
willkürlich variieren.
D) Der erwachsene Typ-I-Diabetiker
sollte grundsätzlich besonders
wenig Kalorien zu sich nehmen
(< 1000 kcal/Tag).
E) Langsam resorbierbare Kohlenhydrate
sind zu bevorzugen.

Frage 336
Aussagenkombination
Welche der folgenden Aussagen zum
Erysipel (Wundrose) treffen zu?

1) Ein Erysipel ist durch eine scharf
begrenzte flammende Rötung gekennzeichnet.
2) Erreger des Erysipels sind hämolysierende Streptokokken.
3) Abgesehen von lokalen heftigen
Schmerzen ist beim Erysipel kein
schweres Krankheitsbild zu erwarten
(keine Allgemeinsymptomatik).
4) Die Therapie des akuten Erysipels
besteht primär in lokalen manuellen
Anwendungen (z. B. Lymphdrainage).
5) Rezidive sind nach Abheilen wegen
der erworbenen Immunität nicht zu
erwarten.

A) nur 1 und 2 sind richtig
B) nur 2 und 4 sind richtig
C) nur 1, 3 und 5 sind richtig
D) nur 1, 2, 4 und 5 sind richtig
E) nur 1, 3, 4 und 5 sind richtig

Frage 337
Aussagenkombination
Welche der folgenden Aussagen zum
Immunsystem trifft (treffen) zu?

1) Plasmazellen produzieren Antikörper.
2) Zum Nachweis einer frischen Infektion bestimmt man IgG-Antikörper.
3) Eine Erhöhung des IgE im Blut kann
ein Hinweis auf einen Parasitenbefall
sein.
4) Zu den Zytokinen rechnet man u.a.
Interferone, Interleukine und den
Tumor-Nekrose-Faktor (TNF).
5) IgG wird von Mastzellen bei einer
anaphylaktischen Reaktion abgegeben.

A) nur 3 ist richtig
B) nur 1 und 4 sind richtig
C) nur 1, 2 und 5 sind richtig
D) nur 1, 3 und 4 sind richtig
E) 1-5, alle sind richtig

Frage 338
Aussagenkombination
Zu den Aufgaben der Nieren zählen:

1) Bildung von Renin
2) Regelung des Säure-Basen-Haushaltes
3) Regulation des Elektrolythaushaltes
4) Bildung von Aldosteron
5) Ausscheidung von Fremdsubstanzen
   (z. B. Medikamente)

A) nur 1, 2 und 3 sind richtig
B) nur 2, 4 und 5 sind richtig
C) nur 3, 4 und 5 sind richtig
D) nur 1, 2, 3 und 5 sind richtig
E) 1-5, alle sind richtig

Frage 339
Aussagenkombination
Welche der folgenden Aussagen zur
Bulimia nervosa trifft (treffen) zu?

1) Die Patienten weisen oft eine unter-
   durchschnittliche Intelligenz (an der
   Grenze zur Debilität) auf.
2) Bei einer Fressattacke können solche
   Patienten auf einmal über 3000 kcal
   verzehren.
3) Den Betroffenen fehlt immer die
   Krankheitseinsicht.
4) Die Kranken zeigen ihre Symptomatik
   sehr gerne auch in aller Öffentlichkeit.
5) Eine typische Komplikation der Bulimia nervosa ist eine Schilddrüsen-
   entzündung.

A) nur 2 ist richtig
B) nur 3 ist richtig
C) nur 2 und 3 sind richtig
D) nur 3, 4, und 5 sind richtig
E) 1-5, alle sind richtig

Frage 340
Einfachauswahl
Zu den typischen psychopathologischen
Symptomen der Schizophrenie gehört:

A) Störung der zeitlichen Orientierung
B) Beeinträchtigung des Bewusstseins
C) Störung des inhaltlichen Denkens

D) Gedächtnisstörungen
E) angeborene Intelligenzstörungen

Frage 341
Mehrfachauswahl
Wählen Sie 2 Antworten.
Unter einem hämolytischen Ikterus
versteht man:

A) Einen Ikterus, der posthepatisch entsteht.
B) Einen Ikterus, bei dem das indirekte
   (nicht konjugierte) Bilirubin im Serum
   erhöht ist.
C) Einen Ikterus, der primär durch Stauung des Galleabflusses ausgelöst wird.
D) Einen Ikterus, bei dem die Urinfarbe
   tiefrot ist.
E) Einen Ikterus, der durch Zerstörung
   der Erythrozyten entsteht.

Frage 342
Aussagenkombination
Welche der nachfolgenden Beobachtun-
gen bei einem Ihrer Patienten lässt
(lassen) Sie an Masern denken?

1) Weiße, punktförmige, von einem
   roten Hof umgebene Flecken auf der
   Schleimhaut im Mund.
2) Kontakt mit Vögeln (ein Erregerreservoir sind auch Vögel).
3) Punktförmige Rötungen auf der Haut,
   anfangs hinter den Ohren.
4) Typisch für die Masern ist ein ein-
   phasiger Krankheitsverlauf.
5) Der Fieberverlauf ist häufig zwei-
   gipflig.

A) nur 1 ist richtig
B) nur 1, 3 und 5 sind richtig
C) nur 2, 3 und 5 sind richtig
D) nur 1, 2, 3 und 4 sind richtig
E) 1-5, alle sind richtig

Frage 343
Aussagenkombination
Welche der folgenden Aussagen zu den Spätschäden des Diabetes mellitus trifft (treffen) zu?

1) Der Diabetes mellitus führt zu einer Schädigung der großen und kleinen Blutgefäße mit der möglichen Folge von koronarer Herzkrankheit, peripherer arterieller Verschlusskrankheit, Herzinfarkten und Schlaganfällen.
2) Ein typischer Spätschaden des Diabetes mellitus ist die Leberzirrhose.
3) Aufgrund der diabetischen autonomen Polyneuropathie bemerkt der Diabetiker sehr früh die Warnzeichen einer Hypoglykämie.
4) Typisch sind schmerzhafte, brennende Missempfindungen der Unterschenkel und Füße (burning feet).
5) Die diabetische Retinopathie ist die häufigste Erblindungsursache bei Erwachsenen in Deutschland.

A) nur 3 ist richtig
B) nur 2 und 4 sind richtig
C) nur 1, 3 und 5 sind richtig
D) nur 1, 4 und 5 sind richtig
E) 1-5, alle sind richtig

Frage 344
Einfachauswahl
Die Hauptsymptome einer Gehirnerschütterung sind:

A) Brillenhämatom, Fieber
B) kurzfristige Bewusstseinsstörung, kurzfristiger Erinnerungsverlust, vegetative Symptome
C) Schlafstörungen, Schüttelfrost, Krämpfe
D) Zittern, Merkfähigkeitsstörungen
E) Durchfall, Hyperaktivität, Schwitzen

Frage 345
Einfachauswahl
Für die Aufmerksamkeitsdefizit-/Hyperaktivitätsstörung (ADHS) trifft zu?

A) Gehäuftes familiäres Auftreten deutet auf eine genetische Komponente hin.
B) Die Symptome beginnen nicht vor dem 10. Lebensjahr.
C) Die Prävalenzrate für Alkohol- und Drogenmissbrauch ist bei ADHS-Patienten gegenüber gesunden Kontrollpersonen nicht erhöht.
D) Eine emotionale Labilität und Störung der Impulskontrolle ist nicht vorhanden.
E) ADHS-Patienten zeigen bei der Arbeit, Partnerschaft und Familie ein normales Funktionsniveau.

Frage 346
Mehrfachauswahl
Welche der folgenden Aussagen bezüglich der Obstipation (Verstopfung) treffen zu? Wählen Sie 2 Antworten.

A) Die „paradoxe Obstipation" (mehrere Tage obstipiert, dann plötzlich Diarrhö) kann Hinweis auf einen malignen Darmtumor sein.
B) Eine Darmentleerung alle 2 bis 3 Tage kann noch physiologisch sein.
C) Eine Obstipation mit aufgetriebenem Bauch, aber ohne Schmerzen und ohne Darmgeräusche, schließt einen Ileus aus.
D) Einer Obstipation liegt immer ein mechanisches Passagehindernis im Darm zu Grunde.
E) Eine Obstipation führt frühzeitig zum Erbrechen.

Frage 347
Einfachauswahl
Welche Aussage zur Nase trifft zu?

A) Erreger eines Nasenfurunkels sind in der Regel Streptokokken.
B) Heftiges Nasenbluten (Epistaxis) kann ein Hinweis auf einen niedrigen Blutdruck sein.
C) Beim „Locus Kiesselbachi" handelt es sich um eine bevorzugte Stelle für eine akute Nasennebenhöhlenentzündung (Sinusitis).

D) Eine Hyperplasie der Rachenmandel (Adenoide) tritt vorzugsweise beim älteren Erwachsenen auf.

E) Nächtliches Schnarchen kann durch Nasenpolypen (Polyposis nasi) ausgelöst werden.

Frage 348
Einfachauswahl
Welche Aussage trifft zu?
Die Verhaltenstherapie

A) kann nicht mit einer Pharmakotherapie gekoppelt werden.
B) arbeitet unter Einbeziehung kognitiver Theorien.
C) arbeitet bevorzugt mit Übertragung und Gegenübertragung.
D) arbeitet ausschließlich in Gruppen.
E) wurde von Sigmund Freud begründet.

Frage 349
Mehrfachauswahl
Welche der folgenden Aussagen zur Lungenentzündung treffen zu?
Wählen Sie 2 Antworten!

A) Nosokomiale Pneumonien sind Pneumonien, die im Krankenhaus erworben werden.
B) Bei einer Pleuropneumonie ist auch das Rippenfell entzündet.
C) Atypische Lungenentzündungen werden meist durch Streptokokken und Staphylokokken verursacht.
D) Bei einer Bronchopneumonie ist ein ganzer Lungenlappen betroffen.
E) Typisch für eine bakterielle Pneumonie ist eine Lymphozytose im Blutbild.

Frage 350
Einfachauswahl
Welche Aussage zu Erkrankungen der Prostata trifft zu?

A) Eine Prostatitis ist eine maligne Erkrankung der Prostata.
B) Ursache einer Prostatahyperplasie sind oft gramnegative Bakterien.

C) Das Prostatakarzinom tritt vor allem bei Männern zwischen dem 30. und 40. Lebensjahr auf.
D) Eine schmerzhafte rektale Untersuchung ist ein Hinweis für eine akute Prostatitis.
E) Ein Harnverhalt kommt bei einer Prostataerkrankung im Gegensatz zu einer Blasenentzündung nicht vor.

Frage 351
Einfachauswahl
Sie wollen die Pulmonalklappe (mit dem Stethoskop) auskultieren.
Welcher der folgenden Auskultationspunkte ist hierfür am besten geeignet?

A) Über dem 2. Interkostalraum rechts parasternal.
B) An der Schnittstelle des 5. Interkostalraumes mit der linken Medioklavikularlinie.
C) Über dem 2. Interkostalraum links parasternal.
D) Über dem Herzspitzenstoß
E) Im Bereich der Ansätze 4. - 6. Rippe am Sternum.

Frage 352
Aussagenkombination
Welche der folgenden Aussagen treffen zu?
Das Karpaltunnelsyndrom:

1) Tritt besonders bei jungen Männern auf.
2) Führt bei längerer Erkrankungsdauer zu einer Daumenballenatrophie.
3) Wird verursacht durch eine Quetschung des Nervus radialis.
4) Wird durch Elektromyographie (Registrierung der Aktionsströme im Muskelgewebe) und Elektroneurographie (Bestimmung der Nervenleitungsgeschwindigkeit) diagnostiziert.
5) Wird in der Frühphase durch einen abgeschwächten Radialispuls diagnostiziert.

A) nur 1 und 3 sind richtig
B) nur 2 und 4 sind richtig
C) nur 2, 3 und 4 sind richtig
D) nur 2, 4 und 5 sind richtig
E) 1-5, alle sind richtig

Frage 353
Aussagenkombination
Welche der folgenden Aussagen treffen zu?
Das Sudeck-Syndrom (sympathische Reflexdystrophie)

1) tritt bevorzugt bei Frauen auf.
2) manifestiert sich in erster Linie an den Beinen.
3) führt zu keiner Bewegungseinschränkung.
4) führt zu trophischen (den Ernährungszustand eines Gewebes betreffenden) Störungen mit Muskelatrophie.
5) kann unter anderem nach Knochenbrüchen auftreten.

A) nur 1 und 2 sind richtig
B) nur 1 und 5 sind richtig
C) nur 1, 4 und 5 sind richtig
D) nur 2, 4 und 5 sind richtig
E) 1-5, alle sind richtig

Frage 354
Einfachauswahl
Welche Aussage trifft zu?
Die Lymphe

A) ist ohne Ausnahme eine wasserklare Flüssigkeit.
B) wird pro Tag in einer Menge von ca. 10 Litern gebildet.
C) transportiert interstitielle (im Zwischengewebe liegende) Flüssigkeit und großmolekulare Stoffe.
D) und Blutplasma haben die gleiche Zusammensetzung.
E) wird überwiegend in die untere Hohlvene geleitet.

Frage 355
Mehrfachauswahl
Welche der folgenden Zuordnungen zwischen den aufgeführten Erkrankungen und den entsprechenden Symptomen treffen zu?
Wählen Sie 2 Antworten.

A) Phlebothrombose – blaurote Extremität
B) Extremitätenembolie – überwärmte untere Extremität mit tastbarem Fußpuls.
C) Beckenvenenthrombose – chronischer Brustschmerz mit verlangsamter Atmung
D) Thrombophlebitis – Auftreten der klassischen Entzündungszeichen
E) Lungenembolie – Schmerzen und Schwellung in der Leistengegend.

Frage 356
Aussagenkombination
Welche der folgenden Aussagen zu Kahnbeinbrüchen treffen zu?

1) Das Kahnbein (Os scaphoideum) ist im Gegensatz zu den anderen Handwurzelknochen äußerst selten von Frakturen betroffen.
2) Kahnbeinbrüche neigen zu Pseudarthrosebildung.
3) Klinisch wird bei einem Kahnbeinbruch Druckschmerz in der „Tabatière" (sog. „Schnupftabakgrübchen" über dem Speichenende) angegeben.
4) Für die Diagnosestellung ist in der Regel kein bildgebendes Verfahren erforderlich.
5) Zur besseren Frakturheilung wird die Hand von Anfang an krankengymnastisch beübt.

A) nur 2 und 3 sind richtig
B) nur 1, 2 und 5 sind richtig
C) nur 1, 3 und 4 sind richtig
D) nur 1, 4 und 5 sind richtig
E) nur 2, 3, 4 und 5 sind richtig

Frage 357
Aussagenkombination
Welche der folgenden Aussagen treffen
zu?
Zum präsuizidalen Syndrom gehören:

1) gedankliche Einengung
2) Ausweitung sozialer Kontakte
3) gehemmte Aggression
4) Selbstmordphantasien
5) Aggression wird nach außen
   abreagiert

A) nur 1 und 2 sind richtig
B) nur 3 und 4 sind richtig
C) nur 1, 3 und 4 sind richtig
D) nur 3, 4 und 5 sind richtig
E) 1-5, alle sind richtig

Frage 358
Einfachauswahl
Wie kann man die flächenmäßige
Ausdehnung einer Verbrennung
beim Erwachsenen einschätzen?

A) Durch Abschätzung der Schmerz-
   symptomatik.
B) Mit Hilfe der „Neunerregel" (nach
   Wallace).
C) Mit der üblichen Verbrennungs-
   einteilung in Grade.
D) Durch Beurteilung der Intensität der
   Hautrötung.
E) Durch Kenntnis der Temperatur des
   schädigenden Auslösers.

Frage 359
Einfachauswahl
Welche Aussage zur Hyperurikämie
(Harnsäureerhöhung) oder Gicht trifft zu?

A) Ein leicht erhöhter Harnsäurespiegel
   bereitet meist über viele Jahre keine
   Beschwerden.
B) Alkoholkonsum verringert den Harn-
   säurespiegel.
C) Frauen sind eher gefährdet an Gicht zu
   erkranken als Männer.
D) Die angeborene Neigung zu einem er-
   höhten Harnsäurespiegel kann ursäch-
   lich behandelt werden.
E) Ansäuerung des Harns fördert die
   Harnsäureausscheidung.

Frage 360
Einfachauswahl
Welche Aussage trifft zu?
Unter physiologischen Bedingungen
findet sich beim Menschen der größte
Anteil des zirkulierenden Blutvolumens:

A) im Herzen
B) in den Arterien
C) in den Kapillaren
D) in den Venen
E) in der Milz

FRAGEN
MC 7

Frage 361
Mehrfachauswahl
Welche der folgenden Aussagen zur
koronaren Herzkrankheit treffen zu?
Wählen Sie **zwei** Antworten

A) Bei einer instabilen Angina pectoris
   sollte sofort ein Belastungs-EKG an-
   gefertigt werden
B) Zu den Risikofaktoren einer koronaren
   Herzkrankheit zählen u.a. die arterielle
   Hypertonie und der Diabetes mellitus
C) Ein Angina-pectoris-Anfall kann auch
   durch Kälte ausgelöst werden
D) Funktionelle Herzbeschwerden
   können leicht von Angina-pectoris-
   Anfällen abgegrenzt werden
E) Nitroglycerin (z.B. Nitrolingual-
   Spray®) sollte bei einem akuten Anfall
   von Angina pectoris nicht gegeben
   werden

Frage 362
Einfachauswahl
Bei einem Kindergeburtstag bläst ein
Vater einen Gummiball auf. Im
Anschluss wird er zunehmend dyspno-
isch, zyanotisch und unruhig.
Sie beobachten eine zunehmende
Verdickung der Halsvenen, eine Thorax-
seite schleppt sich nach. Sie stellen eine
Tachykardie fest.
Welche ist die wahrscheinlichste
Diagnose?

A) Herzinfarkt
B) Lungeninfarkt
C) Interkostalneuralgie
D) Spannungspneumothorax
E) Rupturiertes Aortenaneurysma

Frage 363
Aussagenkombination
Nach § 6 Abs. 1 Infektionsschutzgesetz
(IfSG) gehören zu den namentlich melde-
pflichtigen Krankheiten (bei Krankheits-
verdacht, Erkrankung sowie Tod):

1) Masern
2) Skabies (Krätze)
3) Chronische Virushepatitis
4) Akute Virushepatitis
5) Meningokokkenmeningitis

A) nur 3 und 4 sind richtig
B) nur 1, 4 und 5 sind richtig
C) nur 1, 2, 3 und 5 sind richtig
D) nur 1, 2, 4 und 5 sind richtig
E) 1-5, alle sind richtig

Frage 364
Aussagenkombination
Welche der folgenden Aussagen zum
Niederdruck-Blutkreislaufsystem eines
gesunden Menschen (30-40 Jahre) trifft
(treffen) zu?

1) Das rechte Herz zählt zum Niederdrucksystem
2) Der linke Vorhof zählt zum Niederdrucksystem
3) Der Lungenkreislauf zählt zum
   Niederdrucksystem
4) Die Arteria pulmonalis zählt zum
   Niederdrucksystem
5) Im Niederdrucksystem des Kreislaufs
   befindet sich etwa ein Viertel des
   Blutvolumens

A) nur 2 ist richtig
B) nur 2 und 3 sind richtig
C) nur 1, 3 und 4 sind richtig
D) nur 1, 2, 3 und 4 sind richtig
E) 1-5, alle sind richtig

Frage 365
Einfachauswahl
Welche Energiemenge (in kcal) sollte ein gesunder erwachsener Mann (Bürotätigkeit, kein Sport) pro Tag in etwa zu sich nehmen, um sein Gewicht zu halten?

A) Weniger als 1000 kcal
B) 1000 – 1500 kcal
C) 1900 – 2600 kcal
D) 3500 – 4500 kcal
E) Mehr als 5000 kcal

Frage 366
Aussagenkombination
Welche der folgenden Aussagen zu tiefen Venenthrombosen trifft (treffen) zu?

1) Eine Therapie mit Östrogenen und gleichzeitiges Rauchen erhöhen das Risiko einer Thromboseentstehung
2) Typisch für eine tiefe Beinvenenthrombose ist ein blasser, pulsloser Fuß
3) Bei einer frischen Beckenvenenthrombose sollte der Patient viel körperliche Bewegung haben
4) Eine gefürchtete Komplikation der tiefen Beinvenenthrombose ist die Lungenembolie
5) Eine tiefe Beinvenenthrombose kann Hinweis auf einen Tumor im Bauchbereich (z. B. Pankreas-Karzinom) sein

A) nur 4 ist richtig
B) nur 1 und 4 sind richtig
C) nur 1, 4 und 5 sind richtig
D) nur 2, 3 und 5 sind richtig
E) 1-5, alle sind richtig

Frage 367
Mehrfachauswahl
Welche der folgenden Aussagen zur perniziösen Anämie (M. Biermer) treffen zu?
Wählen Sie **zwei** Antworten!

A) Im Zuge der perniziösen Anämie kommt es häufig zu herabgesetztem Vibrationsempfinden
B) Zahnfleischbluten ist charakteristisch
C) Es besteht eine hypochrome Anämie
D) Eine glatt-rote „brennende" Zunge (Hunter-Glossitis) ist charakteristisch
E) Ursache ist ein Vitamin-B$_{12}$-Überschuss

Frage 368
Aussagenkombination
Welche der folgenden Aussagen trifft (treffen) zu?
Auf welchen Wegen können Antigene in den Organismus gelangen?

1) Über die Atemwege
2) Über den Verdauungstrakt
3) Über die Blutbahn
4) Über die Haut
5) Über elektrische Strahlungsfelder

A) nur 1 ist richtig
B) nur 2 und 3 sind richtig
C) nur 1, 2, 3 und 4 sind richtig
D) nur 1, 3, 4 und 5 sind richtig
E) 1-5, alle sind richtig

Frage 369
Mehrfachauswahl
Welche der folgenden Symptome lassen Sie an eine Leberzirrhose denken?
Wählen Sie **zwei** Antworten!

A) Der Patient klagt über ein Druckgefühl im Oberbauch sowie eine Umfangsvermehrung des Bauches
B) Es fällt bei der Untersuchung eine Gynäkomastie (Brustbildung beim Mann) und eine Bauchglatze auf
C) Es bestehen Thoraxschmerzen und ein stark erhöhter Blutdruck
D) Einer der Unterschenkel ist stark gerötet und der Patient hat Fieber
E) Es wird von einer gesteigerten Urinausscheidung (Polyurie) und vermehrtem Durst berichtet

Frage 370
Aussagenkombination
Welche der folgenden Aussagen zu
Durchfällen und Darm trifft (treffen) zu?

1) Unter „paradoxer Diarrhö" versteht
   man das gehäufte Auftreten blutiger
   Stühle
2) Bei der glutensensitiven Enteropathie
   (einheimische Sprue) sind Durchfälle
   häufig
3) Nach operativer Entfernung des
   Ileums kann es durch den Verlust
   von Gallensäuren zu Durchfall
   kommen (sog. chologene Diarrhö)
4) Bei einem angeborenen Laktasemangel sollten vorzugsweise viele
   Milchprodukte gegessen werden
5) Bei einem Reizdarmsyndrom kann
   es sowohl zu Durchfällen als auch
   zu Verstopfung kommen

A) nur 2 ist richtig
B) nur 2 und 5 sind richtig
C) nur 1, 3 und 5 sind richtig
D) nur 2, 3 und 5 sind richtig
E) 1-5, alle sind richtig

Frage 371
Einfachauswahl
Welche Aussage zu Vitaminen trifft zu?

A) Vitamin A darf in unbegrenzter Men-
   ge dem Körper zugeführt werden
B) Alkoholiker sind gefährdet einen
   Vitamin-B1-Mangel zu erleiden
C) Vitamin C zählt zu den fettlöslichen
   Vitaminen
D) Vitamin D wird ausschließlich über
   die Nahrung zugeführt
E) Patienten mit Leberzirrhose sollten
   kein Vitamin K zu sich nehmen

Frage 372
Aussagenkombination
Welche der folgenden Aussagen zu
Erkrankungen der Gallenblase und
der Gallenwege treffen zu?

1) Die Mehrzahl der Gallensteinträger
   hat keine Beschwerden
2) Begünstigende Faktoren zur Gallensteinbildung nennt die sog. „5-F-
   Regel" (u.a. weiblich, übergewichtig,
   > 40 Jahre alt)
3) Klemmt sich ein Gallenstein im
   Ductus choledochus ein, kann es
   zum Verschlussikterus kommen
4) Eine Porzellangallenblase (Gallenblase mit verkalkter, verhärteter
   Wand) hat ein erhöhtes Entartungsrisiko
5) eine mögliche Komplikation bei Gallensteinen ist die akute Pankreatitis
   (Bauchspeicheldrüsenentzündung)

A) nur 1 und 4 sind richtig
B) nur 1, 3 und 4 sind richtig
C) nur 2, 3 und 5 sind richtig
D) nur 3, 4 und 5 sind richtig
E) 1-5, alle sind richtig

Frage 373
Mehrfachauswahl
Welche der folgenden Aussagen zum
Diabetes mellitus treffen zu?
Wählen Sie **zwei** Antworten!

A) Beim Typ 1 Diabetes mellitus liegt
   eine gestörte Insulinwirkung vor
B) Der Typ 2 Diabetes mellitus ist Teil
   des so genannten metabolischen Syndroms
C) Der Typ 1 Diabetiker ist in der Regel
   übergewichtig
D) In der Schwangerschaft kann es erstmals zum Auftreten von Diabetes
   mellitus kommen
E) Bei Kindern eines Typ 2 Diabetikers
   ist die Wahrscheinlichkeit einer späteren Typ 2 Diabeteserkrankung nicht
   erhöht

Frage 374
Einfachauswahl
Welche Aussage trifft zu?
Eine Hypothyreose (Unterfunktion der Schilddrüse)

A) ist immer auf Jodmangel zuführen
B) führt bei Kindern unter anderem zu einer Störung des Wachstums und der körperlichen Entwicklung
C) geht bei Erwachsenen mit vermehrtem Schwitzen einher
D) hat bei Erwachsenen auf die Psyche keinen wesentlichen Einfluss
E) geht meist mit einer erniedrigten TSH-Konzentration im Blut einher

Frage 375
Einfachauswahl
Welche Aussage zum Hypokortisolismus (Nebennierenrindeninsuffizienz) trifft zu?
Als Leitsymptom gilt:

A) Schwäche und rasche Ermüdbarkeit
B) Generalisierte Blässe durch Pigmentmangel der Haut
C) Deutliche Gewichtszunahme
D) Hoher, schwer einstellbarer arterieller Blutdruck
E) Verstärkte Sekundärbehaarung bei der Frau

Frage 376
Einfachauswahl
Welche Aussage zu den Harnwegen und Harnwegsinfektionen trifft zu?

A) Der häufigste Erreger von unkomplizierten Harnwegsinfektionen ist Staphylococcus aureus.
B) Die Schwangerschaft ist ein Risikofaktor für eine akute Pyelonephritis (Nierenbeckenentzündung)
C) Eine asymptomatische Bakteriurie ist immer behandlungsbedürftig
D) Ursache einer unteren Harnwegsinfektion ist meist eine Bakterienstreuung aus dem Blut
E) Harnwegsinfektionen treten vor allem bei jungen Männern auf

Frage 377
Mehrfachauswahl
Welche der folgenden Aussagen zu bösartigen Tumoren treffen zu?
Wählen Sie **zwei** Antworten!

A) Bösartige Tumore sind abgekapselt und wachsen nicht infiltrativ
B) Die funktionellen Leistungen (z.b. Sekretion bei Drüsengeweben) können beeinträchtigt sein
C) Bösartige Tumore verursachen schon sehr früh starke Schmerzen
D) Auch Viren werden für die Entstehung bestimmter bösartiger Tumore verantwortlich gemacht
E) Tumormarker sind beweisen für einen bösartigen Tumor

Frage 378
Einfachauswahl
Welche Aussage trifft zu?
Sie stellen bei der Untersuchung eines 70-jährigen Patienten im Bereich der unteren Lungenabschnitte beidseits eine Dämpfung des Klopfschalls und feuchte Rasselgeräusche fest.
Welche der genannten Diagnosen trifft am ehesten zu?

A) Kardiale Stauung
B) Pneumothorax
C) Lungenemphysem
D) Atelektase
E) Lungenembolie

Frage 379
Einfachauswahl
Welche Aussage zur Lunge und Atmung trifft zu?

A) Der Gasaustausch (O_2/CO_2) in den Lungen findet in den Alveolen statt
B) Die Atemtätigkeit beim Gesunden wird gesteigert bei erniedrigtem CO_2-Gehalt der Atemluft
C) Die Differenz des Sauerstoffgehaltes zwischen Aus- und Einatemluft liegt bei 40 %.

D) Im Pleuraspalt zwischen Rippenfell und Lungenfell befinden sich beim gesunden Erwachsenen etwa 500 ml Flüssigkeit.

E) Die wichtigsten Atemmuskeln sind der große und der kleine Brustmuskel

Frage 380
Aussagenkombination
Häufigste Frühsymptome bei raumfordernden intrakraniellen Prozessen sind:

1) Psychische Veränderungen, z.b. affektive Regungen stumpfen ab
2) Epileptische Anfälle
3) Heißhunger
4) Schlafstörungen
5) Schweißausbrüche

A) nur 1 und 2 sind richtig
B) nur 1 und 3 sind richtig
C) nur 2 und 4 sind richtig
D) nur 2 und 5 sind richtig
E) nur 3 und 5 sind richtig

Frage 381
Aussagenkombination
Welche der Zuordnungen zu den genannten Gangstörungen und den entsprechenden Erkrankungen treffen zu?

1) Breitbeiniger, unsicherer Gang – Kleinhirnataxie
2) Kleinschrittiger Trippelgang – M. Parkinson
3) Scherengang – Spastische Paraplegie
4) Steppergang – Peronaeuslähmung
5) Spastisch-steifer Gang – Multiple Sklerose

A) nur 1 und 3 sind richtig
B) nur 2 und 5 sind richtig
C) nur 1, 4 und 5 sind richtig
D) nur 2, 3 und 5 sind richtig
E) 1-5, alle sind richtig

Frage 382
Aussagenkombination
Welche der folgenden Aussagen zur Varikosis und zur chronisch venösen Insuffizienz treffen zu?

1) Ein typisches Symptom der chronisch venösen Insuffizienz ist die Claudicatio intermittens (Schaufensterkrankheit)
2) Folgen einer chronisch venösen Insuffizienz können Ödeme und ein Stauungsekzem an den Unterschenkeln sein
3) Häufige Saunabesuche und warme Umschläge sind besonders geeignet
4) Wichtig zur Behandlung ist eine konsequente Kompressionstherapie der Beine
5) Typisch sind deutlich abgeschwächte Fußpulse

A) nur 2 und 4 sind richtig
B) nur 2 und 5 sind richtig
C) nur 1, 2 und 3 sind richtig
D) nur 1, 3 und 5 sind richtig
E) 1-5, alle sind richtig

Frage 383
Aussagenkombination
Welche der folgenden Aussagen zum M. Parkinson und Parkinson-Syndrom treffen zu?

1) Typische Symptome sind Hypo- oder Akinese, Rigor und Tremor
2) Vegetative Störungen (z.B. Schwitzen) treten bei dieser Erkrankung nicht auf
3) Ursache der Erkrankung ist eine Störung des Adrenalinstoffwechsels
4) Auch durch Medikamente (z.B. Neuroleptika) kann ein Parkinson-Syndrom ausgelöst werden
5) Der Patient fällt durch ein großes Schriftbild auf (Makrographie)

A) nur 1 und 3 sind richtig
B) nur 1 und 4 sind richtig
C) nur 2, 3 und 4 sind richtig
D) nur 2, 4 und 5 sind richtig
E) 1-5, alle sind richtig

Frage 384
Aussagenkombination
Welche der folgenden Aussagen zum
Alkoholentzugssyndrom treffen zu?

1) Die Wernicke-Enzephalopathie ist
   Folge eines Mangels von Vitamin C
2) Das Vollbild des Alkoholdelirs (Delirium tremens) bedarf der intensiven
   stationären Überwachung
3) Typische Symptome des Alkohol-
   entzugs sind Bradykardie und Miosis
4) Im Rahmen des Entzugssyndroms
   kann es zu epileptischen Anfällen
   kommen
5) Häufig kommt es im Rahmen des
   Entzugssyndroms zu einer Hyperglykämie

A) nur 2 und 4 sind richtig
B) nur 1, 2 und 5 sind richtig
C) nur 2, 4 und 5 sind richtig
D) nur 3, 4 und 5 sind richtig
E) 1-5, alle sind richtig

Frage 385
Aussagenkombination
Welche H Aussagen zu Ursachen und
Symptomen des Hyperkinetischen Syn-
droms (ADHS) treffen zu?

1) Ursächlich ist zu viel Fernsehen
2) Der Betroffene handelt häufig unangemessen impulsiv
3) Der Betroffene macht häufig Flüch-
   tigkeitsfehler bei den Schularbeiten,
   bei der Arbeit oder bei anderen Tätigkeiten
4) Der Betroffene beschäftigt sich häufig
   nur widerwillig mit Aufgaben, die
   länger dauernde geistige Anstrengun-
   gen erfordern
5) Der Betroffene kann nur schwer
   warten, bis er an der Reihe ist

A) nur 1 und 2 sind richtig
B) nur 1, 3 und 5 sind richtig
C) nur 2, 4 und 5 sind richtig
D) nur 2, 3, 4 und 5 sind richtig
E) 1-5, alle sind richtig

Frage 386
Aussagenkombination
Welche der folgenden Aussagen zu einer
schweren depressiven Episode trifft
(treffen) zu?

1) Beim Patienten besteht meist eine
   Hemmung des Antriebs
2) Beim Patienten treten Schlafstörungen
   auf
3) Oft herrscht beim Patienten quälende
   Angst und innere Unruhe
4) Trotz seiner Denkhemmung kommt es
   beim Patienten häufig zu Grübeln
5) Ein Depressiver erlebt seine Umwelt
   als grau, häufig kommt es zu sozialem
   Rückzug

A) nur 1 ist richtig
B) nur 2 und 3 sind richtig
C) nur 1, 4 und 5 sind richtig
D) nur 1, 3, 4 und 5 sind richtig
C) 1-5, alle sind richtig

Frage 387
Einfachauswahl
Welche Aussage zum Ikterus trifft zu?

A) Die Ursache kann eine Thrombozytopenie sein
B) Bei einem Verschlussikterus infolge
   von Gallensteinen ist das indirekte
   (nicht konjugierte) Bilirubin stark
   erhöht
C) Der Icterus intermittens juvenilis
   (M. Meulengracht) wird durch eine
   frühzeitige Gallenblasenentfernung
   therapiert
D) Ein hepatischer Ikterus entsteht u.a.
   im Rahmen einer infektiösen Hepatitis
   und bei einer Leberzirrhose
E) Ein hell verfärbter Stuhl ist ein Hinweis auf einen hämolytischen Ikterus

Frage 388
Mehrfachauswahl
Welche der folgenden Aussagen treffen zu? Wählen Sie **zwei** Antworten!
Zum sog. präsuizidalen Syndrom (nach Ringel) gehören:

A) Suizidphantasien
B) Sozialer Rückzug und Einengung
C) Freimütiges „Darüber sprechen" in der Öffentlichkeit
D) Aggression gegen Außenstehende
E) Einbeziehen von Vertrauenspersonen

Frage 389
Mehrfachauswahl
Welche der folgenden Aussagen bezüglich der Augen treffen zu?
Wählen Sie **zwei** Antworten!

A) Ein Exophthalmus kann auf einen raumfordernden Prozess in der Augenhöhle des Schädels hinweisen
B) Das sog. „Horner-Syndrom" besteht aus der Trias Ptosis, Miosis, Enophthalmus
C) Helligkeit kann Ursache einer Mydriasis sein
D) Der Glaskörper ist mit Wasser gefüllt
E) Die Papille ist die Stelle des „schärfsten Sehens"

Frage 390
Aussagenkombination
Ein 56-jähriger Patient berichtet von immer wieder auftretenden Schmerzen in der Brust. Welche der weiter von ihm genannten Aussagen lassen Sie an die Möglichkeit einer vorliegenden Herzerkrankung denken?

1) Ein Bluthochdruck ist seit mehreren Jahren bekannt
2) Bis vor einem Jahr habe er stark geraucht
3) Die Schmerzen sind durch Druck auf das Brustbein auslösbar
4) Die Schmerzen treten verstärkt im Liegen auf, verschwinden bei körperlicher Belastung
5) Sein Vater sei früh an einem Herzinfarkt verstorben

A) nur 1 und 3 sind richtig
B) nur 1, 2 und 4 sind richtig
C) nur 1, 2 und 5 sind richtig
D) nur 3, 4 und 5 sind richtig
E) 1-5, alle sind richtig

Frage 391
Mehrfachauswahl
Welche der folgenden Aussagen zum Hörvorgang treffen zu?
Wählen Sie **zwei** Antworten!

A) Die Bewegungen des ovalen Fensters führen zu Druckwellen in der luftgefüllten Cochlea (Hörschnecke)
B) Schallwellen versetzen das Trommelfell in Schwingungen
C) Im flüssigkeitsgefüllten Mittelohr werden die Schallwellen in mechanische Energie umgewandelt
D) Im Mittelohr wird die Energie der Schallwellen in der Regel vermindert
E) Hammer, Amboss und Steigbügel übertragen die beim Trommelfell ankommenden Schwingungen auf das ovale Fenster

Frage 392
Einfachauswahl
Welche Aussage hinsichtlich des Blutkreislaufs beim Erwachsenen trifft zu? (Es werden normale anatomische Gegebenheiten vorausgesetzt.)

A) Das Blut strömt über den linken Vorhof und die linke Kammer in den Lungenkreislauf
B) Das Blut strömt von der rechten direkt in die linke Kammer
C) Das Blut strömt aus der rechten Kammer direkt in den Körperkreislauf
D) Das Blut strömt vom linken direkt in den rechten Vorhof
E) Das Blut strömt über den rechten Vorhof und die rechte Kammer in den Lungenkreislauf

Frage 393
Aussagenkombination
Welche Komplikation(en) kann (können)
bei Knochenbrüchen auftreten?

1) Übermäßige Kallusbildung
2) Verzögerte Kallusbildung
3) Pseudoarthrosenbildung
4) Sudeck-Dystrophie
5) Osteosarkom

A) nur 2 ist richtig
B) nur 2 und 3 sind richtig
C) nur 1, 3 und 4 sind richtig
D) nur 1, 2, 3 und 4 sind richtig
E) 1-5, alle sind richtig

Frage 394
Mehrfachauswahl
Welche der folgenden Aussagen zur
rheumatoiden Arthritis (chronischen
Polyarthritis) treffen zu?
Wählen Sie **zwei** Antworten!

A) Ursache ist eine zurückliegende
Streptokokkenerkrankung
B) Außer den Gelenken können auch
innere Organe betroffen sein
C) Typisch ist im Anfangsstadium ein
Befall der großen Gelenke
D) Am häufigsten sind die Finger- end-
gelenke betroffen
E) Eine erhöhte Blutsenkung kann ein
Hinweis auf eine bestehende rheuma-
toide Arthritis sein

Frage 395
Einfachauswahl
Welches der folgenden Symptome ist
typisch für eine Manie?

A) Gedankeneingebung
B) Gedankenentzug
C) Gedankenlautwerden
D) Ideenflucht
E) Kommentierende Stimme

Frage 396
Aussagenkombination
Welche der folgenden Aussagen zu
Masern trifft (treffen) zu?

1) Masern sind eine harmlose Kinder-
krankheit
2) Die Inkubationszeit beträgt ca. 8-14
Tage
3) Das Virus wird über Mund- und
Nasenschleimhaut aufgenommen
4) Mögliche Komplikationen sind Otitis
media (Mittelohrentzündung) und
Pneumonie
5) Impfen gegen Masern soll man bei
Neugeborenen ca. 14 Tage nach der
Geburt

A) nur 1 ist richtig
B) nur 2 und 3 sind richtig
C) nur 2, 3 und 4 sind richtig
D) nur 1, 3, 4 und 5 sind richtig
E) 1-5, alle sind richtig

Frage 397
Aussagenkombination
Welche der folgenden Aussagen treffen
zu?
Eine eitrige Meningitis beim Säugling
kann folgende Symptome aufweisen:

1) Berührungsempfindlichkeit
2) Nackensteife
3) Krampfanfälle
4) Bewusstseinsstörung bis Koma
5) Fieber

A) nur 1 und 2 sind richtig
B) nur 1 und 4 sind richtig
C) nur 2 und 3 sind richtig
D) nur 1, 2, 3 und 4 sind richtig
E) 1-5, alle sind richtig

Frage 398
Einfachauswahl
Das wichtigste Erregerreservoir für den Typhuserreger ist (sind):

A) Trinkwasser
B) Infiziertes Geflügel
C) Obst
D) Menschliche Dauerausscheider
E) Infizierte Schweine

Frage 399
Einfachauswahl
Welche Aussage zum Diabetes Mellitus trifft zu?

A) Die Entwicklung zum manifesten Typ 2 Diabetes verläuft klinisch meist rasch und plötzlich
B) Zu den Symptomen des manifesten Diabetes mellitus können Potenz-störungen gehören
C) Im Rahmen der diabetischen Makro-angiopathie kommt es häufig zu einer Glomerulosklerose (M. Kimmelstiel-Wilson)
D) Bei der Pathogenese des Typ 2 Diabe-tes spielt absoluter Insulinmangel die hauptsächliche Rolle
E) Bei einer diabetischen Nephropathie ist die Nierenschwelle für Glukose deutlich erniedrigt

Frage 400
Aussagenkombination
Welche der folgenden Aussagen zur Virusgrippe (Influenza) trifft (treffen) zu?

1) Die Influenza beginnt plötzlich mit Fieber, Kopf- und Gliederschmerzen
2) Die Influenza tritt epidemisch auf
3) Die Influenza führt zu dauernder Immunität
4) Die Influenza kann zu gefährlichen Begleit- und Folgekrankheiten führen (z.B. Herzerkrankung, Lungen-entzündung)
5) Nach einer Impfung gegen Influenza sind lebenslang keine weiteren Imp-fungen mehr erforderlich

A) nur 1 ist richtig
B) nur 2 und 3 sind richtig
C) nur 1, 2 und 3 sind richtig
D) nur 1, 2 und 4 sind richtig
E) nur 1, 3, 4 und 5 sind richtig

Frage 401
Mehrfachauswahl
Welche der folgenden Aussagen zum Keuchhusten treffen zu?
Wählen Sie **zwei** Antworten!

A) Keuchhusten hinterlässt eine lebens-lange Immunität
B) Schwere Komplikationen treten am häufigsten bei über 10-jährigen Kindern auf
C) Länger als 3 Wochen anhaltender Husten lässt an Keuchhusten denken
D) Jüngere Säuglinge (z.b. 2 Monate alt) können sich wegen vorhandener müt-terlicher Antikörper nicht infizieren
E) Typisch sind anfallsartig auftretende Hustenstöße in Serie, unterbrochen bzw. gefolgt von verlängertem, ziehendem Einatmen

Frage 402
Aussagenkombination
Welche der folgenden Aussagen über Wurmbefall treffen zu?

1) Ein möglicher Hinweis auf einen Wurmbefall ist eine Eosinophilie im Blut
2) Bei einer Wurmerkrankung ist nur der Darm befallen
3) Ein analer Juckreiz bei Kindern kann Hinweis für eine Oxyuriasis (Maden-würmer) sein
4) Kinder sollten gegen Wurmbefall geimpft werden
5) Zystische Veränderungen in der Leber können ein Hinweis auf eine Infektion durch den Hundebandwurm (Echino-coccus granulosus) sein

A) nur 2 und 4 sind richtig
B) nur 1, 2 und 3 sind richtig
C) nur 1, 3 und 5 sind richtig
D) nur 3, 4 und 5 sind richtig
E) nur 1, 3, 4 und 5 sind richtig

Frage 403
Aussagekombination
Welche der folgenden Zuordnungen
von Wirbelsäulenabschnitt, Anzahl der
Wirbel und der in diesem Abschnitt vorkommenden physiologischen Krümmung
trifft (treffen) zu?

1) HWS – 7 Halswirbel – Lordose
2) BWS – 12 Brustwirbel – Kyphose
3) LWS – 5 Lendenwirbel – Lordose
4) Kreuzbein – 5 Kreuzbeinwirbel –
   Kyphose
5) Steißbein – 7 Steißbeinwirbel –
   Lordose

A) nur 2 ist richtig
B) nur 1, 2 und 3 sind richtig
C) nur 1, 4 und 5 sind richtig
D) nur 1, 2, 3 und 4 sind richtig
E) 1-5, alle sind richtig

Frage 404
Mehrfachauswahl
Welche der folgenden Aussagen zum
Körpergewicht treffen zu?
Wählen Sie **zwei** Antworten!

A) Der Body-Mass-Index (BMI) be-
   stimmt sich aus den Faktoren Körper-
   gewicht geteilt durch Taillenumfang
B) Bei einem Erwachsenen mit einem
   Body-Mass-Index (BMI) kleiner als
   20 besteht Übergewicht
C) Adipositas ist einer der Risikofaktoren
   für Schlaganfälle
D) Eine Adipositas kann auch durch eine
   Schilddrüsenüberfunktion ausgelöst
   werden
E) Im Rahmen der Diagnostik der Adipo-
   sitas sollte auch die Messung des
   Blutzuckerspiegels erfolgen

Frage 405
Einfachauswahl
Welche Gesamtmenge an Kochsalz
(NaCl) sollte ein gesunder Erwachsener
in etwa pro Tag mit der Nahrung zu sich
nehmen?

A) 200 – 400 µg (Mikrogramm)
B) 200 – 400 mg
C) 3 – 10 g
D) 25 – 35 g
E) 40 – 50 g

Frage 406
Mehrfachauswahl
Die Prophylaxe der Hyperurikämie zielt
auf die Vermeidung einer chronischen
Gicht ab und erfolgt durch eine konse-
quente medikamentöse Dauertherapie.
Davon unabhängig dürfen die diäteti-
schen Maßnahmen nicht vergessen wer-
den.
Welche der folgenden Aussagen zur
Gicht und zur Ernährung bei Hyper-
urikämie treffen zu?
Wählen Sie **zwei** Antworten!

A) Insbesondere Milch und Quark sind
   zu meiden
B) Kalbsbries (Thymus des Kalbes)
   ist besonders geeignet
C) Purinarme Lebensmittel sind zu
   bevorzugen
D) Alkohol darf selbst in kleinen Mengen
   (z.B. in Arzneimitteln) nicht zu sich
   genommen werden
E) Strenge Fastenkuren sollten vermieden
   werden

Frage 407
Mehrfachauswahl
Welche der folgenden Aussagen zur akuten Appendizitis treffen zu?
Wählen Sie **zwei** Antworten!

A) Eine akute Appendizitis tritt bevorzugt im höheren Lebensalter auf
B) Eine akute Appendizitis führt ohne Operation immer zur generalisierten Peritonitis
C) Eine akute Appendizitis kann bei gedeckter Perforation zu einer Eiteransammlung im rechten Unterbauch führen (perityphlitischer Abszess)
D) Die akute Appendizitis kann vom klinischen Bild her differentialdiagnostisch mit einer Eierstockentzündung verwechselt werden
E) Bei der akuten Appendizitis ist als therapeutische Erstmaßnahme eine lokale Wärmeanwendung (rechter Unterbauch) zu empfehlen

Frage 408
Aussagenkombination
Welche der folgenden Aussagen zum Magen treffen zu?

1) Ursache einer chronischen Gastritis kann eine Infektion der Magenschleimhaut mit Helicobacter pylori sein
2) Ein Magengeschwür führt häufig zu einer perniziösen Anämie
3) Die Einnahme von Schmerzmitteln vom Typ NSAR (Nicht-steroidale Antirheumatika) begünstigt die Entstehung von Magengeschwüren
4) Das Auftreten von Teerstuhl kann ein Hinweis auf ein Magengeschwür sein
5) Ein fehlender Druckschmerz in der Magengegend schließt ein Magengeschwür aus

A) nur 1 und 3 sind richtig
B) nur 1, 2 und 4 sind richtig
C) nur 1, 3 und 4 sind richtig
D) nur 2, 3 und 4 sind richtig
E) 1-5, alle sind richtig

Frage 409
Einfachauswahl
Welche Aussage zu Herpesviren trifft zu?

A) Eine Infektion mit einem Herpessimplex-Virus hinterlässt immer eine lebenslange Immunität
B) Bei Windpocken besteht ein geringes Ansteckungsrisiko
C) Als Zweitmanifestation nach einer Windpockenerkrankung kann es zu einer Herpes-zoster-Erkrankung (Gürtelrose) kommen
D) Das Pfeiffer-Drüsenfieber bedarf einer antibiotischen Behandlung (z.B. Penicillin)
E) Bei starker Sonnenbestrahlung treten seltener Herpes-Simplex Erkrankungen auf

Frage 410
Aussagekombination
Welche der folgenden Aussagen zur Lagerung eines Patienten im entsprechenden Notfall treffen zu?

1) Bauchtrauma – Rückenlage, angezogene Beine mit Knierolle
2) Schädel-Hirn-Trauma – Kopftieflage, Beine angehoben
3) Kardiogener Schock – Oberkörper ca. 30° erhöht
4) Arterielle Embolie im Bein – Betroffene Extremität hoch legen
5) Lungenödem – Stabile Seitenlage

A) nur 1 und 2 sind richtig
B) nur 1 und 3 sind richtig
C) nur 2 und 5 sind richtig
D) nur 3 und 5 sind richtig
E) nur 1, 3 und 4 sind richtig

Frage 411
Aussagekombination
Welche der folgenden Aussagen trifft (treffen) zu?
Sichere(s) Todeszeichen ist (sind):

1) Pulslosigkeit
2) Muskelschlaffheit
3) Totenstarre
4) Atemstillstand
5) Totenflecke

A) nur 1 ist richtig
B) nur 2 und 3 sind richtig
C) nur 3 und 5 sind richtig
D) nur 1, 3, 4 und 5 sind richtig
E) 1-5, alle sind richtig

Frage 412
Aussagekombination
Welche der Aussagen treffen zu?
Zu den Symptomen der Anorexia nervosa gehören:

1) Amenorrhö
2) Gebrauch von Appetitzüglern oder Diuretika
3) Selbstinduziertes Erbrechen
4) Body-Mass-Index (BMI) liegt über der Norm
5) Angst, zu dick zu werden

A) nur 1 und 2 sind richtig
B) nur 3 und 4 sind richtig
C) nur 2, 3 und 4 sind richtig
D) nur 1, 2, 3 und 5 sind richtig
E) 1-5, alle sind richtig

Frage 413
Aussagekombination
Welche der genannten Erkrankungen bzw. Krankheitssymptome sind durch eine entsprechende Ernährung günstig zu beeinflussen?

1) Trommelschlägelfinger
2) Ödeme
3) Arterielle Hypertonie
4) Chronische Pankreatitis
5) Einheimische Sprue

A) nur 1 und 4 sind richtig
B) nur 2 und 5 sind richtig
C) nur 1, 2 und 3 sind richtig
D) nur 2, 3, 4 und 5 sind richtig
E) 1-5, alle sind richtig

Frage 414
Einfachauswahl
Welche Zuordnung zu den Normalwerten beim Erwachsenen trifft zu?
(Geringe Schwankungen laborabhängig)

A) Serumbilirubin (gesamt) → 8,5 bis 12,0 mg/dl
B) Serumkalium → 3,5 bis 5,0 mmol/l
C) Serumkreatinin → 5,0 bis 8,7 mg/dl
D) Hämoglobin im Blut → 1,5 bis 3,5 g/dl
E) Uringlukose → 80 bis 120 mg/dl

Frage 415
Mehrfachauswahl
Welche der folgenden Aussagen treffen für das hyperglykämische Koma zu?
Wählen Sie **zwei** Antworten!

A) Schnelle Entwicklung
B) Heißhunger
C) Stark gesteigerte Reflexe
D) Exsikkose der Haut
E) Kussmaul-Atmung (vertiefte Atmung bei Ketoazidose)

Frage 416
Mehrfachauswahl
Welche der folgenden Aussagen zu Neugeborenen und Säuglingen treffen zu?
Wählen Sie **zwei** Antworten!

A) Der erste Zahn erscheint durchschnittlich im 3. Lebensmonat
B) In den ersten Lebenstagen kann es zu einer Erhöhung des Bilirubins kommen (Neugeborenengelbsucht)
C) Im Alter von etwa 5 Monaten hat sich das Geburtsgewicht verdoppelt
D) Die Herzfrequenz des Neugeborenen liegt bei etwa 90 Schlägen/Min.
E) Die Schädelnähte eines Kindes schließen sich mit etwa sechs Monaten

Frage 417
Aussagekombination
Welche der folgenden Aussagen zu Erkrankungen der Gebärmutter treffen zu?

1) Das Uterusmyom ist ein gutartiger Tumor
2) Das Korpuskarzinom kommt besonders bei sehr jungen Frauen vor
3) Bei der Entstehung von Zervixkarzinomen sind Papillomaviren von Bedeutung
4) Das Korpuskarzinom kommt seit Einführung der „Pille" nahezu nicht mehr vor
5) Zervixpolypen führen oft zu Ausfluss

A) nur 1, 2 und 3 sind richtig
B) nur 1, 3 und 5 sind richtig
C) nur 1, 4 und 5 sind richtig
D) nur 2, 3 und 4 sind richtig
E) nur 2, 4 und 5 sind richtig

Frage 418
Mehrfachauswahl
Welche der folgenden Aussagen zum akuten Herzinfarkt treffen zu?
Wählen Sie **zwei** Antworten!

A) Typisch für einen akuten Herzinfarkt ist ein deutlich erhöhter Blutdruck beim Patienten
B) Bei Diabetikern beobachtet man gehäuft sog. „stumme Infarkte"
C) Zu den häufigsten Frühkomplikationen beim akuten Herzinfarkt zählen Herzrhythmusstörungen
D) Die meisten Herzinfarkte ereignen sich am späten Nachmittag
E) Der betroffene Patient sollte in Kopftieflage gelagert werden

Frage 419
Mehrfachauswahl
Welche der folgenden Aussagen zu Kolon-/Rektum-Karzinomen und Darmpolypen treffen zu?
Wählen Sie **zwei** Antworten!

A) Das Entartungsrisiko ist bei gestielten Dickdarmpolypen deutlich höher als bei breitbasig wachsenden Polypen
B) Bei einer familiären Polyposis des Darmes (Auftreten mehrerer oder zahlreicher Polypen im Darm, autosomal – dominant vererbt) sind Darmspiegelungen erst ab dem 60. Lebensjahr angezeigt
C) Hinweise auf einen Darmtumor kann der Wechsel zwischen Durchfall und Verstopfung sein
D) Bei bekannten Hämorrhoiden sind bei Nachweis von Blut im Stuhl keine weiteren diagnostischen Maßnahmen erforderlich
E) Im Spätstadium eines Darmkrebses kann es zum Darmverschluss (Ileus) kommen

Frage 420
Mehrfachauswahl
Welche der folgenden Aussagen zur peripheren arteriellen Verschlusskrankheit treffen zu?
Wählen Sie **zwei** Antworten!

A) In den meisten Fällen sind die unteren Extremitäten betroffen
B) Zur Diagnostik eignet sich die Bestimmung der schmerzfreien Gehstrecke
C) Die Beine sollten konsequent mit Kompressionsbinden gewickelt werden
D) Im Anfangsstadium sollten sich die Patienten möglichst wenig bewegen
E) Bei Ruheschmerzen tritt eine Besserung nach Hochlagerung des Beines auf Milz

FRAGEN
MC 8

Frage 421
Einfachauswahl
Welche Aussage zur Osteoporose trifft zu?

A) Die häufigste Form ist die sekundäre Osteoporose (z.b. durch Gabe von Glukokortikoiden)
B) Die Osteoporosehäufigkeit ist unabhängig vom Alter
C) Mit Spontanfrakturen (Frakturen ohne angemessenes Trauma) muss gerechnet werden
D) Die senile Osteoporose betrifft nur den Bereich der Lendenwirbelsäule
E) Ursache ist häufig eine Hyperurikämie

Frage 422
Aussagenkombination
Welche der folgenden Aussagen zu Masern treffen zu?

1) Die Infektiosität beginnt schon vor Exanthemausbruch.
2) Typischerweise tritt ein fleckig konfluierendes Exanthem auf.
3) Durch bakterielle Superinfektion kann eine Otitis media auftreten.
4) Bei Teilimmunität ist das Exanthem unter Umständen nur diskret sichtbar (mitigierte Masern).
5) Im Rahmen des Krankheitsgeschehens können als Komplikation Lungenentzündung und Enzephalitis auftreten.

A) nur 1 und 3 sind richtig
B) nur 2 und 4 sind richtig
C) nur 2, 3 und 5 sind richtig
D) nur 3, 4 und 5 sind richtig
E) 1-5, alle sind richtig

Frage 423
Einfachauswahl
Bei welcher Erkrankung tritt typischerweise eine vertiefte Atmung (Kussmaul-Atmung) auf?

A) Hyperglykämie
B) Tetanus
C) Meningitis
D) Hypoglykämie
E) Hyperkalzämie

Frage 424
Aussagenkombination
Welche der folgenden Aussagen trifft (treffen) zu?
Ein frühes Symptom (Symptome) bei Multipler Sklerose ist (sind):

1) Sehstörung
2) Erhöhter Tonus der Beugemuskulatur
3) Tetraparese
4) Müdigkeit
5) Blasenentleerungsstörung

A) nur 5 ist richtig
B) nur 1 und 2 sind richtig
C) nur 2 und 3 sind richtig
D) nur 1, 4 und 5 sind richtig
E) 1-5, alle sind richtig

Frage 425
Einfachauswahl
Welches Organ liegt retroperitoneal?

A) Gallenblase
B) Pankreas
C) Colon transversum
D) Sigmoid
E) Magenhinterwand

Frage 426
Mehrfachauswahl
Welche der folgenden Aussagen zu den Bronchien treffen zu?
Wählen Sie **zwei** Antworten!

A) Fremdkörper gelangen vor allem in den linken Hauptbronchus.

B) Die Schleimhaut der Hauptbronchien ist mit Flimmerepithel und schleimbildenden Becherzellen ausgekleidet.

C) Die letzte Verzweigung des Bronchialbaumes sind die Alveolen (Lungenbläschen).

D) Der Gasaustausch (Blut-Luft-Schranke) findet in den Segmentbronchien statt.

E) Knorpeleinlagerungen in den Alveolen verhindern, dass diese beim Ausatmen kollabieren.

Frage 427
Einfachauswahl
Welche Aussage zur Basis-Reanimation beim Erwachsenen trifft zu?

A) Der Druckpunkt liegt im oberen Drittel des Sternums (Brustbein).

B) Das Verhältnis von Kompression zu Beatmung beträgt 30:2.

C) Die Kontrolle des Pulses sollte an der Arteria radialis erfolgen.

D) Vor Beginn der Kompression sollten sechs Beatmungen erfolgen.

E) Das Verhältnis von Kompression zu Beatmung beträgt 2:5.

Frage 428
Einfachauswahl
Welche Aussage zum Hyperkortisolismus (Cushing-Syndrom) trifft zu?

A) Bei Kindern kommt es zu Riesenwuchs.

B) Eine kräftig ausgebildete Muskulatur ist typisch für das Cushing-Syndrom.

C) Es kann eine diabetogene Stoffwechsellage auftreten.

D) Ursache des Syndroms kann eine Nierenhyperplasie sein.

E) Der Blutdruck ist erniedrigt.

Frage 429
Aussagenkombination
Welche der folgenden Aussagen treffen zu?
Ursachen für eine Obstipation (Stuhlverstopfung) können sein:

1) Neuropathie (z.b. bei Diabetes mellitus)
2) Divertikulitis
3) Hypokaliämie
4) Hyperthyreose
5) Opiate

A) nur 1, 2 und 5 sind richtig
B) nur 1, 2, 3 und 4 sind richtig
C) nur 1, 2, 3 und 5 sind richtig
D) nur 1, 3, 4 und 5 sind richtig
E) nur 2, 3, 4 und 5 sind richtig

Frage 430
Aussagenkombination
Welche der folgenden Aussagen trifft (treffen) zu?
Eine Erhöhung des Serum-Harnsäurespiegels ist zu erwarten bei:

1) Bierkonsum
2) Fettreicher Kost
3) Purinfreier Kost
4) Nulldiät (totales Fasten)
5) Eiweißzufuhr in Form von Milch

A) nur 1 ist richtig
B) nur 2 und 5 sind richtig
C) nur 1, 2 und 4 sind richtig
D) nur 1, 2 und 5 sind richtig
E) nur 1, 2, 3 und 5 sind richtig

Frage 431
Mehrfachauswahl
Welche der folgenden Aussagen treffen zu?
Wählen Sie **zwei** Antworten!
Eine Miosis (Verkleinerung der Pupille) ist zu erwarten bei:

A) Reaktion auf Pharmaka, welche den Sympathikus reizen (Sympathikomimetika)
B) Reaktion auf Pharmaka, welche den Parasympathikus reizen (Parasympathikomimetika)
C) Enzephalitis
D) Hypovolämischem Schock
E) Binokularer (beidäugige) Fixation eines nahe gelegenen Gegenstandes

Frage 432
Einfachauswahl
Welche Aussage zur peripheren arteriellen Verschlusskrankheit trifft zu?

A) Es handelt sich um ein isoliertes Leiden der Beinarterien, andere Arterien sind nicht betroffen.
B) Bei starker Verengung der Beinarterien findet man auch häufig eine Verengung anderer wichtiger Arterien (z. B. Herzkranzgefäße).
C) Nikotin bessert den Krankheitsverlauf.
D) Eine Diabeteserkrankung hat auf diese Erkrankung keinen Einfluss.
E) Die typische Therapie beim Stadium II (Belastungsschmerz) ist die Ruhigstellung.

Frage 433
Einfachauswahl
Welche Aussage zu Herzerkrankungen trifft zu?

A) Typisches Symptom der reinen Linksherzinsuffizienz ist eine Stauungsleber.
B) Ein diastolisches Herzgeräusch spricht für eine Pulmonalstenose.
C) Rhythmusstörungen treten erst im Erwachsenenalter auf.
D) Ein angeborener Ventrikelseptumdefekt kann asymptomatisch verlaufen.
E) Die körperliche Belastbarkeit ist bei Herzerkrankungen im Kindesalter nie eingeschränkt.

Frage 434
Mehrfachauswahl
Welche der folgenden Aussagen treffen zu? Wählen Sie zwei Antworten!
Eine Hypothyreose (Unterfunktion der Schilddrüse)

A) hat als häufigste Ursache den Morbus Basedow.
B) führt bei Kindern unter anderem zu einer Störung des Wachstums und der körperlichen Entwicklung.
C) geht bei Erwachsenen mit vermehrtem Schwitzen einher.
D) kann sich bei Erwachsenen als Depression äußern.
E) geht in der Regel mit einer erniedrigten TSH-Konzentration im Blut einher.

Frage 435
Mehrfachauswahl
Welches sind die optisch wirksamen Teile (lichtbrechende Strukturen) des Auges?
Wählen Sie zwei Antworten!

A) Hornhaut
B) Pupille
C) Linse
D) Netzhaut
E) Aderhaut

Frage 436
Einfachauswahl
Welche Aussage zur Schwangerschaft trifft zu?

A) Vor allem im letzten Trimenon kommt es häufig zu Schwangerschaftserbrechen.
B) Durch Neigung zur Restharnbildung treten gegen Ende der Schwangerschaft vermehrt Harnwegsinfektionen auf.
C) Eine Proteinurie, ein Bluthochdruck und generalisierte Ödeme in der Spätschwangerschaft bedürfen keiner weiteren Behandlung.

D) Striae gravidarum (Schwangerschaftsstreifen) treten in der Regel
im ersten Trimenon auf.
E) Die Gewichtszunahme bis zum Ende
der Schwangerschaft beträgt normalerweise ca. 5 kg.

Frage 437
Mehrfachauswahl
Welche der folgenden Aussagen zu
Staphylokokken und staphylokokken-
bedingten Erkrankungen treffen zu?
Wählen Sie **zwei** Antworten!

A) Häufig sind Zweiterkrankungen wie
das rheumatische Fieber.
B) Lokalinfektionen treten als Furunkel
oder Karbunkel auf.
C) Sie sind der häufigste Erreger eines
unkomplizierten Harnwegsinfektes.
D) Sie können eine Lebensmittelvergiftung durch ihr Enterotoxin (auf den
Verdauungskanal wirkendes Gift)
auslösen.
E) Sie bilden Sporen.

Frage 438
Mehrfachauswahl
Ein Ihnen bekannter Patient mit Alkohol-
problemen, der soeben aus dem Kran-
kenhaus wegen einer komplikationslosen
Appendektomie entlassen wurde, lässt
erkennen, dass er halluziniert.
Er spricht von kleinen beweglichen
Insekten.
Sie äußern den Verdacht auf ein Alkohol-
delir.
Welche weiteren Symptome sind zu
erwarten?
Wählen Sie **zwei** Antworten!

A) Bradykardie
B) Epileptische Anfälle
C) Motorische Unruhe
D) Obstipation
E) Trockene, kalte Hand

Frage 439
Aussagenkombination
Welche der folgenden Aussagen zu
Essstörungen (Anorexia nervosa und
Bulimie) treffen zu?

1) Die Anorexia nervosa betrifft vor
allem junge Männer.
2) Symptome bei Essstörungen können
Eiweißmangelödeme und Menstruationsstörungen sein.
3) Essstörungen treten nur während der
Pubertät auf.
4) Auf Elektrolytstörungen muss wegen
der Einnahme von Abführmitteln und
Entwässerungsmitteln geachtet werden.
5) Karies kann ein Hinweis auf Bulimie
sein.

A) nur 1, 2 und 4 sind richtig
B) nur 2, 3 und 5 sind richtig
C) nur 2, 4 und 5 sind richtig
D) nur 3, 4 und 5 sind richtig
E) 1-5, alle sind richtig

Frage 440
Aussagenkombination
Welche der folgenden Aussagen zum
Nierenversagen treffen zu?

1) In der Phase des manifesten Nierenversagens stellt die Hyperkaliämie
eine Hauptgefahr dar.
2) Bestimmte Medikamente (z.B. nichtsteroidale Antirheumatika) können zu
einem akuten Nierenversagen führen.
3) Im Rahmen des akuten Nierenversagens kann eine polyurische Phase
auftreten.
4) Leitsymptom ist ein Harnstoffwert von
25 mg/dl.
5) Als Anurie bezeichnet man eine tägliche Urinproduktion von ca. 500 ml.

A) nur 4 und 5 sind richtig
B) nur 1, 2 und 3 sind richtig
C) nur 1, 2 und 4 sind richtig
D) nur 1, 3 und 5 sind richtig
E) 1-5, alle sind richtig

Frage 441
Mehrfachauswahl
Welche Zuordnung zu den Normalwerten beim gesunden Erwachsenen trifft zu? (Geringe Schwankungen laborabhängig) Wählen Sie **zwei** Antworten!

A) Serumbilirubin (gesamt) → 8,5 bis 12,0 mg/dl
B) Serumkalium → 3,5 bis 5,0 mmol/l
C) Serumkreatinin → 5,0 bis 8,7 mg/dl
D) Serumcholesterin → kleiner 200 mg/dl
E) Uringlukose → 80 bis 120 mg/dl

Frage 442
Einfachauswahl
Welche Aussage zur Lungenembolie trifft zu?

A) Der klinische Nachweis einer tiefen Beinvenenthrombose spricht gegen das Vorliegen einer akuten Lungenembolie.
B) Die Bradykardie und die arterielle Hypertonie sind ein Leitsymptom der akuten Lungenembolie.
C) Bei Verdacht auf eine akute Lungenembolie dürfen keine i.m.-Injektionen verabreicht werden.
D) Der Thoraxschmerz gehört nicht zu den typischen Symptomen einer akuten Lungenembolie.
E) Beinhochlagerung gehört zur Notfalltherapie der akuten Lungenembolie.

Frage 443
Mehrfachauswahl
Welche der folgenden Aussagen zu den Nieren treffen zu? Wählen Sie **zwei** Antworten!

A) Eine akute Pyelonephritis ist meist viral bedingt.
B) Eine chronische Pyelonephritis kann sich entwickeln, wenn Harnabflussbehinderungen vorliegen.
C) Symptome der akuten Pyelonephritis können sein: Fieber, Klopfschmerz-

haftigkeit der Nierenlager und Dysurie.
D) Bei der akuten Pyelonephritis ist nur das Nierenbecken betroffen.
E) Akute postinfektiöse Glomerulonephritiden heilen vollständig aus.

Frage 444
Mehrfachauswahl
Welche der folgenden Aussagen treffen zu? Wählen Sie **zwei** Antworten! Kontraindikationen für intramuskuläre Injektionen (i.m.) sind:

A) Fieber
B) Gastritis
C) Verdacht auf Herzinfarkt
D) Antikoagulantientherapie
E) Epilepsie

Frage 445
Mehrfachauswahl
Welche Aussage zur arteriellen Hypertonie trifft zu? Wählen Sie **zwei** Antworten!

A) Ursache ist in den meisten Fällen eine Nierenarterienstenose.
B) Bei einer hypertoniebedingten Herzkrankheit kommt es vor allem zu einer Druckhypertrophie (d. h. Vergrößerung) des rechten Ventrikels.
C) Zeichen einer hypertoniebedingten Nierenschädigung ist die Eiweißausscheidung im Urin.
D) Bei extrem dicken Oberarmen werden mit einer normalen Blutdruckmanschette für Erwachsene falsch niedrige Blutdruckwerte gemessen.
E) Eine Komplikation der Hypertonie ist die Retinopathie.

Frage 446
Mehrfachauswahl
Welche der folgenden Aussagen zum hypoglykämischen Schock treffen zu? Wählen Sie **zwei** Antworten!

A) Die Patienten bleiben typischerweise bewusstseinsklar.

B) Die i.v. Gabe von Glukose ist richtig, wenn nicht klar ist, ob ein hypoglykämischer Schock oder ein hyperglykämisches Koma vorliegt.

C) Die i.v. Glukoseinjektion sollte wegen möglicher Venenreizung langsam erfolgen.

D) Bei einem Blutzuckerspiegel von 90 mg/dl besteht ein schwerer Unterzucker.

E) Beim bewusstseinsklaren Patienten ist orale Glukosezufuhr kontraindiziert.

Frage 447
Aussagenkombination
Welche der folgenden Aussagen trifft (treffen) zu?
Die chronische Polyarthritis (= Rheumatoide Arthritis)

1) befällt überwiegend Männer zwischen dem 20. und 30. Lebensjahr.
2) wird durch das Toxin betahämolysierender Streptokokken verursacht.
3) kann zu Versteifung und Deformierung von Gelenken führen.
4) kann durch fehlenden Nachweis von Rheumafaktoren ausgeschlossen werden.
5) beginnt typischerweise an den Fingerendgelenken.

A) nur 3 ist richtig
B) nur 2 und 4 sind richtig
C) nur 2 und 5 sind richtig
D) nur 2, 3 und 4 sind richtig
E) 1-5, alle sind richtig

Frage 448
Aussagenkombination
Welche der folgenden Aussagen treffen zu?
Allgemeinsymptome eines unerkannten Diabetes mellitus sind:

1) Durst
2) Oligurie als Frühsymptom
3) Bakterielle Infektionen der Haut

4) Juckreiz
5) Hypermenorrhö (verstärkte Regelblutung)

A) nur 1 und 2 sind richtig
B) nur 1, 3 und 4 sind richtig
C) nur 2, 3 und 4 sind richtig
D) nur 1, 3, 4 und 5 sind richtig
E) 1-5, alle sind richtig

Frage 449
Aussagenkombination
Welche der folgenden Aussagen zu infektiösen Durchfallerkrankungen treffen zu?

1) Bei Kindern sind häufig Rotaviren als Ursache zu finden.
2) Escherichia-coli-Bakterien (enterotoxinbildend) sind häufig Erreger von Reisediarrhöen.
3) Es kommt zu keiner pH-Verschiebung im Blut.
4) Die Symptome der akuten Diarrhö klingen meist innerhalb von 2-10 Tagen ab.
5) Protozoen (z. B. Amöben) können insbesondere in tropischen Ländern als Durchfallursache gefunden werden.

A) nur 3 und 5 sind richtig
B) nur 1, 2 und 4 sind richtig
C) nur 2, 3 und 4 sind richtig
D) nur 1, 2, 4 und 5 sind richtig
E) 1-5, alle sind richtig

Frage 450
Einfachauswahl
Welche Aussage zum Schlaganfall und dessen Folgen trifft zu?

A) Bei einem Gefäßverschluss der rechtsseitigen Arteria cerebri media ist mit einer rechtsseitigen Lähmung zu rechnen.

B) Drop attacks (plötzliches Hinfallen) können Folge eines Gefäßverschlusses der Arteria basilaris sein.

C) Eine intrazerebrale Blutung ist klinisch leicht von einer verminderten

Blutversorgung des Gehirns (Ischämie) zu unterscheiden.
D) Bereits wenige Minuten nach einem Schlaganfall tritt eine spastische Hemiparese auf.
E) Eine Aphasie (Sprachstörung) tritt erst 2 bis 3 Wochen später auf.

Frage 451
Aussagenkombination
Zu den formalen Denkstörungen gehören:

1) Perseveration bei hirnorganischen Erkrankungen
2) Denkhemmung bei depressiven Zuständen
3) Ideenflucht bei manischen Erkrankungen
4) Wahnhaftes Denken bei paranoiden Psychosen
5) Zerfahrenes Denken bei Schizophrenie

A) nur 1, 3 und 4 sind richtig
B) nur 1, 2, 3 und 5 sind richtig
C) nur 1, 2, 4 und 5 sind richtig
D) nur 2, 3, 4 und 5 sind richtig
E) 1-5, alle sind richtig

Frage 452
Aussagenkombination
Welche der folgenden Aussagen trifft (treffen) zu?
Kennzeichen einer Osteochondrosis dissecans (umschriebene Knochennekrose) ist (sind):

1) Gelenkschmerzen bei Belastung
2) Absolute Bewegungssperre mit blitzartig einschießenden Schmerzen
3) Freier Gelenkkörper
4) Früharthrose
5) Extreme Erhöhung der Blutsenkungsgeschwindigkeit (sog. Sturzsenkung)

A) nur 3 ist richtig
B) nur 1 und 5 sind richtig
C) nur 2 und 4 sind richtig
D) nur 1, 2, 3 und 4 sind richtig
E) nur 2, 3, 4 und 5 sind richtig

Frage 453
Mehrfachauswahl
Welche der folgenden Aussagen über die Wirkung von Schilddrüsenhormonen treffen zu?
Wählen Sie **zwei** Antworten!

A) Im Rahmen einer Hyperthyreose kommt es zu Bradykardien.
B) Schilddrüsenhormone steigern den Grundumsatz und den Gesamtstoffwechsel.
C) Die Sehnenreflexe sind bei einer Hypothyreose verlangsamt.
D) Bei einer Hyperthyreose ist die Haut typischerweise kühl, teigig und schuppend.
E) Ein Fingertremor und Schlaflosigkeit sind typische Symptome der Hypothyreose.

Frage 454
Aussagenkombination
Welche der folgenden Aussagen zu Wachstum und Entwicklung von Kindern treffen zu?

1) Die meisten Kinder sind bei der Geburt zwischen 46 cm und 54 cm lang.
2) Als Faustregel für die Gewichtsentwicklung gilt: im Alter von fünf Monaten hat sich das Geburtsgewicht verdoppelt.
3) Bezogen auf das Körpergewicht haben Säuglinge einen höheren Flüssigkeitsbedarf als ältere Kinder und Erwachsene.
4) Ein normal entwickeltes Kind muss im Alter von 12 Monaten frei laufen können.
5) Ein altersgerecht entwickelter Säugling kann im Alter von 10 Monaten frei sitzen.

A) nur 1 und 3 sind richtig
B) nur 1, 2 und 5 sind richtig
C) nur 2, 4 und 5 sind richtig
D) nur 1, 2, 3 und 5 sind richtig
E) nur 2, 3, 4 und 5 sind richtig

Frage 455
Einfachauswahl
Welche Aussage zum Arteriensystem
trifft zu?

A) Arterien haben die Fähigkeit zur Auto-
regulation (d. h. zur Steuerung des
Blutflusses).
B) Unter einem Pulsdefizit beim Abtasten
der Arteria radialis versteht man eine
Pulszahl unter 40/min.
C) Die Weite der Arterien hängt allein
vom O_2-Gehalt des Blutes ab.
D) Eine Neubildung von Arterien findet
nach Abschluss des Körperwachstums
nicht mehr statt.
E) Unter Endarterien versteht man Arte-
rien mit Anastomosen zu anderen
Arterien.

Frage 456
Aussagenkombination
Welche der folgenden Aussagen zum
Urin trifft (treffen) zu?

1) Eine Rotfärbung des Urins ist beweisend für Blut im Urin.
2) Der Urin eines gesunden Menschen
ist beim Austritt aus der Harnröhre
immer keimfrei.
3) Die Urinausscheidung dient auch der
Regelung des Flüssigkeitshaushaltes.
4) Ein spezifisches Gewicht des Urins
von 1200 g/l weist auf eine erhöhte
Flüssigkeitszufuhr hin.
5) Die Menge des ausgeschiedenen Urins
entspricht der Menge des Primärharns.

A) nur 1 ist richtig
B) nur 3 ist richtig
C) nur 2 und 3 sind richtig
D) nur 3 und 4 sind richtig
E) nur 2, 3, 4 und 5 sind richtig

Frage 457
Aussagenkombination
Welche der folgenden Aussagen zur
Meningokokken-Meningitis trifft
(treffen) zu?

1) Bei Kleinkindern sind auch Meningokokken die Ursache einer eitrigen
Meningitis.
2) Meningismuszeichen können bei alten
Menschen, Säuglingen oder im Koma
fehlen.
3) Das Auftreten von Exanthemen spricht
gegen eine Meningokokken-Meningitis.
4) Eine gefürchtete Komplikation mit
hoher Sterblichkeit ist die Meningokokken-Sepsis (Waterhouse-Friderichsen-Syndrom).
5) Die Inkubationszeit beträgt meist 1 bis
10 Tage.

A) nur 1 ist richtig
B) nur 3 und 4 sind richtig
C) nur 1, 2 und 5 sind richtig
D) nur 1, 2, 4 und 5 sind richtig
E) 1-5, alle sind richtig

Frage 458
Einfachauswahl
Welche Aussage trifft den Zeitraum der
Ansteckungsfähigkeit von Virus-Hepati-
tis A am besten?

A) Unmittelbar mit dem Zeitpunkt der
Infektion (Ansteckung).
B) 1 bis 2 Wochen vor dem Auftreten der
Gelbsucht (Ikterus).
C) 1 bis 2 Wochen vor bis etwa 1 Woche
nach Auftreten der Geldsucht (Ikte-
rus).
D) 1 Woche ab dem Zeitpunkt des Auf-
tretens der Gelbsucht (Ikterus).
E) Ab dem Zeitpunkt des Auftretens der
Gelbsucht (Ikterus) bis etwa 1 Woche
nach dem Verschwinden der Gelb-
sucht (Ikterus).

Frage 459
Mehrfachauswahl
Schwere außergewöhnliche Bedrohungs-
situationen können eine posttraumatische
Belastungsstörung verursachen.
Welche der folgenden Aussagen treffen
zu?
Wählen Sie **zwei** Antworten!

A) Die posttraumatische Belastungsstörung folgt dem Trauma meist unmittelbar (nach 1 bis maximal 7 Tagen).

B) Die posttraumatische Belastungsstörung wird häufig kompensiert durch verstärkte Anteilnahme des Patienten am sozialen Leben der unmittelbaren Umgebung.

C) Nach dem erlebten Trauma verfallen die Patienten in einen Tiefschlaf (Erschöpfungsschlaf).

D) Das traumatische Ereignis wird wiederholt in sich aufdrängenden Erinnerungen oder in Träumen erlebt, als ob das traumatische Ereignis wiedergekehrt wäre.

E) Folgen einer posttraumatischen Belastungsstörung können übermäßiger Alkoholkonsum und Drogeneinnahme sein.

Frage 460
Mehrfachauswahl
Wählen Sie **zwei** Antworten! Überprüfen Sie folgende Aussagen zu Immunglobulinen, die als Antikörper in Aktion treten:

A) IgG sind die Frühreaktion der Immunantwort.

B) IgA finden sich in Speichel-, Magen- und Darmsekreten.

C) IgE sind an der Auslösung von Urtikaria und Quincke-Ödemen beteiligt.

D) IgM sind plazentagängig.

E) IgM sind die Spätreaktion der Immunantwort.

Frage 461
Aussagenkombination
Welche der folgenden Aussagen zur Hyperurikämie bzw. Gicht treffen zu?

1) Beim akuten Gichtanfall ist sehr häufig das Großzehengrundgelenk betroffen.

2) Gicht zeigt ein gehäuftes gemeinsames Vorkommen mit den Erkrankungen des metabolischen Syndroms.

3) Fasten kann einen akuten Gichtanfall auslösen.

4) Der akute Gichtanfall kann von Fieber, Leukozytose und BKS-Erhöhung begleitet sein.

5) Eine asymptomatische Hyperurikämie ist viel häufiger als die manifeste Gicht.

A) nur 2 und 5 sind richtig
B) nur 1, 2 und 4 sind richtig
C) nur 1, 4 und 5 sind richtig
D) nur 3, 4 und 5 sind richtig
E) 1-5, alle sind richtig

Frage 462
Aussagenkombination
Welche der folgenden Aussagen zu lärmbedingten Gehörschäden trifft (treffen) zu?

1) Gehörschäden können berufsbedingt sein.

2) Gehörschäden entstehen nur bei hohen Schallfrequenzen.

3) Erst ab ca. 150 dB(Dezibel) kann es zu Schäden kommen.

4) Gehörschäden können sowohl durch akute Ereignisse wie auch bei Dauerbelastungen auftreten.

5) Typischerweise entstehen dabei Schäden der Schallleitung im Mittelohr.

A) nur 1 ist richtig
B) nur 1 und 4 sind richtig
C) nur 1, 4 und 5 sind richtig
D) nur 2, 3, 4 und 5 sind richtig
E) 1-5, alle sind richtig

Frage 463
Mehrfachauswahl
Welche der folgenden Aussagen zu zerebralen Krampfanfällen treffen zu?
Wählen Sie **zwei** Antworten!

A) Jeder zerebrale Krampfanfall geht mit einer Bewusstseinsstörung einher.

B) Im Rahmen eines generalisierten Krampfanfalles (Grand-mal-Epilepsie) hat der Patient extrem enge Pupillen.

C) Ein Gelegenheitskrampf (Okkasions-
krampf) bedarf keiner neurologischen
Abklärung.
D) Dem Krampfanfall kann eine Aura
vorangehen, z. B. die Wahrnehmung
eines Geruches oder Geschmackes.
E) Hinter einem epileptischen Anfall
kann sich auch ein Gehirntumor
verbergen.

Frage 464
Mehrfachauswahl
Welche der folgenden Aussagen zu geni-
talen Chlamydien-Infektionen treffen zu?
Wählen Sie **zwei** Antworten!

A) Chlamydien-Infektionen kommen bei
Männern nicht vor.
B) Bei Frauen führt die Infektion in der
Regel zu eitrigem, übel riechendem
Ausfluss.
C) Chlamydien-Infektionen sind bei
Frauen eine häufige Ursache der
erworbenen Sterilität.
D) Der Sexualpartner einer Erkrankten
muss mitbehandelt werden.
E) Die weibliche Infektion wird durch
regelmäßige Scheidenspülung mit
jodhaltigen Lösungen behandelt.

Frage 465
Aussagenkombination
Welche der folgenden Aussagen treffen
zu?
Eine diabetische Neuropathie kann sich
äußern als:

1) Blasenentleerungsstörung
2) Herzrhythmusstörungen
3) Erektionsstörungen
4) Epicondylitis humeri radialis
5) Distal betonte, symmetrische sensible
Reiz- und Ausfallerscheinungen

A) nur 2 und 3 sind richtig
B) nur 1, 3 und 5 sind richtig
C) nur 1, 4 und 5 sind richtig
D) nur 1, 2, 3 und 5 sind richtig
E) 1-5, alle sind richtig

Frage 466
Einfachauswahl
Welche Aussage zu Erkrankungen des
Verdauungstraktes trifft zu?

A) Beim Malassimilationssyndrom
kommt es zu einer verstärkten Resorp-
tion von Nahrungsmitteln.
B) Bei der einheimischen Sprue liegt eine
Glukoseunverträglichkeit vor.
C) Morbus Crohn ist eine chronische Ent-
zündung des Verdauungstraktes, die
vom Mund bis zum Anus auftreten
kann.
D) Die Colitis ulcerosa tritt im gesamten
Darmbereich, vom Duodenum bis zum
Anus auf.
E) Noroviren verursachen Durchfall
durch eine chronische Entzündung des
Dünndarmes und des Dickdarms.

Frage 467
Aussagenkombination
Welche der genannten Symptome ist
(sind) typisch für Asthma bronchiale?

1) Quälender Hustenreiz
2) Erhöhung der Vitalkapazität
3) Verlängerte und erschwerte
Ausatmungsphase
4) Zähes Sputum
5) Erweiterung der Bronchien bei
körperlicher Belastung

A) nur 2 ist richtig
B) nur 1, 2 und 3 sind richtig
C) nur 1, 3 und 4 sind richtig
D) nur 1, 2, 3 und 4 sind richtig
E) 1-5, alle sind richtig

Frage 468
Einfachauswahl
Welche Aussage trifft zu?
Ösophagusvarizen bei Leberzirrhose sind
Folge

A) einer generalisierten Schädigung
der Gefäße
B) eines Pfortaderhochdruckes

C) einer chronischen Schädigung der Speiseröhre durch Alkoholabusus
D) einer erhöhten Blutungsneigung
E) einer anlagebedingten Bindegewebsschwäche

Frage 469
Aussagenkombination
Welche der folgenden Aussagen über die Nieren treffen zu?

1) Ein prärenales Nierenversagen entsteht bei einer Harnabflussstörung.
2) Bei einem akuten Nierenversagen kommt es in der Folge zu einer Hypokaliämie.
3) Symptome der Urämie können Übelkeit, Brechreiz und Kopfschmerzen sein.
4) Ein postrenales Nierenversagen tritt bei einer Durchfallerkrankung mit starkem Flüssigkeitsverlust auf.
5) In der Rückbildungsphase des akuten Nierenversagens kann es zur Polyurie kommen.

A) nur 3 und 5 sind richtig
B) nur 1, 2 und 4 sind richtig
C) nur 1, 3 und 5 sind richtig
D) nur 3, 4 und 5 sind richtig
E) 1-5, alle sind richtig

Frage 470
Mehrfachauswahl
Welche der folgenden Aussagen zum Karpaltunnelsyndrom treffen zu?
Wählen Sie **zwei** Antworten!

A) Es handelt sich um eine Kompression des Nervus medianus
B) Schmerzen bestehen ausschließlich tagsüber
C) Die Parästhesien betreffen typischerweise den kleinen Finger
D) Eine Atrophie der Daumenballenmuskulatur kann auf ein Karpaltunnelsyndrom hinweisen
E) Eine Sensibilitätsstörung des Zeigefingers spricht gegen ein Karpaltunnelsyndrom

Frage 471
Einfachauswahl
Welche Aussage trifft zu?
Bewusstseinsstörungen sind zu erwarten bei:

A) Depressivem Syndrom (z. B. Depression)
B) Paranoid-halluzinatorischem Syndrom
C) Akinetischem Syndrom (Stupor)
D) Amnestischem Syndrom (Korsakow-Syndrom)
E) Grand-mal-Epilepsie

Frage 472
Einfachauswahl
Welche Gesamteiweißmenge (in Gramm) sollte eine gesunde erwachsene Frau pro Tag in etwa zu sich nehmen?

A) weniger als 5g
B) 10 – 20 g
C) 40 – 60 g
D) 120 – 140 g
E) mehr als 150 g

Frage 473
Aussagenkombination
Welche der folgenden Aussagen zur Urolithiasis (Harnsteinleiden) treffen zu?

1) Während der Kolik kommt es zu vermehrtem Urinabgang.
2) Häufigste Komplikation ist die Harnwegsinfektion.
3) Es kann ein reflektorischer Subileus auftreten.
4) Eine Hämaturie ist beweisend für eine Urolithiasis.
5) Proteinreiche Ernährung vermindert das Risiko der Harnsteinbildung.

A) nur 1 und 3 sind richtig
B) nur 2 und 3 sind richtig
C) nur 1, 2 und 5 sind richtig
D) nur 2, 3 und 5 sind richtig
E) 1-5, alle sind richtig

Frage 474
Aussagenkombination
Typischerweise sind halbseitige Kopfschmerzen / Kopfschmerzattacken zu
erwarten bei:

1) Sog. Nitratkopfschmerz (nach
   Einnahme von Nitroglycerin®)
2) Akutem Glaukomanfall auf
   einem Auge
3) Migräne
4) Nach einer Lumbalpunktion
5) Meningitis

A) nur 2 und 3 sind richtig
B) nur 1, 2 und 4 sind richtig
C) nur 2, 3 und 4 sind richtig
D) nur 2, 3 und 5 sind richtig
E) nur 3, 4 und 5 sind richtig

Frage 475
Mehrfachauswahl
Welche der folgenden Befunde liegen
beim nephrotischen Syndrom vor?
Wählen Sie **zwei** Antworten!

A) Hyperproteinämie (zu viel Eiweiß im
   Blut)
B) Erhöhtes Serumalbumin
C) Starke Proteinurie (Eiweißausschei-
   dung im Urin)
D) Erniedrigte Blutfette
E) Ödeme

Frage 476
Einfachauswahl
Welche der nachfolgenden Tätigkeiten
darf ein Heilpraktiker nach den geltenden
Rechtsvorschriften ausführen?

A) Behandlung einer Aids-Erkrankung
B) Verschreibung von Morphinpflaster
   zur Anwendung bei starken Schmerz-
   zuständen
C) Behandlung einfacher, unkomplizierter Zahnfleischerkrankungen
D) Diagnostik und Behandlung chronischer Schmerzzustände
E) Vornahme der Leichenschau

Frage 477
Einfachauswahl
Ein Mangel an Vitamin B 1 (Thiamin)
kann im zentralen Nervensystem (ZNS)
zu folgendem Krankheitsbild führen:

A) Multipler Sklerose
B) Morbus Parkinson
C) Wernicke-Enzephalopathie
D) Pick-Krankheit (umschriebene pro-
   gressive Hirnatrophie)
E) Chorea minor („kleiner Veitstanz")

Frage 478
Mehrfachauswahl
Welche der folgenden Aussagen zum
Arteriensystem treffen zu?
Wählen Sie **zwei** Antworten!

A) Die sog. „Windkesselfunktion" der
   Aorta ist für den kontinuierlichen
   Blutfluss zwischen Systole und Diastole verantwortlich.
B) In den Arterien befinden sich Klappen,
   die das Zurückfließen des Blutes verhindern.
C) Die Lungenarterien enthalten sauerstoffreiches Blut.
D) Alle Blutgefäße, die vom Herzen weg-
   führen, werden als Arterien bezeichnet.
E) Die Arterien haben mit der Regulation
   des Blutdruckes nichts zu tun.

Frage 479
Aussagenkombination
Verschiedene Infektionskrankheiten wer-
den durch Trinken von mit Erregern ver-
unreinigtem Wasser übertragen.
Für welche der im Folgenden genannten
Krankheiten trifft dies typischerweise zu?

1) Typhus
2) Hepatitis A
3) Legionellose
4) Masern
5) Cholera

A) nur 5 ist richtig
B) nur 1 und 2 sind richtig
C) nur 2 und 5 sind richtig
D) nur 1, 2 und 5 sind richtig
E) 1-5, alle sind richtig

Frage 480
Aussagenkombination
Welche der folgenden Aussagen zu
den oberen Luftwegen bzw. Ohren
sind richtig?

1) Das Nasenseptum (Nasenscheidewand) besteht aus einem knöchernen
   und einem knorpeligen Anteil.
2) Die Eustachische Röhre (Ohrtrompete) stellt eine Verbindung
   vom Innenohr zum Mittelohr dar.
3) Von den Seitenwänden der Nase ragen
   Nasenmuscheln in das Naseninnere
4) Im Bereich der oberen Nasenmuscheln befinden sich die Riech-
   zellen.
5) Vergrößerungen der Rachenmandeln
   führen häufig zu Mittelohrentzündungen

A) nur 1 und 2 sind richtig
B) nur 1 und 3 sind richtig
C) nur 4 und 5 sind richtig
D) nur 1, 3, 4 und 5 sind richtig
E) 1-5, alle sind richtig

FRAGEN
MC 9

Frage 481
Mehrfachauswahl
Bei welcher der folgenden Erkrankungen der Mutter während der Schwangerschaft ist mit einer Embryopathie/Fetopathie zu rechnen?
Wählen Sie **zwei** Antworten!

A) Diphtherie
B) Röteln
C) Cholera
D) Toxoplasmose
E) Scharlach

Frage 482
Einfachauswahl
Sie machen einen Hausbesuch bei einem Patienten, der ständig nestelnde Bewegungen mit den Händen ausführt. Er ist scheinbar orientierungslos, redet ohne erkennbaren Zusammenhang und hat scheinbar optische Halluzinationen. Welche der genannten Erkrankungen kommt am ehesten in Betracht?

A) Manische Phase
B) Demenz
C) Delirium tremens
D) SHT (Schädel-Hirn-Trauma)
E) Schizophrenie

Frage 483
Mehrfachauswahl
Welche der folgenden Aussagen zur fortgeschrittenen Herzinsuffizienz treffen zu?
Wählen Sie **zwei** Antworten!

A) Typisches Symptom der reinen Linksherzinsuffizienz ist eine Stauungsleber.
B) Eine mögliche Komplikation sind Herzrhythmusstörungen.
C) Bei der Linksherzinsuffizienz kann man über der Lunge feuchte Rasselgeräusche auskultieren.

D) Bei der chronischen Herzinsuffizienz kommt es zu einer Herzverkleinerung.
E) Der Patient sollte sehr viel trinken.

Frage 484
Einfachauswahl
Bei einem Patienten besteht ein Fassthorax, ferner bei der Auskultation ein allgemein abgeschwächtes Atemgeräusch, bei der Perkussion ein hypersonorer Klopfschall.
Der Befund spricht am ehesten für

A) ein Lungenödem
B) eine Pneumonie
C) einen Asthmaanfall
D) ein Lungenemphysem
E) eine Atelektase

Frage 485
Mehrfachauswahl
Welche der folgenden Aussagen treffen zu?
Wählen Sie **zwei** Antworten!

Die Arteriitis temporalis

A) zeigt sich oft in pochenden Schläfenkopfschmerzen
B) ist bakteriell bedingt
C) kann (bei Befall der Arteria ophthalmica) zur Erblindung führen
D) tritt bevorzugt bei 20-30 jährigen auf
E) muss mit Antibiotika behandelt werden

Frage 486
Einfachauswahl
Welche Aussage über Darmerkrankungen trifft zu?

A) Die Divertikulose tritt überwiegend im Jejunum auf.
B) An Zöliakie erkrankte Kinder sollen eine Diät mit Weizen-, Gerste- und Roggenprodukten erhalten
C) Der M. Crohn ist eine Erkrankung des höheren Lebensalters, d.h. ab dem 60. Lebensjahr.

D) Die Colitis ulcerosa tritt in allen Darmabschnitten vom Mund bis zum After auf.

E) Bei der Colitis ulcerosa ist die Gefahr einer karzinomatösen Entartung größer als beim M. Crohn.

Frage 487
Einfachauswahl
Welche Aussage trifft zu?
Die Borkenflechte (Impetigo contagiosa)

A) hat Mykobakterien als Erreger
B) ist eine virale Hautinfektion
C) wird über die Atemwege übertragen
D) manifestiert sich primär am Stamm von Kleinkindern
E) hat honiggelbe Krusten als Erscheinungsbild

Frage 488
Einfachauswahl
Sie werden zu einem Hausbesuch zu einer Patientin gebeten und erfahren, dass sie an einer Depression leidet, die vom Arzt medikamentös behandelt wird. Seit 5 Tagen nimmt sie schon die (trizyklischen) Antidepressiva ein, und es zeigt sich keinerlei Besserung der Stimmung. (Eine Suizidgefährdung ist nicht gegeben). Wie ist Ihr weiteres Vorgehen?

A) Da sich nach 5 Tagen noch keinerlei Besserung zeigt, setzten Sie das Medikament ab und raten einen Psychiater aufzusuchen.
B) Sie setzen das bisher verordnete Medikament ab und verordnen Johanniskraut.
C) Da sich bisher keinerlei Besserung eingestellt hat, schlagen Sie vor, die Dosis des verschriebenen Medikaments zu erhöhen.
D) Nachdem Sie sich überzeugt haben, dass die Patientin gut betreut wird, raten Sie ihr weiter abzuwarten, da die Medikamente meist längere Zeit brauchen, bis sich eine Wirkung einstellt.
E) Da das Medikament keine Wirkung zeigt, muss die Ursache der Depression herausgefunden werden, am besten durch eine analytische Vorgehensweise.

Frage 489
Mehrfachauswahl
Welche der folgenden Aussagen zur Glomerulonephritis treffen zu?
Wählen Sie **zwei** Antworten!

A) Die Glomerulonephritis ist eine entzündlich-immunologische Erkrankung der Glomeruli.
B) Die akute Glomerulonephritis wird ausschließlich durch Streptokokken ausgelöst.
C) Die sog. Volhard-Trias (Hämaturie, Hypertonie, Ödeme) spricht gegen eine akute Glomerulonephritis.
D) Bei der sog. „schnell fortschreitenden Glomerulonephritis" (rapid progredient) kann es innerhalb von kurzer Zeit (innerhalb von Monaten) zum Nierenversagen kommen.
E) Bei der chronischen Glomerulonephritis ist der Blutdruck nie erhöht.

Frage 490
Mehrfachauswahl
Welche der folgenden Aussagen treffen zu? Wählen Sie **zwei** Antworten!
Das Ovarialkarzinom

A) hat eine gute Prognose
B) tritt bevorzugt bei jungen Frauen auf
C) wird durch die langjährige Einnahme von Kontrazeptiva verursacht
D) kann familiär gehäuft auftreten
E) hat keine charakteristischen Frühsymptome

Frage 491
Einfachauswahl
Bei einem Patienten besteht Fieber, Dyspnoe, gedämpfter Klopfschall, bei der Auskultation feinblasige (klingende) Rasselgeräusche.
Der Befund spricht am ehesten für

A) ein Lungenödem
B) eine Pneumonie
C) ein Asthmaanfall
D) ein Lungenemphysem
E) eine Lungenfibrose

Frage 492
Mehrfachauswahl
Welche der genannten Lokalisationen
sind typisch für das Auftreten der rheumatoiden Arthritis?
Wählen Sie **zwei** Antworten!

A) Großzehengrundgelenke
B) Fingergrundgelenke
C) Sakroiliakalgelenke
D) Brustwirbelsäule
E) proximale Interphalangealgelenke
   (Fingermittelgelenke)

Frage 493
Einfachauswahl
Welche Krankheit kann ursächlich für ein
Gallensteinleiden sein?

A) Pneumonie
B) Hämolytische Anämie
C) chronische Pyelonephritis
D) Herzinsuffizienz
E) Colitis ulcerosa

Frage 494
Aussagenkombination
Welche Komplikationen bzw. Symptome
können bei einer Anorexia nervosa auftreten?

1) Abführmittelmissbrauch
2) Suizidalität
3) Natrium- und Kaliummangel
4) Selbst induziertes Erbrechen
5) deutliche Verminderung der Libido
   bei Männern

A) nur 1 und 3 sind richtig
B) nur 2, 4 und 5 sind richtig
C) nur 1, 2, 3 und 4 sind richtig
D) nur 2, 3, 4 und 5 sind richtig
E) 1-5, alle sind richtig

Frage 495
Mehrfachauswahl
Welche der folgenden Aussagen
der akuten Pankreatitis treffen zu?
Wählen Sie **zwei** Antworten!

A) Typisch ist ein akuter Beginn mit
   scharf begrenzten Schmerzen im
   rechten Oberbauch.
B) Eine hypertone Krise ist als Komplikation in sehr vielen Fällen zu erwarten.
C) Ein Hinterwandinfarkt kann ähnliche
   Schmerzen zeigen.
D) Elektrolytentgleisungen (Hypokaliämie und Hypokalzämie) können vorkommen.
E) Eine der häufigsten Ursachen für eine
   akute Pankreatitis ist ein posttraumatisches Geschehen (Polytrauma mit
   Bauchverletzung).

Frage 496
Einfachauswahl
Welche Aussage zur mikrobiell bedingten Lebensmittelvergiftung und deren
Erreger trifft zu?

A) Es handelt sich meist um eine Infektion des Menschen mit Staphylococcus
   aureus.
B) Von Staphylococcus aureus gebildete
   Toxine werden auch durch 30-minütiges Erhitzen auf 100° C nicht zuverlässig zerstört.
C) Die Krankheitsdauer beträgt meist
   eine Woche.
D) Schleichender Krankheitsbeginn mit
   Fieber ist ein typisches Symptom.
E) Therapeutisch müssen schnellstmöglich Antibiotika verabreicht werden.

Frage 497
Mehrfachauswahl
Hämorrhoiden sind in Mitteleuropa eine häufige Erkrankung (etwa 70% der über 30 jährigen sind betroffen).
Welche der folgenden Aussagen zu Hämorrhoiden treffen zu?
Wählen Sie **zwei** Antworten!

A) Durch die Hormonumstellung in der Schwangerschaft sind werdende Mütter besonders vor Hämorrhoiden geschützt.
B) Sehr viel Flüssigkeitszufuhr begünstigt die Ausbildung von Hämorrhoiden, da es zum Anschwellen des submukösen Schwellkörpers im Analbereich kommt.
C) Hämorrhoidalblutungen sind oft typischerweise von dunkelroter bis meistens schwarzer Farbe.
D) Bei den so genannten inneren Hämorrhoiden handelt es sich um ausgeweitete und hypertrophische Arterien und Venen.
E) Ein Symptom im Anfangsstadium sind Blutungen ohne Schmerzen mit einem Dranggefühl.

Frage 498
Einfachauswahl
Welche Aussage zum Magen trifft zu?

A) Alle Drüsen des Magens bilden am Tag ca. 8-10 Liter Magensaft.
B) Der Intrinsic-Faktor – gebildet in der Magenschleimhaut – wird benötigt, um Vitamin B_{12} im Dünndarm zu resorbieren.
C) Die Pepsine aus den Hauptzellen der Magenschleimhaut sind dazu da, den Magen vor Geschwüren zu schützen.
D) Die Salzsäure des Magensaftes dient in erster Linie der Kohlenhydratverdauung.
E) In der Magenwand gibt es kein Muzin, da dies die Resorption von Vitaminen verhindern würde.

Frage 499
Aussagenkombination
Welche Therapieziele sind bei einem erwachsenen Patienten mit Diabetes mellitus Typ 2 anzustreben?

1) Body-Mass-Index < 30 kg/m^2
2) Nüchternblutzucker ≤ 120 mg/dl
3) Blutdruckhöhe 160/100 mmHg
4) Blutzucker nach dem Essen (postprandial) < 160 mg/dl
5) HbA$_{1c}$ von 9,5-10,5%

A) nur 1, 2 und 3 sind richtig
B) nur 1, 2 und 4 sind richtig
C) nur 1, 4 und 5 sind richtig
D) nur 2, 3 und 4 sind richtig
E) nur 2, 3 und 5 sind richtig

Frage 500
Aussagenkombination
Welche der folgenden Aussagen treffen zu?
Ursachen für eine Hypokaliämie können sein:

1) Laxanzienabusus
2) Diuretika (Saluretika z. B. Furosemid)
3) Hämolyse (z. B. nach Bluttransfusion)
4) Morbus Addison (Nebennierenrindeninsuffizienz)
5) Störung des Säure-Basen-Haushaltes

A) nur 1, 2 und 3 sind richtig
B) nur 1, 2 und 5 sind richtig
C) nur 1, 4 und 5 sind richtig
D) nur 2, 3 und 4 sind richtig
E) nur 3, 4 und 5 sind richtig

Frage 501
Aussagenkombination
Welche der folgenden Aussagen zur Zystitis (Harnblasenentzündung) trifft (treffen) zu?

1) Die Infektion erfolgt meist hämatogen (auf dem Blutweg).
2) Die Zuckerkrankheit ist ein Risikofaktor.

3) Als häufigsten Erreger findet man E. coli.
4) Typischerweise besteht ein klopfschmerzhaftes Nierenlager.
5) Besonders gefährdet sind Frauen in der Gravidität.

A) nur 3 ist richtig
B) nur 2 und 5 sind richtig
C) nur 1, 3 und 4 sind richtig
D) nur 2, 3 und 5 sind richtig
E) 1-5, alle sind richtig

Frage 502
Aussagenkombination
Welche der folgenden Aussagen zur Endometriose trifft (treffen) zu?

1) Sie kann symptomlos verlaufen.
2) Als Ursache wird verschlepptes Endometriumgewebe angenommen.
3) Sie betrifft ca. die Hälfte der Frauen im gebärfähigen Alter.
4) Sie kann zur Sterilität und Eileiterschwangerschaften führen.
5) Sie kommt in den Wechseljahren zur Ruhe.

A) nur 1 ist richtig
B) nur 2 ist richtig
C) nur 1 und 4 sind richtig
D) nur 1, 2 und 3 sind richtig
E) nur 1, 2, 4 und 5 sind richtig

Frage 503
Einfachauswahl
Welche Aussage trifft zu?
Eines der wesentlichen Kennzeichen einer COPD (chronisch-obstruktiven Lungenkrankheit) ist:

A) Beginn im frühen Lebensalter
B) Sauerstoffmangel durch behinderte Einatmung
C) Allergien in der Vorgeschichte
D) Eine Linksherzinsuffizienz
E) Gesteigerte Sputumproduktion (Auswurf)

Frage 504
Einfachauswahl
Welche Auswahl trifft zu?
Bei einer Demenz ist eine der unten genannten Eigenschaften/Fähigkeiten typischerweise am wenigsten eingeschränkt. Es handelt sich um:

A) Das Gedächtnis
B) Das Denken
C) Die Orientierung
D) Das Bewusstsein
E) Die Auffassungsgabe

Frage 505
Aussagenkombination
Welche der folgenden Aussagen trifft (treffen) zu?
Zum typischen klinischen Bild eines Schlaganfalls (Hirninfarkts) kann (können) gehören

1) Halbseitenlähmung
2) Gesichtsfeldausfall
3) Plötzlicher Schwindel
4) Blickwendungen zur Seite des Infarktes
5) Schluckstörungen

A) nur 1 ist richtig
B) nur 1 und 2 sind richtig
C) nur 2, 3 und 4 sind richtig
D) nur 2, 3, 4 und 5 sind richtig
E) 1-5, alle sind richtig

Frage 506
Einfachauswahl
Welche Aussage zum Keuchhusten trifft zu?

A) Keuchhusten ist eine Virusinfektion
B) Keuchhusten tritt nur bei Kindern auf
C) Eine Erkrankung an Keuchhusten ist für Säuglinge häufig lebensbedrohlich
D) Eine Impfung schützt lebenslang
E) Die Erkrankung dauert unbehandelt insgesamt vier Wochen

Frage 507
Mehrfachauswahl
Welche der genannten Erkrankungen sind mögliche Folgeerscheinungen einer chronischen Alkoholkrankheit?
Wählen Sie **zwei** Antworten!

A) Meningoenzephalitis
B) Wernicke-Enzephalopathie
C) Polyneuropathie
D) Multiple Sklerose
E) Schilddrüsenüberfunktion

Frage 508
Aussagenkombination
Welche der folgenden Aussagen zum Sympathikus trifft (treffen) zu?

1) Der Sympathikus gehört zum autonomen Nervensystem.
2) Die ganglionäre Überträgersubstanz ist das Serotonin.
3) Verstärkte Aktivität führt zur Erweiterung der Bronchien.
4) Verstärkte Aktivität bewirkt eine Abnahme der Herzfrequenz.
5) Verstärkte Aktivität verengt die Pupillen.

A) nur 1 ist richtig
B) nur 1 und 3 sind richtig
C) nur 3 und 4 sind richtig
D) nur 2, 4 und 5 sind richtig
E) 1-5, alle sind richtig

Frage 509
Einfachauswahl
Welche Aussage über Störungen im Elektrolythaushalt trifft zu?

A) Eine Hypokalzämie ist Folge eines Parathormonüberschusses
B) Eine Hypokaliämie tritt auf bei verstärkter Hämolyse, Niereninsuffizienz oder Nebenniereninsuffizienz
C) Mögliche Symptome einer Hypokaliämie sind Muskelschwäche, Abschwächung der Muskeleigenreflexe, Extrasystolen und Tachykardie

D) Eine Hyperkalzämie führt zu Tetanie mit Pfötchenstellung und Stimmritzenkrampf
E) Laxanzienabusus und auch Diarrhö führen zu einer Hyperkaliämie

Frage 510
Einfachauswahl
Welche Aussage trifft zu?
Ein bisher gesunder Jugendlicher kommt zu Ihnen in die Praxis. Er klagt über beidseitige Schmerzen während oder nach längerer Kniebeugung oder Treppensteigen.
Es handelt sich am ehesten um

A) Chondropathia patellae
B) Fortgeschrittene Gonarthrose
C) Morbus Reiter
D) Chronische Polyarthritis
E) Gicht

Frage 511
Mehrfachauswahl
Welche der folgenden Aussagen zum Auge treffen zu?
Wählen Sie **zwei** Antworten!

A) Die Augenkammer ist mit Tränenflüssigkeit gefüllt
B) Die Augenkammer ist durch die Iris in vordere und hintere Augenkammer geteilt
C) In der Ziliardrüse (Epithelschicht des Ziliarkörpers) wird das Kammerwasser produziert
D) Nur durch vermehrte Produktion von Kammerwasser kann es zum Glaukomanfall kommen
E) Der „Grüne Star" entsteht durch eine Linsentrübung

Frage 512
Mehrfachauswahl
Welche der folgenden Aussagen zur Commotio cerebri (Schädelhirntrauma 1. Grades) treffen zu?
Wählen Sie **zwei** Antworten!

A) Typisch für eine Commotio cerebri ist ein sofortiger Bewusstseinsverlust oder eine sofortige Bewusstseinstrübung
B) Der Bewusstseinsverlust bei einer Commotio cerebri dauert in der Regel zwischen 1-3 Stunden
C) Postkommotionelle Beschwerden äußern sich vor allem in Durchfällen
D) Bei einer Commotio cerebri handelt es sich um eine traumatische Hirnschädigung infolge stumpfer Gewalteinwirkung
E) Die vegetative Symptomatik bei einer Commotio cerebri bildet sich oft nur unvollständig zurück

Frage 513
Einfachauswahl
Welche Aussage zur Differenzialdiagnose des Krankheitsbildes „Harnleiterstein" trifft zu?

A) Aufgrund der Symptomatik lässt sich eine Appendizitis ausschließen
B) Auch Blutgerinnsel im Ureter können eine Kolik auslösen
C) Eine Hodentorsion macht immer andere Symptome
D) Typisch für den Harnleiterstein ist eine Elektrolytentgleisung
E) Symptomlose kleine Steine (< 1 mm Durchmesser) sollten frühzeitig operativ entfernt werden

Frage 514
Einfachauswahl
Welche Aussage trifft zu?
Die Colitis ulcerosa

A) Ist eine chronisch-entzündliche Erkrankung des gesamten Magen-Darm-Traktes
B) Kann u.a. zu folgenden Komplikationen führen: massive Darmblutungen, Darmdurchbruch, Darmkrebs
C) Kann chirurgisch nicht geheilt werden
D) Tritt hauptsächlich im hohen Lebensalter (ab dem 60. Lebensjahr) auf
E) Hat als Leitsymptom Teerstühle

Frage 515
Einfachauswahl
Welche Aussage zu Masern trifft zu?

A) Masern werden typischerweise fäkaloral übertragen.
B) Die Infektiosität beginnt erst nach Auftreten des Exanthems.
C) Nach einer Masernerkrankung besteht in der Regel für maximal zwei bis drei Jahre eine Immunität gegen Masern.
D) Charakteristisch ist das makulopapulöse, konfluierende Exanthem, welches sich vom Kopf zu den Füßen ausbreitet.
E) Das Masernvirus ist wenig kontagiös (ansteckend).

Frage 516
Aussagenkombination
Welche der folgenden Aussagen treffen zu?
Manche Auslöser eines Asthmaanfalls sind:

1) Hyperthyreose
2) Bestimmte Medikamente
3) Körperliche Anstrengung
4) Kalte Luft
5) Virusinfekte

A) nur 4 und 5 sind richtig
B) nur 1, 2 und 3 sind richtig
C) nur 2, 3 und 4 sind richtig
D) nur 1, 2, 3 und 4 sind richtig
E) nur 2, 3, 4 und 5 sind richtig

Frage 517
Aussagenkombination
Nach § 6 Abs. 1 Infektionsschutzgesetz (IfSG) gehören zu den namentlich meldepflichtigen Krankheiten (bei Krankheitsverdacht, Erkrankung sowie Tod):

1) Meningokokken-Sepsis
2) Tollwut
3) Akute Virushepatitis
4) Enteropatisches hämolytisch-urämisches Syndrom (HUS)
5) Diphtherie

A) nur 1 und 3 sind richtig
B) nur 2, 4 und 5 sind richtig
C) nur 1, 3, 4 und 5 sind richtig
D) nur 2, 3, 4 und 5 sind richtig
E) 1-5, alle sind richtig

Frage 518
Einfachauswahl
Welches der genannten Erscheinungsbilder an der Haut/den Hautanhangs-
gebilden ist ein möglicher Hinweis auf
ein Leberleiden?

A) Trommelschlegelfinger
B) Erythema migrans
C) Palmarerythem
D) Erysipel (Wundrose)
E) Impetigo contagiosa

Frage 519
Mehrfachauswahl
Welche der folgenden Aussagen zur
Dupuytren-Kontraktur treffen zu?
Wählen Sie **zwei** Antworten!

A) Die Dupuytren-Kontraktur ist eine
   Verhärtung der Handmuskulatur
B) Sie führt zu Knötchenbildung im
   Bereich der Hohlhand
C) Sie kommt gehäuft bei Leberzirrhose
   und Diabetes mellitus vor
D) Die primäre Behandlung der
   Dupuytren-Kontraktur besteht
   in Krankengymnastik
E) Die Dupuytren-Kontraktur ist eine Er-
   krankung des Daumengrundgelenkes

Frage 520
Aussagenkombination
Welche der folgenden Aussagen zu
Furunkeln treffen zu?

1) Erreger eines Furunkels sind meist
   Staphylokokken.
2) Furunkel können an jeder Stelle der
   behaarten Körperhaut vorkommen.
3) Patienten mit einem Diabetes mellitus
   sind aufgrund ihrer besonderen Stoffwechsellage besonders geschützt vor
   Furunkeln.

4) Bei Gesichtsfurunkeln (Nase und
   Oberlippe) besteht die Gefahr einer
   Sinusthrombose.
5) Ein Furunkel ist ein schmerzloser,
   blasser Knoten.

A) nur 1, 2 und 3 sind richtig
B) nur 1, 2 und 4 sind richtig
C) nur 1, 3 und 4 sind richtig
D) nur 2, 3, 4 und 5 sind richtig
E) 1-5, alle sind richtig

Frage 521
Mehrfachauswahl
Welche Aussage zu den Venen trifft zu?
Wählen Sie **zwei** Antworten!

A) Die Pfortader gehört zum Venensystem
B) Die obere Mesenterialvene mündet
   in die untere Hohlvene
C) Die Lungenvenen enthalten sauerstoffarmes Blut
D) Die Venenklappen dienen zur Aufrechterhaltung des venösen Blutflusses
E) Die physiologische Flussrichtung des
   venösen Blutes am Bein ist von innen
   nach außen

Frage 522
Einfachauswahl
Welche Aussage trifft zu?
Humane Papillomaviren sind an der Ent-
wicklung folgender Tumore maßgeblich
beteiligt:

A) Leberkarzinome
B) Magenkarzinome
C) Zervixkarzinome
D) Lungenkarzinome
E) Pankreaskarzinome

Frage 523
Aussagenkombination
Welche der folgenden Aussagen zum
Suizid trifft (treffen) zu?

1) Der Betroffene sollte nicht auf einen
   geplanten Suizid angesprochen
   werden

2) In Deutschland liegt der Suizid an Rang 2 der Todesursachen

3) Zu den Risikogruppen zählen allein- lebende Patienten ohne enge familiäre Bindung

4) Wer einmal einen Suizidversuch unternommen hat wird dies nie wieder tun

5) Lehnt ein Suizidgefährdeter eine Behandlung ab, so muss dies akzeptiert werden

A) nur 3 ist richtig
B) nur 1 und 4 sind richtig
C) nur 2 und 3 sind richtig
D) nur 4 und 5 sind richtig
E) 1-5, alle sind richtig

Frage 524
Einfachauswahl
Welche Aussage trifft zu?
Eine Tafel Schokolade (100 g, davon etwa 30 g Fett, 60 g Kohlenhydrate) hat etwa folgenden Energiegehalt:

A) 10-20 kcal
B) 80-150 kcal
C) 500-600 kcal
D) 1000-1200 kcal
E) 1900-2000 kcal

Frage 525
Einfachauswahl
Welche Aussage zur Lungenembolie trifft zu?

A) Die Krankheitssymptome sind in der Regel eindeutig.
B) Diese Erkrankung gibt es praktisch nur nach Operationen.
C) Ein abwartendes Verhalten ist in der Regel ausreichend.
D) Häufig ist ein rezidivierender Verlauf mit Schwindelanfällen, kurzfristigen Synkopen und einer Tachykardie.
E) Der Thrombus kommt in der Regel aus dem Einzugsbereich der oberen Hohlvene.

Frage 526
Einfachauswahl
Welche Aussage trifft zu?
Ein diastolisches Herzgeräusch spricht

A) für eine Trikuspidalklappen- insuffizienz
B) für eine Mitralklappeninsuffizienz
C) für eine Pulmonalklappenstenose
D) für eine Aortenklappeninsuffizienz
E) für ein funktionelles Herzgeräusch

Frage 527
Aussagenkombination
Welche der folgenden Aussagen trifft (treffen) zu?
Die chronische Polyarthritis

1) ist eine systemische Autoimmun- erkrankung
2) befällt mehr Männer als Frauen
3) beginnt in der Synovia
4) kann auch im Kindesalter auftreten (Still-Krankheit)
5) zeigt keine röntgenologischen Veränderungen

A) nur 1 ist richtig
B) nur 3 und 5 sind richtig
C) nur 4 und 5 sind richtig
D) nur 1, 3 und 4 sind richtig
E) 1-5, alle sind richtig

Frage 528
Aussagenkombination
Welche der folgenden Erkrankungen lösen in der Regel Durchfälle aus?

1) Kurzdarmsyndrom
2) Schilddrüsenüberfunktion
3) Schilddrüsenunterfunktion
4) Hypokaliämie
5) Hyperkalzämie

A) nur 1 und 2 sind richtig
B) nur 2 und 4 sind richtig
C) nur 1, 2 und 4 sind richtig
D) nur 2, 4 und 5 sind richtig
E) nur 3, 4 und 5 sind richtig

Frage 529
Aussagenkombination
Welche der folgenden Aussagen treffen zu?
Ursachen von Schmerzen im Bereich der linken Schulter können sein:

1) Einengung der Supraspinatussehne (Impingement-Syndrom)
2) Herzinfarkt
3) Omarthrose (Arthrose im Schultergelenk)
4) Ruptur der langen Bizepssehne
5) Zervikobrachiales Syndrom (Halswirbelsäulensyndrom)

A) nur 1 und 4 sind richtig
B) nur 1, 3 und 4 sind richtig
C) nur 2, 3 und 5 sind richtig
D) nur 1, 3, 4 und 5 sind richtig
E) 1-5, alle sind richtig

Frage 530
Mehrfachauswahl
Welche der folgenden Aussagen treffen zu?
Wählen Sie **zwei** Antworten!
Grundsätze der Sterilisation sind:

A) Die trockene Hitze ist der Dampfsterilisation überlegen.
B) Die zu sterilisierenden Objekte müssen vor der Sterilisation nicht gereinigt werden.
C) Die Lagerung des Materials ist für die erfolgreiche Sterilisation wichtig.
D) Der Sterilisationserfolg muss durch Behandlungsindikatoren (z. B. Sporenpäckchen) überprüft werden.
E) Es sollen große Verpackungseinheiten hergestellt werden.

Frage 531
Einfachauswahl
Welches ist eine prärenale Ursache (also vor der Niere gelegene Ursache) einer Blutausscheidung im Urin?

A) Bei Frauen die Verunreinigung des Urins durch die Periodenblutung
B) Glomerulonephritis
C) Harnsteine
D) Antikoagulantien wie Marcumar® (Cumarin-Derivate)
E) Milzinfarkt

Frage 532
Einfachauswahl
Welche Aussage zur normalen Entwicklung eines Kindes trifft zu?

A) Der erste Zahn erscheint durchschnittlich im elften Lebensmonat.
B) Im Alter von drei Monaten sollte ein Kind frei sitzen können.
C) Mit etwa 9 Monaten sollte ein Kind frei laufen können.
D) Über eine vollständige Kopfkontrolle sollte ein Kind mit ca. sechs Monaten verfügen.
E) Mit 2 Jahren beginnt ein Kind zu sprechen.

Frage 533
Einfachauswahl
Welche Aussage trifft zu?
Bezeichnend für einen gutartigen Tumor ist:

A) ein infiltratives Wachstum
B) das Befallen anderer Organe
C) unreifes und undifferenziertes Gewebe
D) das Verdrängen anderer Organe
E) eine frühe Metastasierung

Frage 534
Aussagenkombination
Bei welchen der folgenden Medikamentengruppen ist bei regelmäßiger Einnahme mit einer Abhängigkeitsentwicklung zu rechnen?

1) bei Morphinpräparaten
2) bei Antidepressiva
3) bei Codeinpräparaten
4) bei Tranquilizern
5) bei Neuroleptika

A) nur 1, 2 und 4 sind richtig
B) nur 1, 3 und 4 sind richtig
C) nur 1, 3 und 5 sind richtig
D) nur 3, 4 und 5 sind richtig
E) 1-5, alle sind richtig

Frage 535
Mehrfachauswahl
Welche der folgenden Aussagen treffen zu?
Wählen Sie **zwei** Antworten!
Typische Symptome eines Cushing-Syndroms sind:

A) Vollmondgesicht
B) arterielle Hypotonie
C) verminderte Körperbehaarung bei Frauen
D) Wachstumshemmung bei Kindern
E) Uhrglasnägel

Frage 536
Aussagenkombination
Welche der folgenden Aussagen über das Auge treffen zu?

1) Bei Myopie (Kurzsichtigkeit) ist der Augapfel zu kurz.
2) Bei der Nahanpassung des Auges zieht sich der Ziliarmuskel zusammen.
3) Die Zapfen in der Retina ermöglichen das Farbensehen, die Stäbchen das Dämmerungssehen.
4) Der gelbe Fleck ist die Stelle im Auge, an der der Sehnerv aus dem Auge tritt.
5) Ein Glaukom kann zu einer Sehnervenschädigung führen.

A) nur 1 und 2 sind richtig
B) nur 2, 3 und 5 sind richtig
C) nur 1, 3, 4 und 5 sind richtig
D) nur 2, 3,4 und 5 sind richtig
E) 1-5, alle sind richtig

Frage 537
Einfachauswahl
Welche Aussage trifft zu?
Typische Mangelerscheinung bei Unterversorgung mit Vitamin D ist:

A) Rachitis
B) Skorbut
C) Anämie
D) Nachtblindheit
E) Blutgerinnungsstörung

Frage 538
Aussagenkombination
Welche der folgenden Aussagen über typische Symptome und Ursache einer akuten Adnexitis treffen zu? (Adnexe: Eileiter und Eierstöcke der Frau)

1) Akute, meist seitenbetonte Unterbauchschmerzen
2) Fluor (Ausfluss)
3) Fieber
4) Übelkeit und Erbrechen (bei Mitbeteiligung des Bauchfells)
5) in den meisten Fällen sind Viren die Ursache

A) nur 1 und 2 sind richtig
B) nur 1, 3 und 5 sind richtig
C) nur 3, 4 und 5 sind richtig
D) nur 1, 2, 3 und 4 sind richtig
E) nur 2, 3, 4 und 5 sind richtig

Frage 539
Aussagenkombination
Welche der folgenden Aussagen zu Herzrhythmusstörungen und Extrasystolen treffen zu?

1) Extrasystolen müssen stets behandelt werden.
2) Extrasystolen können Folge einer koronaren Herzkrankheit sein.
3) Bei einer Schilddrüsenüberfunktion kann es gehäuft zu Extrasystolen kommen.
4) Extrasystolen können durch den Konsum von Genussmitteln (Alkohol, Koffein) ausgelöst werden.
5) Extrasystolen werden von allen Patienten als „Herzstolpern" bemerkt.

A) nur 3 und 5 sind richtig
B) nur 1, 2 und 3 sind richtig
C) nur 1, 4 und 5 sind richtig
D) nur 2, 3 und 4 sind richtig
E) 1-5, alle sind richtig

Frage 540
Mehrfachauswahl
Welche der folgenden Aussagen zum
M. Bechterew (ankylosierende Spondy-
litis) treffen zu?
Wählen Sie **zwei** Antworten!

A) In fortgeschrittenen Fällen kommt es
zu einer Versteifung der Wirbelsäule
und des Thorax.
B) Es besteht eine familiäre Häufung.
C) Beweisend ist ein fehlendes Mitschwingen der Arme beim Gehen.
D) Becken- und Schultergürtelgelenke
sind nicht betroffen.
E) Die Erkrankung tritt üblicherweise erst
nach dem 60. Lebensjahr auf.

FRAGEN
MC 10

Frage 541
Aussagenkombination
Ursächlich für neu aufgetretene
Sehstörungen können sein:

1) Multiple Sklerose
2) Migräne
3) Achalasie
4) Akutes Glaukom
5) Xanthelasmen

A) nur 4 und 5 sind richtig
B) nur 1, 2 und 3 sind richtig
C) nur 1, 2 und 4 sind richtig
D) nur 1, 4 und 5 sind richtig
E) 1-5, alle sind richtig

Frage 542
Aussagenkombination
Welche der folgenden Erkrankungen
werden durch Bakterien hervorgerufen?

1) Malaria
2) Scharlach
3) Influenza
4) Masern
5) Shigellenruhr

A) nur 1 und 3 sind richtig
B) nur 2 und 5 sind richtig
C) nur 1, 2 und 5 sind richtig
D) nur 1, 3 und 4 sind richtig
E) nur 3, 4 und 5 sind richtig

Frage 543
Aussagenkombination
Welche der folgenden Aussagen trifft
(treffen) zu?
Die Hodentorsion

1) ist auch beidseitig möglich
2) kann bei nicht akutem Verlauf zur
Fehldiagnose führen
3) führt bei Anheben des Hodens zu einer
Schmerzverminderung

4) ist nicht als akuter Notfall anzusehen
5) kann mit Tachykardie und Erbrechen
einhergehen

A) nur 1 ist richtig
B) nur 1, 2 und 5 sind richtig
C) nur 2, 3 und 5 sind richtig
D) nur 3, 4 und 5 sind richtig
E) 1-5, alle sind richtig

Frage 544
Aussagenkombination
Welche der folgenden Aussagen zur
Fazialisparese treffen zu?

1) Sie kann im Zusammenhang mit einer
Herpes-zoster-Infektion auftreten
2) Die idiopathische periphere Fazialisparese heilt oft ohne weitere Therapie
ab.
3) Sie kann nach einem Trauma auftreten.
4) Als Ursache kommt auch eine
Borrelieninfektion in Frage.
5) Eine Beteiligung des Stirnastes lässt
in erster Linie an einen Schlaganfall
denken.

A) nur 1 und 2 sind richtig
B) nur 3 und 4 sind richtig
C) nur 2, 4 und 5 sind richtig
D) nur 1, 2, 3 und 4 sind richtig
E) 1-5, alle sind richtig

Frage 545
Einfachauswahl
Welche Aussage trifft zu?
Genitale Chlamydieninfektion

A) werden durch Tröpfcheninfektion
übertragen
B) führen häufig zu einem kleinfleckigen
Exanthem
C) verlaufen häufig asymptomatisch
D) sind nur für Frauen infektiös
E) treten bei Einnahme der „Pille"
nicht auf

Frage 546
Einfachauswahl
Welche Aussage trifft zu?
Die Alzheimer-Demenz

A) ist auf einer generalisierten arterio-
sklerotischen Gefäßerkrankung
begründet.
B) hat einen stark wechselhaften und
schubförmigen Verlauf.
C) sollte differenzialdiagnostisch psychi-
atrisch abgeklärt werden.
D) hat als Initialsymptomatik Hirnnervenausfälle und Störungen der
Oberflächensensibilität
E) wird überwiegend mit Labormarkern
diagnostiziert.

Frage 547
Mehrfachauswahl
Welche der folgenden Aussagen zur
Influenza (epidemischen Grippe) treffen
zu? Wählen Sie **zwei** Antworten!

A) Der Mensch kann im Laufe seines
Lebens wiederholt an Influenza
erkranken.
B) Die Inkubationszeit beträgt in der
Regel 10-14 Tage.
C) Ein zweiter Fieberanstieg ist ein Hin-
weis auf eine bakterielle Sekundärin-
fektion.
D) Die aktive Immunisierung wird derzeit
in erster Linie für gesunde Kleinkinder
empfohlen.
E) Nur im Falle des Todes besteht nach
IfSG (Infektionsschutzgesetz) Melde-
pflicht.

Frage 548
Einfachauswahl
Welche Aussage trifft zu?
Ein systolisches Herzgeräusch spricht

A) für eine Trikuspidalklappenstenose
B) für eine Mitralklappeninsuffizienz
C) für eine Pulmonalklappeninsuffizienz
D) für eine Mitralklappenstenose
E) bei zusätzlichem Diastolikum gegen
einen Herzklappenfehler

Frage 549
Mehrfachauswahl
Welche der folgenden Aussagen zu
Uterusmyomen treffen zu?
Wählen Sie **zwei** Antworten!

A) Uterusmyome sind bösartige Tumore
der Gebärmutter.
B) Sie wachsen in der Menopause stark
weiter.
C) Ein Symptom kann eine verlängerte
Blutungsdauer sein.
D) Sie können bei Stieldrehung zu einem
akuten Abdomen führen.
E) Sie müssen immer operiert werden.

Frage 550
Einfachauswahl
Welche Aussage zur Atmung trifft zu?

A) Die normale Atemfrequenz eines
Erwachsenen in Ruhe liegt bei 20-25
Atemzügen pro Minute.
B) Unter einer Kussmaul-Atmung ver-
steht man ein periodisches An- und
Abschwellen der Atmung mit kurzen
Pausen.
C) Eine Schnappatmung ist bei einem
kurzzeitigen Aufenthalt in großer
Höhe normal.
D) Bei einer Hyperventilationstetanie
kommt es zu einer Abnahme des
ionisierten Kalziums.
E) Eine Cheyne-Stokes-Atmung tritt bei
metabolischer Azidose im Rahmen
eines diabetischen Komas auf.

Frage 551
Mehrfachauswahl
Welche der folgenden Aussagen zum
Hallux valgus treffen zu?
Wählen Sie **zwei** Antworten!

A) Hallux valgus kommt vor allem bei
Spreiz- und Plattfüßen vor.
B) Enges Schuhwerk und hohe Absätze
schützen vor der Entstehung.
C) Hallux valgus kommt häufiger bei
Männern vor.

D) Ursache kann eine relative Verkürzung der Streck- und Beugesehnen
bei abgeflachtem Fußgewölbe sein.
E) Auch im späten Stadium sind durch
konservative Therapie gute Behand-
lungsergebnisse zu erzielen.

Frage 552
Mehrfachauswahl
Bei welchen der folgenden Erkrankungen
ist eine Schuppenbildung zu erwarten?
Wählen Sie **zwei** Antworten!

A) Mollusca contagiosa (Dellwarzen)
B) Pemphigus vulgaris (sog. Blasensucht)
C) Neurodermitis
D) Erkrankungen durch Dermatophyten
(Hautpilze)
E) Erythema migrans

Frage 553
Einfachauswahl
Welche Aussage trifft zu?
Als Ursache einer einseitigen Pupillen-
erweiterung (bei einem Ihnen unbekann-
ten Patienten) kommt am ehesten in
Betracht:

A) Einnahme von Drogen
B) Vergiftung durch z. B. Pflanzen-
schutzmittel
C) Verschluss des Tränenganges
D) Bindehautentzündung
E) Subdurale Blutung

Frage 554
Mehrfachauswahl
Welche der folgenden Aussagen zur
akuten organischen Psychose (akutes or-
ganisches Psychosyndrom) treffen zu?
Wählen Sie **zwei** Antworten!

A) Eine akute organische Psychose ist in
der Regel irreversibel.
B) Bei einer akuten organischen Psychose
ist eine zeitliche und örtliche Orientierungsstörung zu erwarten.

C) Auch Medikamente, die keine psycho-
aktiven Substanzen enthalten, können
ein akutes organisches Psychosyndrom verursachen.
D) Wahrnehmungsstörungen, z. B. Halluzinationen sind bei der akuten organischen Psychose nicht zu erwarten.
E) Laboruntersuchungen (Elektrolyte,
Kreatinin, Blutzucker, Leberwerte,
etc.) sind überflüssig für die Diagnostik einer akuten organischen Psychose.

Frage 555
Mehrfachauswahl
Welche der folgenden Aussagen treffen
zu? Wählen Sie **zwei** Antworten!
Überprüfen Sie die Richtigkeit der
Zuordnung folgender Reflexe zum
dazugehörigen Wurzelsegment:

A) Bizepssehnenreflex (BSR): C5/C6
B) Patellarsehnenreflex (PSR):
L2-L4
C) Achillessehnenreflex (ASR): L2/L3
D) Bizepssehnenreflex (BSR): Th1/Th2
E) Patellarsehnenreflex (PSR):
S1-S2

Frage 556
Aussagenkombination
Welche der folgenden Aussagen treffen
zu?
Mögliche Spätfolgen eines Diabetes mel-
litus sind:

1) Polyneuropathie
2) Retinopathie
3) Stummer Herzinfarkt
4) Leberinsuffizienz
5) Niereninsuffizienz

A) nur 1, 2 und 3 sind richtig
B) nur 2, 4 und 5 sind richtig
C) nur 1, 2, 3 und 5 sind richtig
D) nur 1, 2, 4 und 5 sind richtig
E) nur 1, 3, 4 und 5 sind richtig

Frage 557
Mehrfachauswahl
Welche der genannten Symptome lassen
am ehesten an einen neu aufgetretenen
Diabetes mellitus denken?
Wählen Sie **zwei** Antworten!

A) Wadendruckschmerz
B) Gewichtsverlust
C) Osteoporose
D) Sehstörungen
E) Splenomegalie

Frage 558
Mehrfachauswahl
Welche der folgenden Erkrankungen
sind mit einer sehr hohen Blutsenkungs-
geschwindigkeit verbunden?
Wählen Sie **zwei** Antworten!

A) Polyglobulie
B) Nephrotisches Syndrom
C) Plasmozytom
D) Dehydratation
E) Polycythaemia vera

Frage 559
Mehrfachauswahl
Welche der folgenden Aussagen treffen
zu? Wählen Sie **zwei** Antworten!
Typisch für den Morbus Menière sind:

A) Anfallsweises Ohrensausen
B) Anfallsweiser Schwindel
C) Starker Juckreiz im Ohr
D) Stinkende Ohrensekretion
E) Stark schmerzhaftes vorgewölbtes
Trommelfell

Frage 560
Aussagenkombination
Welche der folgenden Aussagen über die
von den Belegzellen des Magens gebildete Salzsäure treffen zu?

1) Sie hat einen pH-Wert von 7.
2) Sie aktiviert Pepsinogen.
3) Sie denaturiert Eiweiß.
4) Sie spaltet Eiweiß zu Aminosäuren.

5) Sie hat eine bakterizide (Bakterien
abtötende) Wirkung.

A) nur 2 und 3 sind richtig
B) nur 4 und 5 sind richtig
C) nur 2, 3 und 5 sind richtig
D) nur 1, 2, 3 und 4 sind richtig
E) nur 1, 2, 4 und 5 sind richtig

Frage 561
Aussagenkombination
Welche der folgenden Aussagen treffen
zu?
Typische Symptome eines Cushing-
Syndroms sind:

1) Arterielle Hypotonie
2) Wachstumshemmung bei Kindern
3) Gesichtsrötung
4) Muskelschwäche
5) Untergewicht

A) nur 1 und 4 sind richtig
B) nur 1, 3 und 4 sind richtig
C) nur 2, 3 und 4 sind richtig
D) nur 2, 3 und 5 sind richtig
E) nur 3, 4 und 5 sind richtig

Frage 562
Einfachauswahl
Welche Aussage zum kolorektalen
Karzinom trifft zu?

A) Streng vegetarische Kost ist ein
Risikofaktor.
B) Jeweils 1/3 der Krebsfälle findet sich
im aufsteigenden Dickdarm bzw. im
Querkolon bzw. im absteigenden
Schenkel und Enddarm.
C) Bestgeeignete Untersuchungsmethode
zur Vorsorge ist die Bestimmung des
Tumormarkers CEA (Carcinoembryo-
nales Antigen).
D) Bei Metastasierung über den Blutweg
ist die erste Station meist die Leber.
E) Bei Metastasierung über den Blutweg
ist die erste Station meist die Lenden-
wirbelsäule.

Frage 563
Einfachauswahl
Eine 28-jährige Patientin mit einem Body-Mass-Index (BMI) von 34,6 kg/m^2 entschließt sich zu einer Gewichtsreduktion.
Welche Aussage trifft zu?

A) Sie soll max. 1 l Flüssigkeit pro Tag zu sich nehmen.
B) Sie darf max. 750 kcal pro Tag zu sich nehmen.
C) Bei einer Gewichtsreduktion kann es zu einer Erhöhung der Harnsäure im Serum kommen.
D) Auf Alkohol muss sie vollkommen verzichten.
E) Sobald sie einen BMI von 30 kg/m^2 erreicht hat, kann sie wieder so essen wie früher, d. h. sie muss nicht auf die Kalorien achten.

Frage 564
Einfachauswahl
Welche Aussage zur Tuberkulose trifft zu?

A) Menschen in hohem Lebensalter (> 60 Jahre) erkranken seltener an Tuberkulose.
B) Die Erkrankung spielt in der heutigen Zeit kaum mehr eine Rolle.
C) Bei Abwehrschwäche kann es zu einer Reaktivierung lebender Tuberkuloseerreger und damit zur Erkrankung kommen.
D) Tuberkulose ist eine ansteckende Viruserkrankung.
E) Eine 6-wöchige Therapie ist meist ausreichend.

Frage 565
Aussagenkombination
Welche der folgenden Aussagen zur Urindiagnostik trifft (treffen) zu?

1) Eine Proteinurie von > 3,5 g/24 Stunden tritt beim nephrotischen Syndrom auf.

2) Die Anwesenheit von Bakterien im Urin ist gleichbedeutend mit einem Harnwegsinfekt.
3) Bei geringer Diurese ist der Urin hell gefärbt.
4) Bei gesunder Niere findet man im Urin Glukose ab Serumglukosewerten über 160 – 180 mg/dl.
5) Erythrozytenzylinder stammen aus den ableitenden Harnwegen und sind ohne pathologische Bedeutung.

A) nur 1 ist richtig
B) nur 1 und 4 sind richtig
C) nur 4 und 5 sind richtig
D) nur 2, 3 und 4 sind richtig
E) nur 3, 4 und 5 sind richtig

Frage 566
Einfachauswahl
Welche Aussage zur arteriellen Hypotonie und orthostatischen Hypotonie trifft zu?

A) Für die Diagnose der orthostatischen Hypotonie ist der Ruheblutdruck entscheidend.
B) Eine arterielle Hypotonie hat immer Krankheitswert.
C) Die orthostatische Hypotonie tritt bevorzugt bei Sportlern auf.
D) Niedriger Blutdruck tritt meist als primäre Hypotonie auf.
E) Bei der orthostatischen Hypotonie kommt es bei intaktem Nervensystem reaktiv zu einer Sympathikusaktivierung mit Bradykardie.

Frage 567
Mehrfachauswahl
Ein Patient berichtet von hellrotem Blut im Stuhl. Welche der genannten Ursachen kommen hierfür am ehesten in Frage? Wählen Sie **zwei** Antworten!

A) Cholezystolithiasis
B) Hämorrhoidalblutung
C) Verzehr von Roter Beete
D) Colitis ulcerosa
E) Reizdarmsyndrom

Frage 568
Einfachauswahl
Welche Aussage trifft zu?
Welche Symptome sind bei einem
Patienten mit obstruktivem Schlafapnoe-
syndrom zu erwarten?

A) Apnoe von mind. 3 Minuten bis
   5 Minuten
B) Einschlafstörungen
C) Tagesmüdigkeit, Einschlafneigung
   am Tag
D) Extremer Speichelfluss am Morgen
E) Starkes Kältegefühl, d. h. Patient hat
   ständig kalte Füße, besonders auch
   nachts.

Frage 569
Einfachauswahl
Eine Lebensmittelvergiftung, bei der
Symptome wie Schluck- und Sprachstörungen, Doppeltsehen, Obstipation
sowie trockene Schleimhäute auftreten,
spricht für welche Erkrankung?

A) Salmonellose
B) Shigellenruhr
C) Cholera
D) Lebensmittelvergiftung mit Staphy-
   lococcus aureus
E) Botulismus

Frage 570
Einfachauswahl
Welche Aussage zu einer Lungenentzün-
dung (Pneumonie) trifft zu?

A) Bei fehlendem Fieber kann eine
   Pneumonie ausgeschlossen werden.
B) Die Infektion erfolgt meist als
   Schmierinfektion.
C) Die atypischen Pneumonien verlaufen
   in der Regel mit hohem Fieber.
D) Dank antibiotischer Therapie spielen
   Pneumonien als Todesursache keine
   Rolle mehr.
E) Erreger einer Lobärpneumonie sind
   vorwiegend Bakterien.

Frage 571
Aussagenkombination
Welche der folgenden Aussagen zur
Leberfunktion treffen zu?

1) Die Leber ist beim gesunden Erwachsenen blutbildendes Organ
2) Die Leber bildet Glukose aus Laktat
3) Die Leber entgiftet den ZNS-toxischen
   Stoff Ammoniak
4) Die Leber bildet die Mehrzahl aller
   Faktoren des Gerinnungssystems
5) Die Leber spielt bei der Regulation
   des Blutdruckes eine entscheidende
   Rolle

A) nur 2 und 4 sind richtig
B) nur 1, 3 und 4 sind richtig
C) nur 2, 3 und 4 sind richtig
D) nur 1, 2, 3 und 5 sind richtig
E) nur 2, 3, 4 und 5 sind richtig

Frage 572
Mehrfachauswahl
Welche der folgenden Aussagen zum
Eisenstoffwechsel treffen zu?
Wählen Sie **zwei** Antworten!

A) Ein großer Teil des Eisens im Körper
   ist im Hämoglobin gebunden
B) Die empfohlene Eisenzufuhr mit der
   Nahrung beträgt für eine Frau 1 g/Tag
C) Beweisend für einen Eisenmangel
   ist eine hyperchrome, makrozytäre
   Anämie
D) Die Eisenresorption erfolgt im
   Dickdarm
E) Hinweise für einen Eisenmangel sind
   Haarausfall und Rillenbildung der
   Nägel

Frage 573
Einfachauswahl
Welche Aussage zum M. Bechterew
(ankylosierende Spondylitis) trifft zu?

A) In fortgeschrittenen Fällen kommt es
   zu einer Versteifung der Wirbelsäule
   und des Thorax
B) Betroffen sind meist Frauen

C) Beweisend ist ein fehlendes Mitschwingen der Arme beim Gehen
D) Becken- und Schultergürtelgelenke
sind nicht betroffen
E) Die Erkrankung tritt üblicherweise erst
nach dem 60. Lebensjahr auf

Frage 574
Aussagenkombination
Welche der folgenden Aussagen zum
Plasmozytom (multiples Myelom) treffen
zu?

1) Ein Hinweis für ein Plasmozytom
können Knochenschmerzen sein
2) Ein Plasmozytom tritt meist vor dem
30. Lebensjahr auf
3) Typisch sind vergrößerte Lymphknoten am Hals
4) Kennzeichnend ist eine Eiweißausscheidung im Urin (Bence-Jones-
Proteinurie)
5) Die Blutsenkungsgeschwindigkeit ist
deutlich beschleunigt

A) nur 1 und 2 sind richtig
B) nur 1, 4 und 5 sind richtig
C) nur 2, 3 und 4 sind richtig
D) nur 1, 2, 4 und 5 sind richtig
E) 1-5, alle sind richtig

Frage 575
Aussagenkombination
Sie werden aus Ihrer Praxis zu Ihrem
Nachbarn mit Atemnot gerufen. Sie
diagnostizieren ein Asthma bronchiale.
Welche der folgenden Maßnahmen
führen Sie als Erstmaßnahmen durch?

1) Sie bringen den Patienten in sitzende
Lagerung
2) Sie bleiben bei ihm und versuchen
beruhigend auf ihn einzuwirken
3) Sie dunkeln das Fenster ab, damit ihr
Nachbar ruhiger wird und schlafen
kann
4) Sie entfernen beengende Kleidung
5) Sie lassen Ihren Nachbarn alleine,
damit er zur Ruhe kommt

A) nur 1 und 2 sind richtig
B) nur 2 und 3 sind richtig
C) nur 1, 2 und 4 sind richtig
D) nur 1, 4 und 5 sind richtig
E) 1-5, alle sind richtig

Frage 576
Einfachauswahl
Welche Aussage trifft zu?
Hypertrophie des linken Herzvorhofs tritt
bevorzugt auf bei:

A) Aortenklappeninsuffizienz
B) Aortenstenose
C) Akutem rheumatischen Fieber
D) Mitralstenose
E) Trikuspidalstenose

Frage 577
Aussagenkombination
Welche der folgenden Aussagen zur
Schuppenflechte (Psoriasis) trifft/treffen
zu?

1) Die Hautefloreszenzen sind stark
juckend und schmerzhaft
2) Bei vielen Patienten treten auch
Nagelveränderungen auf
3) Die Schuppenflechte tritt meist nach
dem 50. Lebensjahr erstmals auf
4) Der behaarte Kopf ist niemals
betroffen
5) Prädilektionsstellen sind die Streckseiten der Extremitäten

A) nur 5 ist richtig
B) nur 1 und 2 sind richtig
C) nur 2 und 5 sind richtig
D) nur 2, 3 und 4 sind richtig
E) nur 3, 4 und 5 sind richtig

Frage 578
Aussagenkombination
Zu den charakteristischen neurologischen
Symptomen beim Parkinson-Syndrom
zählen:

1) Ruhetremor
2) Rigor
3) Kleinschrittiger Gang

4) Monotone Sprache
5) Hyperkinese

A) nur 1 und 3 sind richtig
B) nur 1, 2 und 5 sind richtig
C) nur 2, 3 und 4 sind richtig
D) nur 1, 2, 3 und 4 sind richtig
E) 1-5, alle sind richtig

Frage 579
Aussagenkombination
Welche der folgenden Erkrankungen
sind bei der Differenzialdiagnose des
Herzinfarktes zu berücksichtigen?

1) Herpes zoster
2) Refluxkrankheit
3) Lungenembolie
4) Akute Pankreatitis
5) Chronische Hepatitis

A) nur 1 und 5 sind richtig
B) nur 1, 2 und 3 sind richtig
C) nur 2, 3 und 4 sind richtig
D) nur 1, 2, 3 und 4 sind richtig
E) nur 2, 3, 4 und 5 sind richtig

Frage 580
Aussagenkombination
Welche der folgenden Aussagen zur Milz
treffen zu?

1) Im Rahmen einer infektiösen Mononukleose kann es zu einer spontanen
Milzruptur kommen
2) Die Milz eliminiert alternde Blutzellen
aus dem Blut
3) Eine dauerhafte Vergrößerung der
Milz ist für den Körper folgenlos
4) Nach einer Milzentfernung besteht eine erhöhte Gefahr für eine bakterielle
Infektion
5) Bösartige Milztumore sind häufig

A) nur 1 und 2 sind richtig
B) nur 3 und 4 sind richtig
C) nur 1, 2 und 4 sind richtig
D) nur 2, 4 und 5 sind richtig
E) 1-5, alle sind richtig

Frage 581
Einfachauswahl
Welche Aussage trifft zu?
Eine Netzhautablösung

A) kann sich vor allem bei starker Weit-
sichtigkeit entwickeln
B) kommt in der Regel durch Reduktion
von Stressfaktoren ohne weitere
Behandlung zum Stillstand
C) hat den isolierten Verlust des Farben-
sehens zur Folge
D) kann Symptome wie z.b. Lichtblitze,
Schleiersehen und Schattensehen auf-
weisen
E) führt zu schmerzhaften Sehstörungen

Frage 582
Aussagenkombination
Welche der folgenden Aussagen zum
alkoholbedingten Korsakow-Syndrom
(organisch-amnestisches Syndrom)
treffen zu?

1) Es ist geprägt durch Störung der
Orientierung und Merkfähigkeit, die
durch Konfabulation überdeckt wird
2) Es kann zu einer Persönlichkeitsveränderung bis zur Entwicklung einer
Demenz kommen
3) Das Psychosyndrom ist körperlich
begründbar
4) In manchen Fällen kann es sich wieder
bessern
5) Vor allem das Kurzzeitgedächtnis ist
gestört

A) nur 1, 2 und 4 sind richtig
B) nur 1, 3 und 5 sind richtig
C) nur 2, 3 und 4 sind richtig
D) nur 3, 4 und 5 sind richtig
E) 1-5, alle sind richtig

Frage 583
Aussagenkombination
Welche der folgenden Aussagen trifft
(treffen zu)?
Das Prostatakarzinom

1) kann bei der rektalen Untersuchung sicher von einer Prostatahyperplasie unterschieden werden
2) kann allein durch einen erhöhten PSA-Wert gesichert werden
3) bleibt lange symptomlos
4) kann im Spätstadium durch chronische Lumbalgien auffällig werden
5) ist eine der häufigsten bösartigen Erkrankungen des Mannes

A) nur 3 ist richtig
B) nur 1 und 4 sind richtig
C) nur 2 und 5 sind richtig
D) nur 2, 3 und 5 sind richtig
E) nur 3, 4 und 5 sind richtig

Frage 584
Aussagenkombination
Welche der folgenden Symptome sprechen am ehesten für eine periphere arterielle Verschlusskrankheit?

1) Pelzigkeitsgefühl vom Oberschenkel bis zur Fußaußenkante ziehend
2) Am Fuß trockene, kalte Haut von blasser Farbe
3) Nach einer Gehstrecke von 50 m ist schmerzbedingt eine Pause notwendig
4) Gerötetes, stark druckschmerzhaftes Großzehengrundgelenk
5) Schwärzlich-verfärbte Kleinzehe

A) nur 1, 2 und 3 sind richtig
B) nur 1, 4 und 5 sind richtig
C) nur 2, 3 und 5 sind richtig
D) nur 3, 4 und 5 sind richtig
E) 1-5, alle sind richtig

Frage 585
Einfachauswahl
Welcher Erreger wird am ehesten durch Nahrung auf den Menschen übertragen?

A) Hepatitis-B-Viren
B) HIV
C) Legionellen
D) Enterohämorrhagische E. coli (EHEC)
E) Hepatitis-C-Viren

Frage 586
Aussagenkombination
Welche der folgenden Aussagen treffen zu?
Ursachen einer Gynäkomastie können sein:

1) Aortenaneurysma
2) Bestimmte bösartige Tumore (z.b. Hodentumore)
3) Leberzirrhose
4) Einnahme bestimmter Medikamente (z.b. Spironolacton)
5) Magengeschwüre

A) nur 2 und 3 sind richtig
B) nur 1, 2 und 3 sind richtig
C) nur 2, 3 und 4 sind richtig
D) nur 3, 4 und 5 sind richtig
E) nur 1, 2, 4 und 5 sind richtig

Frage 587
Einfachauswahl
Welche Maßnahme ist bei einem Patienten, der mit Cumarinen (gerinnungs-hemmenden Mitteln, z.b. Marcumar®) behandelt wird, zu unterlassen?

A) Intravenöse Injektion
B) Inhalationsbehandlung
C) Venenpunktion zur Blutentnahme
D) Intramuskuläre Injektion
E) Subkutane Injektion

Frage 588
Mehrfachauswahl
Welche der folgenden Aussagen treffen zu? Wählen Sie **zwei** Antworten!
Häufige Ursachen der akuten Pankreatitis sind:

A) Gallensteinleiden
B) Beckenvenenthrombose
C) Impfnebenwirkung
D) Alkoholkonsum
E) Borrelieninfektion

Frage 589
Einfachauswahl
Welche Aussage zur Aufmerksamkeits-
defizit-/Hyperaktivitätsstörung (ADHS)
trifft zu?

A) Bei ADHS-Patienten führt nur eine
   streng phosphatarme Diät zu einer
   deutlichen Besserung der Symptome
B) Therapieverfahren der Wahl ist die
   Spieltherapie
C) ADHS endet mit der Pubertät
D) Mädchen sind häufiger betroffen als
   Jungen
E) Durch medikamentöse Stimulanzien
   lässt sich das Sozialverhalten der Be-
   troffenen in vielen Fällen bessern

Frage 590
Aussagenkombination
Welche der folgenden Aussagen zum
Schilddrüsenhormonregelkreis trifft
(treffen) zu?

1) Bei anhaltender TSH-Ausschüttung
   kommt es zu einer Größenzunahme
   (Hypertrophie) der Schilddrüse
2) Von der Hypophyse wird TRH abgegeben, das die Schilddrüse stimuliert
3) Im Hypothalamus wird TSH freigesetzt
4) TSH fördert die Schilddrüsenhormon-
   bildung
5) Bei Zunahme des Schilddrüsenhormonspiegels im Blut wird die
   Schilddrüse zu vermehrter Produktion
   angeregt

A) nur 1 ist richtig
B) nur 1 und 4 sind richtig
C) nur 2 und 3 sind richtig
D) nur 4 und 5 sind richtig
E) 1-5, alle sind richtig

Frage 591
Mehrfachauswahl
Welche der folgenden Aussagen treffen
zu? Wählen Sie **zwei** Antworten!
Begünstigende Faktoren für das Auftreten einer tiefen Beinvenenthrombose sind
am ehesten:

A) Refluxkrankheit
B) Lungenemphysem
C) Pankreaskarzinom
D) Polycythaemia vera
E) Hyperthyreose

Frage 592
Einfachauswahl
Welche Aussage zur chronischen
Pyelonephritis trifft zu?

A) Es kann zu einer Sepsis kommen
B) Eine Niereninsuffizienz kann sich
   nicht entwickeln
C) Typischerweise kommt es zu einer
   Hypotonie
D) Es treten auch vermehrt Gallensteine
   auf
E) Besonders häufig betroffen sind
   Neugeborene

Frage 593
Aussagenkombination
Welche der folgenden Aussagen treffen
zu?
Bei einem durch Aufregung ausgelösten
Hyperventilationssyndrom sind folgende
Symptome/Störungen am ehesten zu
beobachten:

1) Kribbeln an Armen und Beinen
   (sog. Ameisenlaufen)
2) Krampfartige Schmerzen im
   Bereich der Brustwand
3) Angstzustände
4) Heißhunger
5) Atemnot

A) nur 1, 2 und 4 sind richtig
B) nur 1, 2, 3 und 5 sind richtig
C) nur 1, 3,4 und 5 sind richtig
D) nur 2, 3, 4 und 5 sind richtig
E) 1-5, alle sind richtig

Frage 594
Aussagenkombination
Welche der folgenden Aussagen zu Erkrankungen der Herzklappen treffen zu?

1) Eine Fortleitung des Geräusches in die Karotiden kann bei der Aortenstenose auftreten
2) Typisch für eine Aortenstenose ist eine große Blutdruckamplitude
3) Bei einer höhergradigen Aortenstenose besteht die Gefahr des plötzlichen Herztodes
4) Bei einer höhergradigen Aortenklappeninsuffizienz ist ein systolisches und ein diastolisches Geräusch zu hören
5) Bei der Aortenklappeninsuffizienz sind schon im Frühstadium periphere Ödeme erkennbar

A) nur 2 und 3 sind richtig
B) nur 1, 3 und 4 sind richtig
C) nur 1, 3 und 5 sind richtig
D) nur 2, 4 und 5 sind richtig
E) 1-5, alle sind richtig

Frage 595
Aussagenkombination
Welche der folgenden Hinweise bekräftigen Ihren Verdacht auf eine Alkoholkrankheit?

1) Wadenkrämpfe und Parästhesien
2) S-GGT (Gamma-GT): 115 U/L
3) S-Kreatinin: 0,6 mg/dl
4) Epileptische Anfälle
5) Tachykardie

A) nur 1, 2 und 3 sind richtig
B) nur 1, 2, 4 und 5 sind richtig
C) nur 1, 3, 4 und 5 sind richtig
D) nur 2, 3, 4 und 5 sind richtig
E) 1-5, alle sind richtig

Frage 596
Mehrfachauswahl
Welche der genannten Symptome zählen zu den sicheren Frakturzeichen?
Wählen Sie **zwei** Antworten!

A) Umfangreiches Hämatom
B) Krepitation (Knochenreiben)
C) Bewegungseinschränkung
D) Abnorme Beweglichkeit
E) Starke Schwellung

Frage 597
Einfachauswahl
Bei einem Patienten bestehen Dyspnoe, Orthopnoe und Zyanose, ferner bei der Auskultation grobblasige feuchte Rasselgeräusche.
Der Befund spricht am ehesten für:

A) ein Lungenödem
B) einen Pneumothorax
C) einen Asthmaanfall
D) ein Lungenemphysem
E) eine Atelektase

Frage 598
Mehrfachauswahl
Welche der folgenden Aussagen zum Endometriumkarzinom (Korpuskarzinom) treffen zu?
Wählen Sie **zwei** Antworten!

A) Hauptsächlich erkranken Frauen nach der Menopause
B) Es kommt fast nur bei Vielgebärenden vor
C) Es führt nicht zu Zwischenblutungen
D) Es ist überwiegend östrogenabhängig
E) Es ist eine bösartige Neubildung des Darmendothels

Frage 599
Aussagenkombination
Welche der folgenden Aussagen zur
Osteoporose treffen zu?

1) Das typische Erkrankungsalter liegt
   zwischen dem 30. und 50. Lebensjahr
2) Osteoporose kann auch durch
   bestimmte Medikamente ausgelöst
   werden
3) Es sind mehr Männer betroffen
4) Eine kalziumreiche Ernährung wird
   empfohlen
5) Eine typische Fraktur älterer Menschen mit Osteoporose ist die Wirbel-
   körperfraktur

A) nur 1 und 2 sind richtig
B) nur 4 und 5 sind richtig
C) nur 2, 3 und 4 sind richtig
D) nur 2, 4 und 5 sind richtig
E) nur 1, 2, 3 und 5 sind richtig

Frage 600
Einfachauswahl
Welche Aussage zu Basaliomen trifft zu?

A) Basaliome finden sich an den Extre-
   mitäten wesentlich häufiger als im
   Gesicht
B) Das Basaliom imponiert zunächst
   als hautfarbenes, derbes Knötchen
C) Basaliome sind im Gegensatz zu
   Melanomen niemals pigmentiert
D) Die Häufigkeit des Auftretens von
   Basaliomen sinkt mit zunehmendem
   Alter
E) Für die Ausbildung eines Basalioms
   ist Lichtmangel sowie eine starke
   Pigmentierung der Haut fördernd

FRAGEN
MC 11

Frage 601
Mehrfachauswahl
Welche der folgenden Aussagen zur
Suizidalität treffen zu?
Wählen Sie **zwei** Antworten!

A) Bei depressiven Patienten sollte man
Fragen nach Suizidgedanken meiden,
da diese das Suizidrisiko i.d.R. erhöhen
B) Suchtkranke Menschen sind in erhöhtem Maße suizidgefährdet
C) Wenn suizidale Patienten nach vorheriger Verzweiflung plötzlich ruhig
und gelöst wirken, ist dies ein Zeichen
von Besserung, die Suizidgefahr lässt
nach
D) Nur wenige Patienten mit Suizidgedanken kündigen geplante Suizidhandlungen an
E) In Deutschland sterben mehr Menschen an Suizid als im Verkehr

Frage 602
Aussagenkombination
Welche der folgenden Erkrankungen
können Ursache einer Perikarditis sein?

1) Rheumatisches Fieber
2) Herzinfarkt
3) Viruserkrankungen
4) Fortgeschrittene Niereninsuffizienz
5) Tumorerkrankungen

A) nur 1 und 2 sind richtig
B) nur 1, 2 und 3 sind richtig
C) nur 2, 3 und 5 sind richtig
D) nur 3, 4 und 5 sind richtig
E) 1-5, alle sind richtig

Frage 603
Mehrfachauswahl
Welche der folgenden Aussagen zu akut
auftretenden neurologischen Erkrankun-
gen treffen zu?
Wählen Sie **zwei** Antworten!

A) Eine plötzlich auftretende Schwäche
der rechten Hand ist ein Hinweis auf
eine Durchblutungsstörung der rechten
Hirnhälfte
B) Eine Subarachnoidalblutung ist eine
typische Verletzungsfolge
C) Eine Apoplexie beginnt typischerweise mit akut auftretenden Kopfschmerzen
D) Schlafentzug kann Auslöser zerebraler
Krampfanfälle sein
E) Eine Subarachnoidalblutung beginnt
typischerweise mit akut auftretenden
stärksten Kopfschmerzen

Frage 604
Mehrfachauswahl
Welche der folgenden Ratschläge erteilen
Sie einem Patienten mit Beschwerden
bei ausgeprägter Varikosis an beiden
Beinen?
Wählen Sie **zwei** Antworten!

A) Er soll viel laufen oder in Ruhe die
Beine hochlegen
B) Er soll viel stehen und sitzen, am
besten mit Übereinanderschlagen
der Beine
C) Häufige Saunagänge und warme
Vollbäder sind anzuraten
D) Wechselduschen und Wassertreten
ist sinnvoll
E) Kompressionsstrümpfe sollten nur
im Winter getragen werden

Frage 605
Aussagenkombination
Welche der folgenden Aussagen zur
pathologischen Blutungsneigung (hämorrhagische Diathese) treffen zu?

1) Petechien treten bevorzugt bei einem
Thrombozytenmangel auf

2) Eine Einblutung in ein Gelenk (Hämarthrose) lässt an einen Mangel oder eine Funktionsstörung von Gerinnungsfaktoren denken
3) Die Purpura senilis (kleinflächige Hauteinblutungen bei älteren Menschen) ist durch einen erniedrigten Quick-Wert (Thromboplastinzeit) bedingt
4) Ausgedehnte Hämatome treten besonders bei geringen Thrombozytenzahlen auf
5) Bei schweren Lebererkrankungen ist die Synthese der Gerinnungsfaktoren gestört

A) nur 1 und 2 sind richtig
B) nur 2 und 3 sind richtig
C) nur 1, 2 und 5 sind richtig
D) nur 3, 4 und 5 sind richtig
E) nur 1, 2, 3 und 5 sind richtig

Frage 606
Aussagenkombination
Welche der folgenden Aussagen zu Perkussion und Klopfschallqualitäten trifft (treffen) zu?

1) Gedämpfter Klopfschall ist typisch für einen Pleuraerguss
2) Gedämpfter Klopfschall ist typisch für einen Pneumothorax
3) Hypersonorer Klopfschall ist typisch für eine Lungenfibrose
4) Sonorer Klopfschall ist als Normalbefund anzusehen
5) Tympanitischer Klopfschall ist typisch über gasgefüllten Darmschlingen

A) nur 1 ist richtig
B) nur 2 und 4 sind richtig
C) nur 1, 4 und 5 sind richtig
D) nur 2, 3 und 5 sind richtig
E) 1-5, alle sind richtig

Frage 607
Einfachauswahl
Ein 75-jähriger Patient berichtet Ihnen von seit längerer Zeit bestehenden Obstipationsbeschwerden. Seit zwei Tagen seinen spontan starke Schmerzen im linken Unterbauch aufgetreten, dabei leichtes Fieber um 38° C und Übelkeit. Welche Erkrankung kommt ursächlich am ehesten in Frage?

A) Akute Appendizitis
B) Akute Divertikulitis
C) Kolonkarzinom
D) Morbus Crohn
E) Akute Gastritis

Frage 608
Einfachauswahl
Welche Aussage trifft zu?
Typisches Symptom eines Cushing-Syndroms ist:

A) Muskelschwäche
B) Arterielle Hypotonie
C) Wachstumsbeschleunigung bei Kindern
D) Gesichtsblässe
E) Untergewicht

Frage 609
Aussagenkombination
Welche der folgenden Aussagen trifft (treffen) zu?
Der Maldescensus testis (Hodenhochstand)

1) Ist eine seltene Erkrankung des weiblichen Neugeborenen
2) Hat eine Auswirkung auf die Fruchtbarkeit
3) Ist die Folge einer unzureichenden Wanderung der Hoden in den Hodensack
4) Führt zu einem erhöhten Entartungsrisiko des Hodens
5) Wird bei Vorliegen eines Gleithodens im Neugeborenenalter durch Entfernung der Hoden therapiert

A) nur 4 ist richtig
B) nur 3 und 4 sind richtig
C) nur 3 und 5 sind richtig
D) nur 1, 2 und 5 sind richtig
E) nur 1, 2, 3 und 4 sind richtig

Frage 610
Einfachauswahl
Ein bisher gesunder 10-jähriger Junge spielt Fußball. Plötzlich hat er – ohne erkennbaren Anlass – heftige Schmerzen in der rechten Brustseite. Er hustet und wird leicht zyanotisch. Fieber besteht nicht.
Es handelt sich am ehesten um:

A) Fremdkörperaspiration
B) Lungenödem
C) Akuten Asthmaanfall
D) Eingeklemmte Hiatushernie
E) Spontanpneumothorax

Frage 611
Mehrfachauswahl
Welche der folgenden Aussagen treffen zu? Wählen Sie **zwei** Antworten!

Die Prostatahyperplasie

A) Ist eine gutartige Vermehrung des Drüsengewebes
B) Führt zu einer verkürzten Miktionsdauer
C) Kann von einem Prostatakarzinom durch den Tastbefund sicher unterschieden werden
D) Kann zu Inkontinenz bei chronischer Harnretention (Harnverhaltung) führen
E) Wird ausschließlich operativ therapiert

Frage 612
Mehrfachauswahl
Sie vermuten bei einem Ihrer Patienten einen fortgeschrittenen Darmtumor. Welche Laborwerte/Blutbildwerte erhärten dabei Ihre Diagnose?
(MCV = mittleres Erythrozytenvolumen; Normbereich 85-98 fl)
Wählen Sie **zwei** Antworten!

A) Thrombozyten 230.000/µl
B) MCV 105 fl
C) Hämoglobin 9,6 g/dl
D) Leukozyten 5400/µl
E) MCV 78 fl

Frage 613
Aussagenkombination
Welche der folgenden Aussagen zum Lungenödem treffen zu?

1) Atemnot, Husten und schaumiger Auswurf sind typische Symptome
2) Auslöser eines Lungenödems kann ein Myokardinfarkt sein
3) Bei einer Hypovolämie besteht ein hohes Risiko für ein Lungenödem
4) Bakterielle oder virale Infekte können zu einer Erhöhung der Gefäßpermeabilität in der Lunge führen
5) Die günstigste Lagerung für einen Patienten mit Lungenödem besteht in einer Hochstellung des Oberkörpers und Tieflagerung der Beine

A) nur 1, 2, 3 und 4 sind richtig
B) nur 1, 2, 3 und 5 sind richtig
C) nur 1, 2, 4 und 5 sind richtig
D) nur 1, 3, 4 und 5 sind richtig
E) nur 2, 3, 4 und 5 sind richtig

Frage 614
Mehrfachauswahl
Welche der folgenden Aussagen zur Demenz treffen zu?
Wählen Sie **zwei** Antworten!

A) Bei der Demenz vom Alzheimer Typ fällt ein akuter Beginn eines amnestischen Syndroms auf
B) Die vaskuläre Demenz ist häufig mit einem Bluthochdruck verbunden
C) Im Rahmen einer AIDS-Erkrankung kann im späteren Verlauf eine Demenz beobachtet werden
D) Die Alzheimer-Krankheit ist mit Medikamenten heilbar
E) Bei der Diagnose von Demenzerkrankungen spielen Bild gebende Verfahren (z.B. kraniale Computertomographie) keine Rolle

Frage 615
Einfachauswahl
Welche Aussage zu Lähmungen trifft zu?

A) Zentrale Lähmungen (Schädigung im Zentralnervensystem) gehen einher mit abgeschwächten Muskeleigenreflexen und nachweisbaren pathologischen Reflexen (z.b. Babinski-Reflex).
B) Periphere Lähmungen (Schädigung des peripheren Nerven) gehen einer mit abgeschwächten Muskeleigenreflexen und nachweisbaren pathologischen Reflexen (z.b. Babinski-Reflex).
C) Zentrale Lähmungen (Schädigung im Zentralnervensystem) gehen einher mit gesteigerten Muskeleigenreflexen und nachweisbaren pathologischen Reflexen (z.b. Babinski-Reflex).
D) Periphere Lähmungen (Schädigung des peripheren Nerven) gehen einher mit gesteigerten Muskeleigenreflexen, pathologische Reflexe (z.b. Babinski-Reflex) sind nicht nachweisbar.
E) Zentrale Lähmungen (Schädigung im Zentralnervensystem) gehen einher mit abgeschwächten Muskeleigenreflexen, pathologische Reflexe (z.b. Babinski-Reflex) sind nicht nachweisbar.

Frage 616
Einfachauswahl
Welche Aussage zur Tuberkulose trifft zu?

A) Als typischen Auskultationsbefund bei Lungentuberkulose findet man grobblasige Rasselgeräusche
B) Ein fehlender bakteriologischer Nachweis von Tuberkulosebakterien schließt bei tuberkuloseverdächtigem Röntgenbild eine Erkrankung an Tuberkulose aus
C) Die medikamentöse Behandlung der Tuberkulose erstreckt sich in der Regel über maximal 6 bis 8 Wochen

D) Die höchsten Tuberkulose-Inzidenzen (Erkrankungshäufigkeiten) findet man unter der deutschen Bevölkerung in der Altersgruppe der 0 bis 6-jährigen Kinder
E) Gewichtsabnahme, Appetitlosigkeit und nächtliches Schwitzen können Symptome einer Tuberkulose sein

Frage 617
Aussagenkombination
Ein Ihnen bekannter Patient mit Alkoholproblemen, der soeben aus dem Krankenhaus nach einer komplikationslosen Appendektomie entlassen wurde, lässt erkennen, dass er halluziniert. Er spricht von kleinen beweglichen Insekten. Sie äußern den Verdacht auf ein Alkoholdelir.
Welche weiteren Symptome können noch auftreten?

1) Bradykardie
2) Epileptische Anfälle
3) Agitierte Psychomotorik
4) Obstipation
5) Schlafstörungen

A) nur 1, 2 und 3 sind richtig
B) nur 1, 2 und 5 sind richtig
C) nur 1, 4 und 5 sind richtig
D) nur 2, 3 und 4 sind richtig
E) nur 2, 3 und 5 sind richtig

Frage 618
Einfachauswahl
Eine 72-jährige Patientin berichtet Ihnen von Appetitlosigkeit und deutlichem Gewichtsverlust, außerdem von zunehmenden bohrenden Rückenschmerzen in den letzten Wochen. Seit einer Woche sei eine Gelbverfärbung der Haut und Skleren aufgefallen.
Sie vermuten am ehesten:

A) Eine akute Hepatitis A
B) Ein Pankreaskarzinom
C) Eine chronische Gastritis
D) Eine Leberzirrhose
E) Einen Bandscheibenvorfall

Frage 619
Aussagenkombination
Welche der folgenden Aussagen treffen zu?
Eine Amnesie ist eine zeitlich oder inhaltlich begrenzte Gedächtnislücke.
Sie kann auftreten in Folge einer/eines

1) Commotio cerebri
2) Schweren psychosozialen Traumatisierung
3) Epileptische Anfälle
4) Intoxikation
5) Akuten Hörsturzes

A) nur 1, 2 und 3 sind richtig
B) nur 1, 4 und 5 sind richtig
C) nur 1, 2, 3 und 4 sind richtig
D) nur 1, 3, 4 und 5 sind richtig
E) nur 2, 3, 4 und 5 sind richtig

Frage 620
Einfachauswahl
Welche Aussage zur Untersuchung der Wirbelsäule trifft zu?

A) Eine Rippenbuckelbildung bei Rumpfbeuge ist ein Hinweis auf eine Skoliose
B) Der Schober-Test dient zur Bestimmung der Beweglichkeit der Halswirbelsäule
C) Das Ott-Zeichen dient zur Prüfung der Beweglichkeit der Lendenwirbelsäule
D) Ein Finger-Boden-Abstand (FBA) von 20 cm spricht für eine gut bewegliche Wirbelsäule
E) Das Schober- und Ott-Zeichen wird am liegenden Patienten geprüft

Frage 621
Aussagenkombination
Welche(s) der folgenden Merkmale spricht (sprechen) für einen Typ-2-Diabetes?

1) Meist langsamer Beginn der Erkrankung
2) Absoluter Insulinmangel
3) B-Zellen der Bauchspeicheldrüse auf weniger als 10% vermindert
4) Insulinresistenz
5) Starke Neigung zu Ketoazidose

A) nur 1 ist richtig
B) nur 1 und 4 sind richtig
C) nur 2 und 3 sind richtig
D) nur 3 und 4 sind richtig
E) nur 1, 4 und 5 sind richtig

Frage 622
Einfachauswahl
Welche Aussage zu Thrombozyten trifft zu?

A) Sie besitzen einen Zellkern mit einfachem Chromosomensatz
B) Sie haben eine Lebensdauer von 2 bis 3 Monaten
C) Sie werden in der Leber abgebaut
D) Sie werden im Knochenmark gebildet
E) Sie sind bei einer Erhöhung im Blut oft erster Hinweis auf eine Lungenerkrankung

Frage 623
Aussagenkombination
Welche der folgenden Aussagen treffen zu?
Auslösende Faktoren eines Karpaltunnelsyndroms können sein:

1) Schwangerschaft
2) Luxation des Handgelenks
3) Diabetes mellitus
4) Alkoholmissbrauch
5) Polyarthritis

A) nur 2 und 5 sind richtig
B) nur 1, 2 und 3 sind richtig
C) nur 3, 4 und 5 sind richtig
D) nur 1, 2, 3 und 4 sind richtig
E) 1-5, alle sind richtig

Frage 624
Aussagenkombination
Welche der folgenden Aussagen treffen zu?

Typische Zeichen eines akuten Glaukomanfalls sind:

1) Nicht eingeschränktes Sehvermögen
2) Weite, reaktionslose (lichtstarre) Pupillen
3) Weicher Augapfel
4) Stark gerötetes Auge
5) Stärkste Schmerzen im Auge mit dumpfer Ausstrahlung

A) nur 1 und 2 sind richtig
B) nur 4 und 5 sind richtig
C) nur 1, 2 und 3 sind richtig
D) nur 2, 4 und 5 sind richtig
E) 1-5, alle sind richtig

Frage 625
Aussagenkombination
Welche der folgenden Aussagen zur Multiplen Sklerose trifft (treffen) zu?

1) Die Multiple Sklerose zeigt sich mit zentralen Paresen, Sensibilitäts- und Koordinationsstörungen
2) Die Erkrankung zeigt häufig einen schubförmigen Verlauf
3) Die Erkrankung setzt meist nach dem 60. Lebensjahr ein
4) Psychische Symptome treten nicht auf
5) Frühzeitig sind die Hirnnerven, besonders der Nervus opticus betroffen

A) nur 1 ist richtig
B) nur 2 und 5 sind richtig
C) nur 1, 2 und 5 sind richtig
D) nur 3, 4 und 5 sind richtig
E) 1-5, alle sind richtig

Frage 626
Einfachauswahl
Ein 65-jähriger Landwirt zeigt Ihnen bei einem Besuch an der linken Schläfe eine seit Monaten an Größe zunehmende Hautveränderung. Sie finden ein glasiges, hautfarbenes Knötchen mit perlschnurartigem Randwall und Teleangiektasien. Welche Hautveränderung kommt hierfür am ehesten in Frage?

A) Hämangiom
B) Psoriasis vulgaris
C) Malignes Melanom
D) Erysipel
E) Basaliom

Frage 627
Aussagenkombination
Welche der folgenden Aussagen zur Erregungsbildung und Erregungsleitung des Herzens treffen zu?

1) Bei einem Herzinfarkt kann es zu bradykarden Herzrhythmusstörungen kommen.
2) Die Taktgebung für den Herzmuskel erfolgt vom zentralen Nervensystem.
3) Unmittelbar nach einer Herzaktion ist der Herzmuskel normalerweise für eine gewisse Zeit unerregbar (Refraktärzeit).
4) Normalerweise gehen alle Erregungen für eine rhythmische Herzkontraktion vom Sinusknoten aus
5) Der Sinusknoten befindet sich an der Herzspitze im Epikard

A) nur 1 und 2 sind richtig
B) nur 1, 3 und 4 sind richtig
C) nur 1, 2 und 3 sind richtig
D) nur 3, 4 und 5 sind richtig
E) 1-5, alle sind richtig

Frage 628
Mehrfachauswahl
Bei welchen der folgenden Krankheiten finden Sie meist eine stark erhöhte Blutkörperchensenkungsgeschwindigkeit? Wählen Sie **zwei** Antworten!

A) Eisenmangelanämie
B) Polymyalgia rheumatica
C) Angina-pectoris-Anfall
D) Polyzythämie
E) Plasmozytom

Frage 629
Mehrfachauswahl
Welche der folgenden Aussagen zur
Candida-Infektion treffen zu?
Wählen Sie **zwei** Antworten!

A) Eine Candidose (Soor) wird verursacht
durch Schimmelpilze
B) Candida-Pilze finden sich in geringer
Konzentration bei einem Teil der
gesunden Bevölkerung im Stuhl
C) Eine Candidose manifestiert sich nur
an der Haut
D) Die Candida-Infektion tritt im Säug-
lingsalter nicht auf
E) Eine Candida-Infektion ist gehäuft bei
Patienten mit Stoffwechselerkrankun-
gen (z.b. Diabetes mellitus) zu finden

Frage 630
Aussagenkombination
Welche der folgenden Aussagen treffen
zu?
Ursachen von Ohrgeräuschen (Tinnitus
aurium) können sein:

1) Anämie
2) Otosklerose
3) Hypotonie
4) Hypertonie
5) Hirntumor

A) nur 1 und 2 sind richtig
B) nur 3 und 4 sind richtig
C) nur 1, 2, 3 und 5 sind richtig
D) nur 1, 2, 4 und 5 sind richtig
E) 1-5, alle sind richtig

Frage 631
Mehrfachauswahl
Welche der folgenden Aussagen zu
Wirbelsäulenerkrankungen treffen zu?
Wählen Sie **zwei** Antworten!

A) Bandscheibenvorfälle sind eine
Erkrankung des hohen Lebensalters
(> 65 Jahre)
B) Ein Ausfall des Patellarsehnenreflexes
spricht für eine Schädigung im
Lendenwirbelbereich

C) Ein positives Lasègue-Zeichen ist
beweisend für einen Bandscheibenvorfall
D) Auch ein asymptomatischer Bandscheibenvorfall sollte frühestmöglich
operiert werden
E) Ein Cauda-Syndrom kann zu Blasen-
und Mastdarmstörungen führen

Frage 632
Mehrfachauswahl
Welche der folgenden Aussagen zu mit
Hautausschlag einhergehenden Infekti-
onskrankheiten treffen zu?
Wählen Sie **zwei** Antworten!

A) Wer einmal Scharlach hatte, erkrankt
daran nicht mehr
B) Eine Gefahr der Rötelninfektion während der Schwangerschaft besteht in
der Rötelnembryopathie (sog. Gregg-
Syndrom)
C) Die Rötelnimpfung schützt auch vor
Ringelröteln
D) Gürtelrose tritt bevorzugt im Kindesalter auf
E) Komplikationen einer Maserninfektion
sind u.a. die Otitis media, die Pneumonie und die Enzephalitis

Frage 633
Mehrfachauswahl
Welche der folgenden Aussagen zum
Dickdarmkrebs treffen zu?
Wählen Sie **zwei** Antworten!

A) Wechsel von Stuhlgewohnheiten kann
ein Hinweis auf Dickdarmkrebs sein
B) Das Risiko für das Auftreten von
Dickdarmkrebs ist bei Patienten mit
Colitis ulcerosa erhöht
C) Der Nachweis von Hämorrhoiden bei
einem Patienten mit „Blut im Stuhl"
schließt einen Dickdarmkrebs weitgehend aus
D) Als Risikofaktoren werden vor allem
fettarme und vegetarische Ernährung
diskutiert

E) Das CEA (Carcinoembryonales Antigen) als Tumormarker ist spezifisch und eignet sich als Früherkennungstest

Frage 634
Aussagenkombination
Welche der folgenden Aussagen über Salmonellen trifft (treffen) zu?

1) Der Erkrankungsgipfel einer Salmonellenenteritis liegt in den Wintermonaten
2) Nach einer Salmonellenenteritis besteht lebenslange Immunität
3) Salmonellen vom Enteritistyp werden meist von Mensch zu Mensch übertragen
4) Salmonellen-Dauerausscheider stellen für die Lebensmittelhygiene ein Problem dar
5) Nach einer Salmonellenerkrankung kann es zu einer reaktiven Arthritis kommen

A) nur 4 ist richtig
B) nur 1 und 5 sind richtig
C) nur 4 und 5 sind richtig
D) nur 2, 3 und 4 sind richtig
E) nur 3, 4 und 5 sind richtig

Frage 635
Aussagenkombination
Welche der folgenden Aussagen zur Polyneuropathie treffen zu?

1) Die häufigsten Ursachen für eine Polyneuropathie (in Deutschland) sind Diabetes mellitus und Alkoholismus
2) Befallen sind ausschließlich sensible und motorische Nervenfasern
3) Mangelernährung/Malabsorption kann die Ursache für eine Polyneuropathie sein
4) Polyneuropathien treten auch im Zusammenhang mit Tumorerkrankungen auf
5) Der Verlust des Vibrationssinnes ist häufig der erste Hinweis auf eine Polyneuropathie

A) nur 1 und 2 sind richtig
B) nur 1, 3 und 4 sind richtig
C) nur 2, 3 und 4 sind richtig
D) nur 1, 3, 4 und 5 sind richtig
E) 1-5, alle sind richtig

Frage 636
Aussagenkombination
Welche der folgenden Aussagen zu Herpesviren trifft (treffen) zu?

1) Durch Gabe von Antibiotika kann eine Infektion vermieden werden
2) Infektionen mit Herpesviren können bei Menschen mit einer Immunschwäche schwerer verlaufen
3) Nach einer Infektion besteht lebenslange Immunität
4) Herpesviren können lebenslang in bestimmten Zellen des Menschen persistieren (verbleiben)
5) Mit einer Augenkomplikation ist bei einer Herpes-zoster-Infektion nicht zu rechnen

A) nur 2 ist richtig
B) nur 1 und 2 sind richtig
C) nur 2 und 4 sind richtig
D) nur 3 und 4 sind richtig
E) nur 1, 2 und 5 sind richtig

Frage 637
Mehrfachauswahl
Welche der folgenden Aussagen treffen zu? Wählen Sie **zwei** Antworten!
Eine Tetanie kann auftreten bei:

A) Hypoparathyreoidismus (Unterfunktion der Nebenschilddrüsen)
B) Primärem Hyperparathyreoidismus
C) Chronischer Nebenniereninsuffizienz
D) Massivem sauren Erbrechen
E) Linksherzinsuffizienz

Frage 638
Einfachauswahl
Bei einem 78-jährigen Patienten finden sich im Rahmen einer Untersuchung wegen Rückenschmerzen multiple Metastasen in der Wirbelsäule.
Welches Karzinom kommt hierfür am ehesten als Ursache in Frage?

A) Kolonkarzinom
B) Prostatakarzinom
C) Wilms-Tumor (Nephroblastom)
D) Hepatozelluläres Karzinom (primäres Leberzellkarzinom)
E) Pankreaskarzinom

Frage 639
Mehrfachauswahl
Welche der folgenden Aussagen zu Sexualhormonen und Eisprung treffen zu?
Wählen Sie **zwei** Antworten!

A) Das Progesteron ist ein Hormon, welches bei der Frau im Gelbkörper und in der Plazenta gebildet wird
B) Nach der Ovulation (Eisprung) kommt es zu einer kurzfristigen (1-2 Tage) Erhöhung des Progesteronspiegels
C) Bereits einen Tag vor der Ovulation steigt die Basaltemperatur um mindestens 1°C an
D) Östrogene werden vor allem in der zweiten Zyklushälfte sezerniert
E) Progesteron wird größtenteils in der zweiten Zyklushälfte sezerniert

Frage 640
Aussagenkombination
Welche der folgenden Aussagen zum Parkinson-Syndrom trifft (treffen) zu

1) Das Parkinson-Syndrom ist eine der häufigsten neurologischen Erkrankungen des höheren Lebensalters
2) Ursache ist in erster Linie eine Störung im Aldosteron- und Reninstoffwechsel

3) Es handelt sich um eine rein körperliche Erkrankung ohne jede Beeinträchtigung der intellektuellen Fähigkeiten
4) Leitsymptom ist ein grobschlägiger Ruhetremor, der willkürlich unterbunden werden kann
5) Krankengymnastik ist bei M. Parkinson wegen zu erwartender Verschlimmerung der Symptomatik nicht anzuwenden (kontraindiziert)

A) nur 1 ist richtig
B) nur 4 ist richtig
C) nur 1 und 4 sind richtig
D) nur 2, 3 und 5 sind richtig
E) 1-5, alle sind richtig

Frage 641
Einfachauswahl
Welche Aussage trifft zu?
Eine Aktivitätssteigerung des sympathischen Nervensystems führt zu einer/einem

A) Erweiterung der Bronchien
B) gesteigerten Bewegung und Tätigkeit des Magen-Darms-Traktes
C) Bradykardie
D) Verengung der Pupillen
E) Blutdruckabfall

Frage 642
Mehrfachauswahl
Welche der folgenden Aussagen zu Vitaminen und Vitaminmangel treffen zu?
Wählen Sie **zwei** Antworten!

A) Vitamin-B12-Mangel ist i.d.R. die Folge einer Nierenerkrankung
B) Vitamin C gehört zur Gruppe der fettlöslichen Vitamine
C) Vitamin-B-Mangel kann Skorbut auslösen
D) Vitamin-B12-Mangel kann zu neurologischen Symptomen führen
E) Vitamin-K-Mangel kann zu Gerinnungsstörungen führen

Frage 643
Einfachauswahl
Eine bisher gesunde 26-jährige Patientin kommt wegen Erschöpfung und Unruhe in die Praxis. Sie berichtet von Schlafstörungen, Nervosität und Reizbarkeit. Auch würde sie stark schwitzen, die Hände würden zittern und sie leide unter vermehrtem Haarausfall und Durchfällen. Welche Diagnose ist die wahrscheinlichste?

A) Morbus Addison
B) Neu aufgetretener Diabetes mellitus
C) Alkoholkrankheit
D) Schizophrene Psychose
E) Hyperthyreose

Frage 644
Aussagenkombination
Welche der folgenden Aussagen treffen zu? Hinweise auf eine intrakranielle Druckerhöhung sind:

1) Schwallartiges Erbrechen
2) Peroneuslähmung
3) Sehen von Doppelbildern
4) Psychische Veränderungen, z.B. Aggressivität
5) Tremor der Hände

A) nur 1 und 2 sind richtig
B) nur 3 und 4 sind richtig
C) nur 1, 3 und 4 sind richtig
D) nur 2, 4 und 5 sind richtig
E) nur 1, 2, 3 und 4 sind richtig

Frage 645
Aussagenkombination
Welche der folgenden Aussagen zur Herzauskultation treffen zu?

1) Bei einer Aortenstenose ist eine Fortleitung des Geräusches in die Karotiden möglich
2) Eine Spaltung des 2. Herztones ist stets pathologisch
3) Akzidentelle (zufällig vorkommende) Geräusche sind stets systolisch und ohne Fortleitung

4) Ein funktionelles Herzgeräusch kann bei Fieber auftreten
5) Die Lautstärke des Herzgeräusches ist ein Maß für die Schwere einer Herzerkrankung

A) nur 1, 2 und 3 sind richtig
B) nur 1, 3 und 4 sind richtig
C) nur 1, 4 und 5 sind richtig
D) nur 2, 3 und 4 sind richtig
E) nur 2, 4 und 5 sind richtig

Frage 646
Aussagenkombination
Welche der folgenden Symptome/Störungen können bei Patienten mit einer akuten organischen Psychose (akutes organisches Psychosyndrom) auftreten?

1) Zeitliche und/oder örtliche Orientierungsstörungen
2) Wahrnehmungsstörungen
3) Störungen in der Psychomotorik
4) Kardiale Unregelmäßigkeiten
5) Schwitzen, Übelkeit und Erbrechen

A) nur 1, 2 und 3 sind richtig
B) nur 3, 4 und 5 sind richtig
C) nur 1, 2, 3 und 5 sind richtig
D) nur 1, 2, 4 und 5 sind richtig
E) 1-5, alle sind richtig

Frage 647
Aussagenkombination
Welche der folgenden Aussagen zur Instrumentenaufbereitung trifft (treffen) zu?

1) Bevorzugte Methode der Instrumentendesinfektion ist die Sprühdesinfektion mit einem VAH-gelisteten Flächendesinfektionsmittel. (VAH = Verbund für Angewandte Hygiene)
2) Grobverschmutzte Instrumente müssen vor der Reinigung desinfiziert werden. Nach der anschließenden Reinigung ist dann keine erneute Desinfektion mehr erforderlich.
3) Wenn der Heilpraktiker die Instrumentenaufbereitung selbst durchführt, ist keine detaillierte schriftliche Beschrei-

bung des Aufbereitungsverfahrens im Hygieneplan erforderlich.
4) Wieder verwendbare Instrumente, die die Haut durchdringen bzw. mit Blut in Berührung kommen, müssen mit einem validierten Verfahren sterilisiert werden.
5) Für Instrumente, die die Haut durchdringen bzw. mit Blut in Berührung kommen, ist die Heißluftsterilisation der Dampfsterilisation vorzuziehen.

A) nur 4 ist richtig
B) nur 1 und 4 sind richtig
C) nur 2 und 5 sind richtig
D) nur 4 und 5 sind richtig
E) nur 1, 3 und 5 sind richtig

Frage 648
Aussagenkombination
Welche der folgenden Aussagen treffen zu?
Mit einem erniedrigten Kaliumwert ist zu rechnen:

1) Bei chronischen Diarrhöen
2) Nach Bluttransfusionen
3) Bei metabolischer Alkalose
4) Bei Anorexia nervosa
5) Bei Einnahme von bestimmten Diuretika

A) nur 1 und 3 sind richtig
B) nur 1, 2 und 5 sind richtig
C) nur 1, 3, 4 und 5 sind richtig
D) nur 2, 3, 4 und 5 sind richtig
E) 1-5, alle sind richtig

Frage 649
Aussagenkombination
Welche der folgenden Faktoren gelten als Risikofaktoren für eine Osteoporose?
1) Übergewicht
2) Immobilität
3) Längerfristige Glukokortikoidtherapie
4) Alter
5) Testosteronsubstitution

A) nur 2 und 3 sind richtig
B) nur 2 und 4 sind richtig
C) nur 2, 3 und 4 sind richtig
D) nur 1, 3, 4 und 5 sind richtig
E) 1-5, alle sind richtig

Frage 650
Einfachauswahl
Welche Aussage zum Differentialblutbild trifft zu?

A) Bei einer Parasiteninfektion tritt eine Eosinopenie auf
B) Ein viraler Infekt führt typischerweise zu einer Linksverschiebung
C) Bei allergischen Hauterkrankungen findet man typischerweise eine Lymphozytose
D) Eine Agranulozytose kann durch eine Medikamenteneinnahme ausgelöst werden
E) Bakterielle Infekte führen i.d.R. zu einer Neutropenie

Frage 651
Mehrfachauswahl
Welche der folgenden Aussagen zum Lymphsystem treffen zu?
Wählen Sie **zwei** Antworten!

A) Das Lymphsystem stellt ein geschlossenes Kreislaufsystem dar, in dem die Lymphe zirkuliert
B) Die Lymphe wird über die Lymphgefäße in den rechten bzw. linken Venenwinkel (Angulus venosus) abgeführt
C) Die Lymphe wird in die Pfortader abgeführt
D) Die Lymphe fließt über die Lymphbahnen zur Peripherie, um dort über die Kapillaren in das venöse System aufgenommen zu werden
E) In den Lymphknoten reifen die B-Lymphozyten zu den Zellen der spezifischen Abwehr heran

Frage 652
Aussagenkombination
Unter einer Therapie mit oralen Antidiabetika (Sulfonylharnstoffpräparate, z.b. Euglucon®) können Hypoglykämien auftreten.
Welche Risikofaktoren begünstigen das Auftreten solcher Hypoglykämien?

1) Fasten
2) Starker Alkoholkonsum
3) Leberfunktionsstörungen
4) Durchfälle
5) Körperliche Anstrengung

A) nur 1 und 2 sind richtig
B) nur 1, 3 und 4 sind richtig
C) nur 3, 4 und 5 sind richtig
D) nur 2, 3, 4 und 5 sind richtig
E) 1-5, alle sind richtig

Frage 653
Aussagenkombination
Welche der folgenden Aussagen zu einer Norovirusinfektion treffen zu?

1) Jahreszeitliche Häufung in den Winter- und Frühjahrsmonaten
2) Die Erkrankungsdauer liegt meist nur bei ein bis zwei Tagen
3) Nach einer Infektion besteht langjährige Immunität
4) Die Erkrankten leiden häufig unter wässrigen Diarrhöen, Übelkeit und schwallartigem Erbrechen
5) Typisch ist hohes Fieber über mehrere Tage

A) nur 2 und 3 sind richtig
B) nur 1, 2 und 4 sind richtig
C) nur 1, 2 und 5 sind richtig
D) nur 3, 4 und 5 sind richtig
E) 1-5, alle sind richtig

Frage 654
Einfachauswahl
Welche Aussage trifft für die Milchzähne zu?

A) Das vollständige Milchgebiss besteht aus 24 Zähnen
B) Der Durchbruch der Milchzähne beginnt durchschnittlich um den 6. bis 8. Lebensmonat
C) Das Milchgebiss ist durchschnittlich im 12. bis 15. Lebensmonat vollständig
D) Milchzähne sind gleichgroß wie bleibende Zähne
E) Alle Milchzähne sind mit durchschnittlich 5-7 Jahren wieder ausgefallen

Frage 655
Aussagenkombination
Welche der folgenden Aussagen treffen zu?
Zu den typischen Symptomen einer Manie zählen:

1) Ein deutlich vermehrtes Redebedürfnis
2) Neigung zu Selbstüberschätzung
3) Ein deutlich erhöhtes Schlafbedürfnis
4) Formale Denkstörungen
5) Vermindertes Selbstwertgefühl mit Zweifel an sich selbst

A) nur 1 und 2 sind richtig
B) nur 3 und 4 sind richtig
C) nur 1, 2 und 4 sind richtig
D) nur 1, 2, 3 und 4 sind richtig
E) 1-5, alle sind richtig

Frage 656
Einfachauswahl
Ein 55-jähriger Patient, seit Jahren starker Raucher, berichtet Ihnen von einer therapieresistenten „Erkältung" seit über 6 Wochen mit Husten und teilweise blutigem Sputum.
Bei der Untersuchung stellen Sie eine Lebervergrößerung und eine klopfschmerzhafte Wirbelsäule fest.
An welche Erkrankung müssen Sie primär denken?

A) Tuberkulose
B) Lungenödem
C) Asthma bronchiale
D) Metastasierendes Bronchialkarzinom
E) Akute Hepatitis

Frage 657
Einfachauswahl
Ein Patient berichtet Ihnen von ruckartigem, teilweise schmerzhaftem Schnappen des Fingers bei Beugung und Streckung. Welches Krankheitsbild wird hierbei am ehesten beschrieben?

A) Karpaltunnelsyndrom
B) Schnellender Finger (Digitus saltans)
C) Heberden-Arthrose
D) Ganglion
E) Dupuytren-Kontraktur

Frage 658
Mehrfachauswahl
Welche der folgenden Aussagen treffen zu?
Wählen Sie **zwei** Antworten!
Typische Symptome der akuten Pankreatitis sind:

A) Heftiger gürtelförmiger Oberbauchschmerz
B) Reiswasserfarbener Durchfall
C) Mechanischer Ileus
D) Erbrechen
E) Teerstuhl

Frage 659
Einfachauswahl
Welche Aussage zur Trigeminusneuralgie trifft zu?

A) Ein typisches Symptom bei der Trigeminusneuralgie ist die Abschwächung des Kornealreflexes
B) Die chirurgische Behandlung der Trigeminusneuralgie besteht in der Entfernung des gesamten Trigeminusnerven
C) Bei einer Trigeminusneuralgie treten in der Regel Schmerzen diffus in der gesamten Gesichtshälfte auf

D) Die Trigeminusneuralgie ist gekennzeichnet durch blitzartig auftretende Schmerzzustände, die nur wenige Sekunden, selten bis zu einer halben Minute anhalten
E) Bevorzugt betroffen von der Trigeminusneuralgie sind Männer in der 2. bis 3. Lebensdekade

Frage 660
Aussagenkombination
Welche der folgenden Aussagen treffen für die Untersuchung des Knies zu?

1) Eine Stabilitätsprüfung der Bänder erfolgt richtigerweise am stehenden Patienten
2) Die sog. Tanzende Patella ist ein Hinweis auf einen Kniegelenkerguss
3) Beim Kind bis 15 Jahre sind O-Beine (Genua vara) physiologisch
4) Das Schubladenphänomen überprüft eine mögliche Kreuzbandschädigung
5) Steinmann-Zeichen geben Hinweise auf mögliche Meniskusschäden

A) nur 1 und 2 sind richtig
B) nur 3 und 4 sind richtig
C) nur 2, 4 und 5 sind richtig
D) nur 3, 4 und 5 sind richtig
E) nur 2, 3, 4 und 5 sind richtig

FRAGEN
MC 12

Frage 661
Aussagenkombination
Welche der folgenden Aussagen zu
Harnsäure und Gicht treffen zu?

1) Der größte Teil der Harnsäure wird
   über den Darm ausgeschieden
2) Beim Menschen ist die Harnsäure
   Endprodukt des Purinstoffwechsels
3) Im Gichtanfall ist nicht zwingend eine
   Hyperurikämie nachweisbar
4) Fasten kann einen Gichtanfall auslösen
5) Die häufigste Lokalisation des akuten
   Gichtanfalls sind die Fingerendgelenke

A) nur 1 und 3 sind richtig
B) nur 2 und 4 sind richtig
C) nur 2, 3 und 4 sind richtig
D) nur 3, 4 und 5 sind richtig
E) 1-5, alle sind richtig

Frage 662
Einfachauswahl
Ein 36-jähriger Patient, der vor einer
Woche unter einer eitrigen Mandelent-
zündung gelitten hatte, fühlt sich erneut
krank. Bei der Untersuchung fallen
Ödeme im Bereich der Knöchel auf, der
Blutdruck ist erhöht und im Urin finden
sich eine Mikrohämaturie und eine
Proteinurie.
Sie denken am ehesten an ein/eine

A) akutes Nierenversagen
B) akute Harnwegsinfektion
C) Nierenkarzinom
D) dekompensierte Herzinsuffizienz
E) akute Glomerulonephritis

Frage 663
Mehrfachauswahl
Welche der folgenden Aussagen zu
Furunkel bzw. Karbunkel treffen zu?
Wählen Sie **zwei** Antworten!

A) Ein Furunkel kann an jeder Stelle der
   behaarten Haut auftreten
B) Ursachen für eine Furunkelbildung
   sind meist virale Infektionen
C) Karbunkel sind in der Regel nicht
   schmerzhaft
D) Um eine Zerstreuung der Keime zu
   vermeiden, ist ein chirurgisches Vorgehen, z.B. eine Inzision des Furunkels zu vermeiden
E) Die Abheilung eines Furunkels erfolgt
   in der Regel mit Narbenbildung

Frage 664
Einfachauswahl
Eine 85-jährige Patientin, von der Sie
wissen, dass sie unter einer Herzinsuffi-
zienz leidet, berichtet Ihnen von seit
Tagen bestehender Übelkeit mit Brech-
reiz und visuellen Störungen (Farbsehen).
Beim Tasten des Pulses stellen Sie Herz-
rhythmusstörungen fest.
Sie vermuten am ehesten eine/einen

A) akuten Herzinfarkt
B) Schlaganfall
C) akuten Glaukomanfall
D) Digitalisintoxikation
E) Lungenembolie

Frage 665
Aussagenkombination
Welche der folgenden Aussagen zur
Varicella-Zoster-Virus-Infektion trifft
(treffen) zu?
1) Der Mensch ist das einzig bekannte
   Reservoir für Varicella-Zoster-Viren.
2) Gegen die Windpockenerkrankung
   gibt es eine wirksame Schutzimpfung.
3) Die Inkubationszeit von Windpockenerkrankungen liegt zwischen vier
   und sieben Tagen.
4) Windpockeninfektionen können zu
   gefährlichen Begleit- und Folge-

erkrankungen führen (z.b. Lungenentzündung, ZNS-Befall).

5) Die Hautveränderungen bei einer Windpockeninfektion können auch auf der Schleimhaut gefunden werden.

A) nur 4 ist richtig
B) nur 4 und 5 sind richtig
C) nur 1, 2 und 3 sind richtig
D) nur 1, 2, 4 und 5 sind richtig
E) nur 2, 3, 4 und 5 sind richtig

Frage 666
Aussagenkombination
Welche der folgenden Aussagen treffen zu? Ursachen für ein Lungenödem können sein:

1) Akutes Nierenversagen
2) Chronische Linksherzinsuffizienz
3) Eiweißmangel bei Hungerzuständen
4) Reizgasinhalation
5) Hypotonie

A) nur 1 und 2 sind richtig
B) nur 1, 2 und 5 sind richtig
C) nur 1, 2, 3 und 4 sind richtig
D) nur 1, 3, 4 und 5 sind richtig
E) nur 2, 3, 4 und 5 sind richtig

Frage 667
Einfachauswahl
Welche Aussage zu Bluterkrankungen trifft zu?

A) Bei einer perniziösen Anämie handelt es sich um einen Vitamin-B6-Mangel.
B) Bei der hämolytischen Anämie werden nicht genügend Erythrozyten gebildet, die zusätzlich auch noch vorzeitig zugrunde gehen.
C) Bei der Agranulozytose ist die Bildung der Granulozyten zwar normal, aber sie gehen vorzeitig zugrunde.
D) Bei der Polycythaemia vera kommt es u. a. zu einer krankhaft gesteigerten Erythrozytenvermehrung.
E) Bei der Polyglobulie sind die Erythrozyten deutlich vermindert.

Frage 668
Mehrfachauswahl
Welche der folgenden Aussagen treffen zu?
Wählen Sie **zwei** Antworten!
Typische Nebenwirkungen eine Chemotherapie bei Tumorleiden sind:

A) Stomatitis
B) Hyperpigmentierung der Handflächen und Fußsohlen
C) Leukozyturie
D) Morgensteifigkeit der Gelenke
E) Haarausfall

Frage 669
Einfachauswahl
Welche Aussage zum Reizdarmsyndrom trifft zu?

A) Die Diagnose Reizdarmsyndrom wird anhand von krankhaft veränderten Laborparametern gestellt
B) Typisch sind nächtlich auftretende Diarrhöen
C) Meist kommt es zu einem deutlichen Gewichtsverlust
D) Es ist durch diätetische Maßnahmen schnell zu heilen
E) Beim Reizdarmsyndrom sind in Deutschland mehr Frauen als Männer betroffen

Frage 670
Aussagenkombination
Welche der folgenden Phänomene passen zu einem Delirium tremens?

1) Illusionäre Verkennungen
2) Halluzinationen
3) Desorientiertheit
4) Vegetative Entgleisung
5) Motorische Unruhe

A) nur 1 und 4 sind richtig
B) nur 2 und 4 sind richtig
C) nur 1, 2 und 3 sind richtig
D) nur 2, 3, 4 und 5 sind richtig
E) 1-5, alle sind richtig

Frage 671
Mehrfachauswahl
Welche der folgenden Aussagen treffen
zu?
Wählen Sie **zwei** Antworten!
Mögliche Ursachen eines Zwerchfelltief-
standes sind:

A) Adipositas
B) Asthma bronchiale
C) Lungenemphysem
D) Schwangerschaft
E) Leberschwellung

Frage 672
Aussagenkombination
Bei einem 56-jährigem Patienten kommt
es durch die komplette Verlegung des
Gallenganges (Ductus choledochus) aufgrund eines Pankreas-Kopf-Karzinoms zu
einem posthepatischen Ikterus.
Welche Untersuchungsbefunde sind dafür
typisch?

1) Die Urinfarbe ist auffallend hell
2) Die Stuhlfarbe ist auffallend hell
3) Im Serum ist das direkte Bilirubin
   deutlich erhöht
4) Im Serum ist das indirekte Bilirubin
   deutlich erhöht
5) Die Gallenblase ist wenig gefüllt

A) nur 1 und 4 sind richtig
B) nur 2 und 3 sind richtig
C) nur 2 und 4 sind richtig
D) nur 1, 3 und 5 sind richtig
E) nur 2, 4 und 5 sind richtig

Frage 673
Einfachauswahl
Welche Aussage zum Diabetes mellitus
trifft zu?

A) Ein Typ 1 Diabetes mellitus entwickelt sich über Jahre bei sehr adipösen
   Menschen
B) Treten bei einem Diabetiker Unruhe,
   Zittern und Schwitzen auf, so spricht
   dies am ehesten für eine Hyperglykämie

C) Ein unbeabsichtigter Gewichtsverlust
   trotz ausreichender Nahrungszufuhr
   bei einem Typ 2 Diabetes spricht für
   eine gute Blutzuckereinstellung
D) Eine vertiefte Atmung (Kussmaul-
   Atmung) tritt bei schwerer Hypoglykämie auf
E) Ein Diabetes mellitus kann sich im
   Rahmen einer chronischen Pankreatitis entwickeln

Frage 674
Aussagenkombination
Welches sind die Hauptgefahren bei
Nierenversagen?

1) Hyperkaliämie
2) Hirnödem
3) Überwässerung mit Lungenödem
4) Hämaturie
5) Metabolische Alkalose

A) nur 1 und 2 sind richtig
B) nur 2 und 4 sind richtig
C) nur 1, 2 und 3 sind richtig
D) nur 1, 3 und 5 sind richtig
E) nur 3, 4 und 5 sind richtig

Frage 675
Einfachauswahl
Um welches Krankheitsbild handelt es
sich bei einem 2-jährigen Kind mit inspiratorischem Stridor am ehesten?

A) Kehlkopfmissbildung
B) Choanalatresie (Angeborener Ver-
   schluss der hinteren Nasenöffnung)
C) Laryngitis subglottica (Pseudokrupp)
D) Akute Bronchitis
E) Asthma bronchiale

Frage 676
Aussagenkombination
Welche Symptome und Erkrankungen
können Folge von Alkoholmissbrauch
sein?

1) Schlafstörungen
2) Anämie
3) Impotenz
4) Diabetes mellitus
5) Herzmuskelschäden

A) nur 1 und 3 sind richtig
B) nur 2 und 3 sind richtig
C) nur 1, 2 und 4 sind richtig
D) nur 1, 3 und 5 sind richtig
E) 1-5, alle sind richtig

Frage 677
Aussagenkombination
Welche der folgenden Aussagen zum malignen Melanom treffen zu?

1) Bevorzugte Lokalisationen sind u.a. Stamm und Extremitäten
2) Das maligne Melanom hat in den letzten Jahrzehnten an Häufigkeit zugenommen
3) Völlig pigmentfreie Melanome treten niemals auf
4) Eine Probeexzision ist zur Klärung des Verdachtes indiziert
5) Maligne Melanome kommen nur an der Haut vor

A) nur 1 und 2 sind richtig
B) nur 2 und 4 sind richtig
C) nur 1, 2 und 5 sind richtig
D) nur 1, 3 und 5 sind richtig
E) nur 3, 4 und 5 sind richtig

Frage 678
Mehrfachauswahl
Welche der aufgeführten Erkrankungen sind absolute Kontraindikationen für eine Belastung eines Patienten (im Sinne eines Belastungs-EKGs)?
Wählen Sie **zwei** Antworten!

A) Akute Aortendissektion (Gefäßeinriss in die Aorta)
B) Arterielle Hypertonie mit systolischem Blutdruck zwischen 140 und 160 mmHg
C) Abgelaufene, nicht mehr aktive Myokarditis

D) Oberflächliche Thrombophlebitis
E) Schwere pulmonale Hypertonie

Frage 679
Aussagenkombination
Welche der folgenden Aussagen treffen zu?
Bei Schuppenflechte (Psoriasis vulgaris) sind neben den Hauterscheinungen folgende Zusatz-Symptome typisch:

1) Nagelhautveränderungen
2) Akute Verwirrtheitszustände
3) Gelenkbeschwerden
4) Häufig schleimig-blutige Durchfälle
5) Gewichtszunahme und Ödeme

A) nur 1 und 3 sind richtig
B) nur 1 und 5 sind richtig
C) nur 2 und 4 sind richtig
D) nur 1, 3 und 5 sind richtig
E) nur 2, 3 und 4 sind richtig

Frage 680
Mehrfachauswahl
Welche der folgenden Aussagen treffen zu?
Wählen Sie **zwei** Antworten!
Der mechanische Ileus ist zunächst gekennzeichnet durch:

A) Stille über dem Abdomen
B) Kolikartige Schmerzen
C) Hörbare Widerstandsperistaltik
D) Erbrechen von hellrotem Blut
E) Abgang von wässrig-blutigen Stühlen

Frage 681
Aussagenkombination
Welche der genannten Ursachen kommen für eine neu aufgetretene Hörminderung in Betracht?

1) Medikamentennebenwirkung
2) Felsenbeinfraktur
3) Morbus Menière
4) Multiple Sklerose
5) Otitis media

A) nur 1 und 5 sind richtig
B) nur 1, 3 und 4 sind richtig
C) nur 2, 4 und 5 sind richtig
D) nur 2, 3, 4 und 5 sind richtig
E) 1-5, alle sind richtig

Frage 682
Einfachauswahl
Eine 45-jährige Patientin beklagt seit Monaten bestehende diffuse Schmerzzustände mit uncharakteristischen schmerzhaften Druckpunkten an Muskeln und Sehnenansätzen und vegetativen Störungen (Müdigkeit, verminderte Belastbarkeit, Schlafstörungen). Die Untersuchung zeigt lediglich weit verteilte Schmerzpunkte. Röntgen und Labor sind unauffällig. Sie denken am ehesten an:

A) Rheumatoide Arthritis
B) Fibromyalgie-Syndrom
C) Sarkoidose
D) Spondylitis ankylosans
   (M. Bechterew)
E) Arteriitis temporalis (M. Horton)

Frage 683
Aussagenkombination
Welche der folgenden Aussagen zur Gürtelrose (Herpes zoster) treffen zu?

1) Typisch ist ein halbseitiger Befall eines oder mehrerer Hautnervensegmente
2) Die Erkrankung verläuft meist schmerzlos mit starkem Juckreiz
3) Der Zoster ist die Reaktivierung einer Infektion mit dem Varicella-Zoster-Virus
4) Die Zosterneuralgien können Monate bis Jahre nach der Infektion persistieren
5) Meist erkranken junge Erwachsene zwischen 20 und 30 Jahren

A) nur 1 und 2 sind richtig
B) nur 1, 2 und 3 sind richtig
C) nur 1, 3 und 4 sind richtig
D) nur 2, 4 und 5 sind richtig
E) nur 3, 4 und 5 sind richtig

Frage 684
Aussagenkombination
Welche der folgenden Aussagen zu einer chronischen Hepatitis treffen zu?

1) Von einer chronischen Hepatitis spricht man, wenn diese nach 6 Wochen nicht ausgeheilt ist
2) Typisch sind akut auftretende, kolikartige Schmerzen im rechten Oberbauch
3) Ein häufiges Symptom bei Lebererkrankungen ist Müdigkeit
4) Neben einer Viruserkrankung besteht auch die Möglichkeit einer Autoimmunerkrankung als Ursache
5) Eine Komplikation ist die Leberzirrhose

A) nur 2 und 3 sind richtig
B) nur 3 und 5 sind richtig
C) nur 1, 4 und 5 sind richtig
D) nur 3, 4 und 5 sind richtig
E) nur 1, 2, 3 und 4 sind richtig

Frage 685
Aussagenkombination
Bei welcher der genannten Krankheitsbilder können Sie Ödeme erwarten?

1) Diabetisches Koma
2) Leberzirrhose
3) M. Addison
4) Niereninsuffizienz
5) M. Sudeck

A) nur 1 und 2 sind richtig
B) nur 3 und 4 sind richtig
C) nur 1, 2 und 3 sind richtig
D) nur 1, 4 und 5 sind richtig
E) nur 2, 4 und 5 sind richtig

Frage 686
Aussagenkombination
Welche der folgenden Aussagen zur Harninkontinenz treffen zu?

1) Durch die Anamnese können alle Formen der Inkontinenz sicher bestimmt werden.

2) Eine Überlaufinkontinenz entsteht z.B. im Rahmen einer Verengung des Blasenausgangs bei Prostatahyperplasie.
3) Bei älteren Patienten bestehen häufig mehrere Inkontinenzformen gleichzeitig.
4) Urinverlust bei Druckerhöhung im Bauchraum (wie beim Husten und Niesen) sind Symptome einer Stressinkontinenz.
5) Als Dranginkontinenz bezeichnet man eine seltene Entleerung großer Harnmengen.

A) nur 1 und 2 sind richtig
B) nur 3 und 5 sind richtig
C) nur 4 und 5 sind richtig
D) nur 2, 3 und 4 sind richtig
E) nur 2, 3, 4 und 5 sind richtig

Frage 687
Mehrfachauswahl
Welche der folgenden Aussagen zur Gonorrhö treffen zu?
Wählen Sie **zwei** Antworten!

A) Die Gonorrhö kann auch vom Tier zum Menschen übertragen werden
B) Einen sicheren Schutz vor Gonorrhö bietet die Impfung
C) Eine einseitige Kniegelenksentzündung (Monarthritis) kann auftreten
D) Die Erkrankung des Neugeborenen (sog. Gonoblennorrhö) kann zur Erblindung führen
E) Die Inkubationszeit der Gonorrhö beträgt 10-30 Tage

Frage 688
Einfachauswahl
Welche Aussage zum Keuchhusten trifft zu?

A) Die Inkubationszeit beträgt wenige Stunden
B) Die Impfung sollte nicht vor dem 6. Lebensmonat erfolgen
C) Die Erkrankung hat eine geringe Kontagiosität (Ansteckungsfähigkeit)

D) Gefährdet sind vor allem Säuglinge, da keine passive Immunität durch die Mutter besteht
E) Zweiterkrankungen an Keuchhusten sind nicht möglich

Frage 689
Einfachauswahl
Welche Aussage zum akuten arteriellen Verschluss trifft zu?

A) Beim vollständigen Arterienverschluss hat der Patient in der betroffenen Extremität typischerweise keine Schmerzen.
B) Beim akuten arteriellen Verschluss ist in aller Regel ein deutliches Ödem zu erwarten.
C) Eine Besserung der Symptome ist beim akuten arteriellen Verschluss durch Hochlagerung der Extremität zu erwarten.
D) Der abrupte Verschluss einer Extremitätenarterie führt zu einem Druckabfall distal des Strömungshindernisses und zu einer Pulslosigkeit.
E) Bei der körperlichen Untersuchung imponiert die Extremität distal des arteriellen Verschlusses durch eine tiefrote bis bläuliche Verfärbung und eine Überwärmung.

Frage 690
Mehrfachauswahl
Welche der folgenden Aussagen zum Insulin treffen zu?
Wählen Sie **zwei** Antworten!

A) Insulin wird in den Kupfer-Sternzellen der Leber gebildet
B) Funktionelle Gegenspieler des Insulins sind: Kortikosteroide, Adrenalin, Glukagon
C) Insulin fördert die Lipolyse
D) Insulin fördert den Transport von Glucose in den Muskelzellen
E) Die Insulinsekretion ist stets konstant über 24 Sunden

Frage 691
Aussagenkombination
Welche der folgenden Aussagen zum
Alkoholstoffwechsel treffen zu?

1) Der größte Teil des Alkohols wird in
der Leber abgebaut
2) Labormarker für chron. Alkoholmissbrauch sind u.a. GammaGT, MCV
(mittleres Erythrozytenvolumen) und
CDT (carbohydratdefizientes Transferrin)
3) Alkohol wirkt protektiv gegen Leberzellverfettung
4) Oral aufgenommener Alkohol wird
vor allem im Dünndarm und im
Magen resorbiert
5) Die Berechnung der Blutalkohol-
konzentration erfolgt nach der sog.
Neuner-Regel

A) nur 1 und 2 sind richtig
B) nur 1 und 4 sind richtig
C) nur 1, 2 und 4 sind richtig
D) nur 2, 3 und 5 sind richtig
E) 1-5, alle sind richtig

Frage 692
Mehrfachauswahl
Welche der folgenden Aussagen treffen
zu?
Wählen sie **zwei** Antworten!
Eine Nervus-peroneus-Lähmung

A) wird meistens dominant vererbt
B) kann zu einem „Steppergang" führen
C) führt zu einem Ausfall des Achilles-
sehnenreflexes
D) kann zum Hackenfuß führen
E) kann durch Druckschädigung am
Fibulaköpfchen (z.B. durch Gips-
verband) entstehen

Frage 693
Aussagenkombination
Welche der folgenden Aussagen zu
Nierenzysten treffen zu?

1) Sie müssen meist operativ entfernt
werden
2) Sie kommen solitär, multipel ein- oder
beidseitig vor
3) Nierenzysten sind meist ein symptomloser Zufallsbefund
4) Große Zysten können Rücken- und
Bauchschmerzen verursachen
5) Sie entarten häufig maligne

A) nur 1 und 3 sind richtig
B) nur 2 und 4 sind richtig
C) nur 2, 3 und 4 sind richtig
D) nur 3, 4 und 5 sind richtig
E) nur 2, 3, 4 und 5 sind richtig

Frage 694
Mehrfachauswahl
Welche der folgenden Aussagen für
das Lungenemphysem treffen zu?
Wählen sie **zwei** Antworten!

A) Das Lungenemphysem ist durch irre-
versible Erweiterung der Alveolen
gekennzeichnet.
B) Das Lungenemphysem bildet sich
nach erfolgreicher Asthma-
Behandlung zurück
C) Das Lungenemphysem kann zur
Linksherzbelastung führen
D) Das Lungenemphysem kann zur
Rechtsherzbelastung führen
E) Das Lungenemphysem hat eine
günstige Prognose

Frage 695
Aussagenkombination
Welche der folgenden Aussagen zum
Calciumhaushalt des Menschen treffen
zu?

1) Der Hauptanteil des Körper-Calciums
befindet sich in freier Form im Blutplasma
2) Der Tagesbedarf eines Erwachsenen
an Calcium beträgt 10 mg
3) Sinkt der Serum-Calcium, so bewirkt
Parathormon dessen Anstieg

4) Steigt der Serum-Calcium-Spiegel, sorgt Calcitonin für eine Senkung der Calciumkonzentration im Serum
5) Eine Veränderung im Calciumhaushalt kann zu Störungen der neuromuskulären Erregbarkeit führen

A) nur 1 und 5 sind richtig
B) nur 3 und 4 sind richtig
C) nur 3, 4 und 5 sind richtig
D) nur 2, 3, 4 und 5 sind richtig
E) 1-5, alle sind richtig

Frage 696
Mehrfachauswahl
Welche der folgenden Aussagen zur Rachitis treffen zu?
Wählen Sie **zwei** Antworten!

A) Bei Rachitis handelt es sich um eine gestörte Mineralisation des wachsenden Knochens
B) Ursache kann eine fehlende UV-Bestrahlung sein
C) Rachitis ist eine typische Erkrankung alter Menschen
D) Die Erkrankung geht mit einem deutlich erhöhten Calciumspiegel im Blut einher
E) Die Therapie besteht in Gabe von Vitamin A + E

Frage 697
Einfachauswahl
Welche Aussage zur Blutgerinnung trifft zu?

A) Die Thrombopenie ist Folge einer Milzentfernung
B) Als Petechien bezeichnet man flächenhafte Hautblutungen
C) Bei Patienten mit Blutungsneigung sollte als Schmerzmittel bevorzugt ASS (Acetylsalicylsäure) eingesetzt werden
D) Als Folge einer Leberzirrhose kann eine Störung der Blutgerinnung auftreten
E) Bei einem Patienten, der an angeborener Bluterkrankheit leidet, darf keine venöse Blutentnahme durchgeführt werden

Frage 698
Einfachauswahl
Suizide werden mitunter durch Auspuffgase (Kohlenmonoxid-CO) von Verbrennungsmotoren verübt.
Welche Aussage trifft zu?

A) die Affinität (chemische Bindungsstärke) des Kohlenmonoxids (CO) zum Hämoglobin ist etwa genauso groß, wie die des Sauerstoffs ($O2$).
B) Kohlenmonoxidvergiftungen sind nur bei Abgasen von Benzinverbrennungsmotoren zu erwarten
C) Aufgrund der mangelnden Sauerstoffversorgung zeigen Patienten mit Kohlenmonoxidintoxikation meist eine bläulich-violette Verfärbung der Haut, insbesondere des Gesichts.
D) Die Gefahren der Kohlenmonoxidvergiftung bestehen u.a. in innerer Erstickung, Atemlähmung und Herzversagen
E) Die Behandlung einer Kohlenmonoxidvergiftung besteht in der Inhalation von reinem Kohlendioxid.

Frage 699
Einfachauswahl
Welche Aussage trifft zu?
Ein wichtiges Leitsymptom einer akuten postinfektiösen Glomerulonephritis ist (sind):

A) Abbrechende Fingernägel
B) Einseitiger Kopfschmerz
C) Geschmacksstörungen
D) Hörsturz
E) Mikrohämaturie und Proteinurie

Frage 700
Mehrfachauswahl
Welche der folgenden Symptome sprechen bei einem Asthmaanfall für einen lebensbedrohlichen Zustand?
Wählen Sie **zwei** Antworten!

A) Atemfrequenz >35/min
B) Herzfrequenz >140/min
C) Sauerstoffsättigung >98 %
D) Sprechen normal
E) Blutdruck 125/85 mmHg

Frage 701
Mehrfachauswahl
Welche der folgenden Aussagen treffen zu?
Krätze (Scabies) ist eine Hauterkrankung des Menschen.
Wählen Sie **zwei** Antworten!

A) Die Krätzmilben haben eine obligat parasitäre Lebensweise, d.h. sie sind ständig auf einen Wirt angewiesen und sind ohne ihn auf Dauer nicht über-lebensfähig
B) B) (§ 34) ist bereits bei Verdacht ein Verbot des Aufenthalts und Arbeiten in Gemeinschaftseinrichtungen gege-ben
C) Das Reservoir für Scabies liegt vor allem bei Haustieren
D) Häufigster Befall der Krätze ist das Gesicht
E) Die Milbengänge verlaufen i.d.R. im Unterhautfettgewebe

Frage 702
Mehrfachauswahl
Welche der folgenden Aussagen treffen zu? Wählen Sie **zwei** Antworten!
Das Lasègue-Zeichen

A) kann ein Hinweis für das Vorliegen einer Meningitis sein
B) wird durch passives Anheben des Kopfes am liegenden Patienten aus-gelöst
C) wird am sitzenden Patienten geprüft
D) ist ein Hinweis auf Schädigung des Nervus peroneus
E) kann als Hinweis für einen Band-scheibenvorfall dienen

Frage 703
Mehrfachauswahl
Welche der folgenden Aussagen treffen zu?
Wählen sie **zwei** Antworten!
Zeichen einer Hypothyreose können sein:

A) Fettiges, strähniges Haar
B) Warme, gerötete, feuchte Haut
C) Antriebsarmut und Verlangsamung
D) Raue, heisere Stimme
E) Tachykardie

Frage 704
Einfachauswahl
Welche Aussage Colon-Hydrotherapie (Spülung des Dickdarms mit Wasser) trifft zu?

A) Durch die hohe Wasserdurchströmung ist eine Aufbereitung des Spülgerätes nicht erforderlich
B) Bei Elektrolytmangel sollte besonders viel Wasser in den Darm geleitet werden
C) Bei Verwendung von Kunststoff-röhren zur Spülung ist ein Verlet-zungsrisiko ausgeschlossen
D) Elektrolytstörungen können auftreten
E) Bei bekannter Divertikulitis sollte der Spüldruck erhöht werden

Frage 705
Mehrfachauswahl
Welche der folgenden Aussagen treffen zu?
Wählen Sie **zwei** Antworten!
Ein Patient mit Zöliakie (glutensensitive Enteropathie) bittet Sie um eine Diät-beratung. Sie empfehlen u.a. folgende Nahrungsmittel:

A) Roggen
B) Gerste
C) Reis
D) Weizen
E) Hirse

Frage 706
Einfachauswahl
Welche Aussage trifft zu?
Ein funktionelles Herzgeräusch

A) spricht für eine schwere Herzfunktionsstörung
B) ist auch ohne Stethoskop auf Distanz gut hörbar
C) ändert sich bei Lagewechsel nicht
D) tritt meist in der Diastole auf
E) ist ein Herzgeräusch ohne organische Veränderung am Herzen

Frage 707
Mehrfachauswahl
Welche der folgenden Aussagen zur Acne vulgaris treffen zu?
Wählen Sie **zwei** Antworten!

A) Bei der Akne wird die Talgdrüsensekretion durch Androgene stimuliert
B) Betroffen sind mehr Frauen als Männer
C) Akne beginnt meist nach dem 30. Lebensjahr
D) Akne kann auch durch chemische Noxen und Medikamente ausgelöst werden
E) Bei der Akne sind die Schleimhäute besonders betroffen

Frage 708
Aussagenkombination
Welche der folgenden Untersuchungen sollten speziell beim Diabetes mellitus zur Erfassung von evtl. Spätkomplikationen regelmäßig durchgeführt werden?

1) Augenärztliche Untersuchung
2) Kontrolle auf (Mikro-) Albuminurie
3) Pulsstatus und neurologischer Status
4) Darmspiegelung, alle 10 Jahre
5) Knochendichtemessung

A) nur 1 und 2 sind richtig
B) nur 3 und 4 sind richtig
C) nur 1, 2 und 3 richtig
D) nur 2, 3, 4 und 5 richtig
E) 1-4, alle sind richtig

Frage 709
Mehrfachauswahl
Welche der folgenden Aussagen zur Kreislaufuntersuchung treffen zu?
Wählen Sie **zwei** Antworten!

A) Eine verminderte Blutdruckamplitude spricht für eine Aortenklappeninsuffizienz
B) Der Radialispuls wird an der Kleinfingerseite des Unterarms getastet.
C) Im Liegen sichtbare Jugularisvenen sprechen für eine Linksherzinsuffizienz
D) Eine Blutdruckdifferenz von über 20 mmHg zwischen beiden Armen (rechts höher als links) ist ein möglicher Hinweis für eine Aortenisthmusstenose
E) Der Herzspitzenstoß kann im 5. ICR in der linken Medioclavicularlinie getastet werden

Frage 710
Einfachauswahl
Welcher Wert bei einem Differenzialblutbild eines gesunden Erwachsenen trifft am ehesten zu?

A) Basophile 5-10 %
B) Eosinophilie 0-6 %
C) Segmentkernige Neutrophile 10-20 %
D) Monozyten 20-30 %
E) Lymphozyten 0-5 %

Frage 711
Mehrfachauswahl
Welche der folgenden Aussagen zur Ozontherapie treffen zu?
Wählen Sie **zwei** Antworten!

A) Aufgrund der desinfizierenden Wirkung des Ozons ist eine Aufbereitung von Ozongeräten zur Eigenblutbehandlung nicht erforderlich
B) Bei allergischem Asthma sollte reines Ozongas inhaliert werden
C) Heilpraktikern ist die Ozontherapie grundsätzlich nicht gestattet

D) Bei intraarterieller Gasgemischinjektion besteht Emboliegefahr
E) Bei Marcumar®-Therapie ist die intramuskuläre Injektion von mit Ozon angereichertem Eigenblut kontraindiziert

Frage 712
Einfachauswahl
Welche Erkrankung tritt in Deutschland häufiger bei Frauen als bei Männern auf?

A) Hämophilie
B) Rot-Grün-Blindheit
C) Bronchialkarzinom
D) Eisenmangelanämie
E) HIV-Infektion

Frage 713
Einfachauswahl
Welche Auswahl trifft zu?
Mit welchen Nebenwirkungen ist bei der Einnahme von Neuroleptika zu rechnen?

A) In mehr als 90 % ist eine Leukozytose nach etwa 8 Wochen zu erwarten
B) In der Regel ist eine Gewichtsabnahme zu beobachten
C) Eine Störung im Farbensehen klingt nach 2-3 Wochen spontan ab
D) Von einigen Patienten wird eine quälende Unruhe mit Bewegungsdrang (Akathisie) angegeben
E) Wegen der häufig zu erwartenden Übelkeit nach Einnahme von Neuroleptika, sollten diese stets mit Antacida eingenommen werden

Frage 714
Mehrfachauswahl
Welche der genannten Faktoren gelten als Risiko für die Gallensteinbildung?
Wählen Sie **zwei** Antworten!

A) Männliches Geschlecht
B) Hypertonie
C) Familiäre Disposition
D) Ballaststoffreiche, cholesterinarme Kost
E) Übergewicht

Frage 715
Aussagenkombination
Zu den möglichen Auslösern eines Angina-pectoris-Schmerzes gehören:

1) Körperliche Belastung
2) Kälte
3) Psychische Erregung, Stress
4) Üppige Mahlzeit
5) Aufenthalt in großen Höhen
A) nur 2 und 4 sind richtig
B) nur 1, 2 und 5 sind richtig
C) nur 1, 3 und 4 sind richtig
D) nur 1, 2, 4 und 5 sind richtig
E) 1-4. alle sind richtig

Frage 716
Einfachauswahl
Eine Mutter ruft Sie besorgt wegen ihres 7-jährigen Sohnes an. Er habe ganz plötzlich Fieber um 40°C, ein feinfleckiges, dicht stehendes Exanthem, das von den Arm- und Leistenbeugen ausgehend, sich zentrifugal über Hals und Stamm ausbreite. Das Kind klage über starke Halsschmerzen. Sie vermuten am ehesten:

A) Ringelröteln
B) Windpocken
C) Röteln
D) Masern
E) Scharlach

Frage 717
Einfachauswahl
Eine 60-jährige, sonst gesunde Frau beklagt akut aufgetretene stechende Schmerzen in der Brust seit dem Vortag. Bis vor einer Woche habe sie wegen einer Unterschenkelfraktur überwiegend im Bett gelegen. Im Unterschenkel links sei ihr seit ein paar Tagen ein Spannungsgefühl und eine Umfangsvermehrung aufgefallen. Sie haben den Verdacht auf eine/einen

A) akuten arteriellen Verschluss im
   linken Bein
B) tiefe Beinvenenthrombose links
   mit Lungenembolie
C) Herzinfarkt
D) Pneumothorax
E) Rippenfraktur

Frage 718
Mehrfachauswahl
Welche der folgenden Aussagen zur
Urtikaria treffen zu?
Wählen Sie **zwei** Antworten!

A) Psychische Faktoren spielen bei der
   Entstehung keine Rolle
B) Sie ist eine meist über Jähre in
   gleicher Intensität bestehende Haut-
   erkrankung
C) Sie wird überwiegend durch Histamin
   vermittelt
D) Neben der Wärmeurtikaria gibt es
   auch eine Kälteurtikaria
E) Juckreiz spricht gegen Urtikaria

Frage 719
Einfachauswahl
Welche Aussage zur Multiplen Sklerose
trifft zu?

A) Die Multiple Sklerose ist eine ent-
   zündliche Erkrankung des peripheren
   Nervensystems.
B) Bei der Multiplen Sklerose treten
   Sehstörungen in Folge einer Makula-
   degeneration auf.
C) Bevorzugt betroffen von der Multiplen
   Sklerose sind Männer über 50 Jahre.
D) Bei der Multiplen Sklerose können
   durch Entzündungsherde im Bereich
   sensibler Bahnsysteme Sensibilitäts-
   störungen wie Missempfindungen
   (Paraesthesien), Taubheitsgefühle und
   Schmerzen auftreten.
E) Die Diagnose einer Multiplen Sklerose
   wird vorwiegend durch EMG
   (Elektromyographie) gesichert.

Frage 720
Einfachauswahl
Eine 25-jährige Patientin, die Sie gerade
im Rahmen ihrer Diät zur Gewichtsabnahme betreuen, klagt über akut aufgetretene wellenförmige Schmerzen im
linken Unterbauch mit Ausstrahlung ins
Genitale, Übelkeit und Brechreiz. Sie
können sie kaum untersuchen, weil sie
dauernd im Zimmer umherläuft.
Sie haben den Verdacht auf

A) eine Harnleiterkolik
B) eine Divertikulitis
C) ein Kolonkarzinom
D) einen Morbus Crohn
E) eine akute Gastroenteritis

FRAGEN
MC 13

Frage 721
Aussagenkombination
Welche der folgenden Aussagen zur
Blutdruckmessung treffen zu?

1) Der optimale Blutdruck für Erwachsene mittleren Alters liegt bei 130 bis
150 mmHg systolisch und 85 bis 95
mmHg diastolisch.
2) Bei sehr großem Armumfang und Verwenden einer normalen Manschette
werden falsch niedrige Werte
gemessen
3) Bei der Blutdruckmessung soll der
Manschettendruck durch Öffnen des
Ventils um ca. 10 mmHg pro Sekunde
abgesenkt werden
4) Die sog. auskultatorische Lücke
(Verschwinden der Korotkoff-Töne
unterhalb des systolischen Blutdruck-
wertes) kann Ursache von fälschlich
zu niedrig gemessenen RR-Werten
sein
5) Eine zu locker angelegte Manschette
führt zu fälschlicherweise zu hoch
gemessenen Werten

A) nur 4 und 5 sind richtig
B) nur 1, 2 und 3 sind richtig
C) nur 2, 4 und 5 sind richtig
D) nur 1, 3, 4 und 5 sind richtig
E) nur 2, 3, 4 und 5 sind richtig

Frage 722
Aussagenkombination
Welche der folgenden Aussagen zur ma-
nischen Episode treffen zu?

1) Die Stimmung ist situationsinadäquat
gehoben
2) Die Antriebssteigerung kann sich in
starkem Bewegungsdrang und uner-
müdlicher Betriebsamkeit äußern

3) Während einer manischen Episode
kann es auch zu Gereiztheit, Aggressivität und Streitsucht kommen
4) Während einer manischen Episode
sind die Patienten meist klagsam und
stark ermüdet
5) Ideenflucht ist typisch bei der Manie

A) nur 1 und 2 sind richtig
B) nur 3 und 4 sind richtig
C) nur 3, 4 und 5 sind richtig
D) nur 1, 2, 3 und 5 sind richtig
E) 1-5, alle sind richtig

Frage 723
Aussagenkombination
Welche der folgenden Aussagen treffen
zu?
Mögliche Komplikationen nach einem
Herzinfarkt sind:

1) Vorhofflimmern mit absoluter
Tachyarrhythmie
2) Kammerflimmern
3) Kardiogener Schock
4) Papillarmuskelnekrose
5) AV-Blockierung

A) nur 1 und 2 sind richtig
B) nur 3 und 5 sind richtig
C) nur 1, 2, 4 und 5 sind richtig
D) nur 2, 3, 4 und 5 sind richtig
E) 1-5, alle sind richtig

Frage 724
Aussagenkombination
Welche der genannten Erkrankungen/
Faktoren erhöhen das Risiko für eine
tiefe Beinvenenthrombose?

1) Immobilität bei grippalem Infekt
2) Exsikkose nach verstärkter Diuretika-
einnahme bei Herzinsuffizienz
3) Hämophilie
4) Therapie mit Östrogen
/Ovulationshemmern
5) Adipositas

A) nur 1 und 2 sind richtig
B) nur 1, 2 und 3 sind richtig
C) nur 3, 4 und 5 sind richtig
D) nur 1, 2, 4 und 5 sind richtig
E) 1-5, alle sind richtig

Frage 725
Aussagenkombination
Welche der folgenden Aussagen zur Jodversorgung in Deutschland trifft (treffen) zu?

1) Auch Teile Deutschlands zählen zu den Jodmangelgebieten
2) Der tägliche Jodbedarf eines gesunden Erwachsenen (70 kg Körpergewicht) liegt bei etwa 200 Mikrogramm Jod pro Tag
3) Erhöhter Jodbedarf besteht im Wachstum, in der Schwangerschaft und während der Stillzeit
4) Wegen der schlechten Dosiermöglichkeit sollte in Deutschland beim Kochen bevorzugt jodfreies Speisesalz verwendet werden
5) Bei Jodmangel tritt innerhalb weniger Wochen eine Vergrößerung der Schilddrüse auf (Jodmangelstruma)

A) nur 1 ist richtig
B) nur 3 und 4 sind richtig
C) nur 1, 2 und 3 sind richtig
D) nur 2, 3 und 5 sind richtig
E) nur 3, 4 und 5 sind richtig

Frage 726
Einfachauswahl
Ein 65-jähriger Patient klagt über Knochenschmerzen, Müdigkeit, Gewichtsverlust, subfebrile Temperaturen und Nachtschweiß. Die Blutkörperchensenkungsgeschwindigkeit ist extrem beschleunigt (> 100 mm n. W. in der 1. Stunde). Es besteht eine Anämie und eine Vermehrung des Gesamteiweißes im Blut.
Sie vermuten am ehesten ein/eine

A) Plasmozytom (Multiples Myelom)
B) Osteomyelitis

C) M. Hodgkin (Lymphogranulomatose)
D) M. Sudeck (Sudeck-Dystrophie)
E) Rheumatisches Fieber

Frage 727
Mehrfachauswahl
Welche der folgenden Aussagen zur gastroösophagealen Refluxkrankheit treffen zu?
Wählen Sie **zwei** Antworten!

A) Auch nach langjähriger chronischer Refluxkrankheit sind keine Spätschäden zu befürchten
B) Ein begünstigender Faktor für eine Refluxkrankheit ist eine axiale Hiatushernie
C) Ein Entartungsrisiko der ösophagealen Schleimhaut besteht nicht
D) Ursache ist ein gestörter Verschlussmechanismus des unteren Schließmuskels der Speiseröhre (unterer Ösophagussphinkter)
E) Alle Menschen mit einer Hiatushernie leiden an einer Refluxkrankheit

Frage 728
Mehrfachauswahl
Welche der folgenden Aussagen zur hypertrophischen Pylorusstenose beim Säugling treffen zu?
Wählen Sie zwei Antworten!

A) Betrifft vorwiegend Kinder im Alter von 9-12 Monaten
B) Zeigt sich in schwallartigem Erbrechen
C) Ist mit einer Pseudo-Obstipation verbunden
D) Heilt unter diätetischen Maßnahmen aus
E) Ist mit galligem Erbrechen verbunden

Frage 729
Einfachauswahl
Welche Aussage trifft zu?
Welches Organ zeigt bei einer Hypoglykämie am frühesten Ausfallserscheinungen?

A) Skelettmuskulatur
B) Herzmuskulatur
C) Niere
D) Gehirn
E) Bauchspeicheldrüse

Frage 730
Aussagenkombination
Welche der genannten Wirkungen auf den menschlichen Organismus entstehen durch eine längerfristige Kortikosteroidtherapie bei oraler Aufnahme?

1) Osteoporose
2) Förderung einer diabetischen Stoffwechsellage
3) Umverteilung des Körperfettes
4) Verzögerte Wundheilung, Infektanfälligkeit
5) Vermehrtes Auftreten von Allergien

A) nur 1 und 3 sind richtig
B) nur 2 und 5 sind richtig
C) nur 2, 3 und 4 sind richtig
D) nur 1, 2, 3 und 4 sind richtig
E) 1-5, alle sind richtig

Frage 731
Aussagenkombination
Welche der folgenden Aussagen treffen zu?
Hinweise für eine chronische Niereninsuffizienz/Urämie können sein:

1) Appetitverlust/Übelkeit
2) Blässe der Haut- und Schleimhäute
3) Hautjucken
4) Pleuritis
5) Lidödeme

A) nur 1 und 2 sind richtig
B) nur 2, 3 und 4 sind richtig
C) nur 3, 4 und 5 sind richtig
D) nur 1, 2, 3 und 5 sind richtig
E) 1-5, alle sind richtig

Frage 732
Mehrfachauswahl
Welche der folgenden Aussagen zum Asthma bronchiale treffen zu?
Wählen Sie **zwei** Antworten!

A) Auslösende Ursachen eines akuten Asthmaanfalles können Medikamente wie ASS (Acetylsalicylsäure) oder Betablocker sein
B) Bei der Auskultation eines Patienten mit einem Asthmaanfall sind feuchte Rasselgeräusche charakteristisch
C) Bei Asthmatikern findet sich eine unspezifische bronchiale Hyperaktivität (hyperreaktives Bronchialsystem)
D) Das Asthma bronchiale ist ein wichtiges geriatrisches Krankheitsbild, da die Inzidenz (Neuerkrankung) vor allem bei über 65-jährigen Menschen erhöht ist
E) Beim Asthmaanfall ist der Atemwegswiderstand vermindert

Frage 733
Einfachauswahl
Ein 82-jähriger Patient, der unter Diabetes mellitus und einem Bluthochdruck leidet, berichtet Ihnen, dass er am Vortage aus völligem Wohlbefinden heraus für einige Stunden nicht richtig habe sprechen können. Die Defizite wären dann von selbst wieder komplett verschwunden.
Sie vermuten am ehesten eine/einen

A) Hirninfarkt
B) Subarachnoidalblutung
C) Transitorische ischämische Attacke (TIA)
D) Hirntumor
E) Migräneattacke

Frage 734
Mehrfachauswahl
Welche der folgenden Aussagen zur Scharlach-Erkrankung treffen zu?
Wählen Sie **zwei** Antworten!

A) Die Inkubationszeit von Scharlach beträgt 2-3 Wochen
B) Die STIKO (Ständige Impfkommission des Robert-Koch-Institutes) empfiehlt eine Impfung gegen Scharlach im Alter von 2-4 Jahren
C) Bei einer Erkrankung an Scharlach kommt es häufig nach 2-4 Wochen zu kleieförmiger Hautschuppung und lamellösen Hautablösungen an Handflächen und Fußsohlen
D) Eitrige Sinusitis und Otitis media sind streptokokken-allergische Nacherkrankungen
E) Typisch für Scharlach ist ein plötzlicher, stürmischer Krankheitsbeginn mit hohem Fieber und Halsschmerzen

Frage 735
Einfachauswahl
Eine 68-jährige Patientin wird wegen länger bestehender, zunehmender Antriebsarmut, körperlichem und geistigem Leistungsabbau sowie Müdigkeit zu Ihnen geschickt. Sie berichtet über häufiges Frieren und eine Obstipationsneigung. Es fällt bei der Untersuchung eine trockene, kühle, teigige Haut auf; das Haar ist trocken und brüchig.
Sie vermuten am ehesten eine/einen

A) M. Parkinson
B) Hyperthyreose
C) Hirntumor
D) M. Alzheimer
E) Hypothyreose

Frage 736
Mehrfachauswahl
Welche der folgenden Aussagen zum Erysipel treffen zu?
Wählen Sie **zwei** Antworten!

A) Es wird sehr häufig durch Staphylococcus aureus hervorgerufen
B) Es zeigt typischerweise eine Hautrötung mit unscharfer Begrenzung
C) Es hinterlässt nach der Erkrankung eine lebenslange Immunität

D) Es kann Ursache eines späteren Lymphödems sein
E) Es ist mit hohem Fieber verbunden

Frage 737
Einfachauswahl
Typisch für die senile Demenz vom Alzheimer-Typ ist eines der folgenden Merkmale:

A) Die senile Demenz vom Alzheimer-Typ beginnt akut, meist nach einem Schlaganfall
B) Meist wird über Sehstörungen und flüchtige Paresen (= Lähmungserscheinungen) in der Vorgeschichte berichtet
C) Die senile Demenz vom Alzheimer-Typ verläuft schubweise und unregelmäßig
D) Zu Beginn kommt es bei der senilen Demenz vom Alzheimer-Typ hauptsächlich zu Merkfähigkeits- und Wortfindungsstörungen
E) Die Krankheit ist meistens mit einem Hypertonus verbunden

Frage 738
Mehrfachauswahl
Welche der folgenden Aussagen zu Ohr und Gleichgewichtsorgan treffen zu?
Wählen Sie **zwei** Antworten!

A) Das Vestibularorgan befindet sich im Mittelohr
B) Die Endolymphe umspült das Labyrinth und reinigt somit die Schnecke von außen
C) Von den Sinneszellen gelangt die Sinnesinformation über den VIII. Hirnnerv (N. vestibulocochlearis) zu Nervenzentren im Gehirn
D) Die Cochlea (Hörschnecke) ist ein schneckenförmiger Hohlraum im Felsenbein
E) Die Paukenhöhle ist mit Lymphe gefüllt

Frage 739
Mehrfachauswahl
Welche der folgenden Aussagen treffen
zu?
Wählen Sie **zwei** Antworten!

Die Ursache für ein geschwollenes Knie

A) ist bei Jugendlichen meistens infektiöser Art
B) muss unter Hinzuziehung der Anamnese gefunden werden
C) wird bei negativer Traumanamnese
ohne Röntgenuntersuchung ermittelt
D) kann eine Gerinnungsstörung sein
E) muss mittels Labormessung der alkali-
schen Phosphatase gesichert werden

Frage 740
Einfachauswahl
Welche Erkrankung wird durch Vektoren
(aktive Krankheitsüberträger) übertragen?

A) Infektiöse Mononukleose
(Pfeiffer-Drüsenfieber)
B) Hepatitis C
C) Lyme-Borreliose
D) Tuberkulose
E) Masern

Frage 741
Mehrfachauswahl
Welche der genannten Laborparameter
lassen Sie an eine fortgeschrittene Leber-
erkrankung denken?
Wählen Sie **zwei** Antworten!

A) Quickwert 35% (Thromboplastinzeit,
Norm: > 70%)
B) Thrombozyten 348.000/Mikroliter
(Norm: 140.000-345.000/Mikroliter)
C) Hb A1$_c$ 7,1% (Norm: < 6,5%)
D) Kalium 4,2 mmol/l (Norm: 3,6-5,0
mmol/l)
E) Serumbilirubin 4,5 mg/dl (Norm bis
1,1 mg/dl)

Frage 742
Aussagenkombination
Gegen welche der folgenden Erkrankungen stehen wirkungsvolle Impfstoffe
zur Verfügung?

1) Hepatitis A
2) Poliomyelitis
3) Scharlach
4) Varizellen
5) Pertussis

A) nur 1, 3 und 5 sind richtig
B) nur 1, 2, 3 und 4 sind richtig
C) nur 1, 2, 4 und 5 sind richtig
D) nur 2, 3, 4 und 5 sind richtig
E) 1-5, alle sind richtig

Frage 743
Einfachauswahl
Welche Aussage zur Legionärskrankheit
(Legionellenpneumonie) trifft zu?

A) Die Legionärskrankheit wird durch
Viren verursacht
B) Die Legionärskrankheit wird z.B.
beim Duschen aerogen übertragen
C) Die Legionärskrankheit wird durch
Genuss von Trinkwasser verursacht
D) Die Infektion gesunder Erwachsener
mit Legionellen führt in den meisten
Fällen zur Legionärskrankheit
E) Die Legionärskrankheit ist durch sub-
febrile Temperaturen gekennzeichnet

Frage 744
Mehrfachauswahl
Welche der folgenden Symptome spre-
chen für eine Syphilisinfektion?
Wählen Sie **zwei** Antworten!

A) Schleimiger Ausfluss aus der Harn-
röhre
B) Generalisiertes, nicht juckendes
Exanthem
C) Schmerzhafte Geschwüre im Genital-
bereich mit weichem Rand
D) Schmerzloses, hartes Geschwür
E) Blumenkohlartig wachsende Papeln
im Genitalbereich

Frage 745
Einfachauswahl
Welche Aussage zu Windpocken trifft zu?

A) Als Begleitbefund findet man häufig Lichtscheu
B) Meist treten typische Koplik-Flecken an der Wangenschleimhaut auf
C) Eine Otitis media tritt häufig als Komplikation auf
D) Das Nasen- und Rachensekret ist nicht infektiös
E) Die Bläschenflüssigkeit enthält Varizellen-Viren und ist hochinfektiös

Frage 746
Einfachauswahl
Ein Patient zeigt Ihnen sein linkes Bein. Es stellt sich eine Überwärmung bei zyanotischer Glanzhaut, ein Wadenkompressionsschmerz und eine Umfangsdifferenz zum rechten Bein dar. Der Patient berichtet von ziehenden Schmerzen, die seit zwei Tagen bestehen.
Sie vermuten am ehesten ein/eine/einen

A) akuten arteriellen Verschluss im linken Bein
B) Muskelfaserriss nach Sport
C) Ischias-Syndrom
D) postthrombotisches Syndrom mit chronisch-venöser Insuffizienz
E) tiefe Beinvenenthrombose

Frage 747
Aussagenkombination
Welche der folgenden Aussagen treffen zu?
Als Ursachen für einen Pleuraerguss können Sie folgende Erkrankungen in Betracht ziehen:

1) Pneumonie
2) Pankreatitis
3) Nephrotisches Syndrom
4) Bronchialkarzinom
5) Lungenembolie

A) nur 1 und 5 sind richtig
B) nur 2 und 3 sind richtig
C) nur 3, 4 und 5 sind richtig
D) nur 1, 2, 3 und 4 sind richtig
E) 1-5, alle sind richtig

Frage 748
Einfachauswahl
Welche Aussage zum vegetativen Nervensystem trifft zu?

A) Der Nervus vagus ist eine Nervenbahn des Sympathikus
B) Eine Miosis wird durch Sympathikusaktivierung ausgelöst
C) Parasympathikusaktivierung führt zu einer Verengung der Bronchialäste
D) Sympathikusaktivierung beschleunigt die Blasen- und Darmleerung
E) Parasympathikusaktivierung führt zum Blutdruckanstieg

Frage 749
Mehrfachauswahl
Welche der genannten Symptome erwarten Sie am ehesten bei einem Patienten mit fortgeschrittener Leberzirrhose?
Wählen Sie **zwei** Antworten!

A) Exophthalmus
B) Kurzzeitige Verwirrtheitszustände, Schläfrigkeit
C) Ulcus cruris
D) Palmar- und Plantarerythem
E) Hypertone Blutdruckkrisen

Frage 750
Einfachauswahl
Ihnen wird ein bisher gesundes, fieberfreies Kleinkind vorgestellt. Die Eltern berichten über plötzlich aufgetretenen Husten und Zeichen der Atemnot. Welche Diagnose ist am wahrscheinlichsten?

A) Asthma bronchiale
B) Tuberkulose
C) Fremdkörperaspiration
D) Tumoren der Lunge
E) Pneumonie

Frage 751
Mehrfachauswahl
Welche der folgenden Aussagen zum
Kaliumstoffwechsel treffen zu?
Wählen Sie **zwei** Antworten!

A) Hypokaliämien können u.a. durch
wiederholtes Erbrechen oder Durchfälle verursacht werden.
B) Der Referenzbereich des Serumkaliumspiegels liegt bei den Erwachsenen
zwischen 2,0-3,0 mmol/l.
C) Laxanzienabusus kann keine Ursache
für eine Hypokaliämie sein
D) Kaliumreiche Nahrungsmittel sind
z.b. Bananen und Obstsäfte.
E) Für die Erregungsübertragung der
Nerven spielt Kalium eine unbedeu-
tende Rolle.

Frage 752
Mehrfachauswahl
Welche der folgenden Aussagen zur Kor-
tisonproduktion und –therapie treffen zu?
(ACTH = adrenocorticotropes Hormon,
CRH = Corticotropin-Releasing-Hormon)
Wählen Sie **zwei** Antworten!

A) ACTH stimuliert die Nebennierenrinde zur Synthese von Kortison.
B) Eine längerfristige Kortikosteroidtherapie kann den Hormonregelkreis
stören.
C) Hohe Kortisonspiegel steigern die
Sekretion von ACTH und CRH.
D) Die Hormonabgabe der Nebennierenrinde erfolgt gleichmäßig über 24
Stunden verteilt.
E) Eine Kortisongabe muss spätestens
nach 6-wöchiger Therapie sofort
beendet werden.

Frage 753
Aussagenkombination
Welche der folgenden Erkrankungen und
Symptome führen i.d. R. zu einer Tachy-
kardie?

1) hohes Fieber
2) starke Aufregung
3) Betablocker-Überdosierung
4) Anämie
5) Hypothyreose

A) nur 1, 2 und 3 sind richtig
B) nur 1, 2 und 4 sind richtig
C) nur 2, 3 und 4 sind richtig
D) nur 1, 3, 4 und 5 sind richtig
E) 1-5, alle sind richtig

Frage 754
Mehrfachauswahl
Welche der folgenden Aussagen zu ei-
nem Restless-Legs-Syndrom treffen zu?
Wählen Sie **zwei** Antworten!

A) Die Betroffenen klagen über Parästhesien in den Beinen.
B) Der Achillessehnen-Reflex ist auf-
gehoben.
C) Die Beschwerden verschlimmern sich
durch Bewegung.
D) Die Beschwerden treten vor allem in
der Ruhe und nachts auf.
E) Der Blutkalziumspiegel ist stark
erniedrigt.

Frage 755
Aussagenkombination
Welche der folgenden Aussagen treffen
zu?
Welche der folgenden Erkrankungen
müssen Sie bei Juckreiz (Pruritus) differenzialdiagnostisch in Erwägung ziehen?

1) Hypokäliämie
2) Chronische Niereninsuffizienz
3) Cholestase (Gallenabflussstörung)
4) Diabetes mellitus
5) Maligne Lymphome

A) nur 1 und 2 sind richtig
B) nur 1, 4 und 5 sind richtig
C) nur 2, 3 und 4 sind richtig
D) nur 2, 3, 4 und 5 sind richtig
E) 1-5, alle sind richtig

Frage 756
Einfachauswahl
Ein 30jähriger Patient klagt über Morgensteifigkeit und Rückenschmerzen, insbesondere nachts im unteren Rückenbereich. Außerdem habe er Fersenschmerzen und Brustschmerzen.
Welche Diagnose kommt am ehesten in Betracht?

A) Ischialgie
B) Begleitarthritis
C) Morbus Bechterew
D) Morbus Reiter
E) Primär chronischer Polyarthritis

Frage 757
Aussagenkombination
Welche der folgenden Aussagen zum Knochenstoffwechsel treffen zu?

1) Der Knochenstoffwechsel wird u.a. durch Kalzitonin, Östrogen, Parathormon und Vitamin D reguliert.
2) Nach Abschluss des Längenwachstums findet kein Knochenstoffwechsel statt.
3) Am Knochenstoffwechsel sind u.a. Osteozyten beteiligt.
4) Der Knochenstoffwechsel ist bei der Osteoporose gestört.
5) Der Knochenstoffwechsel ist bei der Osteomalazie ungestört.

A) nur 1 und 5 sind richtig
B) nur 1, 3 und 4 sind richtig
C) nur 2, 3 und 4 sind richtig
D) nur 2, 4 und 5 sind richtig
E) nur 1, 2, 3 und 5 sind richtig

Frage 758
Einfachauswahl
Welche Aussage zu Erkrankungen des Hodens trifft zu?

A) Eine Orchitis (Hodenentzündung) wird nur durch Bakterien verursacht.

B) Die Beschwerden bei einer Orchitis (Hodenentzündung) beschränken sich nur auf die Hodenregion.
C) Bei einer Varikozele testis (Krampfader im Bereich des Hodens) bei Kindern vor der Pubertät oder bei alten Männern sind weitere abklärende Untersuchungen (z.B. Sonographie) nicht notwendig.
D) Bei einem Hodentumor schimmert bei einer Durchleuchtung des Hodensacks mit einer Taschenlampe das Licht durch (sog. Diaphanoskopie positiv).
E) Da die Symptome (Schmerz, Fieber, etc.) bei der akuten Orchitis (Hodenentzündung) wie auch der akuten Epididymitis (Nebenhodenentzündung) fast identisch sind, ist der Tastbefund für die Diagnose wegweisend.

Frage 759
Aussagenkombination
Welche der folgenden Aussagen treffen zu?
Eine schwarze Verfärbung des Stuhls kann auftreten bei:

1) Erosionen der Magenschleimhaut
2) Genuss von Heidelbeeren oder Lakritze
3) Einnahme von Eisentabletten
4) Hämorrhoidalblutung
5) Einnahme von Kohletabletten

A) nur 3 und 5 sind richtig
B) nur 1, 2 und 4 sind richtig
C) nur 1, 2, 3 und 5 sind richtig
D) nur 2, 3, 4 und 5 sind richtig
E) 1-5, alle sind richtig

Frage 760
Aussagenkombination
Welche der folgenden Aussagen trifft (treffen) zu?
Ein Dialysepatient bittet Sie um eine Ernährungsberatung.
Sie empfehlen ihm u.a.:

1) Deutlich vermehrte Phosphatzufuhr
   (z.b. in Hülsenfrüchten, Cola,
   Schmelzkäse)
2) Vermeidung von kaliumreichen
   Speisen und Getränken (z.b. Bananen,
   Trockenobst, Nüsse)
3) Normokalorische Kost mit entsprechender Korrektur bei Über- oder
   Untergewicht
4) Regelmäßiges zusätzliches Nachsalzen
   des Essens
5) Tägliche Trinkmenge 2,5 bis 3
   Liter/Tag

A) nur 3 ist richtig
B) nur 1 und 2 sind richtig
C) nur 2 und 3 sind richtig
D) nur 3 und 4 sind richtig
E) nur 1, 3 und 5 sind richtig

Frage 761
Einfachauswahl
Ein Patient berichtet von nächtlichen
Missempfindungen in der Hand und im
Arm im Sinne von Kribbeln und Schwel-
lungsgefühl im Bereich der Beugeseite
des Daumens und Zeigefingers. Die
Beschwerden würden am Morgen
wieder abklingen.

A) Diabetische Polyneuropathie
B) Karpaltunnelsyndrom
C) Chronische Borreliose
D) M. Parkinson
E) Erkrankung der Halswirbelsäule

Frage 762
Aussagenkombination
Welche der folgenden Aussagen treffen
zu?
Risikofaktoren für eine Harnwegs-
infektion sind:

1) Harnblasenkatheter
2) Querschnittslähmungen
3) häufiger Geschlechtsverkehr
   (bei Frauen)
4) Diabetes mellitus
5) Schwangerschaft

A) nur 1 und 2 sind richtig
B) nur 3 und 4 sind richtig
C) nur 1, 4 und 5 sind richtig
D) nur 1, 2, 3 und 4 sind richtig
E) 1-5, alle sind richtig

Frage 763
Mehrfachauswahl
Welche der folgenden Aussagen treffen
zu? Wählen Sie **zwei** Antworten!
Gefahren einer hypertensiven Krise sind:

A) Pulmonale Hypertonie
B) Intrakranielle Blutungen
C) Lungenödem
D) Beinvenenthrombose
E) Akute Gastritis

Frage 764
Mehrfachauswahl
Welche der folgenden Aussagen zur
Dupuytren Kontraktur treffen zu?
Wählen Sie **zwei** Antworten!

A) Die Ursache ist unbekannt.
B) Bei langem Krankheitsverlauf kann
   hier Krebs entstehen.
C) Sie kommt häufiger vor bei Diabetikern, Alkoholikern und bei Patien-
   ten/innen mit einer Lebererkrankung.
D) Die Symptome beschränken sich auf
   eine Verhärtung der Handfläche.
E) Krankengymnastische Übungen sind
   bei Kontrakturen der Finger erfolg-
   versprechend.

Frage 765
Mehrfachauswahl
Welche der folgenden Aussagen treffen
zu? Wählen Sie **zwei** Antworten!
Sie führen bei einem Patienten mit erhöhten Harnsäurewerten eine Diätberatung
durch. Sie empfehlen:

A) Eiweißarme Kost
B) Reichlich Trinken
C) Verzehr von Innereien (Leber, Niere,
   Bries)
D) Täglich 1 Liter Fleischbrühe trinken
E) Keine Alkoholexzesse

Frage 766
Aussagenkombination
Welche der folgenden Aussagen treffen zu?
Ursachen für Nasenbluten (Epistaxis) können sein:

1) Nasenbeinfraktur
2) Rhinitis sicca
3) arterielle Hypertonie
4) Gerinnungsstörungen
5) Virusinfektionen

A) nur 1 und 3 sind richtig
B) nur 2, 4 und 5 sind richtig
C) nur 1, 2, 3 und 4 sind richtig
D) nur 2, 3, 4 und 5 sind richtig
E) 1-5, alle sind richtig

Frage 767
Einfachauswahl
Welche Aussage trifft zu?
Ursache eines posthepatischen Ikterus ist:

A) Gilbert-Meulengracht-Syndrom (Icterus juvenilis intermittens)
B) Hämolytische Anämie
C) Gallengangskarzinom
D) Virushepatitis
E) Metastasenleber

Frage 768
Mehrfachauswahl
Welche der folgenden Aussagen zur Lymphogranulomatose (M. Hodgkin) treffen zu?
Wählen Sie **zwei** Antworten!

A) Die Lymphogranulomatose ist eine gutartige Erkrankung des Lymphsystems.
B) In vielen Fällen treten vergrößerte Lymphknoten im Halsbereich auf.
C) Das Vorliegen unspezifischer Allgemeinsymptome, wie Leistungsabfall, Gewichtsverlust, Nachtschweiß und starker Juckreiz sind untypisch für eine Lymphogranulomatose.

D) Bei manchen Betroffenen treten Schmerzen in befallenen Lymphknotenregionen nach Alkoholgenuss auf (charakteristischer Alkoholschmerz).
E) Die Milz ist in aller Regel nicht befallen.

Frage 769
Mehrfachauswahl
Welche der folgenden Aussagen zu Kopfschmerzen treffen zu?
Wählen Sie **zwei** Antworten!

A) Das Symptom Kopfschmerz ist in der Bevölkerung weit verbreitet und bedarf keiner besonderen Abklärung.
B) Plötzliches Auftreten stärkster Hinterkopfschmerzen mit Erbrechen kann auf eine Subarachnoidalblutung hinweisen.
C) Kopfschmerzen sprechen gegen eine infektiöse Hirnhauterkrankung.
D) Massive Kopfschmerzen mit Übelkeit und Rötung eines Auges können für einen Glaukomanfall sprechen.
E) Knochenmetastasen im Bereich des Schädeldaches machen keine Schmerzen.

Frage 770
Einfachauswahl
Welche Aussage zur Psoriasis vulgaris trifft zu?

A) Psoriasis vulgaris ist eine ansteckend Hauterkrankung.
B) Psoriasisherde treten typischerweise an den Beugeseiten großer Gelenke auf.
C) Psoriasishautveränderungen jucken i.d.R. stark.
D) Nach langjähriger Psoriasiserkrankung treten bei den meisten Patienten Gelenkbeschwerden auf (Psoriasis arthropathica).
E) Bei Psoriasis treten häufig Nagelveränderungen auf.

Frage 771
Mehrfachauswahl
Welche der folgenden Aussagen zur
akuten Appendizitis (Blinddarmentzün-
dung) treffen zu?
Wählen Sie **zwei** Antworten!

A) Erbrechen und Übelkeit sind eher
untypisch für eine Appendizitis.
B) Am McBurney-Punkt besteht typischerweise ein Druckschmerz.
C) Eine Appendizitis geht häufig mit
einer Leukozytose einher.
D) Loslass-Schmerz im linken Unterbauch passt nicht zu einer Appendizitis.
E) Als typisches Symptom für eine
Appendizitis gilt eine Harnstauung.

Frage 772
Einfachauswahl
Welche Aussage zur Thoraxperkussion
trifft zu?

A) Die dorsalen unteren Lungengrenzen
verlaufen in Höhe des 8. Brustwirbel-
körpers (BWK).
B) Ein sonorer Klopfschall ist typisch für
eine Pneumonie oder Pleuraschwarte.
C) Der Perkussionsschall durchdringt den
gesamten Thorax.
D) Ein hypersonorer Klopfschall ist
typisch für ein Lungenemphysem.
E) Bei einer gesunden Lunge ist der
Klopfschall gedämpft.

Frage 773
Mehrfachauswahl
Welche der folgenden Laborwerte geben
Hinweise auf eine Alkoholkrankheit?
Wählen Sie **zwei** Antworten!

A) MCV: 82 fl (mittleres Erythrozyten-
volumen, Normbereich 85-98 fl)
B) Kreatinin: 1,5 mg/dl (normal bis 1,1
mg/dl)
C) Gamma-GT: 107 U/ l (normal < 60 U
/l)
D) CDT: 5,1 % (Carbohydrate Deficient
Transferrin, normal < 3.0 %)

E) GOT: 30 U/ l (Glutamat-Oxalacetat-
Transaminase, normal bis 38 U/ l)

Frage 774
Mehrfachauswahl
Welche der folgenden Aussagen zur
Neuraltherapie treffen zu?
Wählen Sie **zwei** Antworten!

A) Rasches Anschwellen des Gesichts
nach der Injektion ist ein Zeichen
des Therapieerfolges.
B) Bei einem Lungenemphysem sind
tiefe Injektionen durch die Pleura
angezeigt.
C) Als unspezifische Allgemeinreaktion
wird teilweise eine Blutdrucksenkung
beobachtet.
D) Zur Injektion werden Lokalanästhetika
verwendet.
E) Eine intravasale Injektion führt seltener zu ernsten Nebenwirkungen als
eine subkutane Injektion.

Frage 775
Aussagenkombination
Welche der folgenden Aussagen trifft/
treffen zu?
Bei der Stadieneinteilung von Tumorerkrankungen (TNM-Klassifikation)
werden welche der folgenden Punkte
berücksichtigt?

1) Alter des Patienten bei Erstdiagnose
2) Größe des Primärtumors
3) Hämoglobinwert
4) Vorhandensein von Fernmetastasen
5) Lymphknotenmetastasierung.

A) nur Aussage 4 ist richtig
B) nur 1 und 2 sind richtig
C) nur 4 und 5 sind richtig
D) nur 2, 4 und 5 sind richtig
E) nur 3, 4 und 5 sind richtig

Frage 776
Mehrfachauswahl
Welche der folgenden Aussagen zu
Keuchhusten (Pertussis) treffen zu?
Wählen Sie **zwei** Antworten!

A) Pertussis tritt, wegen der hohen
   Durchseuchung, nur bei Kindern auf.
B) Eine einmalig durchgeführte Pertussis-
   Impfung verspricht einen lebenslangen
   Schutz.
C) Die Inkubationszeit beträgt 7-20 Tage.
D) Pertussis ist eine Virusinfektion.
E) Komplikationen einer Pertussis-
   Infektion können u.a. Pneumonie,
   Otitis media und Krämpfe sein.

Frage 777
Einfachauswahl
Welcher Vorläufer der Erythrozyten
kommt im Normalfall im Blut vor?

A) Myeloblast
B) Monoblast
C) Megakaryozyt
D) Erythroblast
E) Retikulozyt

Frage 778
Mehrfachauswahl
Welche der folgenden Symptome sind
Leitsymptome für die Aufmerksamkeits-
defizit-/ Hyperaktivitätsstörung (ADHS)?
Wählen Sie **zwei** Antworten!

A) Zwanghafter Rededrang
B) Störung der Aufmerksamkeit
C) Störung der Muskelkoordination
   und des Körpergefühls
D) Impulsivität
E) Teilleistungsschwächen

Frage 779
Mehrfachauswahl
Welche der folgenden Aussagen zum
Insulin treffen zu?
Wählen Sie **zwei** Antworten!

A) Eine Insulinsekretion findet lediglich
   bei jeder aufgenommenen Mahlzeit
   statt.
B) Insulin wird in den Kupffer-
   Sternzellen der Leber produziert.
C) Insulin fördert u.a. den Transport von
   Glucose in die Muskelzellen.
D) Alle therapeutisch eingesetzten Insuli-
   ne haben eine Wirkdauer von ca. 3-5
   Stunden.
E) Zu den Gegenspielern des Insulin
   zählen u.a. Kortikosteroide und
   Adrenaline.

Frage 780
Mehrfachauswahl
Welche klinischen Symptome sind
typisch für eine manifeste, isolierte
Rechtsherzinsuffizienz?
Wählen Sie **zwei** Antworten!

A) Dyspnoe
B) Feinblasige Rasselgeräusche
C) Periphere Ödeme
D) Zyanose
E) Sichtbar gestaute Halsvenen

FRAGEN
MC 14

Frage 781
Mehrfachauswahl
Welche der folgenden Aussagen zu
Läusen treffen zu?
Wählen Sie **zwei** Antworten!

A) Filzläuse befallen Regionen mit
   Schweißdrüsen, z.b. Achselhaare oder
   Schambehaarung
B) Der Nachweis von Filzlausbefall ist
   mit dem bloßen Auge nicht möglich
C) Die Filzläuse sind in der Regel 8 bis
   9 mm lang
D) Kleiderläuse befallen nur Textilien
   und nicht den Menschen
E) An den Stichstellen von Filzläusen
   entwickeln sich kleine Hämatome
   (Taches bleues)

Frage 782
Einfachauswahl
Welche Aussage zum Stoffwechsel trifft
zu?

A) Glykogen wird vor allem in der Milz
   gespeichert
B) Die Galle wird in der Gallenblase
   produziert
C) Das fettspaltende Verdauungsenzym
   Lipase wird von der Leber produziert
D) Glukagon führt zu einer Steigerung
   des Blutzuckerspiegels
E) Bilirubin ist ein Zwischenprodukt des
   Harnsäurestoffwechsels

Frage 783
Aussagenkombination
Welche der folgenden Aussagen treffen
zu?
Typische Symptome des Morbus Menière
sind:

1) Drehschwindel
2) Kopfschmerz
3) Lähmungen
4) Hörminderung
5) Ohrgeräusche

A) nur 1, 2 und 3 sind richtig
B) nur 1, 3 und 5 sind richtig
C) nur 1, 4 und 5 sind richtig
D) nur 2, 3 und 4 sind richtig
E) nur 2, 4 und 5 sind richtig

Frage 784
Mehrfachauswahl
Welche der folgenden Aussagen zum
Lymphödem treffen zu?
Wählen Sie **zwei** Antworten!

A) Beim Lymphödem sind die Zehen
   mitbetroffen
B) Beim Erysipel kommt es häufig zur
   Bildung eines Lymphödems
C) Jedes Stadium ist durch eine adäquate
   Therapie reversibel
D) Bei der konservativen Therapie wird
   das Bein nach unten gelagert
E) Die Kompressionstherapie ist bei
   gleichzeitig bestehender ausgeprägter
   peripherer arterieller Verschluss-
   krankheit (PAVK) die Therapie der
   Wahl

Frage 785
Aussagenkombination
Sie untersuchen eine 65-jährige Patientin
und vermuten ein kardiales Lungenödem
oder ein Asthma bronchiale.
Welche(r) der folgenden Befunde oder
Angaben spricht (sprechen) am ehesten
für ein kardiales Lungenödem?

1) Hypersonorer Klopfschall
2) Feuchte Rasselgeräusche
3) Trockene Rasselgeräusche
4) Herzrhythmusstörungen in der
   Vorgeschichte
5) Viele Allergien in der Vorgeschichte

A) nur 2 ist richtig
B) nur 3 ist richtig
C) nur 2 und 4 sind richtig
D) nur 1, 2 und 4 sind richtig
E) nur 3, 4 und 5 sind richtig

Frage 786
Mehrfachauswahl
Welche der folgenden Aussagen
zum gängigen Übertragungsweg von
Infektionskrankheiten treffen zu?
Wählen Sie **zwei** Antworten!

A) Mononukleose – Speichelkontakt
B) Hepatitis B – aerogen
C) HIV – parenteral
D) Herpes Zoster – fäkal-oral
E) Hepatitis A – Blut

Frage 787
Aussagenkombination
Welche der folgenden Aussagen trifft
(treffen) zu?
Welche der genannten Parameter werden
in der Regel bei der Urinuntersuchung
mit einem Urinteststreifen (z.B. Combur
9 Test) untersucht?

1) Leukozyten
2) Glukose
3) Kreatinin
4) Eiweiß
5) Thrombozyten

A) nur 1 ist richtig
B) nur 1 und 2 sind richtig
C) nur 1, 2 und 4 sind richtig
D) nur 2, 3 und 4 sind richtig
E) nur 3, 4 und 5 sind richtig

Frage 788
Aussagenkombination
Welche der folgenden Aussagen treffen
zu?
Hinweise auf ein malignes Geschehen
können sein:

1) Rezidivierende Phlebothrombosen
2) Generalisierter Juckreiz
3) Lymphknotenschwellung
4) Fieber
5) Ödeme

A) nur 1 und 2 sind richtig
B) nur 2, 4 und 5 sind richtig
C) nur 1, 3, 4 und 5 sind richtig
D) nur 2, 3, 4 und 5 sind richtig
E) 1-5, alle sind richtig

Frage 789
Mehrfachauswahl
Welche der folgenden Symptome treten
typischerweise bei einem Delirium
tremens auf?
Wählen Sie **zwei** Antworten!

A) Rückenschmerzen
B) Tachykardie
C) Trockene Haut
D) Bewusstseinsstörungen
E) Langsame wurmförmige (athetotische)
   Bewegungen

Frage 790
Einfachauswahl
Welche Aussage zur Malaria trifft zu?

A) Typisch ist ein über mehrere Wochen
   anhaltendes kontinuierliches Fieber
B) Die Übertragung erfolgt durch den
   Stich der Schildzecke
C) Es handelt sich um eine Virus-
   erkrankung
D) Es kann zu einer Vergrößerung von
   Leber und Milz kommen
E) Eine durchgeführte Malariaprophylaxe
   schließt eine Erkrankung aus

Frage 791
Mehrfachauswahl
Welche der folgenden Symptome erwar-
ten Sie am ehesten bei einer glutensensi-
tiven Enteropathie (einheimische Sprue)?
Wählen Sie **zwei** Antworten!

A) Durchfälle
B) Blutiges Erbrechen
C) Eisenmangelanämie
D) Kolikartige Oberbauchbeschwerden
E) Obstipation

Frage 792
Aussagenkombination
Ein Patient kommt mit einer neurologischen Ausfallerscheinung in Ihre Praxis. Welche Begleiterkrankungen lassen Sie am ehesten an eine Durchblutungsstörung des Gehirns denken?

1) Gallensteinleiden
2) Diabetes mellitus
3) Unterschenkelvarikosis
4) Vorhofflimmern
5) Langjähriger Hypertonus

A) nur 1 und 2 sind richtig
B) nur 2 und 4 sind richtig
C) nur 4 und 5 sind richtig
D) nur 1, 3 und 5 sind richtig
E) nur 2, 4 und 5 sind richtig

Frage 793
Einfachauswahl
Welcher pathologische Laborwert spricht am ehesten für eine Lebererkrankung?

A) Kreatinin 2,0 mg/dl
B) Harnsäure 9,0 mg/dl
C) INR-Wert 2,0-3,0 (entspricht einem Quick-Wert von etwa 25-35%)
D) LDL-Cholesterin 190 mg/dl
E) BKS (Blutkörperchensenkungsgeschwindigkeit) 40 mm nach 1 Stunde

Frage 794
Mehrfachauswahl
Welche der folgenden Aussagen zur multiplen Sklerose treffen zu?
Wählen Sie **zwei** Antworten!

A) Die multiple Sklerose ist eine Erkrankung, die überwiegend nach dem 50. Lebensjahr auftritt
B) Die Therapie erfolgt durch eine 3-monatige Antibiotikagabe
C) Störungen des Sprechens, z.B. ungenaue Artikulation, werden von Multiple-Sklerose-Patienten oft zu Beginn der Erkrankung geschildert
D) Die periphere schlaffe Lähmung der Gliedmaßen ist ein sicherer diagnostischer Hinweis
E) In vielen Fällen klagen Multiple-Sklerose-Patienten im Verlauf der Erkrankung über Doppelbilder

Frage 795
Mehrfachauswahl
Welche der folgenden Aussagen zu Legionellen treffen zu?
Wählen Sie **zwei** Antworten!

A) An einer Legionellenpneumonie erkranken vor allem Kinder und Jugendliche
B) Eine Übertragung kann durch Klimaanlagen erfolgen
C) Die Erkrankung erfolgt durch Trinken kontaminierten Wassers
D) Eine Ansteckungsgefahr von Mensch-zu-Mensch besteht nicht
E) Legionellen vermehren sich besonders gut in kaltem (unter 20°C) fließendem Wasser

Frage 796
Aussagenkombination
Welche der folgenden Aussagen zur Gynäkomastie treffen zu?

1) Gynäkomastie kann ein Symptom bei einer Leberzirrhose sein
2) Gynäkomastie tritt stets doppelseitig auf
3) Gynäkomastie kann durch Medikamente ausgelöst werden
4) Ursache kann ein Östrogenüberschuss sein
5) Als Gynäkomastie bezeichnet man die abnorme Brustvergrößerung bei Frauen

A) nur 1, 2 und 5 sind richtig
B) nur 1, 3 und 4 sind richtig
C) nur 2, 4 und 5 sind richtig
D) nur 1, 2, 3 und 4 sind richtig
E) 1-5, alle sind richtig

Frage 797
Einfachauswahl
Welche Aussage zu Herpes zoster trifft zu?

A) Herpes zoster tritt in der Regel beidseitig an dem Verlauf thorakaler, seltener auch lumbosacraler Dermatome auf
B) Herpes zoster ist eine typische Erkrankung des Kleinkindalters
C) Motorische Störungen, z.b. periphere Lähmungen treten beim Herpes zoster nicht auf
D) Der Zoster ophthalmicus kann zu bleibenden Sehstörungen führen
E) Frauen sind deutlich häufiger (in mehr als 90% der Fälle) von Herpes zoster befallen

Frage 798
Mehrfachauswahl
Welche der folgenden Aussagen zur euthyreoten Struma (Vergrößerung der Schilddrüse bei normaler Hormonproduktion) treffen zu?
Wählen Sie **zwei** Antworten!

A) Die euthyreote Struma tritt in Deutschland fast nicht mehr auf
B) Eine euthyreote Struma ist nur tastbar, aber nicht sichtbar
C) Ein entscheidender Faktor zur Entstehung der euthyreoten Struma ist der Jodmangel
D) Eine mögliche Komplikation ist die Entwicklung einer Schilddrüsenautonomie
E) Eine euthyreote Struma sollte in jedem Fall operativ entfernt werden

Frage 799
Mehrfachauswahl
Welche der folgenden Aussagen zur akuten Otitis media treffen zu?
Wählen Sie **zwei** Antworten!

A) Mögliche Komplikationen sind Mastoiditis, Meningitis und Fazialislähmung
B) Sie tritt häufig bei alten Menschen nach dem 70. Lebensjahr auf
C) Die Schmerzen lassen bei einer Spontanperforation des Trommelfells rasch nach
D) Selbst bei häufigen Mittelohrentzündungen sind bleibende Hörstörungen so gut wie nie zu erwarten
E) Bei der Otoskopie (Ohrspiegelung) ist das Trommelfell eingezogen und abgeblasst

Frage 800
Einfachauswahl
Eine 58-jährige Diabetikerin kommt mit Fieber und Schmerzen im linken Unterschenkel in Ihre Praxis. Der linke Unterschenkel ist umschrieben gerötet, überwärmt und druckschmerzhaft. Die Rötung ist scharf begrenzt. Zwischen den Zehen der Patientin bemerken Sie einen Fußpilzbefall.
Sie vermuten ein/eine/einen

A) akuten arteriellen Verschluss
B) tiefe Beinvenenthrombose
C) Erysipel
D) Gichtanfall
E) Gürtelrose

Frage 801
Mehrfachauswahl
Welche der folgenden Aussagen treffen zu?
Wählen Sie **zwei** Antworten!
Zu den Leberhautzeichen zählen:

A) Erythema migrans
B) Erythema nodosum
C) Bauchglatze
D) Urtikaria
E) Palmarerythem

Frage 802
Mehrfachauswahl
Welche der folgenden Aussagen zu Myomen treffen zu?
Wählen Sie **zwei** Antworten!

A) Uterusmyome entstehen meist im 2.
bis 3. Lebensjahr und wachsen rasch
bis zur Pubertät
B) Nahezu alle Patientinnen mit Uterusmyomen haben erhebliche Beschwerden, besonders Hypermenorrhöen
(übermäßig starke Menstruationsblutungen)
C) Myome können zu Früh- und Fehl-
geburten führen
D) In der Regel entstehen nach der
Menopause keine neuen Myome
E) Myome entarten häufig maligne

Frage 803
Mehrfachauswahl
Welche der folgenden Aussage treffen
zu?
Wählen Sie **zwei** Antworten!
Zu den Hauptursachen eines Ulcus cruris
zählen:

A) Chronisch arterielle Verschluss-
krankheit
B) Chronisch venöse Insuffizienz
C) Chronisches Ulcus ventriculi
D) Adipositas
E) Allergien

Frage 804
Aussagenkombination
Welche der folgenden Aussagen zum
Melanom trifft (treffen) zu?

1) Ein Melanom ist ein gutartiger Tumor,
der von den melaninbildenden Zellen
(epidermale Melanozyten) ausgeht
2) Das Melanom metastasiert sehr spät
bzw. nie
3) Verdächtige Hautareale können
jucken, bluten, tumorös wachsen oder
sich anderweitig verändern
4) Hohe Sonnenbelastung im Kindesalter
vermindert das Melanomrisiko
5) Die Therapie besteht zunächst in der
sofortigen und vollständigen operativen Ausschneidung mit Sicherheits-
abstand nach allen Seiten

A) nur 4 ist richtig
B) nur 1 und 4 sind richtig
C) nur 3 und 5 sind richtig
D) nur 1, 2 und 3 sind richtig
E) nur 2, 3, 4 und 5 sind richtig

Frage 805
Aussagenkombination
Welche der folgenden Symptome treten
häufig bei einer Manie auf?

1) Gehobene Stimmungslage
2) Gereiztheit
3) Unermüdliche Betriebsamkeit
4) Rededrang
5) Ideenflucht

A) nur 1 und 2 sind richtig
B) nur 1 und 3 sind richtig
C) nur 1, 3 und 5 sind richtig
D) nur 3, 4 und 5 sind richtig
E) 1-5, alle sind richtig

Frage 806
Mehrfachauswahl
Welche der folgenden Aussagen zur Milz
treffen zu?
Wählen Sie **zwei** Antworten!

A) Ein Erwachsener kann ohne Milz nicht
leben
B) Eine Funktionsstörung der Milz kann
zu Diabetes mellitus führen
C) Die Milz liegt retroperitoneal
D) Im Rahmen einer infektiösen Mononukleose kann es zu einer Milzruptur
kommen
E) Nach einer Splenektomie ist eine
erhöhte Infektneigung zu erwarten

Frage 807
Einfachauswahl
Ein 75-jähriger Patient kommt wegen
Schwindel und Unwohlsein zu Ihnen
in die Praxis. Bei einer einmaligen Blut-
druckmessung stellen Sie einen Wert von
185/100 mmHg am rechten Arm fest.
Was ist daraus zu folgern?

A) Dieser Blutdruck ist für das Alter des Patienten normal
B) Es besteht ein langfristig behandlungsbedürftiger Bluthochdruck
C) Es sind wiederholte Messungen an beiden Armen erforderlich, um einen Bluthochdruck zu diagnostizieren
D) Sie nehmen an, dass der Patient aufgeregt ist und beachten den Wert nicht weiter
E) Eine medikamentöse Therapie ist in jedem Fall erforderlich

Frage 808
Einfachauswahl
Ein 19-jähriger Patient beklagt starke Halsschmerzen und Fieber um 38,5 °C. Sie stellen zervikale Lymphknotenschwellungen und eine vergrößerte Milz fest. Der Rachen und die Tonsillen sind deutlich gerötet. Das Blutbild zeigt eine Leukozytose mit 70% lymphoiden (mononukleären) Zellen.
Es handelt sich am ehesten um ein/eine

A) akute Leukämie
B) Pfeiffer-Drüsenfieber
C) Streptokokkenangina bei Scharlach
D) Diphtherie
E) Mumps

Frage 809
Mehrfachauswahl
Welche der folgenden Aussagen zur Hodentorsion treffen zu?
Wählen Sie **zwei** Antworten!

A) Sie beginnt schleichend
B) Der Schmerz wird reduziert durch Hochlagerung des Hodens (Prehn-Zeichen)
C) Das Urinsediment ist unauffällig
D) In der Regel ist eine konservative Therapie ausreichend
E) Der Hoden ist druckdolent

Frage 810
Aussagenkombination
Welche der folgenden Aussagen treffen zu?

Ursachen einer Hyperkalzämie können sein:

1) Osteolysen bei Knochenmetastasen
2) Bronchialkarzinom
3) Vitamin-D-Mangel
4) Immobilisation
5) Diuretische Therapie mit Furosemid (z.b. Lasix ®)

A) nur 1 und 2 sind richtig
B) nur 4 und 5 sind richtig
C) nur 1, 2 und 3 sind richtig
D) nur 1, 2 und 4 sind richtig
E) nur 2, 3 und 4 sind richtig

Frage 811
Aussagenkombination
Welche der folgenden Aussagen treffen zu?
Auslöser eines epileptischen Anfalls können sein:

1) Alkoholentzug
2) Hirntumore
3) Hirnblutungen
4) Unregelmäßige Einnahme der antiepileptischen Medikation
5) Zerebrale Durchblutungsstörungen

A) nur 1 und 4 sind richtig
B) nur 1, 2 und 3 sind richtig
C) nur 3, 4 und 5 sind richtig
D) nur 2, 3, 4, und 5 sind richtig
E) 1-5, alle sind richtig

Frage 812
Einfachauswahl
Ein 54-jähriger Patient kommt in Ihre Praxis und beklagt einen mäßigen Druckschmerz im rechten Oberbauch, eine deutliche Gewichtsabnahme in den letzten Wochen, Appetitlosigkeit und zeitweise leichtes Fieber. Des Weiteren berichtet er von einer seit Jahren bekannten chronischen Hepatitis C. Glaubhaft versichert er auch, dass er seit Jahren keinen Alkohol trinke.
Sie vermuten am ehesten:

A) eine Fettleber
B) ein hepatozelluläres Karzinom
C) eine akute Cholezystitis
D) Leberzysten
E) ein akutes Leberversagen

Frage 813
Mehrfachauswahl
Welche der folgenden Aussagen zum
Schädelbasisbruch treffen zu?
Wählen Sie **zwei** Antworten

A) Ein Hinweis auf eine Schädelbasis-
fraktur ist der Liquorausfluss aus der
Nase (Liquorrhö)
B) Schädelbasisfrakturen treten im
Kindesalter nicht auf
C) Ein Brillenhämatom spricht gegen die
Verdachtsdiagnose Schädelbasisbruch
D) Mit einer Ultraschalluntersuchung
lässt sich ein Schädelbasisbruch aus-
schließen
E) Je nach Lokalisation eines Schädel-
basisbruchs kann es zu unterschied-
lichen Funktionsstörungen der Hirn-
nerven kommen

Frage 814
Aussagenkombination
Welche der folgenden Aussagen treffen
zu?
Risikofaktoren für die Entwicklung einer
Osteoporose sind:

1) Übergewicht
2) Bewegungsmangel
3) Männliches Geschlecht
4) Alter über 60 Jahre
5) Frühe Menopause

A) nur 1, 2 und 3 sind richtig
B) nur 1, 2 und 5 sind richtig
C) nur 1, 4 und 5 sind richtig
D) nur 2, 3 und 4 sind richtig
E) nur 2, 4 und 5 sind richtig

Frage 815
Einfachauswahl
Welche Aussage zur Untersuchung des
Bewegungsapparates trifft zu?

A) Bei einem größeren Kniegelenks-
erguss kann das Phänomen der
„tanzenden Patella" ausgelöst werden
B) Ein positives Payr-Zeichen (im
Schneidersitz tritt Schmerz am medialen Gelenkspalt auf, wenn das Knie in
Richtung Boden gedrückt wird)
spricht für eine Chondropathia patellae
C) Mit dem Ott-Zeichen wird die Beweglichkeit der Lendenwirbelsäule geprüft
D) Das Schubladenphänomen weist auf
einen Innenmeniskusschaden hin
E) Mit dem Schober-Zeichen wird die
Beweglichkeit der Brustwirbelsäule
geprüft

Frage 816
Aussagenkombination
Welche der folgenden Aussagen treffen
zu?
Sie werden wegen einer Flugreisefähig-
keit befragt.
Bei welchen Diagnosen oder Angaben
besteht absolute Kontraindikation für
Flugfernreisen?

1) Hepatitis-B-Impfung vor zwei
Wochen
2) Dekompensierte Herzinsuffizienz mit
Lungenödem
3) Pneumothorax
4) Ausgeprägte Anämie
5) Herzinfarkt vor drei Jahren ohne
Einschränkung der Belastbarkeit

A) nur 1, 2 und 4 sind richtig
B) nur 2, 3 und 4 sind richtig
C) nur 2, 3 und 5 sind richtig
D) nur 3, 4 und 5 sind richtig
E) nur 1, 2, 3 und 4 sind richtig

Frage 817
Aussagenkombination
Welche der folgenden Aussagen treffen
zu?
Komplikationen eines Nierenversagens
können sein:

1) Verwirrtheit
2) Perikarditis
3) Rhythmusstörungen
4) Axiale Hiatushernie
5) Gastritis

A) nur 1 und 3 sind richtig
B) nur 2 und 4 sind richtig
C) nur 1, 3 und 4 sind richtig
D) nur 1, 2, 3 und 5 sind richtig
E) 1-5, alle sind richtig

Frage 818
Einfachauswahl
Welche Aussage zur Arthrose trifft zu?

A) Häufig kommt es auch zu Organver-
änderungen außerhalb der Gelenke,
z.b. Perikarditis, Pleuritis und Augen-
veränderungen
B) Im Frühstadium der Erkrankung
bestehen Anlauf-, Ermüdungs- und
Belastungsschmerzen
C) Betroffene Gelenke müssen sofort
ruhig gestellt werden
D) Bei einer Arthrose handelt es sich um
eine chronisch-entzündliche Systemerkrankung
E) Typisch für eine Arthrose ist eine Erhöhung der Blutkörperchensenkungsgeschwindigkeit (BKS)

Frage 819
Einfachauswahl
Welche Zuordnung zu Veränderungen/
Erkrankungen des Bewegungsapparates
trifft zu?

A) Gonarthrose – angeborene Entwick-
lungsstörung der Hüftpfanne
B) Skoliose –Rundrücken
C) Hyperlordose – Seitverbiegung der
Wirbelsäule
D) Spondylarthrose – degenerative Ver-
änderung an den kleinen Wirbelgelen-
ken
E) Periarthropathia humeroscapularis –
degenerative Veränderungen der
Lendenwirbelsäule

Frage 820
Einfachauswahl
Ein 68-jähriger Patient berichtet von seit
Wochen bestehender Leistungsminderung, Gewichtsverlust, Nachtschweiß und
zeitweise Fieberattacken.
Sie stellen symmetrische, nicht schmerzhafte, derbe Lymphknotenschwellung
zervikal, axillär und inguinal fest. Im
Blutbild findet sich eine Leukozytose mit
80% Lymphozyten.
Am ehesten liegt folgende Erkrankung
vor:

A) Chronisch-myeloische Leukämie
(CML)
B) Chronisch-lymphatische Leukämie
(CLL)
C) Plasmozytom (Multiples Myelom)
D) Akuter Virusinfekt
E) Tuberkulose

Frage 821
Mehrfachauswahl
Welche der folgenden Aussagen zum
Morbus Crohn (Enterocolitis regionalis)
treffen zu?
Wählen sie **zwei** Antworten!

A) Es können auch extraintestinale Symptome (außerhalb des Verdauungstraktes), z. B. an Haut, Augen und Gelenken auftreten
B) Typisch sind blutig-schleimige Durchfälle
C) Ein mögliches Erstsymptom sind
Analfisteln
D) Es handelt sich um eine Dickdarmerkrankung mit kontinuierlicher Ausbreitung der Schleimhautveränderungen
E) Die Erkrankung ist durch eine Mor-
bus-Crohn-Diät gut heilbar.

Frage 822
Aussagenkombination
Welche der genannten Befunde sprechen
bei einem langjährigen Diabetiker für
eine autonome Neuropathie?

1) Aufgehobene Muskeleigenreflexe der linken unteren Körperhälfte
2) Blasenentleerungsstörung mit Restharnbildung
3) Taubheitsgefühl des Daumens, Zeige- und Mittelfingers der rechten Hand
4) Erektile Dysfunktion
5) Obstipationsneigung

A) nur 1 und 3 sind richtig
B) nur 4 und 5 sind richtig
C) nur 1, 2 und 3 sind richtig
D) nur 2, 4 und 5 sind richtig
E) nur 3, 4 und 5 sind richtig

Frage 823
Aussagenkombination
Welche der folgenden Aussagen sprechen für das Vorliegen einer Aufmerksamkeitsdefizit-/Hyperaktivitätsstörung (ADHS)?

1) Beginn der Störung meist zwischen dem 7. und 9. Lebensjahr
2) Rasche, wiederholte, nicht rhythmische Bewegungen
3) Impulsivität
4) Appetitverlust
5) Stimmungsschwankungen

A) nur 1 und 4 sind richtig
B) nur 3 und 5 sind richtig
C) nur 1, 3 und 5 sind richtig
D) nur 2, 3 und 5 sind richtig
E) nur 1, 2, 3 und 5 sind richtig

Frage 824
Einfachauswahl
Welche Aussage zur Divertikulitis trifft zu?

A) Die meisten Divertikel entarten nach Jahren maligne
B) Bei der Divertikulitis klagen die Patienten typischerweise über Schmerzen im linken Unterbauch
C) Fast alle Divertikelträger entwickeln im Laufe ihres Lebens eine Divertikulitis

D) Bei gedeckter Perforation der Darmwand soll eine ballaststoffreiche Diät eingehalten werden
E) Die Divertikulitis ist eine Erkrankung des jungen Menschen (bis zum 30. Lebensjahr)

Frage 825
Mehrfachauswahl
Welche der folgenden Aussagen zur bakteriellen Meningitis treffen zu?
Wählen Sie **zwei** Antworten!

A) Sie verläuft häufig ohne Symptome
B) Ein häufiger Erreger ist Neisseria meningitidis
C) Die Erkrankung tritt nur im Erwachsenenalter auf
D) Bei Verdacht auf bakterielle Meningitis sollte zunächst ein EEG (Elektroenzephalogramm) angefertigt werden
E) Zur Diagnosesicherung ist meist eine Liquorpunktion erforderlich

Frage 826
Aussagenkombination
Welche der Aussagen treffen zu?
Eine 72-jährige Patientin leidet langjährig an einer Zuckerkrankheit. Die Fußpulse sind kaum tastbar und die Patientin beklagt ein Taubheits- und Kältegefühl an den Zehen und dem Vorfuß.
Was empfehlen Sie?

1) Tägliche Inspektion der Füße auf Druckstellen, Rötungen und Hautverletzungen
2) Nägel vorsichtig kürzen, möglichst feilen
3) Regelmäßiges barfuß laufen
4) Passende breite, weiche Schuhe tragen
5) Nächtliche Anwendung von Wärmflasche mit kochendem Wasser gegen kalte Füße

A) nur 1 und 2 sind richtig
B) nur 2 und 3 sind richtig
C) nur 1, 2 und 4 sind richtig
D) nur 1, 4 und 5 sind richtig
E) nur 3, 4 und 5 sind richtig

Frage 827
Mehrfachauswahl
Welche der folgenden Aussagen zur
Frühsommer-Meningoenzephalitis
(FSME) treffen zu?
Wählen Sie **zwei** Antworten!

A) Eine Erkrankung an FSME fällt primär durch ein Erythema migrans auf
B) Überträger sind Zecken
C) Schwere Krankheitsverläufe treten fast nur bei Kleinkindern auf
D) Eine Infektion mit dem FSME-Erreger führt beim Erwachsenen in weit über der Hälfte der Fälle zu einer Meningoenzephalitis
E) Erreger der FSME sind Viren

Frage 828
Aussagenkombination
Welche Aussagen treffen zu?
Schlafstörungen sind ein häufiges
Symptom. Sie können auftreten bei:

1) Alkoholmissbrauch
2) Asthma bronchiale
3) Depression
4) Herz-Kreislauf-Erkrankungen
5) Manie

A) nur 1 und 5 sind richtig
B) nur 1, 2 und 3 sind richtig
C) nur 1, 3 und 5 sind richtig
D) nur 2, 3 und 4 sind richtig
E) 1-5, alle sind richtig

Frage 829
Aussagenkombination
Welche der folgenden Aussagen zum
Kaudasyndrom treffen zu?

1) Bei akutem Auftreten sollte sofort eine manuelle Therapie („Einrenken") erfolgen
2) Ursache kann ein medialer Bandscheibenprolaps L4/L5 sein
3) Es kann zu Blasen- und Mastdarmschwäche kommen
4) Es zeigt sich ein Verlust des Achillessehnenreflexes beidseits
5) Es besteht eine Reithosenanästhesie

A) nur 1, 2 und 3 sind richtig
B) nur 3, 4 und 5 sind richtig
C) nur 1, 2, 4 und 5 sind richtig
D) nur 2, 3, 4 und 5 sind richtig
E) 1-5, alle sind richtig

Frage 830
Mehrfachauswahl
Welche der folgenden Aussagen treffen
zu?
Wählen Sie **zwei** Antworten!
Typische Schwangerschaftsbeschwerden
(typische Beschwerden, die in der
Schwangerschaft auftreten) sind:

A) Sodbrennen/Reflux
B) Obstipation
C) Sehstörungen mit Doppelbildern
D) Heisere Stimme
E) Achillessehnenruptur

Frage 831
Mehrfachauswahl
Welche der folgenden Aussagen zu
einem Spontanpneumothorax treffen zu?
Wählen Sie **zwei** Antworten!

A) Der Spontanpneumothorax entsteht durch eine offene Thoraxverletzung
B) Die Ursache kann das Platzen einer Emphysemblase sein
C) Bei einem ausgeprägten Spontanpneumothorax findet sich eine hypersonorer Klopfschall auf der betroffenen Seite
D) Die Behandlung besteht im sofortigen Einstechen einer Kanüle in die Brustwand
E) Meist entwickelt sich ein Ventilpneumothorax

Frage 832
Einfachauswahl
Das Nierenversagen kann prärenale,
intrarenale und postrenale Ursachen
haben.
Ursache eines prärenalen Nierenversagens ist:

A) Akute Nephritis
B) Kreislaufschock
C) Glomerulonephritis
D) Harnröhrenverengung
E) Prostatahyperplasie

Frage 833
Mehrfachauswahl
Welche der genannten Symptome sprechen am ehesten für das Vorliegen einer chronischen Polyarthritis?
Wählen Sie **zwei** Antworten?

A) Morgensteifigkeit über einer Stunde, länger als sechs Wochen anhaltend
B) Belastungsabhängige Hüftschmerzen bei einem 80-jährigen Patienten, länger als sechs Wochen anhaltend
C) Symmetrische Gelenkschwellungen, länger als sechs Wochen anhaltend
D) Hämatom über einem Knieglenk
E) Akut aufgetretene Rötung und Schwellung über dem Fußrücken mit Fieber

Frage 834
Aussagenkombination
Welche der folgenden Aussagen zum Herzinfarkt trifft (treffen) zu?

1) Häufig treten Infarkte in den Morgenstunden auf
2) Bei einigen Patienten bestehen nur Oberbauchschmerzen
3) Infolge der autonomen diabetischen Neuropathie sind Herzinfarkte bei Diabetikern besonders schmerzhaft
4) Der Blutdruck während eines Infarktes kann niedrig, normal oder erhöht sein
5) Herzrhythmusstörungen treten bei Hinterwandinfarkten nicht auf

A) nur 1 ist richtig
B) nur 2 und 4 sind richtig
C) nur 1, 2 und 4 sind richtig
D) nur 2, 3 und 4 sind richtig
E) nur 3, 4 und 5 sind richtig

Frage 835
Einfachauswahl
Ein 20-jähriger Patient hat nach Nahrungsaufnahme verstärkte Beschwerden und diffusen Druck in der Magengegend. Nach Erbrechen verspürt er Linderung und ist nach einigen Stunden wieder schmerzfrei. Welche ist die wahrscheinlichste Diagnose?

A) Akute Gastritis
B) Gallenblasensteine
C) Pankreaskarzinom
D) Opiat-Vergiftung (bei i.v. Drogenabhängigen)
E) Akute Hepatitis

Frage 836
Mehrfachauswahl
Welche der folgenden Aussagen zur Eisenmangelanämie treffen zu?
Wählen Sie **zwei** Antworten!

A) Ein erhöhter Ferritinwert im Serum weist auf eine Eisenmangelanämie hin
B) Ein erniedrigter Ferritinwert im Serum weist auf eine Eisenmangelanämie hin
C) In der Regel trifft eine Eisenmangelanämie kombiniert mit einer Vitamin-B12-Mangelanämie auf
D) Die Eisenmangelanämie ist in Deutschland im Gegensatz zu anderen Anämieformen selten
E) Hohlnägel bzw. Brüchigkeit der Nägel sind ein typisches Symptom bei Eisenmangelanämie

Frage 837
Aussagenkombination
Welche Aussagen treffen zu?
Als Ursachen für eine Obstipation kommen in Frage:

1) Hyperkaliämie
2) Einnahme von Schmerzmitteln vom Opiattyp
3) Hypokaliämie
4) Analfissur
5) Autonome diabetische Polyneuropathie

A) nur 1 und 2 sind richtig
B) nur 3 und 4 sind richtig
C) nur 1, 2, 3 und 4 sind richtig
D) nur 1, 2, 4 und 5 sind richtig
E) nur 2, 3, 4 und 5 sind richtig

Frage 838
Aussagenkombination
Welche der folgenden Aussagen treffen zu?
Zum metabolischen Syndrom gehören:

1) Stammbetonte Adipositas
2) Hypotonie
3) Hepatitis
4) Diabetes mellitus Typ II
5) Dyslipoproteinämie (krankhafte Blutfettwerte)

A) nur 1 und 3 sind richtig
B) nur 2 und 4 sind richtig
C) nur 1, 4 und 5 sind richtig
D) nur 1, 2, 4 und 5 sind richtig
E) 1-5, alle sind richtig

Frage 839
Mehrfachauswahl
Welche der folgenden Aussagen zur Trigeminusneuralgie treffen zu?
Wählen Sie **zwei** Antworten!

A) Die Beschwerden sind meistens beidseitig
B) Die Anfälle dauern meist 10-15 Minuten
C) Die Beschwerden können z.B. durch Kälte/Berührung ausgelöst werden
D) Druckschmerzhaftigkeit der Nervenaustrittspunkte
E) Das Kennzeichen der Erkrankung ist ein einseitiger hängender Mundwinkel

Frage 840
Aussagenkombination
Welche der folgenden Aussagen treffen zu?
Eine Hämaturie kann auftreten

1) nach einem Marathonlauf
2) bei einer Nierensteinerkrankung
3) bei einem Blasenkarzinom
4) bei Nierentuberkulose
5) bei einer Gerinnungsstörung

A) nur 1, 3 und 5 sind richtig
B) nur 2, 4 und 5 sind richtig
C) nur 1, 2, 3 und 4 sind richtig
D) nur 2, 3, 4 und 5 sind richtig
E) 1-5, alle sind richtig

FRAGEN
MC 15

Frage 841
Einfachauswahl
Obwohl der Schmerz das häufigste
Leitsymptom ist, kann ein akuter Herz-
infarkt auch schmerzlos sein.
Bei welcher Grundkrankheit tritt ein
solcher Verlauf - man spricht in diesem
Fall von einem stummen Herzinfarkt -
vor allem auf?

A) Hyperthyreose
B) Leberparenchymschaden
C) Hypertonus
D) Niereninsuffizienz
E) Diabetes mellitus

Frage 842
Aussagenkombination
Welche der folgenden Aussagen treffen
zu?
Gesicherte Risikofaktoren zur
Entstehung eines hepatozellulären
Karzinoms sind:

1) Leberzirrhose
2) Chronische Hepatitis B
3) Hepatitis A
4) Leberhämatome
5) Leberzysten

A) nur 1 und 2 sind richtig
B) nur 2 und 3 sind richtig
C) nur 1, 2 und 4 sind richtig
D) nur 3, 4 und 5 sind richtig
E) nur 1, 2, 3 und 4 sind richtig

Frage 843
Mehrfachauswahl
Welche der folgenden Aussagen treffen
zu?
Wählen Sie **zwei** Antworten!
Häufige Ursachen für eine Hypoglykämie
bei Diabetes mellitus sind:

A) Übermäßiger Alkoholgenuss
B) Glukagoninjektion
C) Therapie mit Kortikosteroiden
D) Tagelang vergessene Einnahme des
Diabetesmedikamentes Euglucon® N
(Glibenclamid, Sulfonylharnstoff-
Präparat)
E) Starke körperliche Belastung

Frage 844
Mehrfachauswahl
Welche der folgenden Aussagen treffen
für die Lagerungsprobe nach Ratschow
zu?
Wählen Sie **zwei** Antworten!

A) Die Ratschow-Lagerungsprobe
dient der Erkennung venöser
Durchblutungsstörungen
B) Die Ratschow-Lagerungsprobe dient
der Erkennung peripherer arterieller
Durchblutungsstörungen
C) Bei Patienten mit arteriellen Durchblutungsstörungen treten proximal
der Verschlussstelle Hautblässe und
Schmerzen auf
D) Nach dem sich Aufsetzen mit herab-
hängenden Beinen kommt es bei Patienten mit Durchblutungsstörungen zu
einer verzögerten reaktiven Steigerung der Durchblutung
E) Nach dem sich Aufsetzen mit herab-
hängenden Beinen kommt es bei Patienten mit Durchblutungsstörungen zu
einer rascheren Wiederauffüllung der
Venen als bei Gesunden

Frage 845
Mehrfachauswahl
Welche der folgenden Symptome treten
beim Parkinson-Syndrom auf?
Wählen Sie zwei Antworten!

A) Spastische Bewegungsstörung
B) Ständige Mundbewegungen
C) Rigor
D) Kleinschrittiger Gang
E) Mitbewegung der Arme beim Gehen
zur Stabilisierung des Gleichgewich-
tes

Frage 846
Einfachauswahl
Ein 75-jähriger Landwirt zeigt Ihnen eine seit Monaten bestehende gelbliche, fest haftende Hauterscheinung mit übermäßiger Verhornung an der Stirn. Ähnliches sei ihm auch an den Schläfen und am Ohr aufgefallen. Beschwerden habe er hierdurch nicht.
Sie vermuten am ehesten ein/eine

A) atopische Dermatitis
B) aktinische Keratose (Lichtkeratose)
C) malignes Melanom
D) Psoriasis
E) Vitiligo (Weißfleckenkrankheit)

Frage 847
Aussagenkombination
Welche der folgenden Impfungen werden für die Allgemeinbevölkerung von der STIKO (Ständige Impfkommission am Robert-Koch-Institut) empfohlen?
Die Impfungen gegen

1) Poliomyelitis
2) Tetanus
3) Diphtherie
4) Tollwut
5) Gelbfieber

A) nur 1 und 2 sind richtig
B) nur 4 und 5 sind richtig
C) nur 1, 2 und 3 sind richtig
D) nur 2, 3 und 4 sind richtig
E) nur 3, 4 und 5 sind richtig

Frage 848
Mehrfachauswahl
Welche der folgenden Aussagen treffen zu?
Wählen Sie **zwei** Antworten!
Ein Patient mit offener Lungentuberkulose

A) muss mehrere verschiedene Antibiotika gleichzeitig einnehmen
B) muss heute nur noch 4 Wochen medikamentös behandelt werden

C) sollte gegen Tuberkulose geimpft werden
D) kann als Lehrer in der Schule arbeiten
E) muss bei der Ermittlung durch das Gesundheitsamt enge Kontaktpersonen benennen

Frage 849
Mehrfachauswahl
Welche der folgenden Aussagen zu den Herzklappen treffen zu?
Wählen Sie zwei Antworten!

A) Die Mitralklappe trennt den linken Vorhof von der linken Herzkammer
B) Die Pulmonalklappe liegt zwischen der rechten Herzkammer und der großen Körperschlagader (Aorta)
C) Die Aortenklappe trennt die linke Herzkammer von der Lungenschlagader
D) Die Mitralklappe und die Trikuspidalklappe bezeichnet man auch als die Taschenklappen des Herzens
E) Die Herzklappen sorgen dafür, dass das Blut nur in eine Richtung fließt

Frage 850
Aussagenkombination
Die kindliche Entwicklung zeigt große individuelle Unterschiede.
Bei welchen der folgenden Befunde muss man jedoch an eine Entwicklungsstörung denken?

1) Ein Säugling von 2 Monaten liegt meist mit gestreckten Gliedmaßen im Bettchen
2) Ein Säugling von 2 Monaten ist nicht in der Lage, mit Hilfe zu sitzen
3) Ein Säugling von 12 Monaten ist nicht in der Lage, mit Hilfe zu stehen
4) Ein Säugling von 12 Monaten läuft noch nicht ohne fremde Hilfe
5) Ein Säugling von 8 Monaten ist offensichtlich nicht in der Lage, einfache verbale Aufforderungen zu verstehen

A) nur 3 ist richtig
B) nur 1 und 2 sind richtig
C) nur 1 und 3 sind richtig
D) nur 1, 3 und 4 sind richtig
E) nur sind richtig

Frage 851
Aussagenkombination
Welche der folgenden Aussagen treffen zu?
Typische Symptome einer Manie sind:

1) Euphorische Stimmung
2) Ideenflucht
3) Gesteigerte Aktivität
4) Schuldwahn
5) Steigerung des Selbstwertgefühls, oft mit Größenideen

A) nur 1 und 5 sind richtig
B) nur 2, 3 und 4 sind richtig
C) nur 1, 2, 3 und 5 sind richtig
D) nur 2, 3, 4 und 5 sind richtig
E) 1-5, alle sind richtig

Frage 852
Einfachauswahl
Welche Aussage trifft zu?
Ein 19-jähriger schlanker Fußballspieler klagt nach einem Spiel plötzlich über Thoraxschmerz, leichte Atemnot und Hustenreiz. Bei der Auskultation haben Sie rechts den Verdacht auf ein fehlendes Atemgeräusch.
Sie vermuten ein/eine/einen

A) Lobärpneumonie
B) Spontanpneumothorax
C) Bronchialkarzinom
D) akuten Asthmaanfall
E) Lungentuberkulose

Frage 853
Aussagenkombination
Welche der folgenden Aussagen treffen zu?
Mögliche Fehlerquellen bei einer Blutdruckmessung zur Erstdiagnostik eines Bluthochdrucks sind:

1) Messung erfolgt nicht auf Herzhöhe
2) Auslassen der Ruhephase vor einer Blutdruckmessung
3) Messung nur an einem Arm
4) Falsche Größe der Blutdruckmanschette
5) Zu schnelles Ablassen des Manschettendruckes

A) nur 1 und 2 sind richtig
B) nur 3 und 4 sind richtig
C) nur 1, 2, 3 und 4 sind richtig
D) nur 2, 3, 4 und 5 sind richtig
E) 1-5, alle sind richtig

Frage 854
Einfachauswahl
Welche Aussage trifft zu?
Häufigste Ursache wiederkehrender Beingeschwüre ist:

A) Chronische venöse Insuffizienz
B) Gicht
C) Psoriasis
D) Vitiligo (Weißfleckenkrankheit)
E) Sarkoidose

Frage 855
Einfachauswahl
Im Blutbild einer 51-jährigen Patientin finden Sie folgende Ergebnisse:

- Hb (Hämoglobin) 10,2 g/dl (Norm: 12,0-16,0 g/dl)
- MCV (mittleres korpuskuläres Volumen) 105 fl (Norm: 85-98 fl)
- MCH (mittlerer korpuskulärer Hämoglobingehalt) 39 pg (Norm: 28-34 pg)

Welche Erkrankung wird durch diese Laborwerte wahrscheinlich?

A) Anämie bei Eisenmangel
B) Anämie bei Vitamin-B12-Mangel
C) Renale Anämie (Anämie bei Nierenfunktionsstörung)
D) Tumoranämie
E) Hämolytische Anämie (Anämie bei vorzeitigem Erythrozytenabbau)

Frage 856
Aussagenkombination
Welche der folgenden Aussagen zum
Vitamin D treffen zu?

1) Vitamin D zählt zu den wasserlöslichen Vitaminen
2) Vitamin D hemmt die Calcium-
   Resorption
3) Vitamin-D-Mangel kann zur
   Rachitis führen
4) Vitamin D gilt als Radikalfänger
   und hemmt zuverlässig den
   Alterungsprozess
5) Vitamin D kann durch die Nahrung
   aufgenommen werden

A) nur 1 und 2 sind richtig
B) nur 1 und 3 sind richtig
C) nur 3 und 5 sind richtig
D) nur 1, 3 und 5 sind richtig
E) 1-5, alle sind richtig

Frage 857
Einfachauswahl
Ein 26-jähriger Mann klagt bei Ihnen
über zeitweise auftretende Bauchschmer-
zen und z.T. blutig-schleimige Durch-
fälle. Die Symptome bestünden seit
Monaten in wechselnder Intensität.
Mittlerweile habe er einige Kilogramm
an Gewicht abgenommen.
Sie vermuten am ehesten:

A) Stenosierendes Kolonkarzinom
B) Divertikulose
C) Virale Gastroenteritis
D) Reizdarmsyndrom
E) Colitis ulcerosa

Frage 858
Einfachauswahl
Welcher Befund gehört zu einem
metabolischen Syndrom?

A) Normaler Taillenumfang
B) Niedriger Blutdruck
C) Niedriger Nüchternblutzucker
D) Erniedrigtes HOL-Cholesterin
E) Normale Triglyceride

Frage 859
Mehrfachauswahl
Welche der folgenden Aussagen treffen
zu? Wählen Sie **zwei** Antworten!
Die Schilddrüsenhormone Triiodthyronin
(T3) und Thyroxin (T4) können im
Körper zu folgenden Wirkungen führen:

A) Steigerung des Grundumsatzes
B) Steigerung des Aufbaus von Fett
C) Senkung der Körpertemperatur
D) Senkung der Herzfrequenz
E) Förderung des Längenwachstums bei
   Kindern

Frage 860
Aussagenkombination
Welche der folgenden Aussagen treffen
zu?
Ursachen für Doppelbilder können sein:

1) Gehirntumor
2) Multiple Sklerose
3) Otosklerose
4) Alkoholintoxikation
5) Orbitabodenfraktur

A) nur 1, 3 und 5 sind richtig
B) nur 2, 4 und 5 sind richtig
C) nur 1, 2, 3 und 4 sind richtig
D) nur 1, 2, 4 und 5 sind richtig
E) nur 2, 3, 4 und 5 sind richtig

Frage 861
Einfachauswahl
Welche Aussage zu Verbrennungen trifft
zu?

A) Verbrennungen 2. Grades sind nicht
   schmerzhaft
B) Verbrennungen 1. Grades heilen in
   der Regel mit bleibenden Narben
   spontan ab
C) Eine Keloidbildung ist immer nur bei
   Verbrennungen 2. Grades zu erwarten
D) Zur Abschätzung der verbrannten
   Körperoberfläche wird bei Erwachse-
   nen die Neunerregel verwendet
E) Brandblasen sind bezeichnend für
   eine Verbrennung 1. Grades

Frage 862
Einfachauswahl
Welche Aussage zur Eisenmangelanämie trifft zu?

A) Männer haben einen weit höheren Eisenbedarf als Frauen
B) Eine Hautblässe ist ein sicherer Hinweis für eine Anämie
C) Mundwinkelrhagaden können ein Hinweis für eine Eisenmangelanämie sein
D) Monatsblutungen sind bei Frauen eine seltene Ursache für eine Eisenmangelanämie
E) Die Eisensubstitution mittels Kurzinfusion ist der oralen Eisensubstitution in der Regel vorzuziehen

Frage 863
Mehrfachauswahl
Welche der folgenden Symptome bzw. Befunde sprechen für eine chronische Niereninsuffizienz im fortgeschrittenen Stadium?
Wählen Sie **zwei** Antworten!

A) Polyglobulie
B) Erhöhtes Kreatinin im Urin
C) Hypotonie
D) Knochenschmerzen
E) Juckreiz

Frage 864
Aussagenkombination
Welche der folgenden Aussagen treffen zu?
Typisch bei einem Asthmaanfall sind:

1) Feuchte Rasselgeräusche
2) Inspiratorischer Stridor
3) Aufrecht sitzender Patient
4) Giemen
5) Tachykardie

A) nur 4 und 5 sind richtig
B) nur 1, 2 und 3 sind richtig
C) nur 3, 4 und 5 sind richtig
D) nur 2, 3,4 und 5 sind richtig
E) nur sind richtig

Frage 865
Mehrfachauswahl
Welche der folgenden Aussagen zu Migräne treffen zu?
Wählen Sie **zwei** Antworten!

A) In den meisten Fällen (mehr als 90%) tritt die Migräne mit einer Aura auf
B) Die Migräneschmerzen treten in der Regel beidseitig auf
C) Die Anfallsfrequenz einer Migräne nimmt im höheren Alter (über 70 Jahre) deutlich zu
D) Frauen sind häufiger als Männer von Migräne betroffen
E) Ein möglicher Auslösefaktor für eine Migräne kann die Anwendung oraler Kontrazeptiva sein

Frage 866
Einfachauswahl
Welche Aussage zur BKS (Blutkörperchensenkungsgeschwindigkeit) trifft zu?

A) Normalwert für Männer sind 30 mm nach 1 Stunde
B) Eine BKS-Erhöhung normalisiert sich innerhalb von 2-3 Tagen
C) Die BKS ist ein spezifischer Suchtest
D) Mit zunehmendem Lebensalter steigt der Wert der BKS an
E) Eine starke BKS-Erhöhung (sog. Sturzsenkung) findet sich typischerweise bei Polyglobulie

Frage 867
Welche der folgenden Aussagen zur Haut treffen zu?
Wählen Sie **zwei** Antworten!

A) In der Epidermis ist keine Zellteilung möglich
B) In der Epidermis finden sich keine Nervenzellen
C) Die Hautoberfläche ist alkalisch
D) Zu den dermalen Zellen gehören u.a. Melanozyten
E) Die Mastzellen vermitteln allergische Reaktionen

Frage 868
Mehrfachauswahl
Eine akute Pankreatitis ist eine ernstzu-
nehmende Erkrankung, die einer stationä-
ren Behandlung bedarf.
Welche der folgenden Vorerkrankungen
zählen zu den häufigsten Ursachen?
Wählen Sie **zwei** Antworten!

A) Gallensteine
B) Niereninsuffizienz
C) Zustand nach operativer Milzentfer-
nung
D) Erkrankungen der Pfortader
E) Alkoholkrankheit

Frage 869
Mehrfachauswahl
Welche der folgenden Aussagen zur Sui-
zidalität treffen zu?
Wählen Sie **zwei** Antworten!

A) Mit zunehmendem Lebensalter
nehmen Suizide ab
B) Tödlich endende Suizidversuche
kommen bei Männern häufiger
vor als bei Frauen
C) Personen mit einer schizophrenen
Psychose haben ein erhöhtes Risiko
für einen Suizid
D) Der Therapeut sollte von sich aus das
Thema Suizid nicht ansprechen, um
Suizidgedanken nicht durch das
Gespräch anzubahnen
E) Selbstverletzende Handlungen von
Patienten mit Borderline-Persönlich-
keitsstörung erfolgen nahezu immer
in suizidaler Absicht

Frage 870
Aussagenkombination
Welche der folgenden Befunde sprechen
für die Diagnose einer rheumatoiden
Arthritis (chronische Polyarthritis)?

1) Weichteilschwellung oder Erguss
gleichzeitig an mehreren Gelenken
2) Schmerzen und Gelenksteifigkeit
vermehrt am Abend
3) Positive Rheumafaktoren

4) Rheumaknoten
5) Asymmetrischer Befall

A) nur 1, 2 und 3 sind richtig
B) nur 1, 2 und 5 sind richtig
C) nur 1, 3 und 4 sind richtig
D) nur 2, 3 und 5 sind richtig
E) nur 2, 4 und 5 sind richtig

Frage 871
Aussagenkombination
Welche der folgenden Aussagen zur
Gicht treffen zu?

1) Bei einem akuten Gichtanfall liegt
immer eine Hyperurikämie vor
2) Beim Fasten kann ein akuter Gichtanfall auftreten
3) Im Rahmen einer Leukämie kann
ein Gichtanfall auftreten
4) Therapeutisch wird bei Gicht eine
purinreiche Diät empfohlen
5) Bei chronischer Gicht lagern sich
Urate auch in Weichteilen und
Knochen ab

A) nur 3 und 5 sind richtig
B) nur 1, 2 und 5 sind richtig
C) nur 2, 3 und 4 sind richtig
D) nur 2, 3 und 5 sind richtig
E) 1-5, alle sind richtig

Frage 872
Mehrfachauswahl
Welche der folgenden Erkrankungen
werden aerogen übertragen?
Wählen Sie **zwei** Antworten!

A) Hepatitis A
B) Malaria
C) Tuberkulose
D) Salmonellose
E) Diphtherie

Frage 873
Aussagenkombination
Welche(r) der genannten Laborparameter
spricht (sprechen) für eine chronische
Niereninsuffizienz?

1) Serumkalium 3,2 mmol/l
   (Norm: 3,6-5,0 mmol/l)
2) Kreatinin im Serum 2,5 mg/dl
   (Norm bis 1,1 mg/dl)
3) Hämoglobin 15,7 g/dl
   (Norm: 12-16 g/dl)
4) Harnstoff im Serum 84 mg/dl (Norm:
   12-50 mg/dl)
5) Bilirubin 3,5 mg/dl
   (Norm bis 1,1 mg/dl)

A) nur 2 ist richtig
B) nur 1 und 2 sind richtig
C) nur 2 und 4 sind richtig
D) nur 1, 3 und 4 sind richtig
E) nur 3, 4 und 5 sind richtig

Frage 874
Aussagenkombination
Welche der folgenden Aussagen treffen zu?
Zum typischen klinischen Bild einer ausgeprägten Rechtsherzinsuffizienz gehören:

1) Aszites
2) Gewichtszunahme
3) Halsvenenstauung
4) Lähmungserscheinungen
5) Hungergefühl

A) nur 1, 2 und 3 sind richtig
B) nur 1, 2 und 4 sind richtig
C) nur 1, 3 und 5 sind richtig
D) nur 2, 3 und 4 sind richtig
E) nur 2, 3 und 5 sind richtig

Frage 875
Mehrfachauswahl
Welche der folgenden Aussagen zur Meningitis treffen zu?
Wählen Sie **zwei** Antworten!

A) Die häufigste Ursache für eine eitrige Meningitis im Erwachsenenalter ist eine Infektion mit FSME-Viren
B) Bewusstseinsstörungen sind bei der eitrigen Meningitis nicht zu erwarten

C) Das sog. Waterhouse-Friderichsen-Syndrom (Blutgerinnungsstörung mit Infarzierung von Nebenniere) ist hauptsächlich bei viralen Meningitiden zu befürchten
D) Kopfschmerzen sind ein typisches Symptom für eine Meningitis
E) Eine gespannte Fontanelle bei Säuglingen kann ein Zeichen für eine Meningitis mit Hirndrucksteigerung sein

Frage 876
Aussagenkombination
An welche der im Folgenden aufgezählten anatomischen Strukturen grenzt das Herz?

1) Zwerchfell
2) Gallenblase
3) Speiseröhre
4) Schilddrüse
5) Linker Lungenflügel

A) nur 3 und 5 sind richtig
B) nur 1, 2 und 4 sind richtig
C) nur 1, 3 und 5 sind richtig
D) nur 1,4 und 5 sind richtig
E) 1-5, alle sind richtig

Frage 877
Einfachauswahl
Eine 52-jährige Patientin leidet akut seit dem Vortag an einer leichten Sigmadivertikulitis, die ambulant behandelt werden kann. Vom Arzt habe sie ein Antibiotikum bekommen.
Welche Empfehlung sprechen Sie für die kommenden Tage aus?

A) Ballaststoffarme Kost
B) Eiweißfreie Kost
C) Völlige Nahrungskarenz
D) Viel Obst und Vollkornprodukte
E) Hebe-Senk-Einläufe

Frage 878
Aussagenkombination
Welche der folgenden Wirkungen werden
den Glukokortikoiden zugeschrieben?

1) Eiweißabbau in der Muskulatur
2) Steigerung der Glukoneogenese
   (Zuckerneubildung)
3) Steigerung des Aufbaus von Fett
4) Antientzündlicher Effekt
5) Allergie verstärkender Effekt

A) nur 1 und 2 sind richtig
B) nur 2 und 3 sind richtig
C) nur 1, 2 und 4 sind richtig
D) nur 1, 3, 4 und 5 sind richtig
E) 1-5, sind richtig

Frage 879
Einfachauswahl
Welche Aussage zum Nervus vagus
(Hirnnerv X) trifft zu?

A) Der Nervus vagus hat keine parasym-
   pathische Funktion
B) Die Stimulation des Nervus vagus
   durch Druck auf den Sinus caroticus
   (Karotissinus) führt zu einer Be-
   schleunigung der Herztätigkeit
C) Eine Reizung der zum Herz ziehen-
   den Äste des Nervus vagus bewirkt
   eine Steigerung der Herzfrequenz
D) Die Darmtätigkeit wird über Äste des
   Nervus vagus beeinflusst
E) Der Nervus vagus ist ein Hauptast des
   Nervus phrenicus

Frage 880
Aussagenkombination
Welche der folgenden Aussagen trifft
(treffen) zu?
Ein Patient, dem vor Kurzem eine Hüftgelenksendoprothese eingesetzt wurde
und den Sie nach der Krankenhaus-
entlassung weiter behandeln, berichtet
von thorakalem Stechen und leichter
Atemnot.
Wie gehen Sie weiter vor?

1) Durch die noch bestehende Fehl-
   belastung sind Schmerzen im Thorax
   normal und bedürfen keiner weiteren
   Abklärung
2) Sie massieren zusätzlich die Rücken-
   partie im Bereich der Brustwirbelsäule
3) Sie lagern ihn mit erhöhtem Oberkörper
4) Sie intensivieren die Atemtherapie
5) Sie denken an eine mögliche Lungenembolie und verständigen den Notarzt

A) nur 3 ist richtig
B) nur 1 und 2 sind richtig
C) nur 3 und 4 sind richtig
D) nur 3 und 5 sind richtig
E) nur 2, 3 und 5 sind richtig

Frage 881
Mehrfachauswahl
Welche der genannten Auslöser bzw.
Erkrankungen sind am ehesten Ursachen
für eine hämolytische Anämie?
Wählen Sie **zwei** Antworten!

A) M. Hodgkin
   (Lymphogranulomatose)
B) Magengeschwür
C) Plasmozytom (multiples Myelom)
D) Mechanischer Herzklappenersatz
E) Malaria

Frage 882
Einfachauswahl
Welche Aussage zum Ohr und Gleich-
gewichtsorgan trifft zu?

A) Das Innenohr liegt im Felsenbein
B) Der Hammer berührt das runde Fenster
C) Das Trommelfell stellt die Grenze
   zwischen Mittel- und Innenohr dar
D) In den Bogengängen werden die
   hohen Töne wahrgenommen
E) Die Ohrtrompete (Tuba auditiva) ist
   eine Verbindung zwischen Innenohr
   und Ductus thoracicus (Lymphgefäß)

Frage 883
Einfachauswahl
Ein übergewichtiger Patient, der abneh-
men möchte, bittet Sie um Auskunft über
den Energiegehalt (Brennwert) der Ener-
gieträger.
Welcher Brennwert trifft annäherungs-
weise zu?

A) Kohlenhydrate 1 kcal/g
B) Fette 9 kcal/g
C) Protein 50 kcal/g
D) Kohlenhydrate 30 kcal/g
E) Fette 100 kcal/g

Frage 884
Aussagenkombination
Welche der folgenden Aussagen zum
Wärmehaushalt und der Thermoregula-
tion treffen zu?

1) Die Körperkerntemperatur wird durch
   externe Wirkungen (z. B. Außentemperatur) beeinflusst
2) Die Hauttemperatur ist ein verlässliches Zeichen für die Körperkerntemperatur
3) Der physiologische Verlauf der Körperkerntemperatur zeigt eine Tages-
   rhythmik mit einem Maximum am
   Nachmittag
4) Hauptgefahr bei der massiven Abküh-
   lung nach einem Hitzschlag ist die reaktive Vasokonstriktion in den Haut-
   gefäßen, die einen ausreichenden
   Wärmeaustausch verhindert
5) Besonders gefürchtet beim Hitzschlag
   ist ein Hirnödem

A) nur 1 und 5 sind richtig
B) nur 1, 2, 3 und 4 sind richtig
C) nur 1, 3, 4 und 5 sind richtig
D) nur 2, 3, 4 und 5 sind richtig
E) Alle Aussagen sind richtig

Frage 885
Mehrfachauswahl
Die Bauchspeicheldrüse ist ein wichtiges
Organ für die Produktion von Ver-
dauungsenzymen und Hormonen.

Welche der folgenden Aussagen zur
Bauchspeicheldrüse treffen zu?
Wählen Sie **zwei** Antworten!

A) Die Bauchspeicheldrüse liegt kranial
   (oberhalb) des Zwerchfells
B) Das in der Bauchspeicheldrüse pro-
   duzierte Glukagon steigert den Blut-
   zuckerspiegel
C) In der Bauchspeicheldrüse wird das
   Galle-Sekret gebildet
D) Der Hauptausführungsgang der
   Bauchspeicheldrüse mündet in den
   Magen
E) Eine häufige Erkrankung der
   hormonbildenden Anteile der
   Bauchspeicheldrüse ist der Diabetes
   mellitus

Frage 886
Einfachauswahl
Welche Aussage trifft zu?
Erythrozytenzylinder im Urinsediment
sind ein Hinweis auf eine

A) Zystitis
B) Nebenhodenentzündung
C) Infektion der Harnröhre
D) Erkrankung des Nierenparenchyms
E) Prostatitis

Frage 887
Mehrfachauswahl
Welche der folgenden Aussagen zur Milz
treffen zu?
Wählen Sie zwei Antworten!

A) In der Milz werden überalterte Leu-
   kozyten und Erythrozyten abgebaut
B) Beim gesunden Erwachsenen ist die
   Milz etwa so groß wie die Leber
C) Über die V. lienalis (Milzvene)
   gelangt das Blut aus der Milz in
   die Pfortader
D) Anatomisch liegt die Milz im linken
   Unterbauch extraperitoneal
E) In der Milz kann kein Eisen gespei-
   chert werden

Frage 888
Einfachauswahl
Welche Substanz ist ein Spurenelement?

A) Folsäure
B) Jod
C) Cobalamin
D) Ascorbinsäure
E) Kohlenstoff

Frage 889
Aussagenkombination
Welche der folgenden Symptome sprechen typischerweise für die Verdachtsdiagnose Typ 1 Diabetes mellitus?

1) Verstärkte Blutungsneigung bei Bagatellverletzungen
2) Polyurie (vermehrtes Wasser lassen)
3) Polydipsie (vermehrter Durst)
4) Gewichtsverlust
5) Uhrglasnägel

A) nur 2 und 3 sind richtig
B) nur 3 und 4 sind richtig
C) nur 1, 4 und 5 sind richtig
D) nur 2, 3 und 4 sind richtig
E) nur 1, 2, 3 und 4 sind richtig

Frage 890
Mehrfachauswahl
Ein 17-jähriger Patient war kurzzeitig bewusstlos.
Welche der folgenden Merkmale sind typisch für einen akut durchgemachten Krampfanfall?
Wählen Sie **zwei** Antworten!

A) Ikterus
B) Pupillendifferenz
C) Zungenbiss
D) Der Patient hat eingenässt
E) Atemnot

Frage 891
Einfachauswahl
Eine, seit einem Jahr in Deutschland lebende, 56-jährige Asylbewerberin fällt auf, weil sie kaum spricht, sich von anderen Menschen stark zurückzieht und misstrauisch wirkt.
Bis zu einer politischen Haft im Heimatland, bei der sie gefoltert wurde, sei sie stets gesund gewesen. Dieses Ereignis erlebe sie regelmäßig in ihren Träumen wieder. Diese Träume seien erstmals wenige Wochen nach dem Ereignis aufgetreten.
Welche psychische Erkrankung ist am Wahrscheinlichsten?

A) Akute Belastungsreaktion
B) Posttraumatische Belastungsstörung
C) Anpassungsstörung
D) Panikstörung
E) Generalisierte Angststörung

Frage 892
Aussagenkombination
Welche der folgenden Symptome sprechen typischerweise für das Vorliegen einer chronischen Pankreatitis?

1) Parästhesien (Missempfindungen) der Arme beidseits
2) Durchfälle
3) Hämaturie
4) Gewichtsverlust
5) Schmerzen in der Tiefe des Oberbauches

A) nur 1, 2 und 3 sind richtig
B) nur 1, 4 und 5 sind richtig
C) nur 2, 3 und 4 sind richtig
D) nur 2, 3 und 5 sind richtig
E) nur 2, 4 und 5 sind richtig

Frage 893
Mehrfachauswahl
Welche der folgenden Aussagen zum rheumatischen Fieber treffen zu?
Wählen Sie **zwei** Antworten!

A) Typisch ist eine Morgensteifigkeit der Gelenke von mindestens einer Stunde Dauer
B) Es tritt auf als eine Zweiterkrankung nach einer akuten Streptokokken-infektion
C) Das Vorhandensein von Rheuma-faktoren gilt als beweisend für die Erkrankung
D) Es handelt sich um eine chronisch-entzündliche Systemerkrankung
E) Eine Karditis (Herzentzündung) tritt dabei häufig auf

Frage 894
Einfachauswahl
Ein 2-jähriges Kind erwacht nachts gegen 3 Uhr mit bellendem Husten und pfeifen-dem Geräusch beim Einatmen. Es besteht mit 38,2°C nur eine leicht erhöhte Kör-pertemperatur.
Welches Krankheitsbild ist am wahr-scheinlichsten?

A) Spastische Bronchitis
B) Fremdkörperaspiration
C) Pseudokrupp
D) Asthma bronchiale
E) Epiglottitis

Frage 895
Aussagenkombination
Welche der folgenden Aussagen zum Exophthalmus treffen zu?

1) Ein Exophthalmus ist ein Leitsymp-tom einer Niereninsuffizienz
2) Ein Exophthalmus ist ein typisches Indiz für eine Störung der Neben-schilddrüsenfunktion
3) Ein Exophthalmus kann Zeichen einer Autoimmunerkrankung sein
4) Ein Exophthalmus kann durch Aus-trocknen der Hornhaut zu einem Hornhautgeschwür führen
5) Ein Exophthalmus kann bei einem Tumor auftreten

A) nur 1, 3 und 4 sind richtig
B) nur 2, 3 und 5 sind richtig
C) nur 2, 4 und 5 sind richtig
D) nur 3, 4 und 5 sind richtig
E) 1-5, alle sind richtig

Frage 896
Aussagenkombination
Welche der folgenden Aussagen zu Polypen des Dickdarms treffen zu?

1) Wenn der Test auf okkultes Blut im Stuhl negativ ausfällt, befinden sich keine Polypen im Dickdarm
2) Bei Dickdarmpolypen besteht ein Entartungsrisiko
3) Die meisten Polypen bilden sich spontan zurück
4) Es besteht ein Zusammenhang zwi-schen Polypengröße und Entartungs-risiko
5) Wird in der Koloskopie ein Polyp entdeckt, so sollte er komplett ab-getragen werden

A) nur 1, 2 und 3 sind richtig
B) nur 1, 2 und 5 sind richtig
C) nur 1, 4 und 5 sind richtig
D) nur 2, 3 und 4 sind richtig
E) nur 2, 4 und 5 sind richtig

Frage 897
Mehrfachauswahl
Welche der folgenden Faktoren gelten als Risiko für den plötzlichen Kindstod (SIDS)?
Wählen Sie **zwei** Antworten!

A) Rückenlage
B) Bauchlage
C) Geburtsgewicht von 3500g
D) Stillen
E) Rauchen der Mutter während der Schwangerschaft

Frage 898
Einfachauswahl
Welche Aussage zum Delirium tremens (Alkoholentzugsdelir) trifft zu?

A) Körperliche Begleitstörungen sind nur unwesentlich vorhanden
B) Absoluter Alkoholentzug ist notwendige Voraussetzung für ein Alkoholdelir
C) Unbehandelt führt ein Delirium tremens in unter 1% zum Tode
D) Krampfanfälle können Vorboten eines nahenden Delirs sein
E) Wahnvorstellungen schließen ein Delirium tremens aus

Frage 899
Mehrfachauswahl
Welche der folgenden Aussagen zu Hirntumoren treffen zu?
Wählen Sie **zwei** Antworten!

A) Bei Erwachsenen treten wegen der Blut-Hirnschranke keine Hirnmetastasen auf
B) Epileptische Anfälle treten als Symptom bei Hirntumoren auf
C) Eine Visusminderung kann nur auftreten, wenn der Tumor direkt in die Orbita einwächst
D) Die Diagnose eines Hirntumors kann durch ein EEG (Elektroenzephalogramm) zuverlässig gesichert werden
E) Die Mehrzahl der Hirntumore geht mit einem perifokalen Ödem (sog. Begleitödem) einher

Frage 900
Ein Patient konsultiert Sie vor einem anstehenden Langstreckenflug und bittet um Empfehlungen zur Vorbeugung einer tiefen Beinvenenthrombose. Welche der folgenden Empfehlungen können Sie sinnvollerweise geben?
Wählen Sie **zwei** Antworten!

A) Buchung eines Fensterplatzes
B) Viel trinken
C) Möglichst viel Schlaf während des Fluges, notfalls mit Hilfe eines entsprechenden Medikamentes
D) Tragen von Kompressionsstrümpfen
E) Bekleidung aus Baumwolle auswählen

FRAGEN
MC 16

Frage 901
Aussagenkombination
Welche der folgenden Befunde/Angaben sind Risikofaktoren für einen Schlaganfall?

1) Diabetes mellitus
2) Mäßiger Alkoholkonsum
3) Arterielle Hypertonie (Bluthochdruck) seit 20 Jahren
4) Transitorisch ischämische Attacke (TIA) vor 1 Jahr
5) Hohes HDL-Cholesterin

A) nur 1, 2 und 3 sind richtig
B) nur 1, 3 und 4 sind richtig
C) nur 2, 3 und 4 sind richtig
D) nur 2, 4 und 5 sind richtig
E) nur 3, 4 und 5 sind richtig

Frage 902
Aussagenkombination
Welche der folgenden Aussagen zur chronisch-obstruktiven Bronchitis (COPD) treffen zu?

1) Die COPD ist eine Erkrankung, die zum Tod führen kann
2) Als Kardinalsymptome gelten Husten, Auswurf und Belastungsdyspnoe
3) Bei der Auskultation hört man typischerweise einen inspiratorischen Stridor
4) Als häufigste Ursache für eine COPD gelten Antikörpermangelsyndrome (z.B. IgA-Mangel)
5) Im Verlauf der Erkrankung kommt es häufig zu den Spätkomplikationen einer respiratorischen Insuffizienz und Cor pulmonale

A) nur 1, 2 und 3 sind richtig
B) nur 1, 2 und 4 sind richtig
C) nur 1, 2 und 5 sind richtig
D) nur 1, 3 und 5 sind richtig
E) nur 2, 3 und 5 sind richtig

Frage 903
Aussagenkombination
Welche der folgenden Aussagen treffen zu?
Die Behandlung der oberflächlichen Thrombophlebitis besteht u.a. in

1) strenger Bettruhe
2) lokaler Anwendung heparinhaltiger Salben
3) Mobilisierung
4) Lysetherapie, z. B. mit Streptokinase
5) Kompressionsverband

A) nur 1 und 4 sind richtig
B) nur 1 und 5 sind richtig
C) nur 2, 3 und 4 sind richtig
D) nur 2, 3 und 5 sind richtig
E) nur 1, 2, 4 und 5 sind richtig

Frage 904
Mehrfachauswahl
Welche der folgenden Aussagen treffen zu?
Wählen Sie **zwei** Antworten!
Typische Ursachen einer Vitamin-B12-Mangelanämie sind:

A) Streng vegane Kost
B) Zustand nach Magenresektion (Entfernung des Magens)
C) Divertikel (Aussackungen) des Dickdarms
D) Verminderte Lichtexposition
E) Operativ entfernte Gallenblase

Frage 905
Aussagenkombination
Bei einem 60-jährigen Mann wurde eine ausgeprägte Divertikulose des Sigmas festgestellt. Er möchte mit Ihnen über die Komplikationsmöglichkeiten sprechen. Welche der folgenden Aussagen treffen zu?

1) Die Entzündung von Divertikeln kann die Symptome einer sog. Linksappendizitis verursachen
2) Auf dem Boden einer Divertikulose entstehen häufig Karzinome

3) Die Divertikulose kann bedrohliche Darmblutungen auslösen
4) Eine divertikulitische Stenose (Engstelle durch entzündete Divertikel) kann ein Sigmakarzinom vortäuschen
5) Divertikel können frei oder gedeckt perforieren

A) nur 1 und 5 sind richtig
B) nur 3 und 4 sind richtig
C) nur 1, 2, 4 und 5 sind richtig
D) nur 1, 3, 4 und 5 sind richtig
E) 1-5, alle sind richtig

Frage 906
Einfachauswahl
Welche Wahnform ist typisch bei der Manie?

A) Verfolgungswahn
B) Größenwahn
C) Schuldwahn
D) Verarmungswahn
E) Eifersuchtswahn

Frage 907
Einfachauswahl
Welches der folgenden Vitamine spielt für die Blutgerinnung eine besondere Rolle?

A) Vitamin A
B) Vitamin B12
C) Vitamin C
D) Vitamin K
E) Vitamin D

Frage 908
Aussagekombination
Welche der folgenden Aussagen treffen zu?
Als Risikofaktoren für die Entstehung eines Mammakarzinoms gelten:

1) Lange Stillzeit
2) Multipara (Vielgebärende)
3) Frühe Menarche
4) Späte Menopause
5) Genetische Disposition

A) nur 4 und 5 sind richtig
B) nur 1, 2 und 4 sind richtig
C) nur 2, 3 und 4 sind richtig
D) nur 3, 4 und 5 sind richtig
E) 1-5, alle sind richtig

Frage 909
Aussagekombination
Welche der folgenden Aussagen zur Refluxösophagitis treffen zu?

1) Ein ständiger gastro-ösophagealer Reflux kann zu einem Ösophaguskarzinom führen
2) Zur medikamentösen Behandlung einer Refluxösophagitis werden Nikotinpräparate empfohlen
3) Eine medikamentöse Therapie ist bei einer Refluxsösophagitis nicht sinnvoll
4) Bei therapieresistenten Beschwerden oder Komplikationen einer Refluxösophagitis ist eine Operation möglich
5) Übergewicht gilt als begünstigender Faktor für die Entwicklung einer Refluxösophagitis

A) nur 1 und 2 sind richtig
B) nur 1, 4 und 5 sind richtig
C) nur 2, 4 und 5 sind richtig
D) nur 1, 2, 4 und 5 sind richtig
E) 1-5, alle sind richtig

Frage 910
Mehrfachauswahl
Welche der folgenden Symptome sind für eine akute Nervenwurzelreizung der Segmente LWK 4/5 oder LWK 5/SWK 1 typisch? Wählen Sie **zwei** Antworten!

A) Obstipation
B) Einseitige radikuläre Schmerzausstrahlung mit Verstärkung beim Husten
C) Isolierter Rückenschmerz bei Lasègueprüfung
D) Schmerzausstrahlung ins Bein (Ischialgie) bei Lasègueprüfung
E) Kopfschmerzen

Frage 911
Aussagekombination
Sie vermuten bei einem Patienten eine
akute Hepatitis.
Welche der folgenden Laborparameter
stützen Ihren Verdacht?

1) Gamma-GT 20 U/l
2) GOT (ASAT) 640 U/l
3) Glukose 110 mg/dl
4) GPT (ALAT) 920 U/l
5) Bilirubin 12 mg/dl

A) nur 2 und 5 sind richtig
B) nur 4 und 5 sind richtig
C) nur 1, 3 und 4 sind richtig
D) nur 2, 3 und 4 sind richtig
E) nur 2, 4 und 5 sind richtig

Frage 912
Einfachauswahl
Welche Aussage zum Suizid bzw. zur
Suizidgefahr bei einem depressiven
Patienten trifft am ehesten zu?

A) Wer nicht über Suizid redet, wird ihn
nicht begehen
B) Wer eine Suizidhandlung begeht, will
sich unbedingt das Leben nehmen
C) Bei einem Patienten darf eine vermu-
tete Suizidalität auf keinen Fall angesprochen werden, um das Suizidrisiko
nicht zu erhöhen
D) Versteckte Suiziddrohungen sprechen
für ein erhöhtes Suizidrisiko
E) Fehlende suizidale Handlungen in der
Verwandtschaft schließen ein Suizidrisiko nahezu aus

Frage 913
Mehrfachauswahl
Welche der folgenden Aussagen zur
Leberzirrhose treffen zu?
Wählen Sie **zwei** Antworten!

A) Leberzirrhose ist die typische Folge
einer Hepatitis A
B) In der Regel ist die Leberzirrhose
reversibel

C) Varizenblutungen in der Speiseröhre
sind eine Komplikation der Leberzirrhose
D) Bei Leberzirrhose ist auf eine strenge
eiweißfreie und kalorienarme Diät zu
achten
E) Eine gefürchtete Folge der Leberzirrhose ist die hepatische Enzephalopathie

Frage 914
Einfachauswahl
Ein Ihnen bekannter 58-jähriger Patient,
der seit 8 Jahren an einem insulinpflichti-
gen Diabetes mellitus leidet, wird in Ihrer
Praxis bewusstlos. Die Kreislaufpara-
meter sind stabil (Puls, Blutdruck).
Wie handeln Sie bis zum Eintreffen des
Notarztes korrekt?

A) Ich flöße ihm ein zuckerhaltiges Ge-
tränk (z.B. Limonade oder Fruchtsaft)
ein
B) Falls eine sofortige Blutzuckermessung nicht möglich ist, verabreiche
ich ihm Glucose i.v.
C) Falls eine sofortige Blutzuckermessung nicht möglich ist, verabreiche
ich ihm Insulin
D) Ich messe den Blutzuckerspiegel, ver-
anlasse aber bis zum Eintreffen des
Notarztes keinerlei weitere Maßnahmen
E) Ich lagere ihn in Kopf-Tieflage und
kontrolliere Puls und Blutdruck alle 5
Minuten

Frage 915
Einfachauswahl
Welche Aussage trifft zu? Ursache für
ein postrenales Nierenversagen kann
sein:

A) Hämolytisch-urämisches Syndrom
(HUS)
B) Akute Glomerulonephritis
C) I. v. Gabe eines Röntgenkontrast-
mittels
D) Septischer Schock
E) Prostataadenom

Frage 916
Mehrfachauswahl
Welche der folgenden Aussagen zur Mukoviszidose (zystische Fibrose) treffen zu? Wählen Sie **zwei** Antworten!

A) Die Krankheitszeichen treten nur im Bereich der Atmungsorgane auf
B) Die Lebenserwartung der Patienten ist deutlich eingeschränkt
C) Ist in einer Familie ein Kind an Mukoviszidose erkrankt, ist das Erkrankungsrisiko für ein weiteres Kind nicht erhöht
D) Bei Mukoviszidose produzieren die exokrinen Drüsen ein abnorm zähes Sekret
E) Bösartige Neubildungen sind bei dieser Erkrankung entscheidend für die Prognose

Frage 917
Aussagekombination
Welche der folgenden Aussagen treffen zu? Blut im Auswurf kann verursacht sein durch ein/eine

1) Bronchialkarzinom
2) Lungenembolie
3) Lungenabszess
4) Bronchiektasie
5) Interkostalneuralgie

A) nur 1 und 3 sind richtig
B) nur 1 und 4 sind richtig
C) nur 2, 3 und 4 sind richtig
D) nur 1, 2, 3 und 4 sind richtig
E) 1-5, alle sind richtig

Frage 918
Aussagekombination
Welche der folgenden Körperstellen werden von einer Psoriasis vulgaris (Schuppenflechte) bevorzugt befallen?

1) Streckseiten der Knie
2) Streckseiten der Ellenbogen
3) Beugeseiten der Knie
4) Beugeseiten der Ellenbogen
5) Behaarte Kopfhaut

A) nur 1 und 2 sind richtig
B) nur 3 und 4 sind richtig
C) nur 3 und 5 sind richtig
D) nur 1, 2 und 5 sind richtig
E) nur 3, 4 und 5 sind richtig

Frage 919
Einfachauswahl
Welche Aussage zur Proteinurie trifft zu?
A) Proteinnachweis im Urin ist immer pathologisch
B) Eine Mikroalbuminurie weist auf ein nephrotisches Syndrom hin
C) Eine Proteinurie muss mit einer Erhöhung der Trinkmenge behandelt werden
D) Eine Mikroalbuminurie kann Folge einer langjährigen Hypertonie sein
E) Proteinnachweis im Urin während einer fieberhaften Erkrankung ist ein sicherer Hinweis auf eine behandlungsbedürftige Nierenerkrankung

Frage 920
Aussagekombination
Welche der folgenden Situationen/Belastungen können typischerweise bei Asthmatikern Asthmaanfälle auslösen?

1) Respiratorische Virusinfekte
2) Birkenpollen
3) Körperliche Anstrengung
4) Acetylsalicylsäure (ASS)
5) Kalte Luft

A) nur 1, 2 und 4 sind richtig
B) nur 1, 2, 3 und 5 sind richtig
C) nur 1, 3, 4 und 5 sind richtig
D) nur 2, 3, 4 und 5 sind richtig
E) 1-5, alle sind richtig

Frage 921
Einfachauswahl
Welche Aussage zur Lymphogranulomatose (M. Hodgkin) trifft zu?

A) Sie ist eine gutartige Erkrankung der Lymphknoten
B) Sie wird in erster Linie operativ behandelt
C) Die Lymphogranulomatose ist infektiös
D) Sie wird radio-und/oder chemotherapeutisch behandelt
E) Sie heilt in der Regel durch körperliche Schonung aus

Frage 922
Einfachauswahl
Welche Aussage trifft zu?
Beim Karpaltunnelsyndrom (CTS) kommt es zur Kompression des

A) Nervus radialis
B) Nervus ulnaris
C) Nervus medianus
D) Nervus fibularis
E) Nervus femoralis

Frage 923
Aussagekombination
Welche der folgenden Aussagen treffen zu?
Als Risikofaktoren für kolorektale Karzinome gelten:

1) Adipositas
2) Genetische Faktoren
3) Langjährige chronisch-entzündliche Darmerkrankung
4) Ballaststoffarme Kost
5) Vitamin-C-reiche Kost

A) nur 2 und 3 sind richtig
B) nur 3 und 4 sind richtig
C) nur 1, 2 und 4 sind richtig
D) nur 1, 2, 3 und 4 sind richtig
E) 1-5, alle sind richtig

Frage 924
Einfachauswahl
Welche Aussage trifft zu?
Eine 27-jährige Patientin, von der Sie wissen, dass sie unter einer Bulimia nervosa leidet, berichtet Ihnen von

gelegentlichem Herzstolpern sowie von einer Obstipationsneigung.
Sie vermuten eine/einen

A) Hyperkaliämie
B) Divertikulitis
C) Endokarditis
D) Hypokaliämie
E) Herzneurose

Frage 925
Mehrfachauswahl
Welche der folgenden Aussagen zum Mittelohr treffen zu?
Wählen Sie **zwei** Antworten I

A) Das Mittelohr ist durch das Trommelfell vom äußeren Gehörgang abgegrenzt
B) Im Mittelohr liegt das Gleichgewichtsorgan
C) Das Mittelohr entspricht der Gehörschnecke
D) Im Mittelohr befinden sich drei Gehörknöchelchen
E) Bei Entzündungen des Mittelohres kommt es in der Regel zu Schwindelgefühl

Frage 926
Einfachauswahl
Welche Aussage zum sog. Fibromyalgiesyndrom (FMS) trifft zu?

A) Männer sind deutlich häufiger betroffen als Frauen
B) Der Erkrankungsbeginn liegt meist im Grundschulalter
C) Als Ursache wird eine Gluten-Unverträglichkeit angenommen
D) Die Laborwerte BKS und Rheumafaktoren sind typischerweise nicht erhöht bzw. nicht nachweisbar
E) Therapeutisch wird eine dauerhafte, niedrig dosierte Medikation mit Cortison als Basistherapie empfohlen

Frage 927
Einfachauswahl
Für welche Substanzgruppe bei Medikamenten ist ein Reizhusten eine häufig (in etwa 5-10% der Fälle) beschriebene Nebenwirkung?

A) Morphine
B) ACE-Hemmer (Hemmstoffe der Angiotensin-converting-Enzyme)
C) Antiepileptika
D) Diuretika
E) Schmerzmittel vom Typ NSAR (Nichtsteroidale Antirheumatika)

Frage 928
Aussagekombination
Welche der folgenden Infektionskrankheiten wird (werden) in der Regel auf dem Blutweg oder durch Geschlechtsverkehr übertragen?

1) Gelbfieber
2) Hepatitis B
3) Salmonellose
4) AIDS
5) Norovirus-Infektion

A) nur 4 ist richtig
B) nur 1 und 4 sind richtig
C) nur 2 und 4 sind richtig
D) nur 1, 2 und 5 sind richtig
E) nur 2, 3 und 4 sind richtig

Frage 929
Einfachauswahl
Welche Aussage trifft zu?
Ein 48-jähriger Patient klagt über gehäufte Kopfschmerzen und gelegentliches Nasenbluten. Im Urinstreifentest sei Eiweiß in Spuren nachgewiesen worden. Sie vermuten am ehesten ein/eine/einen

A) Nierenzyste
B) akutes Nierenversagen
C) arterielle Hypertonie
D) nephrotisches Syndrom
E) Harnwegsinfekt

Frage 930
Einfachauswahl
Welche Aussage zur Schizophrenie trifft zu?

A) Der Krankheitsbeginn ist meist nach dem 40. Lebensjahr
B) Die Prognose der Erkrankung ist bei schleichendem Beginn besser als bei akut einsetzenden psychotischen Symptomen
C) Die Wahrscheinlichkeit, im Laufe des Lebens an Schizophrenie zu erkranken, liegt bei ca. 1%
D) Männer erkranken in einem deutlich späteren Alter als Frauen
E) Der Verwandtschaftsgrad zu einem an Schizophrenie Erkrankten spielt für das Erkrankungsrisiko keine Rolle

Frage 931
Einfachauswahl
Welche Aussage trifft zu?
Ein bisher gesunder 26-jähriger Mann sucht Sie in Ihrer Praxis wegen Übelkeit und Brechreiz sowie einem leichten Druckgefühl im Oberbauch auf. Es fällt eine Gelbfärbung der Haut und der Skleren auf. Auf Nachfrage berichtet er von einem Türkei-Urlaub vor vier Wochen. Sie vermuten am ehesten ein/eine

A) akute Cholezystitis
B) akute Hepatitis A
C) Gallengangskarzinom
D) akute Hepatitis B
E) Malaria

Frage 932
Aussagekombination
Welche der folgenden Aussagen zur hypertensiven Krise treffen zu?

1) Bei einer hypertensiven Krise sollte der Blutdruck möglichst schnell auf Werte unter 150/95 mmHg gesenkt werden
2) Ein diastolischer Blutdruck von ständig über 120 mmHg wird als hypertensive Krise bezeichnet

3) Im Rahmen einer hypertensiven Krise kann Nasenbluten auftreten
4) Eine hypertensive Krise kann durch ein Phäochromozytom ausgelöst werden
5) Eine mögliche Komplikation der hypertensiven Krise ist das Auftreten eines Lungenödems

A) nur 1, 2 und 3 sind richtig
B) nur 2, 4 und 5 sind richtig
C) nur 3, 4 und 5 sind richtig
D) nur 1, 3, 4 und 5 sind richtig
E) 1-5, alle sind richtig

Frage 933
Aussagekombination
Welche der folgenden Aussagen treffen zu?
Typische Symptome einer Influenza sind:

1) Fieber über 38,5°C
2) Trockener Husten
3) Tastbare Milzvergrößerung
4) Kopf-, Glieder- und Muskelschmerzen
5) Neigung zu Kreislaufhypotonie

A) nur 1 und 2 sind richtig
B) nur 1, 4 und 5 sind richtig
C) nur 3, 4 und 5 sind richtig
D) nur 1, 2, 4 und 5 sind richtig
E) 1-5, alle sind richtig

Frage 934
Aussagekombination
Welche der folgenden Parameter kann man mit dem üblichen Streifen-Schnelltest (z. B. Combur-Test®) im Urin bestimmen?

1) Kreatinin
2) Leukozyten
3) Nitrit
4) Glucose
5) Harnstoff

A) nur 1, 2 und 4 sind richtig
B) nur 1, 3 und 4 sind richtig
C) nur 2, 3 und 4 sind richtig

D) nur 2, 3 und 5 sind richtig
E) nur 2, 4 und 5 sind richtig

Frage 935
Aussagekombination
Welche der folgenden anatomischen "Höhlen" rechnet man den Nasennebenhöhlen zu?

1) Paukenhöhle
2) Kieferhöhle
3) Stirnhöhle
4) Keilbeinhöhle
5) Augenhöhle

A) nur 1, 2 und 3 sind richtig
B) nur 1, 2 und 4 sind richtig
C) nur 1, 3 und 4 sind richtig
D) nur 2, 3 und 4 sind richtig
E) nur 2, 3 und 5 sind richtig

Frage 936
Einfachauswahl
Was gehört zum Großhirn?

A) Hirnanhangdrüse (Hypophyse)
B) Hypothalamus
C) Brücke (Pons)
D) Zirbeldrüse (Epiphyse)
E) Schläfenlappen (Lobus temporalis)

Frage 937
Mehrfachauswahl
Welche der folgenden Aussagen zum REM-Schlaf (REM = rapid eye movements) treffen zu?
Wählen Sie **zwei** Antworten!

A) Beim Erwachsenen nimmt der REM-Schlaf etwa 90% des Schlafes ein
B) Der REM-Schlaf ist die traumlose Phase des Schlafes
C) Eine Störung der REM-Phase vermindert den Erholungswert des Schlafes
D) Der REM-Schlaf fehlt beim gesunden Erwachsenen
E) Im REM-Schlaf werden Puls und Atmung schneller

Frage 938
Aussagekombination
Welche der folgenden Aussagen zur glutensensitiven Enteropathie (einheimische Sprue) trifft (treffen) zu?

1) Es handelt sich um eine Erkrankung, die bevorzugt bei alten Menschen auftritt
2) Es besteht primär eine Unverträglichkeit gegenüber Milchzucker
3) Geeignete Lebensmittel sind Vollkornprodukte
4) Klinische Symptome sind Schmerzen in den Fingergrund- und Mittelgelenken
5) Unter glutenfreier Diät kommt es zur Besserung der Symptome

A) nur 5 ist richtig
B) nur 1 und 5 sind richtig
C) nur 3 und 5 sind richtig
D) nur 1, 2 und 3 sind richtig
E) nur 1, 3 und 4 sind richtig

Frage 939
Aussagekombination
Welche der folgenden Aussagen treffen zu?
Mögliche Auslöser eines epileptischen Anfalls sind:

1) Alkoholentzug
2) Schlafentzug
3) Hypoglykämie
4) Alkoholexzesse
5) Flackerlicht

A) nur 1, 2 und 4 ist richtig
B) nur 2, 3 und 5 sind richtig
C) nur 1, 2, 3 und 4 sind richtig
D) nur 1, 3, 4 und 5 sind richtig
E) 1-5, alle sind richtig

Frage 940
Aussagekombination
Welche der folgenden Vitamine zählen zu den fettlöslichen Vitaminen?

1) Vitamin A
2) Vitamin B12
3) Vitamin C
4) Vitamin D
5) Vitamin E

A) nur 1, 2 und 3 sind richtig
B) nur 1, 2 und 4 sind richtig
C) nur 1, 3 und 5 sind richtig
D) nur 1, 4 und 5 sind richtig
E) nur 2, 4 und 5 sind richtig

Frage 941
Aussagekombination
Die Krankheitszeichen eines 2-jährigen Kindes lassen auf einen Pseudokrupp-Anfall schließen.
Welche Maßnahmen sind in der Regel indiziert?

1) Beruhigung des Kindes durch einen Elternteil
2) Kühle, feuchte Luft, z. B. durch Öffnen des Fensters
3) Gabe eines Antibiotikums
4) Sofortige Intubation
5) Gabe von Glukokortikoiden (je nach Ausprägung und Verlauf)

A) nur 1, 2 und 3 sind richtig
B) nur 1, 2 und 5 sind richtig
C) nur 1, 4 und 5 sind richtig
D) nur 2, 3 und 5 sind richtig
E) nur 3, 4 und 5 sind richtig

Frage 942
Aussagekombination
Ein Patient kommt mit einer Hautrötung am linken Unterschenkel in Ihre Sprechstunde.
Der betroffene Hautbezirk reicht vom Knöchel bis knapp unterhalb des Knies.
Er hat Fieber (39,2°C).
Sie stellen die Verdachtsdiagnose Erysipel (Wundrose) aufgrund folgender Befunde:

1) Der Patient klagt über allgemeine Schwäche
2) Der betroffene Hautbezirk ist überwärmt
3) Die Berührung ist auffallend schmerzlos
4) Die Rötung ist scharf begrenzt
5) Die Rötung ist unscharf begrenzt

A) nur 1, 2 und 4 sind richtig
B) nur 1, 3 und 4 sind richtig
C) nur 1, 3 und 5 sind richtig
D) nur 2, 3 und 4 sind richtig
E) nur 2, 3 und 5 sind richtig

Frage 943
Einfachauswahl
Welche Aussage zur Vitiligo (Weißfleckenkrankheit) trifft zu?

A) Die Hauterscheinungen sind bereits bei der Geburt deutlich sichtbar
B) Bei Patienten mit Vitiligo ist das Hautkrebsrisiko vermindert
C) Die nicht pigmentierten weißen Hautareale sind besonders schmerzempfindlich
D) Die Hauterscheinungen treten meist erst nach dem 70. Lebensjahr auf
E) Bereits zeitlich sehr kurze intensive Sonnenbestrahlungen (etwa 10 Minuten) können an den weißen Hautstellen heftige Sonnenbrände auslösen

Frage 944
Einfachauswahl
Ein BMI (Body-Mass-Index) von 23 kg/m^2 bei einem erwachsenen Mann spricht für:

A) Extremes Untergewicht
B) Leichtes Untergewicht
C) Normalgewicht
D) Leichtes Übergewicht
E) Extremes Übergewicht

Frage 945
Einfachauswahl
Bei der körperlichen Untersuchung eines Patienten fallen Ihnen "Gefäßspinnen"

(Naevus araneus, Spider naevi) der Haut, überwiegend im Bereich des Oberkörpers und des Gesichtes auf. Außerdem beobachten Sie eine Hautrötung der Handinnenfläche und der Fußsohle (Palmar- und Plantarerythem).
Auf welche Erkrankungsart weisen diese zunächst hin?

A) Nierenerkrankung
B) Herzerkrankung
C) Lungenerkrankung
D) Lebererkrankung
E) Neurologische Erkrankung

Frage 946
Einfachauswahl
Welche Aussage zur Sterilisation trifft zu?

A) Die Heißluftsterilisation ist der Dampfsterilisation in jedem Fall vorzuziehen
B) Bei trockener Hitze (Heißluftsterilisation) erfolgt die Wärmeübertragung auf das Sterilisiergut schneller als bei feuchter Hitze (Dampfsterilisation)
C) Bei der Dampfsterilisation ist eine Mindesteinwirkzeit zu beachten
D) Für die Dampfsterilisation müssen die zu sterilisierenden Instrumente stets in feuchtem Zustand in den Sterilisator eingelegt werden
E) Bei der Heißluftsterilisation ist ein Betriebsdruck von mehr als 5 bar erforderlich

Frage 947
Aussagekombination
Als Folge welcher der genannten Krankheiten kann eine Arthritis auftreten?

1) Lyme-Borreliose
2) Hyperurikämie
3) Hypertonie
4) Streptokokken-Infektion
5) Neurodermitis

A) nur 1, 2 und 4 sind richtig
B) nur 1, 2 und 5 sind richtig
C) nur 2, 3 und 4 sind richtig
D) nur 1, 3, 4 und 5 sind richtig
E) 1-5, alle sind richtig

Frage 948
Aussagekombination
Welche der genannten Laborparameter erhärten Ihren Verdacht, dass der Patient unter einem metabolischen Syndrom leidet?

1) Hämatokrit 42%
2) Kreatinin 0,8 mg/dl
3) LDL-Cholesterin 220 mg/dl
4) HBA1$_c$ 8%
5) HDL-Cholesterin 85 mg/dl

A) nur 1 und 3 sind richtig
B) nur 2 und 4 sind richtig
C) nur 3 und 4 sind richtig
D) nur 4 und 5 sind richtig
E) nur 1, 2 und 5 sind richtig

Frage 949
Mehrfachauswahl
Bei einer 55-jährigen übergewichtigen Patientin fallen seit kurzer Zeit leicht erhöhte Blutzuckerwerte auf, die diätetisch bzw. durch Lebensstiländerung behandelt werden sollen.
Welche der folgenden Ratschläge geben Sie?
Wählen Sie **zwei** Antworten!

A) Sie sollte etwa 3500-4000 kcal/Tag zu sich nehmen
B) Der Energiebedarf sollte zu 50-60% durch Eiweiß, zu ca. 20% durch Fett und zu 20-25% durch Kohlenhydrate gedeckt werden
C) Der Energiebedarf sollte zu 10-15% durch Eiweiß, zu ca. 30% durch Fett und zu 50-60% durch Kohlenhydrate gedeckt werden
D) Sie sollte die tägliche Flüssigkeitszufuhr auf max. 500-1000 ml beschränken

E) Regelmäßige körperliche Aktivität wird empfohlen

Frage 950
Aussagekombination
Welche der folgenden Aussagen zum Hydrozephalus (Wasserkopf) treffen zu?

1) Die Liquorräume sind erweitert
2) Als Ursache kann eine erhöhte Liquorproduktion vorliegen
3) Eine Störung des Liquor-Abflusses kann die Ursache sein
4) Die allgemeine Entwicklung betroffener Kinder kann verlangsamt sein
5) Kopfschmerzen und Schwindel können auftreten

A) nur 1, 2 und 4 sind richtig
B) nur 1, 3 und 4 sind richtig
C) nur 2, 3 und 4 sind richtig
D) nur 2, 3 und 5 sind richtig
E) 1-5, alle sind richtig

Frage 951
Aussagekombination
Bei einem 42-jährigen Patienten ist schon seit mehreren Jahren eine langsam fortschreitende chronische Nierenerkrankung bekannt. Nun klagt er über deutliche Lidödeme, die vor einigen Tagen aufgetreten seien.
Welche der folgenden Befunde lassen an ein nephrotisches Syndrom denken?

1) Eiweißnachweis im Urin
2) Erhöhte Blutungsneigung bei Bagatellverletzungen
3) Gewichtszunahme
4) Hohe Blutfettwerte
5) Gynäkomastie

A) nur 2 und 3 sind richtig
B) nur 1, 2 und 4 sind richtig
C) nur 1, 3 und 4 sind richtig
D) nur 1, 2, 3 und 4 sind richtig
E) 1-5, alle sind richtig

Frage 952
Aussagekombination
Für welche der folgenden Krankheiten gilt Adipositas als Risikofaktor?

1) Fettleber
2) Kniegelenksarthrose
3) Apoplektischer Insult
4) Hypertonie
5) Diabetes mellitus Typ 1

A) nur 2 und 4 sind richtig
B) nur 1, 3 und 5 sind richtig
C) nur 1, 2, 3 und 4 sind richtig
D) nur 2, 3, 4 und 5 sind richtig
E) 1-5, alle sind richtig

Frage 953
Mehrfachauswahl
Welche der folgenden Symptome können Hinweise auf eine Alkoholkrankheit sein?
Wählen Sie **zwei** Antworten'

A) Schlafstörungen
B) Tüpfelung der Nägel
C) ASR beidseits auslösbar, PSR beidseits fehlend
D) Chronische Gastritis
E) Gallensteine

Frage 954
Einfachauswahl
Ein 17 -jähriger Patient, der Sie wegen psychischer Probleme aufsucht, berichtet im Rahmen der Anamnese, dass er von seinem Arzt Ritalin® (Methylphenidat) verordnet bekommen habe.
Für welche Erkrankung spricht diese Behandlung am ehesten?

A) Politoxikomanie
B) Depression
C) Schizophrenie
D) ADHS (Aufmerksamkeitsdefizit-/Hyperaktivitätsstörung)
E) Angststörung

Frage 955
Aussagekombination
Welche der folgenden Aussagen treffen zu?
Eine Perikarditis kann ausgelöst werden durch

1) Strahlentherapie
2) eine Virusinfektion
3) rheumatisches Fieber
4) einen Herzinfarkt
5) Tumorerkrankungen
   (z.b. Bronchialkarzinom)

A) nur 1 und 2 sind richtig
B) nur 2 und 4 sind richtig
C) nur 3, 4 und 5 sind richtig
D) nur 1, 2, 3 und 4 sind richtig
E) 1-5, alle sind richtig

Frage 956
Einfachauswahl
Welche Aussage zum Herz-Kreislauf-System trifft zu?

A) Das sauerstoffarme Blut fließt von der rechten Herzkammer in die Arteria pulmonalis
B) Das sauerstoffarme Blut fließt über die Lungenvenen in den rechten Vorhof des Herzens
C) Das sauerstoffreiche Blut fließt über die Lungenvenen in den rechten Vorhof des Herzens
D) Das sauerstoffarme Blut fließt von der rechten Herzkammer in die Aorta
E) Das sauerstoffreiche Blut fließt über die obere und untere Hohlvene in die linke Herzkammer

Frage 957
Einfachauswahl
Welche Aussage zum Betreuungsrecht
trifft zu?

A) Als gesetzliche Betreuer können
sowohl Angehörige als auch fremde
Menschen eingesetzt werden
B) Als Nachbar eines Betreuungsbedürf-
tigen darf man keinen Antrag auf Betreuung stellen, das ist Fachpersonal
oder Angehörigen vorbehalten
C) Wenn eine Betreuung eingerichtet
wurde, ist der Betreute automatisch
auch geschäftsunfähig
D) Gegen die Einrichtung einer Betreuung kann man sich nicht zur Wehr
setzen
E) Wird eine Betreuung eingerichtet, ist
das eine endgültige Entscheidung

Frage 958
Aussagekombination
Welche der folgenden Aussagen treffen
zu?
Ein Patient klagt über Schmerzen im
Brustbereich linksbetont. Als Ursachen
sind differentialdiagnostisch in Betracht
zu ziehen:
1) Lungenembolie
2) Herzinfarkt
3) Rippenbruch
4) Gürtelrose (Zoster)
5) Roemheld-Syndrom (Gastrokardialer
Symptomenkomplex)

A) nur 1, 2 und 3 sind richtig
B) nur 1, 2, 4 und 5 sind richtig
C) nur 1, 3, 4 und 5 sind richtig
D) nur 2, 3, 4 und 5 sind richtig
E) 1-5, alle sind richtig

Frage 959
Mehrfachauswahl
Bei welchen der folgenden Infektions-
krankheiten ist mit einem erhöhten
Auftreten von Krebserkrankungen
zu rechnen?
Wählen Sie **zwei** Antworten!

A) Gastroenteritis durch Noroviren
B) Chronische Hepatitis B
C) Chronische Hepatitis C
D) Hepatitis A
E) Keuchhusten

Frage 960
Aussagekombination
Welche der folgenden Aussagen treffen
zu?
Zu den formalen Denkstörungen zählen:

1) Denkhemmung
2) Zerfahrenheit
3) Gedankenabreißen
4) Konfabulation
5) Beziehungswahn

A) nur 1 und 2 sind richtig
B) nur 2 und 3 sind richtig
C) nur 1, 2 und 3 sind richtig
D) nur 1, 3 und 5 sind richtig
E) 1-5, alle sind richtig

ANTWORTEN

ANTWORTEN
MC 1

Antwort 1

Die Antwort A) ist richtig
Häufigster Erreger einfacher Harnwegs-
infekte ist der bakterielle Darmkeim
Escherichia coli.
Bei außerhalb von Krankenhäusern oder
Pflegeheimen erworbenen, unkomplizierten HWI ist E. coli in ca. 80 % der Fälle
der Erreger, in ca. 13 % Staphylococcus
saprophyticus, seltener auch andere
Enterobakterien wie Proteus mirabilis
oder Klebsiellen.
Vor allem Frauen leiden an Harnwegsinfektionen, da die kurze Harnröhre das
Eindringen von Keimen begünstigt.
Zu B: Trichomonas vaginalis, ein Protozoon, ist der Erreger der Trichomoniasis.
Die Krankheit wird meist durch Geschlechtsverkehr übertragen (sexuell übertragene Erkrankung; Behandlungsverbot
für Heilpraktiker nach §24 des Infektionsschutzgesetzes).
Zu C: Streptokokken spielen als Erreger
von Harnwegsinfekten eine untergeordnete Rolle. Wichtige Streptokokkenerkran-
kungen sind z. B. Angina tonsillaris,
Scharlach, Erysipel, Phlegmone, Herz-
klappenentzündungen (Endokarditiden);
(Folgekrankheiten: Rheumatisches Fieber,
Glomerulonephritis).
Zu D: Chlamydien sind die häufigsten Erreger einer nichtgonorrhoischen unspezifischen Urethritis. Diese kommt vor allem
bei Männern vor. Sie ist die häufigste
sexuell übertragbare Erkrankung in den
Industrieländern.
Zu E: Gonokokken sind die Erreger der
Gonorrhö, der häufigsten sexuell übertragenen Erkrankung.

Antwort 2

Die Antwort D) ist richtig.
Zurzeit empfohlene Impfungen (Stand
Herbst 2011):

Der von der Ständigen Impfkommission
des Robert-Koch-Instituts in Berlin
(STIKO) empfohlene Impfkalender für
Säuglinge, Kinder, Jugendliche, Erwachsene und Senioren umfasst Impfungen
zum Schutz vor

- Diphtherie,
- Pertussis (Keuchhusten) (seit 2009
  auch Impfung für Erwachsene
  empfohlen),
- Tetanus (Wundstarrkrampf),
- Haemophilus influenzae Typ b (Hib),
- Hepatitis B,
- Poliomyelitis (Kinderlähmung),
- Papillomaviren (für alle Mädchen
  von 12 bis 17 Jahren; empfohlen
  seit 2007),
- Pneumokokken (empfohlen seit 2006),
- Meningokokken (Serogruppe C;
  empfohlen seit 2006),
- Masern,
- Mumps,
- Röteln,
- Varizellen (Windpocken; empfohlen
  seit 2004)
- Pneumokokken (Säuglinge und Klein-
  kinder, Personen ≥ 60 Jahre).
- (Für Senioren und Vorerkrankte
  zusätzlich Influenza).

(Merke: Die Impfempfehlungen der einzelnen Bundesländer können von dieser
Empfehlung abweichen, Informationen
bei den jeweiligen Gesundheitsämtern).
Aktuelle Impfempfehlungen im Internet:
www.rki.de oder www.kreawi.de

Antwort 3

Die Antwort E) ist richtig.
Das Erregerreservoir von Neisseria meningitis ist der Nasopharynx des Menschen. Die Übertragung erfolgt durch
Tröpfcheninfektion.
Zu A: Rotaviren werden fäkal-oral übertragen. Rotaviren sind die häufigsten Erreger nichtbakterieller Gastroenteritiden
bei Säuglingen und Kleinkindern (saisonal
gehäuft in den Wintermonaten).

Zu B: Hepatitis-C-Viren werden durch Kontakt mit Blut oder Blutprodukten übertragen.

Zu C: Eine Aufnahme der Erreger erfolgt vorwiegend über Verunreinigung von Wunden (Kriegsverletzungen, Verkehrs- oder Sportunfälle), ist aber auch bei Operationen, Schwangerschaftsabbrüchen und intramuskulären Injektionen möglich. Nach Operationen am Dickdarm kann es zu einer Infektion mit Clostridien aus dem Darm des Patienten kommen. Eine Übertragung von Mensch zu Mensch oder vom Tier auf den Menschen wurde bisher nicht beschrieben.

Zu D: Die Übertragung der Listerien (grampositive Bakterien) erfolgt über rohe Tierprodukte (Milch, Fleisch, Fisch), direkt über Kontakt mit kontaminierter Erde. Bei einer infizierten Schwangeren kann das Ungeborene auch über die Plazenta oder bei der Geburt infiziert werden.

Antwort 4
Die Antwort E) ist richtig.
Es gibt verschiedene Formen des Asthma bronchiale:

- Allergisches Asthma: IgE-vermittelte Sofortreaktion durch Inhalation von Allergenen (Pollen, Hausstaubmilben, Tierhaare u.a.);
- infektbedingtes Asthma: tritt erstmals im Anschluss an einen bronchopulmonalen Infekt auf. Ursache: direkte Stimulierung sensibler Nervenendigungen durch Viren und Bakterien;
- analgetikabedingtes Asthma: nach Einnahme von Acetylsalicylsäure oder anderen kleinen Analgetika;
- anstrengungsbedingtes Asthma: ca. 5 Minuten nach Ende einer körperlichen Belastung auftretend;
- Asthma durch Inhalation toxischer oder irritativer Stoffe: Zigarettenrauch bzw. berufsbedingtes Asthma durch Inhalation allergisierender oder chemisch-toxischer Stoffe am Arbeitsplatz (Bäckerasthma, Pilzasthma u.a.);
- Mischformen.

Auch psychische Belastungen können Asthmaanfälle hervorrufen oder unterstützen (Asthma gehört zu den psychosomatischen Erkrankungen. So kann z. B. das Foto einer blühenden Pflanze durch psychische Konditionierung einen Asthmaanfall auslösen).

Antwort 5
Die Antwort D) ist richtig.
Bei der Kratzauskultation zur Größenbestimmung der Leber wird das Stethoskop im epigastrischen Winkel aufgesetzt. Mit dem Fingernagel oder einem Mundspatel wird in der rechten Medioklavikularlinie von unten nach oben parallel zum vermuteten Leberrand über die Haut gekratzt. Beim Übergang von der Lunge zur Leber und von der Leber zum Abdomen ändert sich das über das Stethoskop abgehörte Kratzgeräusch.
Die normale Lebergröße in der rechten Medioklavikularlinie beträgt 9-12 cm.
Zu A: Normalerweise hört man 5-10 Darmgeräusche pro Minute.
Zu B: Laute und metallisch klingende Darmgeräusche sprechen für einen mechanischen Ileus.
Zu C: Das völlige Erlöschen aller Darmgeräusche („Grabesstille über dem Abdomen") ist typisch für einen paralytischen Ileus.
Zu E: Ein Aneurysma stellt eine abnorme, lokal begrenzte Ausweitung der arteriellen Gefäßwandschichten dar, deren Ausbildung auf eine angeborene oder erworbene Wandveränderung des betroffenen Gefäßes zurückzuführen ist.
Oft ist über Aortenaneurysmen ein Strömungsgeräusch zu hören, viele Aortenaneurysmen bleiben jedoch auskultatorisch unauffällig.

Antwort 6
Die Antwort E) ist richtig.
Zu 3: Bei der Stauungspapille kommt es durch Druckerhöhung in den Sehnervenscheiden zu einer Veränderung des Augenhintergrunds mit Schwellung, Vorwölbung und glasiger Trübung der Sehner-

venpapille mit Verlust ihrer scharfen Begrenzung.
Zu 4: Die parasympathische Versorgung des Auges zieht mit dem Nervus oculomotorius. Bei Hirndruck wird dieser Nerv an den Knochenvorsprüngen der Schädelbasis abgedrückt. Es kommt dadurch zu einem Überwiegen der sympathischen Innervation am Auge, die zu einer Weitstellung der Pupillen (Mydriasis) führt.

Antwort 7
Die Antwort B) ist richtig.
Die Übertragung der Hepatitis B erfolgt zunehmend häufiger sexuell (ca. 50-70 %). Auch über Speichel und andere Körperflüssigkeiten (Sperma, Tränenflüssigkeit, Muttermilch) kann HBV übertragen werden. Eine HBV-positive Schwangere kann die Infektion auf das ungeborene Kind übertragen.
Zu 3: Es gibt eine aktive und eine passive Impfung gegen Hepatitis B. Seit 1996 ist die aktive Impfung in den Kalender der allgemein empfohlenen Impfungen der STIKO für Säuglinge und Jugendliche aufgenommen.
Zu 4: Bei Erwachsenen verläuft die Hepatitis-B-Infektion meist gutartig und heilt bei 80-90 % der Betroffenen vollständig aus. Bei etwa 10 % der Betroffenen entwickelt sich ein chronischer Verlauf, der nach Jahren zur Leberzirrhose, zu bösartigen Lebertumoren und zum Versagen der Organfunktion führen kann. (Bei infizierten Neugeborenen und Kindern unter einem Jahr verläuft die Hepatitis-B-Infektion fast immer chronisch).
Eine durchgemachte Infektion hinterlässt in der Regel lebenslange Immunität gegen den Erreger. Die Patienten mit chronischen Verläufen bleiben infektiös.
Zu 5: Ca. 70 % der Erkrankungen verläuft asymptomatisch oder subklinisch. In ca. 30 % der Fälle entwickeln sich die typischen Symptome einer Hepatitis (Gelbsucht): Dunkelfärbung des Urins, Hellfärbung des Stuhls, Gelbfärbung der Haut bzw. der Skleren („Ikterus"), Juckreiz.

Frage 8
Die Antwort D) ist richtig.
In den 70er Jahren des 20. Jahrhunderts hoffte man, die Tuberkulose besiegt zu haben. Die Hoffnung trog: seit den 80er Jahren ist in vielen Ländern ein Anstieg von Tuberkulose-Erkrankungen und Todesfällen zu verzeichnen. Bedingt durch HIV und Immigranten aus der Dritten Welt und Osteuropa gilt dies auch für viele Industrienationen.
Die Tuberkulose ist eine der häufigsten Infektionskrankheiten (weltweit ca. 1/3 der Menschheit infiziert, vor allem in den Entwicklungsländern; knapp 9 Millionen Neuerkrankungen jährlich, ca. 1,6 Millionen Todesfälle pro Jahr). In Deutschland wurden 2006 5408 Tuberkulosekrankungen gemeldet, darunter etwa 280 Kinder. Obwohl die Tuberkulose durch die Einnahme einer Kombination verschiedener Medikamente heilbar ist, sterben noch immer mehr Menschen an Tuberkulose als an jeder anderen behandelbaren Infektionskrankheit.
In Deutschland wurden im Jahr 2002 insgesamt 7684 Neuerkrankungen an Tuberkulose an das Robert-Koch-Institut in Berlin übermittelt. In Deutschland nahmen die Erkrankungszahlen in den vergangenen 10 Jahren ab.
Die Erstinfektion bzw. Primärtuberkulose verläuft oft symptomlos. Zeigt ein Patient Fieber (auch subfebril), Unwohlsein, Gewichtsverlust und Nachtschweiß, kann dies den Verdacht auf Tuberkulose wecken. Manchmal geht die Primärtuberkulose mit einer einseitigen hilären Lymphknotenschwellung, einer Lungenparenchyminfiltration und einem Pleuraerguss einher.
Bei etwa 5 % der Infizierten kommt es innerhalb einiger Wochen oder Monate zu einer Progression der Primärtuberkulose.
Bei einer weiteren Gruppe (ebenfalls ca. 5 %), wird die Tuberkulose nach einer längeren Zeitperiode – mehrere Monate oder Jahre – reaktiviert, meist mit Lungenbefall, in 15 % der Fälle aber auch mit

Befall von Organsystemen außerhalb der Lunge.

Zu 5: Ist die Primärtuberkulose vorüber, kann die asymptomatische Tuberkuloseinfektion nur noch aufgrund einer Konversion der Antikörperreaktion (Tuberkulin-Hauttest, Tine-Test, Mendel-Mantoux-Test) festgestellt werden. Bei symptomatischer Tuberkulose ist die Sputumuntersuchung die Methode der Wahl (mikroskopisch, kulturell, molekularbiologisch). Eine Röntgenthoraxaufnahme und evtl. im Einzelfall eine Bronchoskopie mit gezieltem Absaugen des Bronchialsekrets sind weitere diagnostische Hilfsmittel.

Bei symptomatischer Tuberkulose kann die Auskultation der Lunge zwar einen pathologischen Lungenbefund (verschärftes Atemgeräusch) ergeben, die Art des Erregers ist aber auskultatorisch nicht zu bestimmen.

Antwort 9
Die Antwort C) ist richtig.
Botulismus ist eine schwere, lebensbedrohliche Lebensmittelvergiftung. Er wird durch den Verzehr von schlecht konservierten Lebensmitteln, die das Botulinumtoxin enthalten, ausgelöst. Dieses Botulinumtoxin wird vom Bakterium Clostridium botulinum gebildet.
Zu 1: Botulismus ist eine Vergiftung (Intoxikation), keine Infektion. Fieber gehört nicht zur Symptomatik.
Zu 4: Während des gesamten Krankheitsverlaufes sind die Patienten bei vollem Bewusstsein.

Antwort 10
Die Antwort B) ist richtig.
Es könnte sich bei dieser Krankheitssymptomatik u.a. um eine akute oder chronische Leukämie handeln. Von den angegebenen Untersuchungen wäre zunächst ein Differenzialblutbild (dann eventuell eine Knochenmarksbiopsie) durchzuführen.

Antwort 11
Die Antwort C) ist richtig.
Die Anamnese und der klinische Befund zeigen die charakteristischen klinischen Zeichen einer Schilddrüsenüberfunktion, der Hyperthyreose.
Zu A: Leitsymptom der koronaren Herzkrankheit sind Schmerzen hinter dem Brustbein (retrosternal).
Zu B: Leitsymtpome des Phäochromozytoms sind eine anfallsweise oder dauerhafte Hypertonie, Tachykardie, Kopfschmerz, Schweißausbrüche, Zittern und u. U. eine Hyperglykämie.
Zu D: Die Neurofibromatose Typ 1 (NF1), auch von Recklinghausen-Erkrankung genannt, ist eine autosomal dominant vererbte Erkrankung. Die klinischen Leitsymptome zeigen sich auf der Haut: hellbraune Pigmentflecken, die sog. Café-au-lait-Flecken und knötchenartige Gebilde, die Neurofibrome.
Neurofibrome sind gutartige Geschwülste, die entlang von Nerven entstehen und sich aus Nerven- und Bindegewebszellen zusammensetzen. Bei einigen Menschen ist die Ausprägung auf die Hauterscheinungen beschränkt, bei anderen kommen weitere Symptome und Komplikationen hinzu, z.B. Tumore des Gehirns oder des Wirbelkanals.
Zu E: Leitsymptome des chronischen primären Morbus Addison sind:

• Dunkle Hautfärbung,
• Hypotonie (niederer Blutdruck),
• Salzhunger.

Antwort 12
Die Antwort A) ist richtig.
Klinik der akuten Morphinvergiftung:

• Koma,
• Miosis (Engstellung der Pupillen),
• starke Atemdepression mit einer Atemfrequenz von 2-4 Atemzügen pro Minute,
• Zyanose,
• erniedrigte Körpertemperatur,
• Hypotonie der Muskulatur,
• Areflexie.

Antwort 13

Die Antwort C) ist richtig.
Gesteigerter Appetit, Ideenflucht, Überaktivität und vermindertes Schlafbedürfnis sind typische Krankheitssymptome der Manie (affektive Psychose, manisch-depressive Erkrankung).

Antwort 14

Die Antwort D) ist richtig.
Zu 1: Sekretausscheidungen aus der Mamille bei einer 50-jährigen Patientin sind so lange als Tumor anzusehen, bis das Gegenteil bewiesen ist.
Zu 2: Vereinzelte familiäre Häufungen von Brustkrebs deuteten schon früh auf eine genetische Ursache mancher Mammakarzinome hin.
In jüngster Zeit konnten drei Tumorgene BRCA-1, BRCA-2 und BRCA-3 gefunden werden.
BRCA ist die Abkürzung für Breast Cancer. Träger der Mutation im BRCA-1 Gen haben ein um 85 % erhöhtes Risiko, an Brustkrebs zu erkranken.
Die Mutation von BRCA-2 ist ebenfalls mit einem um 85 % erhöhten Risiko einer Brustkrebsentstehung verbunden. Die Risikoerhöhung von BRCA-3 ist noch nicht ausreichend erforscht. Etwa 5 %-15 % der Mammakarzinome sollten genetischer Natur sein. Die meisten Tumoren entstehen jedoch durch spontane Mutationen.

Antwort 15

Die Antwort B) ist richtig.

* Ruhe bewahren und das Kind beruhigen,
* Mund des Kindes öffnen, Reste des Mittels entfernen,
* dem Kind vorsichtig etwas Wasser oder Tee zu trinken geben. Achtung: kein Sprudel mit Kohlensäure! Das Kind darf beim Trinken keinen Brechreiz bekommen - die ätzende Substanz würde erneut die Speiseröhre passieren und eine zusätzliche Schädigung verursachen.

* Giftnotrufzentrum anrufen und Anweisungen befolgen,
* Putzmittel unbedingt mit ins Krankenhaus mitgeben bzw. dem Notarzt aushändigen.

Antwort 16

Die Antwort E) ist richtig.
Ein Heilpraktiker darf prinzipiell alle Maßnahmen durchführen, die ihm nicht durch Gesetz verboten sind. Für keine der genannten Maßnahmen oder Behandlungen existiert ein solches gesetzliches Verbot.

Antwort 17

Die Aussagen B), C) und D) sind richtig.
Typische Symptome des Morbus Parkinson sind Akinese (Bewegungsarmut bis Bewegungslosigkeit), Rigor (Muskelsteifheit) und Tremor (grobschlägiges Zittern in Ruhe). Daneben kann es zu depressiver Verstimmung, vegetativen Symptomen und Mimikverlust („Maskengesicht") kommen.

Antwort 18

Die Aussagen B), C) und E) sind richtig.
Als Säugling gilt ein Kind nach der Geburt bis zur Vollendung des 1. Lebensjahres.
Die Zeit zwischen dem 1. und dem 3 Lebensjahr wird als Kleinkindesalter bezeichnet. Mekoniumileus und Pylorusstenose sind Erkrankungen des Säuglingsalters.
Zu A: Der erste Stuhl des Neugeborenen wird als Mekonium (sog. Kindspech) bezeichnet.
Mekonium wird während der intrauterinen Entwicklung gebildet und ist aufgrund des hohen Biliverdingehalts schwärzlich-grünlich verfärbt.
Verschließt das zähklebrige Mekonium das terminale Ileum kann es zum Mekoniumileus des Neugeborenen kommen.
Zu C: Virale Magen-Darm-Entzündungen sind im Kleinkindalter nicht selten und werden meist durch Rotaviren verursacht.

Zu D: Die hypertrophische Pylorusstenose ist eine hauptsächlich nach der Geburt auftretende, erblich mitbedingte Hypertrophie der Pylorusmuskulatur mit Ausbildung einer Stenose. Charakteristisch ist ein schwallartiges Erbrechen nach dem Essen, meist in der 2.-4. Lebenswoche (Säuglingsalter).

Zu E: Unter Purpura Schoenlein-Henoch wird eine Vaskulitis (Gefäßentzündung) der kleinen Gefäße von Haut, Magen-Darm-Trakt und Nieren verstanden (häufigste Vaskulitis im Kindesalter).

Klinisch finden sich punktförmige Blutungen (Petechien am ganzen Körper = Purpura), diffuse abdominale Schmerzen, evtl. blutiger Durchfall oder Ileus, Arthritis und Glomerulonephritis mit Hämaturie.

Antwort 19
Die Antwort E) ist richtig.

Als Allgemeinsymptome des Morbus Hodgkin gelten Fieber, Nachtschweiß und Gewichtsverlust („B-Symptomatik").

Antwort 20
Die Antwort C) ist richtig.

Die Immunglobuline (oder Antikörper) werden von den Plasmazellen gebildet. Die Plasmazellen sind Differenzierungsformen der B-Lymphozyten.

Die B-Lymphozyten tragen charakteristische Zellmarker auf der Zelloberfläche („Rezeptoren") und entwickeln sich bei Stimulation durch ihr entsprechendes Antigen über eine klonale Vermehrung zu antikörperbildenden Plasmazellen oder zu sog. Gedächtniszellen.

Zu A und B: Antikörper werden zur passiven Impfung eingesetzt und sind ein wesentlicher Anteil der spezifischen Abwehr.

Zu D: IgG ist plazentagängig, IgM nicht.

Zu E: Antikörper gehören zur humoralen Abwehr, nicht zur zellulären.

Antwort 21
Die Antwort B) ist richtig.

Zu 1: Herzklappen sind Endokardduplikaturen, also Verdopplungen der Herzinnenhaut. Entzündungen der Herzinnenhaut,

sog. Endokarditiden, führen zu Herzklappenfehlern.

Zu 2: Eine Klappenstenose, ein Öffnungsproblem der Klappe, führt zu einer Druckbelastung. Eine Klappeninsuffizienz, ein Schlussproblem der Klappe, führt zu einer Volumenbelastung durch Pendelblut.

Zu 3: Bei angeborenen Herzfehlern handelt es sich überwiegend um Stenosen der Aorten- und der Pulmonalklappe, bei erworbenen Herzklappenfehlern ist am häufigsten die Aortenklappe betroffen.

Zu 4: Als „Wasserhammerpuls" wird der Puls mit raschem Blutdruckanstieg und hoher Blutdruckamplitude (Pulsus celer et altus) bei Aortenklappeninsuffizienz bezeichnet.

Antwort 22
Die Antwort D) ist richtig.

Zu 1: Die Pathogenese der diabetischen Polyneuropathie ist im Detail noch nicht abschließend geklärt, ursächlich scheint aber vor allem eine Schädigung der kleinen Blutgefäße (diabetische Mikroangiopathie) sowie eine Störung des Sorbitstoffwechsels zu sein.

Antwort 23
Die Antwort C) ist richtig.

Die hämolytische Anämie ist eine durch einen beschleunigten Erythrozytenabbau bzw. eine verkürzte Erythrozytenlebensdauer bedingte Anämie mit kompensatorisch gesteigerter Neubildung der roten Blutkörperchen (Erythrozytopoese), die sich durch eine Retikulozytose, Anstieg des indirekten Bilirubins im Serum und einer Verminderung des Haptoglobins zeigt.

Zu einer Weißfärbung des Stuhls kommt es beim prähepatischen hämolytischen Ikterus nicht. (Das in der Leber konjugierte Bilirubin wird im Gegensatz zu einigen intrahepatischen bzw. posthepatischen Ikterusformen ganz normal mit der Gallenflüssigkeit in den Darm ausgeschieden. Dort wird das Bilirubin zu Dipyrrolen umgebaut, die dem Stuhl die gelbbraune Farbe verleihen.)

Antwort 24
Die Antwort E) ist richtig.
Zu 4: Die Denkzerfahrenheit (oder Inkohärenz) ist eine formale Denkstörung, bei der Denken und Sprechen den verständlichen Zusammenhang verlieren (bis zur Auflösung von Satzbau und Silbenzusammenhang).

Antwort 25
Die Antwort D) ist richtig.
Bei einem Ösophagusdivertikel ist das Aufstoßen nicht sauer, sondern eher seifig, da der Nahrungsbrei noch nicht mit der Salzsäure des Magens in Berührung gekommen ist.
Saures Aufstoßen und Sodbrennen, hauptsächlich beim Bücken und Liegen, deutet eher auf eine Hiatushernie mit Reflux hin.

Antwort 26
Die Aussagen A), C) und D) sind richtig.
Der Nukleus ist der Zellkern, der Golgi-Apparat ist die Verpackungs- und Versandabteilung der Zelle, die Mitochondrien sind die Kraftwerke der Zelle (Energiegewinnung).
Zu B: Als Ganglion werden in der Orthopädie die von Sehnen oder Gelenkkapseln ausgehenden Gallertzysten bezeichnet („Überbein"). In der Neurologie ist ein Ganglion ein Nervenknoten, eine in den Verlauf peripherer Nerven eingeschaltete Anhäufung von Ganglienzellen, die zu einer Verdickung des Nervs führt und von einer Bindegewebskapsel umgeben ist.
Zu E: Als Hypomochlion wird der Dreh- oder Unterstützungspunkt eines Hebels in der Gelenklehre bezeichnet.
Beispiel: Die Kniescheibe (Patella) dient als Hypomochlion für die Sehne des Quadrizepsmuskels (M. quadriceps femoris).

Antwort 27
Die Antwort D) ist richtig.
Die Patientin hat eine Thrombophlebitis, eine akute Thrombose oberflächlicher Venen mit entzündlicher Reaktion der Gefäßwand.
Ziel der Therapie ist es, den entzündlichen Prozess auf die oberflächlichen Venen zu beschränken und eine Wanderung in das tiefe Venensystem zu verhindern. Eine der wichtigsten Maßnahmen ist eine Kompressionsbehandlung mit elastischen Binden.
In gewickeltem Zustand sollen sich die Betroffenen dann viel bewegen (Venenwalking). Dadurch wird die Muskelpumpe aktiviert und der Blutfluss in den tiefen Beinvenen beschleunigt. Das beugt aktiv einer Thrombose vor. Strenge Bettruhe dagegen birgt die Gefahr, dass ein Thrombus in das tiefe Venensystem hineinwächst.
Eine Fibrinolyse (medikamentöse Auflösung der Thrombose) und eine Antikoagulation (wie bei der tiefen Beinvenenthrombose) sind bei einer Thrombophlebitis nicht üblich.

Antwort 28
Die Antwort D) ist richtig.
Ursachen für eine Proteinurie:
Renal-bedingte Proteinurien:

- Nephrose,
- Glomerulonephritis,
- Pyelonephritis,
- Zystenniere,
- Phenacetin-Nephropathie,
- Gichtniere.

Pathologisch-extrarenale Proteinurien:

- Koliken,
- Infarkte,
- Herzinsuffizienz (Stauungsalbuminurie),
- fieberhafte Zustände.

Benigne-extrarenale Zustände

- Bei Orthostase, Lordose, körperlicher Belastung (Sport), emotionalem Stress,

- Unterkühlung, Überhitzung, Schwangerschaft.

  Gutartige, erhöhte Proteinurien bei Nierengesunden werden bevorzugt im Alter bis 30 Jahre beobachtet (90 % der Proteinurien dieser Altersgruppe!)

Antwort 29

Die Antwort D) ist richtig.

Zu 1: Die insulinproduzierenden B-Zellen der Bauchspeicheldrüse werden wahrscheinlich durch eine chronische, irreversible Autoimmunerkrankung zerstört. Erbanlagen (genetische Faktoren) spielen prädisponierend eine Rolle (jedoch weniger als beim Typ-2-Diabetes).

Für eine Autoimmuninsulitis sprechen folgende Befunde:

- Infiltration der Langerhans-Inseln im Pankreas mit autoreaktiven T-Lymphozyten,
- Nachweis von Autoantikörpern (in 70-90 % d. F.): Inselzellantikörper (ICA), Insulinautoantikörper (IAA) u.a.,
- Remission unter immunsuppressiver Behandlung.

ICA und IAA sind bereits Jahre vor Manifestation des Typ-1-Diabetes nachweisbar.

Zu 2: Beim Typ-1-Diabetiker führt eine Autoimmunreaktion zu einer irreversiblen Zerstörung der Betazellen des Pankreas. Dies verursacht einen absoluten Insulinmangel. Ein Typ-1-Diabetiker benötigt deshalb lebenslang Insulin.

Zu 4: Die Aussage gilt für den Typ-2-Diabetiker: Pathogenetisch umfasst der Typ-2-Diabetes sowohl Formen mit vorwiegender Insulinresistenz am peripheren (Post-)Rezeptor und relativem Insulinmangel als auch Formen mit schwerem pankreatischem Insulinsekretionsdefekt mit milder Insulinresistenz.

Zu 5: Das metabolische Syndrom ist ein Symptomenkomplex aus Übergewicht, gestörtem Kohlenhydratstoffwechsel (z. B. Diabetes mellitus), Hypertriglyzeridämie und arterieller Hypertonie. Die Kombination der 4 Hauptsymptome bedingt frühzeitige arteriosklerotische Veränderungen („tödliches Quartett").

Antwort 30

Die Antwort B) ist richtig.

Scharlach ist eine akute bakterielle Infektionskrankheit durch eine Sonderform der Streptokokken, die eines der 4 Scharlachtoxine bildet.

Zu 3: Die Inkubationszeit von Scharlach beträgt 2-4-(8) Tage.

Zu 5: Der Ausschlag bei Scharlach ist feinfleckig.

Antwort 31

Die Antwort D) ist richtig.

Bronchiektasen sind irreversible, zylindrische oder sackförmige Erweiterungen der Bronchien (erworben oder angeboren). Leitsymptom der Bronchiektasen ist der chronische Husten mit Auswurf (oft blutig). Die klassische morgendliche „maulvolle Expektoration" mit dreischichtigem Sputum ist aufgrund der Antibiotika-Therapie heute nur noch selten zu sehen.

Antwort 32

Die Antwort D) ist richtig.

Die Neutral-Null-Methode ist eine in der Orthopädie angewandte Messmethode, bei der alle Gelenkbewegungen von einer einheitlich definierten Ausgangsstellung aus gemessen werden.

Die Ausgangsstellung der Neutral-Null-Methode entspricht der Gelenkstellung, die ein gesunder Mensch im aufrechten Stand mit hängenden Armen und nach vorn gehaltenen Daumen und parallelen Füßen einnehmen kann.

Bei der Messung von dieser Null-Stellung aus wird der bei der Bewegung durchlaufene Winkel mit einem Winkelmesser abgelesen und unter Aufrundung auf die nächste 5er-Stelle notiert. Es wird grundsätzlich der Bewegungsumfang gemessen, der bei vom Untersucher geführten Bewegungen möglich ist.

Bei der Protokollierung werden immer 3 Zahlen eingetragen. Im Normalfall wird die 0 zwischen die beiden Ziffern für die

Anfangs- und Endstellung gesetzt, da üblicherweise die Gelenke über die Null-Stellung hinaus in 2 Richtungen zu bewegen sind (Streckung – Null – Beugung). Kann ein Gelenk jedoch nur in einer Richtung bewegt werden, z. B. bei Kontrakturen, so steht die Null am Anfang oder am Ende, um anzuzeigen, dass die 0-Stellung nicht erreicht werden kann.

Antwort 33
Die Antwort A) ist richtig.
Der Spreizfuß ist die häufigste erworbene Fußdeformität. Er ist gekennzeichnet durch Absenkung des Fußquergewölbes mit Verbreiterung des Vorfußes. Die Hauptbelastung wird auf den 2. und 3. Mittelfußknochen verlagert. Auf der Sohle bilden sich in unter diesen Mittelfußköpfchen Schwielen und Hühneraugen.

Antwort 34
Die Antwort C) ist richtig.
Die beschriebene Symptomatik deutet auf eine vagovasale Synkope (auch: neurokardiogene Synkope = NCS). Dies ist die häufigste Form der Synkope bei im Allgemeinen gesunden Personen. Angst, Schmerz, Stress oder psychische Erregung lösen eine Reflexkaskade aus, die zu einer Verminderung der Sympathikus- und eine Zunahme der Parasympathikusaktivität mit Blutdruckabfall und Verlangsamung der Herzfrequenz (Bradykardie) führt.
Zu A: Das Sinusknotensyndrom (Sick-Sinus-Syndrom) ist ein Sammelbegriff für zahlreiche, von einer gestörten Sinusknotenfunktion ausgehende Erkrankungen. Als kardiale Grunderkrankung bestehen beim Sinusknotensyndrom häufig eine koronare Herzkrankheit, ferner eine Kardiomyopathie oder eine Myokarditis. Die genannten Herzerkrankungen bewirken eine gestörte Impulsgebung im Sinusknoten oder eine gestörte Leitung der elektrischen Impulse vom Sinusknoten zum Vorhof (sog. sinuatriale Leitungsstörung).
Zu D: Bei der Hyperventilationstetanie kommt es infolge psychogen bedingter Hyperventilation (verstärkte Atmung) zu

einer respiratorischen Alkalose mit daraus resultierender Abnahme des ionisierten Serumkalziums.
Klinisch kommt es zu tetanischen Krämpfen, perioralem Kribbeln und Atemnot.
Zu E: Eine Eileiterruptur bei Eileiterschwangerschaft kann zu einem Blutungsschock führen (allerdings hätte die Patientin dann eine Tachykardie).

Antwort 35
Die Antwort D) ist richtig.
Im Vordergrund der Symptomatik stehen beim Reizdarmsyndrom ein ständiger Wechsel von Bauchschmerzen, Stuhlunregelmäßigkeiten, Blähungen sowie einem Spannungsgefühl im Abdomen. Verstopfung und Durchfall treten im Wechsel auf, häufig finden sich Schleimbeimengungen im Stuhl. Nach der Darmentleerung kommt es meist zu einer Besserung der Symptomatik.
Nachts sind die meisten Betroffenen beschwerdefrei.

Antwort 36
Die Antwort C) ist richtig.

Antwort 37
Die Antwort D) ist richtig.

Antwort 38
Die Antwort C) ist richtig.
Mit zunehmender Niereninsuffizienz kommt es zu einer Verminderung der Kaliumausscheidung und damit zur Hyperkaliämie.
Zu A: Ein Acetongeruch („Geruch nach frischem Obst") in der Ausatemluft findet sich bei Patienten im Coma diabeticum. Durch tiefe regelmäßige Atemzüge („Kussmaul-Atmung") wird im diabetischen Koma vermehrt CO_2 abgeatmet. In der Ausatemluft befindet sich außerdem Aceton, welches bei diabetischer Stoffwechselentgleisung auf einem alternativen Stoffwechselweg als aktivierter Essigsäure (die nicht mehr in den Zitratzyklus eingeschleust werden kann) gebildet wird.

Zu B: Bei chronischer Niereninsuffizienz kommt es aufgrund des Untergangs von Nierengewebe zu einer verminderten Bildung von Vitamin D3. Der Mangel von D3 bewirkt einen Abfall des Serumkalziums. Durch den Abfall wird die Nebenschilddrüse zur Sekretion von Parathormon angeregt. Dieses Hormon bewirkt die Freisetzung von Kalzium und Phosphat aus den Knochen. Die Folge ist eine renale Osteopathie.

Da bei fortgeschrittener Niereninsuffizienz die Phosphatausscheidung gestört ist, kommt es zu einem Anstieg des Serumphosphats.

Zu D: Eine Alkalose ist eine Störung im Säure-Basen-Haushalt mit Anstieg des pH-Wertes über 7.44.

Bei einer Niereninsuffizienz kommt es durch die Einschränkung der renalen Wasserstoffionenelimination zu einer renalen Azidose.

Antwort 39
Die Aussagen C), D) und E) sind richtig.
Die Schocksymptomatik und Atemnot bei Lungenembolie führt zu Tachypnoe und Tachykardie.

Antwort 40
Die Antwort C) ist richtig.
Der kleinschrittige Gang, die Schwierigkeiten beim Beginnen und Beenden einer motorischen Bewegung, das Nicht-Mitschwingen der Arme und der unbewegte Gesichtsausdruck (Maskengesicht) sprechen eindeutig für das Krankheitsbild des Morbus Parkinson.

Zu B: Das Krankheitsbild des Veitstanzes (Chorea) geht mit vermehrter Motorik (Hyperkinesen) einher: regellose, plötzlich einschießende unwillkürliche und häufig asymmetrische Bewegungen, vor allem an den distalen Extremitäten.

Zu D: Typische Symptome bei Kleinhirnschädigung sind Koordinationsstörungen, Gangstörungen, Gleichgewichtsstörungen, Ataxie (gezielte Bewegungen sind erschwert) und Dysarthrie (Sprechstörung infolge Störung der Sprechmotorik).

Antwort 41
Die Antwort E) ist richtig.

Antwort 42
Die Antwort B) ist richtig.
Die Scheuermann-Erkrankung (auch: Adoleszentenkyphose) ist eine Verknöcherungsstörung im Bereich der mittleren und unteren BWS, seltener der oberen LWS. Sie ist die häufigste Wirbelsäulenerkrankung im Jugendalter (m:w=2:1).
Klinisch zeigt sie sich als oft symptomlose Wachstumsstörung im pubertären Wachstumsschub, evtl. mit zunehmenden Bewegungseinschränkungen und Rückenschmerzen, bis hin zur Ausbildung einer fixierten Hyperkyphose („Rundrücken") nach Wachstumsabschluss.
Die Therapie der Erkrankung richtet sich nach dem Kyphosewinkel: Physiotherapie, Haltungstraining, Orthese (orthopädischer Apparat zur Stabilisierung und Entlastung), Operation (bei Kyphosewinkeln größer als 70°).

Antwort 43
Die Antwort D) ist richtig.
Starker Durst, zunehmende Müdigkeit und Gewichtsverlust können auf die beginnende Manifestation eines Diabetes mellitus vom Typ 1 hindeuten. Die Untersuchung des Glukosespiegels im Blut wäre also anzuraten.

Antwort 44
Die Antwort C) ist richtig.
Als inhaltliche Denkstörungen (im Gegensatz zu formalen Denkstörungen) werden Störungen der Themen des Denkens im Sinne einer Urteilsstörung über die Realität bezeichnet:
Inhaltliche Denkstörungen sind z. B. die überwertige Idee oder der Wahn.
Als überwertige Idee wird eine Idee bezeichnet, der eine übertriebene Bedeutung zugemessen wird und die Denken und Handeln prägt, ohne dass dies bewusst empfunden wird.
Wahn bezeichnet die Überzeugung von einer Lebenswirklichkeit, die im Gegen-

satz zur allgemein akzeptierten Realität steht und aufgrund subjektiver Gewissheit unkorrigierbar ist.

Antwort 45
Die Aussagen B), C) und E) sind richtig.
Für die Lambliasis (Erreger: Giardia lamblia, ein Protozoon) und das Q-Fieber (Erreger: Coxiella burneti, Bakterium) besteht eine Meldepflicht nach §7 des Infektionsschutzgesetzes und damit nach §24 des Infektionsschutzgesetzes Behandlungsverbot für den Heilpraktiker.

Antwort 46
Die Antwort C) ist richtig.
Die Manie ist u.a. gekennzeichnet durch eine inadäquat gehobene (bzw. gereizte) Stimmung mit Antriebssteigerung, Beschäftigungsdrang, Steigerung der Wahrnehmungsintensität, Denkstörungen (Ideenflucht) vermindertem Schlafbedürfnis und unkritischem oder gesteigertem Selbstwertgefühl.
Selbstzweifel, Müdigkeit und Suizidgedanken gehören zur Krankheitssymptomatik der Depression.

Antwort 47
Die Antwort A) ist richtig.
Der Nervus ulnaris versorgt an der Hand sensibel die Haut des Kleinfingerballens, (des 3. Fingers dorsal und ulnar), des 4. Fingers ulnar und des gesamten 5. Fingers.

Antwort 48
Die Antwort C) ist richtig.
Früher hat man Babys, die weder von der Mutter noch von einer Amme gestillt werden konnten, mit Kuhmilch gefüttert.
Dies führte allerdings zu Problemen: Die Säuglinge starben früher und häufiger an Durchfall oder Austrocknung.
Unveränderte Kuhmilch ist für Säuglinge nicht optimal. Heute wird die Kuhmilch "adaptiert", d. h. der Muttermilch angepasst, bevor sie als Säuglingsnahrung Verwendung findet.

Eine Ursache dafür, dass Säuglinge keine Kuhmilch vertragen, liegt in dem hohen Gehalt an Proteinen, insbesondere des Gehalts an schwerverdaulichen Caseinen. Da die Säuglinge anfangs keine Magensäure haben, wandern diese sehr stabilen Proteine ohne Denaturierung weiter in den Dickdarm und werden erst von den dort ansässigen Bakterien verarbeitet. Durch das Casein vermehren sich die Bakterien stark. Der Säuglingsdarm kommt mit dieser großen Bakterienzahl nicht zurecht, es kommt zu starkem Durchfall.
Eine andere Ursache der Kuhmilch-Unverträglichkeit ist der hohe Mineralstoffgehalt, der im Vergleich zur Muttermilch viermal so hoch ist. Der Überschuss der mit dem Urin ausgeschieden wird, entzieht aber dem kleinen Körper durch Konzentrationsausgleich sehr viel Wasser, so dass es zu einer lebensbedrohlichen Exsikkose (Austrocknung) kommen kann. Ab dem 1. Lebensjahr kann man Kleinkindern Kuhmilch zu trinken geben, da der Körper nun soweit ausgereift ist, dass die Niere mit der hohen Mineralstoffkonzentration zurechtkommt.
Zu A: Der Energiegehalt der Muttermilch schwankt zwischen 45 kcal (188 kJ) und 120 kcal (502 kJ).
Zu B: Der Fettanteil der Muttermilch beträgt etwa 4,5 g/100 ml (Schwankungsbreite 1,3-8,2 g/100 ml), der der Kuhmilch ca. 4 g/100 ml.
Zu D: Der Kohlenhydratanteil der Muttermilch beträgt ca. 7,0 g/100 ml (Schwankungsbreite 4,5-9,5 g/100 ml).
Zu E: Der Eiweißgehalt der Muttermilch beträgt 1,5 g/100 ml (Schwankungsbreite 0,7-2,0 g/100 ml), der der Kuhmilch ca. 3,4 g/100 ml.
Casein bei Muttermilch 0,4 g/100 ml, bei Kuhmilch 2,8 g/100 ml.
Muttermilch (oder Frauenmilch) enthält außerdem bestimmte spezifische Immunglobuline (vor allem IgA), wodurch die verminderte Anfälligkeit gestillter Kinder gegenüber Infektionen und Allergenen erklärt wird.

Der Vitamin-C-Gehalt der Muttermilch ist dreimal so hoch wie in der Kuhmilch.

Antwort 49
Die Antwort C) ist richtig.
Die Klinik des M. Bechterew (Spondylitis ankylosans) beginnt meist als Sakroiliitis mit morgendlicher Steifigkeit und nächtlichen Schmerzen im Bereich der LWS, oft auch mit Arthritis der Gelenke der unteren Extremität.

Antwort 50
Die Antwort D) ist richtig.
Zu E: Die Polymyalgia rheumatica ist eine Erkrankung des höheren Lebensalters (meist älter als 65 Jahre) mit enger Beziehung zur Arteriitis temporalis. Sie ist klinisch gekennzeichnet durch besonders nächtliche und morgendliche symmetrische Schulterschmerzen, proximal betonte Muskelschmerzen (Beckengürtel und Extremitäten; die Arme können nicht über 90° nach oben geführt werden), Morgensteifigkeit bis zur Gehunfähigkeit, Müdigkeit und Depressivität. Im Labor ist die Blutsenkungsgeschwindigkeit stark erhöht.

Antwort 51
Die Antwort C) ist richtig.
Als Hyperhidrose wird die generalisierte oder lokale Steigerung der Schweißsekretion bezeichnet. Bei der Hypoglykämie kommt es als Ausdruck der adrenergen Gegenreaktion (Adrenalinausschüttung) zu ausgeprägter vegetativer Symptomatik: kalter Schweiß, Zittern, Hungergefühl, Tachykardie („Herzklopfen"), Hautblässe. Zu A: Die rhythmische, abnorm tiefe Kussmaul-Atmung dient zur vermehrten Abatmung von saurem CO_2 (respiratorische Kompensation einer metabolischen Azidose) im Coma diabeticum (Hyperglykämie).

Antwort 52
Die Antwort C) ist richtig.

Antwort 53
Die Antwort B) ist richtig.
Östrogene werden in der Leber abgebaut. Eine Leberzirrhose führt deshalb zum Anstieg der auch im männlichen Organismus gebildeten Östrogene. Es kommt zur Gynäkomastie und zur Bauchglatze (Verlust der zum Nabel ziehenden männlichen Sexualbehaarung). Zu A: Bei Langzeiteinnahme von Folsäurepräparaten kann es zu einer Hypervitaminose kommen. Es können gastrointestinale, psychische oder Schlafstörungen, selten auch Allergien auftreten.

Antwort 54
Die Antwort C) ist richtig.
Beim Morbus Crohn sind die entzündlichen Veränderungen der Darmwand im Gegensatz zur Colitis ulcerosa diskontinuierlich (sog. skip lesions; zwischen entzündeter Schleimhaut normale Bezirke) und durchdringen alle Wandschichten. Zu B: Gemeint ist hier wohl die Colitis pseudomembranacea, die schwerste Form der Antibiotika-assoziierten Kolitis mit weißlich gelben Plaques (Pseudomembranen). Es handelt sich hierbei um eine Kolitis infolge Darmbesiedlung mit anaeroben, toxinbildenden Stämmen des Bakteriums Clostridium difficile.

Antwort 55
Die Antwort A) ist richtig.
Sekundäre Amenorrhö, Gewichtsabnahme (bei gutem Appetit) und Tremor der Hände bei einer jungen Patientin müssen den Verdacht auf eine Hyperthyreose lenken. Zu B: Leitsymptome der Hypothyreose: Myxödem (pathologische Ablagerung von Glykosaminoglykanen in Haut-, Unterhaut- und Muskelgewebe), Apathie, psychische Störungen, trockene raue Haut, struppige Haare, heisere, Stimme, Gewichtszunahme, Kälteempfindlichkeit, Obstipation, Bradykardie u.a.m. Zu C: Leitsymptome des M. Cushing: Vollmondgesicht, Stammfettsucht, Stiernacken, Hirsutismus (verstärkte, dem männlichen Behaarungstyp entsprechende

Pubes-, Körper- und Gesichtsbehaarung bei Frauen), Hypertonie (in 90 %), Lympho- und Eosinopenie, blaurote Striae, Osteoporose, Muskelschwäche, herabgesetzte Glukosetoleranz.

Zu D: Leitsymptome des M. Addison: Müdigkeit und Schwäche (Adynamie), Übelkeit, Erbrechen, Gewichtsverlust, Pigmentierung von Haut und Schleimhäuten, Vitiligo, orthostatische Hypotonie mit Kollapsneigung, Tachykardie, Herzrhythmusstörungen, Muskelkrämpfe oder Lähmungen, Atemstörungen (Hyperventilation), Apathie, Verwirrtheit (u.a. Bewusstseinsstörungen, Halluzinationen, evtl. organisch bedingtes Psychosyndrom), Muskelschwund, Impotenz durch Androgenmangel; bei Frauen: Amenorrhö.

Zu E: Leitsymptome eines primären Hyperparathyroidismus (Überfunktion der Nebenschilddrüsen mit vermehrter Bildung von Parathormon): „Stein-, Bein- und Magenpein":

Nephrolithiasis (Nierensteine), Nephrokalzinose; ossäre Manifestation als Osteodystrophia fibrosa generalisata; gastrointestinale Manifestation als rezidivierenden Magen- und Duodenalgeschwüren, Neigung zu Pankreatitiden; Kalkablagerungen in verschiedenen Organen (Lunge, Magen, Konjunktiven, Kornea), Hyperkalzämiesyndrom.

Antwort 56
Die Antwort C) ist richtig.
Der Befund ist typisch für eine linksseitige Hodentorsion.
Die wichtigste Differenzialdiagnose ist die Nebenhodenentzündung (Epididymitis).
Bei Nebenhodenentzündung wird der Schmerz bei Anheben des Hodens jedoch normalerweise besser (positives Prehn-Zeichen), bei Hodentorsion bleibt der Schmerz gleich oder wird stärker (negatives Prehn-Zeichen).
Die Differenzialdiagnose anhand des Prehn-Zeichens ist allerdings zu ungenau.
Es sollte schnellstmöglich eine dopplersonographische Untersuchung der arteriel-

len Durchblutung durchgeführt werden (Notfall: Hodennekrose innerhalb 4-6 Stunden).

Antwort 57
Die Antwort A) ist richtig.
Als maßgeblicher Risikofaktor für Neuralrohrdefekte gilt eine Minderversorgung der Schwangeren mit Folsäure. Von etwa 1000 Babys kommt eines mit einer solchen Fehlbildung auf die Welt. Neuralrohrdefekte können zu lebenslanger Behinderung oder sogar zum Tod führen.
Sie sind zurückzuführen auf einen nur unvollständigen Verschluss der Neuralrinne zum Neuralrohr, welcher etwa zwischen dem 23. und 28. Tag nach der Befruchtung erfolgt.
Aus dem Neuralrohr wird später das Zentralnervensystem (Gehirn, Rückenmark) gebildet.
Neuralrohr-Defekte sind z. B. offener Rücken (Spina bifida), Wasserkopf (Hydrozephalus), Lippen-Kiefer-Gaumen-Segel-Fehlbildung, kurz LKGS-Fehlbildung oder Entwicklungsstörungen des Gehirns.
Folsäure wird schon von Beginn der Schwangerschaft an vermehrt gebraucht. Der Bedarf steigt um das Doppelte des Normalbedarfs an und liegt in der Schwangerschaft bei 800 µg oder 0,8 mg.
Manche grünen Gemüse enthalten reichlich Folsäure (etwa in Spinat, Brokkoli, Wirsing, Kopfsalat). Auch Vollkorn- und Milchprodukte sowie Eier enthalten das Vitamin. Die wasserlösliche Folsäure ist jedoch sehr empfindlich. Licht und Wärme zerstören sie schnell. Viele Frauen haben während der Schwangerschaft deshalb einen zu niedrigen Folsäurespiegel.

Antwort 58
Die Antwort C) ist richtig.
Das Sattelgelenk besitzt eine Gelenkfläche in Form eines Sattels, während die andere der Form eines Reiters auf diesem Sattel ähnelt. Das Gelenk lässt Bewegungen in zwei Achsen zu: die Seit-zu-Seit-Bewegung und die Vorwärts-Rückwärts-Bewegung.

Das Wurzelgelenk des Daumens ist ein solches Gelenk.

Antwort 59

Die Antwort B) ist richtig.

Vitamin B1 (Thiamin) ist lebensnotwendig und spielt im Kohlenhydrat- und Fettstoffwechsel eine wichtige Rolle und übernimmt Funktionen im Nervensystem. Beriberi, die Erkrankung bei Vitamin-B1-Mangel, trat vorwiegend in Südost- und Ostasien auf als man dazu überging am Reis die vitaminreiche Schale zu entfernen. In Europa tauchte die Erkrankung zeitweise auf, als das Mehl so fein gemahlen wurde, dass der vitaminreiche Weizenkeim verschwand und kein Vitamin B1 mehr über das Brot aufgenommen werden konnte (heute noch im Zusammenhang mit Alkoholismus und schwerer Fehlernährung). Leichte Mangelerscheinungen treten häufig auf. Schwerer Vitamin-B1-Mangel äußert sich durch neurologischen Störungen, Muskelatrophie (Muskelschwund) und Herzinsuffizienz.

Zu A: Vitamin A ist ein fettlösliches Retinol, das hauptsächlich in tierischen Nahrungsmitteln, aber auch in Form von Carotinoiden (Pflanzenfarbstoffen) als so genanntes Provitamin A aufgenommen werden kann. Vitamin A wird benötigt für die Funktion und Teilung von epithelialen Zellen, beeinflusst also das Wachstum, die Bildung von Haut, Schleimhäuten und von Knorpelgewebe. Es bildet zusammen mit dem Protein Opsin den Sehpurpur (Rhodopsin) in den Stäbchen und Zapfen der Netzhaut und spielt somit eine Rolle für den Sehvorgang. Auch für die Entwicklung der Plazenta und des Fötus sowie für die Produktion von Testosteron ist es von Bedeutung.

Ein Vitamin-A-Mangel macht sich oft erst nach einem Zeitraum von mehreren Monaten bemerkbar. Die Symptome können verschiedene Formen annehmen, wie beispielsweise Nachtblindheit oder Akne.

Zu C: Ein Vitamin-C-Mangel führt zum Krankheitsbild des Skorbuts. Ein Mangel an Vitamin C äußert sich in Bindegewebsschäden, Blutungen im Zahnfleisch und der Muskulatur und Zahnausfall.

Bei einem leichteren Mangel, besonders bei älteren Menschen, kommt es zu Schwächen des Immunsystems, zu Erkältungen, Müdigkeit, Konzentrationsstörungen und verzögerter Wundheilung.

Zu D: Vitamin D ist eigentlich kein richtiges Vitamin, da es - im Gegensatz zu den echten Vitaminen - vom Körper selbst aus Cholesterol hergestellt werden kann. Dies geschieht in der Haut unter Einwirkung von UV-Licht.

Ein Mangel an Vitamin D führt hauptsächlich bei Kindern zu Rachitis. Durch Probleme mit dem Knochenstoffwechsel bzw. durch ein Ungleichgewicht zwischen Kalzium und Phosphaten und mangelnde Mineralisierung kommt es zur Deformierung der Knochen. Weitere Folgen sind eine schwache Muskulatur und schlechte Zahnbildung. Beim Erwachsenen führt zu wenig Vitamin D - besonders oft während einer Schwangerschaft - zu Osteomalazie: Durch ungenügende Mineralisierung werden die Knochen weich und verbiegen sich, was manchmal schmerzhaft sein kann.

Zu E: Vitamin K kommt in verschiedenen Formen vor: Pflanzen bilden das so genannte Phyllochinon oder K1, das über die Nahrung aufgenommen wird. In der Darmflora des Menschen wird eine andere Form von Vitamin K gebildet, nämlich K2 oder Menachinon. Es deckt etwa die Hälfte des täglichen Bedarfs, so dass ein Vitamin-K-Mangel nur selten auftritt. Vitamin K ist besonders für die Blutgerinnung und die Knochenbildung von Bedeutung.

Antwort 60

Die Antwort D) ist richtig.

Die chronische Blutungsanämie äußert sich als Eisenmangelanämie. Im Labor sind MCH und MCV erniedrigt, Retikulozyten normal oder geringgradig erhöht, im Plasma sind Hämoglobin, Eisen und Ferritin vermindert, Transferrin (EBK) erhöht.

ANTWORTEN MC 2

Antwort 61
Die Antwort C) ist richtig.

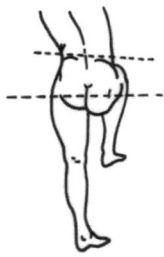

Die in dem schematischen Bild dargestellte Stellung des Beckens spricht für eine Lähmung der Gesäßmuskeln (vor allem des Mm. gluteus medius) links.

Das Bild zeigt das Trendelenburg-Zeichen: Das Absinken des Beckens mit gleichzeitiger Beugung des Beins in Hüfte und Knie auf der gesunden Seite (beim Gehen) infolge einer Lähmung der Mm. glutei (auch bei angeborener Hüftluxation). Es kommt zum sog. „Watschelgang".

Antwort 62
Die Antwort C) ist richtig.

Anamnese und klinische Untersuchung (Husten, Auswurf, subfebrile Temperaturen, Nachtschweiß, Gewichtsabnahme, Leistungsknick, u.a.) bilden die Grundlage der Diagnose.

Für die gezielte Diagnostik ist mikroskopische und kulturelle Erregernachweis aus Sputum, Bronchial- oder Trachealsekret (aber auch: Magensaft, Urin, Pleuraexsudat, Liquor, Biopsieproben) das Mittel der Wahl.

Es gilt jedoch: Negative Laborergebnisse schließen eine behandlungsbedürftige Tuberkulose nicht aus.

Zusätzlich sollte eine Röntgenthoraxaufnahme angefertigt werden. Bestehen weiter Unklarheiten, sollte eine Bronchoskopie mit gezielter Sekretabsaugung erfolgen.

Für das Screening steht ein Tuberkulin-Hauttest (Mendel-Mantoux-Test) zur Verfügung (auch hier schließt ein negatives Testergebnis eine Tuberkulose jedoch nicht sicher aus).

EKG und Irisdiagnose spielen bei der naturwissenschaftlichen Sicherung der Diagnose einer Tuberkulose keine Rolle.

Antwort 63
Die Antwort C) ist richtig.

Antwort 64
Die Antwort C) ist richtig.

§24 des Infektionsschutzgesetzes regelt u.a. Behandlungsverbote für den Heilpraktiker.

Aufgrund dieses Paragraphen ist dem Heilpraktiker die Behandlung der im §34 des Infektionsschutzgesetzes aufgelisteten Krankheiten verboten. Verboten ist deshalb die Behandlung von „Scharlach oder sonstigen Streptococcus-pyogenes-Infektionen".

Es bestehen keine Behandlungsverbote für Asthma bronchiale, Uterusmyome, Schizophrenie und Epilepsie.

Antwort 65
Die Antwort B) ist richtig.

Die Bulimia nervosa ist eine psychogene Essstörung.

Das Krankheitsbild der Bulimie ist durch das häufige Auftreten zeitlich begrenzter 'Fressanfälle' und aktive Gewichtskontrolle durch selbst provoziertes Erbrechen und/oder die Verwendung von Abführmitteln (auch Diuretika und Appetitzüglern) definiert.

Zu D: Die Patientinnen sind im Gegensatz zu Patientinnen mit Anorexia nervosa normalgewichtig bzw. nur leicht untergewichtig.

Antwort 66

Die Antwort B) ist richtig.

Die Leber ist mit ca. 1,5 kg Gewicht das größte parenchymatöse Organ des menschlichen Körpers.

Die Leber ist aus ca. 500 000 sechseckigen Leberläppchen (Lobuli hepatici) aufgebaut.

Die konvexe Oberfläche (Facies diaphragmatica) ist mit dem Zwerchfell (Diaphragma) verwachsen, die Unterseite (Facies visceralis) mit der Leberpforte und den zuführenden Blutgefäßen liegt den Baucheingeweiden auf.

Die Leber ist das wichtigste Entgiftungsorgan des menschlichen Körpers. Mit Hilfe zahlreicher Enzyme werden Giftstoffe über zwei grundsätzlich unterschiedliche Wege aus dem Organismus entfernt:

- Ausscheidung über die Niere: Gut wasserlösliche Abbauprodukte werden von den Leberzellen in die Lebersinusoide abgegeben. Von dort gelangen sie über den Blutkreislauf zur Niere und verlassen schließlich mit dem Urin den Organismus.
- Ausscheidung über die Galle: Schlecht wasserlösliche und damit auch im Blut schlecht lösliche Abbauprodukte werden auf der den Lebersinusoiden gegenüberliegenden Seite der Leberzellen in die Gallenkapillaren abgegeben. Durch die emulgierende Wirkung der Gallensäuren können sie in der Galle in Lösung gehalten werden und gelangen mit dieser in den Darm. Von dort aus werden sie mit dem Stuhl ausgeschieden.

Zu 3: Die roten Blutkörperchen (Erythrozyten) werden im Mark der kleinen und platten Knochen (myeloisches System) gebildet.

Zu 5: Der Säure-Basen-Haushalt sorgt für die Aufrechterhaltung eines für den Stoffwechsel optimalen Gleichgewichts von Säuren und Basen im Extrazellularraum mit einem pH-Wert von ca. 7,4 im arteriellen Blut. Abweichungen vom Säu-

re-Basen-Gleichgewicht werden längerfristig ausgeglichen über

- die Atmung: Abatmung von CO_2 (flüchtige Säure),
- die Niere: Ausscheidung von Säuren.

Die Leber spielt bei der Aufrechterhaltung des Säure-Basen-Gleichgewichtes nur eine untergeordnete Rolle.

Antwort 67

Die Antwort C) ist richtig.

Zu 1 und 3: Die Symptomatik der Virushepatitiden ist trotz der unterschiedlichen viralen Erreger grundsätzlich ähnlich. Auch eine Trennung der Erreger durch die klassischen Leberwerte (γ-GT, GOT, GPT) ist nicht möglich.

Zu 2: 2/3 der Infektionen verlaufen ohne Symptome (insbesondere im Kindesalter).

Zu 3: Sowohl gegen Hepatitis A als auch gegen die Hepatitis B gibt es eine aktive Impfung (auch als Kombinationsimpfstoff). Die aktive Impfung gegen Hepatitis B ist eine von der STIKO (Ständigen Impfkommission) für Säuglinge, Kinder, Jugendliche und Erwachsene empfohlene Impfung.

Zu 5: Die Hepatitiden A und E werden fäkal-oral übertragen, die Hepatitiden B, C und D durch Kontakt mit Blut oder Blutprodukten.

Antwort 68

Die Antwort B) ist richtig.

Als Reizdarmsyndrom (auch: irritables Kolon, Reizkolon, Colon irritabile, spastisches Kolon, Kolonneurose) wird eine funktionelle (nicht organisch bedingte) abdominelle Störung bezeichnet, die durch Bauchschmerzen, das Gefühl des Aufgeblähtseins (Flatulenz) und Stuhlunregelmäßigkeiten (Wechsel von Obstipation und Diarrhö) gekennzeichnet ist. Es geht häufig mit anderen Beschwerden (z. B. Migräne, Herzrasen) einher und wird zu den psychosomatischen Erkrankungen gerechnet.

Sehr häufiges Krankheitsbild! Nahezu 50 % aller Patienten mit Magen-Darm-

Beschwerden haben ein Reizdarmsyndrom, Frauen doppelt so häufig wie Männer. In den Industrieländern leiden 10-20 % an der Erkrankung (eine der häufigsten Ursachen krankheitsbedingter Arbeitsausfälle). Ein Reizdarm-Syndrom tritt typischerweise zwischen dem 20. und 40. Lebensjahr erstmals in Erscheinung. In der Regel besteht kein Gewichtsverlust, Blutbild und Blutsenkungsreaktion zeigen Normalwerte, der Haemoccult-Test auf Blut im Stuhl ist negativ.

Zu A: Bei aktivem Morbus Crohn wäre zumindest eine Erhöhung der Entzündungszeichen zu erwarten (CRP, BSG, Leukozyten). Im typischen Falle wäre der Druckschmerz auch eher im rechten Unterbauch („Ileitis terminalis Crohn").

Zu C und D: Für Ulcus duodeni und Gastritis wäre der Druckschmerz im linken Unterbauch eher untypisch. Auch der Wechsel zwischen Durchfall und Verstopfung wäre untypisch.

Zu E: Ein Kolonkarzinom wäre im Rahmen der Koloskopie diagnostiziert worden.

Antwort 69
Die Antwort D) ist richtig.
Zu A: Nach dem Hebammengesetz ist dem Heilpraktiker die Geburtshilfe untersagt.
Zu B: Die Behandlung sexuell übertragbarer Erkrankungen verbietet dem Heilpraktiker der §24 des Infektionsschutzgesetzes.
Zu C: Die Leichenschau und die Ausstellung der Todesbescheinigung sind Ärzten vorbehalten.
Zu E: Die Zahnbehandlung ist dem Heilpraktiker durch das Gesetz über die Ausübung der Zahnheilkunde verboten.

Antwort 70
Die Antwort C) ist richtig.
Das Delir (lat. delirare verrückt sein) ist eine Form der akuten organischen Psychose mit Bewusstseins- und Orientierungsstörungen, (vor allem optische) Halluzinationen, vegetativen Störungen

(Tachykardie, Schwitzen), Tremor und motorische Unruhe.
Obstipation und Bradykardie sind untypisch (eher Diarrhö und Tachykardie).

Antwort 71
Die Antwort E) ist richtig.
Bei einer Heroinvergiftung kommt es zur Atemdepression, und im Extremfall zum Atemstillstand. Ferner treten Aufmerksamkeit(Vigilanz-)störungen bis zur Bewusstlosigkeit, Blutdruckabfall, gesenkte Herzfrequenz (Bradykardie) und Schock auf. Durch den Sauerstoffmangel kommt es zu einer bläulichen Verfärbung von Haut und Schleimhäuten. Meist liegt eine Miosis, also eine Verengung der Pupillen vor, durch anhaltenden Sauerstoffmangel können sich die Pupillen aber auch erweitern (Mydriasis). Die Todesursache bei Heroinvergiftung ist immer Atemstillstand. Die erste lebensrettende Maßnahme beinhaltet daher eine Aufhebung der Atemdepression, durch Injektion des Gegenmittels Naloxon und durch künstliche Beatmung des Patienten.

Antwort 72
Die Antwort C) ist richtig.
Das hämolytisch-urämische Syndrom (HUS, Gasser-Syndrom) ist eine Erkrankung vorwiegend im Kleinkindesalter. Als Komplikation einer Infektion mit enterohämorrhagischen Escherichia coli (EHEC) kommt es zur Hämolyse und zum akuten Nierenversagen.
Für HUS besteht nach §6 des Infektionsschutzgesetzes schon bei Verdacht Meldepflicht und Behandlungsverbot für den Heilpraktiker.

Antwort 73
Die Antwort E) ist richtig.
Eine akute Blutung ist durch Laborbefunde nicht eindeutig festzustellen (klinische Diagnose! Schockindex!). Bei Blutverlust steigen zwar kompensatorisch die Blutneubildung und damit die Retikulozytenzahl an, zu Beginn einer Blutung können

jedoch auch die Retikulozyten im Normbereich sein.

Antwort 74
Die Antwort D) ist richtig.
Vgl. Antwort auf Frage **57**.
Zu A, B und C: Die Deutsche Gesellschaft für Ernährung e.V. (DGE) empfiehlt eine vitamin- und mineralstoffreiche, aber fettarme Ernährung, da sich der Nährstoffbedarf stark erhöht, der Energiebedarf jedoch kaum. Besonders zu achten ist auf die Versorgung mit Folsäure, Eisen, Vitamin B12, Jod und Kalzium.
Der Nährstoffbedarf ist von Anfang an erhöht. Der Energiebedarf steigt erst ab dem 4. Monat um 300 Kalorien an. Dies entspricht einem Früchtemüsli oder einem Käsebrot mit einem Apfel, ist also nicht viel mehr als normal. Richtig essen in der Schwangerschaft bedeutet: mehr Obst, Gemüse, Kartoffeln, Vollkorn- und Milchprodukte verzehren, viel trinken und fett- und kalorienreiche Lebensmittel wie z. B. Süßigkeiten meiden.
Zu E: Für die Jodversorgung sind ein bis zwei Fischmahlzeiten pro Woche unverzichtbar, ebenso wie jodiertes Speisesalz und damit hergestellte Produkte. Die DGE: Das Kind entwickelt schon ab der 12. Woche Schilddrüsenhormone. Es braucht also für eine optimale körperliche und geistige Entwicklung Jod. Eine medikamentöse Jodergänzung kann notwendig werden.

Antwort 75
Die Antwort E) ist richtig.
Zu 1: Viele Gerinnungsfaktoren werden in der Leber gebildet. Eine Leberzirrhose führt über eine Verminderung dieser Gerinnungsfaktoren zur Blutungsneigung, zu Hämatomen.
Zu 2: Bei Leberzirrhose kann das Blut nicht mehr von Giftstoffen gereinigt werden. In einem Umgehungskreislauf fließt das Blut aus dem Magen-Darm-Trakt an der zirrhotischen Leber vorbei und schädigt das Gehirn durch diese Giftstoffe.

Vor allem Ammoniak scheint eine wichtige Rolle zu spielen.
Zu 3: In der Leber wird Albumin gebildet. Albumin ist wichtig für den kolloidosmotischen (onkotischen) Druck, der dem hydrostatischen Druck entgegenwirkt und Wasser in den Gefäßen hält. Bei Leberzirrhose werden weniger Albumine gebildet, der kolloidosmotische Druck, der Wasser in die Gefäße zieht, fällt ab. Gleichzeitig steigt durch die Leberzirrhose der hydrostatische Druck in der Pfortader, der das Wasser aus den Gefäßen drückt. Diese beiden pathophysiologischen Mechanismen führen dazu, dass Wasser leichter ins umgebende Gewebe bzw. in den Bauchraum (Ödembildung, Aszites) abgegeben wird ("Auswärtsfiltration").
Zu 4: Ösophagusvarizen sind in der Regel Teil eines Kollateralkreislaufs bei Leberzirrhose. Dieser Umgehungskreislauf dient der Umgehung der zirrhotisch veränderten Leber.
Zu 5: Hormone werden in der Leber gebildet (z. B. Somatomedine) und abgebaut (z. B. Östrogene). Durch Anstieg der Östrogene kommt es z. B. bei Leberzirrhose zur Gynäkomastie (Entwicklung einer weiblichen Brust beim Mann) und zur Änderung der Körperbehaarung ("Bauchglatze").

Antwort 76
Die Antwort D) ist richtig.
Zu 2: Vor allem die SAD (saisonabhängige Depression, Winterdepression) kann sehr erfolgreich mit hellem Licht behandelt werden. Dabei wird das Sonnenlicht oder das Licht heller Therapielampen über das Auge des Patienten aufgenommen und über den Sehnerv zur Inneren Uhr im Gehirn, dem SCN (nucleus suprachiasmaticus), geleitet, wo dann verschiedene Gehirnbotenstoffe (Serotonin) ausgeschüttet werden.
Eine andere mögliche Erklärung lautet, dass sich die Anwendung von hellem Licht, besonders in den frühen Morgenstunden positiv für depressive Patienten auswirkt, weil sich dadurch die Tages-

periode, also die helle Zeit des Tages, verlängert.

Bei Erfolg der Therapie werden Schlaf, Stimmung und Antrieb normalisiert, die depressiven Symptome nehmen deutlich ab oder verschwinden.

Zu 4: Bei Depressionen kann es zu Wahnideen mit depressiven Inhalten (Gefühl von Schuld, Versündigung, Verarmung, Unzulänglichkeit, Hypochondrie) kommen.

Antwort 77
Die Antwort E) ist richtig.
Psoriasisherde sind normalerweise scharf begrenzt, nicht schmerzhaft und nur bisweilen juckend. Sie finden sich vor allem an den Streckseiten der Extremitäten.
Eine Psoriasis-Arthritis (Arthropathie) zeigen ca. 10 % der Patienten mit Psoriasis.
Typisch für Psoriasis sind die häufigen Nagelveränderungen: Stecknadelkopfgroße, napfförmige Einziehungen („Tüpfelnägel"), umschriebene Nagelbettveränderungen („Ölflecke"), Nagelablösungen. Beim Krümelnagel ist die Nagelplatte völlig zerstört.

Antwort 78
Die Antwort A) ist richtig.

Antwort 79
Die Antwort B) und D) sind richtig.
Fettlösliche Vitamine (EDEKA):
- Vitamin E (Tocopherole),
- Vitamin D (Calciferole),
- Vitamin K_1 (Phyllochinon)
- Vitamin K_2 (Menachinon, Farnochinon),
- Vitamin A (Retinol, Retinal, Retinsäure).

Antwort 80
Die Antwort D) ist richtig.
Zu 1, 3, 5: Die Symptomatik der Hypoglykämie ist geprägt vom Glukosemangel des ZNS und der Wirkung der gegenregulatorisch ansteigenden Katecholamine.

Zeichen der vermehrten Adrenalinwirkung:
- Kalter Schweiß,
- Tremor,
- Bewegungsunsicherheit,
- Übelkeit,
- Herzklopfen,
- Blässe der Haut.

Symptome von Seiten des zentralen Nervensystems:
- Koordinationsstörungen,
- Doppelbilder,
- psychotische Reaktionen (akuter exogener Reaktionstypus),
- Erregtheit,
- affektive Entladungen,
- Entfremdung (häufig Ursache für die Fehldiagnose einer endogenen Psychose),
- tonisch-klonische (epileptiforme) Anfälle, später Streckkrämpfe,
- Koma,
- Hypothermie,
- Muskelatonie mit Areflexie,
- Miosis.

Zu 2: Als Notfalltherapie einer Hypoglykämie hat eine sofortige Glukosegabe zu erfolgen (intravenös 20-40 % Glukose, bis der Patient wieder ansprechbar ist); evtl. zusätzlich Glukagon (Insulin-Antagonist).

Zu 4: Zwar werden Hypoglykämien im klinischen Alltag meist durch Überdosierung von Insulin bzw. Sulfonylharnstoffe bei Diabetikern verursacht.

Es gibt jedoch auch andere Ursachen:
- Gesteigerte Glukoseverwertung: z. B. bei Insulinomen, insulinproduzierenden Karzinoiden und IGF-II (insulin-like-growth-factors) produzierenden Sarkomen oder Karzinomen.
- Verminderte Glukoseproduktion: z. B. bei Leberfunktionsstörungen, Alkoholintoxikation, Mangel an Insulinantagonisten (Kortisol, Glukagon, Katecholamine, Schilddrüsenhormon).
- Fruktoseintoleranz (hypoglykämischer Schock nach Aufnahme fruktosehaltiger Nahrungsmittel).

Differenzialdiagnose Hyperglykämie / Hypoglykämie

KOMA	HYPERGLYKÄMISCH	HYPOGLYKÄMISCH
Entwicklung	langsam, Tage	plötzlich, Minuten
Hunger		+++
Durst	+++	
Muskulatur	hypoton, nie Krämpfe	hyperton, Tremor
Haut	trocken!!	feucht, Kaltschweiß
Atmung	Azetongeruch, tief, „Kussmaul-Atmung"	normal
Augenbulbi	weich	normal
Sonstiges	Fieber, Bauchschmerz	delirante Vorstadien (Fehldiagnose: Alkoholiker) (Fehldiagnose: Apoplexie)

Aus: Hildebrand/Kühn: Lehrbuch für Heilpraktiker, Bd. 1; Kreativität & Wissen Verlag, 2008

Antwort 81
Die Antwort D) ist richtig.
Bei körperlicher Aktivität wird durch die Muskelarbeit vermehrt Glukose verbraucht. Dies führt zu einer Senkung des Blutzuckerspiegels und dadurch zu einer Verminderung des Insulinbedarfs.
Zu A, B, C und E: Glukokortikoide und Schilddrüsenhormone sind Gegenspieler des Insulins. Der Insulinbedarf würde bei Glukokortikoidtherapie und Hyperthyreose (Schilddrüsenüberfunktion) ansteigen, ebenso bei Infektionen und Fieber.
Auch orale Kontrazeptiva, einige Diuretika, Nikotinsäurederivate, Sympathomimetika, Danazol, Phenothiazine, Chlorprothixen, Diazoxid, Lithiumsalze, Heparin, Phenolphthalein, Phenytoin, trizyklische Antidepressiva und Isoniazid können die blutzuckersenkende Wirkung des Insulins vermindern bzw. den Insulinbedarf erhöhen.

Antwort 82
Die Antwort A) ist richtig.
Bei der Kondensatorfeldmethode werden Geräte aus zwei metallischen Körpern (Kugeln, Platten, Zylinder) zur Speicherung entgegen gesetzter elektrischer La-

dungen zur Erzeugung von elektrischen Feldern zwischen Körperregionen benutzt („Kurzwellentherapie").
Durch gezielt eingesetzte Erwärmung wird die gewünschte Heilwirkung ausgelöst.
Vor allem im rheumatischen Formenkreis aber auch bei Erkrankung des Bewegungsapparates, der Muskeln und der Haut wird die Kurzwellentherapie eingesetzt.
Die Kurzwellentherapie sollte nicht angewandt werden, bei allen Krankheiten, für die Wärme kontraindiziert ist. Das betrifft z.B. aktive Lungentuberkulose, frische Gelenktuberkulose, septische Zustände, Blutungsneigung, Blutungsgefahr, Hämatome, Thrombosen, maligne Tumoren und Metastasen.
Auch Patienten mit Nierenerkrankungen, rheumatischen Erkrankungen mit akuten Entzündungen, gynäkologischen Erkrankungen ist von einer Behandlung abzuraten.
Herzschrittmacher-Patienten sind von der Behandlung mit Kurzwellen nach der Kondensatormethode auszunehmen, desgleichen Patienten mit metallischen Fremdkörpern (Geschoßsplitter, Implanta-

te). Hörgeräte müssen ebenfalls entfernt werden, da sie Schaden nehmen.

Zu E: Als Impingement-Syndrom wird eine Funktionsbeeinträchtigung des Schultergelenks durch chronische Überlastung bei Tennis- und Golfspielern sowie Schwimmern und Werfern bezeichnet. Ursächlich ist eine zunehmende Einklemmung der Supraspinatussehne zwischen Tuberculum majus und Schulterdach. Therapie: offene oder arthroskopische Dekompression.

Antwort 83
Die Antwort E) ist richtig.
Als Karpaltunnelsyndrom wird die chronische Kompression des N. medianus im Karpaltunnel bezeichnet.
Klinisch zeigt sich
• eine Daumenballenatrophie
• Sensibilitätsstörung an der Hohlhand und an den Fingern 1-III (einschließlich der Radialseite von Finger IV).
• In 50 % der Fälle Brachialgia paraesthetica nocturna: Erwachen aus dem Nachtschlaf mit diffusem Schwellungsgefühl und Gefühlstörungen der Hand, evtl. ausstrahlend in den gesamten Arm) sowie Steifigkeit der Finger; Ausschütteln der Hand schafft Erleichterung.
Zu B: Als Ulnardeviation wird die Abweichung der Finger zur Ellenseite (Ulna) mit Streck- und Greifproblemen der Hand bei rheumatoider Arthritis bezeichnet.

Antwort 84
Die Antwort C) ist richtig.
Das Krankheitsbild des Keuchhustens zeigt im typischen Falle 3 Stadien (Symptomatik im Wesentlichen durch die Toxinwirkung des Bakteriums bedingt):
• Stadium catarrhale (1-2 Wochen), Prodromalstadium: ähnelt einem grippalen Infekt. Der Patient ist hochinfektiös!
• Stadium convulsivum (2-6 Wochen): krampfartige Hustenanfälle mit typischem inspiratorischem Ziehen; am

Ende des Hustenanfalls wird zähes, klares Sputum ausgeworfen.
• Stadium decrementi (über Wochen): Hustenanfälle gehen zurück.

Antwort 85
Die Antwort B) ist richtig.
Die Perimetrie (Gesichtsfelduntersuchung) misst die Ausdehnung des Gesichtsfeldes.
Das Gesichtsfeld ist die Gesamtheit aller visuellen Sinneseindrücke, die von einer Person bei unbewegtem Auge und unbewegtem Kopf wahrgenommen werden können.
In einfachster Form wird diese Untersuchung klinisch in Form eines sog. Konfrontationsgesichtsfeldes ("Fingerperimetrie") z.B. am Krankenbett oder bei schlecht kooperationsfähigen Patienten durchgeführt. Die einfachste Form der kinetischen Perimetrie ist der so genannte Konfronationstest, bei dem sich Patient und Untersucher in etwa 1 Meter Abstand gegenüber sitzen oder stehen und das jeweils gegenüberliegende Auge, also z. B. Patient rechtes Auge, Untersucher linkes Auge, mit einer Hand abdecken. Der Patient fixiert das freie Auge des Untersuchers. Der Untersucher führt seine freie Hand oder einen Gegenstand aus der Peripherie zum Zentrum. Der Patient teilt dann dem Untersucher mit, wann er die Hand oder den Gegenstand wahrnimmt. Der Untersuchung nimmt sein eigenes Gesichtsfeld als Kontrollfeld.
Geprüft wird in allen 4 Gesichtsfeldquadranten. Hiermit ist nur eine orientierende Gesichtsfeldprüfung möglich.
Es gibt allerdings auch eine Technik am liegenden Patienten. Hier steht der Untersucher hinter dem Patienten. Der Untersucher bewegt die Finger seiner links und rechts neben dem Patientenkopf liegenden Hände nach vorne in das Gesichtsfeld des Patienten. Der Patient liegt während der Untersuchung auf dem Rücken und fixiert einen Punkt an der Decke.

228 Antworten: Prüfung 2

Da es diese beiden durchaus gängigen Untersuchungsverfahren zur orientierenden Perimetrie gibt, ist diese Frage unseres Erachtens nicht eindeutig zu beantworten. Je nach Technik können Antwort A und Antwort B richtig sein.

Antwort 86
Die Antwort D) ist richtig.
- Nach 4-5 Monaten hat ein Säugling sein Geburtsgewicht etwa verdoppelt (ca. 7 kg).
- Nach 12 Monaten hat ein Säugling sein Geburtsgewicht etwa verdreifacht (10,5 kg).
- Nach 4 Jahren hat ein Kind sein Geburtsgewicht etwa verfünffacht (17,5 kg) und seine Körperlänge verdoppelt (ca. 100 cm).

Antwort 87
Die Antworten A), D) und E) sind richtig.
Essentielle Nahrungsbestandteile werden vom Organismus für lebenswichtige Funktionen benötigt, können aber im körpereigenen Stoffwechsel nicht oder nicht in ausreichendem Umfang hergestellt werden. Sie (oder ihre verwertbaren Vorstufen) müssen deshalb regelmäßig mit der Nahrung zugeführt werden, um Mangelerscheinungen zu verhindern.
Essentielle Nahrungsbestandteile sind:
- Essentielle Fettsäuren (Linolensäure),
- Vitamine (Folsäure, Ascorbinsäure),
- Spurenelemente,
- sekundäre Pflanzenstoffe,
- Mineralstoffe,
- Aminosäuren: (essentielle Aminosäuren; nach ROSE):
  - Tryptophan,
  - Threonin,
  - Isoleucin,
  - Valin,
  - Leucin,
  - Lysin,
  - Phenylalanin,
  - Methionin.

Antwort 88
Die Antworten A), B) und D) sind richtig.
Zu C: Die optimale Wassertemperatur für Legionellen liegt zwischen 35 und 42°C. In kaltem Wasser ist ein Überleben, aber keine Vermehrung möglich.
Legionellen können Temperaturen um 50 °C sehr lange Zeit tolerieren. Bei 60°C werden Legionellen innerhalb weniger Minuten, bei 70°C innerhalb von Sekunden abgetötet.
Zu E: Die im Wasser vorhandenen Legionellen führen nicht zu einer direkten Gesundheitsgefährdung. Erst wenn das bakterienhaltige Wasser als Aerosol - dies sind fein verteilte Wassertröpfchen, wie sie beispielsweise beim Duschen, in klimatisierten Räumen oder in Whirlpools entstehen - mit der Luft eingeatmet wird, besteht eine Gesundheitsgefährdung. Genuss von kontaminiertem Wasser als Trinkwasser stellt kein Risiko dar.

Antwort 89
Die Antwort C) ist richtig.
Stadieneinteilung der Hypertonie:
- WHO-Grad I: klinisch keine nachweisbare Schädigung von Herz, Niere und Gehirn, normaler Augenhintergrund;
- WHO-Grad II: Schädigungen an Herz, Niere oder Gehirn, Augenhintergrundveränderungen (Fundus hypertonicus);
- WHO-Grad III: Schädigung mehrerer Organe, Augenhintergrundveränderungen (Retinopathia hypertensiva);
Empfohlene Allgemeinmaßnahmen (Lifestyle Changes) zur Blutdrucksenkung:
- Gewichtsreduktion,
- Reduzierte Kochsalzzufuhr,
- Reduzierte Gesamtfettaufnahme,
- Eingeschränkter Alkoholkonsum,
- Körperliches Training,
- Vermehrter Obst- und Gemüsekonsum,
- Entspannungsverfahren.

Die Rolle des Kochsalzes in der Ursachenkette des Hypertonus ist umstritten. In westlichen Industrienationen ist der Konsum an Kochsalz mit durchschnittlich

10 bis 12 g bei einem täglichen Bedarf von 2 bis 3 g zu hoch.
Kochsalzbeschränkung auf 6 g pro Tag ist unbedingt zu empfehlen, wobei das Weglassen von Kochsalz bei Tisch, sowie das Vermeiden kochsalzreicher Lebensmittel (Käse, Wurst, Schinken, Fertiggerichte, Flüssiggewürze, Marinaden) meist ausreichend ist.
Kaliumreiche und ballaststoffhaltige Nahrungsmittel (Obst, Gemüse, Kartoffeln in der Schale gekocht) wirken sich günstig auf die Senkung der Blutdruckwerte aus Die Empfehlung einer obst- und gemüsereichen Ernährung mit reduziertem Fettanteil und Erhöhung der ungesättigten Fettsäuren Fisch, Pflanzenöle) führt in zahlreichen Studien zu günstigen Effekten auf den Blutdruck. (Ob eine Kaliumsubstitution den Blutdruck dauerhaft senkt wird in der Literatur allerdings noch kontrovers diskutiert).
Zu 5: Beim subaqualen Darmbad sitzt der Patient im Halbbad auf dem Irrigator (Darmspülgerät). Darin befindet sich temperiertes Wasser, in dem Kochsalz gelöst ist, um Elektrolytverlusten vorzubeugen. Zunächst lässt man ca. 1 Liter Flüssigkeit in den Darm fließen. Daraufhin soll der Patient versuchen, den Darm zu leeren. Kann er das nicht, wird durch Absaugen nachgeholfen. Das Darmbad wird in der Naturheilkunde eingesetzt um den Darm zu reinigen, damit er wieder korrekt arbeiten kann. Das Therapieverfahren wird bei Verstopfung oder Völlegefühl, aber auch bei vielen Krankheitsbildern, die durch den gestörten Darm ausgelöst werden können, eingesetzt. Zur Behandlung einer Hypertonie ist das subaquale Darmbad nicht geeignet.

Antwort 90
Die Antwort C) ist richtig.
Zu A: Die Vorbedingung für eine Tetanus-Infektion ist eine Verletzung. Dabei werden durch Verunreinigungen Sporen oft zusammen mit Fremdkörpern (z. B. Holzsplitter, Nägel, Dornen) unter die Haut gebracht. Die Wunden müssen nicht

offen sein, auch kaum sichtbare Bagatellverletzungen können gefährlich sein.
Zu B: Hepatitis A wird fäkal-oral übertragen.
Zu D: Clostridium perfringens ist der Erreger des Gasbrands. Eine Aufnahme der Erreger erfolgt vorwiegend über Verunreinigungen von Wunden, z.b. infolge von Kriegsverletzungen, Verkehrs- oder Sportunfällen, ist aber prinzipiell auch bei Operationen, Schwangerschaftsabbrüchen oder intramuskulären Injektionen möglich. Voraussetzung für die Entstehung des Gasbrandes ist, wie bereits oben erwähnt, der Luftabschluss der verunreinigten Wunde, da sich Clostridien ausschließlich bei Abwesenheit von Sauerstoff vermehren können.
Hepatitis B wird durch Blut oder Kontakt mit Blutprodukten übertragen.

Antwort 91
Die Antwort A) ist richtig.
Aphthen sind schmerzhafte, von einem entzündlichen Randsaum umgebene Erosionen der Mundschleimhaut mit weißlichem Fibrinbelag.

Antwort 92
Die Antwort A) ist richtig.
Beim Lasègue-Zeichen wird durch passives Anheben des gestreckten Beins des liegenden Patienten ein Dehnungsschmerz des N. ischiadicus ausgelöst. Der Schmerz äußert sich im Gesäß und im dorsalen Oberschenkel der erkrankten Seite (Lasègue-Zeichen positiv). Bei der Prüfung des Lasègue-Zeichens sollte angegeben werden, bei welchem Winkelgrad beim Anheben des gestreckten Beines die Schmerzangabe erfolgt.
Ein positives Lasègue-Zeichen findet sich u.a. bei Bandscheibenvorfall, Ischiassyndrom, meningealem Syndrom.

Antwort 93
Die Antworten A) und C) sind richtig.
Zu B: In Deutschland zeigt sich seit 1980 ein deutlicher Rückgang der Hepatitis-A-Inzidenz, der in den neuen Bundesländern

wesentlich deutlicher war und früher auftrat als in den alten Bundesländern.
Obwohl es vereinzelte Ausbrüche gibt, kann von häufigen Epidemien in Deutschland nicht gesprochen werden.
Zu D: Die Hepatitis-A-Infektion verläuft – vor allem im Kindesalter – häufig subklinisch oder asymptomatisch.
Zu E: Bei Hepatitis A kommt es (bis auf extrem seltene Ausnahmen) nicht zu chronischen Verläufen.

Antwort 94
Die Antwort E) ist richtig.
Der Rautek-Griff ist ein Handgriff zur Rettung hilfloser Personen aus Gefahrenbereichen.
Zu A: Zum Öffnen des Mundes und zum Freimachen der Atemwege findet der Esmarch-Handgriff Verwendung: Vorschieben des Unterkiefers bei rekliniertem Kopf, so dass die untere Zahnreihe vor die obere kommt.
Zu B: Dazu dient der sog. Heimlich-Handgriff: Zwei Formen werden unterschieden:
1) Beim stehenden oder sitzenden Patienten umfasst der Helfer von hinten den Betroffenen; die Hände werden im Epigastrium verschränkt; es erfolgen ein oder mehrere kräftige Druckstöße in Richtung Zwerchfell.
2) Beim liegenden (bewusstlosen) Patienten kniet der Helfer mit gespreizten Beinen über dem Betroffenen, setzt die übereinander gelegten Hände im Epigastrium auf und drückt kräftig in Richtung Zwerchfell.

Antwort 95
Die Antworten A), B), D) und E) sind richtig.
Zu C: Die Kussmaul-Atmung ist eine rhythmische, abnorm tiefe Atmung mit normaler oder erniedrigter Atemfrequenz. Die tiefe Atmung bewirkt eine Hyperventilation mit respiratorischer Kompensation (vermehrte CO_2-Abatmung) einer ausgeprägten nichtrespiratorischen Azidose,

z.B. im Coma diabeticum (Azidoseatmung).

Antwort 96
Die Antwort A) ist richtig.
Es handelt sich um einen Befall mit Kopfläusen (Pediculus humanus capitis).
Die Diagnose wird durch die Inspektion gestellt. Die Läuse selbst werden nicht immer leicht entdeckt, weil die Betroffenen meist nur wenige Läuse beherbergen. So wird die Diagnose sehr häufig durch den Nachweis der Nissen gestellt. Zu unterscheiden sind unscheinbar grau aussehende Eier in durchsichtigen Hüllen, die nahe der Kopfhaut am Haar haften, und auffällige weißliche Nissen im Abstand von mehr als einem Zentimeter von der Kopfhaut. Letztere sprechen – zumal wenn zuvor schon behandelt wurde – für einen „Zustand nach Kopflausbefall" ohne Ansteckungsfähigkeit. Nur der Nachweis von Larven, Läusen oder Nissen, die weniger als einen Zentimeter von der Kopfhaut entfernt sind, stellt einen behandlungsbedürftigen Befund dar!
Der Gebrauch einer Lupe erleichtert das Auffinden von Läusen und Nissen, obwohl sie aufgrund ihrer Größe auch mit bloßem Auge zu erkennen sind. Besonders gut sind sie hinter den Ohren sowie in der Schläfen- und Nackengegend zu entdecken. Nissen unterscheiden sich von Kopfschuppen oder Haarspraypartikeln dadurch, dass sie fest am Haar haften und nicht abgestreift werden können.

Antwort 97
Die Antwort B) ist richtig.
Die häufigste Todesursache in den ersten Stunden des Herzinfarktes ist Kammerflimmern, eine tödliche Rhythmusstörung des Herzens.

Antwort 98
Die Antwort D) ist richtig.
Die Klinik einer Agranulozytose ist gekennzeichnet durch schwere bakterielle Infektionen mit Fieber, Schüttelfrost,

Tachykardie, allgemeines schweres Krankheitsgefühl. Charakteristisch sind frühzeitig auftretende Schleimhautnekrosen (Rachen, Tonsillen; auch Anal- und Genitalbereich) mit lokalen Lymphknotenschwellungen, evtl. Nekrosen im Bereich des Respirations- und Magen-Darm-Trakts.

Antwort 99
Die Antworten A), C), D) und E) sind richtig.
Zur Therapie der postmenopausalen Osteoporose finden - neben körperlicher Bewegung - Kalzium, Fluoride und Vitamin D Verwendung.
Zu B: Phosphat ist ein „Kalziumfresser". Deshalb sollten bei der Ernährung phosphatreiche Nahrungsmittel gemieden werden (Cola, Limonade, Süßigkeiten, Wurstwaren, Schweinefleisch, Schmelzkäse). Phosphat kann die Kalziumaufnahme im Darmtrakt verhindern.

Antwort 100
Die Antwort C) ist richtig.
Zu A: Bei primärer Nebennierenrindeninsuffizienz wäre u.a. Müdigkeit, Schwäche und Apathie zu erwarten.
Zu B: Bei M. Crohn wäre eine abdominelle Symptomatik zu erwarten.
Zu D: Gegen eine Hyperthyreose sprechen die normale Herzfrequenz und der niedere Blutdruck
Zu E: Zu Beginn eines Diabetes mellitus kann es zwar zur Gewichtsabnahme kommen. Wichtige andere Symptome, wie z. B. Polydipsie und Polyurie fehlen jedoch.

Antwort 101
Die Antwort D) ist richtig.
Die typische Hauterscheinung bei Krätze ist der winkelig geknickte, bis 1 cm lange Milbengang, an dessen Ende die weibliche Milbe in einer gelblich papulösen Erhebung („Milbenhügel") sitzt.
Es finden sich typischerweise juckende Papeln z. B. am Penisschaft, in den Inter-

digitalräumen, den Handgelenken, Ellenbogen und den Achselfalten.
Zu B: Taches bleues (Macula coeruleae) sind blaue Flecken an den Stichstellen von Filzläusen.
Zu C: Nissen (Eier) im Bereich der Schamhaare sprechen für einen Befall mit Filzläusen (Pediculosis pubis; Phthiriasis).
Zu E: Als Paraphimose oder Spanischer Kragen wird die Einklemmung der zu engen phimotischen Vorhaut des Penis hinter dem Eichelkranz bezeichnet. Die Einklemmung führt zu ödematöser Schwellung und Durchblutungsstörung bis hin zur Nekrose der Glans penis.

Antwort 102
Die Antwort A) ist richtig.
Die Ständige Impfkommission (STIKO) am RKI (Robert-Koch-Institut, Berlin) empfiehlt bei Masern eine Postexpositionelle Prophylaxe („Riegelungsimpfung") bei Kontaktpersonen in Familie und Gemeinschaft, möglichst innerhalb von 3 Tagen nach Exposition. Dadurch soll die Erkrankung verhindert oder abgeschwächt werden.
Zu B: Die Ansteckungsfähigkeit beginnt bereits 1-2 Tage vor Beginn des katarrhalischen Vorstadiums („verheult, verrotzt, verschwollen") und dauert an, bis das Exanthem die Füße erreicht hat.
Zu C: Die Inkubationszeit beträgt 8-14 Tage.
Zu D: Bei Verdacht auf Masern hat der Heilpraktiker Meldepflicht und Behandlungsverbot (§6 und §24 Infektionsschutzgesetz).
Zu E: Das Masernexanthem beginnt hinter den Ohren mit Ausbreitung über Hals, Gesicht, Schultern, Rumpf und Extremitäten.

Antwort 103
Die Antwort C) ist richtig.

Antwort 104
Die Antwort D) ist richtig.
Gürtelförmig in den Rücken ausstrahlende Schmerzen und prallelastisch gespannte

Abdomen („Gummibauch") nach Alkoholexzess sind typische Anamnese- und Untersuchungsbefunde bei akuter Pankreatitis.

Zu A: Die akute Cholezystitis entsteht überwiegend sekundär im Rahmen einer Cholelithiasis. Typisch wären hier kolikartige Schmerzen, die in die rechte Schulter und zwischen die Schulterblätter ausstrahlen.

Zu B: Die Perforation eines Magenulkus würde zu einer generalisierten Peritonitis mit dem Leitsymptom „bretthartes" Abdomen führen.

Zu C: Für eine Gastroenteritis wären die Schmerzausstrahlung und das prallelastische Abdomen untypisch, zudem wären die Darmgeräusche verstärkt.

Zu E: Die akute Hepatitis würde sich durch Schmerzen im rechten Oberbauch äußern. Auch hier wäre das Abdomen nicht prallelastisch gespannt.

Antwort 105
Die Antwort B) ist richtig.
Das physiologische Fassungsvermögen der Harnblase liegt zwischen 300-600 ml.

Antwort 106
Die Antwort B) ist richtig.
Die Inkubationszeit bei Scharlach beträgt etwa 2 bis 7 Tage.

Antwort 107
Die Antwort A) ist richtig.

Antwort 108
Die Antworten A), C) und D) sind richtig.
Zu B: Legionellen kommen weltweit im Oberflächenwasser, in feuchten Böden und in künstlichen Wassersystemen vor. Sie gelangen z.B. über Klimaanlagen, Befeuchtersysteme, Sprenkelanlagen, Whirlpools und Warmwasseranlagen großer Gebäude wie Hotels und Krankenhäuser durch Inhalation erregerhaltiger Tröpfchen in die menschliche Lunge.
Zu E: Das Reservoir des Hepatitis-A-Virus ist z. B. verschmutztes (kontaminiertes) Trinkwasser und kontaminierte

Nahrungsmittel (Muscheln). Die Übertragung erfolgt fäkal-oral.

Antwort 109
Die Antwort C) ist richtig.
Zu A: Das Ellipsoid- oder Eigelenk (Articulatio ellipsoidea) gestattet Bewegungen um zwei Hauptachsen: Beuge- und Streckbewegung, Seit-zu-Seit Bewegung. In geringem Umfang ist auch eine Rotation möglich (z. B. proximales Handgelenk zwischen Speiche und Handwurzelknochen).
Zu B: Das Kugelgelenk lässt Bewegungen in allen drei Achsen zu: Beugung und Streckung, Abduktion und Adduktion (Seitbewegung nach innen und außen) und Rotation.
Zu D: Das Sattelgelenk besitzt eine Gelenkfläche in Form eines Sattels, während die andere der Form eines Reiters auf diesem Sattel ähnelt. Das Gelenk lässt Bewegungen in zwei Achsen zu: die Seit-zu-Seit-Bewegung und die Vorwärts-Rückwärts-Bewegung (z. B. Wurzelgelenk des Daumens).

Antwort 110
Die Antwort C) ist richtig.
Zu 1: Das Caecum, der Anfangsteil des Dickdarms, liegt im rechten Unterbauch.
Zu 4: Der Intrinsic-Faktor wird in den Belegzellen der Magenschleimhaut gebildet. Der Intrinsic-Faktor bildet mit Vitamin B12 (Cobalamin) einen gegen Pepsin resistenten Komplex und ermöglicht so dessen Resorption im Ileum.

Antwort 111
Die Antwort C) ist richtig.
Der Gasaustausch erfolgt durch Diffusion an der alveolokapillären Membran (bestehend aus Surfactant, Alveolarepithel, gemeinsamer Basalmembran und Kapillarendothel).

Antwort 112
Die Antwort A) ist richtig.
Das Sarkom ist ein von mesenchymalem Gewebe ausgehender bösartiger (malig-

ner) Tumor, der häufig frühzeitig auf dem Blutweg (hämatogen) metastasiert.
Zu B: Ein Fibrom ist eine gutartige (benigne) gefäßreiche Bindegewebsgeschwulst.
Zu C: Ein Lipom ist eine gutartige, langsam wachsende Fettgewebsgeschwulst.
Zu D: Ein Myom ist ein gutartiger mesenchymaler Tumor, der überwiegend aus Muskelzellen besteht.
Zu E: Atherome sind Zysten (mit Epithel ausgekleidete Hohlräume) der Epidermis im Bereich der Haarfollikel.

Antwort 113
Die Antwort A) ist richtig.
Ein aus einer Beinvene (z. B. V. femoralis) gelöster Thrombus geht als Embolus über die V. iliaca und die V. cava inferior ins rechte Herz und von dort über den Truncus pulmonalis in die Lunge: Lungenembolie.
Zu B und C: Herzinfarkte betreffen i.d.R. das linke Herz. Wenn sich im linken Herzen nach einem Infarkt ein Thrombus löst und als Embolus ins Gefäßsystem schießt, so geht der Embolus ins arterielle System: zunächst in die Aorta und von dort in irgendeine Arterie: z. B. A. carotis interna: Apoplexie.
Zu D und E: Ein Ileus ist ein Darmverschluss, ein Aneurysma ist eine umschriebene Ausweitung eines arteriellen Blutgefäßes infolge angeborener oder erworbener Wandveränderung.

Antwort 114
Die Antwort B) ist richtig.
Die intramuskuläre Injektion erfolgt meist intragluteal, insbesondere ventrogluteal nach der Methode nach HOCHSTETTER.
Auch eine Injektion in den Musculus vastus lateralis des Oberschenkels ist möglich.
Eine dritte, vor allem für Impfstoffe empfohlene Lokalisation für die intramuskuläre Injektion ist der M. deltoideus (Deltamuskel) des Oberarms.
Zu A: Eine Injektion in den medialen Anteil des Gesäßmuskels wäre ein Kunst-

fehler, da hier eine Verletzung großer Nerven (N. ischiadicus) denkbar wäre.
Zu C: Die Aspiration, das Ansaugen von Blut vor der Injektion, dient dazu, versehentliche Gefäßpunktionen anzuzeigen.

Antwort 115
Die Antwort C) ist richtig.
Die Trikuspidalklappe liegt als dreizipflige Segelklappe zwischen rechtem Vorhof und rechter Kammer.

Antwort 116
Die Antwort C) ist richtig.
Ca. 80 % aller Gastritiden werden durch eine bakterielle Infektion mit Helicobacter pylori verursacht.
In mehr als 90 % der Fälle ist dieser Keim auch ursächlich für die Entstehung eines Ulcus ventriculi und Ulcus duodeni.

Antwort 117
Die Antwort B) ist richtig.
Zu 4: Als Akkomodation bezeichnet man die Fähigkeit des Auges, den Brechwert der Linse der Entfernung des fixierten Gegenstandes so anzupassen, dass dieser in der Netzhautebene (der Stelle des schärfsten Sehens, der Fovea centralis) scharf abgebildet wird.
Die Akkomodation ist also eine Funktion der Linse und nicht der Iris. Die Iris reguliert die Pupillenweite und damit die Intensität des Lichteinfalls.
Zu 5: Die Stäbchen vermitteln das Dämmerungssehen (schwarz-weiß), die Zapfen vermitteln das Farbensehen und Tagessehen. Die Zapfendichte nimmt zur Netzhautperipherie hin ab, die Stäbchendichte nimmt zu.

Antwort 118
Die Antwort C) ist richtig.
Bordetella pertussis, der Erreger des Keuchhustens ist ein Bakterium.
Zu A, D und E: Poliomyelitis (Kinderlähmung), Hepatitis B und AIDS sind virale Infektionserreger.

Zu B: Die Malariaerreger, Plasmodium sp., sind Protozoen, also tierische Einzeller.

Antwort 119
Die Antworten A), B), C) und E) sind richtig.
Als Autismus wird eine Kontaktstörung bezeichnet. Der Patient zieht sich in eine eigene Vorstellungs- und Gedankenwelt zurück und isoliert sich von der Umwelt (z. B. bei Schizophrenie, Neurose, bestimmten Persönlichkeitsstörungen). Eine Sonderform ist der frühkindliche Autismus, der sich meist vor dem 3. Lebensjahr als tief greifende Entwicklungsstörung manifestiert. Er ist gekennzeichnet durch schwere Kontakt- und Kommunikationsstörung, aufgehobene oder verzögerte Sprachentwicklung, geistige Behinderung, unspezifische Symptome (Angst, Wut, Aggressivität, Selbstverletzung), Stereotypien (Bewegungen, Haltungen, verbale Äußerungen, die oft über lange Zeit und in immer gleicher Weise ohne einen der Situation angemessenen Sinn wiederholt bzw. beibehalten werden).

Antwort 120
Die Antwort C) ist richtig.
Die Denkhemmung, eine formale Denkstörung, ist typisch für eine Depression.
Zu A: Die Ideenflucht, eine formale Denkstörung mit ständig sprunghaft wechselnden Assoziationen, Beschleunigung des Denkablaufs und starker Ablenkbarkeit ist vor allem typisch für die Manie (und das Delir).
Zu B: Die Denkzerfahrenheit, eine formale Denkstörung, ist ein Symptom der Schizophrenie. (Wortsalat: *"Mein meiner Mutter mal mein meine - mein Nachbar malt macht - gestern macht es und stinkt nach Gas und im Ofen. Die Welternährungsapotheke Jerusalems wird ihren Gesetzmakler per Luftpferde auf die Erde, ja die Erde, die Erdbälle, auf alle Fälle, die Felltiere sind nahrungsüberwunden in die Gesetzkapitel des Nordpols zusammengewechselt..."*)

Zu D: Rededrang ist ein Symptom der Manie.
Zu E: Befehlsautomatie ist die Bezeichnung für das unkritische Ausführen befohlener Handlungen (auch gegen den eigenen Willen), Nachahmen von Bewegungen anderer Personen (Echopraxie) oder mechanische Wiederholung gesprochener oder gehörter Wörter und Sätze ohne Rücksicht auf Inhalt und Situation (Echolalie). Kommt u.a. im Rahmen einer Schizophrenie oder bei geistigen Behinderungen vor.

ANTWORTEN
MC 3

Antwort 121
Die Antwort C) ist richtig.
Zur Überdosierung von Digitalis kommt es bei ca. 10-15 % der Behandlungen.
Symptomatik der Digitalisintoxikation:
- Kardiale Symptome: in 90 % der Fälle kommt es zu Herzrhythmusstörungen. (Eine Digitalisüberdosierung kann nahezu jede Rhythmusstörung vom AV-Block bis zum Kammerflimmern auslösen.)
- Gastrointestinale Symptome: in ca. 70 % d. F. kommt es zu Übelkeit,
- Erbrechen und Durchfall.
- Neurozerebrale Symptome: Reizbarkeit, Kopfschmerzen, Verwirrtheit, Neuralgien, Augenflimmern, Wolkensehen, Farbensehen (rot-gelb-grün).

Antwort 122
Die Antworten A) und D) sind richtig.
Der Terminus 'Nephrotisches Syndrom' ist ein Sammelbegriff für eine Vielzahl von Nierenkrankheiten, die durch folgende Befunde gekennzeichnet sind:
- Große Proteinurie (> 3 g pro Tag),
- Hypoproteinämie (=> Hypalbuminämie => Abfall onkotischer Druck => Ödem),
- Ödeme (Hypalbuminämie => Abfall onkotischer Druck => Verminderung des Plasmavolumens => Anstieg Aldosteron => Zunahme Natrium- und Wasserresorption => Verstärkung des Ödems),
- Hypercholesterinämie.
- Pathophysiologisches Prinzip des Symptomenkomplexes:
- Proteinurie ⇒ Hypalbuminämie ⇒ ↓ kolloidosmotischer Druck ⇒ Ödem ⇒ Verminderung des Plasmavolumens ⇒ ↑ Renin-Angiotensin-Aldosteron ⇒ ↑ Natrium- und Wasserresorption ⇒ Verstärkung des Ödems; der pathophysiologische Mechanismus der Hyperlipoproteinämie ist noch nicht eindeutig geklärt.

Antwort 123
Die Antwort E) ist richtig.
Unter Händedesinfektion wird eine Maßnahme zur Vermeidung der manuellen Übertragung von Krankheitserregern verstanden. Formen:
- Hygienische Händedesinfektion: Einreiben der Hände mit einem alkoholischen Desinfektionsmittel (30-60 Sekunden) zur möglichst vollständigen Abtötung der auf die Haut gelangten Anflugkeime (sog. transiente Hautflora) vor und nach Außenkontakten (z. B. Patientenuntersuchung, Verbandwechsel, Blutentnahme);
- Chirurgische Händedesinfektion: zusätzlichen Beseitigung der residenten Flora (physiologische Haftkeime) insbesondere vor operativen Eingriffen; Prinzip: Waschen der Hände und Unterarme, Bürsten der Nägel und Nagelfalze (umstritten), dann wiederholtes Einreiben der Hände mit einem Desinfektionsmittel über 5 Minuten.

Antwort 124
Die Antwort E) ist richtig.
Beim gesunden Erwachsenen erfolgt die Bildung der Erythrozyten (roten Blutkörperchen) im roten Knochenmark.
Die Bildung roter Blutkörperchen erfolgt beim Ungeborenen zuerst im Dottersack, dann in Leber und Milz (hepatolienale Blutbildung). Ab dem 7. Schwangerschaftsmonat ist das Knochenmark der Hauptort.
Ab der 2.-4. Woche nach der Geburt ist das Knochenmark dann der einzige Ort der Erythrozytenbildung.
Beim Erwachsenen ist das blutbildende Knochenmark auf kurze platte Knochen (Schädel, Wirbel, Brustbein, Becken) und die distalen und proximalen Enden der langen Röhrenknochen konzentriert.

Bei Bedarf, z.B. bei Tumoren oder bei schwerem Blutverlust, kann aber das gesamte Knochenmark innerhalb kurzer Zeit wieder die Blutbildung übernehmen.

Antwort 125
Die Antworten A) und C) sind richtig.
Klinik der tiefen Beinvenenthrombose:
- Oft völlig symptomlos! Lungenembolie meist erstes Symptom. Das Fehlen von Symptomen schließt eine Phlebothrombose nicht aus! Nur bei 1/3 aller Lungenembolien ist eine Phlebothrombose klinisch nachweisbar. Nur ca. 10 % zeigen die klassische Trias Schwellung, Schmerz, Zyanose
- Schwere und Spannungsgefühl im Bein, ziehende Schmerzen (Leiste, Poplitea, Wade); Besserung bei Hochlagerung des Beines
- Überwärmung, Schwellung (Umfangsdifferenz messen!!), zyanotische Glanzhaut, sog. Pratt-Warnvenen: Kollateralvenen an der Schienbeinkante
- Fieber oder subfebrile Temperaturen, Pulsanstieg
- Druckempfindlichkeit im Verlauf der tiefen Venen
- Wadenkompressionsschmerz (Mayr-Zeichen)
- Wadenschmerz bei Dorsalflexion im Sprunggelenk (Homann-Zeichen)
- Fußsohlendruckschmerz (Payr-Zeichen)
- Meyer-Druckpunkte entlang der inneren (medialen) Schienbeinkante

Komplikationen:
1. Lungenembolie: fast die Hälfte aller Patienten mit tiefer Beinvenenthrombose haben überwiegend asymptomatische (aber szintigrafisch nachweisbare) Lungenembolien!
2. Postthrombotisches Syndrom (PTS) mit chronisch venöser Insuffizienz (CVI)

Antwort 126
Die Antwort C) ist richtig.
Hinweise zur Therapie von Krampfadern:

Eine sorgfältige Kompressionstherapie ist das Fundament jeder sinnvollen Behandlung von Varizen. Ebenso wichtig ist die Mobilisation: die Erkrankten sollen auch tagsüber öfters die Beine hochlegen, sich aber ansonsten sportlich betätigen (kein Kraftsport, aber z. B: Rad fahren, Schwimmen, Spazierengehen).
SSS- und LLL-Regel: sitzen und stehen ist schlecht, lieber liegen oder laufen!
Abschnürende Kleidungsstücke behindern den Abfluss aus den oberflächlichen Venen (die bei Varikosis evtl. Kollateralfunktionen übernehmen müssen) und belasten die Varizen umso mehr.
Hohe Absätze sind ungeeignet, die Durchblutung zu verbessern. Wärmeanwendungen kommen allenfalls in Form von Wechselbädern in Betracht; im Übrigen sollen Venenkranke Hitze meiden.

Antwort 127
Die Antwort B) ist richtig.
Das Basaliom ist ein von den basalen Zellschichten der Epidermis und dem Follikel ausgehender Tumor, der invasiv und destruierend (zerstörend) wächst, jedoch nur extrem selten metastasiert. Deshalb wird das Basaliom auch als 'semimaligner' (= 'halbbösartiger') Tumor bezeichnet.
Epidemiologie:
Das Basaliom ist der häufigste Tumor der Haut. Die Häufigkeit des Auftretens steigt mit zunehmendem Alter. Basaliome vor dem 40. Lebensjahr sind selten, Männer und Frauen erkranken gleich häufig.
Therapie eines Basalioms:
- Chirurgische Entfernung,
- andere, weniger radikale Verfahren (Elektrodissektion, Kürettage, Kryotherapie) allenfalls bei sehr kleinen Basaliomen bei älteren Menschen,

Strahlentherapie: wenn die operative Entfernung des Basalioms nicht möglich ist. Die Prognose ist nach Therapie normalerweise gut.
Zu 4: Der bevorzugte Sitz der Basaliome ist das Gesicht, oberhalb des Mundes (nur

5 % der Basaliome finden sich an Stamm und Extremitäten) und auf vorgeschädigter Haut. Als Ursachen für die Entstehung der Basaliome werden nicht wiederholte Verletzungen diskutiert sondern

- UV-Licht, Röntgenstrahlen,
- genetische Disposition (u.a. Hauttyp),
- krebsauslösende Giftstoffe (Arsen),
- Immunsuppression.

Antwort 128
Die Antwort B) ist richtig.
In dem äußeren knorpeligen Teil des Gehörgangs liegen die so genannten Zeruminaldrüsen, die ein Sekret absondern. Zusammen mit den Produkten der Schweiß- und Talgdrüsen, mit Hautschuppen und eingedrungenem Schmutz bildet dieses Sekret das gelblichbraune Ohrenschmalz (Zerumen).
Dieses befeuchtet die Haut im Gehörgang und dient der Entfernung von Staub, Schmutz, abgestorbenen Hautzellen und Fremdmaterialien aus dem Ohr. Zudem hat es eine Keim abtötende Wirkung.
Fehlt dieser Schutz, z.B. durch häufiges Waschen oder Schwimmen, kann dies zu Ohrproblemen, z. B. zu einer Entzündung des äußeren Gehörgangs (Otitis externa) führen.
Allerdings kann Zerumen bei einer Überproduktion den Gehörgang völlig verschließen (Ohrenschmalzpfropf, Zeruminalpfropf) und plötzliche Schwerhörigkeit bewirken.
Auch eine unsachgemäße Selbstreinigung (z.B. mit Wattestäbchen) kann zur Bildung solcher Pfropfen führen.
Therapie: Spülung des Gehörgangs mit körperwarmem Wasser, keratolytische Ohrentropfen, mechanische Entfernung durch den HNO-Arzt.

Antwort 129
Die Antworten A) und C) sind richtig.
Bei Erstinfektion nicht immuner Personen mit dem Varicella-Zoster-Virus führt zum Krankheitsbild der Varizellen (Windpocken).

Bei Reinfektion eines Organismus mit Teilimmunität oder bei Reaktivierung des in den Gliazellen persistierenden Virus bei Resistenzminderung (Abwehrschwäche, chronische Erkrankungen, Tumoren) kommt es zum Krankheitsbild des Herpes zoster (Gürtelrose).

Antwort 130
Die Antwort E) ist richtig.
Zu 1: Mangelhafte Nahrungszufuhr bei Fasten oder bei Anorexia nervosa, Erbrechen oder Durchfall über einen längeren Zeitraum können zu Hypokaliämien führen.
Zu 2 und 3: Kaliummangel oder Hypokaliämie kann durch die Einnahmen von Diuretika oder von Abführmitteln über einen langen Zeitraum verursacht werden.
Zu 4: Bei Struktur- und Funktionsänderungen der Niere (Nierenversagen) und Hormonstörungen mit Überfunktion der Nebennierenrinde (Hyperaldosteronismus, Cushing-Syndrom) wird Kalium vermehrt ausgeschieden. Eine Unterfunktion der Nebennierenrinde würde durch einen Abfall des Aldosterons zu einer verminderten Kaliumausscheidung im Urin - und damit zu einer Hyperkaliämie führen.
Zu 5: Ödeme und Aszites führen bei Leberzirrhose zu einer Verminderung des zirkulierenden Blutvolumens (Hypovolämie) und dadurch zur Aktivierung des RAAS (Renin-Angiotensin I-Angiotensin II-Aldosteron-Systems). Dieser sekundäre Hyperaldosteronismus ist die Ursache der vermehrten Produktion von Aldosteron, die durch vermehrte Kaliumausscheidung im Urin zu einem Kaliummangel führt. Zudem wird Aldosteron in der Leber abgebaut. Eine Leberzirrhose kann somit aufgrund eines verminderten Aldosteronabbaus zum Aldosteronanstieg führen.

Antwort 131
Die Antworten B) und E) sind richtig.
Zu B: Haben sich bei einem chronischen arteriellen Verschluss Umgehungskreisläufe (Kollateralen) gebildet, kann der Patient noch beschwerdefrei gehen (Stadi-

um I). Kommt es aufgrund der arteriellen Minderdurchblutung zu belastungsabhängigen Schmerzen unterhalb der Stenose, muss der Patient nach einer gewissen Gehstrecke stehen bleiben, um sich zu erholen („Schaufensterkrankheit" oder Claudicatio intermittens, Stadium II). Später kommt es zu Ruheschmerzen (Stadium III) und Nekrosen (Stadium IV).
Zu E: Blasse Hautfarbe, verminderte Hauttemperatur und kalte Füße sind typische Symptome bei arteriellem Verschluss.

Antwort 132
Die Antwort E) ist richtig.
Klinik der arteriellen Hypertonie:
- Hypertoniker fühlen sich oft gesund (sie „stehen unter Druck" und „treiben die Welt um"). Beschwerden können lange Zeit fehlen.
- Typisch sind frühmorgendliche (Hinterkopf-)Schmerzen,
- Schwindel,
- Ohrensausen,
- Nervosität,
- Herzklopfen,
- Brustschmerzen vor dem Herzen („Präkordialschmerz"),
- Nasenbluten,
- Atemnot bei Belastung.

Komplikationen:
- Hypertensive Krise,
- Hypertensiver Notfall: kritischer Blutdruckanstieg mit Vitalgefährdung durch Organschäden (Hochdruckenzephalopathie, Schlaganfall, akute Linksherzinsuffizienz mit Lungenödem, Angina-pectoris-Anfall, Herzinfarkt). Notarztindikation!
- Gefäßsystem:
  In 50-60 % d. F. frühzeitige Atherosklerose (Stadium abzulesen am Augenhintergrund, z. B. Kaliberunregelmäßigkeiten, Blutungen, Papillenödem)
- Herz (Todesursache bei 2/3 der Hypertoniker):
  - Druckhypertrophie, die zur Linksherzinsuffizienz führt,
  - koronare Herzkrankheit (als Angina pectoris, Herzinfarkt, Herztod, Linksherzinsuffizienz).
- Gehirn (Todesursache bei 15 % der Hypertoniker):
  - Infarkt aufgrund der Atherosklerose,
  - hypertone Massenblutung,
  - akute Hochdruckenzephalopathie (durch Versagen der Autoregulation der Hirngefäße erfolgt druckpassive Erweiterung der Hirnarteriolen, dadurch Hirnödem).
- Nieren
  Die atherosklerotische Schrumpfniere führt zur Einschränkung der Nierenfunktion (Frühsymptom: Mikroalbuminurie und evtl. über den Renin-Angiotensin-Aldosteronmechanismus zu einer renalen Fixierung des Bluthochdrucks.
- Bauchaortenaneurysma (Aneurysma = abnorme Ausweitung der Wand eines arteriellen Blutgefäßes) bei 10 % der männlichen Hypertoniker > 65 Jahre (Rupturgefahr).

Antwort 133
Die Antwort B) ist richtig.
Aphthen sind schmerzhafte rundliche Erosionen, die von einem entzündlichen Randsaum umgeben sind.
Die Stomatitis aphthosa (auch: Gingivostomatitis herpetica, Mundfäule) ist eine Entzündung des Zahnfleischs und der Mundschleimhaut meist bei Erstinfektion (Primärinfektion) mit Herpes-simplex-Virus (HSV-1).
Sie tritt insbesondere bei Kleinkindern auf und geht klinisch mit Fieber, multiplen Bläschen und Aphthen, regionaler Lymphknotenschwellung und starken Schmerzen einher.
Das Krankheitsbild heilt innerhalb von 2-3 Wochen spontan ab.

Antwort 134

Die Antworten D) und E) sind richtig.

Zu A: Der frisch gelassene Morgenurin des Gesunden reagiert normalerweise sauer (pH 5-7).

Zu B: Der Urin des Gesunden ist klar und bernsteingelb gefärbt.

Zu C: Die Albuminmessung im Urin ist ein sehr empfindlicher Wert zur frühzeitigen Beurteilung einer möglichen Nierenschädigung z. B. durch einen schlecht eingestellten Diabetes (diabetische Nephropathie) oder durch Bluthochdruck. Die Albuminausscheidung ist Ausdruck einer glomerulären Schädigung des Tubulusapparates der Niere.

Einteilung der Albuminurie mg/l (Liter!):

normal:

- < 20 mg/l im ersten Morgenurin,
- < 30 mg/24 Std. in 24-Stunden Urinsammlung,
- < 20 µg/min in zeitlich befristeter Sammlung;

Mikroalbuminurie:

- 20 - 200 mg/l im ersten Morgenurin,
- 30 - 300 mg/24 Std. in 24-Stunden Urinsammlung;

Makroalbuminurie:

- > 200 mg/l im ersten Morgenurin,
- > 300 mg/24 Stunden in 24-Stunden Urinsammlung.

Zu D: Weniger als 10 Leukozyten pro µl Urin gelten nicht als pathologisch. Zeigen sich jedoch mehr als 5-10 Leukozyten pro µl, so wird von Leukozyturie gesprochen. Leukozyturie ist ein Hinweis auf eine Harninfektion.

Leukozyten im Urin werden im Rahmen des Untersuchungsablaufes meist mit Teststreifen nachgewiesen Nachweisgrenze: 20 Leukozyten/µ. Der eindeutige (da genauere) Nachweis von Leukozyten im Urin erfolgt mittels Mikroskopie.

Zu E: Vereinzelte Plattenepithelzellen können im Urinsediment nachweisbar sein. Sie stammen meist aus der Urethra. Ein vermehrtes Auftreten hat keine diag-

nostische Bedeutung sondern spricht gegen sauber gewonnenen Mittelstrahlurin.

Antwort 135

Die Antwort B) ist richtig.

Zu 1: Durch Rückstau des Blutes in den großen venösen Körperkreislauf in Richtung Lunge kann es bei Rechtsherzinsuffizienz zu Pleuraergüssen kommen.

Zu 2: Eiweißmangel führt über eine Verminderung des onkotischen (kolloidosmotischen) Drucks zu beidseitigen Beinödemen.

Zu 3: Unter Myxödem wird die pathologische Ablagerung von Glykosaminoglykanen in Haut-, Unterhaut- und Muskelgewebe verstanden. Diese pathologischen Ablagerungen finden sich

a) als generalisiertes Myxödem als ödematös-teigige Infiltration bei Hyopthyreose (Schilddrüsenunterfunktion) bzw.

b) als prätibialis (an den Streckseiten der Unterschenkel vor der Schienbeinkante gelegenes) Myxödem bei der Immunogenen Hyperthyreose (M. Basedow).

Im Gegensatz zu wasserbedingten Ödemen hinterlässt ein Druck mit dem Finger keine bleibende Delle.

Zu 5: Ein Lungenödem ist das Endstadium einer Linksherzinsuffizienz. Die Pulmonalstenose führt aber über eine Rechtsherzbelastung zu einer Rechtsherzinsuffizienz.

Antwort 136

Die Antwort C) ist richtig.

Die Mukoviszidose (auch: Zystische Fibrose, CF) ist eine angeborene Stoffwechselkrankheit (1:2 000), autosomalrezessive vererbt (Defekt Chromosom 7). In Deutschland sind ca. 5 % der Bevölkerung heterozygote Träger des CF-Gens. Der Gendefekt führt zu einer mangelhaften Chlorid- und Wassersekretion. Dies führt zur vermehrten Produktion eines zähen Schleims, der die Darmschleimhaut überzieht und unter anderem die Bauchspeicheldrüsengänge und die Bronchiolen verstopft. Dadurch kommt es zu schweren Komplikationen im Bereich der Atemwege und zu intestinaler Maldigestion und Malabsorption. Der erhöhte Elektrolytgehalt des Sekrets von (Schweiß-) Drüsen führt zu Flüssigkeits- und Elektrolytverlusten und zu einem erhöhten Salzgehalt des Schweißes. Über einen Schweißtest der Haut (Pilocarpin-Iontophorese-Schweißtest) lässt sich die Diagnose stellen. Die mittlere Lebenserwartung (ohne Gentherapie) beträgt bei Frauen ca. 25 Jahre, bei Männern ca. 30 Jahre.

Antwort 137
Die Antworten A) und C) sind richtig.
Nach § 24 des Infektionsschutzgesetzes besteht für den Heilpraktiker Behandlungsverbot für die in Paragraph 6, 7 und 34 genannte Krankheiten oder Infektionserreger.
Zu A: § 34,1(16) Infektionsschutzgesetz ... Scharlach oder sonstigen Streptococcus pyogenes Infektionen ...
Zu C: § 34,1(20) Infektionsschutzgesetz ... Windpocken.
Für Infektiöse Mononukleose, Ringelröteln und Herpes labialis besteht für den Heilpraktiker kein Behandlungsverbot.

Antwort 138
Die Antwort C) ist richtig.
Zu 1: Zur typischen Klinik des M. Crohn zählen Bauchschmerzen, Durchfälle (meist ohne Blutbeimengungen) und Blähungen.
Zu 2: Beim Erkrankungsalter zeigen sich zwei Häufigkeitsgipfel zwischen dem 20.-40. Lebensjahr und um das 60. Lebensjahr.
Zu 3: Analfisteln sind in 40 % d. F. das erste Symptom eines M. Crohn, sie erfordern eine entsprechende Diagnostik!
Zu 4: Ein schubweiser chronischer Verlauf mit einer Rezidivhäufigkeit von 30 % nach 1 Jahr ist typisch für den M. Crohn.
Zu 5: Der Morbus Crohn ist gekennzeichnet durch eine Entzündung aller (auch der tiefen) Wandschichten des gesamten Magen-Darm-Traktes (vom Mund bis zum Anus). Am häufigsten finden sich die entzündeten Darmareale am Ende des Dünndarms (terminales Ileum) und am Beginn des Kolons.
Prüfungsrelevantes zu Morbus Crohn und Colitis ulcerosa:
Der Morbus Crohn ist gekennzeichnet durch eine Entzündung aller (auch der tiefen) Wandschichten des gesamten Magen-Darm-Traktes (vom Mund bis zum Anus). Am häufigsten finden sich die entzündeten Darmareale am Ende des Dünndarms (terminales Ileum) und am Beginn des Kolons. Im Gegensatz zur Colitis ulcerosa, die meist vom Rektum aus kontinuierlich fortschreitet, zeigt der M. Crohn einen segmentalen diskontinuierlichen Befall mit zwischengeschalteten unveränderten Darmstücken.
Klinische Symptomatik des M. Crohn:
• Bauchschmerzen und Durchfälle (meist ohne Blut), Blähungen,
• Symptome wie bei einer Appendizitis,
• schubweiser chronischer Verlauf mit einer Rezidivhäufigkeit von 30 % nach 1 Jahr,
• Labor: evtl. Anämie, Leukozytose, BSG-Erhöhung;
Komplikationen bei Morbus Crohn:
• außerhalb des Magen-Darm-Traktes gelegene (extraintestinale) Symptome:
  - Haut: z. B. Erythema nodosum,
  - Augen: Uveitis (Entzündung der mittleren Augenhaut = Uvea), Episkleritis (Entzündung des lockeren Bindegewebes zwischen Sklera = Lederhaut und Bindehaut),
  - Gelenke: Arthritis, ankylosierende Spondylitis (M. Bechterew),
  - Leber: z. B. sklerosierende Cholangitis.
• Wachstumsstörungen im Kindesalter,
• Malabsorptionssyndrom mit Gewichtsverlust; bei ausgedehntem Befall des terminalen Ileums evtl. Resorptionsstörung von Vitamin B12 (es entwickelt sich eine megaloblastäre Anämie) oder Gallensäuren (es entwickeln sich ein Gallensäure-Durchfall, Choles-

terin-Gallensteine, Oxalat-Nieren-
steine),
- Darmverengungen (Stenosen) mit
Darmverschluss (Ileus),
- Fisteln (40-50 %) und anorektale
Abszesse: Analfisteln sind in 40 %
d. F. das erste Symptom eines
M. Crohn, sie erfordern eine entspre-
chende Diagnostik!
- Spätkomplikationen: kolorektales
Karzinom (regelmäßige Koloskopien!),
Amyloidose.

Therapie bei Morbus Crohn:

Konservativ

- Diät: bei Laktoseintoleranz (30 % der
Patienten) milchfreie Diät. Bewusstes
Meiden aller Speisen, die der Patient
nicht verträgt (Eliminationsdiät). Bei
Malassimilation Substitution der nicht
resorbierten Nahrungsbestandteile. Bei
schwerem Schub ballastfreie Flüssig-
nahrung oder intravenöse Ernährung
über Infusionen.
- Medikamente
- Psychosomatische Hilfe, Selbsthilfegruppen.

Chirurgisch (nur bei Komplikationen):
‚Niemand operiert einen Crohn-Patienten
gerne‘: Blutung, Perforation, Darmverschluss oder rezidivierende Fisteln
können zur Operation zwingen, hohe
Komplikationsrate! Früher oder später
werden ca. 90 % der Morbus-Crohn-
Patienten operiert.

Colitis ulcerosa:
Die Colitis ulcerosa ist eine chronisch entzündliche Dickdarmerkrankung mit kontinuierlicher Ausbreitung und mit Ausbildung von Ulzerationen der oberflächlichen Schleimhautschichten.
Die Erkrankung beginnt meist im Rektum
und breitet sich in Richtung Dünndarm im
Kolon aus. Das Rektum ist stets befallen,
ein Befall des ganzen Kolons findet sich
in 20-50 % d. F.

Klinik:
- Leitsymptom: blutig-schleimige
Durchfälle,
- Bauchschmerzen, evtl. krampfartig,
schmerzhafter Stuhldrang (Tenesmen),
- evtl. subfebrile Temperaturen,
- Labor: evtl. Anämie, Leukozytose,
BSG-Erhöhung, evtl. Thrombozytose
(Merke: eine Thrombozytose kann
auch auf Prozesse im Magen-Darm-
Trakt hindeuten).

Komplikationen:
- Wachstumsstörungen im Kindesalter,
- außerhalb des Magen-Darm-Traktes
gelegene Symptome (seltener als bei
M. Crohn):
- Haut: z. B. Erythema nodosum,
- Augen: Uveitis (Entzündung der mitt-
leren Augenhaut = Uvea), Episkleritis
(Entzündung des lockeren Bindegewe-
bes zwischen Sklera = Lederhaut und
Bindehaut),
- Gelenke: Arthritis, ankylosierende
Spondylitis (M. Bechterew),
- Leber: z. B. sklerosierende Cholangitis.
- Malabsorptionssyndrom mit Gewichts-
verlust,
- massive Blutung,
- toxische Dickdarmerweiterung (toxi-
sches Megacolon) mit septischen
Temperaturen, Bauchfellentzündung
(Peritonitis), Perforationsgefahr!
- Karzinomrisiko (korreliert mit der
Dauer und dem Ausmaß der Kolon-
erkrankung, nach 15 Krankheitsjahren
ca. 3faches Krebsrisiko, häufiger als
bei M. Crohn).

Verlauf:
- Chronisch-rezidivierender Verlauf
(85 %): Auftreten der Symptome
wechselt mit beschwerdefreien Inter-
vallen (Remission). 5-10 % der Patienten bleiben nach einer Krankheitsatta-
cke viele Jahre beschwerdefrei.
- Chronisch-kontinuierlicher Verlauf
(10 %): keine kompletten Remissionen,
unterschiedlich starke Beschwerden,
nie beschwerdefrei.

- Akuter schwerer (fulminanter) Verlauf (5 %): plötzlicher Krankheitsbeginn mit krampfartigen Schmerzen und starken Durchfällen, septischen Temperaturen, Schock, Letalität 30 %.

Diagnose:
Anamnese, Klinik, Inspektion und Austastung des Rektums, Spiegelung des Rektums (Rektoskopie) und des Kolons (Koloskopie) mit Gewebeentnahme zur histologischen Untersuchung, Labor (Anämie?, Entzündungszeichen u.a.), Sonografie (Wandverdickungen des Kolons, evtl. Röntgen (Kolonkontrasteinlauf), Leukozytenszintigrafie (Nachweis entzündlicher Dickdarmbereiche), bakteriologische Stuhluntersuchung (Ausschluss einer infektiösen Kolitis)
Therapie:
Konservativ.

- Diät (wie bei M. Crohn, siehe oben),
- Medikamente (Sulfasalazin, Mesalazin, Olsalazin, Glukokortikoide),
- psychosomatische Hilfe und Selbsthilfegruppen.

Chirurgisch:

- Bei Versagen der konservativen Therapie, bei lokalen oder systemischen Komplikationen wird der gesamte Dickdarm entfernt (Proktokolektomie). Damit wird das Organ der Erkrankung beseitigt, der Patient ist „geheilt". (Auch hier unterscheidet sich der M. Crohn von der Colitis ulcerosa). Nicht warten, bis der Patient in einen immer schlechteren Allgemeinzustand rutscht!
- Akute Operationsindikation bei fulminantem Verlauf (Sepsis, toxisches Megakolon, Perforation, schwere Blutung)

Antwort 139
Die Antwort A) ist richtig.
Zu A: Als typische Komplikationen der Masern gelten:

- Pneumonie, Mittelohrentzündung Otitis media), Masernkrupp (akute verengende Laryngotracheitis),

- Gehirnentzündung (Enzephalitis) (gefürchtet! 20 % tödlich, 30 % bleibende neurologische Schäden),
- SSPE (subakute, sklerosierende Panenzephalitis: sehr selten: ca. 7 Fälle auf eine Million an Masern erkrankter Patienten, immer tödlich!),
- Abwehrschwäche (mit Kreislaufversagen),
- psychische Entwicklungsstörungen.

Zu B: Übertragungsweg: Tröpfcheninfektion.
Zu C: Die Ohrspeicheldrüsenschwellung ist typisch für die Parotitis epidemica (Mumps, Ziegenpeter).
Zu D: Im Blutbild finden sich Leukopenie, Lymphopenie und Eosinopenie.
Zu E: Inkubationszeit: 10 (8-13) Tage.

Antwort 140
Die Antwort E) ist richtig.
Das Zwerchfell oder Diaphragma ist eine vom N. phrenicus innervierte muskulöse Scheidewand zwischen Brust- und Bauchraum. Das Zwerchfell ist der wichtigste Atemmuskel.
Die Aussagen 2) und 5) treffen auf das Bauchfell (Peritoneum) zu.

Antwort 141
Die Antworten A) und D) sind richtig.
Unter hypertensiver Krise wird ein anfallsartiger Anstieg des Blutdrucks auf systolische Werte von mehr als 200 mm Hg oder diastolische Werte über 120 mm Hg verstanden. Solange keine erkennbaren Organschäden vorliegen, spricht man von hypertensiver Krise, liegen Organschäden vor und besteht eine lebensbedrohliche Situation, die eine sofortige Drucksenkung verlangt, liegt ein hypertensiver Notfall vor. Klinisch zeigen sich Kopfschmerz, Schwindel, Verwirrtheit, Sehstörungen, Bewusstseinseintrübung bis hin zum Koma, Dyspnoe, Angina pectoris, Oligurie oder Anurie.

Zu B: Die Lungenembolie ist eine typische Komplikation der tiefen Beinvenenthrombose.

Antwort 142

Die Antwort D) ist richtig.

Zu 4: Die KHK (Koronare Herzkrankheit) verläuft in etwa 45 % der Fälle asymptomatisch, in 55 % der Fälle äußert sie sich durch typische retrosternale Schmerzen: Angina pectoris (Enge der Brust).
Die Angina pectoris ist also die symptomatische Form der KHK.

Antwort 143

Die Antworten A) und B) sind richtig.
Beim M. Parkinson kommt es aufgrund einer Erkrankung des Mittelhirns zur Störung extrapyramidalmotorischer Bahnen. Diese Bahnen steuern normalerweise die unwillkürlichen Muskelbewegungen und den Muskeltonus, und sie modifizieren die Willkürmotorik (Pyramidenbahn). Ihr Ausfall führt zu Störungen der normalen Bewegungsabläufe.
Klinik: Klassische Trias:

- Rigor: als Ausdruck einer extrapyramidalmotorischen Erkrankung kommt es zu einem wechselnden Dehnungswiderstand der Muskulatur bei passiver Dehnung. Der Dehnungswiderstand kann während der Prüfung (z. B. Beugen des Unterarmes im Ellenbogengelenk) immer wieder ruckartig etwas nachlassen: 'Zahnradphänomen'.
- Akinese oder Hypokinese: Bewegungsarmut sowohl der Willkürmotorik als auch der Ausdrucksbewegungen (Mimik) und Mitbewegungen.
- Ruhetremor (Zittern von Händen, Beinen, evtl. Kopf mit einer Frequenz von 4-7/s). Unter Tremor versteht man die rhythmische Bewegung von Fingern, Händen, Füßen oder Kopf.
Typische Symptome sind zudem:
- Bradyphrenie (Verlangsamung aller seelischen Abläufe),
- starre, oft gebeugte Körperhaltung,

- kleinschrittiger 'trippelnder' Gang (Schwierigkeiten beim Abbremsen der Gangbewegungen),
- Mikrografie (kleine bzw. während des Schreibens kleiner werdende Schrift),
- Verarmung von Gestik und Mimik (Maskengesicht'),
- 'psychisches Kopfkissen' (in fortgeschrittenen Fällen liegen die Patienten bewegungslos auf dem Rücken, aufgrund der Tonuserhöhung ist der Kopf von der Unterlage abgehoben).
- Vegetative Störungen:
  - Starker Speichelfluss (Hypersalivation),
  - 'Salbengesicht' (durch starke Talgdrüsenabsonderung),
  - Tonuserhöhung der glatten Muskulatur von Magen, Darm und Harnblase mit Verstopfung (Obstipation) und Harnverhalt, Temperaturregulationsstörungen.
- Psychische Störungen: depressive Verstimmungen, symptomatische Psychosen (selten: organische Wesensänderung)
- Komplikationen: Parkinson-Krise mit hohem Fieber, Schweißausbrüchen und Kreislaufversagen, Demenz (wird in unterschiedlicher Ausprägung bei bis zu 30 % der Patienten beobachtet, vor allem im Endstadium).

Antwort 144

Die Antworten A) und C) sind richtig.
Die Schizophrenie ist eine Form der endogenen Psychose, die durch ein Nebeneinander von gesunden und veränderten Erlebnis- und Verhaltensweisen gekennzeichnet ist. Klinik:

- Denkstörungen,
- Antriebsstörungen,
- Wahn,
- Halluzinationen,
- psychomotorische Störungen,
- Affektstörungen,
- Ich-Erlebnisstörungen.

Antwort 145

Die Antwort E) ist richtig.

Das Karpaltunnelsyndrom (Medianus-kompressionssyndrom) ist eine durch mechanische Kompression des N. medianus im Karpaltunnel verursachte Atrophie der Daumenballenmuskulatur sowie Sensibilitätsstörung der Hohlhand und Finger 1-3 einschließlich der radialen Seite des 4. Fingers. Anfangs kommt es besonders nachts zu Schmerzen im Unterarm.

Das Krankheitsbild betrifft hauptsächlich Frauen zwischen dem 40. und 50. Lebensjahr (m:w=1:10) oft im Rahmen anderer Erkrankungen (Amyloidose, Diabetes mellitus, rheumatische Arthritis).

Die Diagnose wird durch Elektromyographie (Registrierung der Aktionsströme im Muskelgewebe) und Elektroneurographie (Bestimmung der Nervenleitungsgeschwindigkeit) gesichert.

Zu einer Schwurhand kommt es beim Karpaltunnelsyndrom nicht, denn der Nerv wird erst nachdem er die Handmuskeln (diese liegen am Unterarm) innerviert hat, geschädigt.

Antwort 146

Die Antwort E) ist richtig.

Durch die relative Inkompressibilität von Hirngewebe und Liquor sowie die Unnachgiebigkeit der Schädelknochen können bereits geringfügige Veränderungen des intrakraniellen Volumens zu einer massiven Hirndrucksteigerung führen.

Ursachen für eine Hirndrucksteigerung: Hydrozephalus, Hirninfarkt, Hirnödem, traumatische (Hirnkontusion), entzündliche (Enzephalitis, Hirnabszess) und raumfordernde intrakranielle Prozesse.

Antwort 147

Die Antwort B) ist richtig.

Als Polyneuropathie wird die Erkrankung peripherer Nerven aus nichttraumatischen Ursachen verstanden. Häufigste Formen sind die diabetische und die alkoholische Polyneuropathie.

Klinisch zeigen sich distal betonte, strumpfförmige sensible Reiz- bzw. Aus-

fallerscheinungen, z. B. als Parästhesien (Kribbeln, Ameisenlaufen) oder (ziehende) Schmerzen bzw. Hypästhesie (herabgesetzte Empfindung) und Pallhypästhesie (herabgesetztes Vibrationsempfinden);

Die Polyneuropathie beginnt meist an der unteren Extremität (Abschwächung des Triceps-surae-Reflexes), im weiteren Verlauf schlaffe Lähmung, Areflexie, Muskelatrophie und Störungen des vegetativen Nervensystems (Herz-Kreislauf-System, Blase, Mastdarm, Sexualfunktion, Haut). Typisch ist eine symmetrische Verteilung der Symptome. Ein asymmetrischer Befall (Mononeuropathia multiplex, Schwerpunktpolyneuropathie) findet sich v. a. bei Diabetes mellitus und Vaskulitis.

Zu 3: Eine starke Liquorzellzahlerhöhung deutet auf eine infektiöse Erkrankung des Zentralnervensystems hin.

Antwort 148

Die Antwort A) ist richtig.

Das obere Sprunggelenk ist ein Scharniergelenk, in dem der Fuß gebeugt und gestreckt werden kann.

Das Gelenk wird gebildet vom jeweils distalen Ende des Schien- und Wadenbeins (Tibia und Fibula) und dem Sprungbein (Talus).

Zu B: Das Fersenbein (Calcaneus) bildet zusammen mit dem Sprungbein (Talus) die hintere Fußwurzel. Er dient der Achillessehne als Ansatz.

Zu C: Das Erbsenbein, Os pisiforme, gehört zu den Handwurzelknochen,

Zu D: Das Schambein, Os pubis, bildet den vorderen Teil des Hüftbeins (Os coxae).

Zu E: Das Würfelbein, Os cuboideum, gehört zu den Fußwurzelknochen (auf der lateralen Fußseite).

Antwort 149

Die Antwort C) ist richtig.

Das kegelförmige Ende des Rückenmarks, Conus medullaris, liegt in Höhe des (1) bzw. 2. Lendenwirbels.

Antwort 150
Die Antwort A) ist richtig.
Der Ductus thoracicus, auch Brustmilch-
oder Milchbrustgang entsteht aus dem
Zusammenfluss dreier Lymphstämme zur
Cisterna chyli.
Er verläuft durch den Hiatus aorticus des
Zwerchfells ins hintere Mediastinum und
mündet weiter kranial in den linken
Venenwinkel (Angulus venosus sinister,
gebildet aus der Vena subclavia und der
Vena jugularis interna).
Der Ductus thoracicus sammelt die Lym-
phe der gesamten unteren und der linken
oberen Körperhälfte.

Antwort 151
Die Antwort B) ist richtig.
Die Trikuspidalklappe verhindert während
der Systole ein Zurückfließen des Blutes
in die Vorhöfe und die Hohlvenen. Bei
Schließunfähigkeit der Trikuspidalklappe
(Trikuspidalinsuffizienz) fließt während
der Systole Blut zurück in den großen
venösen Körperkreislauf und führt zu
einem sichtbaren Venenpuls am Hals
(V. jugularis externa).

Antwort 152
Die Antwort C) ist richtig.

Antwort 153
Die Antwort B) ist richtig.
Das pro Herzschlag ausgestoßene Blut-
volumen beträgt ca. 70-80 ml.

Antwort 154
Die Antwort B) ist richtig.
Das Hormon Glukagon wird in den
A-Zellen des Pankreas gebildet.
Glukagon wirkt als Gegenspieler (Anta-
gonist) des Insulins, erhöht also den Blut-
zuckerspiegel.

Antwort 155
Die Antwort D) ist richtig.
Röteln sind in der Regel 7 Tage vor bis 7
Tage nach Auftreten des Exanthems
infektiös.

Antwort 156
Die Antwort E) ist richtig.
Das Merkwort für die Erreger, die wäh-
rend der Schwangerschaft oder der Geburt
auf das Kind übertragen werden können,
lautet STORCH (... der Storch bringt
manchmal auch kranke Kinder):
S = Syphilis
T = Toxoplasmose
O = Others (z. B. Windpocken, Ringel-
röteln, Masern, Mumps, Listerien
u.a.)
R = Röteln
C = Cytomegalie
H = HIV, Hepatitis B, Herpes simplex
Eigentlich ist 5) AIDS falsch, da nicht das
Endstadium einer Erkrankung auf ein
Kind übertragen werden kann ... Es müss-
te „HIV" heißen.

Antwort 157
Die Antwort C) ist richtig.
Bei der Anorexia nervosa wird durch die
Nahrungsverweigerung und durch die ihr
folgende Amenorrhö (Ausbleiben der
Menstruation) im übertragenen Sinne eine
Verweigerung der Übernahme der weibli-
chen Rolle erzielt. Hass, Wut und letztlich
Trauer sind die verdrängten Gefühle. An-
erkennung wird durch ein hohes Leis-
tungs- und Aktivitätsniveau gesucht. So-
wohl bei der Anorexie als auch bei der
Bulimie scheinen genetische Faktoren von
Bedeutung zu sein. Beginn ist meist zwi-
schen dem 12. und 23. Lebensjahr. Mäd-
chen sind 8-10x so häufig betroffen wie
Jungen. Klinik:
- Ablehnung der Nahrungsaufnahme,
- Abmagerung (bis zu 30 kg, mind. 20 %
  unterhalb der Norm),
- Amenorrhö,
- Hypotonie, Bradykardie und niedriger
  Grundumsatz,
- Obstipation,
- heimliche Provokation von Erbrechen,
- Phasen von Heißhunger,
- übertriebener Ehrgeiz, der - wie die
  ganze Krankheit - etwas selbstzerstöre-
  risches hat,

• übertriebene körperliche Aktivität.
Das Krankheitsbild ist chronifiziert in der Regel und heilt meist nicht spontan aus. Bis zu 10 % der Patienten verhungern, so dass im Rahmen der Nahrungsverweigerung eine akute Lebensgefahr auftreten kann.

Antwort 158
Die Antwort B) ist richtig.
Zu 1: Die Glandula lacrimalis, Tränendrüse, liegt im Stirnbein über dem äußeren Augenwinkel.
Zu 2: Der Tränensack, Saccus lacrimalis, liegt in einer flachen Mulde an der Medialseite der Augenhöhle (Orbita).
Zu 4: Die Abflüsse für die Tränenflüssigkeit befinden sich im inneren Augenwinkel.
Zu 5: Der Tränenkanal (Ductus nasolacrimalis) ist ein Abflussweg der Tränenflüssigkeit. Durch die beiden Tränenpunkte des Ober- und Unterlids werden die Tränen von den Tränenkanälchen angesaugt und in den Tränensack geleitet. Von hier fließen die Tränen durch den Tränengang in den unteren Nasengang.

Antwort 159
Die Antworten B) und D) sind richtig.
Zu D: Die alleinige Bestimmung des Serumeisens reicht zur Diagnose eines manifesten Eisenmangels nicht aus. Bei Tumoren und chronischen Entzündungen können die Eisenspeicher voll sein, obwohl das Serumeisen erniedrigt ist. Es besteht dann kein Eisenmangel, sondern das Eisen kann nicht aus den Speichern mobilisiert werden. Die Eisenbestimmung im Blut sollte deshalb immer mit einer Ferritin- bzw. ein Transferrin-Wert-Bestimmung kombiniert werden.

Antwort 160
Die Antwort B) ist richtig.
Zu A: Ein chronischer Husten kann sich, als Zeichen der Lungenstauung, bei Linksherzinsuffizienz entwickeln.

Zu B: Bei der Rechtsherzinsuffizienz kommt es durch Rückstau in den großen venösen Körperkreislauf auch zu einem Rückstau in die Leber, die Pfortader und die Milz. Die Stauung führt zur Vergrößerung von Leber und Milz: Hepatosplenomegalie.
Zu D: Feinblasige Rasselgeräusche über den Lungen durch Blutrückstau in die Lungen sind ein Frühsymptom der Linksherzinsuffizienz.
Zu E: Das Lungenödem ist das Endstadium der Linksherzinsuffizienz.
Klinik der Rechtsherzinsuffizienz (Rückstau in den Körperkreislauf):
• Sichtbare Venenstauung (Halsvenen, Unterzungenvenen),
• Stauungsergüsse (Aszites, Pleuraerguss),
• Stauungsleber (vergrößert, evtl. schmerzhaft),
• Stauungsgastritis (durch Blutrückstau in die Pfortader; Appetitlosigkeit, Meteorismus),
• Stauungsnieren mit Proteinurie (= Eiweiß im Urin),
• Gewichtszunahme und Ödeme (Knöchel, Unterschenkel, bei liegenden Patienten am Kreuzbein = tiefster Körperpunkt),
• Nykturie (= nächtliches Wasserlassen; nächtliche Rückresorption von Ödemen),
• Tachykardie (schneller Herzschlag, schneller als 100 Schläge pro Minute),
• Herzvergrößerung (Hypertrophie),
• kardiogener Schock.

Antwort 161
Die Antworten C) und D) sind richtig.
Zu A und B: Beidseitige Unterschenkelödeme und Aszites sind typische Symptome der Rechtsherzinsuffizienz.
Zu E: Herzvergrößerung (Hypertrophie), Tachykardie, Nykturie und kardiogener Schock finden sich sowohl bei der Rechts- als auch bei der Linksherzinsuffizienz.
Klinik der Linksherzinsuffizienz

(Rückstau in den Lungenkreislauf):

- Atemnot (= Dyspnoe, anfangs bei Belastung, später in Ruhe), Tachypnoe (schnelle Atmung),
- Orthopnoe (= Atemnot im Liegen, die durch Aufsitzen gebessert wird. Die Patienten legen zum Schlafen immer mehr Kopfkissen ins Bett = grobes Maß für die Insuffizienz.)
- Asthma cardiale (nächtlicher Husten und Atemnot; Auskultation: basale Rasselgeräusche),
- Lungenödem (= Endstadium der Links-herzinsuffizienz; Rasseln über der Brust, schaumiger Auswurf), Pleura-erguss,
- Zyanose,
- Nykturie (nächtliches Wasserlassen),
- Tachykardie,
- Herzvergrößerung,
- Leistungsminderung, Schwächegefühl,
- Hirnfunktionsstörungen,
- kardiogener Schock.

Gemeinsame Symptome bei Rechts- und Linksherzinsuffizienz ("Globalinsuffizienz") sind Nykturie (= das nächtliche Wasserlassen), schnelle Herzfrequenz (Tachykardie), Herzvergrößerung (Hypertrophie) und evtl. Pleuraerguss.

Antwort 162
Die Antworten A) und D) sind richtig.
Unter hyperkinetischem Syndrom versteht man eine pathologisch gesteigerte Motorik vor allem der Skelettmuskulatur mit z.T. unwillkürlich ablaufenden Bewegungen ('Zappelphilipp'). Hyperkinetisches Syndrom ist ein Synonym zu Aufmerksamkeitsdefizit-Hyperaktivitätsstörung (ADS, ADHS).
Das Krankheitsbild ist durch seit der Kindheit bestehende erhebliche Störungen der Konzentration und Daueraufmerksamkeit, durch erhebliche Störungen der Impulskontrolle und der emotionalen Regulation sowie fakultativ durch motorische Hyperaktivität bzw. Unruhe gekennzeichnet.

Folgende Symptome können bei Kindern als Warnzeichen für eine ADHS gelten: Das Kind

- ist impulsiv (es handelt ohne zu denken), ungeduldig und unruhig,
- ist unkonzentriert, lässt sich leicht ablenken und ist unaufmerksam,
- ist ständig in hektischer ungerichteter Bewegung,
- hört nicht zu,
- versteht und/oder befolgt Anweisungen von Eltern und Lehrern nicht,
- fängt Dinge an und beendet sie nicht,
- macht viele Leichtsinnsfehler,
- kann sich beim Spielen nicht leise verhalten,
- kann in Gruppe nicht warten, bis es an der Reihe ist, stört andere Kinder beim Spiel,
- redet häufig dazwischen,
- wird in der Schule häufig gestraft und getadelt,
- hat Schwierigkeiten Freundschaften aufzubauen und zu pflegen,
- verliert und vergisst häufig Dinge,
- macht viele Dinge kaputt,
- hat häufig Unfälle,
- beteiligt sich an gefährlichen Aktivitäten, ohne Angst zu haben.

Diese Störungen führen zu Problemen bei der Entwicklung der sozialen, schulischen und beruflichen Anpassung und sind mit einem großen persönlichen Leidensdruck verbunden.

Antwort 163
Die Antworten B) und C) sind richtig.
Zu A: Die Auskultation des basalen Bereichs der Lungen erfolgt am besten am sitzenden oder stehenden Patienten.
Zu D: Fieber geht normalerweise mit einer Zunahme der Herz- und Atemfrequenz einher.
Zu E: Als Atemhilfsmuskulatur wird die Muskulatur verstanden, die bei verstärkter Atemarbeit, meist im Rahmen einer starken Atemnot (Dyspnoe), willkürlich zusätzlich aktiviert werden kann. Zur inspi-

ratorischen Atemhilfsmuskulatur gehören die Mm. scaleni, Mm. sternocleidomastoidei und Mm. pectorales, zur exspiratorischen Atemhilfsmuskulatur gehört die äußere Bauchmuskulatur.

Antwort 164
Die Antworten B) und E) sind richtig.
Zu A: Der Erbsche Punkt liegt im 3. Interkostalraum links, dicht neben dem Brustbein.
Zu D: Bei der Einatmung (Inspiration) kommt es physiologisch zu einer Zunahme der Herzfrequenz (Thoraxdruck erhöht - Schlagvolumen kleiner - Herzfrequenz erhöht), bei der Ausatmung zu einer Abnahme der Herzfrequenz (Thoraxdruck niedriger - Schlagvolumen erhöht - Herzfrequenz niedriger). Oder kurz gesagt: Der Puls ist bei der Einatmung schneller, bei der Ausatmung langsamer.
Zu E: Tja, da haben wir wieder etwas dazu gelernt ...

Antwort 165
Die Antwort C) ist richtig.
Zu D: Beispiel für eine Stoffwechselerkrankung: Gicht. Beispiel für eine allergische Arthritis: Rheumatisches Fieber.

Antwort 166
Die Antworten A) und C) sind richtig.
Zu B: Kommt es bei einer chronischen arteriellen Verschlusskrankheit aufgrund der arteriellen Minderdurchblutung zu belastungsabhängigen Schmerzen unterhalb der Stenose, muss der Patient nach einer gewissen Gehstrecke stehen bleiben, um sich zu erholen („Schaufensterkrankheit', Claudicatio intermittens oder intermittierendes Hinken).
Zu D: Der nächtliche Ruheschmerz findet sich erst im 3. Stadium der chronischen arteriellen Verschlusskrankheit, ist also kein Zeichen einer gerade erst beginnenden Erkrankung.
Zu E: Die Alkoholkrankheit geht häufig mit einer Polyneuropathie einher, die sich u.a. in Form chronischer Beinschmerzen manifestieren kann.

Antwort 167
Die Antwort D) ist richtig.
Zu 3: Dann würden die Eiweiße ja die Nierenfilter passieren und im Harn erscheinen. Normalerweise können die Eiweiße die engmaschigen Nierenfilter nicht passieren.

Antwort 168
Die Antwort D) ist richtig.
Der Totraum ist der Teil des Respirationstrakts der physiologisch am Gasaustausch nicht beteiligt ist. Er dient der Reinigung, Erwärmung und Anfeuchtung der Atemluft sowie der Sprachbildung. Der physiologische Totraum des Respirationstrakts reicht von Nase und Mund bis zu den Bronchiolen und hat ein Volumen von ca. 150 ml.

Antwort 169
Die Antwort C) ist richtig.
Die Hebephrenie ist eine meist schon im Jugendalter beginnende, zu hochgradiger Persönlichkeitsveränderung führende Schizophrenieform. Hebephrenie ist eine Form der Schizophrenie, bei der die affektiven Veränderungen im Vordergrund stehen, Wahnvorstellungen und Halluzinationen flüchtig und bruchstückhaft auftreten, das Verhalten verantwortungslos und unvorhersehbar ist und Manierismen häufig sind. (Manieriertheit: verschrobene, verschnörkelte, possenhafte Art, bezogen auf Bewegungen, Handlungen, Gestik, Mimik oder Sprache).
Die Stimmung ist flach und unangemessen. Das Denken ist desorganisiert, die Sprache zerfahren. Der Kranke neigt dazu, sich sozial zu isolieren. Wegen der schnellen Entwicklung der Minussymptomatik, besonders von Affektverflachung und Antriebsverlust, ist die Prognose zumeist schlecht. Eine Hebephrenie soll in aller Regel nur bei Jugendlichen oder jungen Erwachsenen diagnostiziert werden.

Antwort 170
Die Antwort B) ist richtig.
Zu 2: Häufigste Ursachen von Mundwinkelrhagaden sind Vitamin- (insbesondere Vitamin-B2) und/oder Eisenmangel. Einige Lehrbücher rechnen Mundwinkelrhagaden allerdings auch zur Symptomatik der Vitamin-B12-Mangelanämie. Deshalb ist eine eindeutige Beantwortung der Frage nicht möglich. Aufgrund es Ausschlussverfahrens haben wir uns für die Antwort B) entschieden.
Zu 4: Zur Vitamin-B12-Mangelanämie kann eine Typ-A-Gastritis (Autoimmungastritis) führen: Antikörper gegen Belegzellen und Intrinsic-Faktor führen zu einem Intrinsic-Faktor-Mangel und damit zu einer Resorptionsstörung des Vitamin B12 im terminalen Ileum. Diese Sonderform des Vitamin-B12-Mangels wird als Perniziöse Anämie bezeichnet.
Zu 5: Bei Vitamin-B12-Mangelanämie kommt es zu einer makrozytären, hyperchromen Anämie.

Antwort 171
Die Antwort E) ist richtig.
Vitamin D (Calciferol, antirachitisches Vitamin) ist ein fettlöslicher Wirkstoff zur Regulation des Kalzium- und Phosphathaushalts. Vitamin D findet sich in Nahrungsmitteln tierischer Herkunft (Fischleberöl, Fisch, geringere Mengen in Fleisch, Eigelb, Milch und Milchprodukten) und in Avocado. Beim Gesunden genügt jedoch die Eigenproduktion, die in der Haut unter UV-Licht-Einfluss und weiter in der Leber und der Niere stattfindet.
Die Zufuhr von Lebensmitteln ist nur unter kritischen Bedingungen (Klima, Lebensweise, Pigmentgehalt der Haut) wichtig.
Mangelerscheinungen können bei unreifen Neugeborenen, länger als 6 Monate ausschließlich gestillten Kindern, die keine kalziumhaltige Beikost erhalten und streng vegetarisch ernährten Kindern vorkommen und zum Krankheitsbild der Rachitis führen (Mineralisationsstörung des Skeletts).

Antwort 172
Die Antwort D) ist richtig.
Als trockenes Auge wird die unzureichende Benetzung der Bindehaut und Hornhaut durch verminderte Tränensekretion bezeichnet. Es werden 4 Formen unterschieden:
1. Störung der wässrigen Phase infolge verminderter Tränensekretion (trockenes Auge im engeren Sinne);
2. Störung der Schleimschicht (Xerophthalmie; Epithelstörung an Bindehaut und Hornhaut);
3. Störung des Fettfilms (z. B. bei Entzündung der Meibom-Drüsen);
4. verfrühtes Aufreißen des Tränenfilms (z. B. bei Lidfehlstellung oder Veränderung der Bindehaut- und Hornhautoberfläche).
Zu 5: Die ableitenden Tränenwege führen von den 6-12 Ausführgängen der Tränendrüse in den Bindehautsack und durch den Lidschlag zum medialen Lidwinkel in den Tränensee (Lacus lacrimalis).Durch die beiden Tränenpunke des Ober- und Unterlids wird das Sekret von den Tränenkanälchen (Canaliculi lacrimales) angesaugt und in den Tränensack (Saccus lacrimalis) geleitet. Der Abfluss erfolgt dann durch den Tränen-Nasen-Gang (Ductus nasolacrimalis) in den unteren Nasengang.
Eine Stenose der ableitenden Tränenwege (Dakryostenose) führt durch Stauung der Tränenflüssigkeit zum Tränenträufeln (Epiphora), dem spontanen Überlaufen der Tränen über den Lidrand.

Antwort 173
Die Antwort E) ist richtig.
Vgl. Antwort auf Frage **203**.

Antwort 174
Die Antworten A) und C) sind richtig.
Seit Ende 2003 breitet sich eine Vogelgrippe-Epidemie des Subtyps H5N1 in Asien aus, die zu einem Massensterben von Geflügel geführt hat.

Die Epidemie hat nach China, Indonesien, Japan, Kambodscha, Laos, Südkorea, Thailand und Vietnam nun auch einzelne Gebiete Europas erfasst und breitet sich weiter aus.
Die Vogelgrippe ist eine weltweit verbreitete, seit über 100 Jahren bekannte Erkrankung bei Vögeln. Die Viren kommen hauptsächlich bei Enten vor, die aber nicht oder nur geringfügig erkranken. Geflügel wie Hühner und Puten hingegen erweisen sich als sehr anfällig für die Erkrankung.
Die Vogelgrippe wird, wie auch die menschliche Grippe, vom Influenza-A-Virus verursacht, das in 15 Unterarten (sog. H-Subtypen) vorkommt.
Alle Subtypen können Vögel infizieren, wobei die auch als "Geflügelpest" bekannten schweren Ausbrüche durch die mit H5 und H7 bezeichneten Subtypen verursacht werden.
In seltenen Fällen - bei intensivem Kontakt mit erkrankten Tieren - können Vogelgrippeviren auch auf Menschen übertragen werden. Die Übertragung auf den Menschen findet vermutlich hauptsächlich durch Inhalation virushaltiger Staubteilchen (Geflügelkot) bzw. durch Schmierinfektion statt. Die gegenwärtige Geflügelepidemie hat zu einzelnen Erkrankungen bei Menschen geführt, bei denen der Virus-Subtyp H5N1 nachgewiesen wurde. Die Erkrankung verläuft ähnlich wie eine schwere Grippe mit Fieber, Kopf- und Halsschmerzen, Gliederbeschwerden und Lungenentzündung. Bei einigen Personen verlief die Erkrankung tödlich. Fast alle Infizierten hatten Kontakt zu erkrankten Tieren. Eine Übertragung von Mensch zu Mensch scheint in seltenen Einzelfällen schon vorgekommen zu sein. Äußerst gefährlich würde der Erreger allerdings, wenn das Virus durch eine Änderung des Erbmaterials auch von Mensch zu Mensch übertragen werden könnte. Die Influenzaimpfstoffe zur Vorbeugung der menschlichen Grippe sind gegen Vogelgrippe nicht wirksam.

Antwort 175
Die Antworten B) und D) sind richtig.
Legionellen sind Erreger der Legionellose (Legionärskrankheit), einer schweren Lungenentzündung (Pneumonie). Legionellen sind weltweit verbreitet. In Deutschland treten ca. 6000-7000 Legionellenpneumonien pro Jahr auf. Etwa 1 % der Bevölkerung wird in Deutschland jährlich infiziert, nur in ca. 10 % d. F. kommt es zu klinischen Symptomen. Sie ist eine der häufigsten Pneumonien!
Erreger:
Legionellen (gramnegative Stäbchen, viele Arten; 90 % aller Erkrankungen durch Legionella pneumophila). Sie leben im Wasser oder in feuchter Erde und werden durch infizierte Wasseranlagen (Duschköpfe, Warmwasseranlagen, Inhalationsgeräte, Befeuchtungsanlagen) übertragen.
Übertragungsweg:
aerogen (z. B. über Wasser-Aerosole), keine Übertragung von Mensch zu Mensch.
Inkubationszeit:
2-10 Tage.
Klinik:
Breites Spektrum! Von asymptomatischem (90 %) über harmlosen, grippeähnlichen Verlauf („Pontiac-Fieber") zu hochfieberhaften Pneumonien (Legionärskrankheit) mit Schüttelfrost, Kopf- und Muskelschmerzen, Husten, Luftnot; evtl. gastrointestinale Beschwerden (Diarrhö), Hyponatriämie.
Therapie: Legionellen sind Bakterien. Antibiotika (z. B. Erythromycin, Rifampicin, Tetrazyklin) sind wirksam.

Antwort 176
Die Antwort A) ist richtig.
Nach § 7,3 des Infektionsschutzgesetzes ist der direkte oder indirekte Nachweis des Rubellavirus bei konnataler Infektion meldepflichtig. Nach § 24 des Infektionsschutzgesetzes hat der Heilpraktiker deshalb Behandlungsverbot für Röteln.
(Die Debatte, ob der Heilpraktiker nur Behandlungsverbot bei konnataler Rötel-

nerkrankung hat, wollen wir hier nicht führen ...).

Zu 4: Hier könnte man argumentieren, dass es sich bei MRSA-Besiedelung um eine bedrohliche Krankheit handelt. Diese wäre dann nach § 6 Satz 1 Nr. 5 des Infektionsschutzgesetzes für den Heilpraktiker meldepflichtig und es bestünde Behandlungsverbot.

Die Frage ist nicht sehr glücklich gestellt und unseres Erachtens nicht eindeutig zu beantworten.

Antwort 177

Die Antwort B) ist richtig.

Zu 1: Die Aufgabe der Thrombozyten ist die Blutstillung. Eine Thrombozytopenie verstärkt deshalb die Blutungsgefahr, da die Blutstillung (primäre Hämostase) nicht mehr ordnungsgemäß funktioniert.

Zu 2: Bei Polyglobulie, Polycythaemia vera und Sichelzellanämie ist die Blutsenkungsgeschwindigkeit vermindert.

Zu 3: Eine Erhöhung der neutrophilen Granulozyten spricht in erster Linie für einen bakteriell bedingten Infekt.

Zu 4: Eine Eosinophilie kann auf eine allergische oder auf eine parasitäre Erkrankung (z. B. Wurmerkrankung) hindeuten. Auch bei beginnender Heilung von Infekten („eosinophile Morgenröte der Genesung"), nach Insektenstichen und -bissen, bei bestimmten Hauterkrankungen (z. B. Pemphigus vulgaris, Ekzem), bei Lymphogranulomatose (M. Hodgkin), bei Nebennierenrindenunterfunktion (M. Addison) sowie manchmal bei chronisch-myeloischer Leukämie, Polycythaemia vera und metastasierenden Karzinomen.

Zu 5: 98 % der Blutzellen sind Erythrozyten (rote Blutkörperchen). Thrombozyten und Leukozyten stellen also nur etwa 2 % der Blutzellen.

Antwort 178

Die Antwort D) ist richtig.

Zu 4: Eine pathologische Fraktur (auch: Spontanfraktur) ist eine ohne Einwirkung eines adäquaten Traumas auftretende Fraktur. Sie tritt bei vorgeschädigtem Knochengewebe, z. B. bei Knochenmetastasen, Knochentumoren, Osteoporose, Osteomyelitis, Osteogenesis imperfecta u.a. auf.

Zu 5: Eine "Grünholzfraktur" ist eine inkomplette, unvollständige Fraktur, bei der es zwar zum vollständigen oder teilweisen Bruch des Knochens kommt, das Periost, die Knochenhaut über dem Knochen aber erhalten bleibt.

Antwort 179

Die Antworten A) und D) sind richtig.

Die Persönlichkeitsstörung (auch: Charakterneurose, Kernneurose) ist gekennzeichnet durch ein andauerndes Verhaltens- und Erlebnismuster, das deutlich von den Erwartungen der soziokulturellen Umgebung abweicht.

Die Persönlichkeitsstörung beginnt normalerweise im Jugend- oder frühen Erwachsenenalter und äußert sich durch Unausgeglichenheit im Gefühls- und Gemütsleben (Stimmungen, Emotionen, Triebe), sowie durch Störungen bei der Impulskontrolle, der Wahrnehmung, im Denken und bei zwischenmenschlichen Beziehungen.

Antwort 180

Die Antwort D) ist richtig.

Ein Delir ist eine deutlich ausgeprägte Bewusstseinsstörung mit wechselnder Bewusstseinslage bei zeitlicher und örtlicher Desorientiertheit. Es besteht eine ängstlich gefärbte psychomotorische Unruhe mit optischen (selten akustischen und haptischen) Halluzinationen (oft von szenischem oder traumhaftem Charakter. Typisch sind: Halluzinationen kleiner Figuren oder Tiere), wahnähnliche Erlebnisse, Personen- und Situationsverkennung, körperlich-vegetativer Symptome (Fieber, Tremor, Kreislaufinsuffizienz, Krämpfe, Dehydratation, Koma).

Ein Delir kommt bei Infektions- und schweren Allgemeinerkrankungen, Vergiftungen und vor allem bei Alkoholentzug als Alkoholpsychose (Delirium tremens) vor.

Zu 3: Denksperre ist die Bezeichnung für eine formale Denkstörung mit Abreißen eines Gedankens und Entstehung von Denkpausen ohne äußeren Anlass und oft mitten im Satz oder Wort, vor allem beim Krankheitsbild der Schizophrenie.

ANTWORTEN MC 4

Antwort 181
Die Antwort C) ist richtig.
Essentiell (lebensnotwendig) sind Stoffe, die für einen Organismus unentbehrlich sind und die er nicht selbst synthetisieren kann.
Mineralstoffe und Spurenelemente:
Mineralstoffe werden in Mengenelemente (das sind alle Substanzen, die mit mehr als 10 g in einem erwachsenen Menschen enthalten sind) und Spurenelemente (Gehalt geringer als 10 g/Mensch) eingeteilt.
Zu den mineralischen Mengenelementen gehören Natrium, Kalium, Kalzium, Magnesium, Stickstoff, Phosphor, Schwefel und Chlor, die alle unabdingbare Voraussetzung für ein funktionsfähiges Leben sind.
Essentielle menschliche Spurenelemente sind: Chrom, Eisen, Fluor, Jod, Kupfer, Kobalt, Mangan, Molybdän, Nickel, Selen und Zink.
(Für Tiere sind noch andere Mineralstoffen als essentiell nachgewiesen, der Beweis der Essentialität für den Menschen steht noch aus. Hierzu gehören: Zinn, Rubidium, Blei, Vanadium, Lithium, Beryllium und Silizium.)
Spurenelemente sind entweder wichtige Bestandteile von Enzymen, Vitaminen und Hormonen oder wirken im Sinne von Coenzymen katalysierend oder aktivierend bei bestimmten Stoffwechselreaktionen. Eine unzureichende Zufuhr an Spurenelementen führt zu Mangelerscheinungen.

Antwort 182
Die Aussage E) ist richtig.
Im Verlauf einer postprimären Tuberkulose zeigen sich zunächst uncharakteristische Symptome wie Nachtschweiß, Husten, Leistungsschwäche.

Durch Einschmelzung und Bildung einer Kaverne findet die Tuberkulose Anschluss an das Bronchialsystem und der Patient wird infektiös (=offene Tuberkulose; produktiver und evtl. blutiger Auswurf).
Komplikationen der tuberkulösen Kaverne sind neben der Infektionsgefahr für die Umgebung:

- Lungenblutung,
- Pleuritis,
- Pleuraempyem,
- Spontanpneumothorax,
- Hämatogene Streuung,
- respiratorische Insuffizienz,
- Narbenkarzinom,
- Amyloidose.

Antwort 183
Die Antwort B) ist richtig.
Zu 1: Die Fähigkeit zu freiem Laufen entwickelt sich beim Kleinkind normalerweise zwischen dem 12. und 18. Lebensmonat.
Zu 2: Im Normalfall gelingen die Kontrolle der Darmfunktion mit 2 und die der Blasenfunktion mit 3 Jahren. Gelegentliches Einnässen beim konzentrierten Spielen oder nächtliches Einnässen werden bis zum 5. oder 6. Lebensjahr noch als normal angesehen. (Danach wird von Enuresis nocturna gesprochen, die pädiatrisch-urologisch weiter abgeklärt werden muss. In den meisten Fällen liegen dann psychische Ursachen zugrunde.)
Zu 3: Schreitreflex: Hebt man ein neugeborenes Baby hoch und hält es aufrecht über eine Oberfläche, so dass seine Füße mit dieser in Berührung kommen, führt es kleine Schreitbewegungen aus, als wolle es laufen. Dieser Reflex setzt kurz nach der Geburt ein und verliert sich nach ca. 1 (bis 3) Monaten.
Zu 4: Kindbettfieber (auch: Puerperalfieber, Wochenbettfieber) ist die Bezeichnung für eine (heute seltene) fieberhafte Erkrankung, die durch Eindringen von Bakterien in die Geburtswunden entsteht. Klinisch zeigen sich hohes Fieber, Schüttelfrost, Tachykardie, Anämie, Leukozy-

tose mit Linksverschiebung, Benommenheit, evtl. Kreislaufversagen und Tod im septischen Schock.

Zu 5: Ein kindlicher (flexibler) Knickfuß (Pes valgus) ist (im Gegensatz zu dem des Jugendlichen oder Erwachsenen) meist harmlos. Er ist gekennzeichnet durch eine verstärkte Valgusstellung der Ferse mit Abflachung des medialen Fußgewölbes, die im Zehenstand verschwindet.

Antwort 184
Die Antwort D) ist richtig.

Zu 1 und 4: Das Wochenbett (lat. puerperium) beginnt nach der Geburt mit der Ausstoßung der Plazenta, auch Mutterkuchen genannt, und dauert 6-8 Wochen. In dieser Zeit erfolgen die Rückbildung aller schwangerschaftsbedingten Veränderungen sowie die Wundheilung an den inneren und äußeren Genitalorganen. Außerdem kommen die Milchproduktion (Laktation) und das Stillen in Gang und die Eierstöcke nehmen ihre Funktion (Ovarialfunktion) wieder auf.

Die Wochenbettdepression (postpartale Depression) tritt nach der Geburt auf.

Viele Frauen leiden im Wochenbett an einer depressiven Verstimmung. Meist handelt es sich um eine kurzlebige Erscheinung, den sog. "Baby-Blues", der zwischen dem dritten und fünften Tag nach der Geburt auftritt und meist von alleine wieder verschwindet. Erst wenn die Symptome über einen längeren Zeitraum andauern, handelt es sich um eine ernsthafte Wochenbettdepression.

Diese kann in den ersten 30 Tagen nach der Geburt auftreten und unbehandelt Monate andauern. Wie bei anderen Depressionen kann es zu Suizid-Gedanken und suizidalen Handlungen kommen.

Zu 3: Das prämenstruelle Syndrom (PMS) ist eine charakteristische. körperliche und psychische Veränderungen von individuell unterschiedlicher Intensität, die meist einige Tage nach Zyklusmitte

(Eisprung) auftreten und mit Beginn der Regelblutung nachlassen.

Klinisch ist das PMS gekennzeichnet durch Nervosität, Affektlabilität, seelische Verstimmung, schmerzhafte Spannungen und Schwellungen der Brust, Völlegefühl, Verdauungsbeschwerden, Kopf- und Rückenschmerzen, Hautveränderungen, Hitzewallungen, Gewichtszunahme durch Flüssigkeitseinlagerung und Gelenkschwellungen.

Zu 5: Von einer Involutionsdepression spricht man, wenn ein Mensch nach dem 60. Lebensjahr erstmals depressiv erkrankt. Generell unterscheidet sich die Symptomatik einer Involutionsdepression nicht wesentlich vom allgemeinen Beschwerdebild anderer depressiver Erkrankungen.

Antwort 185
Die Antwort D) ist richtig.
Die Hyperurikämie und Gicht gehen oft einher mit den Erkrankungen des sog. metabolischen Syndroms ("Tödliches Quartett"):

• Stammbetonte Adipositas,
• gestörter Kohlehydratstoffwechsel (erhöhte Nüchtern-Glukosespiegel oder Diabetes-mellitus-Typ 2)
• Fettstoffwechselstörung (Hypertriglyzeridämie, niedriges HDL-Cholesterin))
• arterielle Hypertonie

Zu 5: Das rheumatische Fieber (RF) ist eine streptokokkenallergische entzündliche Systemerkrankung, die sich an Haut, Herz (als rheumatische Karditis), ZNS (als Chorea minor) und Gelenken (als akute Polyarthritis) manifestiert (Antikörper gegen Erregerantigene reagieren mit bzw. „kreuzreagieren" mit körpereigenen Strukturen. Ferner kommt es zu einer pathologischen Immunkomplexbildung); Erkrankungsgipfel zwischen 5-15 Jahren.

Klinik:
Das rheumatische Fieber beginnt ca. 10-20 Tage nach einer Infektion mit beta-

hämolysierende Streptokokken der Gruppe A (meist Infektionen der oberen Atemwege: z. B. Pharyngitis, Tonsillitis). Es „leckt die Gelenke und beißt das Herz".

• Allgemeinerscheinungen: Fieber, Kopfschmerzen, Schwitzen,
• akute wandernde Polyarthritis: Sie bevorzugt große Gelenke und springt von Gelenk zu Gelenk. Die betroffenen Gelenke sind oft überwärmt, geschwollen und stark schmerzhaft.
• Hauterscheinungen:
  – Erythema anulare rheumaticum (marginatum): rosarote, rundliche Flecken am Stamm (besonders im Gebiet des Nabels),
  – subkutane Knötchen,
  – Erythema nodosum (seltener): rötlich-blaue, druckschmerzhafte Knoten, meist an den Streckseiten der Unterschenkel.
• Karditis als: Endo-, Myo- und Perikarditis lebensbedrohlich! Klappenveränderungen, Rhythmus- oder Erregungsleitungsstörungen usw.
• Chorea minor („Veitstanz"): neurologische Störung mit unkontrollierte Bewegungen der Hände und Ungeschicklichkeit der erkrankten Kinder (verschütten Suppe, zerbrechen Geschirr).
• Pleuritis (selten).

Antwort 186
Die Antwort E) ist richtig.
Viele verschiedene Ursachen (= multifaktorielle Genese) verändern Stoffwechselfaktoren und führen zur Übersättigung des Harns an steinbildenden Substanzen und zur Entstehung einer Nephrolithiasis:
• Vermehrte Ausscheidung steinbildender Substanzen im Urin:
  – Kalzium (Hyperkalzurie),
  – Oxalat (Hyperoxalurie),
  – Phosphat (Phosphaturie),
  – Harnsäure (Hyperurikosurie bei Hyperurikämie),
  – Zystin (Zystinurie).

  – Verminderte Ausscheidung steinverhindernder Substanzen im Urin:
  – Magnesium (Hypomagnesiurie),
  – Salze der Zitronensäure (Hypozitraturie).
• Kritischer Urin-pH < 5,5 und > 7,
• zu hohe Harnkonzentration (spezifisches Gewicht > 1015 g/l),
• unterstützende Faktoren:
  – Harnstauung (anatomische oder funktionelle Veränderungen),
  – Harnwegsinfektionen (Nierensteine und Harnwegsinfekte begünstigen sich gegenseitig),
  – Immobilisation,
  – Ernährungsfaktoren (eiweißreiche Ernährung, Dürsten, Gewichtsreduktion).

Antwort 187
Die Antwort D) ist richtig.
Vitaminmangelerkrankungen:
• Vitamin D = Rachitis: Manifestation meist im 2.-3. Lebensmonat mit Unruhe, Schreckhaftigkeit, Schwitze, Hinterkopfglatze, im 3.-4. Monat dann Muskelhypotonie, schlaffe Bauchdecken (sog. Froschbauch), Obstipation, evtl. Zeichen einer Tetanie und Krämpfe. Als Erstmanifestation der im Vordergrund stehenden (schmerzhaften) Skelettveränderungen meist abnorme Weichheit des Schädelknochens (Kraniotabes), später bildet sich durch Abflachung des Hinterhaupts und Knochenveränderung im Bereich der Stirn- und Scheitelbeine ein sog. Caput quadratum. Becherförmige Erweiterungen der distalen Enden der Röhrenknochen, Auftreibungen an der Knorpel-Knochen-Grenze der Rippen (rachitischer Rosenkranz) und viele weitere Knochenverformungen (u.a. Beckendeformierung, Kyphose, sog. Glockenthorax mit Harrison-Furche durch Einziehungen des Zwerchfellansatzes, Beinverkrümmungen) sind typisch. An den Zähnen zeigt sich ein

verzögerter (Milch-) Zahndurchbruch mit Schmelzdefekten.

- Vitamin C = Skorbut: Frühsymptome sind verminderte Leistungsfähigkeit, Müdigkeit, Reizbarkeit, Gelenk- und Gliederschmerzen, Infektanfälligkeit, hypochrome mikrozytäre Anämie. Infolge der gestörten Bindegewebesynthese kommt es zur Brüchigkeit der Blutgefäße mit allgemeinen. Blutungen, Ausfallen der Zähne und Gingivitis sowie verzögerter Wundheilung. Bei Säuglingen und Kleinkindern kommt es außerdem zu Störungen des Knochenwachstums (Möller-Barlow-Krankheit).
- Vitamin B12 = Vitamin-B12-Mangelanämie.
- Vitamin K = Blutgerinnungsstörung: Vitamin K ist beteiligt an der Aktivierung verschiedener Blutgerinnungsfaktoren (z. B. II, VII, IX, X). Bei Mangel kommt es zu Blutungen in Gewebe und Organe.

Antwort 188
Die Antwort C) ist richtig.
Zu A: Es gibt auch Immunität ohne vorherige Erkrankung, z. B. als sog. "Stille Feiung".
Zu B: Bei einer aktiven Schutzimpfung (mit Lebend- oder Totimpfstoff) werden Antigene verabreicht, gegen die der die Abwehr des Organismus dann aktiv Antikörper bildet.
Zu C: Bei einer passiven Immunisierung werden Antikörper verabreicht. Diese werden vom Geimpften innerhalb weniger Monate wieder abgebaut. Die passive Impfung bewirkt einen sofortigen Impfschutz, dieser hält aber nicht lange an.
Zu D: Nach einer aktiven Impfung benötigt der Organismus einige Wochen Zeit zur ausreichenden Antikörperproduktion. Deshalb besteht kein sofortiger Impfschutz. Durch die Ausbildung sog. „Gedächtniszellen" hält der Impfschutz dafür sehr lange, oft lebenslang, an.

Zu E: Aktive Schutzimpfungen werden mit abgeschwächten Erregern (attenuierte Erreger), mit Totimpfstoffen oder mit Toxoidimpfstoffen („entgiftete Gifte") durchgeführt.

Antwort 189
Die Antwort D) ist richtig.
Die Portio (Muttermund) ist der in die Vagina hineinragende Teil des Gebärmutterhalses (Cervix uteri).

Antwort 190
Die Antwort B) ist richtig.
Zu 1: Bei Säure- oder Laugenverätzungen sollte kein Erbrechen ausgelöst werden, da dann die ätzenden Flüssigkeiten erneut die Speiseröhre passieren und sich die Verätzung wiederholen würde. Als Erste Hilfe empfiehlt sich (nach Alarmierung des Notarztes) Wasser oder Tee zu trinken zu geben, um die Lauge (oder Säure) zu verdünnen.
Zu 4: Vordringlichste Maßnahme bei einer Brandverletzung ist die Kühlung mit kaltem (16-20°C) Wasser.

Antwort 191
Die Antwort A) ist richtig.
Zu B: Mitochondrien dienen der Energiegewinnung.
Zu C: Ribosomen dienen der Eiweißsynthese.
Zu D und E: Die Chromosomen sind die Träger der genetischen Information die sich im Zellkern (Nukleus) befindet.

Antwort 192
Die Antwort D) ist richtig.
Der Samenleiter (Ductus deferens) mündet innerhalb der Prostata (Vorsteherdrüse) in die Harnröhre.

Antwort 193
Die Antwort C) ist richtig.
Die Halbseitenlähmung - mit oder ohne Aphasie (zentrale Sprachstörung) ist typisch für Großhirninfarkte.

Antwort 194

Die Antwort C) ist richtig.

Als lymphatisches System werden die am Immunsystem beteiligten, in Gewebeverbänden und Organen mit bindegewebiger Kapsel zusammengefassten Zellen (Lymphozyten, Epithel- und Stromazellen) bezeichnet.

In Knochenmark und Thymus, den primären (oder zentralen) lymphoepithelialen Organen, findet die Bildung der Lymphozyten (Lymphozytopoese) statt.

In den sekundären (peripheren) lymphatischen Organen (Milz, Lymphknoten, Tonsillen, Adenoide, MALT = mucosa associated lymphoid tissue) findet die Reaktion der Lymphozyten mit den Antigenen und der Kontakt zwischen verschiedenen Lymphozytenpopulationen und Phagozyten (Fresszellen) statt.

Antwort 195

Die Antwort B) ist richtig.

Zu A: In Winter- und Frühlingsmonaten treten Meningokokkenmeningitiden gehäuft auf.

Zu C: Die Übertragung erfolgt in der Regel durch Tröpfcheninfektion.

Zu D: Die Inkubationszeit einer Meningokokkenmeningitis beträgt 2-3 Tage.

Zu E: Meningokokken sind kugelförmige Bakterien. Das Bakterium heißt auch Neisseria meningitidis.

Antwort 196

Die Antwort D) ist richtig.

Bei Erythropoetinmangel kommt es zu einer verminderten Bildung von roten Blutkörperchen im Knochenmark. Auch die Retikulozyten, die Frühformen der Erythrozyten, sind dann vermindert.

Antwort 197

Die Antwort E) ist richtig.

1. Medizinprodukte sind alle einzeln oder miteinander verbunden verwendeten Instrumente, Apparate, Vorrichtungen, Stoffe und Zubereitungen aus Stoffen oder andere Gegenstände einschließlich der für ein einwandfreies Funktionieren des Medizinproduktes eingesetzten Software, die vom Hersteller zur Anwendung für Menschen mittels ihrer Funktionen zum Zwecke

a) der Erkennung, Verhütung, Überwachung, Behandlung oder Linderung von Krankheiten,

b) der Erkennung, Überwachung, Behandlung, Linderung oder Kompensierung von Verletzungen oder Behinderungen,

c) der Untersuchung, der Ersetzung oder der Veränderung des anatomischen Aufbaus oder eines physiologischen Vorgangs oder

d) der Empfängnisregelung zu dienen bestimmt sind ...

Antwort 198

Die Antwort A) ist richtig.

Zu B: Feinblasige Rasselgeräusche über den Lungenbasen sind Hinweis auf eine Lungenstauung, also eine beginnende Linksherzinsuffizienz.

Zu C: Eine Halsvenenstauung weist primär auf eine Rechtsherzinsuffizienz hin (Rückstau des Blutes in den großen, venösen Körperkreislauf).

Zu D: Stauungsgastritis ist ein typisches Symptom der Rechtsherzinsuffizienz.

Zu E: Eine gesteigerte Flüssigkeitszufuhr würde zu einer Hypervolämie führen. Das schon überlastete Herz müsste noch mehr Volumen pumpen, das würde die Herzinsuffizienz verschlimmern.

Vgl. Antwort zu Frage **161**.

Antwort 199

Die Antwort C) ist richtig.

Zu 1: Als Stimmfremitus wird das tastbare Vibrieren (Schwirren) der Brustwand bezeichnet, welches der Untersucher mit aufgelegten Händen palpiert, während der Patient mit tiefer Stimme '99' sagt.

Da Gewebe besser leitet als Luft, ist der Stimmfremitus immer dann erhöht, wenn es in den Alveolen zu einer verstärkten Gewebeneubildung oder -ansammlung kommt.

Zu 4: Als Fassthorax wird ein starrer Brustkorb ohne Atemexkursionen verstanden. Die untere Thoraxöffnung (-apertur) ist erweitert, der epigastrische Winkel ist größer als 90° und der Tiefendurchmesser des Thorax ist vergrößert. Der Fassthorax ist typisch für klinische Bild des Lungenemphysems.

Zu 5: Als Schonatmung wird eine beschleunigte flache Atmung bezeichnet. Man findet sie schmerzbedingt z. B. bei Rippenverletzungen, Pleuritis oder nach Bauchoperationen.

Antwort 200
Die Antwort C) ist richtig.
Zu 1 und 4: Der Herzspitzenstoß muss beim Gesunden nicht sichtbar sein. Als Herzspitzenstoß wird das während der Systole fühlbare (evtl. auch sichtbare) Anstoßen des Herzens an die Brustwand bezeichnet. Normalerweise liegt der Herzspitzenstoß im 5. Zwischenrippenraum in der Medioklavikularlinie links. Bei Linksherzhypertrophie ist der Herzspitzenstoß evtl. hebend zu tasten und gut sichtbar.

Zu 2: Ein Herzbuckel (Voussure cardiaque) ist eine meist asymmetrische Vorwölbung des Brustkorbs durch ein vergrößertes Herz mit verstärkten Pulsationen bei schweren angeborenen oder erworbenen Herzfehlern.

Zu 3: Die Herzperkussion liefert allenfalls ein orientierendes recht ungenaues Bild der tatsächlichen Herzgröße.

Antwort 201
Die Antworten C) und D) sind richtig.
Zu A: Ruhe- und Nachtschmerz in den Gelenken findet sich bei der chronischen Polyarthritis (rheumatoide Arthritis).
Zu D: Die „Tanzende Patella" ist ein Untersuchungsbefund, der bei der klinischen Untersuchung eines Kniegelenksergusses positiv ausgelöst werden kann. Beim Test wird der Recessus suprapatellaris oberhalb der Patella mit der einen Hand nach unten in Richtung Kniescheibe ausgepresst und gleichzeitig mit dem

Zeigefinger der anderen Hand Druck auf die Patella ausgeübt. Bei einem Erguss im Kniegelenk federt die Kniescheibe deutlich über dem Erguss (Ballottement = weich federnde Auf- und Abbewegung).
Zu E: Abakterielle Schleimbeutelentzündungen entstehen u.a. durch stumpfes Trauma, dauernden Druckreiz (z. B. bei Fliesenlegern) und degenerative Prozesse. Bakterielle Bursitiden sind selten und finden sich z. B. bei Gonorrhö und Tuberkulose.

Antwort 202
Die Antwort E) ist richtig.
Als Sicca-Syndrom oder "Trockenes Auge" wird die unzureichende Benetzung der Augen durch Sekretionsstörungen des Tränenfilms bezeichnet.

Antwort 203
Die Antwort E) ist richtig.
Schlafapnoesyndrom: mindestens 10-mal pro Stunde anfallsweise auftretende Atemstillstände ($\geq$ 10 pro Sekunde) während des Schlafes;
Schlafapnoe: Atempause von mindestens 10 Sekunden Dauer während des Schlafs;
Schlafapnoeindex: Anzahl der Schlafapnoen pro Stunde Schlafzeit (pathologisch: $\geq$ 10 /h).
Ätiologie:

- SAS mit Obstruktion („Verstopfung") der oberen Atemwege = obstruktives Schlafapnoesyndrom = OSAS (> 90 %): verminderter Tonus und Kollaps der Schlundmuskulatur im Schlaf. Atembewegungen bleiben jedoch erhalten. Begünstigend: Tonsillenhyperplasie, Nasenpolypen, Abweichungen der Nasenscheidewand (= Nasenseptumdeviation), Zungenvergrößerung (Makroglossie), Kieferfehlstellungen.

- SAS ohne Obstruktion der oberen Atemwege (< 10 %):
  - Zentrale Schlafapnoe und primäre alveoläre Hypoventilation (selten): zeitweilig aussetzende Innervation der Atemmuskulatur aufgrund verminderter Erregbarkeit der

Chemorezeptoren führt zu vollständigem Ausfall der Atembewegungen.
- Sekundäre alveoläre Hypoventilation (Lungen-, Skelett- und neuromuskuläre Krankheiten).

Pathogenese:
Kollaps der oberen Atemwege → Apnoe → Bradykardie, pO_2 ↓, pCO_2 ↑ → verstärkte Atemarbeit führt zur Aufweckreaktion (arousal) → Öffnung der oberen Atemwege unter lautem Schnarchgeräusch mit reaktiver Hyperventilation und Anstieg der Herzfrequenz (Tachykardie).

Auswirkungen: rezidivierende Schlafunterbrechungen (Schlaffragmentation), Schlafdefizit, rezidivierende nächtliche Hypoxie (pO_2 ↓) und Hyperkapnie (CO_2 ↑), reaktive arterielle und pulmonale Hypertonie und Tachykardie, nächtliche Herzrhythmusstörungen.

Klinik:

- Leitsymptom 1: lautes, unregelmäßiges Schnarchen mit Atemstillständen (Fremdanamnese),
- Leitsymptom 2: gesteigerte Tagesmüdigkeit mit Einschlafneigung bei monotonen Tätigkeiten (7fach erhöhtes Unfallrisiko).
- Weitere Symptome: intellektuelle Leistungsminderung (z. B. Konzentrations- und Gedächtnisstörungen), depressive Verstimmung, morgendliche Kopfschmerzen, morgendliche Mundtrockenheit, Potenzstörungen.
- Komplikationen: nächtliche Herzrhythmusstörungen, Auftreten bzw. Verschlechterung einer arteriellen Hypertonie, Verschlechterung einer vorbestehenden Herzinsuffizienz, Ateminsuffizienz, pulmonale Hypertonie, Cor pulmonale, Polyglobulie, erhöhtes Risiko für Herzinfarkt –und Schlaganfall (Apoplexie).

Diagnose
(Fremd-)Anamnese (Schnarchen mit Atemstillständen), Klinik (mit HNO-ärztlicher Untersuchung); Schlaflabor (oder ambulant): Überwachung und Registrierung von Atemfluss, Atemgeräusch, Pulsfrequenz, Sauerstoffsättigung des Blutes usw.

Therapie
- Behandlung von Risikofaktoren: Übergewicht (80 % der SAS-Patienten

sind adipös), Nasenseptumdeviation, Tonsillenhypertrophie u. Ä. Schlafhygiene: keine schweren Mahlzeiten oder anstrengende Tätigkeiten vor der Nachtruhe, regelmäßiger Schlafrhythmus, ausreichende Schlafphasen, Seitenlage im Schlaf, Verzicht auf Alkohol, Nikotin und Apnoe verstärkende Medikamente (Schlafmittel, Beruhigungsmittel, Betarezeptorenblocker),
- medikamentös: Theophyllin (wirkt nur bei leichter SAS),
- kontinuierliche nächtliche Überdruckbeatmung mittels Atemmaske,
- chirurgisch (selten indiziert).

Prognose:
Schlafapnoeindex < 20 /h: keine erhöhte Sterblichkeit, Schlafapnoeindex > 20 /h: 8-Jahres-Sterblichkeit 40 % (unbehandelt).

Antwort 204
Die Antwort C) ist richtig.
Zu 1: Bei der Spaltung von Nahrungseiweißen im Darm wird Ammoniak gebildet, welches über die Darmschleimhaut aufgenommen und zur Leber weitergeleitet wird. Normalerweise wird Ammoniak in der Leber biochemisch umgebaut und eliminiert (Harnstoffzyklus). Bei Leberzirrhose kann Ammoniak nicht mehr ausreichend umgebaut werden, gelangt über die Blutbahn zum Gehirn und schädigt dieses im Sinne einer hepatischen Enzephalopathie. Eine vermehrte Eiweißzufuhr ist demnach kontraindiziert.
Zu 3 und 5: Eine Ösophagusvarizenblutung stellt eine bedeutende Eiweißbelastung dar. Darmreinigung durch hohe Einläufe und die Gabe von Laktulose zur Beschleunigung der Darmpassage des eiweißreichen Blutes sind also sinnvolle therapeutische Maßnahmen.

Antwort 205
Die Antwort B) ist richtig.
Zu 1: Klinische Symptome, die wie Anfälle aussehen, obwohl im Gehirn keine Anfallsaktivität nachweisbar ist, werden als nicht-epileptische Anfälle oder Pseudoanfälle bezeichnet. Nicht-epileptische Anfälle mit psychischen Ursachen werden auch als psychogene Anfälle bezeichnet. Psychogene Anfälle können ein Hinweis auf Abhängigkeit, Bedürfnis nach Aufmerksamkeit, Vermeidung belastender Situationen oder bestimmte psychiatrische Erkrankungen sein. Manche Epileptiker haben neben den epileptischen Anfällen auch psychogene Anfälle. Bei 5-20 % der Patienten mit pseudoepileptischen Anfällen kommen zusätzlich auch epileptische Anfälle vor. Psychogene Anfälle werden nicht wie epileptische Anfälle behandelt werden, sondern bedürfen einer psychotherapeutischen Behandlung.
Zu 5: Psychogene Anfälle scheinen häufiger in Gegenwart anderer statt zu finden, Verletzungen, z. B. durch Sturz sind deutlich seltener, eine Blaufärbung der Lippen tritt nicht auf.

Antwort 206
Die Antworten D) und E) sind richtig.
Zu A und C: Insulin senkt den Blutglukosespiegel. Fehlt Insulin, so kommt es zum Anstieg des Blutzuckers. (Eine Neubildung von Glukose in der Leber würde den Blutglukosespiegel anheben.)
Zu B: Der Nüchternblutzucker beim Gesunden beträgt etwa 70-115 mg/dl.
Zu E: Die unterschiedliche Schnelligkeit mit der bestimmte kohlenhydrathaltige Nahrungsmittel zu einem Blutzuckeranstieg führen kann man dem sog. "glykämischen Index" entnehmen: Der glykämische Index vergleicht die Blutzucker-Wirksamkeit (Blutzuckeranstieg pro Zeiteinheit) von 50 g Kohlenhydraten aus einem Lebensmittel mit der von 50 g Traubenzucker. Nahrungsmittel mit einem hohen glykämischen Index führen zu einem raschen Blutzuckeranstieg nach Nahrungsaufnahme (Traubenzucker, Cola, Schokoriegel), Nahrungsmittel mit einem niedrigen glykämischen Index zu einem langsamen Blutzuckeranstieg nach Nahrungsaufnahme (Hülsenfrüchte, Gemüse, Erdnüsse, Vollmilch, Äpfel, Kirschen).

Antwort 207
Die Antwort E) ist richtig.
Beidseits weite, lichtstarre Pupillen sind typisch für ein mit Sauerstoff unterversorgtes Gehirn. Sie gelten als Zeichen des klinischen Todes.
Zu D: Morphinkonsum führt zu Engstellung der Pupillen (Miosis).

Antwort 208
Die Antwort C) ist richtig.
Der Erreger des Keuchhustens ist ein Bakterium: Bordetella pertussis, ein gramnegatives Stäbchen.
Zu A, D und E: Poliomyelitis (Kinderlähmung), Hepatitis B und HIV sind Virenerkrankungen.
Zu B: Die Malaria wird durch Plasmodien hervorgerufen. Plasmodien sind Protozoen, also tierische Einzeller.

Antwort 209
Die Antwort C) ist richtig.
Epiglottitis:
(auch: (Kehldeckelentzündung, „Glottisödem", Epiglottisödem)
Definition:
Abszess oder Ödem der Epiglottis (Kehldeckel) mit akuter oft lebensgefährlicher Atemnot.
Ätiologie:

* Infektion mit gramnegativen Keimen (häufig: Haemophilus influenzae b) oder im Rahmen eines Virusinfektes
* Allergie, Insektenstiche, infizierte Tumoren, Bestrahlungsfolgen, Stauung bei Herzinsuffizienz und Mediastinaltumoren, angioneurotisches Ödem (erblich, verschiedene Formen)

Klinik:
- Inspiratorischer Stridor,
- raue Stimme, kloßige Sprache („hot-potato-voice"),
- starke Schluckschmerzen,
- Speichelfluss,
- Fieber (schneller Temperaturanstieg),
- rasch zunehmende Atemnot,
- ödematöse, glasige Schwellung der Epiglottis; bei Abszess: starke Rötung, gelblich durchscheinende Kuppe.

Therapie:
- Notarzt, stationäre Behandlung,
- Antibiotika, Glukokortikoide, Kalzium,
- Eiskrawatte,
- evtl. Stichinzision eines Abszesses,
- bei Atemnot: Intubation (schwierig!) (Tracheotomie ist selten erforderlich).

Prophylaxe:
Die Impfung gegen Haemophilus influenzae Typ b (Hib) wird für alle Säuglinge und Kleinkinder empfohlen.

Antwort 210
Die Antwort A) ist richtig.
Zu 3 und 4: Die Erreger der durch Zecken übertragenen Borreliose sind Bakterien der Gattung Borrelia (Erreger der Lyme-Borreliose: Borrelia burgdorferi).

Antwort 211
Die Antworten B) und D) sind richtig.
Die Bauchspeicheldrüse (Pankreas) ist ein etwa 15 cm langer, 3-4 cm breiter und 70 bis 100 g schwerer Drüsenstrang, der in Höhe des 1. bis 2. Lendenwirbels an der Rückseite des Bauchfells (retroperitoneal) im Oberbauch liegt. Es wird ein Kopf- von einem Körper- und einem Schwanzteil unterschieden. Der Kopf der Bauchspeicheldrüse liegt als breitester Anteil in dem vom Zwölffingerdarm gebildeten, hufeisen- oder C-förmigen Bogen. An ihn schließen sich Körper und Schwanzteil an. Der Schwanz der Bauchspeicheldrüse erreicht links die Milz. Die

Vorderfläche der Bauchspeicheldrüse ist vom Bauchfell (Peritoneum) überzogen.
Das Verdauungssekret dieser Drüsen fließt durch ein weit verzweigtes System von Ausführungsgängen in den großen Hauptausführungsgang, Ductus pancreaticus. Der Ductus pancreaticus mündet in der Regel gemeinsam mit dem Ductus choledochus auf der Papilla duodeni major (Vateri) ins Duodenum.
Zu E: Neben dem eben beschriebenen exokrinen oder exkretorischen Drüsenepithel, das sein Sekret ins Duodenum abgibt, enthält die Bauchspeicheldrüse, als zweites Funktionssystem, hormonbereitende Zellen, die in den sog. Langerhans Inseln zusammengelagert sind (inkretorischer oder endokriner Anteil der Bauchspeicheldrüse). Sie geben ihre Hormone (Glukagon, Insulin, Somatostatin) direkt ins Blut ab. Die Bauchspeicheldrüse hat also einen endokrinen und einen exokrinen Anteil.

Antwort 212
Die Antwort E) ist richtig.
Die (!) Katarakt (graue Star) ist eine, meist beidseitige, Trübung der Augenlinse mit Beeinträchtigung des Sehens und Abnahme der Sehschärfe (bis zur Blindheit). Die häufigste Form ist die Alterskatarakt, die nach dem 60. Lebensjahr auftritt.
Zu 1 und 4: Erhöhter Augeninnendruck und harter Bulbus sind typische Symptome des "grünen Stars", des Glaukoms.

Antwort 213
Die Antwort C) ist richtig.
Nach Paragraph 8,1 des Infektionsschutzgesetzes ist der Heilpraktiker zur namentlichen Meldung der in Paragraph 6,1 des Infektionsschutzgesetzes erwähnten Erkrankungen verpflichtet:
§ 6 Meldepflichtige Krankheiten
(1) Namentlich ist zu melden:
   1. der Krankheitsverdacht, die Erkrankung sowie der Tod an

Aviärer Influenza (neu seit Mai 2007)*
(Seit Herbst 2009 ist auch der <u>Tod</u> an „Schweinegrippe" meldepflichtig, jedoch nicht Verdacht und Erkrankung)
a) Botulismus
b) Cholera
c) Diphtherie
d) humaner spongiformer Enzephalopathie, außer familiär-hereditärer Formen
e) akute Virushepatitis
f) enteropathischem hämolytisch-urämischen Syndrom (HUS)
g) virusbedingtem hämorrhagischen Fieber
h) Masern
i) Meningokokken-Meningitis oder – Sepsis
j) Milzbrand
k) Poliomyelitis (als Verdacht gilt jede akute schlaffe Lähmung, außer wenn traumatisch bedingt)
l) Pest
m) Tollwut
n) Typhus abdominalis/Paratyphus

sowie die Erkrankung und der Tod an einer behandlungsbedürftigen Tuberkulose, auch wenn ein bakteriologischer Nachweis nicht vorliegt.
2. der Verdacht auf und die Erkrankung an einer mikrobiell bedingten Lebensmittelvergiftung oder an einer akuten infektiösen Gastroenteritis, wenn
a) eine Person betroffen ist, die eine Tätigkeit im Sinne des § 42 Abs. 1 ausübt,
b) zwei oder mehr gleichartige Erkrankungen auftreten, bei denen ein epidemischer Zusammenhang wahrscheinlich ist oder vermutet wird,
3. der Verdacht einer über das übliche Ausmaß einer Impfreaktion hinausgehenden gesundheitlichen Schädigung,
4. die Verletzung eines Menschen durch ein tollwutkrankes, -verdächtiges oder – ansteckungsverdächtiges Tier sowie die Berührung eines solchen Tieres oder Tierkörpers,

5. soweit nicht nach den Nummern 1 bis 4 meldepflichtig, das Auftreten
a) einer bedrohlichen Krankheit
b) von zwei oder mehr gleichartigen Erkrankungen, bei denen ein epidemiologischer Zusammenhang wahrscheinlich ist oder vermutet wird,
wenn dies auf eine schwerwiegende Gefahr für die Allgemeinheit hinweist und Krankheitserreger als Ursache in Betracht kommen, die nicht in § 7 genannt sind.

Anmerkung: Verordnung über die Meldepflicht bei Aviärer Influenza beim Menschen (Aviäre-Influenza-Meldepflicht-Verordnung – AIMPV, 11. Mai 2007)

Antwort 214
Die Antwort E) ist richtig.
Der Abdecktest dient zur Untersuchung der Fehlstellung der Augen (Schielen, Strabismus). Bei manifestem Schielen macht das abweichende Auge nach Abdecken des fixierenden Auges eine Einstellbewegung zur Fixation des beobachteten Gegenstandes.
Zu A: Bei Kurzsichtigkeit (Myopie) ist der Augapfel zu lang (Achsenmyopie) oder die Brechkraft der Hornhaut zu stark (Brechungsmyopie).
Zu B: Zapfen und Stäbchen sind spezialisierte Nervenzellen des Stratum neuroepitheliale (Photorezeptorenschicht) der Netzhaut des Auges.
Sie sind als Fotorezeptoren licht- bzw. farbempfindlich und ermöglichen so das Sehen. Die Zapfen sind für die Farbwahrnehmung verantwortlich, dafür jedoch nicht sehr lichtempfindlich. Die Stäbchen dagegen sind sehr lichtempfindlich, können jedoch keine Farben, sondern nur hell und dunkel unterscheiden (Dämmerungssehen).
Zu C: Mouches volantes, sog. Mückensehen, ist eine durch Glaskörperabhebung bedingte, mückenartig erscheinende Wahrnehmung im Gesichtsfeld.
Zu D: Die Linsentrübung besteht beim „Grauen Star" (Katarakt, Linsentrübung), nicht beim "Grünen Star" (Glaukom).

Antwort 215
Die Antwort E) ist richtig.
Die Hypophyse liegt anatomisch-topographisch in enger Nachbarschaft zur Sehnervenkreuzung (Chiasma opticum). Drückt ein Hypophysentumor auf Nervenbahnen der Sehnervenkreuzung so kommt es zu charakteristischen Ausfällen der lateralen Gesichtsfeldanteile (bitemporale Hemianopsie oder "Scheuklappenblindheit").
Zu B: Als oberster Regler des Hormonsystems gilt der Hypothalamus.
Zu C: TRH wird im Hyopthalamus produziert (die Hypophyse produziert TSH).
Zu D: Parathormon wird in den Nebenschilddrüsen (Glandulae parathyroideae, Epithelkörperchen) produziert.

Antwort 216
Die Antworten A) und B) sind richtig.
Zu C: Das Nebennierenmark ist der Bildungsort der Katecholamine Adrenalin, Noradrenalin und Dopamin. Eine Überfunktion - z. B. ein Katecholamin produzierender Tumor (Phäochromozytom) - würde zu einer arteriellen Hypertonie führen.
Zu D: ACTH, das adrenocorticotrope Hormon (Kortikotropin), wird im Hypophysenvorderlappen gebildet und wirkt auf die Nebennierenrinde.
Zu E: Das Phäochromozytom, ein Katecholamin produzierender Tumor, führt zum sog. "blassen Hochdruck" (Engstellung der Hautgefäße durch Noradrenalin). Alle anderen arteriellen Hypertonien gehen mit einer Gesichtsrötung einher.
Die vermehrte Ausschüttung der Stress-Hormone führt zu einer Gewichtsabnahme.

Antwort 217
Die Antwort C) ist richtig.
Zu A und B:
Oxyuriasis: (auch: Enterobiasis):
Erreger: Enterobius vermicularis (Madenwurm): Entwicklungskreislauf: Weibchen (10 mm) wandern aktiv durch den Anus aus (spät abends) und setzen 5000-10000 Eier im Bereich um den Anus ab. Dann sterben die Weibchen ab. Innerhalb von 6 Stunden reifen die Eier heran.
Reservoir:
Mensch.
Übertragungsweg:
• Durch Selbstinfektion (Hand-Mund),
• aerogen (Wäschestaub u. Ä. wird eingeatmet oder verschluckt),
• direkte Infektion von Mensch zu Mensch,
• Retroinfektion (?): Larven schlüpfen perianal aus und wandern aktiv in den Darm zurück.
Klinik: Vornehmlich erkranken Kinder im Schulalter, nur bei 25 % der Befallenen treten Symptome auf:
• Afterjucken (vor allem nachts),
• Nervosität, Entwicklungsstörungen,
• bei Mädchen: Fluor vaginalis.
Diagnose: Anamnese, Klinik, mikroskopischer Nachweis mittels Klebestreifen (Eier am Klebestreifen).
Therapie: Chemotherapie.
Vorbeugung: Hygiene (vor allem Hände), Auskochen der Wäsche und Reinigung kontaminierter Gegenstände in heißem Wasser.
Zu D: Nächtlicher Juckreiz am Anus ist typisch für den Befall mit Madenwürmern (Krankheitsbild: Enterobiose bzw. Oxyurose) siehe oben.
Zu E: Übertragungsweg des Rinderbandwurms: Hauptwirt für die oben genannten Bandwürmer ist der Mensch. Der Wurm befindet sich im Darm des Menschen, seine Eier werden mit dem Stuhl ausgeschieden und von den betreffenden Tierarten (Rind, Schwein, Krebs/Fisch) aufgenommen. Im Darm dieser Zwischenwirte wird die Larve frei und gerät mit dem Blutstrom in verschiedene Körperteile (z. B. Muskulatur, Lunge, Leber), wo sie sich zur Finne (Zystizerkus) entwickelt. Die Infektion des Menschen erfolgt durch Genuss von finnenhaltigem Fleisch oder Fisch. Der Wurm setzt sich im Dünndarm fest und ernährt sich vom Darminhalt.

Antwort 218

Die Antwort B) ist richtig.

Die rheumatoide Arthritis (auch: chronische Polyarthritis, cP) stellt die häufigste Systemerkrankung des Bindegewebes dar. Sie verläuft schubweise und progredient. Es handelt sich um eine systemische Autoimmunerkrankung, die sich neben den Gelenken auch an anderen Organen manifestieren kann (Herz, Lunge, Leber, Niere, Nerven, Muskel, Haut). An den Gelenken kommt es zur entzündlichen Schädigung von Gelenkkapsel und –knorpel. Gelenkfehlstellung und –verknöcherung sind die Folge. Die rheumatoide Arthritis befällt zu Beginn symmetrisch vorwiegend Hand- und Fingergelenke, kann aber auch alle anderen Gelenke, sowie die paraartikulären Weichteile betreffen.

Frauen sind 4x so häufig betroffen wie Männer. Die Erkrankung beginnt meist um das 40. Lebensjahr.

Zu A: Zur Diagnosefindung hat die Amerikanische Rheumagesellschaft ARA (American Rheumatism Association) Kriterien entwickelt, die die rheumatoide Arthritis in eine mögliche, wahrscheinliche und gesicherte einteilen:

ARA-Kriterien der rheumatoide Arthritis:

- Morgendliche (Finger-)steifigkeit,
- Schmerzhaftigkeit von mindestens einem Gelenk,
- Kapselschwellung von mindestens einem Gelenk,
- Schwellung von mindestens einem weiteren Gelenk (höchstens 3 Monate Abstand),
- symmetrisch beidseitige Gelenkschwellung (außer Fingerendgelenken),
- subkutane Rheumaknoten,
- typische röntgenologische Veränderungen,
- laborchemischer Nachweis von Rheumafaktoren,
- schwache Muzin-Ausfällung (Präzipitation) in der Synovia,
- charakteristische Histopathologie der Synovialmembran,
- charakteristische Histopathologie der subkutanen Knötchen.

Wahrscheinlichkeitseinteilung:

- Mögliche cP: 2 Kriterien (der Symptome 1, 2, 3, 6 und BSG-Erhöhung) bei mindestens dreiwöchiger Dauer,
- wahrscheinliche cP: 3 Kriterien (Symptome 1-5) von mindestens sechswöchiger Dauer,
- definitive cP: 5 Kriterien (Symptome 1-5) von mindestens sechswöchiger Dauer,
- klassische RA: 7 Kriterien von mindestens sechswöchiger Dauer.

Sonderformen:

- Caplan-Syndrom: PcP + Silikose (bei Grubenarbeitern),
- Still-Krankheit: schwere, atypisch verlaufende cP im Kindesalter mit Gelenkergüssen, Fieber, Milz- und Leberschwellung, Lymphknotenschwellung, Exantheme, Rheumafaktor negativ,
- Felty-Syndrom: schwere cP im Erwachsenenalter mit Milz- und Lymphknotenschwellung, Leukopenie, Rheumafaktor stark positiv.

DD (Differenzialdiagnose):

- Rheumatisches Fieber: meist Kinder, wandernde Arthritis, große Gelenke, Fieber,
- Arthritis psoriatica: Haut- und Nagelveränderungen, asymmetrischer Befall und strahlenförmige Ausbreitung der Fingergelenke,
- M. Bechterew: gürtelförmige Beckenschmerzen, Steifheit von Wirbelsäule und Thorax, Trochanterschmerz,
- eitrige Arthritis: Erregernachweis.

Zu E: 1-3 Wochen nach einer Infektion mit betahämolysierenden Streptokokken kann es zum Krankheitsbild des Rheumatischen Fiebers kommen.

Antwort 219

Die Antwort E) ist richtig.

Die Arteriitis temporalis (auch: Arteriitis cranialis, senile Riesenzellarteriitis, Horton-Riesenzellarteriitis, Horton-Magath-Brown-Syndrom) ist eine mit einer sehr hohen Blutsenkungsgeschwindigkeit (BSG) einhergehende, abakterielle, autoimmune Entzündung der Arteria temporalis (Schläfenarterie), aber auch der Arteria ophthalmica (dies führt zur Erblindung) und anderer intrakranieller Gefäße.

Ätiologie: Unklar, (autoimmun?).

Klinik:
- Fast nur jenseits des 5. Lebensjahrzehntes auftretend,
- allgemeines Krankheitsgefühl, hohe BSG (oft über 100 mm in der ersten Stunde),
- Kopfschmerz im Bereich der druckschmerzempfindlichen, hart-verdickten Schläfenarterie,
- zunächst einseitig, später beidseitig,
- in der Hälfte der (unbehandelten) Fälle Übergreifen auf die A. ophthalmica mit rasch einsetzendem irreversiblen Sehverlust bis zur beidseitigen Erblindung.

Vorsicht! Wird häufig als Migräne verkannt (Erblindungsgefahr!) Plötzlicher Kopfschmerz und hohe Blutsenkungsreaktion bei älteren Menschen bedarf sofortiger Abklärung.

Diagnose:
Anamnese, Klinik, Labor, Histologie aus der Temporalarterie (rasche Diagnostik ist wichtig!).

Therapie
Langzeit-Kortikoid-Therapie (merke: hier schützt Kortison vor beidseitiger Erblindung! Keine therapeutischen ‚Bastelei-en'!)

Das Krankheitsbild der Arteriitis temporalis Horton hat eine enge Beziehung zum Krankheitsbild der Polymyalgia rheumatica und tritt gehäuft mit diesem zusammen auf.

Die Polymyalgia rheumatica ist eine ätiologisch noch weitgehend ungeklärte entzündliche Multiorganerkrankung. Es erkranken meist ältere Menschen > 65 Jahre. Klinik: nächtliche und morgendliche symmetrische Schulterschmerzen, proximal betonte Muskelschmerzen (Myalgien; Beckengürtel, Extremitäten), Morgensteifigkeit bis zur Gehunfähigkeit, Müdigkeit und Depressivität; laborchemisch fällt eine stark erhöhte Blutsenkung auf. Therapeutisch spricht die Polymyalgia rheumatica rasch auf Glukokortikoide an.

Zu A: Aura bei Migräne: Komplexe neurologische Symptome können einem Migräneanfall vorausgehen bzw. diesen begleiten z.B. Sehstörungen (Flimmerskotome), motorische oder sensible Störungen, Sprechstörungen u.a. Geht eine Migräne mit solchen Erscheinungen einher, so spricht man von Migraine accompagnée.

Zu C: Trigeminusneuralgie:
Bei der Trigeminusneuralgie handelt es sich um anfallsartige, meist einseitige Schmerzen im Versorgungsgebiet des N. trigeminus, evtl. mit Kontraktionen der mimischen Gesichtsmuskulatur, Rötung des Gesichtes, Tränen- und Schweißsekretion.

Ätiologie
Mechanische Irritation des Nerven oder der Nervenwurzel, z.B. bei intrakraniellen Raumforderungen, Erkrankungen der Augen, Sinusitiden, Zahnerkrankungen, Kollagenosen, Stoffwechselkrankheiten, Vergiftungen, mechanischer Nervenschädigung u.a. mehr.

Klinik:
- Blitzartig einschießende, wenige Sekunden andauernde, einseitige, heftigste Schmerzattacken („Zahnarztbohrerschmerz"), vorzugsweise im Gebiet des II. oder III. Trigeminusastes (Wange, Oberlippe, Kinn, Unterlippe, Unterkiefer).
- Triggerzonen: freiwillige oder unfreiwillige Auslösung der Attacken an bestimmten Punkten des sensiblen Versorgungsgebietes des befallen

Nervenastes z.B. durch Berührung, Kälteeinwirkung, Kauen, Zungenbewegung, Öffnen des Mundes o.Ä.
Diagnose:
Anamnese, Klinik, Ursachensuche (vgl. Ätiologie)
Therapie:
Medikamentöser Behandlungsversuch (Carbamazepin), operative mikrochirurgische Dekompression der Trigeminuswurzel.

Antwort 220
Die Antwort C) ist richtig.
Zu A: Heilpraktiker haben nach § 24 des Infektionsschutzgesetzes Behandlungsverbot für „sexuell übertragbare Krankheiten".
Zu C: Meldepflicht für Heilpraktiker besteht nur für die im § 6 des Infektionsschutzgesetzes genannten übertragbaren Krankheiten.
Zu D: Erreger der Gonorrhö ist ein Bakterium: Neisseria gonorrhoeae (Gonokokke).
Zu E: Epidemiologische Daten zur Gonorrhö: Weltweit schätzungsweise ca. 60 Millionen Neuerkrankungen jährlich; in Deutschland schätzungsweise 25.000-35.000 Neuerkrankungen jährlich. Die Häufigkeit ist abhängig von der sexuellen Aktivität (Zunahme mit der Zahl der Sexualpartner bzw. -partnerinnen) und ist in großstädtischen Ballungsgebieten höher. Zurzeit wird in den USA und Westeuropa eine Zunahme von Neuinfektionen vor allem bei Männern beobachtet. Übertragungswege: Geschlechtsverkehr (vaginal, anal, oral), selten Schmierinfektion.

Antwort 221
Die Antwort C) ist richtig.
Vorhofflimmern ist eine häufige Herzrhythmusstörung, bei der ungeordnete hochfrequente Vorhoferregungen (350-600 pro Minute) keine hämodynamisch wirksame Vorhofkontraktion mehr zulassen.

Die Flimmererregung führt durch unregelmäßige Erregungsüberleitung am AV-Knoten zu einer absoluten Arrhythmie der Kammeraktion (Tachyarrhythmie; Tachyarrhytmia absoluta).
Vorhofflimmern kann konstant (chronisch) oder paroxysmal (anfallsweise) auftreten.
Da die Kammerfüllung zu 80 % passiv erfolgt, also ohne Kontraktion der Vorhöfe stattfindet, bleibt Vorhofflimmern bis auf die Arrhythmie oft symptomlos! Schwindel, Synkopen und hochfrequente Tachyarrhythmie können jedoch vorkommen.
Vorhofflimmern führt über die fehlenden Vorhofkontraktionen zu einem pathologischen Strömungsverhalten des Blutes. Dies fördert die Bildung von Vorhofthromben und erhöht das arterielle Embolierisiko (z. B. Schlaganfall).
Zu D: Unter Herzbeutel- oder Perikardtamponade versteht man eine Flüssigkeitsansammlung im Herzbeutel durch entzündliche, traumatische oder infarktbedingte Schädigung des Herzens. Die Flüssigkeitsansammlung führt zur Behinderung der diastolischen Ventrikelfüllung und vermindertem Schlagvolumen. Klinisch zeigt sich das Bild der oberen Einflussstauung mit Dyspnoe, Tachykardie, Blutdruckabfall und kardiogener Schock.

Antwort 222
Die Antwort E) ist richtig.
Asthma bronchiale ist eine anfallsweise auftretende Atemnot mit erschwerter Ausatmung (Exspiration) infolge variabler und reversibler Bronchialverengung durch Entzündung und Überaktivität der Atemwege. Klinische Trias: Bronchospasmus, Schleimhautschwellung und Dyskrinie (Bildung eines von der Norm abweichenden, zähflüssigen Sekrets).
Die Ausatmung ist ein hauptsächlich passiver Vorgang ohne wesentliche Muskelbeteiligung des Zwerchfells. Dagegen ist die Einatmung ein aktiver Vorgang:
Bei der Brustatmung wird die Einatmung hauptsächlich von den Zwischenrippen-

muskeln unterstützt, bei der Bauch-atmung übernimmt hauptsächlich das Zwerchfell die Atemarbeit (Einatmung, Inspiration!).

Zu C: Asthma-Anfälle können unter-schiedliche Ursachen haben. Unterschie-den werden: allergisches Asthma, infekt-bedingtes Asthma, gemischtförmiges Asthma, analgetikabedingtes Asthma, an-strengungsbedingtes Asthma und berufs-bedingtes Asthma (z. B. Bäckerasthma).

Zu D: Neurodermitis (atopisches Ekzem), Heuschnupfen (Rhinitis allergica) und exogen-allergisches Asthma bronchiale gehören zu den atopischen Erkrankungen. Sie alle beruhen auf einer genetischen Prädisposition zu einer Überempfindlich-keitsreaktion vom Soforttyp (Typ I der Allergie).

Antwort 223
Die Antwort D) ist richtig.

Die vier mit sauerstoffreichem Blut aus der Lunge kommenden Lungenvenen münden in den linken Vorhof.

Zu A: Die Mitalklappe, die zwischen linker Kammer und linkem Vorhof gele-gene Segelklappe, verhindert während der Kammersystole den Rückfluss des Blutes in den linken Vorhof. Sie ist also während der Kammersystole geschlossen.

Zu B: Am Ende der Diastole kontrahieren sich die Vorhöfe, dann, mit einer zeit-lichen Verzögerung, in der Systole die beiden Kammern.

Zu C: Die Trikuspidalklappe liegt zwi-schen rechter Kammer und rechtem Vor-hof.

Zu E: Die Pulmonalklappe liegt zwischen rechter Kammer und Pulmonalarterie.

Antwort 224
Die Antwort B) ist richtig.

Die Bestandteile der Gallenflüssigkeit, die Gallensäuren und Phospholipide, die-nen der Emulgierung der Fette im Spei-sebrei und aktivieren die Lipase, die der Fettverdauung dient.

Zu C: Der von den Belegzellen des Ma-gens gebildete Intrinsic-Faktor bildet mit

Vitamin B12 („Extrinsic Faktor") einen Komplex, der im terminalen Ileum resor-biert wird.

Zu D: Die Amylase dient der Kohlenhyd-ratverdauung.

Zu E: Die Langerhans-Inselzellen der Bauchspeicheldrüse (Pankreas) produzie-ren die endokrinen (in die Blutbahn ab-gegebene) Hormone Glukagon, Insulin und Somatostatin.

Antwort 225
Die Antwort B) ist richtig.

Das akute amnestische Syndrom (Kor-sakow-Syndrom) ist gekennzeichnet durch Desorientiertheit und Gedächtnis-störungen, die der Patient teilweise durch Erzählen meist zufälliger Einfälle (die er selbst für Erinnerungen hält) zu überspie-len sucht: Konfabulation.

Antwort 226
Die Antwort D) ist richtig.

Zu 1: Sämtliche im Betäubungsmittelge-setz aufgeführten Stoffe und Arzneimittel dürfen vom Heilpraktiker nicht verordnet werden. Stellt er dennoch ein entspre-chendes Rezept aus, macht er sich bereits dadurch strafbar! (§29 Abs. 6a des Geset-zes über den Verkehr mit Betäubungsmit-teln.) Die Arzneimittel, die lt. BTM-Gesetz nicht vom HP verordnet werden dürfen, sind in der Roten Liste mit dem Kürzel „Btm" gekennzeichnet.

Zu 4: Was Geburtshilfe ist und wer Geburtshilfe leisten darf, bestimmt das Hebammengesetz. Der entsprechende Abschnitt dieses Gesetzes lautet: *Zur Leistung von Geburtshilfe sind, ab-gesehen von Notfällen, außer Ärztinnen und Ärzten nur Personen mit einer Erlaubnis zur Führung der Berufsbe-zeichnung „Hebamme" oder „Entbin-dungspfleger" ... berechtigt. (§ 4,1)*

Antwort 227
Die Antwort C) ist richtig.

Symptome der endogenen Depression (Melancholie):

- Unmotivierte depressive Verstimmung,
- Affekt der grundlosen, elementaren, vitalen Angst,
- Denkhemmung,
- psychomotorische Hemmung (sog. Willenshemmung: Verlangsamung der Bewegungsabläufe, Minderung der Entschluss- und Handlungsfähigkeit),
- verminderte Konzentration und Aufmerksamkeit,
- Interessenverlust,
- innere Unruhe und Getriebenheit von oft ängstlicher Färbung,
- Tagesschwankungen mit Morgentief
- Suizidgedanken und –absichten,
- melancholisches Wahnerleben (Verarmungsvorstellungen und Armutswahn, Schulderleben und Schuldwahn, hypochondrische Befürchtungen und Krankheitswahn,
- leibliche Missempfindungen (Vitalstörungen),
- Vegetative Symptome (Schlafstörungen, Appetit- und Verdauungsstörungen, Störung der Geschlechtsfunktion mit Verlust sexuellen Verlangens, Störung der Tränen-, Speichel- und Schweißdrüsenfunktion, Störung der Herz- und Kreislauffunktion, Schmerzsyndrome, Haarausfall u.a).

Wenn die Vitalstörungen und vegetativen Störungen das Erscheinungsbild bestimmen und die eigentliche (zyklothyme) Depression hinter der „Maske" körperlicher Symptome verborgen bleibt, so spricht man von der „larvierten" (maskierten) Depression.

Antwort 228
Die Antwort E) ist richtig.
Zu 2: Eine akute Cholezystitis ist meist Folge von Gallensteinen (Cholelithiasis) und verläuft symptomatisch: Es zeigen sich Koliken im rechten Oberbauch mit Ausstrahlung in die rechte Schulter, Übelkeit, Erbrechen u.a.

Antwort 229
Die Antwort B) ist richtig.
Die Subarachnoidalblutung ist eine spontane Blutung in den Subarachnoidalraum, meist aus angeborenen oder erworbenen Aussackungen (Aneurysmen) der Hirnarterien. Subarachnoidalblutungen können vor allem im jüngeren Alter einem Schlaganfall zugrunde liegen.
Ätiologie:

- Riss angeborener (kongenitaler) sackförmiger Aneurysmen (hauptsächlich im Stromgebiet der Halsschlagader),
- Riss erworbener arteriosklerotischer Gefäßwanderweiterungen (seltener),
- weitere Ursachen: Gefäßmissbildungen, Einbruch intrazerebraler Blutungen in den Subarachnoidalraum, Blutkrankheiten, Antikoagulantien, Avitaminosen, Hirnvenenthrombosen.

Klinik:

- Meist aus völliger Gesundheit heraus, in 2/3 während körperlicher Ruhe,
- stärkster, schlagartig einsetzender Kopfschmerz, vorwiegend in der Nacken-, aber auch in der Stirnregion. (Die Patienten machen bei der Schilderung der Kopfschmerzen in etwa die Handbewegung des „Abstreifens eines Motorradhelms".)
- Manchmal Vorboten (Prodromi): Kopfschmerzen und Augenmuskellähmungen,
- Übelkeit, Erbrechen,
- Bewusstseinsstörungen unterschiedlicher Ausprägung (Verwirrtheit bis Koma),
- evtl. Krampfanfälle,
- Meningismus (Nackensteifigkeit, positives Lasègue-, Kernig- und Brudzinski-Zeichen),
- evtl. zentral-vegetative Regulationsstörungen wie Temperatur- und Blutdruckanstieg,
- neurologische Ausfälle (Hemiparesen, Hirnnervenausfälle u.a).
- Komplikationen: Blutungsrezidiv, Hirninfarkt, Entwicklung eines Hydrozephalus („Wasserkopf")

Diagnose:
Anamnese, Klinik, Computertomogramm, MRT, Liquoruntersuchung, Gefäßdarstellung (Dopplersonographie, Angiografie)
Therapie:
Notarzt, neurologisch-neurochirurgische Intensivstation.
Konservativ:
- Strikte Bettruhe,
- Schmerz- und Beruhigungsmittel,
- Stabilisierung der Herz-Kreislauf-Situation (ggf. Senkung hoher Blutdruckwerte).

Operativ:
- Beseitigung der Blutungsquelle (Mikrochirurgie, Spezialclips, Koagulation)
Prognose:
Ca. 50 % der Patienten mit einer subarachnoidalen Aneurysmablutung sterben in den ersten 4 Wochen, meist an einer Rezidivblutung.

Antwort 230
Die Antworten B) und D) sind richtig.
Die Manie imponiert durch:
- Inadäquate gehobene Stimmung ohne Krankheitseinsicht,
- Antriebssteigerung,
- beschleunigtes Denken,
- Selbstüberschätzung.

Klinisch zeigen sich bei der Manie:
- Manische Verstimmung (eine grundlose Heiterkeit, eine pathologisch gehobene, übermütig, strahlend und optimistisch anmutende und dabei oft natürlich und ansteckend wirkende Stimmungslage mit Selbstüberschätzung und Fehlen jeder Lebensangst; Typologisch lassen sich ‚heiter-fröhliche' oder mehr ‚gereizt-zornmütige' und ‚erregt-tobsüchtige' Formen unterscheiden; dabei fehlen meist Krankheitsgefühl und Krankheitseinsicht),
- Größenideen (‚Megalomanie') als die Unfähigkeit des Manikers, Schuld zu

erleben, als ob er von seinem Überich befreit wäre),
- Ideenflucht und Ablenkbarkeit,
- psychomotorische Erregung (gesteigerter Rede-, Bewegungs- und Betätigungsdrang; Erleichterung von Entschlüssen und Handlungen; es kann zu unsinnigem Geldausgeben, gewagten Spekulationen, unerfüllbaren Verpflichtungen, sexuellen und alkoholischen Exzessen und Entgleisungen kommen),
- Gehobenheit der Vitalgefühle (Gefühl von ungewöhnlicher Gesundheit und Leistungsfähigkeit),
- körperlich-vegetative Symptome:
- gestörter Schlaf (wird jedoch nicht beklagt; das Schlafdefizit nicht als negativ empfunden)
- sensorische Störungen (Veränderungen der optischen und akustischen Wahrnehmung)
- gesteigerte Libido
- paranoide, halluzinatorische und katatone Symptome (bestehen diese Symptome lang dauernd, dann handelt es sich um eine (,schizoaffektive Psychose') (Katatonie = Störung der Willkürmotorik).

Antwort 231
Die Antwort C) ist richtig.
Zu den quantitativen Bewusstseinsstörungen zählen: Benommenheit, Somnolenz, Sopor und Koma. Ursachen: Schädelhirntrauma, Schlaganfall, Tumor, intrakranielle Blutung u.a).
Bei der Schizophrenie ist die Klarheit des quantitativen Bewusstseins nicht beeinträchtigt.
Zu 5: Akut Erkrankte verhalten sich für Außenstehende zwar scheinbar unsinnig, die schwer verstehbaren Handlungen entspringen jedoch keinem Verlust der Intelligenz, sondern sind das Produkt von Fehlwahrnehmungen und Fehlinterpretationen der Umwelt.

Antwort 232
Die Antwort C) ist richtig.
Als Tabaksbeutelmund wird die verkleinerte, von Falten umgebene Mundöffnung mit dünnen Lippen bei Sklerodermie verstanden.
(Sklerodermie ist ein Sammelbegriff für Autoimmunkrankheiten des Gefäß- und Bindegewebes).

Antwort 233
Die Antwort D) ist richtig.
Typische Symptome des Morbus Parkinson sind Hypokinese (Bewegungsarmut bis Bewegungslosigkeit), Rigor (Muskelsteifheit) und Tremor (grobschlägiges Zittern in Ruhe). Daneben kann es zu depressiver Verstimmung, vegetativen Symptomen und Mimikverlust („Maskengesicht") kommen.
Vgl. zum Morbus Parkinson die Antwort zu Frage **143**.
Zu 4: Die Athetose ist eine durch Störung des extrapyramidal-motorischen Systems hervorgerufene Erkrankung mit typischen unwillkürlichen, unregelmäßigen, langsamen, verkrampft wirkenden Bewegungen mit Hyperflexion oder -extension von Gelenken. Grundlage der Bewegungsstörungen ist eine gleichzeitige Anspannung von Agonisten und Antagonisten.

Antwort 234
Die Antwort A) ist richtig.
Die Letalität beim akuten Myokardinfarkt ist in den ersten Stunden nach Infarkt am höchsten. Ursachen sind meist tödliche Rhythmusstörungen, vor allem Kammerflimmern.
Im späteren Verlauf kommt es dann aufgrund der Herzmuskelnekrose zum Pumpversagen des Herzens (kardiogener Schock).

Antwort 235
Die Antwort C) ist richtig.
Vgl. Antwort auf Frage **145**.

Antwort 236
Die Antwort B) ist richtig.
Zu A: Kortison ist ein Gegenspieler von Insulin. Ausschüttung von Kortison führt also zum Blutzuckeranstieg.
Zu C: Insulin fördert in Leber, Muskel- und Fettgewebe die Glykogensynthese (also den Aufbau von Glykogen, der Speicherform der Glukose).
Zu D: Parathormon bewirkt über eine Aktivierung der Osteoklasten eine Steigerung des Knochenabbaus. Kalzium wird aus dem Knochen freigesetzt, das Kalzium im Serum steigt an.
Zu E: Glukagon wird in den A-Zellen der Langerhans-Inseln in der Bauchspeicheldrüse gebildet. Die Freisetzung von Glukagon erhöht den Blutzuckerspiegel durch Glykogenolyse (Abbau von Glykogen) in Leber und Muskel und fördert die Glukoneogenese (Neubildung von Glukose) in der Leber aus Nicht-Kohlenhydratvorstufen (Aminosäuren, Laktat, Glycerol).

Antwort 237
Die Antwort D) ist richtig.
Zu A: Die Kompressiontiefe sollte 5-6 cm betragen.
Zu B: "A" steht für Atemwege frei machen und frei halten, "B" steht für Beatmen und "C" steht für Circulation wieder herstellen.
Zu C: Der Rhythmus Atemspende und Herzdruckmassage ist sowohl bei der Einhelfer- als auch bei der Zweihelfer-Methode 30:2. Bei Atem- und Kreislaufstillstand beträgt das Verhältnis von Herzdruckmassage zu Beatmung sowohl bei der Einhelfer- als auch bei der Zweihelfer-Methode 30:2 (30 Kompressionen des Brustkorbs pro 2 Atemstöße durch Mund-zu-Mund- oder Mund-zu-Nase-Beatmung). Es wird mit der Herzkompression begonnen.
Diese Regel sollte auch angewendet werden, wenn zwei Helfer zur Stelle sind. Einzige Ausnahme ist die Wiederbelebung von Kindern (außer Neugeborenen)

durch zwei professionelle Helfer, wo ein Verhältnis von 15:2 angezeigt ist. Zu E: Bei Verdacht auf Rippenfraktur wird die Reanimation unbeeindruckt weiter durchgeführt. (Vgl. auch Antwort zu Frage **427**).

Antwort 238
Die Antwort A) ist richtig.
Kaffeesatzerbrechen (und Teerstuhl) finden sich, wenn Blut im Magen mit Salzsäure in Berührung kommt (z. B. Magen- oder Speiseröhrenblutung).

Antwort 239
Die Antwort B) ist richtig.
Die Blutmenge eines Erwachsenen beträgt ca. 1/14 (6-8 %) seines Körpergewichtes. Bei einem 70 kg schweren Menschen sind das etwa 5 Liter.

Antwort 240
Die Antwort C) ist richtig.
Klinik der akuten Leukämie:

- Abgeschlagenheit, Fieber, Nachtschweiß,
- Lymphknotenschwellung (30 %), evtl. Milz- und Lebervergrößerung,
- Kindern klagen häufig über „Bauchschmerzen", Knochenschmerzen, Appetitmangel,
- Symptome infolge Verdrängung der Blutbildungsreihen im Knochenmark:
- Anämie (Erythrozytenverminderung): Blässe, Dyspnoe, Müdigkeit,
- Abwehrschwäche (Leukozytenverminderung): Infekte, Pilze, Haut-Schleimhautentzündungen,
- Blutungen (Thrombozytenverminderung).
- Neurologische Symptome (Meningeosis leucaemica bei ALL),
- leukämische Haut- und Organinfiltrationen.

ANTWORTEN
MC 5

Antwort 241

Die Antwort A) ist richtig.
Die Hauptaufgaben der Nieren sind:

- Regulation des Wasser- und Elektrolythaushaltes sowie des Säure-Basen-Gleichgewichtes,
- Ausscheidung wasserlöslicher, nicht proteingebundener körpereigener Stoffe (Stoffwechselprodukte) und körperfremder Substanzen (Pharmaka, Gifte),
- Bildungsstätte von Hormonen (Erythropoetin, D-Hormon), Gewebshormonen (Kallikrein, Prostaglandine) und dem Enzym Renin (Blutdruckregulation); Erfolgsorgan zahlreicher Hormone (ADH, Aldosteron, Parathormon, Kalzitonin, atriales natriuretisches Peptid).

Zu 1: Ein optimales Gleichgewicht zwischen Säuren und Basen im Extrazellulärraum mit einem pH-Wert im arteriellen Blut von ca. 7,4 (±0,04) ist Grundvoraussetzung für eine funktionierende Zellfunktion und damit für einen funktionierenden Stoffwechsel.
Störungen des Säure-Basen-Gleichgewichts im Blut führen zu Azidose (Abfall des arteriellen pH-Wertes unter 7,36) bzw. Alkalose (Anstieg des arteriellen pH-Wertes über 7,44).
Die Regulation des Säure-Basen-Haushalts geschieht durch Ausscheidung der im Stoffwechsel ständig anfallenden Säuren: Dies geschieht durch:

- Ausscheidung über die Nieren (renale Elimination = metabolische Regulation),
- Abatmung von CO_2 über die Lungen (respiratorische Regulation).

Zu 2: Als Blutfette werden die im Blutplasma vorkommenden Fette

- Triglyzeride,
- Cholesterin und
- freie Fettsäuren

bezeichnet.
Blutfette sind nicht wasserlöslich. Die Niere spielt im Stoffwechsel der Blutfette keine direkte Rolle.
Zu 3: Die Erythrozytenbildung im Knochenmark = Erythropoese wird durch das Hormon Erythropoetin (EPO) der Niere gesteuert. Bei fallendem O_2-Partialdruck wird die Erythropoetinausschüttung in den - die Nierenkanälchen umgebenden - Bindegewebszellen (Fibroblasten) um ein Mehrfaches gesteigert.
Zu 4: Pro Tag fließen etwa 1 700 l Blut (25 % des Herzzeitvolumens) durch die Nieren. Daraus werden 180 l Filtrat gebildet, was einer Filtrationsrate von 120 ml pro Minute (= glomeruläre Filtrationsrate = GFR) entspricht.
Zu 5: Der Schwellenwert der tubulären Rückresorption von Glukose liegt bei ca. 180 mg/dl. Steigt die Blutglukose-Konzentration über diesen Wert, ist die tubuläre Rückresorptionsfähigkeit der Niere überfordert und es kommt zur Glukosurie (Ausscheidung von Glukose im Harn).

Antwort 242

Die Antwort B) ist richtig.
Die Erreger der Malaria sind Plasmodien.
Plasmodien sind Protozoen (tierische Einzeller).
Es werden 4 Protozoenarten unterschieden (Mischinfektionen sind in Endemiegebieten häufig):

- Plasmodium malariae (Krankheitsbild: Malaria quartana),
- Plasmodium ovale (Krankheitsbild: Malaria tertiana),
- Plasmodium vivax (Krankheitsbild: Malaria tertiana),
- Plasmodium falciparum (Krankheitsbild: Malaria tropica).

Poliomyelitis, Hepatitis B und HIV sind virale Erkrankungen. Keuchhusten wird durch das Bakterium Bordetella pertussis hervorgerufen.

Antwort 243
Die Antworten A) und B) sind richtig.
Zu C: Die Lungenarterie führt sauerstoffarmes Blut zur Lunge, die Lungenvene sauerstoffreiches Blut zum linken Herzen.
Zu D: Die Klappen zwischen Vorhöfen und Kammern sind Segelklappen (Trikuspidal- und Bikuspidalklappe).
Zu E: Das Herz besteht histologisch aus drei Hauptschichten und zwei Verschiebe- und Polsterschichten. Von innen nach außen:

- Endokard = Herzinnenhaut (eine Duplikatur des Endokards bildet die Herzklappen),
- subendokardiale Schicht (enthält Blut- und Lymphgefäße, Erregungsleitungssystem),
- Myokard = Muskelwand,
- subepikardiale Schicht (fettreiche Schicht zur „Einbettung" der Herzkranzgefäße),
- Perikard (Herzbeutel), die aus zwei Blättern bestehende bindegewebige Umhüllung des Herzens. Das äußere parietale Blatt (Perikard im engeren Sinn) und das innere viszerale Blatt, das Epikard.

Antwort 244
Die Antwort D) ist richtig.
Das Krankheitsbild der Windpocken ist durch ein juckendes Exanthem und Fieber charakterisiert. Die Hautläsionen bestehen aus Papeln, Bläschen und Schorfe, die sich in unterschiedlichen Entwicklungsstadien befinden. Aufgrund des vielgestaltigen Bildes des Hautausschlags wird dies als "Sternenhimmel" (bzw. Heubner-Sternenkarte) bezeichnet.
Zu A: Im Gegensatz zum „Sternenhimmel" der Windpocken (unterschiedliche Entwicklungsstadien der Effloreszenzen) entwickeln sich die Effloreszenzen der Pocken ab dem 2.-3. Tag synchron, so dass sich die Effloreszenzen alle im gleichen Entwicklungsstadium befinden.
Zu B: Kalkspitzerartige Mundschleimhautflecken, die sog. „Koplik-Flecken", finden sich beim Krankheitsbild der Masern.
Zu C: Bei Scharlach ist die Zunge zunächst dick weißlich belegt, dann charakteristisch himbeerfarben (Himbeer- oder Erdbeerzunge).
Zu E: Bei den durch Parvovirus B19 hervorgerufenen Ringelröteln (Erythema infectiosum acutum, Fünfte Krankheit) zeigt sich zunächst ein schmetterlingsförmiges Erythem im Gesicht mit perioraler Blässe, dann ring- und girlandenförmige juckende rote Flecken an den Extremitätenstreckseiten, später auch an den Beugeseiten und am Stamm.

Antwort 245
Die Antwort C) ist richtig.
Demenz vom Alzheimer-Typ (DAT). Dazu werden heute die frühe Form oder präsenile Demenz (eigentlicher M. Alzheimer; Manifestationsalter 40.-65. Lebensjahr) als auch die späte Form oder senile Demenz vom Alzheimer-Typ (Manifest. nach d. 65. Lebensjahr) gezählt. Gekennzeichnet sind beide Verläufe durch Hirnatrophie und die intrazelluläre Ansammlung von sog. Alzheimerfibrillen.
DAT ist die häufigste Demenzform (je nach Autor 50-75 % d.F., in Deutschland sind über 1,4 Mio. Menschen betroffen). Der Verlauf ist allmählich progredient und kann sich über mehr als 1 Jahrzehnt erstrecken.
Die Alzheimer-Demenz beginnt schleichend mit Merkfähigkeits- (Gedächtnis-)störungen. Es folgen andere kognitive (das Erkennen, die Wahrnehmung betreffende) Defizite wie z.B. aphasische (zentrale Sprachstörungen), räumliche und apraktische (Störungen von Hand-

lungen und Bewegungsabläufen) Störungen.

Antwort 246
Die Antwort D) ist richtig.
Hepatitis A, Masern und Tuberkulose sind Erkrankungen, die im § 6 des Infektionsschutzgesetzes Erwähnung finden. Nach § 24 des Infektionsschutzgesetzes bestehen für die im § 6 erwähnten Erkrankungen Meldepflicht und Behandlungsverbot für Heilpraktiker (bei Hepatitis A und Masern bei Verdacht, Erkrankung und Tod, bei Tuberkulose nur bei behandlungsbedürftigen Formen).
Im § 34 des Infektionsschutzgesetzes ist die Borken- oder Grindflechte (Impetigo contagiosa) gelistet. Auch für Erkrankung des § 34 besteht nach § 24 des Infektionsschutzgesetzes Behandlungsverbot für den Heilpraktiker (jedoch keine Meldepflicht).
Die durch Papillomaviren verursachten Verrucae plantares kommen – besonders an Druckstellen – als sog. Dornwarzen vor: Sie wachsen dann dornartig in die Tiefe und sind oft von einer Schwiele bedeckt. Sie sind druckschmerzhaft und bestehen aus einer körnigen, weißlichen Masse, die von einem Hornhautring umgeben ist. Die Behandlung dieses Krankheitsbildes ist dem Heilpraktiker nicht verboten.

Antwort 247
Die Antwort E) ist richtig.
Zu 1: Depressionen gehören zu den affektiven Psychosen oder Zyklothymien: Das sind seelische Erkrankungen, die hauptsächlich mit Störungen von Gefühl, Stimmung und Antrieb einhergehen und sich in polar entgegen gesetzten klinischen Erscheinungsformen äußern können.
Im typischen Falle wiederholen bei diesem Krankheitsbild Phasen von Traurigkeit und Hemmung (Depression) und/oder Heiterkeit und Erregung (Manie) während des Lebens.

Die Krankheitssymptome zeigen sich in zeitlich abgegrenzten Episoden und heilen gewöhnlich aus.
Verlaufsformen:
- Monopolare Verläufe mit ausschließlich depressiven Phasen 2/3 d. F.
- Bipolare Verläufe mit depressiven und manischen Phasen fast 1/3 d. F.
- Monopolare Verläufe mit ausschließlich manischen Phasen, sehr selten.

Zu 2: Bei schweren Depressionen können vermindertes Selbstwertgefühl, Gedanken der Wertlosigkeit und Suizidgedanken und –absichten auftreten: ca. 10-15 % der Depressiven sterben an Suizid.
Zu 4: Bei ca. 20 % der Depressiven kommt es zu melancholisches Wahnerleben (Vorstufen bei fast 50 %):
- Schulderleben und Schuldwahn,
- Verarmungsvorstellungen und
- Armutswahn,
- Hypochondrische Befürchtungen und Krankheitswahn,
- Nihilistischer Wahn.

Zu 5: „Affektive Störung" ist die übergeordnete Bezeichnung für Veränderungen der Stimmung und des Antriebs. Affektive Störungen werden nach Häufigkeit und Dauer in manische, depressive und bipolare affektive Störungen sowie in rezidivierende depressive Störungen eingeteilt.

Antwort 248
Die Antwort A) ist richtig.
Zu 5: Die sog. „Ideenflucht" ist eine formale Denkstörung mit ständig wechselnden Assoziationen ohne die Fähigkeit, die Konzentration kontinuierlich auf einen Gegenstand oder ein Ziel zu richten. Sie ist gekennzeichnet durch eine Beschleunigung des Denkablaufs und starker Ablenkbarkeit. Das Symptom der Ideenflucht findet sich insbesondere beim Krankheitsbild der Manie und beim Delir.

Antwort 249

Die Antwort D) ist richtig.

Das Alkoholdelir, Delirium tremens (von lat. delirium „Irresein", tremere „zittern") stellt eine ernste und potentiell lebensbedrohende Komplikation bei einer länger bestehenden Alkoholkrankheit dar. Es tritt meist innerhalb von Tagen nach einem Alkoholexzess oder nach Alkoholentzug auftritt.

Ein Delir ist dabei ein hirnorganisches Syndrom, das charakterisiert ist durch gleichzeitig bestehende Störungen des Bewusstseins und der Aufmerksamkeit, der Wahrnehmung, des Denkens, des Gedächtnisses, der Psychomotorik, der Emotionalität und des Schlaf-Wach-Rhythmus.

Klinik des Alkoholdelirs:

* Psychiatrische Symptome: Angst, örtliche, zeitliche und situative Orientierungsstörungen, illusionäre Verkennungen, Halluzinationen, teils ausgeprägte Beeinflussbarkeit (Suggestibilität) meist mit Beziehung zu Alkohol (Bsp: an sieht weiße Mäuse, hört Stimmen oder liest Texte von einem leeren Blatt Papier).
* Neurologische Symptome: Verwirrtheit mit wechselndem Bewusstseinsgrad bis hin zum Koma; Unruhe, feinschlägiges bis sehr grobschlägiges Zittern (Tremor), generalisierte epileptische Anfälle (ca. 10 % der Fälle).
* Vegetative Symptome: Temperaturanstieg, Schwitzen, Erhöhung von Puls, Blutdruck und Atemfrequenz.

Komplikation: Übergang in Koma und Tod infolge Kreislaufversagens (Letalität bei rascher Intensivbehandlung – Notarzt! – nur noch gering (ca. 1 %).

Antwort 250

Die Antwort D) ist richtig.

Als lymphatisches System werden die am Immunsystem beteiligten, in Gewebeverbänden und Organen zusammengefassten Zellen bezeichnet.

In den primären (zentralen) lymphoepithelialen Organen

* Knochenmark
* Thymus

findet die Lymphozytenbildung statt.

In den sekundären (peripheren) lymphatischen Organen

* Milz,
* Lymphknoten,
* Tonsillen,
* Adenoide,
* MALT (mucosa associated lymphoid tissue vor allem in der Submukosa des Verdauungstraktes)

finden die Reaktion der Lymphozyten mit den Antigenen und der Kontakt zwischen verschiedenen Lymphozyten und Phagozyten statt.

Zu 3: Die Peyer-Plaques sind eine Ansammlung von Lymphknoten im Ileum. Als Bestandteil des Immunsystems haben sie eine wichtige Funktion bei der lokalen Immunität.

Zu 5: Der Ductus thoracicus oder Milchbrustgang entsteht aus dem Zusammenfluss dreier Lymphbahnen zur Cisterna chyli und verläuft durch den Hiatus aorticus des Zwerchfells im hinteren Mediastinum nach kranial (kopfwärts). Er sammelt die Lymphe der gesamten unteren und der linken oberen Körperhälfte und mündet in den Angulus venosus sinister (linken Venenwinkel), der durch den Zusammenfluss der Vena subclavia und der V. jugularis interna gebildet wird, in den venösen Körperkreislauf.

Antwort 251

Die Antwort C) ist richtig.

Die Lebensdauer der Thrombozyten wird beträgt etwa 9-10 Tage.

Antwort 252

Die Antwort E) ist richtig.

Die Tollwut ist eine weltweit verbreitete Viruserkrankung warmblütiger Haus- und Wildtiere, die durch den Biss infizierter Tiere auf den Mensch übertragen wird

(Zoonose) und nach ihrem Ausbruch unter dem Bild einer Gehirnentzündung (Enzephalitis) immer tödlich endet.
Zu A: 2004 wurden in Deutschland Tollwutfälle bei Tieren aus den Bundesländern Baden-Württemberg, Berlin, Hamburg, Hessen, Niedersachsen, Rheinland-Pfalz und Schleswig-Holstein gemeldet.
zu B: An Tollwut erkranken die meisten Arten wamblütiger Tiere, vor allem wild lebende Hunde, Füchse, Dachse, Marder, Rehe (sog. sylvatische Tollwut) und Fledermäuse, seltener auch Haustiere wie Katzen, Rinder und Hunde (urbane Tollwut).
Die erkrankten Tiere sterben an der Infektion.
In Südamerika sind Blut saugende Fledermäuse als natürliches Virusreservoir ausgemacht worden: Die Fledermäuse sind mit Tollwuterregern infiziert, sterben jedoch selbst nicht an dieser Krankheit: „latente Virusträger".
Zu B: Der Mensch wird durch den Biss, Kratzen oder Belecken (Speichel) eines tollwütigen Tieres (siehe oben) infiziert. Auch der Speichel des tollwutkranken Menschen ist infektiös und kann theoretisch bei engem Kontakt oder Biss als Überträger dienen.
Zu C: 3 Wochen bis 3 Monate (6 Tage bis 1 Jahr). Wunden an Kopf und Nacken haben die kürzeste Inkubationszeit. Je größer die Verletzung, je massiver die Infektion, desto kürzer ist die Inkubationszeit.
Zu D: Tollwut ist im § 6 des Infektionsschutzgesetzes aufgeführt. Für den Heilpraktiker besteht Meldepflicht bei Verdacht, Erkrankung und Tod und Behandlungsverbot.
Zu E: Die Krankheit verläuft in 3 Stadien, die bis zum Ende bei vollem Bewusstsein erlebt werden:

- Prodromalstadium: Kribbeln und Brennen an der Eintrittsstelle (Bisswunde), Übelkeit, Erbrechen, evtl. melancholische Verstimmung.

- Exzitationsstadium: Schlund- und Kehlkopfkrämpfe (schmerzhafter Schluckakt), Hydrophobie = Angst vor Wasser, Angst vor dem Trinken (die Krämpfe können durch bloßen Anblick von Wasser ausgelöst werden), akustische und optische Reize können zu Krampf- und Wutanfällen, Schlagen, Beißen und Schreien führen, ebenso wie Luftzug (Aerophobie). Tritt ein Exzitationsstadium ein, so wird von „wilder Wut" gesprochen. Fehlt dieses, spricht man von „stiller Wut". (3-4 Tage nach diesem Stadium tritt der Tod ein.) In einigen Fällen tritt noch ein weiteres Stadium auf:

- Lähmungsstadium: Eine aufsteigende Lähmung führt unter Atemausfall zum Tod.

Antwort 253

Die Antwort D) ist richtig.
Zu A: Die Wanderröte, das Erythema chronicum migrans, ist ein Symptom der durch das Bakterium Borrelia burgdorferi übertragenen Borreliose.
Zu B: Das Erythema migrans ist ein Frühsymptom der Erkrankung. Wird die Erkrankung im Frühstadium nicht konsequent antibiotisch behandelt, drohen therapeutisch schwer zu beherrschende Spätsymptome:
Lyme-Borreliose:
Lyme ist eine Ortschaft in Connecticut, USA. Hier wurde die Erkrankung 1976 erstmals beschrieben. Die Lyme-Borreliose ist die häufigste durch Zecken übertragene Krankheit in Europa. Jährlich erkranken in Deutschland ca. 30 000-80 000 Menschen (Schätzung).
Erreger:
Borrelia burgdorferi (schraubenförmiges gramnegatives Bakterium).
Reservoir:
Unklar: der Erreger wird bei Nagetieren, bei Rehen und Rotwild und bei Vögeln gefunden, ohne dass diese Keimträger sichtbar erkranken.

Übertragungsweg:
Verschiedene Zeckenarten: je nach Gebiet sind ca. 5-60 % der Zecken mit B. burgdorferi durchseucht. (Die Zecken sind ca. 300-mal häufiger mit Borrelien infiziert als mit FSME-Viren). Die Übertragung erfolgt durch den Stich infizierter Zecken. Das Infektionsrisiko hängt von der Dauer der Haftzeit der Zecke ab und steigt nach 24 Stunden deutlich an.
Inkubationszeit:
3-30 Tage.
Klinik:
Die Erkrankung wird hauptsächlich von Anfang März bis Ende Oktober übertragen.
Völlig unterschiedliche Krankheitsbilder gelten als Manifestationsformen der Lyme-Borreliose: Erythema migrans, Akrodermatitis chronica atrophicans, Lymphadenosis cutis benigna, lymphozytäre Meningoradikulitis.

Frühsymptome (nach Tagen bis Wochen; Spontanremission nicht selten):

• Unspezifische Allgemeinsymptome (Kopf-, Muskel- und Gelenkschmerzen, gastrointestinale Beschwerden, evtl. Fieber),

• Erythema migrans („wandernde Röte" der Haut, meist von der Zeckenstichstelle ausgehend): Merke: Das erscheinungsfreie Intervall zwischen Zeckenstich und Beginn des Erythems beträgt mindestens 3 Tage und höchstens 6 Wochen. Rötung sofort nach einem Zeckenstich spricht für eine Überempfindlichkeitsreaktion, nicht für eine Lyme-Borreliose. (Merke: nur etwa 60 % der Patienten erinnern sich an einen Zeckenstich.)

• Lymphadenosis cutis benigna (gutartige Infiltrate der Haut, vorwiegend Lymphozyten).

Spätsymptome (fakultativ): treten Wochen bis Monate nach Infektion, auch ohne vorangegangene Frühsymptomatik auf. (Im Rahmen der Pathogenese der Spätsymptome: werden Autoimmun-prozesse bei genetischer Disposition diskutiert):

• Mono- oder Oligoarthritis (schmerzhafte Gelenkentzündung, kann in ein chronisch-rheumatisches Krankheitsbild übergehen),

• Myokarditis mit Reizleitungsstörungen, Perikarditis,

• Akrodermatitis chronica atrophicans („Zigarettenpapierhaut" = Fältelung der Haut),

• neurologische Symptome: lymphozytäre Meningoradikulitis (schmerzhaft, langwierig), Hirnnervenausfälle (N. facialis), auch: akute Halbseitenlähmung, Ataxie, Myelitis u.a.

Diagnose:
Anamnese (Zeckenstich? oft nicht erinnerlich!), Klinik;
Lab.: Antikörpernachweis.
Therapie:
Antibiotikum möglichst früh!
Prognose:
Bei Therapie im Frühstadium meist gut, im Spätstadium ungünstiger.
Vorbeugung:
Allgemeiner Schutz vor Zeckenstichen.
In Europa verhindert die genetische Vielfalt der Serotypen von Borrelia burgdorferi eine Immunität und eine schnelle Impfstoffentwicklung. (In Nordamerika hingegen ist nur ein Serotyp aufgetreten, gegen den bereits ein Impfstoff entwickelt wurde.)
Zu C: Ursache der Borreliose ist das Bakterium Borrelia burgdorferi, welches durch Zecken übertragen wird.

Antwort 254
Die Antwort E) ist richtig.

	%
Granulozyten	
• Neutrophile	
– stabkernige N.	**(0-3)**
– segmentkernige N.	**(60-70)**
– übersegmentierte N.	vereinzelt
• Eosinophile	**1-5**
• Basophile	**0-1**

Monozyten	1-12
Lymphozyten	20-30
Gesamtzahl Leukozyten	100

Antwort 255

Die Antwort C) ist richtig.

Zu 2: Die Ursache der primären Osteoporose ist bis heute weitgehend ungeklärt, als Teilfaktoren der postmenopausalen und der Altersosteoporose sind Östrogen- und Bewegungsmangel (Immobilisation) bekannt.

Die häufigste Ursache für Osteoporose ist ein Mangel des Hormons Östrogen bei Frauen nach den Wechseljahren. Östrogene sind für die Einlagerung von stabilisierendem Kalzium und damit für den Aufbau des Knochens verantwortlich.

Ursachen der sekundären Osteoporose:
Sekundäre Osteoporosen treten bei einer Vielzahl unterschiedlicher Grunderkrankungen auf:

- Endokrin, metabolisch (Cushing-Syndrom, Hyperparathyroidismus = Überfunktion der Nebenschilddrüse, Hyperthyreose, Hypogonadismus, Akromegalie, Diabetes mellitus, Homocystinurie, Mangelernährung),
- iatrogen, medikamentös (Glukokortikoide, Heparine, Schilddrüsenhormone u.a.),
- myelogen, onkologisch (Plasmozytom, Mastozytose, lymphoproliferative Erkrankungen, diffuse Knochenmarkkarzinose),
- parainfektiös, immunogen (rheumatoide Arthritis, Enteritis regionalis Crohn)
- Inaktivität, Immobilisation (Bettruhe, Paraplegie, Hemiplegie),
- hereditäre Bindegewebeerkrankungen (Osteogenesis imperfecta, Marfan-Syndrom, Ehlers-Danlos-Syndrom),
- komplexe Osteopathien (renale Osteopathie, intestinale Osteopathie).

Zu 3: Glukokortikoide (z.B. Kortison) senken den Kalziumspiegel im Serum durch Hemmung der Kalziumaufnahme im Magen-Darm-Trakt und Hemmung der Rückresorption von Kalzium und Phosphat in der Niere.

Durch Abfall des Serumkalziumspiegels kommt es zu einem kompensatorischen Anstieg des Parathormons, welches Kalzium aus dem Knochen mobilisiert. Durch Hemmung der Osteoblasten resultiert ein Verlust an Knochenmasse.

Zu 4: Basistherapie der Osteoporose ist die tägliche Zufuhr von mindestens 1 Gramm Kalzium und mindestens 400 I.E. (Internationale Einheiten) Vitamin D.

Wird der Bedarf durch die Nahrung nicht gedeckt, kann man beides auch durch Medikamente ergänzen.

Zu viel Phosphat in der Nahrung führt zur Mangelversorgung mit Kalzium und Vitamin D.

Die Ernährung bei Osteoporose muss also kalziumreich und phosphatarm sein.

Antwort 256

Die Antwort B) ist richtig.

Beim Morbus Scheuermann führen aseptische Knochennekrosen zu Wachstumsstörungen der Deck- und Grundplatten der Brustwirbelkörper.

Dadurch vermindert sich die Belastbarkeit der Wirbelsäule vor allem bei stärkerer Beanspruchung wie beispielsweise während kraftaufwendiger Sportarten oder körperlicher Arbeit.

Es kommt zu einem ventralen Höhenverlust der Wirbelkörper (Keilwirbel), der zum charakteristischen Bild des Rundrückens (Hyperkyphose) führt.

Die ersten Veränderungen beginnen im Alter von 10-13 Jahren, Jungen sind häufiger betroffen als Mädchen. Der Morbus Scheuermann gilt als die häufigste Wirbelsäulenaffektion.

Zu 5: Morgensteife im Rückenbereich spricht am ehesten für einen Morbus Bechterew.

Antwort 257

Die Antwort D) ist richtig.

Der M. Bechterew ist eine chronische, progrediente, abakterielle systemische

Entzündung mit bevorzugter Manifestation im Bereich der Wirbelsäule, in erster Linie der Iliosakralgelenke und der kleinen Wirbelgelenke. Im Gefolge der schubweisen Entzündung kommt es zu Atrophie des Gelenkknorpels und zu einer aufsteigenden knöchernen Durchbauung von Gelenken, Bandscheiben und Bändern und damit zur Einsteifung der Wirbelsäule (Bambusstabform). Periphere Gelenke, Sehnen- und Bänderansätze können mit betroffen sein. Männer und Frauen scheinen – entgegen früherer Annahmen – gleich häufig zu erkranken, mit einem Erkrankungsgipfel zwischen dem 15. und 40. Lebensjahr.
Klinik: Frühsymptome:

- allgemeine Schwäche, Morgensteifigkeit und meist nächtliche Rückenschmerzen in der Iliosakral-Region (Sakroiliitis),
- tief sitzende Rückenschmerzen, teilweise mit Schmerzausstrahlung in die Oberschenkel,
- atemabhängiger Thoraxschmerz,
- Extravertebralarthritiden (in 50-70 % der Fälle),
- Iridozyklitis (in 30 % d. F.),
- Achillessehnen- und Fersenschmerzen (in 20 % d. F).

Spätsymptome:

- Bewegungseinschränkung der Wirbelsäule (völlige Versteifung der gesamten Wirbelsäule in thorako-lumbaler Hyperkyphose. Die schweren Rundbuckeleinsteifungen, bei denen der Blick nur noch auf den Boden gerichtet werden kann, sind, dank der heutigen Behandlungsmethoden, selten geworden).
- Eingeschränkte Atembreite.

Antwort 258
Die Antworten A) und C) sind richtig.
Eine vergrößerte Blutdruckamplitude (= die Differenz zwischen maximalem (systolischen) und minimalem (diastolischen) Blutdruckwert einer Herzaktion) findet sich z.B. bei

- Aortenklappeninsuffizienz
- Hyperthyreose
- offener Ductus arteriosus Botalli (PDA)
- im Alter (sklerosierte Gefäße)

Antwort 259
Die Antwort E) ist richtig.
Als Niederdrucksystem wird der Teil des Blutkreislaufs bezeichnet, in denen der Blutdruck in der Regel bei <30 mmHg liegt. Das Niederdrucksystem umfasst

- alle Körpervenen,
- rechten Vorhof,
- rechten Ventrikel
- Lungengefäße
- linken Vorhof
- linken Ventrikel
- (während der Diastole!).

Das Niederdrucksystem enthält ca. 85 % des Blutvolumens („Kapazitätsgefäße" mit hoher Volumendehnbarkeit).

Antwort 260
Die Antworten A) und D) sind richtig.
Klinik der Hypoglykämie:

- Parasympathikotone Reaktion: Heißhunger, Übelkeit, Erbrechen, Schwäche,
- sympathikotone Reaktion: Unruhe, Schwitzen (feucht-kalte Haut), Tachykardie, Zittern, Hypertonus, Pupillenerweiterung (Mydriasis),
- zentralnervöse Störung: Kopfschmerzen, Psychosyndrom (Verstimmung, Reizbarkeit, Konzentrationsschwäche, Verwirrtheit), primitive Automatismen (Grimassieren, Schmatzen, Greifen), Krämpfe, neurologische Ausfälle (Halbseitenlähmung, Sprachstörungen, Doppelbildersehen), Schläfrigkeit, Koma, zentrale Atem- und Kreislaufstörungen.

Zu B: Die Kussmaul-Atmung ist eine rhythmische, abnorm tiefe Atmung mit normaler oder erniedrigter Atemfrequenz. Die tiefe Atmung bewirkt eine Hyperventilation mit vermehrter Abatmung von

CO_2. Eine metabolische Azidose („Übersäuerung") des Organismus wird durch Abatmung des „sauren" CO_2 kompensiert (respiratorische Kompensation einer metabolischen Azidose). Eine Kussmaul-Atmung findet sich z.b. beim diabetischen Koma (Hyperglykämie!) und bei Niereninsuffizienz.

Zu C: Ein Acetongeruch (Geruch nach frischem Obst) findet sich beim diabetischen Koma (Hyperglykämie!). Bei Insulinmangel kommt es durch Lipolyse und Funktionsstörungen im Zitratzyklus zur vermehrten Bildung von Ketonkörpern: Acetessigsäure, Betahydroxybuttersäure, Aceton.
Aceton kann mit der Atemluft abgeatmet werden.

Zu E: Während sich eine Hyperglykämie meist sehr langsam über mehrere Tage entwickelt, ist die Hypoglykämie durch eine sehr rasche Entwicklung, oft innerhalb von Minuten, gekennzeichnet.

Antwort 261
Die Antwort E) ist richtig.
Fest haftende, grau-weiße Belage („Pseudomembranen"), die von den Tonsillen auf die Umgebung übergreifen, sind, neben kloßiger Sprache und süßlichfauligem Mundgeruch und Schwellung der Halslymphknoten typisch für das Krankheitsbild der Diphtherie.

Antwort 262
Die Antwort C) ist richtig.
Ein Abszess ist eine Eiteransammlung in einer nicht vorgebildeten Höhle (im Gegensatz zum Empyem: Eiteransammlung in einer vorgebildeten Höhle, z. B. Gallenblasenempyem).

Antwort 263
Die Antwort B) ist richtig.
Monokel- oder Brillenhämatome, oft in Kombination mit Liquorrhö, können Hinweis auf einen Schädelbasisfraktur sein (frontobasale Fraktur im Bereich der Nasennebenhöhlen nach frontaler Gewalteinwirkung).

Antwort 264
Die Antwort D) ist richtig.
Zu A: Ursachen (Ätiologie der akuten Pankreatitis:

- Gallenwegserkrankungen = akute biliäre Pankreatitis (45 %): Gallengangsteine (Choledochussteine), Verengung der Papilla Vateri,
- Alkoholabusus (35 %),
- keine erkennbare Ursache: idiopathisch (15 % d. F.),
- seltenere Ursachen: Bauchverletzung, nach Operationen, (nach ERCP), Virusinfektionen (Mumps, HIV, Virushepatitis), Medikamente (Östrogene, Glukokortikoide u. v. a.), penetrierendes Zwölffingerdarmgeschwür, Hypertriglyzeridämie, Hyperkalzämie, Würmer im Pankreasgang oder den Gallenwegen u. a

Zu C: Ein hypovolämischer Kreislaufschock findet sich bei schwerer akuter Pankreatitis häufig. Die Letalität der Pankreatitiden liegt bei ca. 10-15 %, ca. 3-5 % davon sind Schockfolgen.

Zu D: Klinik der Pankreatitis:

- Akuter Beginn mit heftigem Dauerschmerzen im Oberbauch, die gürtelförmig oder in den Rücken oder Brustkorb (DD: Herzinfarkt!) ausstrahlen können,
- Bauch druckschmerzhaft mit elastischer Bauchdeckenspannung („Gummibauch"),
- Anstieg von Amylase, Lipase und Elastase im Serum (Amylase auch im Urin),
- Übelkeit, Erbrechen, Gesichtsrötung (trotz drohendem Schock),
- Blähungen, Darmlähmung (bis zum paralytischen Ileus),
- schneller Puls, Blutdruckabfall,
- EKG-Veränderungen (Fehldiagnose: Herzinfarkt, Angina pectoris),
- Fieber, Peritoneal- und Pleuraergüsse, Aszites,
- Ikterus (bei Verlegung des Ductus choledochus),

- weitere Komplikationen: hypovolämischer Schock (Kreislaufschock mit Nierenversagen und Schocklunge), Pankreasabszess, bakterielle Infektion von Nekrosen, Sepsis, Milz und Pfortaderthrombose, Pankreas(pseudo)-zysten (Gefahr: Blutung, Perforation, Abszess),
- bläuliche Flecken im Nabel- (Cullen-Zeichen) oder Flankenbereich (Grey-Turner-Zeichen), seltene und prognostisch ungünstige Zeichen.

Zu E: Die akute Pankreatitis ist eine lebensgefährliche Erkrankung, die intensivmedizinischer Überwachung bedarf.

Zunächst absolute Nahrungskarenz („Nulldiät") und Dauerabsaugung des Magens mittels Magensonde, später vorsichtiger Kostaufbau.

Antwort 265
Die Antwort A) ist richtig.
Ein erhöhter Zuckerwert im Blut führt unter anderem zu Gefäßschäden (Mikro- und Makroangiopathie), die sich häufig als koronare Herzkrankheit äußern.
Unterteilung diabetischer Gefäßschäden:

- Makroangiopathie (unspezifische Schäden) mit Früharteriosklerose:
  - Koronare Herzkrankheit (KHK): 55 % der Diabetiker sterben am Herzinfarkt,
  - Apoplexie (Hirnschlag),
  - Periphere arterielle Verschlusskrankheit.

Aufgrund einer begleitenden Nervenschädigung (Neuropathie, siehe unten) fehlt beim Diabetiker oft der Schmerz als Warnsymptom (z. B. Angina pectoris, Claudicatio intermittens)!

- Mikroangiopathie (diabetesspezifisch) mit 4 typischen Verlaufsformen:
  - Diabetische Nierenerkrankung (Nephropathie; Glomerulosklerose),
  - Diabetische Netzhauterkrankung (Retinopathie),
  - Diabetische Nervenerkrankung (Neuropathie),
  - Diabetisches Fußsyndrom.

Antwort 266
Die Antwort A) ist richtig.
Zu B: Die Mitralstenose führt zu einem Rückstau in den „kleinen" Lungenkreislauf.
Zu D: Die Mitralstenose ist auskultatorisch gekennzeichnet durch einen Mitralöffnungston (MÖT) zu Beginn der Diastole, dem ein diastolisches Geräusch folgt. Durch Kontraktion der Vorhöfe am Ende der Diastole wird dieses Geräusch noch lauter: präsystolisches Geräusch.
Die Mitralstenose führt zu einer Abflussbehinderung in die linke Kammer. Dies führt zu einer Druckerhöhung im linken Vorhof.

Antwort 267
Die Antwort D) ist richtig.
Als Zyanose wird eine blau-rote Verfärbung von Haut und Schleimhäuten aufgrund einer Abnahme des Sauerstoffgehaltes im Blut bezeichnet. Man unterscheidet eine zentrale Zyanose von einer peripheren Zyanose:
Bei der zentralen Zyanose kommt es durch Verminderung der arteriellen Sauerstoffsättigung zur Zyanose der Mundschleimhaut, der Zunge und der Augenbindehaut aufgrund einer kardial oder pulmonal bedingten Sauerstoffunterversorgung des Blutes (z.B. Rechts-Links-Shunt des Herzens oder Behinderung des alveolären Gasaustausches in der Lunge).
Zu B und C: Bei der peripheren Zyanose ist die Sauerstoffsättigung im Blut normal. Durch erhöhten peripheren Verbrauch oder verlangsamte Zirkulation (z.B. bei Herzklappenstenosen mit vermindertem Schlagvolumen, bei Herzinsuffizienz und Schock) wird dem Blut peripher im Gewebe vermehrt Sauerstoff entzogen. Dies führt zu einer Ausschöpfungszyanose, die sich in einer bläulich-roten Verfärbung von Nase,

Lippen, Ohrläppchen und Fingerspitzen (nicht jedoch der Zunge) zeigt.
Zu E: Die Zunge ist bei der peripheren Zyanose rosig gefärbt, bei der zentralen Zyanose livide (blau-rot).

Antwort 268
Die Antwort E) ist richtig.
Die Tollwut ist eine Viruserkrankung. Cholera, Tuberkulose, Gasbrand und Wundstarrkrampf werden durch Bakterien verursacht:

- Cholera:
  Vibrio cholerae, Vibrio El Tor,
- Tuberkulose:
  Mycobacterium tuberculosis,
- Gasbrand:
  Clostridium perfringens,
- Wundstarrkrampf:
  Clostridium tetani.

Antwort 269
Die Antwort B) ist richtig.
Eine Fallhand ist charakteristisch für eine Verletzung des N. radialis.
Die Verletzung des N. ulnaris führt zur Krallenhand, die Verletzung des N. medianus führt zur Schwurhand.

Antwort 270
Die Antwort B) ist richtig.
Das Auftreten von Doppelbildern (Diplopie) ist ein typisches Frühsymptom der Multiplen Sklerose (MS).
Die Bauchdeckenreflexe sind bei MS meist abgeschwächt, es kommt zum Auftreten spastischer Lähmungen, der Krankheitsbeginn liegt meist vor dem 35. Lebensjahr.
Das Krankheitsbild ist gekennzeichnet durch einen schubweisen Verlauf mit Remissionen (vorübergehenden Zurückgehen von Krankheitserscheinungen).

Antwort 271
Die Antwort C) ist richtig.
Zu A: Das maximale physiologische Fassungsvermögen der Harnblase beträgt beim Menschen je nach Körpergröße zwischen etwa 900-1500 ml. Beim erwachsenen Menschen tritt bei etwa 300-500 ml Füllmenge Harndrang auf.
Zu B: Der Primärharn (ca. 180 Liter) wird in der Niere zum Endharn (ca. 1,5 Liter) konzentriert.
Zu D und E: Die Harnblase besitzt an ihrem Ausgang zwei Schließmuskel (Sphinkter), einen inneren und einen äußeren. Der Innere besteht aus glatter Muskulatur und unterliegt der Kontrolle des vegetativen Nervensystems, was bedeutet, dass er nicht willentlich gesteuert werden kann. Der äußere Schließmuskel, (Musculus urethralis), ist ein ringförmiger Skelettmuskel, der bewusst gesteuert werden kann.
Als Musculus detrusor vesicae wird die aus drei Schichten bestehende Muskelschicht der Blasenwand bezeichnet, die bei Kontraktion die Blasenentleerung unterstützt.
Die zunehmende Füllung der Blase wird durch Dehnungssensoren wahrgenommen. Dies löst in parasympathischen unwillkürlichen Zentren des sakralen Rückenmarks einen Reflex aus, den so genannten Miktionsreflex. Dieser löst die Kontraktion des Musculus detrusor vesicae und eine Entspannung des inneren Schließmuskels aus. Nun muss noch die bewusste Entspannung des äußeren Schließmuskels erfolgen, dann beginnt das Harnlassen. (Diese bewusste Kontrolle des äußeren Schließmuskels kann bei sehr starker Füllung der Blase durch vom Nervus pudendus stammende hemmende Impulse außer Kraft gesetzt werden.)

Antwort 272
Die Antwort E) ist richtig. (?)
Diese Frage ist nicht sehr glücklich gestellt und deshalb schwer zu beantworten.
Die Antwort E) soll richtig gewesen sein.
Der Bauchdeckenreflex ist ein Eigenreflex, der Bauchhautreflex ist ein Fremdreflex. Oft werden - wie hier - Bauchdecken- und Bauchhautreflex fälschlich als dasselbe angesehen.

- Bauchdeckenreflex (Abk.: BDR) Bauchmuskelkontraktion als Reaktion auf eine passive Dehnung (Eigenreflex), z. B. durch Schlag gegen den Rippenbogen oder Beckenkamm bzw. das Schambein oder ein dem Bauch flach aufgelegtes Lineal.
- Bauchhautreflex (Abk.: BHR) reflektorische Anspannung der Bauchmuskeln (mit Nabelverziehung zur gleichen Seite), ausgelöst durch eine mechanische Reizung der Bauchhaut (evtl. auch Thorax- oder Oberschenkelhaut); polysynaptischer Fremdreflex. Das Fehlen oder die Abschwächung (v. a. einseitig) dieses Fremdreflexes ist ein Hinweis auf Pyramidenbahnläsion (z. B. bei Multiple Sklerose).

Antwort 273
Die Antwort C) ist richtig.

Definitionen:

- Gastroösophagealer Reflux: Rückfluss von Mageninhalt in die Speiseröhre durch Versagen des Verschlussmechanismus des unteren Ösophagussphinkters.
- Physiologischer Reflux: seltener Rückfluss von Mageninhalt in die Speiseröhre beim Gesunden, z. B. nach fettreicher Nahrung, Wein, Süßigkeiten u.a.
- Refluxkrankheit: gehäufter Reflux mit Beschwerden.
- Refluxösophagitis: Refluxkrankheit mit makroskopisch erkennbaren Epitheldefekten oder histologisch nachweisbaren entzündlichen Veränderungen der Speiseröhrenschleimhaut.

Vorkommen:

- 10 % der Bevölkerung haben gelegentlich Beschwerden einer Refluxkrankheit,
- 10 % der Refluxkranken entwickeln eine Refluxösophagitis,

- 10 % der Patienten mit Refluxösophagitis entwickeln ein Barrett-Syndrom (Zylinderzellmetaplasie),
- 10 % der Patienten mit Barrett-Syndrom entwickeln ein Karzinom.

Ätiologie:

- Primär (häufigere Form): gestörter Mechanismus des unteren Speiseröhrenverschlusses unbekannter Ursache mit Rückfluss aggressiven Magensaftes in die Speiseröhre.
- Sekundär (bekannte Ursachen): z. B. Schwangerschaft, nach operativer Behandlung einer Achalasie, bei Magenausgangsverengung, Sklerodermie, Hiatushernie u.a.

Klinik:

- Sodbrennen = brennende Schmerzen hinter dem Brustbein (Differenzialdiagnose: KHK),
- Luftaufstoßen (mit salzigem oder seifigem Nachgeschmack),
- Schluckbeschwerden,
- Heraufwürgen (Regurgitation) von Nahrungsresten,
- Brennen und Schmerzen im Oberbauch,
- Übelkeit, Erbrechen,
- typischerweise verstärken sich die Beschwerden in Rückenlage, beim Bücken, Pressen, durch bestimmte Nahrungsmittel, Arzneimittel, Anstrengung und Stress.
- Komplikationen: Speiseröhrengeschwür, Blutung (selten), nächtliches Eindringen von Mageninhalt („Aspiration") mit rezidivierendem Husten, evtl. Heiserkeit (Laryngitis), evtl. Auslösen oder Verstärken eines Asthma bronchiale, Stenosierung der Speiseröhre, Epithelumwandlung in der Speiseröhre (sog. Barrett-Syndrom: Gefahr der Entartung, endoskopische Kontrollen).

Diagnose
Anamnese, Klinik, Endoskopie (Spiegelung) mit Biopsie u.a.

Therapie
Konservativ:

- Allgemeinmaßnahmen: Gewichtsnormalisierung, kleine fettarme Mahlzeiten, keine Mahlzeiten am späten Abend, auslösende Nahrungs- und Genussmittel meiden (süße Speisen, Zigaretten, Alkoholika u.a.), nach dem Essen nicht sofort hinlegen, Kopfende im Bett hochstellen.
- Medikamente: Medikamente zur Säureunterdrückung (Protonenpumpenblocker, H_2-Blocker), Medikamente, die die Motorik steigern, Medikamente zur Säureneutralisation (Antazida) u.a.

Chirurgie:
Bei Komplikationen (Geschwüre, Verengungen, Blutungen) und nach Versagen der konservativen Therapie (Operationsverfahren: Fundoplicatio).

Zu 5: Therapeutisch werden bei der Refluxkrankheit Medikamente eingesetzt, die den Druck (Muskeltonus) und die Peristaltik im unteren Ösophagus erhöhen.

Antwort 274
Die Antwort B) ist richtig.
Zu A: Der Gehirnstoffwechsel benötigt als Energielieferant vorrangig Glukose.
Zu C: Die Blutversorgung des Gehirns wird durch 4 Arterien, nämlich zwei Arteriae vertebrales und zwei Arteriae carotes („Halsschlagadern"), sichergestellt.
Zu D: Die beiden Arteriae carotes und die aus den beiden Arteriae vertebrales hervorgegangene Arteria basilaris sind durch eine an der Hirnbasis gelegene Gefäßverbindung, den Circulus arteriosus cerebri (Circulus arteriosus Willisii), ringförmig miteinander verbunden.

Antwort 275
Die Antwort B) ist richtig.
Zu A: Der Patellarsehnenreflex ist ein monosynaptischer Eigenreflex.
Zu C: Bei Hyperreflexie kann eine plötzliche einmalige Dehnung eines Muskels

zu rhythmischen Kontraktionen führen und als erschöpflicher oder unerschöpflicher (kontinuierlicher) Klonus (Plural: Kloni) in Erscheinung treten. Kloni sind Ausdruck einer gesteigerten Eigenreflextätigkeit. Ein unerschöpflicher Klonus gilt als Pyramidenbahnzeichen (Schädigung des 1. motorischen Neurons). Typische Kloni:

- Patellarklonus: zur Reflexauslösung wird am liegenden Patienten die, zwischen Daumen und Zeigefinger gefasste, Kniescheibe (Patella) ruckartig nach distal geschoben. Ein evtl. vorhandener Klonus äußert sich durch selbständiges Hin- und Herbewegen der Patella.
- Fußklonus: zur Reflexauslösung wird bei leicht gebeugtem Knie der Fuß im Sprunggelenk ruckartig passiv dorsalflektiert („Fußspitzen werden Richtung Nase bewegt") und dort festgehalten. Es kommt zu sich wiederholenden Kontraktionen des M. soleus.

Zu D: Der Patellarsehnenreflex wird ausgelöst durch einen Schlag auf die Sehne des M. quadriceps femoris unterhalb der Kniescheibe; reflektorisch kommt es zu einer Streckung des Beines im Kniegelenk.
Zur Prüfung des Patellarsehnenreflexes liegt der Patient am besten auf dem Rücken oder er sitzt mit hängenden Beinen (z.B. auf einer Liege).
Zu E: Ein Ausbleiben des Patellarsehnenreflexes spricht für eine Schädigung in Rückenmarkshöhe (L2)L3/L4.

Antwort 276
Die Antwort A) ist richtig.
Das Mammakarzinom ist das häufigste Karzinom der Frau (über 20 % aller Krebserkrankungen, jede 15. Frau!), Morbidität zunehmend.

Risikofaktoren für ein Mammakarzinom:

- Hormonelle Faktoren: Sexualhormone (Estrogene, Gestagene), frühe Menarche, späte Menopause

- Linkshändigkeit (Linkshänderinnen haben ein bis zu doppelt so hohes Risiko vor der Menopause an Brustkrebs zu erkranken)
- Ionisierende Strahlung
- Übergewicht, Zigarettenrauchen, Alkoholkonsum (tgl. > 20 g)
- Genetische Disposition

Risikomindernd sind:

- Frühe erste Geburt (mehrere Geburten vor dem 30. Lebensjahr)
- Längeres Stillen
- Regelmäßige sportliche Aktivität in jungen Jahren

Klinik

- Leitsymptom: derber, schmerzloser Knoten (wenig verschieblich, schlecht abgrenzbar),
- tastbare Lymphknoten (axillär und supraklavikulär),
- Malignitätszeichen:

  - Ungleiche Mammae, Asymmetrie beim Heben/Senken der Arme,
  - Einziehung der Haut oder der Mamille,
  - Apfelsinenhaut (Peau d´orange): Hautödem, Proliferation des Bindegewebes,
  - blutige oder seröse Sekretion aus der Mamille,
  - Ulzera und knotige Verhärtung der Haut (Panzerkrebs),
  - Hautrötung, ekzematöse Veränderungen der Mamille.

Lokalisation:

- Oberer äußerer Quadrant: 50 %,
- oberer innerer Quadrant: 15 %,
- unterer äußerer Quadrant:10 %,
- unterer innerer Quadrant: 5 %,
- perimamillär: 20 %.

Metastasierung:
Die Metastasierung des Mammakarzinoms kann lymphogen, hämatogen oder per continuitatem (d. h. direkt vom Primärtumor ausgehend infiltriert der Tumor das angrenzende Gewebe) erfolgen.

- Die lymphogene Metastasierung erfolgt über die axillären, supra- und infraklavikulären parasternalen und zervikalen Lymphknoten.
- Die Thoraxwand, die Pleurahöhle und die Lunge können lymphogen oder per continuitatem befallen werden.
- Die Tendenz zur hämatogenen Metastasierung ist beim Mammakarzinom sehr hoch.

Vorwiegend finden sich Metastasen:
  - im Knochensystem,
  - in der Lunge oder Pleura
  - im Hirn,
  - in den Ovarien.

Diagnose:

- Selbstuntersuchung (während oder kurz nach der Menstruation, wegen geringem Hormoneinfluss zu diesem Zeitpunkt),
- Inspektion, Brust-Palpation und Lymphknotenstatus,
- Triple-Diagnostik: Klinik + Mammographie + Punktionszytologie.

Therapie:

- Chirurgie: I.d.R. Brust erhaltendes Vorgehen; die modifiziert-radikale Mastektomie (Entfernung der Brust) bringt wohl keinen prognostischen Vorteil;
- Strahlentherapie: nach Brust erhaltender OP wird das Tumorbett (Brust) bestrahlt.
- Systemische Therapie: Chemo- oder Hormontherapie.
- Brustaufbau: z.B. Silikonprothese.

Antwort 277
Die Antworten A) und D) sind richtig.
Zu A: Zu einem Harnverhalt kommt es, wenn die Blase nicht willentlich oder auch reflektorisch entleert werden kann, obwohl die Blase vollständig gefüllt ist. Der Betroffene verspürt zumeist den Drang zur Harnentleerung, kann aber die Blase nicht entleeren. Wenn die Blase maximal gefüllt ist, kann die Verschlusskraft des Blasenschließmuskels überwun-

den werden, als Folge davon kommt es zum so genannten Harnträufeln bzw. zu einer Überlaufinkontinenz. Die Harnverhaltung kann durch die überdehnte Blase mitunter starke Schmerzen verursachen. Eine akute Harnverhaltung (Ischurie) kann die Ursache einer Harnabflussbehinderung sein, bei der die Harnröhre verstopft oder stark verengt ist, z. B. durch Steine, durch eine Verletzung oder Tumore usw. Bei einem Bandscheibenvorfall, oder auch bei Multiple Sklerose (MS) kann durch eine Nervenschädigung eine akute Harnverhaltung auftreten. Die Symptome sind häufig ein schmerzhafter Harndrang ohne Blasenentleerung, Harnstauung und evtl. Anurie. Da es bei akuter Harnverhaltung durch den Harnstau zu Nierenschäden kommen kann, ist eine sofortige ärztliche Behandlung nötig, um die Ursache für den Harnverhalt zu klären.

Zu B: Als Harninkontinenz wird die gestörte Reservoirfunktion der Harnblase mit unwillkürlichem Harnabgang bezeichnet.

Formen:

*   Stressinkontinenz (besser: Belastungsinkontinenz),
*   Dranginkontinenz,
*   Reflexinkontinenz,
*   Überlaufinkontinenz,
*   extraurethrale Harninkontinenz: Urinverlust aus anderen Öffnungen als der Urethra, z. B. bei Blasenfistel, Urogenitalfistel.

Eine Vielzahl von Ursachen können diese verschiedenen Formen der Inkontinenz bedingen:

*   Stressinkontinenz (besser: Belastungsinkontinenz): Die Stressinkontinenz ist bei Frauen oft Folge mehrfacher Spontangeburten, die zu einer Überdehnung und Erschlaffung von Haltebändern und Beckenboden führen. Daraus resultiert eine Senkung (Descensus) der Organe des kleinen Beckens. Beim Mann dagegen ist diese Form der Inkontinenz meist Folge einer traumatischen Schädigung des äußeren Blasenschließmuskels durch Operationen oder Unfälle.

*   Dranginkontinenz: Die Dranginkontinenz kann Folge von Entzündungen der unteren Harnwege (Harnblase, Harnröhre), von obstruktiven (einengenden) Veränderungen wie z.B. Harnröhrenstrikturen, gut- bzw. bösartigen Prostata-Vergrößerungen oder auch neurologischen Störungen wie z.B. Demenzerkrankungen sein.

*   Reflexinkontinenz: Die Reflexinkontinenz entsteht durch eine Störung oder Zerstörung der vom Gehirn ausgehenden Hemmungsbahnen und damit zu einem Überwiegen der Aktivitätsimpulse des Reflexbogens zwischen Harnblase und Blasenzentrum im Kreuzteil des Rückenmarks (S2 - 4). Diese führen zu reflexartigen Detrusor-Kontraktionen mit Harnabgang. Ein solcher Zustand kann mit einer Querschnittslähmung eintreten. Degenerative zentralnervöse Veränderungen, etwa bei Demenzkranken können den gleichen Effekt zeigen.

*   Überlaufinkontinenz: Die Überlaufinkontinenz entsteht durch eine ständig übervolle Harnblase infolge von Abflussstörungen. Da der Binnendruck schließlich den obstruktiven Verschlussdruck übertrifft kommt es zum ständigen Harnträufeln. Ursache der Überlaufinkontinenz ist meist die gutartige Prostatavergrößerung, seltener hochgradige Verengungen (Strikturen) der Harnröhre. Aber auch neurologische Erkrankungen mit einer Erschlaffung des Musculus detrusor, wie sie z.B. im Rahmen einer Polyneuropathie bei chronisch schlecht eingestelltem Diabetes mellitus auftreten kann, können zur "Überlaufblase" führen.

Zu C: Nach ungestörtem, nicht vorzeitig abgebrochenem Harnlassen verbleiben normalerweise nicht mehr als fünf bis zehn Milliliter Harn in der Blase.

Zu E: Störungen beim Wasserlassen (Miktion) und der Harnausscheidung (Diurese):

* Pollakisurie: häufiger Harndrang, geringe Harnmenge („Träufeln", z. B. bei Blasenentzündung oder Prostatahyperplasie),
* Polyurie: > 2000 ml Harn pro Tag,
* Oligurie: < 500 ml Harn pro Tag,
* Anurie: < 100 ml Harn pro Tag,
* Algurie: schmerzhaftes Wasserlassen bei Blasen- und Harnleiterentzündung,
* Dysurie: erschwertes Wasserlassen, schwacher Harnstrahl bei Blasenentleerungsstörungen (z. B. Prostatahyperplasie).

Antwort 278
Die Antwort C) ist richtig.
Bei Vitamin-B12-Mangel kommt es zur Hunter-Glossitis: Rotfärbung der Zunge infolge Atrophie der Zungenpapillen, verbunden mit Empfindungsstörungen (Parästhesien) und Zungenbrennen.

Antwort 279
Die Antwort A) ist richtig.
Bei Folsäuremangel während der Schwangerschaft besteht für das werdende Kind ein erhöhtes Risiko für eine Spina bifida (Neuralrohrdefekt: eine angeborene Spaltbildung im hinteren Teil der Wirbelsäule).
Etwa 800 Kinder kommen in der Bundesrepublik Deutschland jährlich mit einem Neuralrohrdefekt zur Welt. Zirka jedes tausendste Baby ist betroffen.
Ein Mangel an Folsäure führt zu vermindertem Abbau des Eiweißstoffes Homocystein. Ein erhöhter Homocysteinspiegel im Serum ist eine Risikofaktor für die Entstehung einer Arteriosklerose.
Folsäure ist enthalten in Leber, Vollkornprodukten, grünem Blattgemüse wie z. B. Spinat, Brokkoli, Karotten, Spargel, Rosenkohl, Tomaten, Eigelb und Nüssen. Auch in Obst, Fisch und Fleisch finden sich geringe Mengen davon.

Antwort 280
Die Antwort C) ist richtig.
Zu A: Bei Mundwinkelrhagaden (auch: Cheilitis angularis, Angulus infectiosus) Faulecke oder Perlèche bezeichnet werden - handelt es sich um eine schmerzhafte, häufig schlecht heilende entzündliche Veränderung der Mundwinkel, die durch Einrisse (Fissuren) und oberflächliche Gewebedefekte (Erosionen) charakterisiert ist und mit Geschwüren (Ulzera) oder Krustenbildung einhergehen kann.
Ursachen für Mundwinkelrhagaden:

* Infektionen durch Kokken, Candida albicans oder Herpesviren, Treponemen (als Verursacher der Syphilis (Treponema pallidum)), HIV,
* Stoffwechselstörung (Diabetes mellitus),
* Mangelerkrankungen: Eisen-, Riboflavin- und Vitamin-A-Mangel,
* eine vermehrte Zufuhr von Vitamin A,
* Allergien, Neurodermitis, seborrhoisches Ekzem,
* Leberzirrhose,
* Autoimmunerkrankungen.

Zu B: Normalerweise findet sich kein konjugiertes Bilirubin im Serum oder Urin, da das konjugierte Bilirubin physiologisch über die Gallenwege ausgeschieden wird.
Kommt es bei Erkrankungen der Leber oder Abflussstörungen im Gallensystem zu einem pathologischen Anstieg des konjugierten (= direkten), wasserlöslichen Bilirubins im Serum, wird Bilirubin im Harn ausgeschieden. Der Urin hat dann eine bierbraune Farbe.
(Hinweis auf konjugiertes Bilirubin im Harn kann auch die "Schüttelschaumprobe" liefern: Entsteht beim Schütteln des braunen Harns gelbbrauner Schaum, spricht das für Bilirubin als Ursache. Entsteht weißer Schaum spricht dies gegen Bilirubin.)

Antwort 281

Die Antwort D) ist richtig.

Zu 2: Die Milz spielt eine Rolle bei der immunologischen Prägung von Lymphozyten und Leukozyten und die antigeninduzierte Differenzierung und Proliferation von B- und T-Lymphozyten. Bei Milzentfernung kann es zu verminderter Antikörperbildung kommen.

Zu 4: Die Gefahr von Thrombosen und Embolien ist nach Splenektomie erhöht. Nach der Entfernung der Milz kann es zu einer überschießenden Bildung von Blutzellen (vor allem Thrombozyten) kommen, da das Organ nicht mehr zum Abbau der Zellen zur Verfügung steht („Die Milz ist der Friedhof der Blutzellen").

Zu 5: Nach Splenektomie fehlt dem Körper ein wichtiges Organ der Immunabwehr und es kann zu schwersten bakteriellen Infektionen mit Sepsis kommen: OPSI = overwhelming postplenectomy infection, Letalität ca. 50 %.

Nach Splenektomie wird deshalb prophylaktisch geimpft (gegen Pneumokokken und Haemophilus influenzae) und die Patienten nehmen oft für mehrere Jahre prophylaktisch Antibiotika.

Antwort 282

Die Antwort D) ist richtig.

Als Vitamin K wird eine Gruppe fettlöslicher Vitamine bezeichnet. Das Vitamin K_1 (alpha-Phyllochinon), das in grünen Pflanzen vorkommt und Vitamin K_2 (Menachinon), das von Bakterien synthetisiert wird. Vitamin K ist für die Bildung (Synthese) von Gerinnungsfaktoren in der Leber von Bedeutung.

Vitamin K fördert also die Blutgerinnung. Durch Vitamin-K-Mangel verursachte Gerinnungsstörungen (Koagulopathien) beruhen auf einer gestörten Synthese der Faktoren des Prothrombin-Komplexes (Faktoren II, VII, IX, X) sowie der Proteine C und S.

Vitamin K ist in der Nahrung enthalten und wird von außerdem (etwa zur Hälfte) von Darmbakterien produziert. Bei Störungen der Darmflora (z.B. durch Antibiotika) kann es deshalb zu Vitamin-K-Mangel) kommen.

Vitamin K kommt natürlich vor und wird von Pflanzen und einigen Mikroorganismen synthetisiert. Es kommt in grünem Gemüse (Rosenkohl, Grünkohl, Grüne Tomaten, Spinat, Broccoli, Möhrengrün) und Kartoffeln, Hagebutten, Salat, Sojabohnen, grüner Tee, in Milch und Milchprodukten und Muskelfleisch vor. Der mit der Nahrung zugeführte Bedarf wird im proximalen Jejunum resorbiert. Nur mit der Hilfe von Gallensäure kann Vitamin K resorbiert werden. Die Resorption wird durch die gleichzeitige Aufnahme von Fetten gesteigert. Leber- und chronische Magen- und Darmerkrankungen fördern einen Vitamin-K-Mangel.

Antwort 283

Die Antworten A) und D) sind richtig.

Zu A: Eine Phimose ist eine Verengung der Vorhaut. Infolge einer Verklebung zwischen Glans penis und Preputium penis ist eine Phimose bis zum 3. Lebensjahr physiologisch. Die Verklebung löst sich jedoch im Normalfall bis zur Pubertät vollständig.

Zu B: Die Phimose (mit chronischer Entzündung der Eichel = Balanitis) und Retention von Smegma (weißlich gelbe, talgige Absonderung der Eichel- und Vorhautdrüsen) steht im Verdacht, die Entwicklung von Peniskarzinomen zu begünstigen.

Zu C: Testosteron wird in den Leydig-Zwischenzellen des Hodens (in geringer Menge auch in der Nebennierenrinde und im Ovar) gebildet. Die Spermien entstehen im keimbildenden Epithel der Hodenkanälchen.

Zu D: Liegt der Hoden bei Geburt nicht im Hodensack, so spricht man von Maldescensus testis (Hodendystopie, Kryptorchismus). Durch erhöhten Druck und erhöhte Temperatur kommt es innerhalb der ersten zwei Lebensjahre zu irreversiblen Spermatogonienschwund, der später zur Infertilität (Unfruchtbarkeit) führt.

Zusätzlich besteht für den Hoden ein deutlich erhöhtes Risiko maligner Entartung

Zu E: Die Hodentorsion kommt in jedem Alter vor, auch schon intrauterin und beim Neugeborenen und auch doppelseitig. Altersgipfel sind das 1. Lebensjahr und die Pubertät.

Antwort 284
Die Antworten B) und C) sind richtig.
Klinik einer Wurmfortsatzentzündung (Appendizitis):

- Bauchschmerzen (im typischen Fall beginnen die Schmerzen in der Nabelgegend oder im Oberbauch und wandern nach Stunden in den rechten Unterbauch). Typisch ist ein Nachlassen des Schmerzes beim Anziehen des rechten Beines,
- Psoas-Zeichen: Anheben des rechten Beines gegen Widerstand führt zu Schmerzen,
- Druckschmerz und Abwehrspannung über dem McBurney- u./o. Lanz-Punkt,
- Loslassschmerz (LLS) über dem Blumberg-Punkt (liegt McBurney-Punkt gegenüber),
- Rovsing-Verschiebeschmerz (s.u.),
- lokale Abwehrspannung im rechten Unterbauch (lokale Bauchfellentzündung),
- Appetitlosigkeit, Übelkeit, Erbrechen, belegte Zunge, Schluckauf (Singultus),
- schneller Puls (Tachykardie),
- Fieber 37,5-39°C (axillär/rektale Temperaturdifferenz im typischen Fall 1°C); Vorsicht: Kein obligatorisches Symptom!

Untersuchungspunkte und Untersuchungstechniken bei akuter Appendizitis:

- McBurney-Punkt: halbe Entfernung zwischen dem vorderen oberen Darmbeinstachel rechts (Spina iliaca anterior superior) und Nabel;

- Lanz-Punkt: rechter Drittelpunkt der die beiden vorderen oberen Darmbeinstachel verbindenden Linie;
- Blumberg-Punkt: liegt dem McBurney-Punkt gegenüber;
- Rovsing-Verschiebeschmerz: Mit der Hand wird tief in den linken, absteigenden Dickdarmrahmen (Colon descendens) gedrückt, und dieser wird kreisförmig in Richtung Querkolon (Colon transversum) und Appendix verschoben. Bei Appendizitis führt dies zu Schmerzen im rechten Unterbauch.
- Loslassschmerz = LLS: Bei tiefem, langsamem Eindrücken der Bauchdecke und plötzlichem Nachlassen des Druckes gibt der Patient bei beginnender Bauchfellentzündung Schmerzen im rechten Unterbauch an, obwohl der LLS über dem Blumberg-Punkt - also links - geprüft wird (Grund: lokale Bauchfellentzündung = Peritonitis rechts. Die Erschütterung löst dort Schmerzen aus).
- Rektale Untersuchung: Schmerzen im rechten Douglasraum bei Stoßpalpation im Rektum.

Vorsicht: atypische Schmerzlokalisation bei Schwangeren (z.B. Schmerzen im rechten Oberbauch), evtl. wenig Symptomatik, nahezu symptomlos, bei älteren Patienten.

Zu A, D und E: Im typischen Fall einer akuten Appendizitis sind die Schmerzen im rechten Unterbauch, die Temperaturdifferenz axillär-rektal ist um 1°C und es besteht eine Leukozytose.

Antwort 285
Die Antwort A) ist richtig.
Die Rotatorenmanschette bildet das haubenförmige muskuläre Dach des eigentlichen Schultergelenks (Articulatio humeri) und. wird von den vier vom Schulterblatt zum Tuberculum majus bzw. minus des Oberarmknochens ziehenden Muskeln,

- M. supraspinatus,
- M. infraspinatus,
- M. subscapularis und
- M. teres minor   gebildet.

Antwort 286
Die Antwort D) ist richtig.
Das Horner-Syndrom (Horner-Trias) ist gekennzeichnet durch

- Miosis (Lähmung des M. dilatator pupillae führt zur Engstellung der Pupille),
- Ptosis (Lähmung des M. tarsalis superior führt zu hängendem Oberlid),
- Enophthalmus (Zurücksinken des Augapfels in die Augenhöhle).

Antwort 287
Die Antwort D) ist richtig.
Klinik des Down-Syndroms:

- geistige Behinderung,
- Minderwuchs,
- Brachyzephalie (kurzer Kopf),
- Mikrozephalie (kleiner Kopf),
- lateral-kranial ansteigende Lidachsen,
- Epikanthus (sichelförmige Hautfalte am inneren Randwinkel des Auges, die das Auge schlitz- oder mandelförmig erscheinen lässt),
- Hypotelorismus (kleiner Augenabstand),
- breite Nasenwurzel,
- tief sitzende Ohren,
- meist offener Mund mit vermehrter Speichelsekretion und großer, (quer-)gefurchter Zunge,
- Muskelhypotonie (verminderte Muskelspannung),
- Vierfingerfurche in den Handflächen (in ca. 60 %),
- Einwärtskrümmung (Klinodaktylie) der Endglieder des 5. Fingers,
- Fußdeformitäten (sog. Sandalenlücke), Unterentwicklung der Kiefer u. Zähne,
- Herzfehler in 40-60 % der Fälle,
- Leukämien (mit zunehmendem Alter überdurchschnittlich häufig)
- u.a.

Antwort 288
Die Antwort A) ist richtig.
Adipositas ist überdurchschnittlich häufig verknüpft mit Diabetes mellitus, Bluthochdruck, Hypertriglyzeridämie („Tödliches Quartett"), HDL-Cholesterin-Verminderung und Gicht.

Antwort 289
Die Antwort D) ist richtig.
Es gibt 3 Gruppen von Läusen, die den Menschen befallen: Kopflaus (Pediculus capitis), Kleiderlaus (Pediculus humanus) und Filzlaus (Phthirus pubis):

- Die Kopflaus hält sich im Kopfhaar auf, vor allem am Hinterkopf und hier wieder vorzugsweise im Ohrbereich. Die Nissen (= Eier) kleben an den Haaren (oft sind die Nissen zuerst zu entdecken).
- Die Kleiderlaus hält sich vornehmlich in Betten auf, die jeden Tag belegt sind. Die Nissen finden sich in den Säumen und Falten der Unterwäsche.
- Die Filzlaus findet sich vornehmlich im Bereich der Schamhaare.

Zu A: Der Klebstoff, mit dem die Nissen am Haar befestigt sind, ist nicht wasserlöslich. Deshalb sind die Nissen durch einfache Haarwäsche nicht zu entfernen.
Zu B: Läuse entwickeln sich aus den Eiern (Nissen) in 1-2 Wochen.
Zu E: Kopfläuse sind im Einzelfall nicht meldepflichtig und es besteht auch kein Behandlungsverbot für Heilpraktiker.

Nach einer gängigen Rechtsauffassung besteht bei „Verlausung" kein Behandlungsverbot für Heilpraktiker. Zwar wird im § 34 des Infektionsschutzgesetzes die „Verlausung" genannt, sie ist jedoch nicht in der Liste der Krankheiten aufgeführt. „Verlausung" wird somit nicht als Krankheit definiert, sondern - eher allgemein - als Befall mit Parasiten. § 24 des Infektionsschutzgesetzes verbietet dem Heilpraktiker jedoch nur die Behandlung von Patienten, die an *„einer übertragbaren Krankheit erkrankt oder dessen verdächtig sind"*, fordert für das Behandlungsverbot also eine definierte Krankheit.

Antwort 290

Die Antworten A) und B) sind richtig.
Ein Ileus ist ein inkompletter oder kompletter Stopp der Darmpassage infolge eines mechanischen Verschlusses (mechanischer Ileus) oder aufgrund einer funktionellen Störung der Dynamik, einer Darmlähmung (paralytischer Ileus). Stuhl- und Windverhalt gehören zur Definition des Ileus. Krampfartige Bauchschmerzen sind typisch für die mechanische Form des Ileus. Bei beiden Formen kommt es durch Rückstau von Nahrungsbrei und Stuhl zum Erbrechen. Zunächst wird Mageninhalt, Galle usw. erbrochen, später Stuhl ("Miserere").
Zu C: Ein mechanischer Ileus ist ein Notfall ("Akutes Abdomen"; Notarztindikation). Therapie:

- Konservativ: intensivmedizinisch zur Operationsvorbereitung,
- chirurgisch: „Über einem (Dünndarm)Ileus darf die Sonne weder auf- noch untergehen"! Vor allem ein Dünndarmileus ist ein absoluter Notfall (Letalität 10-12 %) und bedarf sofortiger Operation.

Zu D: Die normale Stuhlfrequenz variiert stark. Normal sind Stuhlfrequenzen von 3x pro Woche bis 3x pro Tag!
Zu E: Einige Ursachen für Obstipation:

- Chronische Verstopfung als funktionelle Störung (5-10 % der Bevölkerung, 20-30 % der über 60-Jährigen). Ursachen sind faserarme Kost, mangelnde Flüssigkeitsaufnahme, mangelnde Bewegung, Unterdrückung des Defäkationsreizes, chronischer Missbrauch von Abführmitteln.
- Verstopfung bei Reizdarmsyndrom,
- vorübergehende Verstopfung bei Bettlägerigkeit, Ernährungsumstellung (auf Reisen), fieberhaften Erkrankungen,
- Verstopfung bei organischen Darmerkrankungen:
- Verschluss oder Verengung: Adenom (Polyp), Karzinom, verengende Divertikulitis, Hernie (Bauchwandbruch), Verwachsungen, Fremdkörper,
- entzündliche Darmerkrankungen: Divertikulitis, M. Crohn,
- Analerkrankungen: Einriss (= Fissur), Abszess, Hämorrhoiden.
- Neurogene Störungen: z. B. diabetische Neuropathie, M. Parkinson, Multiple Sklerose,
- endokrine Ursachen: Hypothyreose, Schwangerschaft,
- Elektrolytstörungen: Hypokaliämie (oft Missbrauch von Abführmitteln!), Hyperkalzämie,
- Medikamente: Antidepressiva, Opiate.

Antwort 291

Die Antwort A) ist richtig.
Der Body-Mass-Index (BMI) zeigt das Verhältnis des Körpergewichtes zur Körpergröße. Der Body-Mass-Index wird nach der folgenden Formel berechnet:
BMI = Körpergewicht (kg) geteilt durch Körpergröße zum Quadrat (m^2).
Die Klassifizierung des BMI wird von WHO (Weltgesundheitsorganisation) in Abhängigkeit von der Sterblichkeitsrate festgelegt. Der Normal-BMI ist der Bereich mit dem geringsten relativen Sterblichkeitsrisiko. BMI-Einteilung:

- Unter 18,5 Untergewicht,
- 18,5 bis 24,9 Normalgewicht,
- 25 bis 29,9 Übergewicht,
- 30 bis 34,9 Fettsucht Typ I,
- 35 bis 39,9 Fettsucht Typ II,
- über 40 Fettsucht Typ III.

Antwort 292

Die Antwort C) ist richtig.
Die Sphärozytose (Kugelzellanämie) ist die häufigste angeborene vererbte (hereditäre) hämolytische Anämie. Durch die typische Kugelform werden die Erythrozyten in der Milz früh abgebaut und haben eine verkürzte Lebenszeit (Hämolyse). Es kommt zu einem vermehrten Abbau von Hämoglobin. Dies führt zu einem Anstieg von indirektem, unkonjugiertem, nicht wasserlöslichem Bilirubin.

Klinik:
- Anämie u./o. Ikterus als Kind, Splenomegalie (große Milz), positive Familienanamnese,
- hämolytische Krisen mit Ikterus, Fieber, Oberbauchschmerzen,
- gehäuft Bilirubingallensteine,
- Komplikation: evtl. lebensbedrohliche aplastische Krisen (z. B. durch Virusinfektion).

Zu A: Ferritin ist eine wichtige Speicher- und Transportform des Eisens im Organismus. Bei Eisenmangel sind die Eisenspeicher leer, der Ferritinwert ist erniedrigt.

Zu B: Bei megaloblastärer Anämie kommt es zur Bildung von hyperchromen (vermehrt mit Hämoglobin beladenen) makrozytären (großzelligen) Erythrozyten.

Zu D: Transferrin ist ein in der Leber gebildetes Glykoprotein, das im Serum freies Eisen transportiert (Transportform des Eisens). Bei Eisenmangel steigt der Transferrinwert an.

Zu E: Ursache der renalen (nierenbedingten) Anämie ist die Verminderung des in den Nieren gebildeten Hormons Erythropoetin (EPO). Die Ausschüttung dieses Hormons beschleunigt die Bildung der roten Blutkörperchen. Bei Mangel an Erythropoetin kommt es zu einer verminderten Blutbildung und damit auch zu einer Verminderung der Erythrozyten-Frühformen, der Retikulozyten.

Antwort 293
Die Antwort C) ist richtig.
Zu A: Bei hochgradiger Aortenklappenstenose kommt es zu einem systolischen Geräusch vor allem im 2. Zwischenrippenraum rechts neben dem Brustbein (2. ICR rechts, parasternal).
Ein systolisch-diastolisches Maschinengeräusch ist das typische auskultatorische Phänomen eines offenen Ductus arteriosus Botalli (PDA).

Zu B: Da die Milz auf der linken Seite liegt, sollte man den Patienten bei der Untersuchung auf die rechte Seite legen.

Zu D: Die Palpation der Schilddrüse erfolgt von hinten. Dabei sind die beiden Daumen im Nacken und die übrigen Finger palpieren mit den Fingerspitzen vorne am Hals die Schilddrüsenlappen.

Zu E: Beim Lungenemphysem ist das Atemgeräusch über den Lungen abgeschwächt.

Antwort 294
Die Antwort C) ist richtig.
Klinik der primären Nebennierenrindeninsuffizienz (Morbus Addison):
Anfänglich kann jegliche Symptomatik fehlen. Dann:

- Schwäche und rasche Ermüdbarkeit,
- Hyperpigmentierung von Haut- und Schleimhäuten,
- Gewichtsverlust und Wassermangel (Dehydratation durch Mangel an Aldosteron),
- arterielle Hypotonie (niedriger arterieller Blutdruck),
- evtl. Abdominalschmerzen, Übelkeit, Erbrechen,
- Verlust der Sekundärbehaarung bei Frauen (durch Androgenmangel),
- gestörter Mineralhaushalt mit Hyperkaliämie und Hyponatriämie (Aldosteronmangel), Hyperkalzämie.

Antwort 295
Die Antwort B) ist richtig.
Das Melanom ist ein hochgradig bösartiger Tumor, der von den melaninbildenden Zellen (Melanozyten) ausgeht. Da die Melanozyten nicht im Zellverband wachsen, sondern sich nach der Zellteilung in Einzelzellen trennen, metastasiert das Melanom sehr frühzeitig auf dem Lymph- und Blutweg in alle Organsysteme.
Klinik:
- Maligne Melanome können aus gesunder Haut entstehen, entwickeln sich jedoch häufig aus Muttermalen

(„Nävuszellnävi"): Verdächtig sind alle Hautareale, die jucken, bluten, tumorös wachsen oder sich anderweitig verändern. Meist haben sie keine glatte Oberfläche und sind unscharf abgegrenzt.

- variables Aussehen durch sekundäre Veränderungen wie: Erosion, geschwüriger Zerfall (Ulzeration), Naevi mit verschiedener Pigmentierung, unscharfe Abgrenzung, oder rötlichem Rand.
- Farbe, Form und Größe der Hauttumoren können völlig unterschiedlich sein.
- Bevorzugter Sitz: Bereich des Rückens, der Brust und der Extremitäten; bei LMM (Lentigo maligna Melanomen) im Gesicht, an Hals, Armen und Unterschenkeln.
- Sonderform des amelanotischen malignen Melanoms: vollkommen pigmentfreie Tumoren, bevorzugt an den Extremitäten (auch die Metastasen sind pigmentfrei)

Antwort 296
Die Antwort C) ist richtig.
Zusammenfassend ist das Krankheitsbild ADHS gekennzeichnet durch seit der Kindheit bestehende erhebliche Störungen der Konzentration und Daueraufmerksamkeit, durch erhebliche Störungen der Impulskontrolle und der emotionalen Regulation sowie (fakultativ) durch motorische Hyperaktivität bzw. Unruhe.
Vgl. zum Krankheitsbild ADHS auch Antwort zu Frage **162**.

Antwort 297
Die Antwort B) ist richtig.
Bei Morbus Parkinson ist der Muskeltonus verstärkt („Rigor") und der Antrieb vermindert und verlangsamt.
Vgl. zum Krankheitsbild des Morbus Parkinson Antwort zu Frage **143**.

Antwort 298
Die Antworten A) und C) sind richtig.
Cholesterin (auch Cholesterol) ist ein nur im Tierreich vorkommendes, lebensnotwendiges Lipid. Es ist Hauptbestandteil der Plasmamembran, wo es deren Stabilität erhöht und, zusammen mit Proteinen in der Zellmembran, an der Ein- und Ausschleusung von Signalstoffen beteiligt ist.
Beim Menschen wird Cholesterin zum Großteil (90 %) im Körper selbst hergestellt (synthetisiert), beim Erwachsenen in einer Menge von 1 bis 2 g/Tag, und nur zu einem kleineren Teil mit der Nahrung aufgenommen. Außer in Leber und Darm kann die Cholesterinbiosynthese mit wenigen Ausnahmen in fast allen Zellen des Körpers ablaufen.
Da Cholesterin in Wasser unlöslich ist, erfolgt der Transport im Blutplasma zusammen mit anderen fettliebenden (lipophilen) Substanzen wie Phospholipiden, Triglyzeriden oder Fettsäuren, mit Hilfe von Transportvehikeln, den Lipoproteinen.
Das über die Nahrung zugeführte Cholesterin sowie Triglyzeride werden nach der Resorption aus dem Darm von den Chylomikronen aufgenommen und von dort in die Gewebe transportiert. Lipoproteine verschiedener Dichte (VLDL, IDL und LDL) transportieren selbst hergestelltes und aufgenommenes Cholesterin von der Leber zu den Geweben. HDL nehmen Cholesterin aus den Geweben auf und bringen es zur Leber zurück. Das Cholesterin in den Lipoproteinen ist überwiegend mit Fettsäuren verestert.
Die Höhe des Cholesterinspiegels hängt vor allem von der körpereigenen Produktion ab und erst in zweiter Linie von der Zufuhr über die Nahrung. Daneben gibt es eine Vielzahl genetisch bedingter Hypercholesterinämien. Auch als Folge anderer Erkrankungen kann der Cholesterinspiegel erhöht sein (z. B. Hypothyreose, Niereninsuffizienz, Metabolisches Syndrom).

Cholesterin ist außerdem Vorstufe der Gallensäuren und Steroidhormone wie z.B. Aldosteron, Kortison, Testosteron und Östradiol sowie Vitamin D. Cholesterin wird über die Leber ausgeschieden, indem es in Form von Gallensäuren über die Gallenwege in den Darm sezerniert wird.

- Anitis,
- Proktitis,
- Nahrungsmittelallergie,
- Enterobiasis,
- Kontaktallergie (Waschmittel, Toilettenpapier),
- psychogene Erkrankungen.

Antwort 299
Die Antwort D) ist richtig.
Die diabetische Mikro- und Makroangiopathie ist eine der Hauptursachen für arterielle Durchblutungsstörungen in den Beinen und damit für die Entwicklung einer peripheren arteriellen Verschlusskrankheit mit Ulcus cruris arteriosum).
Zu A: Arteriell bedingte Ulzera finden sich häufig an Druckstellen (Fersen, Zehen).
Zu B: Venös bedingte Ulzera finden sich meist über dem Innenknöchel.
Zu C: Bei arteriellen Ulzera, die mit ischämischem Ruheschmerz der Muskulatur bzw. Nekrose einhergehen, ist Bewegungstherapie kontraindiziert (Stadien II und IV nach Fontaine-Ratschow).
Bei venösen Ulzera ist eine Kompressionstherapie mit Kurzzug-Kompressionsbinden bzw. –strümpfen indiziert, die mit Bewegungstherapie und Lymphdrainage zur Förderung der Durchblutung kombiniert werden.
Merke: Keine Kompression bei arteriellen Ulzera.
Zu E: Bei arteriellen Ulzera ist die Durchblutung des Beins vermindert, das Bein (der Fuß) ist blass und kalt.

Antwort 300
Die Antworten B) und D) sind richtig.
Zu B: Vgl. zur Oxyuriasis Antwort zu Frage **217**.
Einige weitere Ursachen für Afterjucken (Pruritus ani):

- Hämorrhoiden,
- Analekzem,
- Pilzinfektion,
- Analprolaps,

ANTWORTEN
MC 6

Antwort 301

Die Antworten B) und E) sind richtig.
Bei der Kurzsichtigkeit liegt der Brennpunkt für parallel einfallende Strahlen vor
der Netzhaut. Der Augapfel ist im Verhältnis zur Brechkraft seines dioptrischen
Apparates zu lang. Das scharfe Bild liegt
vor der Netzhautebene.

- Myopie: (gr. myops kurzsichtig) Kurzsichtigkeit: der Brennpunkt liegt für
parallel einfallende Strahlen (im nicht-
akkommodierten Auge) vor der Netzhaut (der Augapfel ist im Verhältnis
zur Brechkraft seines dioptrischen
Apparates zu lang). Das scharfe Bild
liegt vor der Netzhautebene.

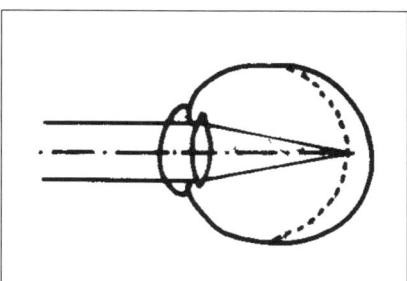

- Hypermetropie: (syn. Hyperopie)
Übersichtigkeit: der Brennpunkt liegt
hinter der Netzhaut (der Augapfel ist
im Verhältnis zur Brechkraft seines
dioptrischen Apparates zu kurz). Das
scharfe Bild liegt hinter der Netzhautebene.

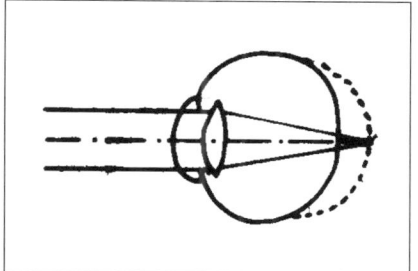

- Presbyopie: (gr. presbys alt) altersbedingte Weitsichtigkeit durch Elastizi-
tätsverlust der Linse. Die Linse kann
sich nicht mehr genügend krümmen,
die Akkommodationsfähigkeit geht zunehmend verloren. Das scharfe Bild
liegt hinter der Netzhautebene.

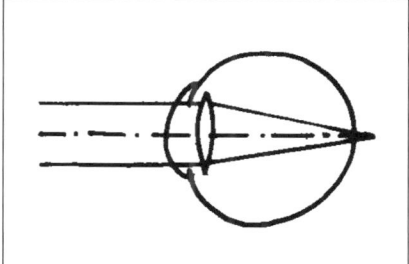

Antwort 302

Die Antwort C) ist richtig.
Zur Klinik der Multiplen Sklerose (auch
Encephalomyelitis disseminata = ED):
Der Entzündungsprozess, der in den meisten Fällen typischerweise schubförmig
verläuft, kann an vielen Stellen im ZNS
lokalisiert sein, sodass grundsätzlich alle
zentralnervösen Störungen auftreten können. Es gibt keinen einzelnen klinischen
Untersuchungsbefund, der eine Multiple
Sklerose eindeutig bestätigen oder ausschließen könnte.

Typisch Frühsymptome:

- Allgemeiner Mattigkeit und Müdigkeit,
- Sehstörungen (z.B. einseitige Entzündung des Nervus opticus = Optikus-
neuritis oder Doppelbildersehen),
- Sensibilitätsstörungen,

- Harnentleerungsstörungen,
- belastungsabhängige Schwäche der Beine.

Weitere (Spät)Symptome:

- Spastische Lähmungen entwickeln sich langsam über Jahre im Verlauf der Erkrankung (z.b. als Hemiparese),
- Kleinhirnzeichen (s.u.), als Charcot-Trias wird bezeichnet; Intentionstremor (Zittern bei Willkürbewegungen), Nystagmus, skandierende Dysarthrie (unwillkürliche Lautstärkeschwankungen),
- Im Rahmen zunehmender Blasenentleerungsstörungen: Inkontinenz und rezidivierende Harnwegsinfekte.
- Hirnleistungsstörungen und psychische Veränderungen: Aufmerksamkeits- und Gedächtnisstörungen, Eu- und Dysphorie.
- Eine globale Demenz findet sich nur vereinzelt, meist in fortgeschrittenen Stadien einer Multiplen Sklerose.

Antwort 303
Die Antwort D) ist richtig,
Vgl. zum Alkoholdelir Antwort zu Frage **249.**

Antwort 304
Die Antwort C) ist richtig.
Der die Lungenembolie auslösende Blutpfropf (Thrombus) entsteht oftmals in den tiefen Bein- oder Beckenvenen und gelangt dann als Embolus über das rechte Herz in den Truncus pulmonalis und von dort in die Lunge.

Antwort 305
Die Antwort B) ist richtig.
Das Zwerchfell (Diaphragma) ist eine Muskel-Sehnen-Platte, welche die Brust- und die Bauchhöhle voneinander trennt. Es hat eine kuppelförmige Gestalt und ist der wichtigste Atemmuskel. Die Muskelkontraktion des Zwerchfells führt zu einer Einatmung (Inspiration). Das Zwerchfell leistet 60 bis 80 % der zur Inspiration benötigten Muskelarbeit.

Zu A: Das Zwerchfell wird durch den Nervus phrenicus innerviert. Dieser kommt aus dem 3.-5. Halssegment (C3-C5) des Rückenmarks und ist Teil des Halsgeflechts (Plexus cervicalis).
Zu C: Ein Lungenemphysem führt zu einem Zwerchfelltiefstand.
Zu D: Ein Aszites führt zu einem Zwerchfellhochstand.
Zu E: Ein gesunder Erwachsener kann mit einem Atemzug 3,3-5 Liter Luft einatmen (inspiratorische Vitalkapazität). Bei Leistungssportlern kann die inspiratorische Vitalkapazität bis auf 8 Liter ansteigen. Die große Lunge führt dann zu einem Zwerchfelltiefstand.

Antwort 306
Die Antwort D) ist richtig.
Das Asthma bronchiale ist eine chronische, entzündliche Erkrankung der Atemwege. Bei Erkrankten führt die Entzündung zu anfallsweiser Luftnot infolge Verengung der Atemwege (Bronchialobstruktion, Diese Atemwegsverengung wird durch vermehrte Sekretion von Schleim, Spasmus der Bronchialmuskulatur und Bildung von Ödemen der Bronchialschleimhaut verursacht.
Eine Vielzahl von Reizen verursacht die Zunahme der Empfindlichkeit der Atemwege (bronchiale Hyperreaktivität) und die damit verbundene Entzündung.
Fünf Prozent der Erwachsenen und sieben bis zehn Prozent der Kinder leiden an Asthma bronchiale.
Zu A: Bei Asthmatiker ist vor allem die Ausatmung (Exspiration) behindert.
Zu C: Im lebensbedrohlichen Endstadium eines Asthmaanfalls, bei völliger Lungenüberblähung, kommt es zu einer „trügerischen Ruhe" über der Lunge, es sind dann kaum noch Lungengeräusche zu hören („silent chest").
Zu D: Beim Asthmatiker können bestimmte Medikamente – wie z.B. Acetylsalicylsäure – einen Asthmaanfall auslösen.

Zu E: Körperliche Aktivität und kalte Luft können (nicht nur bei Kindern) einen Asthmaanfall auslösen.

Antwort 307
Die Antwort E ist richtig.
Differenzialdiagnose des Juckreizes: Juckreiz findet sich als Begleiterscheinung von Hauterkrankungen (z. B. atopisches Ekzem, Urtikaria, Dermatomykosen, Epizoonosen) bzw. ohne primäre sichtbare Hautveränderungen bei Erkrankungen innerer Organe (z. B. Cholestasesyndrom, biliäre Zirrhose, Niereninsuffizienz, Urämie, Diabetes mellitus, Leukämie, Lymphome u.a. bösartige Tumoren), psychogen oder ohne nachweisbare auslösende Faktoren (ca. 50 % der Fälle).

Antwort 308
Die Antwort B) ist richtig.
Zu 1: Der Energiebedarf (= Grundumsatz plus Leistungsumsatz) ist abhängig von vielen unterschiedlichen Faktoren z. B. Geschlecht, Alter, Gewicht, Körpergröße, Muskelmasse, Wärmedämmung (durch Fett oder Kleidung), Gesundheitszustand (Fieber).
Zu 2: Ein Mann mit 70 kg Gewicht hat einen Grundumsatz von ca. 1700 kcal/24 Stunden. (Grundumsatz: Die Energiemenge, die der Körper pro Tag bei völliger Ruhe, bei einer Temperatur von 28 °C und Nüchtern zur Aufrechterhaltung seiner Funktion benötigt.
Der tatsächliche Energiebedarf (Summe aus dem Grund- und dem Leistungsumsatz) lässt sich abschätzen, indem man den errechneten Grundumsatz mit einem Aktivitätsfaktor multipliziert. Dieser beträgt zwischen 1,2 im Liegen oder Sitzen, zwischen 1,3 und 1,6 bei Büroarbeit und über 6 bei starker körperlicher Arbeit, z.B. in der Schwerindustrie oder beim Leistungssport. Bei Ausdauersport kann sich der Energieumsatz auf das 15-fache des Grundumsatzes erhöhen.
Zu 3: Der Mensch kann mehrfach ungesättigte Fettsäuren nicht biosynthetisieren. Mehrfach ungesättigte Fettsäuren sind da-

her für Tier und Mensch essentielle Nahrungsbestandteile und werden manchmal als Vitamin F bezeichnet.
Zu 4: Die ursprüngliche Meinung, ein erhöhter Gesamtcholesterinspiegel sei verantwortlich für ein erhöhtes Arterioskleroserisiko wurde in den letzten Jahren spezifiziert. Heute wird zwischen. HDL- und LDL-Cholesterin unterschieden: Ein hoher HDL-Cholesterinspiegel gilt als günstig, ein hoher LDL-Spiegel als weniger günstig.
Eine Erhöhung des HDL-Cholesterins geht also – im Gegensatz zu einer Erhöhung des LDL-Cholesterins - nicht mit einem erhöhten Arterioskleroserisiko einher. Entsprechend dieser Vorstellung wird HDL populärwissenschaftlich als "gutes" Cholesterin bezeichnet, LDL als "schlechtes" oder "böses" Cholesterin.
Zu 5: Das Ammoniak im menschlichen Körper stammt zum größten Teil aus dem Darm und entsteht dort bakteriell oder abakteriell aus dem Stickstoff beim Eiweißabbau.
Aus Ammoniak (NH_3) und Kohlendioxid (CO_2) entsteht dann in der Leber Harnstoff. Der Harnstoff wird zu 90 Prozent über die Nieren ausgeschieden, der Rest mit Schweiß und Darmsekreten. Harnstoff ist also ein Endprodukt des Eiweiß- und Aminosäurestoffwechsels.
Bei Leberfunktionsstörungen (Leberzirrhose mit portaler Hypertension und Umgehungskreisläufen u.Ä.) entgeht ein Teil des aus dem Darm resorbierten Ammoniaks der Entgiftung durch die Leber. Ammoniak gelangt so in die Blutbahn und wirkt dort als Nervengift. Es beeinträchtigt die Hirnfunktion bis zum Koma. Die entsprechende Krankheit wird als hepatische Enzephalopathie bezeichnet.

Antwort 309
Die Antwort B) ist richtig.
Als Impetigo contagiosa (Borkenflechte, Grindflechte, Blasengrind, feuchter Grind) wird eine häufige, sehr ansteckende, eitrige oberflächliche Infektion der Haut (Pyodermie) bezeichnet. Sie betrifft

vorwiegend Kinder und wird in 80 % der Fälle von betahämolysierenden Streptokokken der Gruppe A (kleinblasige Form), in 20 % der Fälle von Staphylococcus aureus (großblasige Form) hervorgerufen. Übertragungsweg: Schmierinfektion (Infektionsquellen sind Nasen und Racheninfektionen bzw. Kontakt mit Infizierten).

Klinik:
- Eitrige Hautbläschen und Pusteln (Impetigopusteln, enthalten massenhaft Erreger), honig- oder goldgelbe Krusten (wenn die Bläschen platzen und abheilen), Beginn bevorzugt im Nasen-Mund-Bereich und an den Händen,
- Komplikation: allergische Streptokokkenzweiterkrankungen: Rheumatisches Fieber, postinfektiöse Glomerulonephritis.

Diagnose:
Anamnese, Klinik, bakteriologischer Erregernachweis aus Haut-, Nasen- und Rachenabstrich.

Therapie:
Anfangsstadien können lokal antibiotisch behandelt werden, fortgeschrittene Stadien und Rezidive bedürfen systemischer Antibiotikabehandlung. Die Sanierung der Infektionsquelle ist erforderlich.

Antwort 310
Die Antwort D) ist richtig.
Hypotonie, Einteilung und Ätiologie:
- Arterielle Hypotonie (RR kleiner als 100 mmHg systolisch)
  - Primäre (essentielle) Hypotonie (häufigste Form):
    Bevorzugt junge Frauen, familiäre Häufung, begünstigt durch: körperliche Inaktivität, Stress.
  - Sekundäre Hypotonien:
    - Endokrin (Nebennierenrinden- oder Hypophysenvorderlappeninsuffizienz),
    - kardiovaskulär (z. B. Aortenstenose, Herzinsuffizienz),
    - infektiös-toxische (z. B. während Infektionskrankheiten),
    - Immobilisation (lange Bettlägerigkeit, nach Operationen),
    - Hypovolämie (Blutverlust, Kreislaufschock, Hyponatriämie, Exsikkose),
    - medikamenteninduziert (Psychopharmaka, Antihypertonika, Diuretika u. a).
- Orthostatische Hypotonie (OH): Definition: Abfall des systolischen Blutdrucks um mindestens 20 mmHg oder des diastolischen Blutdrucks um mindestens 10 mmHg im Stehen innerhalb 3 Minuten nach dem Aufstehen (im Vergleich zu Ruhewerten im Liegen).

Zu 3: Eine Hyperthyreose führt zu einer Hypertonie mit einer großen Blutdruckamplitude (große Differenz zwischen systolischem und diastolischem Blutdruckwert).

Antwort 311
Die Antworten B) und C) sind richtig.
„Intraperitoneal" ist eine anatomische Lageangabe und bedeutet „in dem von Bauchfell (Peritoneum) überzogenen Raum gelegen".
Der Bauchraum wird von einer spiegelglatten Haut, dem Bauchfell oder Peritoneum ausgekleidet. Das Peritoneum wird in 2 seröse Häute unterteilt:
- Peritoneum parietale: kleidet die Innenwand des Bauchraums aus.
- Peritoneum viszerale: überzieht die Baucheingeweide.

Es ermöglicht den von ihm umgebenen Organen sich gegeneinander zu verschieben. Modellhaft lässt sich dieses System mit einem aufgeblasenen Luftballon vergleichen, in den ein Gegenstand vorgeschoben wird. Die äußere Luftballonhülle entspricht dem Peritoneum parietale und die Schicht, die den Gegenstand direkt umgibt, entspricht dem Peritoneum viszerale.
Von besonderer Bedeutung ist die Beziehung der Bauchorgane zum Peritoneum. Ist ein Organ z.B. vollständig vom Peri-

toneum viszerale umhüllt, spricht man von intraperitonealer Lage.

Je nach ihrer anatomischen Lage zum Peritoneum werden die Organe des Bauchraums und des kleinen Beckens unterschieden in

- Intraperitoneale Organe
    - Primär intraperitoneal
    - Sekundär intraperitoneal
- Retroperitoneale Organe
    - Primär retroperitoneal
    - Sekundär retroperitoneal
- Extraperitoneale Organe

Extraperitoneale Organe: Sie haben (und hatten auch während ihrer Entwicklung) keine Beziehung zum Bauchfell (In einigen Büchern werden die Begriffe primär retroperitoneal und extraperitoneal auch synonym verwendet):
- Prostata.

Intraperitonealen Organen:
Dazu zählen alle Organe, die durch ein Mesenterium an der Hinterwand der Bauchhöhle befestigt sind.

- Leber,
- Gallenblase,
- Milz,
- Magen,
- Anfangsteil des Duodenums (Pars superior duodeni),
- Jejunum, Ileum, Appendix, Colon transversum, Colon sigmoideum.

Auch Gebärmutter (Uterus) und die Eierstöcke (Ovarien) werden oft zu den intraperitoneal Organen gerechnet, da der Uterus in die Bauchhöhle hoch-, die Ovarien in diese vorgewachsen sind. Da diese Organe zunächst außerhalb der Bauchhöhle angelegt wurden, werden sie oft auch als sekundär intraperitoneal gelegene Organe bezeichnet.

Retroperitoneale Organe:
Diese Organe kommen in Kontakt mit dem Peritoneum, sind jedoch nicht von ihm umhüllt: Als primär retroperitoneale Organe gelten:

- Nieren,
- Nebennieren,
- Ureter,
- Harnblase,
- Aorta abdominalis,
- V. cava inferior,
- Ductus thoracicus,
- Grenzstrang - Sympathische Ganglien seitlich der Wirbelsäule.

Organe, die primär intraperitoneal angelegt wurden, dann in der weiteren embryonalen Entwicklung aber außerhalb des Peritoneums zu liegen kommen werden als "sekundär retroperitoneal" bezeichnet.

- Duodenum (Pars descendens et ascendens) außer Pars superior et horizontalis (intraperitoneal),
- Pankreas,
- Colon ascendens,
- Colon descendens,
- Rektum (teilweise).

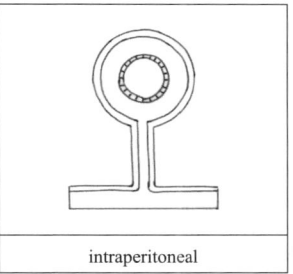

intraperitoneal

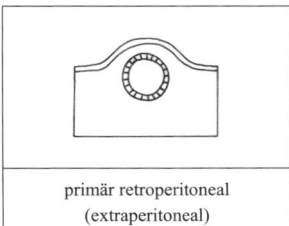

primär retroperitoneal
(extraperitoneal)

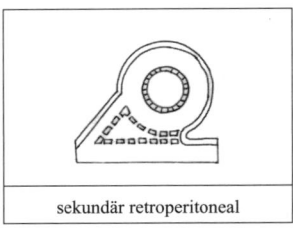

sekundär retroperitoneal

Antwort 312
Die Antwort E) ist richtig.
Hauptursache einer renalen Anämie ist die unzureichende Produktion von Erythropoetin (EPO). Erythropoetin ist ein Hormon, das für die Bildung von Erythrozyten von entscheidender Bedeutung ist. Akute und chronische Insuffizienzen infolge degenerativer Erkrankungen der Niere führen zu verminderter Erythropoetin-Bildung und damit zu einer renalen Anämie.

Antwort 313
Die Antwort E) ist richtig.
Als Vitamin K werden mehrere fettlösliche Vitamine bezeichnet, die eine wesentliche Rolle bei der Aktivierung verschiedener Gerinnungsfaktoren. Vitamin K ist deshalb für die Blutgerinnung von entscheidender Bedeutung.
Bei Neugeborenen kann es zu Vitamin-K-Mangelzuständen kommen, die zu Hirnblutungen führen können. (Deshalb wird Säuglingen nach der Geburt prophylaktisch Vitamin K zugeführt).
Beim Erwachsenen ist ein Vitamin-K-Mangel sehr selten. Therapeutisch werden jedoch Medikamente eingesetzt, die als Gegenspieler zum Vitamin K wirken (gerinnungshemmende Medikamente z.B. Cumarine). Bei Überdosierung dieser Medikamente kann es zu lebensgefährlichen Blutungen kommen. Vgl. auch Antwort zu Frage **282**.
Zu A: Zu einer Rachitis kommt es bei Mangel an Vitamin D.
Zu B: Zu Skorbut kommt es bei Mangel an Vitamin C.

Zu C: Zu einer hyperchromen makrozytären Anämie kommt es bei Mangel an Vitamin B12.
Zu D: Zur Nachtblindheit kommt es bei Mangel an Vitamin A.

Antwort 314
Die Antworten C) und D) sind richtig.
Vgl. zur Klinik der Linksherzinsuffizienz Antwort zu Frage **161**.

Antwort 315
Die Antwort C) ist richtig.
Als Perniziöse Anämie wird eine Vitamin-B12-Mangelanämie (Cobalaminmangel) aufgrund einer Typ A-Gastritis verstanden. Die Autoimmungastritis führt zu einem Untergang der Belegzellen. Aufgrund des Fehlens des Intrinsic-Faktors kann Cobalamin (Vitamin-B12) im terminalen Ileum nicht resorbiert werden und es kommt zu Blutbildungsstörungen mit megaloblastärer (makrozytären) hyperchromer Anämie.
Klinik der perniziösen Anämie:
Schleichender Krankheitsbeginn mit der klinischen Trias (<u>drei</u> Symptome, die für eine bestimmte Krankheit charakteristisch sind):
• Anämiesymptome: strohgelbe Blässe (Anämie und diskreter Ikterus: Kombination aus einer Blutbildungsstörung und einem verstärkten Abbau der Erythrozyten), allgemeine Anämiesymptome,
• gastrointestinale Symptome: atrophische Magenschleimhautentzündung (Typ A), Entzündung der Zunge (Hunter-Glossitis) mit Zungenbrennen und Lackzunge (glatte, tiefrote Zunge), Schleimhautveränderungen,
• neurologische und psychiatrische Symptome: Gangunsicherheit, spastische Lähmungen, schmerzhafte Empfindungsstörungen (Parästhesien) an Händen und Füßen, evtl. Fehlen der Eigenreflexe, Störung der Tiefensensibilität bzw. des Vibrationsempfindens

(Stimmgabelversuch), organisches Psychosyndrom,
* Symptome der ursächlichen Erkrankung (z. B. Dünndarmentzündung im terminalen Ileum).

Merke: Es gibt einen Vitamin-B12-Mangel mit neurologischen Störungen ohne gleichzeitige Anämie! Bei unklaren neurologischen Symptomen deshalb immer an Vitamin-B12-Mangel denken.

Antwort 316
Die Antwort D) ist richtig.
Vgl. zu den Krankheitsbildern Morbus Crohn und Colitis ulcerosa Antwort zu Frage138.

Antwort 317
Die Antwort B) ist richtig.
Zur Beantwortung dieser Frage wurde ein entsprechender Artikel aus Wikipedia (vgl. www.wikipedia.de) herangezogen.
Bei Schizophrenie unterscheidet man zwischen „Positiv-/Plus"- und „Negativ-/Minus"-Symptomen.
Positiv-Symptome:
Charakteristische „Positivsymptome" sind formale und inhaltliche Denkstörungen sowie Ich-Störungen. Typische inhaltliche Denkstörungen sind Halluzinationen und Wahnbildung. Häufig sind dabei akustische Halluzinationen: Etwa 80 % der an einer schizophrenen Psychose Erkrankten hören Stimmen. Befehlende (imperative) sind dabei selten. Häufig hingegen sind höchst beleidigende, gedankenkontrollierende Stimmen. Diese können aus dem leeren Raum, und inmitten von Sätzen, die umstehende Menschen sagen, auftreten.
Für den Laien wird eine schizophrene Psychose zumeist an der Wahnsymptomatik erkennbar: Ein Betroffener glaubt beispielsweise, von Außerirdischen beobachtet zu werden (sog. Verfolgungswahn), dass Nachbarn oder andere ihn schädigen wollen, dass seine Gedanken von anderen gehört werden können oder dass er aufgrund früherer Sünden Schuld an Naturkatastrophen trage. Häufig ist auch die wahnhafte Überzeugung, dass im Kopf ein Chip oder Ähnliches implantiert

sei, mit dem die Gedanken oder das Handeln kontrolliert bis hin zu gesteuert würden. Wahn bedeutet eine unerschütterliche Überzeugung, die auch durch Fakten nicht zu widerlegen ist, und ist gekennzeichnet dadurch, dass die eigene Person wesentlich involviert ist; für den Betroffenen besteht eine Gewissheit, dass dieser Wahn tatsächlich geschieht.
Zu den Ich-Störungen zählen Gedankeneingebung, Gedankenausbreitung, Gedankenentzug und als fremd gemacht empfundene Gefühle, Handlungen oder Impulse.
Negativ-Symptome:
Im Gegensatz dazu stehen die „Negativsymptome". Hierunter versteht man Verhaltensdefizite, die zum Teil schon vor dem Auftreten akut psychotischer Symptome bestehen können und diese oft überdauern. Sie haben zumeist gravierendere Auswirkungen auf das Leben des Betroffenen als die „Positivsymptome". Hierzu zählen etwa sozialer Rückzug, emotionale Verarmung oder Verflachung, Antriebsverlust, Willensschwäche (Apathie), mangelnde Körperpflege, psychomotorische Verlangsamung, starker Gewichtsverlust und Perseveration, das Hängenbleiben an einem Wort oder Gedanken. Ein weiteres Symptom ist Alogie (Spracharmut). Unter Alogie versteht man eine negative Denkstörung mit Sprachverarmung oder Verarmung des Sprachinhalts. Das Denken wird kurzschrittig, mehrschichtige Zusammenhänge werden in ihrer Komplexität nicht mehr begriffen. Das Schreiben von Texten, die mehrgliedrige Kausalverkettungen enthalten, gelingt nicht mehr. Die Motorik der Gesichtsmuskulatur ist reduziert, was zu einer mimischen Verarmung führt. Sie und die Spracharmut lassen den Erkrankten abweisend erscheinen, kontaktgestört. Viele Betroffene leiden zudem in der akuten Phase einer Schizophrenie unter Schlafstörungen und depressiven Symptomen. Nach Abklingen einer akuten schizophrenen Episode, in der Residualphase kann eine ausgeprägte depressive Phase als

Nachschwankung auftreten. Zusätzlich muss man zwischen echten negativen Symptomen und Begleiterscheinungen, bedingt durch die Einnahme eines Neuroleptikums, unterscheiden. Mangelnde Gewöhnung an einzelne negative Beziehungserfahrungen kann den sozialen Rückzug verstärken, wenn z.b. im Gegensatz zu Gesunden eine kritische Bemerkung über lange Zeit unverändert frisch im Gedächtnis bleibt.

Antwort 318
Die Antworten C) und D) sind richtig.

Wirkung von Digitalis am Herzen:
- positiv inotrop (Steigerung der Herzkraft),
- positiv bathmotrop (Steigerung der Erregbarkeit),
- negativ chronotrop (Senkung der Herzfrequenz),
- negativ dromotrop (Verzögerung der Erregungsleitung).
- Nebenwirkungen von Digitalis bei Überdosierung:
- Rhythmusstörungen (Arrythmien, Bradykardie, AV-Block, ventrikuläre Extrasystolen u.a.),
- neurotoxische Symptome (Gelbsehen, Parästhesien),
- Übelkeit/Erbrechen.

Die Toxizität wird durch Hypokaliämie verstärkt

Antwort 319
Die Antworten A) und D) sind richtig.
Vgl. zur Rheumatoiden Arthritis die Antwort auf Frage **218**.
Zu B: Vgl. zum Krankheitsbild des M. Scheuermann Antwort zu Frage **256**.
Zu C: Die Schwanenhalsdeformität ist eine Fehlstellung der Finger in fortgeschrittenen Stadien der rheumatoiden Arthritis. Es handelt sich um eine Überstreckung des Fingers im Fingermittelgelenk und eine gleichzeitige fixierte Beugestellung des Fingers im Fingerendgelenk.

Antwort 320
Die Antwort D) ist richtig.
Bei Endometriose befindet sich Schleimhaut, die ähnlich aufgebaut ist wie die Gebärmutterschleimhaut (Endometrium), außerhalb der Gebärmutterhöhle. Etwa 10 % aller Frauen im gebärfähigen Alter sind von dieser chronischen Krankheit betroffen.
Hauptsymptom ist die schmerzhafte Regelblutung. Weitere Beschwerden sind von Ausmaß und Ort des Auftretens der Endometriose abhängig.
Klinik:
Die Beschwerden, die durch eine Endometriose verursacht werden, sind immer an den hormonellen Zyklus der Frau gebunden, d.h. sie treten nur im geschlechtsreifen Lebensalter auf. Mit dem Eintreten der Frau in die Wechseljahre bei nachlassender Hormonproduktion verschwinden die Beschwerden völlig. Die Symptome hängen in erster Linie vom Ausmaß und der Lokalisation, also der örtlichen Verteilung, der Endometrioseherde ab. Je nach dem Ort des Auftretens unterscheidet man eine Endometriosis externa uteri, also eine außerhalb des Endometriums der Gebärmutter vorkommende Endometriose, sowie eine Endometriosis interna uteri, also eine Endometriose innerhalb der Gebärmutter (z. B. Gebärmuttermuskulatur).

- Dysmenorrhö (schmerzhaften Regelblutung),
- regelmäßig wiederkehrende Schmerzen im Unterbauch,
- Dauerschmerz (insbesondere dort, wo das Blut nicht abfließen kann),
- verlängerte und verstärkte Regelblutung (Menorrhagie; vor allem. bei Endometrioseherden in der Uterusmuskulatur),
- Sterilität und Eileiterschwangerschaften bei Endometriose der Eileiter (mitunter als einziges Symptom der Endometriose),
- zystische Auftreibungen des Ovars (sog. „Schokoladenzysten"),

- Kreuzschmerzen sowie Schmerzen beim Geschlechtsverkehr (Dyspareunie) bei Endometrioseherden in der freien Bauchhöhle,
- Blut im Urin bzw. Blutauflagerungen auf dem Stuhl bei Blasen- oder Enddarmendometriose.

Antwort 321
Die Antwort B) ist richtig.
Vgl. zur Tuberkulose auch Antwort auf Frage **8**.
Zu A: Der Tuberkulintest testet die Hautreaktion nach Applikation von Tuberkulinen (gelöste Proteine aus der Zellwand von Tuberkelbakterien). Das klassische Beispiel einer immunologischen Spätreaktion, beruht auf einer zellulären Immunität gegenüber Tuberkuloprotein. Bei positivem Ausfall des Tests hatte der Patient entweder Kontakt mit Tuberkelbakterien oder er ist gegen Tuberkulose geimpft worden:
Ein Tuberkulose-Infektionsverdacht besteht bei sehr starker Testreaktion, bei Testkonversion (Ersttestung negativ, Wiederholungstestung positiv) und bei positivem Ausfall des Tests bei nicht geimpften Kindern unter 5 Jahren. Da auch die ersten 3-5 Jahre nach einer Tuberkulose-Schutzimpfung in 90 % d. F. mit einem positiven Tuberkulintest zu rechnen ist und auch alte, ruhende Infektionen mit einem positiven Testergebnis einhergehen, kann aufgrund eines positiven Tests nicht auf eine frische Tuberkulose-Infektion geschlossen werde.
Zu C: Säuglinge und Kleinkinder sind durch Tuberkulose besonders gefährdet, da sie – aufgrund einer primär hämatogenen Streuung - oft unter dem gefährlichen Bild einer Miliar-Tbc oder einer tuberkulösen Meningitis erkranken.
Zu D: Um die Resistenzentwicklung zu verhindern, werden grundsätzlich mehrere Antituberkulotika (anfangs 3-4) miteinander kombiniert. Die Therapiedauer beträgt 6-9 Monate. Daran schließt sich eine Überwachung über 2 Jahre an. Die Medikamente haben beträchtliche Nebenwirkungen. Die durch die Medikamente gefährdeten Organe sollten während der Therapie ständig überwacht werden.
Zu E: Die Tuberkulose verläuft chronisch und ist vor allem in den Atemorganen lokalisiert ist. Durch hämatogene und lymphogene Streuung (z. B. im Rahmen einer Miliartuberkulose kann sie jedoch grundsätzlich alle Organe befallen: Hauttuberkulose, Augentuberkulose, tuberkulöse Pleuritis und Peritonitis u.a.
Beispiele für Spätformen: Knochentuberkulose, Gelenktuberkulose, Urogenitaltuberkulose, Epididymitis, Adnexitis.

Antwort 322
Die Antwort B) ist richtig.
Als Splenomegalie bezeichnet man die akute oder chronische Vergrößerung der Milz (griech: Splen).
Differenzialdiagnose der Splenomegalie:

- Pfortaderhochdruck (z.B. bei Leberzirrhose, Rechtsherzinsuffizienz),
- Infektionskrankheiten (z.B. Mononukleose, HIV, Röteln, Toxoplasmose, Malaria, bakterielle Endokarditis),
- Myeloproliferative Erkrankungen (= bösartige Erkrankungen blutbildender Organe: Leukämie, Polyzythämie, Thrombozythämie, Osteomyelosklerose),
- Maligne Lymphome,
- Hämolytische Anämien,
- Speicherkrankheiten (z.B. M. Gaucher),
- Rheumatologische Erkrankungen (Juvenile rheumatoide Arthritis, Felty-Syndrom),
- Amyloidose, Sarkoidose,
- u.a.

Antwort 323
Die Antwort D) ist richtig.
Die Kardinalsymptome einer Zystitis des Erwachsenen sind

- Harndrang,
- häufiges Wasserlassen mit geringen Urinmengen (Pollakisurie),

- Schmerzen beim Wasserlassen.

Fieber und Schüttelfrost sind Hinweise auf eine Nierenbeteiligung: z.B. Pyelonephritis, Urosepsis.

Antwort 324

Die Antwort A) ist richtig.

Zu 1: Beim azidotischen Koma kann es zu starken Bauchschmerzen bis hin zum brettharten Abdomen kommen: Pseudoperitonitis diabetica.

Zu 2: Dem diabetischen Koma geht eine osmotische Diurese (Wasser wird mit Zucker ausgeschieden) mit Polyurie voraus. Die Patienten sind deshalb exsikkiert („ausgetrocknet") und haben einen Volumenmangel (Hypovolämie). Folge: Volumenmangelschock und akutes Nierenversagen.

Zu 2: Typisch für einen Typ 1-Diabetiker ist das ketoazidotische Koma, typisch für einen Typ 2-Diabetiker ist das hyperosmolare Koma.

Das ketoazidotische Koma des Typ 1-Diabetikers entwickelt sich normalerweise schnell innerhalb von Stunden. Das hyperosmolare Koma des Typ 2-Diabetikers entwickelt sich schleichend über Tage.

Zu 4: Durch tiefe regelmäßige Atemzüge („Kussmaul-Atmung") wird im ketoazidotischen Koma vermehrt CO_2 abgeatmet. In der Ausatemluft befindet sich außerdem Aceton, welches bei diabetischer Stoffwechselentgleisung auf einem alternativen Stoffwechselweg aus aktivierter Essigsäure (die nicht mehr in den Zitratzyklus eingeschleust werden kann) gebildet wird.

Zu 5: Beim hyperosmolaren diabetischen Koma können Blutzuckerwerte von über 1000 mg/dl auftreten.

Antwort 325

Die Antwort D) ist richtig.

Symptome des hypovolämischen Schocks:

- Blässe,
- kalte und feuchte Haut („kaltschweißig"),
- starker Durst,
- Unruhe,

- Kältezittern,
- Oligurie
- Schockindex > 1.

Zu 1: Der Schockindex, der Quotient aus Pulsfrequenz und systolischem Blutdruck, dient zur Abschätzung des Volumendefizits im Schock.

Schockindex 0,5: normal,
Schockindex 1,0: drohender Schock,
Schockindex 1,5: manifester Schock.

Antwort 326

Die Antworten A) und D) sind richtig.

Das Mittelohr beherbergt die Kette der Gehörknöchelchen. Diese stellen die Verbindung zwischen dem Trommelfell und der Abschlussmembran des Innenohres (ovales Fenster) her.

Das Trommelfell bildet den Abschluss des äußeren Gehörgangs zum Mittelohr (Paukenhöhle). Es wird von den Schallwellen in Schwingung versetzt und überträgt diese mechanisch auf die Gehörknöchelchenkette:

- Hammer (Malleus),
- Amboss (Incus),
- Steigbügel (Stapes).

Zwei membranöse Fenster verbinden das Mittelohr mit den Räumen des Innenohres: Das ovale Fenster wird durch die Fußplatte des Steigbügels verschlossen. Sie ist im Fenster beweglich und leitet die vom Trommelfell übertragenen Schwingungen nach innen zum Vorhof (Vestibulum) des Innenohres. Das runde Fenster liegt direkt unterhalb. Es ist durch eine bewegliche Membran verschlossen. Diese fängt den durch das ovale Fenster übertragenen Druck auf das Labyrinthsystem ab, nachdem die Druckwelle die Schnecke durchlaufen hat.

Zu B: Das Mittelohr ist ein luftgefüllter Raum, der durch die Ohrtrompete (Tuba auditiva) belüftet wird. Die Ohrtrompete stellt die Verbindung zum (Nasen-)Rachenraum (Epipharynx) her.

Zu C: Das Mittelohr ist vom äußeren Ohr durch das Trommelfell abgetrennt.

Antwort 327
Die Antwort A) ist richtig.
Zu 1: Konjunktivitis = Bindehaut(entzündung).
Zu 2: Hagelkorn (Chalazion) = Eine von den Meibom-Drüsen ausgehende granulomatöse Entzündung, deren Ursache meist in einer Verstopfung des Drüsenausführganges liegt.
Zu 3: Skleritis = Entzündung der Lederhaut (Sklera) des Auges.
Zu 4: Altersstar = Star (Katarakt) bezeichnet eine Trübung der Augenlinse.
Zu 5: Gerstenkorn (Hordeolum) = Entzündung der Schweiß- und Talgdrüsen in den Rändern der Augenlider, meist sind die Mollschen oder Zeisschen Drüsen infiziert.

Antwort 328
Die Antwort E) ist richtig.
Vgl. Antwort zu Frage 227.

Antwort 329
Die Antwort C) ist richtig.
Bei Arthrosen handelt es sich um degenerativen Gelenkerkrankungen, bei denen kein immunologisch-entzündliches Geschehen ursächlich ist, sondern die sich aus einer chronischen Abnutzung des Gelenkknorpels bzw. der Zwischenwirbelscheiben ergeben.
Die chronische Abnutzung des Gelenkknorpels führt sekundär zur Schädigung von Knochen und Gelenkkapsel. Besonders häufig sind die Wirbelsäule und die großen Extremitätengelenke (Knie, Schulter, Hüfte) betroffen, da hier besonders hohe Druck- und Reibungsbelastungen auf den Gelenkknorpel wirken.
Klinik:
• Anfangs Bewegungsschmerz, später Ruheschmerz; typisch ist auch der sog. „Anlaufschmerz": morgendliche Anlaufschwierigkeiten in einem arthrotischen Gelenk, die im Laufe weiterer Bewegung besser werden.
• Schwellung im und um das Gelenk

• schmerzhafte Bewegungseinschränkung
• zunehmende Deformität mit Fehlstellung, Instabilität und Muskelatrophie
Zu 4: Bei einer Arthrose bessert sich der Schmerz, der nach längerer Ruhe beim Beginn einer Bewegung auftritt, nach einiger Zeit. Dies bezeichnet man als 'Anfangsschmerz' oder 'Anlaufschmerz'. Der Anlaufschmerz ist typisch für die Arthrose. Die Patienten klagen außerdem über Ermüdungs- und Belastungsschmerz. Schmerzen werden bevorzugt durch bestimmte Bewegungen und Belastungen, z. B. Bergab- bzw. Treppabgehen ausgelöst (im Unterschied zur Arthritis, bei der das Schmerzmaximum in Ruhe und nachts zu finden ist).

Antwort 330
Die Antwort E) ist richtig.
Eine sichere Unterscheidung zwischen Hirnischämie (ischämische Apoplexie) und Hirnblutung (hämorrhagische Apoplexie) ist klinisch nicht möglich. Computertomographie und MRT (Kernspin) sind zur sicheren diagnostischen Unterscheidung der Apoplexieformen unumgänglich.

Antwort 331
Die Antwort B) ist richtig.
Bei einer aktiven Schutzimpfung (mit Lebend- oder Totimpfstoff) werden Antigene verabreicht, gegen die der die Abwehr des Organismus dann aktiv Antikörper bildet. Aktive Schutzimpfungen werden mit abgeschwächten Erregern (attenuierte Erreger), mit Totimpfstoffen oder mit Toxoidimpfstoffen („entgiftete Gifte") durchgeführt.
Die Impfung führt zu einer aktiven Immunantwort des geimpften Organismus (Antikörper, Gedächtniszellen), oft unter dem Bild einer leichten Form der ursprünglichen Erkrankung („Impfkrankheit", z. B. Masern nach Masernimpfung). Nach einer aktiven Impfung benötigt der Organismus einige Wochen Zeit zur aus-

306 Antworten: Prüfung 6

reichenden Antikörperproduktion. Deshalb besteht kein sofortiger Impfschutz. Durch die Ausbildung der Gedächtniszellen hält der Impfschutz dafür sehr lange, oft lebenslang, an („Immunität").

Antwort 332

Die Antwort A) ist richtig.
Borrelien sind schraubenförmige Bakterien (sog. Spirochäten). Sie werden durch Gliederfüßler (Arthropoden: Zecken und Läuse) übertragen.

1. B. recurrentis: Erreger des epidemischen Läuserückfallfiebers,
2. B. duttoni: Erreger des endemischen Zeckenrückfallfiebers,
3. B. burgdorferi: Erreger der durch Zeckenstich übertragenen Lyme-Borreliose.

Vgl. zum Krankheitsbild der Lyme-Borreliose Antwort zu Frage **253**.

Antwort 333

Die Antworten A) und B) sind richtig.
Vgl. zur Klinik der Appendizitis Antwort zu Frage **284**.

Antwort 334

Die Antwort B) ist richtig.
Zu A: Als Hyperurikämie wird eine Erhöhung des Harnsäurespiegels im Blut bezeichnet.
Bei einem Anstieg der Serumharnsäurekonzentration über 6,7 mg/dl bei Frauen und über 7,4 mg/dl bei Männern liegt eine Hyperurikämie vor.
Zu B: Harnsäure ist das Endprodukt des Purinstoffwechsels. Purine sind wichtige Bausteine der Nukleinsäuren. Ihr bekanntester Vertreter ist die Desoxyribonukleinsäure (DNS, engl. DNA), der Speicher der Erbinformation, der im Zellkern der Zellen liegt. Vermehrter Zellabbau führt deshalb zum Anstieg des Harnsäurespiegels im Blut.
Bei Tumorerkrankungen und Leukämien, auch bei einer Tumorbehandlung mit Zytostatika, kommt es durch den erhöhten Zellzerfall zu einem Anstieg der Harnsäu-re im Blut, die zu einem Gichtanfall führen kann.
Zu C: Beim Gichtanfall kommt es plötzlich zu starken Gelenkschmerzen (oft nachts). Meist ist das Großzehengrundgelenk betroffen („Podagra"): Hautrötung, Überwärmung und Schwellung des Gelenkes (seltener: Sprung-, Knie- und Daumengrundgelenk).
Zu D: Colchicin (verschreibungspflichtig) wird zur Behandlung des akuten Gichtanfalls eingesetzt, hat jedoch bei zu hoher Dosierung gefährliche Nebenwirkungen. Heute kommen bevorzugt andere Schmerzmittel wie Indometacin oder Acetylsalicylsäure aus der Gruppe der NSAR (nichtsteroidale Antirheumatika) zur Anwendung.
Zu E: Fleisch und Innereien (Leber, Niere, Bries), Sardinen, Fleischextrakt u.ä. sind sehr purinreich und sollten bei Hyperurikäme gemieden werden. Als Quelle tierischen Eiweißes sollten fettarme Milchprodukte bevorzugt werden.
Das diätetische Behandlungsprinzip bei Harnsäureerhöhung und Gicht: Normalgewicht anstreben, Verminderung der Purinzufuhr, Verminderung des Alkoholkonsums (Alkohol führt zu einer Hemmung der Harnsäureausscheidung über die Niere).

Antwort 335

Die Antworten A) und E) sind richtig.
Ernährungsempfehlungen für Diabetiker:
Diät: Reduktionskost zur Gewichtsnormalisierung (oft normalisiert sich der Typ-2-Diabetes allein dadurch der erhöhte Blutzucker), keine großen Mahlzeiten, sondern mehrere kleine.
Zusammensetzung der Nahrung:
• Eiweiß 10-15 % der Gesamtkalorien (fettarmes Fleisch, Fisch, pflanzliche Eiweiße), bei diabetischer Nephrapathie eiweißarme Diät
• Fett 25-30 % der Gesamtkalorien (hohen Anteil ungesättigter Fettsäuren anstreben). Bei zusätzlichen Fettstoff-

wechselstörungen (häufig) Fettanteil
auf < 25 % senken.
- Kohlenhydrat: 55-60 %, Berechnung
nach Kohlenhydratportionen (bzw.
Broteinheiten = BE = 12g Kohlenhy-
dratäquivalent = 25g Brot) oder nach
Äquivalenzwerten (Austauschtabellen),
keine schnell resorbierbaren Zucker
(Mono- oder Disaccharide).
Zu B: Als Weißmehl wird das Mehl von
geschältem Getreide bezeichnet. Das
Mehl von nicht geschältem Getreide ist
Vollkornmehl.
(Die Grenze zwischen Weißmehl und
Vollkornmehl ist fließend, je nachdem
welche Anteile der Schale - auch Kleie
genannt - und des Keims vor dem Mahlen
entfernt werden)
Weißmehle haben einen hohen Glykämi-
schen Index (GI), das heißt, sie führen bei
Aufnahme zu einem raschen Anstieg des
Blutzuckers und sind deshalb für Diabeti-
ker nicht zu empfehlen.

Antwort 336
Die Antwort A) ist richtig.
Erysipel (auch: Wundrose):
Erreger:
Betahämolysierende Streptokokken der
Gruppe A.
Reservoir:
Mensch.
Übertragungsweg:
Direkter Kontakt, verschmutzte Gegen-
stände.
Inkubationszeit:
Stunden bis 2 Tage.
Klinik:
Es kommt zu Entzündung der Haut und
des Unterhautzellgewebes (mit Ausbrei-
tung auf dem Lymphweg). Die häufigsten
Eintrittspforten sind z. B. Ulcus cruris,
Fußpilz, Rhagaden am Naseneingang.
- Schüttelfrost, hohes Fieber,
- scharf begrenzte, schmerzhafte, öde-
matöse Rötung mit flammenförmigen
Ausläufern, oft mit Bläschen und Bla-
sen, Gangrän oder Vordringen in die
Subkutis,

- Komplikationen: Rezidive, Verstopfung der Lymphbahnen (mit Elephan-
tiasis), Sepsis.

Antwort 337
Die Antwort D) ist richtig.
Zu 2: Zum Nachweis einer frischen Infektion bestimmt man IgM-Antikörper. IgM-
Antikörper sind die ersten im Verlauf
einer Immunantwort produzierten Immunglobuline. Ein erhöhter IgM-Antikörper-
wert im Blut deutet auf eine aktuelle
Immunantwort - also eine zeitnahe Infektion - hin.
Zu 3: Erhöhte Gesamt-IgE-Werte im Blut
kommen bei allergischen Erkrankungen,
bei Parasitenbefall und bei einigen häma-
tologischen Erkrankungen vor.
Zu 4: Zytokine sind Glykoroteine mit re-
gulierende und kontrollierende Wirkung
auf Wachstum und der Differenzierung
von Körperzellen haben, insbesondere
Zellen des hämatopoetischen Systems
(Blutbildung, Abwehrfunktion u.a.). Sie
werden auch als Wachstumsfaktoren bezeichnet. Viele Zytokine spielen auch eine
Rolle bei immunologischen Reaktionen.
Sie werden dann als Mediatoren bezeichnet.
Zu den Zytokinen zählen:
- Interferone (IFN): werden von Leukozyten, Fibroblasten und T-Lymphozyten gebildet und haben eine immun-
stimulierende, vor allem antivirale
und antitumorale Wirkung.
- Interleukine (IL): Dienen der Kommu-
nikation zwischen Abwehrzellen Lymphozyten, Granulozyten, Makrophagen), die dann koordiniert gegen
Krankheitserreger und Tumorzellen
vorgehen können.
- Koloniestimulierende Faktoren (CSF):
Diese sind Wachstumsfaktoren für rote
und weiße Blutkörperchen und Thrombozyten.
- Tumornekrosefaktoren (TNF): Sie sind
körpereigene Botenstoffe der Zellen
des Immunsystems. Sie werden von
Makrophagen und Monozyten (TNF-

alpha) und Lymphozyten (TNF-beta) gebildet werden.

• Chemokine: Werden während einer akuten Infektion von Leukozyten, Endothelzellen und Keratinozyten gebildet und dienen u.a. der Steuerung der Leukozytenwanderung, spielen eine Rolle in der Blutbildung (Hämatopoese), in der T-Lymphozyten-Aktivierung und in der Degranulation von Leukozyten.

Zu 5: IgG (Immunglobulin G, Gammaglobulin) wird von aus B-Lymphozyten nach Antigenkontakt entstandenen Plasmazellen produziert.

Mastzellen sind Zellen der körpereigenen Abwehr, die als Botenstoffe (Mediatorsubstanzen) u.a. Histamin und Leukotriene gespeichert haben. Die Mastzellen spielen eine wichtige Rolle bei der Allergie vom Typ1 (IgE-vermittelte Allergien wie z. B. Asthma bronchiale, allergische Rhinitis, systemische Anaphylaxie). Bei der Typ-1-Reaktion der Allergie führt eine durch IgE vermittelte überschießende Freisetzung der in Mastzellen und basophilen Granulozyten gespeicherten Mediatorsubstanzen (Histamin, Leukotriene) zur Überreaktion des Immunsystems, zur Allergie.

Antwort 338
Die Antwort D) ist richtig.
Aufgaben der Niere:

• Regulation des Wasser- und Elektrolyt- sowie des Säure-Basen-Haushalts,

• Ausscheidung wasserlöslicher, nicht proteingebundener körpereigener Stoffe (Stoffwechselprodukte) und körperfremder Substanzen (Pharmaka, Gifte),

• Bildungsstätte von Hormonen (Erythropoetin, D-Hormon), Gewebshormonen (Kallikrein, Prostaglandine) und dem Enzym Renin (Blutdruckregulation); Erfolgsorgan zahlreicher Hormone (ADH, Aldosteron, Parathormon, Kalzitonin, atriales natriuretisches Peptid).

Zu 4: Aldosteron wird in der äußeren Schicht der Nebennierenrinde gebildet.

Antwort 339
Die Antwort A) ist richtig.
Die Bulimie (Bulimia nervosa; auch Essbrechsucht ist eine psychogene Essstörung, bei der exzessive, meist hochkalorische Nahrungsmengen in kurzer Zeit zugeführt (Essanfall) und anschließend Maßnahmen ergriffen werden, um das Körpergewicht in einem (sub)normalen Rahmen zu halten (z. B. periodisches Fasten, exzessive körperliche Aktivität, selbst induziertes Erbrechen oder Missbrauch von Abführmitteln und Wassertabletten. Frauen sind 10x häufiger betroffen als Männer. Das Erkrankungsalter liegt zwischen 12-35 Jahren. Die Patienten/innen weisen oft eine überdurchschnittliche Intelligenz auf. Psychogene Essstörungen sind chronische Erkrankungen, die selten spontan ausheilen.

Antwort 340
Die Antwort C) ist richtig.
Formale und inhaltliche Denkstörungen sowie Halluzinationen sind typische Symptome einer Schizophrenie.

Formale Denkstörungen:

• Denkzerfahrenheit (Denkdissoziation): ein Gedanke steht beziehungslos neben dem anderen, sprunghafter, dissoziierter Gedankengang.

• Sperrung des Denkens/Gedankenabreißen: plötzlicher Abbruch eines sonst flüssigen Gedankenganges ohne erkennbaren Grund.

Wahn (inhaltliche Denkstörung): krankhaft falsche Beurteilung der Realität, die nicht aus anderen Erlebnissen ableitbar ist und an der mit subjektiver Gewissheit festgehalten wird (lebensbestimmende Realität, „Privatwirklichkeit"). Der wahnhafte (paranoide) Patient hat keine Einsicht in das krankhafte Erleben. Dies fehlt dem Schizophrenen im Allgemeinen.

Formen:

- Wahnstimmung: unbestimmtes Gefühl von Unheimlichkeit, „etwas liegt in der Luft", geht einer Wahnwahrnehmung häufig voraus.
- Wahneinfall: plötzliches Aufkommen von wahnhaften Überzeugungen.
- Wahnwahrnehmung: reale Sinneswahrnehmungen erhalten eine abnorme Bedeutung.

Wahnthemen:

- Er „begreift" seine psychische Veränderung nicht als krankhaft (kein Krankheitsbewusstsein.
- Verfolgungs- und Beeinträchtigungswahn, Liebeswahn, religiöser Wahn, Größenwahn, Beziehungswahn.

Halluzinationen (Wahrnehmungserlebnisse ohne entsprechende Außenreize):

- Stimmen, die kommentieren, dialogisieren, schimpfen, drohen oder befehlen (meist mit Angst verbunden, die Stimmen sind selten „freundlich").
- akustische Geräusche verschiedener Art (Summen, Pfeifen, Klopfen, Schritte).
- Leibhalluzinationen („Ich wurde bestrahlt." - wird als „von außen gemacht" empfunden).
- Zönästhesien („Ich laufe mit Blei voll.")
- optische Halluzinationen („Ich sehe Hände aus der Wand kommen.") - recht selten.
- Geruchs- und Geschmackshalluzintionen.

Antwort 341
Die Antworten B) und E) sind richtig.
Unter Hämolyse versteht man die Verkürzung der Erythrozytenlebenszeit (normal 120 Tage) auf wenige Wochen oder Tage. Eine hämolytische Anämie ist charakterisiert durch beschleunigten Erythrozytenzerfall und -abbau.
Die Retikulozytenzahl ist - als Zeichen einer gesteigerten Blutneubildung -erhöht.
Das indirekte (unkonjugierte) Bilirubin

ist - aufgrund des gesteigerten Abbaus von Häm (Bestandteil des Hämoglobins) - erhöht. Da der Bilirubinanstieg seine Ursache vor der Leber hat, spricht man von einem prähepatischen Ikterus. Die Milz ist infolge des gesteigerten Erythrozytenabbaus vergrößert.

Antwort 342
Die Antwort B) ist richtig.
Zu 1: Am 12.-13. Tag nach Infektion treten bei Masern ein typisches Enanthem am Gaumen und Koplik-Flecken (weiße, von einem roten Hof umgebe Flecken, in den Wangentaschen) auf.
Zu 2: Einziges bekanntes Reservoir für das Masernvirus ist der Mensch.
Zu 3 und 5: Das Masernexanthem tritt nach einem vorübergehenden Fieberabfall unter erneutem Fieberanstieg (39-40°C) auf („zweigipfliger Fieberverlauf"). Es beginnt zunächst hinter den Ohren und breitet sich dann über Hals, Gesicht, Schultern, Rumpf und Extremität aus. Nach 3-4 Tagen klingt das Exanthem unter rascher Entfieberung ab.
Das Masernexanthem juckt in der Regel nicht und heilt narbenlos ab.

Antwort 343
Die Antwort D) ist richtig.
Unterteilung der diabetischen Gefäßschäden (häufigste Komplikation):
Makroangiopathie (unspezifische Schäden) mit Früharteriosklerose:

- Koronare Herzkrankheit (KHK): 55 % der Diabetiker sterben am Herzinfarkt,
- Apoplexie (Hirnschlag),
- Periphere arterielle Verschlusskrankheit.

Aufgrund einer begleitenden Nervenschädigung (Neuropathie) fehlt beim Diabetiker oft der Schmerz als Warnsymptom (z. B. Angina pectoris, Claudicatio intermittens)!
Mikroangiopathie (diabetesspezifisch) mit 4 typischen Verlaufsformen:

- Diabetische Nierenerkrankung (Nephropathie; Glomerulosklerose),
- Diabetische Netzhauterkrankung (Retinopathie),
- Diabetische Nervenerkrankung (Neuropathie),
- Diabetisches Fußsyndrom.

Zu 3: Als Komplikation eines Diabetes mellitus kann es zu autonomen diabetischen Neuropathien (ADN) kommen. Es handelt sich hierbei um Nervenschädigungen des vegetativen sympathischen und parasympathischen Nervensystems. Eine ADN des neuroendokrinen Systems kann zum Fehlen bzw. einer Verminderung der hormonellen Gegenregulation bei Hypoglykämie (nur eingeschränkte Wahrnehmung der Notfallsituation!) führen. Warnzeichen einer Hypoglykämie werden dann spät erkannt und unzureichend beantwortet (z.B. verminderte Adrenalinausschüttung).

Zu 4: Bei der peripheren sensomotorische Neuropathie zeigt sich als Frühsymptom eine Vibrationsempfindungsstörung (Messung mittels Stimmgabel), später distal betonte, symmetrische Parästhesien (‚burning feet'), Areflexie (Achillessehnenreflexe nicht auslösbar), gestörtes Kalt/Warm-Empfinden, Schmerzempfindungsstörungen. Im weiteren Verlauf evtl. motorische Störungen (Muskelparesen). Die Nervenleitgeschwindigkeit ist vermindert.

Zu 5: Die Diabetische Netzhauterkrankung (Retinopathie) ist verantwortlich für ca. 30 % aller Erblindungen in Europa. Sie kann zu Netzhautablösungen, Glaskörperblutungen, Gefäßneubildungen, Mikroaneurysmen, Netzhautödeme und Exsudaten führen.

- Retinopathie bei Typ-1-Diabetes: ca. 90 % nach 15 Jahren,
- Retinopathie bei Typ-2-Diabetes: ca. 25 % nach 15 Jahren.

Antwort 344
Die Antwort B) ist richtig.
Eine Hirnerschütterung ist eine, aufgrund einer mechanischen Gewalteinwirkung akut auftretende, voll rückbildungsfähige Hirnfunktionsstörung ohne nachweisbare Substanzschäden am Hirngewebe. Es kommt zu einer sofort einsetzenden, maximal 1/2 Stunde andauernden Bewusstseinsstörung, meist einer Bewusstlosigkeit.
Für den Zeitraum dieser Bewusstseinsstörung besteht ein kurzfristiger Erinnerungsverlust (kongrade Amnesie) evtl. noch für eine bestimmte Zeit nach dem Erwachen: anterograde Amnesie.
Als zentral-vegetative Störungen können Übelkeit, Erbrechen, Kopfschmerzen und Schwindel auftreten.
Merke: neurologische Ausfälle gehören nicht zur Commotio cerebri!

Antwort 345
Die Antwort A) ist richtig.
Vgl. Antwort zu Frage 162.
Zu B: ADHS beginnt vor dem 7. Lebensjahr. 3-5 % der Schulkinder (vor allem Jungen) sind betroffen.
Zu C: Bei unbehandelten ADHS-Betroffenen ist die Gefahr, eine Sucht auszubilden, um ein Vielfaches größer als bei Nichtbetroffenen. Neurologen sehen den Grund für die erhöhte Suchtneigung ADHS-Betroffener darin, dass diese mit Drogen versuchen, eine Selbstmedikation durchzuführen. Alkohol, Nikotin und viele Drogen wirken auf den gestörten Dopaminhaushalt so, dass der Betroffene sich unter dem Einfluss dieser Stoffe ruhiger und leistungsfähiger fühlt. (Das Suchtrisiko behandelter Betroffener entsprach dem einer Normalperson).
Zu E: Schätzungen gehen davon aus, dass zwischen 2,5 und 4 % aller Erwachsenen unter ADHS leiden. Als typische Folgeerkrankungen bei erwachsenen ADHS-Patienten gelten Depressionen, Sucht- und Angsterkrankungen sowie Persönlichkeitsstörungen. Als soziale Folgen der Erkrankung zeigen sich beim Erwachsenen:

- Schlechtere Ausbildung und Karriere-verlauf, als es der Begabung entspricht,
- Schwierigkeiten im Berufsleben mit häufigem Stellenwechsel,
- erhöhte Scheidungsrate,
- viele Wohnortwechsel und Umzüge.

Antwort 346
Die Antworten A) und B) sind richtig.
Zu A: Bei Einengungen im distalen Dickdarm (oft durch bösartige Darmtumoren, aber auch durch eine Divertikulitis) besteht eigentlich eine Obstipation. Aufgrund der Engstellung im Darm können nur bakteriell verflüssigte Stuhlanteile in kleinen Portionen abgesetzt werden. Es wird deshalb von „paradoxer Obstipation bzw. paradoxer Diarrhö" gesprochen.
Zu B: Nach einer (einfachen aber üblichen) Definition spricht man bei weniger als drei Darmentleerungen pro Woche von Verstopfung (Obstipation), bei mehr als drei Darmentleerung pro Tag von Durchfall (Diarrhö). Die normale Stuhlfrequenz variiert stark, normal sind Stuhlfrequenzen von 3x pro Woche bis 3x pro Tag!
Zu C: Beim paralytischen Ileus (Muskellähmung des Dünn- u./o. Dickdarms) finden sich – neben Stuhl- und Windverhalt – weiche aufgetriebene Bauchdecken. und Meteorismus. Schmerzen können fehlen. Auskultatorisch: „Totenstille über dem Abdomen".
Zu D: Vgl. zu den Ursachen für eine Obstipation Antwort zu Frage **290**.
Zu E: Obstipation führt in der Regel nicht zum Erbrechen.
Das Koterbrechen, die Miserere (von lat. erbarme Dich) oder Kopremesis, ist ein Symptom des kompletten Darmverschlusses (Ileus).

Antwort 347
Die Antwort E) ist richtig.
Zu A: Erreger von Furunkeln (tiefe schmerzhafte Entzündungen des Haarbalgs und des umliegenden Gewebes) sind meist Staphylokokken.

Zu B: Die Ursachen für Nasenbluten (Epistaxis) sind vielfältig. Neben Verletzungen (meist beim Nasenbohren) spielen verschiedene gerinnungshemmende Medikamente (z. B. Cumarine) und Krankheiten wie Bluthochdruck eine wesentliche Rolle.
Zu C: Als Locus Kiesselbachi wird ein gefäßreiches Gebiet im vorderen Teil des Nasenseptums bezeichnet. Nasenbluten hat seinen Ursprung meist in diesem Gebiet.
Rezidivierendes Nasenbluten kann einerseits traumatische bedingt sein (Schlag oder hartnäckiges Nasenbohren), aber auch Hinweise auf eine systemische Gefäßerkrankung, Bluthochdruck oder eine Blutstillungs- oder Blutgerinnungsstörung liefern.
Zu D: Die Vergrößerung der Rachenmandel (Adenoide, adenoide Vegetation, Rachenmandelhyperplasie) wird volkstümlich auch als „Wucherungen", „Polypen" oder „Nasenpolypen" bezeichnet. Sie ist eine Erkrankung des Kindesalters.
Zu E: Unter dem Begriff Nasenpolypen (Polyposis nasi) werden klinisch alle Arten von Nasenpolypen zusammengefasst, die als blass-grau gestielte Ausstülpungen im Siebbeinbereich, im mittleren Nasengang und der mittleren Muschel vorkommen.
Symptome der Polyposis nasi sind neben der behinderten Nasenatmung und der Sekretion die Beeinträchtigung des Geruchssinnes und nächtliches Schnarchen.

Antwort 348
Die Antwort B) ist richtig.
Die Verhaltenstherapie ist eine Psychotherapie, bei der die Methoden und Erkenntnisse aus der allgemeinen, der experimentellen und der Sozialpsychologie Anwendung finden. Als „Hilfe zur Selbsthilfe" soll sie den Patienten dabei unterstützen Einsicht in Ursachen und Entstehungsmechanismen von Problemen zu gewinnen. Die Fähigkeiten von Patienten sollen ausgebildet, erweitert und gefördert werden. Durch Verhaltenstherapie soll

menschliches Leiden gelindert und die Handlungsfähigkeit der Patienten erweitert werden. Es gibt eine Vielzahl von Verfahren, die in die Verhaltenstherapie Einzug gehalten hat: Zum Beispiel:.

• Biofeedback,
• Systematische Desensibilisierung,
• Entspannungstraining (z.b. Progressive Muskelentspannung),
• Verhaltensmodifikation,
• Ärgermanagement,
• Konfrontationstherapie,
• Problemlösetraining,

Zu A: Verhaltenstherapie und Pharmakotherapie schließen sich nicht aus. Oft werden sie gleichzeitig bzw. hintereinander eingesetzt.

Zu B: Kognitiv: die Erkenntnis betreffend, erkenntnismäßig (von lat. cognoscere "erkennen").

Mit dem Wort Kognition wird oft das Denken in einem umfassenden Sinne beschrieben. Zu den kognitiven Fähigkeiten eines Menschen zählen u.a.

• Aufmerksamkeit,
• Erinnerung,
• Lernen,
• Kreativität.

Kognitive Fähigkeiten werden von verschiedenen Wissenschaften, wie der Psychologie, der Philosophie, der Neurowissenschaft und der künstlichen Intelligenz untersucht.

Wollen wir also davon ausgehen, dass „kognitive Theorien" in der Verhaltenstherapie Eingang finden ...

Zu C: Das Phänomen der unbewussten Übertragung von Gefühlen von früheren Bezugspersonen (z.B. Eltern) auf Andere (z.B. Therapeuten) wird in der Psychologie und Psychotherapie als „Übertragung" bezeichnet.

Als „Gegenübertragung" bezeichnet man in der Psychoanalyse eine Form der Übertragung, bei der ein Therapeut auf den Patienten (bzw. auf dessen aus Übertragungsphänomenen hervorgehende Handlungen und Äußerungen) reagiert und seinerseits seine eigenen Gefühle, Vorurteile, Erwartungen und Wünsche auf diesen richtet.

Zu E: Der österreichische Arzt Sigmund Freud (1856-1939) war der Begründer der Psychoanalyse.

Antwort 349
Die Antworten A) und B) sind richtig.

Zu A: "Nosokomien" hießen die Räumlichkeiten in den Heilstätten im alten Griechenland, in denen Patienten mittels Heilschlafs behandelt wurden.

Als nosokomiale Infektion wird jede Infektion bezeichnet, die im kausalen Zusammenhang mit einem Krankenhausaufenthalt steht, unabhängig davon, ob Krankheitssymptome bestehen oder nicht.

Zu C: Atypische Pneumonien werden vorwiegend durch pneumotrope Viren, Chlamydien, Mycoplasma pneumoniae und Legionellen hervorgerufen.

Das klinische Bild weicht vom Bild der typischen Pneumokokkenpneumonie ab:

• Langsamer Beginn, Kopf- und Gliederschmerzen, nur leichtes Fieber (kein Schüttelfrost),
• trockener Reizhusten mit wenig oder fehlendem Auswurf,
• Missverhältnis zwischen geringem Auskultationsbefund und deutlichen Veränderungen im Röntgenbild,
• Labor: normale (oder erniedrigte) Leukozytenzahl, evtl. relative Lymphozytose.

Zu D: Bei einer Lobärpneumonie ist ein ganzer (oder mehrere) Lungenlappen betroffen (heute selten, Erreger: z.B. Pneumokokken).

Eine Bronchopneumonie entwickelt sich absteigend aus einer Bronchitis und zeigt eine herdförmige Lokalisation nahe den Bronchien.

Zu E: Lymphozytosen weisen in der Regel auf virale Infektionen hin.

Atypische Pneumonien können normale oder erniedrigte Leukozytenzahl bei relativer Lymphozytose aufweisen.

Eine typische bakterielle Pneumonie zeigt eine Leukozytose mit Lymphopenie.

Antwort 350
Die Antwort D) ist richtig.
Zu A: Die Endung –itis steht für Entzündung. Eine Prostatitis ist also eine Entzündung der Prostata.
Zu B: Gramnegative Bakterien spielen bei der Entwicklung der Prostatahyperplasie keine Rolle. Allerdings ist die Ätiologie und Pathogenese der Prostatahyperplasie noch in vielen Punkten unklar. Sie ist gebunden an das Altern und eine intakte Hodenfunktion (Umbau von Testosteron in der Prostata, verändertes Testosteron/Östrogen-Verhältnis).
Zu C: Das mittlere Alter bei Diagnosestellung beträgt beim Prostatakarzinom ca. 70 Jahre.
Zu D: Symptome einer akuten Entzündung der Vorsteherdrüse (Prostatitis):

- Algurie (Schmerzen und Brennen beim Wasserlassen),
- Pollakisurie (häufiger Harndrang),
- Harnabflussstörungen,
- Schmerzen in der Damm-, Anal-, Leisten-, Scham- sowie in der Lendengegend,
- Schmerzen während und insbesondere nach der Ejakulation,
- Schmerzen bei der rektal-digitalen Abtastung der Prostata.
- evtl. Fieber und Schüttelfrost.

Zu E: Häufigste Ursache der akuten und chronischen Harnverhaltung beim Mann ist die benigne Prostatahyperplasie (BPH).

Antwort 351
Die Antwort C) ist richtig.
Auskultation ist das „Behorchen der im Körper entstehenden Schallzeichen". Die Auskultation wird mit dem Stethoskop durchgeführt. Typische Auskultationsstellen des Herzens (ICR = Intercostalraum = Zwischenrippenraum, ps = parasternal = neben dem Brustbein gelegen):

- 2. ICR ps rechts = Aortenklappe,
- 2. ICR ps links = Pulmonalklappe,
- 3. ICR ps links = Erbscher Punkt (Mitralstenose, Aortenklappeninsuffizienz),
- 5. ICR links über Herzspitze (Mitralstenose, Mitralinsuffizienz),
- 4. ICR rechts = Trikuspidalklappe.

Merksatz: Anton **Pul**mann trinkt **Mil**ch um **22.45** Uhr und **erbr**icht um **3**.

Antwort 352
Die Antwort B) ist richtig.
Vgl. zum Karpaltunnelsyndrom die Antwort zu Frage **145**.

Antwort 353
Die Antwort C) ist richtig.
Die synonym verwendeten Begriffe sympathische Reflexdystrophie, Algodystrophie, Sudeck-Dystrophie und Morbus Sudeck wurden durch die Bezeichnung komplexes regionales Schmerzsyndrom (CRPS) ersetzt.
Es handelt sich um eine orthopädisch-traumatologisch-neurologische Erkrankung, die dadurch gekennzeichnet ist, dass es nach Traumen (Knochenbrüchen), Operationen oder Entzündungen in einem chronischen Verlauf zu einer Dystrophie und Atrophie von Extremitätenabschnitten kommt. Die oberen Gliedmaßen sind häufiger betroffen als die unteren (relativ häufig nach Radiusfrakturen).
Es kommt zu einer neurovaskulären Fehlregulation, die zu einer Perfusions- und Stoffwechselstörung sowie überschießenden Entzündungsreaktion führt. Typisch ist auch die Abhängigkeit vom Wetter („Wetterfühligkeit").
Klinik und Verlauf: Es finden sich 3 Stadien.

- Phase 1, akut entzündlich: Ruheschmerz; überwärmte, gerötete, geschwollene Haut.
- Phase 2, dystrophisches Stadium: schmerzbedingte Bewegungseinschränkung; zyanotische kühle Haut; Durchblutungsstörungen.

- Phase 3, Atrophie der Muskulatur, Entkalkung der Skelettabschnitte (Röntgen), Gelenkversteifung mit Fehlstellungen.

Frauen sind häufiger betroffen als Männer, psychische Faktoren spielen bei der Entwicklung des Krankheitsbildes eine Rolle.

Antwort 354
Die Antwort C) ist richtig.
Als Lymphe (von lat. lymphae „klares Wasser") wird die in den Lymphgefäßen enthaltene, meist wässrige, hellgelbe Flüssigkeit bezeichnet, die das Zwischenglied zwischen Gewebsflüssigkeit (Interzellularflüssigkeit) und Blutplasma bildet.
Lymphe besteht aus geformten Elementen (Zellen) und Lymphplasma.
Die Lymphe ist anfangs ähnlich wie die Gewebsflüssigkeit zusammengesetzt, aus der sie sich bildet.
Fettreiche Lymphe sieht milchig aus und wird als Chylus bezeichnet.
Zu B und C: Ca. 90 % der Gewebsflüssigkeit fließt in die Blutgefäße ab. Ca. 10 %, pro Tag etwa 2-3 Liter sammelt sich als Lymphe in den Lymphbahnen.
Das Lymphsystem transportiert vor allem Stoffe, deren großes Molekulargewicht den direkten Transport aus dem Gewebe in die Zirkulation durch die Kapillarwand nicht zulässt. Dazu gehören Eiweiße und Lipide aus dem Verdauungstrakt.
Zu E: Der große Lymphsammelstamm, in den die kleineren Lymphgefäße münden, ist der Ductus thoracicus. Dieser „Milchbrustgang" zieht durch das Zwerchfell in den Thoraxraum und mündet in den linken Venenwinkel, den Zusammenfluss von Vena subclavia und Vena jugularis interna.

Antwort 355
Die Antworten A) und D) sind richtig.

Antwort 356
Die Antwort A) ist richtig.
Die Kahnbeinfraktur (Scaphoidfraktur) tritt hauptsächlich nach Sturz auf die dorsal extendierte Hand auf. Das Kahnbein ist der Handwurzelknochen, der am häufigsten bricht. Männer sind häufiger betroffen als Frauen (6:1), junge Menschen häufiger als alte.
Symptome:

- Schwellung im Bereich der Tabatière,
- Druckschmerz über der Tabatière,
- Stauchungsschmerz des Daumen- und Zeigefingerstrahls,
- schmerzhafte Bewegungseinschränkung bei Extension und Bewegung der Hand Richtung Radius.

Zu 2: Als Pseudarthrose wird ein „Schein- oder Falschgelenk" bezeichnet, welches sich bildet, wenn die knöcherne Verfestigung eines Knochenbruches ausbleibt.
Ursachen einer Pseudarthrose:

- Interposition von Weichteilen in den Frakturspalt,
- Dislokation,
- Distraktion),
- mangelhafte Ruhigstellung,
- verzögerte Kallusbildung,
- ungenügende Blutversorgung,
- Infekt,
- Gewebeverlust,
- systemische Krankheiten (Diabetes mellitus, arterielle Verschlusskrankheit).

Kahnbeinfrakturen haben eine hohe Komplikationsrate und neigen zur Ausbildung einer Pseudarthrose.
Pseudarthrosen führen häufig zu dauerhaften Funktionseinschränkungen und anhaltenden Schmerzen.
Zu 4: Die Diagnose einer Kahnbeinfraktur kann sehr schwierig sein und muss u.a. radiologisch erfolgen. Bei typischer Symptomatik und zweifelhaftem oder negativem Röntgenbefund müssen zur routinemäßigen Aufnahme des Handgelenks in 2 Ebenen noch Zielaufnahmen des Kahnbeins unter Durchleuchtungskontrolle evtl.

eine MRT (Magnetresonanztomographie) durchgeführt werden.
Zu 5: Um eine Pseudarthrosebildung zu vermeiden muss die Hand zunächst über einen Zeitraum von 6 Wochen durch einen Oberarmgips mit Einschluss des Daumengrundgelenkes ruhig gestellt werden. Anschließend weitere 6 Wochen Ruhigstellung mittels einer Unterarmgipsschiene. Bei verschobenen Frakturenden operative Versorgung mittels Zugschraubenosteosynthese.

Antwort 357
Die Antwort C) ist richtig.
Präsuizidales Syndrom ist die Bezeichnung für die Symptome, die einem Selbstmord (Suizid) bzw. einem Selbstmordversuch vorausgehen, z. B. die Einengung des Denkens auf Todeswünsche, Aggressionshemmung mit späterer Aggressionsumkehr auf die eigene Person, Ankündigungen des Selbstmords bzw. konkrete Selbstmordphantasien. (Direkt vor dem Selbstmord fehlen die Symptome übrigens häufig.)

Antwort 358
Die Antwort B) ist richtig.
Die Flächen verbrannter Haut errechnet man über die Neunerregel, jedoch für Kinder und Erwachsene unterschiedlich, da Kinder andere Körperproportionen aufweisen:
Babys: 18 % Kopf, 2 x 18 % Oberkörper, je 9 % Arme, je 7 % Oberschenkel, je 7 % Unterschenkel und Füße.
Kinder: 14 % Kopf, 2 x 18 % Oberkörper, je 9 % Arme, je 8 % Oberschenkel, je 8 % Unterschenkel und Füße.
Erwachsene: 9 % Kopf, 2 x 18 % Oberkörper, je 9 % Arme, je 9 % Oberschenkel, je 9 % Unterschenkel und Füße, 1 % Genital.

Antwort 359
Die Antwort A) ist richtig.
Als Hyperurikämie wird die Vermehrung der Harnsäure im Blut (> 6,4 mg/dl bzw. > 380 µmol/l) ohne sonstige klinische Symptome bezeichnet. Führt die Hyperurikämie zu klinischen Symptomen wird von Gicht (auch: Arthritis urica oder Urikopathie) gesprochen.
Zu B: Alkohol führt zur Hemmung der Harnsäureausscheidung über die Niere und ~~führt~~ erhöht damit den Harnsäurespiegel im Blut.
Zu C: Etwa 3 % der Frauen und 20 % der Männer haben einen erhöhten Harnsäurespiegel (> 7 mg/dl). Das Risiko eines Gichtanfalles steigt mit zunehmender Höhe der Hyperurikämie.
Zu D: Angeborene Gichtformen können nicht kausal behandelt werden.
2 Formen werden unterschieden:
- Störung der tubulären Harnsäuresekretion in der Niere (> 99 % d. F). Hier erfolgt aufgrund einer polygen vererbten Stoffwechselstörung die Ausscheidung normaler Harnsäuremengen erst bei einem erhöhten Plasmaharnsäurespiegel. Das Krankheitsbild manifestiert sich bei purinreicher Ernährung und Übergewicht („Wohlstandserkrankung").
- Überproduktion von Harnsäure (< 1 % d. F). Mangel oder Defekt des Enzyms Hypoxanthin-Guanin-Phosporibosyltransferase (HG-PRT).
Sonderform: Lesch-Nyhan-Syndrom: X-chromosomal rezessiv vererbte Erkrankung, bei der das Enzym HG-PRT fehlt. Trias: Hyperurikämie, progressive Niereninsuffizienz, neurologische Symptome mit Selbstverstümmelung.
Zu E: Eine Ansäuerung des Urins kann zur Ausfällung von Harnsäure im Urin und damit zur Bildung von Harnsäuresteinen in der Niere und den ableitenden Harnwegen führen.

Antwort 360
Die Antwort D) ist richtig.
Der größte Anteil des zirkulierenden Blutvolumens befindet sich in den Venen („Kapazitätsgefäße").

ANTWORTEN MC 7

Antwort 361

Die Antworten B) und C) sind richtig.

Zu A: Als instabile Angina pectoris (Präinfarktsyndrom) wird jede Erstangina, eine zunehmende Schwere und Häufigkeit der Schmerzanfälle, Ruheangina, und eine Angina mit zunehmendem Nitratbedarf bezeichnet. Eine instabile Angina pectoris kann jederzeit in einen Myokardinfarkt übergehen (Infarktrisiko ca. 20 %).

Da bei Angina pectoris besteht ein lebensgefährliches Missverhältnis zwischen O_2-Angebot und -bedarf im Herzmuskel besteht, ist eine zusätzliche körperliche Belastung durch ein Belastungs-EKG kontraindiziert.

Zu B: Im engeren Sinne wird unter KHK die arteriosklerotische Verengung der großen Herzgefäße (Koronarsklerose) verstanden.

Risikofaktoren der Arteriosklerose sind:

A) Hochrisiko-Zustände

- Bekannte KHK,
- Andere Manifestationen der Arteriosklerose (periphere arterielle Verschlusskrankheit, abdominelles Aortenaneurysma, Stenose der A. carotis > 50 %),
- Diabetes mellitus in Verbindung mit weiteren Risikofaktoren.

B) Risikofaktoren

Hauptrisikofaktoren:

- Zigarettenrauchen (Risikoerhöhung durch gleichzeitige Einnahme östrogenhaltiger Ovulationshemmer),
- Arterielle Hypertonie,
- LDL-Cholesterin-Erhöhung,
- HDL-Cholesterin-Erniedrigung (< 40 mg/dl),
- Lebensalter (m $\geq$ 45 J., w $\geq$ 55 J.),
- KHK /Herzinfarkte bei erstgradigen Familienangehörigen vor dem 60 Lj. (m) bzw. 65 Lj. (w),
- Diabetes mellitus (Einzelrisikofaktor).

Andere Risikofaktoren

- Gefäßschädigende (atherogene) Ernährung; (Schutzwirkung hat die mediterrane Ernährung, sog. „Kreta-Diät),
- Adipositas,
- Körperliche Inaktivität,
- Lipidstoffwechselstörung (andere als LDL $\uparrow$ und HDL $\downarrow$ bei den Hauptrisikofaktoren),
- Glukosetoleranzstörung,
- Entzündungszustände bei KHK-Patienten (CRP als möglicher Indikator),
- Thromboseneigung,
- Hyperhomozysteinämie.

Zu D: Funktionelle Herzbeschwerden, Panikattacken und psychosomatische Störungen sind klinisch oft sehr schwer vom Beschwerdebild einer Angina pectoris oder eines Herzinfarkts zu unterscheiden. An funktionelle Herzbeschwerden kann erst dann gedacht werden, wenn organische Erkrankungen mittels EKG- und Laboruntersuchungen sicher ausgeschlossen sind.

Zu E: Nitroglycerin ist das Mittel der Wahl bei einem Angina-pectoris-Anfall. Das Medikament führt zu einer Erweiterung der venösen Kapazitätsgefäße. Dies führt zu einem verminderten Blutrückstrom zum rechten Herzen und damit zu einer Herzentlastung. Sistieren die Brustschmerzen nach Gabe von Nitroglycerin nicht, handelt es sich in der Regel nicht um eine Angina pectoris, sondern um einen Herzinfarkt.

Antwort 362

Die Antwort D) ist richtig.

Die Druckerhöhung in den Atemwegen beim Aufblasen des Gummiballs hat wahrscheinlich zur Ruptur einer angeborenen Emphysemblase geführt. Plötzliches Auftreten (mit oder ohne Schmerzen), verdickten Halsvenen (als Zeichen der Stauung vor dem rechten Herzen) und die nachschleppende Thoraxseite sprechen klinisch eindeutig für einen Spannungspneumothorax.

Das spontane Auftreten eines Pneumothorax ohne erkennbare vorbestehende Lungenerkrankung wird als Spontanpneumothorax bezeichnet. Als Komplikation kann sich daraus ein lebensgefährlicher. Spannungspneumothorax entwickeln:

Durch einen Ventilmechanismus kann bei der Atmung Luft in die Pleurahöhle eindringen, jedoch nicht mehr entweichen. Dies führt zu einem Überdruck in der Pleurahöhle der verletzten Thoraxseite. Aufgrund zunehmender Druckentwicklung in der Pleurahöhle wird das Mediastinum zur gesunden Lungenseite hin verdrängt und nun auch diese Lunge in ihrer Funktion behindert.

Klinik des Spannungs- oder Ventilpneumothorax:

* Akutes lebensbedrohliches Krankheitsbild,
* Leitsymptom: rasch zunehmende Atemnot (Dyspnoe) und schnelle Atmung (Tachypnoe),
* Todesangst, hochgradige Unruhe,
* Blässe, Zyanose,
* Halsvenenstauung (obere Einflussstauung vor dem rechten Herzen),
* Tachykardie, Hypotonie, Schock,
* schlürfende Atemgeräusche (beim nach außen offenen Spannungspneumothorax).
* Inspektion: Halsvenenstauung, Zyanose, eingeschränkte Atemexkursionen; Perkussion: hypersonorer Klopfschall; Auskultation: abgeschwächtes oder fehlendes Atemgeräusch.

Antwort 363
Die Antwort B) ist richtig.
Vgl. Antwort zu Frage **213**.

Antwort 364
Die Antwort D) ist richtig.
Vgl. zum Niederdrucksystem Antwort zu Frage **259**.

Antwort 365
Die Antwort C) ist richtig.
Vgl. zum Grund- und Leistungsumsatz und Energiebedarf Antwort zu Frage **308**.

Antwort 366
Die Antwort C) ist richtig.
Zu 1: Östrogenhaltige Verhütungsmittel erhöhen in Kombination mit Rauchen das Thromboserisiko um den Faktor 4-5.
Zu 2: Oft bleibt eine tiefe Beinvenenthrombose klinisch symptomlos. Bisweilen kommt es zu Schwellung (Umfangsdifferenz messen!) und Überwärmung des Beines und es zeigt sich eine gespannte zyanotisch verfärbte Glanzhaut. Die arteriellen Fußpulse bleiben tastbar!
Zu 3 und 4: Die gefürchtete Komplikation der tiefen Beinvenenthrombose ist die Lungenembolie. Um ein Losreißen des Thrombus aus den tiefen Beinvenen zu verhindern wird Bettruhe eingehalten. Die betroffene Extremität wird hochgelagert, ein Kompressionsverband angelegt und niedermolekulares Heparin zur Gerinnungshemmung gegeben, um die Anlagerung weitere Thromben zu verhindern.
Zu 5: Bei Tumoren im Abdominalbereich (z. B. Pankreas- und Prostatakarzinome) zeigen sich überdurchschnittlich häufig tiefe Beinvenenthrombosen.

Antwort 367
Die Antworten A) und D) sind richtig.
Die perniziöse Anämie ist eine Sonderform der Vitamin-B12-Mangelanämie. Ursache ist eine Autoantikörperbildung gegen die den „Intrinsic-Faktor" bildenden Belegzellen des Magens und gegen den eigentlichen „Intrinsic-Faktor". Es kommt zur atrophischen Immungastritis Typ A (Magenschleimhautentzündung)
Zu A: Neben allgemeinen Anämiesymptomen und gastrointestinalen Symptomen

finden sich bei der perniziösen Anämie auch neurologische und psychiatrische Symptomen. Neben Störungen der Tiefensensibilität bzw. des Vibrationsempfindens (Stimmgabelversuch) finden sich Gangunsicherheit, spastische Lähmungen, schmerzhafte Empfindungsstörungen (Parästhesien) an Händen und Füßen, evtl. Fehlen der Eigenreflexe und organisches Psychosyndrom.

Zu C: Die perniziöse Anämie ist eine megaloblastäre Anämie. Sie ist makrozytär und hyperchrom.

Zu D: Als gastrointestinale Symptome der perniziösen Anämie finden sich neben der Hunter-Glossitis mit glatt-roter Zunge und Zungenbrennen auch eine atrophische Magenschleimhautentzündung Typ A.

Antwort 368
Die Antwort C) ist richtig.
Antigene sind Substanzen, die vom menschlichen Organismus als nicht zu ihm gehörig erkannt werden und eine spezifische Abwehrreaktion (Immunantwort) auslösen. Die Immunantwort besteht in der Bildung von Antikörpern oder von immunkompetenten Lymphozyten.
Über elektrische Strahlungsfelder gelangen keine Partikel mit Antigencharakter in den menschlichen Organismus.

Antwort 369
Die Antworten A) und B) sind richtig.
Die Leberzirrhose ist eine chronische Lebererkrankung mit Zerstörung der Läppchen- und Gefäßstruktur der Leber mit entzündlicher Fibrose. Es kommt zu einer fortschreitenden irreversiblen narbig-bindegewebig-knotigen Umwandlung der Leber. Das Funktionsgewebe der Leber (= Parenchym) wird durch minderwertiges Bindegewebe ersetzt.
Klinik der Leberzirrhose:

Allgemeinsymptome:
- Leistungsknick, Abgeschlagenheit,
- Druck- und Völlegefühl im Oberbauch,
- evtl. Übelkeit, Gewichtsabnahme.
- Leberhautzeichen,
- hormonelle Störungen:
  - Mann: Hodenatrophie, Potenzstörungen (Ät.: Testosteron ↓, Östrogen ↑), evtl. Gynäkomastie (weibliche Brust), Verlust der männlichen Sekundärbehaarung,
  - Frau: Menstruationsstörungen, evtl. Ausbleiben der Regelblutung (Amenorrhö).
- Tastbefund der Leber bei der klinischen Untersuchung: Anfangs vergrößert und verhärtet, evtl. mit höckeriger Oberfläche, später schrumpft die Leber und wird kleiner.

Komplikationen:
- Portale Hypertension und deren Folgen (Ösophagusvarizenblutung, Aszites = "Bauchwasser" mit Umfangsvermehrung des Bauches, Hypersplenismus = Überfunktion der meist vergrößerten Milz mit erhöhtem Abbau der Blutkörperchen),
- hepatische Enzephalopathie und Leberausfallkoma,
- primäres Leberzellkarzinom als Spätfolge.

Antwort 370
Die Antwort D) ist richtig.
Zu 1: Unter „paradoxer Diarrhö" versteht man den sich mit Verstopfung abwechselnden Durchfall („Verstopfungsdurchfall") bzw. die Entleerung eines Gemischs von festen Kotbestandteilen und Dünnflüssigem, verursacht durch eine bakterielle Vergärung des Stuhls vor einem Passagehindernis.
„Paradoxe Diarrhö" kann auf ein Kolon- oder Rektumkarzinom hinweisen.
Zu 2: Die glutensensitiven Enteropathie (einheimische Sprue) ist eine Erkrankung der Dünndarmschleimhaut aufgrund einer

Unverträglichkeitsreaktion gegenüber der Gliadinfraktion des Glutens, eines Getreideproteins bei genetisch veranlagten Patienten. Leitsymptome: Diarrhö und Steatorrhö (Fettstuhl) aufgrund der Malassimilation.

Zu 3: Gallensäuren werden wie Vitamin B12 im terminalen Ileum resorbiert. Werden große Teile des Ileums (mehr als 1 m) entfernt können die Gallensäuren nicht rückresorbiert werden und werden mit dem Stuhl ausgeschieden. Es kommt zum enteralen Gallesäureverlustsyndrom. Dies zeigt sich u.a. durch eine sekretorische Diarrhö, verursacht durch nicht im Ileum resorbierte und deshalb ins Kolon übergetretene Gallensäuren.

Zu 4: Das Enzym Laktase spaltet Milchzucker in die für den menschlichen Organismus verwertbaren Zuckerarten Glukose und Galaktose. Bei angeborenem Laktasemangel kommt es zur Laktoseintoleranz: Milchzucker (Laktose) kann nicht verwertet werden (Kohlenhydratmalabsorbtion). Ungespaltener Milchzucker gelangt in den Dickdarm und wird dort von Darmbakterien aufgenommen und vergoren. Durch die Gärungsprozesse kommt es zu Meteorismus und zur osmotischen Diarrhö.

Der angeborene Laktasemangel ist nicht kausal behandelbar. Durch milchzuckerarme bzw. milchzuckerfreie Kost können die klinischen Symptome jedoch deutlich reduziert werden. Milchprodukte sollten also weitgehend gemieden werden.

Zu 5: Beim Reizdarmsyndrom kann es zum Wechsel von Obstipation und Diarrhö kommen. Oft zeigt sich nur eine erhöhte Stuhlfrequenz bei noch geformter Konsistenz, auch Abgang spritzender Stühle ist möglich.

Antwort 371
Die Antwort B) ist richtig.
Zu A: (Nur!) fettlösliche Vitamine können überdosiert werden, da sie im Gegensatz zu wasserlöslichen gespeichert werden. Zu hohe Dosen des fettlöslichen Vitamin A können zu einer Hypervitaminose führen:
Klinik der Vitamin-A-Hypervitaminose:

- Erbrechen,
- Kopfschmerz,
- trockene Haut und Schleimhäute,
- Schwellungen des Periosts,
- Blutungen,
- Haarausfall,
- Reizbarkeit,
- Spontanfrakturen.

Zu 2: Durch Mangel- oder Fehlernährung kommt es bei Alkoholkranken zum Mangel an Vitamin B1 (Thiamin). Dies kann zum Krankheitsbild der Wernicke-Enzephalopathie führen. Andere klinische Symptome des Thiaminmangels:

- Gewichtsverlust,
- Appetitlosigkeit,
- Herabsetzung der Magensaftproduktion,
- Herz-Kreislauf-Versagen,
- Muskelschwäche,
- Muskellähmungen,
- Wadenkrämpfe,
- Psychische Veränderungen.

Zu C: Fettlöslich sind die Vitamine E, D, K1, K2 und A („Edeka").
Zu D: Vitamin D kann mit der Nahrung zugeführt oder in der Haut mit Hilfe von UV-B-Licht vom Körper selbst synthetisiert werden.
Zu E: Patienten mit Leberzirrhose haben häufig Gerinnungsstörung. die Gerinnungsstörungen beruhen auf der verminderten Synthese der Gerinnungsfaktoren II (Prothrombin), VII, IX und X, die ausschließlich in der Leber synthetisiert werden und an deren Aktivierung Vitamin K beteiligt ist. Vitamin-K-Gabe ist bei Gerinnungsstörungen durch Leberzirrhose deshalb therapeutisch sinnvoll.

Antwort 372
Die Antwort E) ist richtig.
Zu 1: 70-80 % aller Gallensteinträger bleiben symptomlos (= stumme Gallensteine)!

320 Antworten: Prüfung 7

Zu 2: Wir kennen sogar eine „6-F-Regel": Bei Personen mit diesen Eigenschaften sind Gallensteine besonders häufig:

* Female (weiblich),
* fair (blond),
* fourty (Alter über 40),
* fecund (auch: fertile = fruchtbar = mehrere Kinder),
* fat (übergewichtig),
* family (familiäre genetische Disposition).

Weitere Risikofaktoren: Diabetes mellitus, Hyperlipidämie, forcierte Gewichtsreduktion, Erkrankungen des terminalen Ileums (Gallensalzverlust), bestimmte Medikamente.

Zu 3: Wandert der Stein durch den Ductus cysticus und verschließt den Ductus choledochus, kommt es zum Verschlussikterus. Zusätzlichen zu den Symptomen bei Steineinklemmung im Ductus cysticus (Gallenkolik) kommt es dann zur klassischen Verschlusssymptomatik:

* Ikterus,
* dunkler Urin,
* heller Stuhl (acholisch),
* Juckreiz (gestauten Gallensäuren).

Zu 4: Die chronisch-rezidivierende Cholezystitis kann zu einer Schrumpf- oder „Porzellangallenblase" führen (= durch schollige Verkalkung verhärtete Gallenblasenwand). Als Spätkomplikation kann sich daraus ein Gallenblasenkarzinom entwickeln.

Zu 5: Ductus choledochus und Ductus pancreaticus haben einen gemeinsamen Ausführungsgang, der über die Papilla Vateri in den Dünndarm führt. Bei Steinverschluss im Ductus choledochus kommt es auch zu einem Rückstau in das Pankreas. Begleitpankreatitiden sind deshalb bei Steinen im Ductus choledochus keine Seltenheit.

Antwort 373
Die Antworten B) und D) sind richtig.

Zu A: Beim Typ-1-Diabetes führt eine Autoimmunreaktion zu einer irreversiblen Zerstörung der Betazellen des Pankreas. Dies verursacht einen absoluten Insulinmangel.

Zu B: Die Mehrzahl der an Typ-2-Diabetes-Erkrankten zeigt das Krankheitsbild des sog. Metabolischen Syndroms („Wohlstandssyndrom"). Man versteht darunter das gehäufte Zusammentreffen von

* Hyperglykämie und Insulinresistenz. Der aus der Insulinresistenz resultierende Anstieg des Insulinspiegels im Blut (Hyperinsulinämie) führt zu Übergewicht und begünstigt die Entwicklung einer Arteriosklerose.
* Übergewicht (stammbetont),
* Fettstoffwechselstörung (Triglyzeride erhöht, HDL-Cholesterin erniedrigt),
* Hyperurikämie (Harnsäureerhöhung) bzw. Gicht,
* primäre arterielle Hypertonie,
* gesteigerte Aktivität der Blutplättchen und des Fibrinogens.

Zu C: Übergewicht ist typisch für den Typ-2-Diabetiker („Metabolisches Syndrom").

Zu D: Ein Diabetes mellitus, der erstmals während der Schwangerschaft auftritt, wird als Gestationsdiabetes (GDM) oder Schwangerschaftsdiabetes bezeichnet. Etwa 3-8 % der Schwangeren entwickeln diese Sonderform des Diabetes.

Zu E: Beim Typ-2-Diabetes spielen genetische Faktoren eine noch größere Rolle als beim Typ-1-Diabetes. (Hat ein Elternteil Diabetes-Typ-2 beträgt das Risiko des Kindes an dieser Krankheit zu erkranken 50 %, eineiige Zwillinge haben bei Erkrankung ein Risiko von 100 %.)

Antwort 374
Die Antwort B) ist richtig.
Zu A: Ursachen einer Hypothyreose:
Primäre (thyrogene) Hypothyreose (häufig): Erkrankung der Schilddrüse
a) angeboren,
b) erworben.

Sekundäre (hypophysäre) Hypothyreose: Minderung oder Ausfall der TSH-Produktion infolge einer Erkrankung der Hypophyse (z. B. HVL-Insuffizienz).
Tertiäre Hypothyreose: Erkrankung des Hypothalamus mit TRH-Mangel (sehr selten).
Zu B: Schilddrüsenhormone spielen eine wichtige Rolle beim Knochenwachstum und bei der Entwicklung des Gehirns.
Eine Hypothyreose führt bei Kindern zum Wachstumsrückstand (dysproportionierter Zwergenwuchs) und zu geistigen und psychischen Minderbegabung („bleibt ein hypothyreoter Säugling 3-4 Wochen nach der Geburt unbehandelt, so ist später schon kein Abitur mehr möglich").
Zu C: Die Schilddrüsenhormone werden aufgrund ihrer Wirkung als „Peitsche des Organismus" bezeichnet. Sie steigern den Grundumsatz und den Gesamtstoffwechsel Schwitzen und Kälteintoleranz ist deshalb ein typisches Symptom der Hyperthyreose.
Zu D: Die Hypothyreose führt zu körperlichem und geistigem Leistungsabfall, zu Antriebsarmut, Interesselosigkeit und Depression.
Zu E: Der Abfall der Schilddrüsenhormone T3 und T4 führt zur reaktiven Ausschüttung von TSH aus dem Hypophysenvorderlappen. Die TSH-Konzentration ist bei Hypothyreose erhöht.

Antwort 375
Die Antwort A) ist richtig.
Die Frage ist nicht ganz glücklich formuliert. Um sie eindeutig beantworten zu können, müsste man eigentlich wissen, ob es sich um eine primäre (von der Nebenniere ausgehende) oder sekundäre (vom Hypophysenvorderlappen ausgehende) Nebennierenrindeninsuffizienz handelt.
Bei einer sekundären, vom Hypophysenvorderlappen ausgehenden Nebennierenrindeninsuffizienz, wäre auch Antwort B) richtig (sog. „weißer" Addison).

Leitsymptom bei allen Formen der Nebennierenrindeninsuffizienz ist allerdings Schwäche und rasche Ermüdbarkeit.
Unterfunktion der Nebennierenrinde
Einteilung und Ätiologie:
Primäre Form (ACTH ↑):
M. Addison: Zerstörung der Nebennierenrinde durch Autoimmunprozesse (am häufigsten; ca. 70 % d. F.), seltener sind beidseitige Karzinommetastasen in der NNR, Tuberkulose, Amyloidose, Einblutungen, Sepsis u.a. (Glukokortikoide ↓, ACTH gegenregulativ ↑).

Sekundäre Formen (ACTH ↓):
Insuffizienz von Hypophysenvorderlappen oder Hypothalamus, Langzeitbehandlung mit Kortikosteroiden (Glukokortikoide niemals abrupt absetzen! Sonst droht das lebensgefährliche Krankheitsbild einer Addison-Krise!).
Merke: Bei den sekundären Formen (Hypophyseninsuffizienz) ist nicht nur ACTH, sondern auch das Melanotropin (= MSH = Melanozytenstimulierendes-Hormon) vermindert. Die Haut ist blass und pigmentlos („weißer Addison"), im Gegensatz zum „braunen Addison" bei primärer NNR-Insuffizienz: hier kommt es mit der verstärkten ACTH- auch zu einer vermehrten Melanotropin-Ausschüttung mit gesteigerter Melaninproduktion. (Ursache: Anstieg des Prohormons Proopiomelanocortin = POMC aus dem sowohl ACTH als auch MSH gebildet werden.)
Klinik
• Anfänglich kann jegliche Symptomatik fehlen.
• Leitsymptome der primären NNR-Insuffizienz (M. Addison):
• Schwäche und rasche Ermüdbarkeit,
• Hyperpigmentierung von Haut- und Schleimhäuten,
• Gewichtsverlust und Wassermangel (Dehydratation durch Mangel an Aldosteron),
• arterielle Hypotonie (niedriger arterieller Blutdruck),
• evtl. Abdominalschmerzen, Übelkeit, Erbrechen,
• Verlust der Sekundärbehaarung bei Frauen (durch Androgenmangel),

- Hyperkaliämie und Hyponatriämie (Aldosteronmangel), Hyperkalzämie.

<u>Klinik der Addison-Krise</u>
Neben den oben genannten Symptomen kann es unter Belastungen zum Vollbild einer Addison-Krise kommen:
- Austrocknung (Exsikkose), Blutdruckabfall, Schock, Oligurie (Urin ↓),
- Pseudoperitonitis (abdominelle Symptomatik wie bei einer Bauchfellentzündung),
- evtl. Durchfälle und Erbrechen,
- Hypoglykämie (Kortisol - als Gegenspieler von Insulin - vermindert ⇒ Insulin ↑, Blutzucker ↓), metabolische Azidose,
- anfangs unternormale Temperatur, später Exsikkose-Fieber, Delir, Koma.

Antwort 376
Die Antwort B) ist richtig.
Als Harnwegsinfektion wird die Anwesenheit von Bakterien im Harntrakt oberhalb des Blasensphinkters bezeichnet. (Eine isolierte Infektion unterhalb des Blasensphinkters wird dagegen als Harnröhrenentzündung oder Urethritis bezeichnet. Die Harnwegsinfektion (HWI) ist die häufigste bakteriell verursachte Entzündung.

- Vier Manifestationsformen:
- Asymptomatische Bakteriurie,
- akute Blasenentzündung (Zystitis),
- akute Nierenbeckenentzündung (Pyelonephritis),
- chronische Nierenbeckenentzündung.

Zu A: Der häufigste Erreger von unkomplizierten Harnwegsinfektionen ist Escherichia coli (80 % der Fälle).
Zu B und C: Als asymptomatische Bakteriurie wird der zufällige Nachweis von Bakterien im Urin bei normalem Harnsedimentbefund und beschwerdefreien Personen bezeichnet.
Eine asymptomatische Bakteriurie ist nur behandlungsbedürftig bei schwangeren Frauen, im Kindesalter und bei anato-

mischen Veränderungen im Harnabflussgebiet.
Etwa 5 % der Frauen haben eine asymptomatische Bakteriurie.
Bei Frauen finden sich Harnwegsinfektionen besonders in der Schwangerschaft und postpartalen Phase (Zeitraum nach der Geburt. 30 % der Schwangeren mit unbehandelter asymptomatischer Bakteriurie erkranken während der Schwangerschaft an einer akuten Pyelonephritis.
Zu D: In 98 % d. F. ist der Infektionsweg aufsteigend (kanalikulär) von der Harnröhre über die Blase in die Niere. Die Keime stammen meist aus der Darmflora. Nur selten, bei vorgeschädigter Niere, erfolgt die Infektion über den Blutweg (hämatogen).
Zu E: Bei Frauen begünstigt die kurze Harnröhre und ihre unmittelbare Nähe zur keimreichen Analregion das Auftreten von Harnwegsinfektionen. Männer haben aufgrund der wesentlich längeren Harnröhre nur sehr selten Harnwegsinfektionen (z.B. in höherem Alter durch Verlegung der Harnröhre durch Prostataerkrankungen).

Antwort 377
Die Antworten B) und D) sind richtig.
Zu A: Bösartige Tumoren wachsen infiltrativ und metastasieren, gutartige Tumoren wachsen verdrängend und metastasieren nicht.
Zu C: Bösartige Tumoren zeichnen sich häufig dadurch aus, dass eine Frühsymptomatik fehlt. Bei ersten klinischen Symptomen sind viele Tumorleiden dann oft schon weit fortgeschritten und haben schon Metastasen gebildet.
Zu D: Viren, die für die Entstehung bestimmter bösartiger Tumore verantwortlich gemacht werden, nennt man Tumorviren (onkogene Viren, Onkoviren). Zur Gruppe der Onkoviren zählen z.B.

- Epstein-Barr-Virus (EBV)
- Humanes Herpesvirus 8 (HHV-8)
- Hepatitis-B-Virus (HBV)
- Hepatitis-C-Virus (HCV)

- Humane T-Zell-Leukämie-Viren (HTLV)
- Humanes Immundefizienzvirus (HIV)
- Humane Papillomaviren (HPV)

Zu E: Tumormarker sind Substanzen im Blut, deren erhöhte Konzentration auf das Vorliegen einer bösartigen Tumorerkrankung oder das Rezidiv einer solchen Erkrankung hindeuten können. Aufgrund einer geringen spezifischen Genauigkeit ist der Anstieg eines Tumormarkers im Plasma kein sicherer Beweis für das Vorhandensein eines bösartigen Tumors.

Zur Tumorsuche (Screening) eignen sich Alphafetoprotein (AFP) beim hepatozelluläres Karzinom, Beta-HCG bei Hodentumoren und Bence-Jones-Proteine bei Plasmozytom.

Die vielen anderen Tumormarker dienen insbesondere der Verlaufskontrolle nach Therapie (Metastasennachweis).

Antwort 378
Die Antwort A) ist richtig.
Feuchte Rasselgeräusche über den Lungenbasen bei der Auskultation und beidseitige basale Dämpfung bei der Perkussion deuten auf eine beginnende Linksherzinsuffizienz mit kardialer Stauung hin.

Zu B: Beim Pneumothorax sind ein abgeschwächtes oder aufgehobenen Atemgeräusch und ein hypersonorer Klopfschall zu erwarten.

Zu C: Beim Lungenemphysem sind ein abgeschwächtes oder aufgehobenen Atemgeräusch und ein hypersonorer Klopfschall zu erwarten.

Zu D: Bei einer Atelektase sind einseitig ein abgeschwächtes Atemgeräusch und ein gedämpfter Klopfschall zu erwarten.

Zu E: Eine Lungenembolie geht nicht mit charakteristischen perkutorischen oder auskultatorischen Untersuchungsbefunden einher.

Antwort 379
Die Antwort A) ist richtig.
Zu B: Der normale CO_2-Gehalt der Atemluft beträgt 0,035 %. Erhöht sich der CO_2-Gehalt der Atemluft erfolgt ab etwa 3 % CO_2 in der Atemluft erfolgt eine Beschleunigung der Atemtätigkeit, oberhalb von 8 % tritt eine Narkosewirkung ein, die zu Atmungsabfall, Atemlähmung und Tod führt.

Zu C: Die Differenz des Sauerstoffgehaltes zwischen Ein- und Ausatemluft liegt bei 4 %. Man atmet 21 % Sauerstoff ein und 17 % aus.

Weitere Kenngrößen der Ein- und Ausatemluft: Man atmet 78 % Stickstoff ein und 78 % Stickstoff aus. Man atmet 0,035 % Kohlendioxid ein und 4 % wieder aus. Man atmet 0,96 % Edelgase ein und 0,96 % wieder aus.

Zu D: Der Pleuraspalt (auch Pleurahöhle) ist ein enger Spaltraum im Thorax zwischen der Pleura parietalis und der Pleura visceralis.

Zwischen den Blättern des Pleuraspalts befinden sich etwa 5 ml seröse Flüssigkeit.

Zu E: Der wichtigste Atemmuskel des Menschen ist das Zwerchfell (Diaphragma). Bei Erwachsenen bewegt sie 60-80 % der eingeatmeten Luft (Zwerchfellatmung, Bauchatmung). Die Rolle des Zwerchfells bei der Einatmung wird durch weitere Muskeln (Inspirationsmuskeln) unterstützt, welche durch ein Anheben der Rippen zu einer weiteren Vergrößerung des Brustkorbs beitragen (Brustatmung).

Antwort 380
Die Antwort A) ist richtig.
Die Symptomatik bei raumfordernden intrakraniellen Prozessen (z.B. Hirntumoren) ist abhängig von deren Lokalisation, Wachstumsgeschwindigkeit und Größe.

Frühsymptome:
- Kopfschmerz
- epileptische Anfälle

- Wesensveränderungen (Interesselosigkeit, Antriebsverlust, gefühlsmäßige Verflachung, Verlangsamung)
- Vergesslichkeit
- zerebrale Herdstörungen (je nach Lokalisation)

Spätsymptome:

- Hydrozephalus
- Schlaganfall
- Stauungspapille
- Einklemmungssymptome (Foramen magnum)

Antwort 381

Die Antwort E) ist richtig.

Zu 3 und 5: Spastische Gangstörungen: Das typische Beispiel für eine spastische Gangstörung ist die spastische Hemiparese/Hemiplegie (Halbseitenlähmung) nach Apoplexie. Hier kommt es zum Wernicke-Mann-Gangbild: Bei dieser durch Kontrakturen fixierten Haltungsanomalie der gelähmten Extremitäten einer Seite wird der Arm bei Beugestellung des Unterarms, der Hand und der Finger adduziert gehalten und das im Kniegelenk gestreckte Bein wird mit nach unten gerichteten Fuß beim Gehen seitlich halbkreisförmig um das Standbein herum geführt (zirkumduziert).

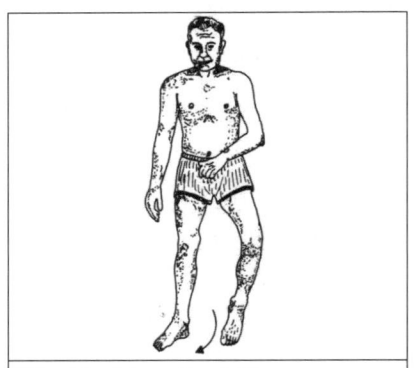

Wernicke-Mann-Gangbild

Bei der spastischen Paraparese/Paraplegie (Lähmung der zwei unteren Extremitäten) kommt es zum Scherengang (Robotergang): Durch Hypertonus der Adduktoren kommt es zur Adduktion, Innenrotation und Überkreuzen der Beine. Kurze Schritte, Drehung des Körpers um das Standbein

Zu 4: Die Lähmung des Nervus peroneus (profundus) bewirkt den Ausfall der Extensoren (Strecker) von Fuß und Zehen. Beim Ausfall des Nerven kann der Fuß im Sprunggelenk nicht mehr nach oben gezogen (extendiert) werden. Es kommt zum Fallfuß und Steppergang. Der Patient muss den Fuß bei jedem Schritt stark anheben, damit beim Vorwärtsschwingen der Fuß nicht am Boden schleift. Dieses Gangbild nennt man „Steppergang".

Antwort 382

Die Antwort A) ist richtig.

Zu 1: Als Claudicatio intermittens oder Schaufensterkrankheit wird das Stadium II der chronischen arteriellen Verschlusskrankheit) bezeichnet.

Stadien der chronischen arteriellen Verschlusskrankheit:

Erst bei Einengungen der Arterie > 90 % ist der Puls unterhalb der Einengung nicht mehr tastbar. Haben sich Umgehungskreisläufe (Kollateralen) gebildet, kann der Patient noch beschwerdefrei gehen (Stadium I nach Fontaine).

Kommt es aufgrund der arteriellen Minderdurchblutung zu belastungsabhängigen Schmerzen unterhalb der Stenose, muss der Patient nach einer gewissen Gehstrecke stehen bleiben, um sich zu erholen („Schaufensterkrankheit", Claudicatio intermittens, intermittierendes Hinken; Stadium II).

Später kommt es zu Ruheschmerzen (Stadium III) und Nekrosen (Stadium IV).

Zu 3: Wärme, Wärmeanwendungen und Sauna gelten bei Varikosis und chronisch venöser Insuffizienz als kontraindiziert.

Zu 4: Das Fundament jeder sinnvollen Behandlung von Varizen ist eine sorgfältige Kompressionstechnik: Die Kompressionsbehandlung wird mit Kurzzug-Binden durchgeführt, später mit speziell angepassten medizinischen Kompressionsstrümpfen.

Zu 5: Abgeschwächte oder fehlende Fußpulse deuten auf eine chronische arterielle Verschlusskrankheit hin. Bei Varikosis bzw. chronische venöser Insuffizienz sind die Fußpulse tastbar.

Antwort 383
Die Antwort B) ist richtig.
Vgl. zur Klinik des M. Parkinson Antwort zu Frage **143**.

Zu 3: Beim Morbus Parkinson kommt es durch degenerative Veränderungen melaninhaltiger Zellen des Mittelhirns (Substantia nigra) zu einem Dopaminmangel bei Acetylcholinüberschuss.

Im Laufe der Erkrankung werden hemmende, dopaminerge (Überträgerstoff: Dopamin) Mittelhirnbahnen zerstört. Durch den Dopaminmangel kommt es zu einem Übergewicht erregender, cholinerger Bahnen (Überträgerstoff: Acetylcholin) und die Feinsteuerung im extrapyramidalmotorischen System geht verloren.

Zu 4: Zahlreiche Medikamente und Vergiftungen können ein Parkinsonsyndrom auslösen:

Medikamente: z.B. durch Neuroleptika (häufig), Paspertin®, Propulsin®: Vergiftungen: Kohlenmonoxid (CO), Mangan u.a.

Zu 5: Ein typisches Symptom des M. Parkinson ist die Mikrographie: Im Krankheitsverlauf wird das Schriftbild nach und immer kleiner (und zittriger). Beim Schreiben wird die Handschrift im vom Zeilenanfang zum Zeilenende immer kleiner.

Antwort 384
Die Antwort A) ist richtig.
Zu 1: Die Wernicke-Enzephalopathie im Rahmen einer Alkoholkrankheit ist Folge eines Mangels an Vitamin B_1 (Thiamin).

Zu 2: Das sog. Alkoholdelir oder Delirium tremens tritt bei chronischem Alkoholismus meist innerhalb von Tagen nach einem Alkoholexzess bzw. nach Alkoholentzug auf: Zunächst treten Unruhe, Gereiztheit, Schwindel und Schlafstörungen auf. Dann kommt es zum Delir: optische und akustische Halluzinationen, Illusionen, Denkstörungen, Orientierungsstörungen, Bewusstseinsstörungen, Tremor, Tachykardie (schneller Puls) und Temperaturanstieg. In ca. 10 % zusätzlich epileptische Anfälle. Ein Alkoholdelir ist ein lebensgefährliches Krankheitsbild und bedarf intensivmedizinischer Überwachung (Notarzt!).

Zu 4: Im Rahmen des Entzugssyndroms kommt es in ca. 10 % der Fälle zu generalisierten epileptischen Anfällen.

Zu 5: Der chronisch Alkoholkranke hat häufig eine gestörte Leberfunktion mit Hemmung der Neubildung von Glukose (Glukoneogenese). Die Glykogenspeicher sind reduziert. Es kann zur Ausbildung lebensgefährlicher Hypoglykämien führen.

Antwort 385
Die Antwort D) ist richtig.
Zusammenfassend ist das Krankheitsbild ADHS gekennzeichnet durch seit der Kindheit bestehende erhebliche Störungen der Konzentration und Daueraufmerksamkeit, durch erhebliche Störungen der Impulskontrolle und der emotionalen Regulation sowie (fakultativ) durch motorische Hyperaktivität bzw. Unruhe.

Diese Störungen führen zu Problemen bei der Entwicklung der sozialen, schulischen und beruflichen Anpassung und sind mit einem großen persönlichen Leidensdruck verbunden.

Antwort 386
Die Antwort E) ist richtig.
Symptome einer schweren depressiven Episode:
• Unmotivierte depressive Verstimmung,

- Affekt der grundlosen, elementaren, vitalen Angst,
- Denkhemmung,
- psychomotorische Hemmung (sog. Willenshemmung: Verlangsamung der Bewegungsabläufe, Minderung der Entschluss- und Handlungsfähigkeit),
- verminderte Konzentration und Aufmerksamkeit,
- Interessenverlust,
- innere Unruhe und Getriebenheit von oft ängstlicher Färbung,
- Tagesschwankungen mit Morgentief
- Schlafstörungen (gestörter 24-Stundenrhythmus),
- Suizidgedanken und –absichten,
- melancholisches Wahnerleben (Verarmungsvorstellungen und Armutswahn, Schulderleben und Schuldwahn, hypochondrische Befürchtungen und Krankheitswahn,
- leibliche Missempfindungen (Vitalstörungen),
- Vegetative Symptome (Schlafstörungen, Appetit- und Verdauungsstörungen, Störung der Geschlechtsfunktion mit Verlust sexuellen Verlangens, Störung der Tränen-, Speichel- und Schweißdrüsenfunktion, Störung der Herz- und Kreislauffunktion, Schmerzsyndrome, Haarausfall u.a).

Wenn die Vitalstörungen und vegetativen Störungen das Erscheinungsbild bestimmen und die eigentliche Depression hinter der „Maske" körperlicher Symptome verborgen bleibt, so spricht man im klinischen Sprachgebrauch von einer „larvierten" (maskierten) Depression.

Antwort 387
Die Antwort D) ist richtig.
Zu B: Bei einem Verschlussikterus infolge von Gallensteinen ist das direkte, konjugierte, wasserlösliche Bilirubin erhöht.
Zu C: Ursache des M. Meulengracht ist eine angeborene autosomal-rezessiv vererbte Stoffwechselstörung der Leber. Sie führt zu einer indirektern Hyperbilirubin-

ämie (intermittierender Ikterus) ohne Krankheitswert. Eine Therapie ist i.d.R. nicht notwendig. Etwa 5 % der Bevölkerung sind betroffen.
Zu E: Heller (acholischer) Stuhl ist – zusammen mit dunklem Urin, Ikterus und Juckreiz – ein klassisches Symptom beim Verschlussikterus.
Die braune Farbe des Stuhls wird hauptsächlich durch das Sterkobilin hervorgerufen. Sterkobilin ist ein Abbauprodukt des Bilirubins. Da beim Verschlussikterus kein Bilirubin in den Darmtrakt übertreten kann, fehlt das Sterkobilin, der Stuhl bleibt weiß (acholisch).

Antwort 388
Die Antworten A) und B) sind richtig.
Vgl. zum Präsuizidalen Syndrom Antwort zu Frage 357.
Selbstmorde werden zwar häufig in irgendeiner Form angekündigt, das freimütige „Darüber sprechen" und das Einbeziehen von Vertrauenspersonen ist jedoch eher untypisch.

Antwort 389
Die Antworten A) und B) sind richtig.
Zu B: Das Horner-Syndrom (Horner-Trias) ist gekennzeichnet durch

- Miosis (Lähmung des M. dilatator pupillae führt zur Engstellung der Pupille),
- Ptosis (Lähmung des M. tarsalis superior führt zu einem hängenden Oberlid),
- Enophthalmus (Zurücksinken des Augapfels in die Augenhöhle).

Ursache eines Horner-Syndroms: z. B. Einwachsen eines in den Lungenspitzen lokalisierten Bronchialkarzinoms (Pancoast-Tumor) in den Sympathikusgrenzstrang am Hals.
Zu C: Bei Helligkeit schließt sich die Iris, die Pupille wird kleiner: Miosis.
Bei Dunkelheit öffnet sich die Iris, die Pupille wird größer: Mydriasis.
Zu D: Der Glaskörper des Auges ist zwischen Linse und Netzhaut gelegen. Er be-

steht aus einer gallertartigen Substanz, die zu 98 % aus Wasser, zu 2 % aus Hyaluronsäure und einem Netz von Kollagenfasern besteht.

Zu E: Die etwa 5-7 Mio. Farbe wahrnehmenden Zapfen sind in der Fovea centralis, dem sog. gelben Fleck (Macula lutea) konzentriert. Dieser befindet sich etwa in der Netzhautmitte. Ein fixierter Gegenstand wird auf den gelben Fleck abgebildet. Der gelbe Fleck ist die Stelle des schärfsten Sehens.

Am Abgang des Sehnervs, der Sehnervpapille, befinden sich keine Sinneszellen, man nennt die Sehnervpapille deshalb auch den „blinden Fleck".

Antwort 390
Die Antwort C) ist richtig.
Zu 1, 2 und 5: Arterielle Hypertonie, Nikotinabusus und genetische Disposition sind Risikofaktoren für die Entwicklung einer Arteriosklerose. Allein die Tatsache, dass der Vater des Patienten an Herzinfarkt verstarb, erhöht sein Risiko auch einen Herzinfarkt zu erleiden um das 4fache.

Antwort 391
Die Antworten B) und E) sind richtig.
Zu A: Am ovalen Fenster setzt die Fußplatte des Steigbügels an. Sie ist im Fenster beweglich und leitet die vom Trommelfell übertragenen Schwingungen nach innen zur Cochlea (Hörschnecke) weiter.
Der knöcherne Schneckengang wird durch eine schmale Knochenleiste in eine obere und eine untere Hälfte geteilt. Der obere Teil geht vom Vorhof (Vestibulum) aus und heißt Vorhoftreppe (Scala vestibuli); der untere Teil, die Paukentreppe (Scala tympani) endet im Bereich des runden Fensters, das von einer Membran verschlossen wird. Vorhoftreppe (Scala vestibuli) und Paukentreppe (Scala tympani) sind gefüllt mit Perilymphe.
Zu B: Das Trommelfell bildet den Abschluss des äußeren Gehörgangs zur Paukenhöhle. Es wird von den Schallwellen

in Schwingung versetzt und überträgt diese auf die Gehörknöchelchenkette.
Zu C, D und E: Das Mittelohr ist ein spaltförmiger mit Schleimhaut ausgekleideter, luftgefüllter Raum. Es wird durch die Ohrtrompete (Tuba auditiva, Eustachische Röhre) belüftet und beherbergt die Kette der Gehörknöchelchen. Diese stellen die Verbindung zwischen dem Trommelfell und der Abschlussmembran des Innenohres (ovales Fenster) her.
Die durch Schallwellen verursachte minimale Schwingungsamplitude des Trommelfells wird im Mittelohr durch Hebelwirkung der 3 Gehörknöchelchen (Hammer, Amboss, Steigbügel) ca. 20-fach verstärkt und über das ovale Fenster an das Innenohr übertragen. Die in der Hörschnecke laufenden Flüssigkeitswellen werden im Innenohr, am Corti-Organ, in Nervenimpulse umgewandelt und über den Hörnerv (Nervus vestibulocochlearis) an die Hörzentren des Gehirns weiter geleitet.

Antwort 392
Die Antwort E) ist richtig.
Kleiner Kreislauf = Lungenkreislauf
Das venöse Blut des Körpers, das sich zunächst im rechten Vorhof befindet, gelangt durch die Trikuspidalklappe in die rechte Kammer, von dort durch die Pulmonalklappe in die Pulmonalarterie (Lungenarterie) und in den Lungenkreislauf. Das sauerstoffarme venöse Blut aus dem rechten Herzen wird in den Lungenkapillaren mit Sauerstoff beladen („arterialisiert") und fließt dann durch die vier Lungenvenen in den linken Vorhof.

Großer Kreislauf = Körperkreislauf
Das in der Lunge arterialisierte Blut, das sich zunächst im linken Vorhof befindet, gelangt durch die Mitralklappe in die linke Kammer, von dort durch die Aortenklappe in die Hauptschlagader (Aorta). Über die Gefäßäste der Hauptschlagader gelangt das sauerstoffreiche Blut zu Organen und Geweben, gibt dort Sauerstoff ab und nimmt Kohlendioxid auf. Das

sauerstoffarme, venöse Blut der unteren Extremitäten gelangt über die untere Hohlvene (V. cava inferior), das der oberen Extremitäten über die obere Hohlvene (V. cava superior) zum rechten Vorhof zurück.

Antwort 393
Die Antwort D) ist richtig.
Zu 1 und 2: Kallus = an der Bruchstelle durch Osteoblasten neu gebildeter Knochen.
Zu 4: Vgl. zum Sudeck-Syndrom Antwort zu Frage **353**.
zu 5: Das Osteosarkom ist der häufigste maligne Knochentumor.
Vorwiegend betroffen sind männliche Jugendliche und junge Erwachsene. Seine Hauptlokalisation sind die Zonen intensivsten Knochenwachstums, die Epiphysenfugen insbesondere in Kniegelenksnähe, aber auch (seltener) im Oberarm- und Beckenbereich.
Klinik:
* Heftige Schmerzen (auch nachts),
* reflektorische Muskelkontrakturen,
* Weichteilschwellung mit Hautüberwärmung,
* Lungenmetastasen (zum Zeitpunkt der Primärdiagnose bereits in 80 % d. F).

Die Ursachen für das Osteosarkom sind nicht geklärt. Knochenfrakturen zählen nicht zu den Risikofaktoren.

Antwort 394
Die Antworten B) und E) sind richtig.
Die Chronische Polyarthritis stellt die häufigste Systemerkrankung des Bindegewebes dar. Sie verläuft schubweise und progredient.
Zu A: Die Ursachen sind ungeklärt.
Hypothese:
Bei vorliegender genetischer Disposition induziert ein Virus- oder Bakterieninfekt eine Störung im Steuersystem der Immunantwort.
Psychosoziale Faktoren haben bei entzündlichrheumatischen Erkrankungen Auswirkung auf die zeitliche Auslösung und auf den Verlauf der Erkrankung ist von der psychischen Verfassung abhängig.

Zu B: Die Chronische Polyarthritis ist eine systemische Autoimmunerkrankung, die sich neben den Gelenken auch an anderen Organen manifestieren kann (Herz, Lunge, Leber, Niere, Nerven, Muskel, Haut).
Zu C und D: Die Chronische Polyarthritis beginnt meist symmetrisch an den kleinen Fingermittel- und Grundgelenken und schreitet nach proximal fort.
(In 20 % d. F. können als Erstmanifestation große Gelenke, wie Knie oder Schulter, befallen sein.)
Zu D: Ein Befall der Fingerendgelenke findet sich bei der genetisch bedingten Heberden-Polyarthrose. Es finden sich erbsengroße, knorpelig-knöcherne Verdickungen an den Dorsalseiten der Fingerendgelenke.
Zu E: Die Chronische Polyarthritis ist eine entzündliche Allgemeinerkrankung, die mit einer erhöhten Blutsenkungsgeschwindigkeit (BSG) einhergeht.

Antwort 395
Die Antwort D) ist richtig.
Ein typisches Symptom der Manie ist die Ideenflucht. Die Ideenflucht ist eine formale Denkstörung mit ständig wechselnden Verknüpfungen bei fehlender Haftung am Thema. Sie ist außerdem gekennzeichnet durch eine Beschleunigung des Denkablaufs und durch starke Ablenkbarkeit.
Zu A, B, C und E: Gedankeneingebung, Gedankenentzug, Gedankenlautwerden und kommentierende Stimmen sind typische Symptome einer Schizophrenie.
* Gedankeneingebung: Ich-Störung, bei der eigene Gedanken als fremd und von außen eingegeben empfunden werden.
* Gedankenentzug: Ich-Störung, bei der das Gefühl besteht, die eigenen Gedanken würden entzogen (z.B. durch eine äußere Macht oder eine fremde Person.
* Gedankenlautwerden und kommentierende Stimmen: Ich-Störung, bei

der das Gefühl besteht, dass die eigenen Gedanken zu hören sind. Stimmen
sprechen in der dritten Person über
den Betroffenen (dialogisierende
Stimmen) und kommentieren seine
Handlungen.

Antwort 396
Die Antwort C) ist richtig.
Zu 1: Im Jahr 2000 traten nach Schätzung
der WHO weltweit 30 bis 40 Millionen
Masernfälle auf, mit etwa 777.000 töd-
lichen Verläufen, davon 222.000 bei
Kindern.
Zu 2: Inkubationszeit: 10 (8-13) Tage.
Zu 3: Die Übertragung erfolgt durch
Tröpfcheninfektion über Mund- und Na-
senschleimhaut. Ansteckung vom 5. Tag
der Inkubationszeit bis zum 4. Tag nach
Beginn des Exanthems.
Zu 4: Komplikationen der Masern:

*   Pneumonie, Masernkrupp (akute ver-
    engende Laryngotracheitis), Mittelohr-
    entzündung,
*   Gehirnentzündung (Enzephalitis)
    (gefürchtet! 20 % tödlich, bei weiteren
    30 % bleibende neurologische Schä-
    den),
*   SSPE (subakute, sklerosierende
    Panenzephalitis: sehr selten: ca. 7 Fäl-
    le auf eine Million an Masern erkrank-
    ter Patienten, immer tödlich!),
*   Abwehrschwäche (mit Kreislauf-
    versagen),
*   psychische Entwicklungsstörungen.

Zu 5: Die Ständige Impfkommission
(STIKO) des Robert-Koch-Instituts empfiehlt die Impfung gegen Masern, Mumps
und Röteln mit einem Kombinationsimpfstoff (MMR).
Die erste Impfung sollte in der Regel im
Alter von 11 bis 14 Monaten durchgeführt werden, die zweite Impfung sollte
bis zum Ende des zweiten Lebensjahres
erfolgt sein. Der Mindestabstand zwischen den beiden Impfungen sollte 4
Wochen betragen.
Vgl. zu den von der STIKO empfohlenen
Impfungen Antwort zu Frage **2**.

Antwort 397
Die Antwort E) ist richtig.
Eine bakterielle Meningitis zeigt meist
einen schwereren Verlauf mit gleichzeitiger Gehirnbeteiligung (Meningoenzephalitis).
In Deutschland werden jährlich mindestens 2000 Fälle von bakterieller Meningi-
tis gemeldet. Darunter sind etwa 800
Meningokokkeninfektionen (ca. 50% in
der Altersgruppe 0-5 Jahre).
Meldepflicht:
Verdacht, Erkrankung und Tod
(§ 6 Infektionsschutzgesetz)
Erreger:
Neisseria meningitidis (Meningokokken,
gramnegative Kokkenbakterien)
Reservoir:
Der Mensch ist das einzige Erregerreser-
voir: Erkrankte und symptomlose Keim-
träger (5-10%, unter epidemischen Be-
dingungen bis 50%).
Übertragungsweg:
meist Tröpfcheninfektion
Inkubationszeit:
2-3 Tage
Symptome:
Symptome:
*   Kopfschmerz
*   Nackensteifigkeit
*   Fieber
*   Erbrechen
*   positives Brudzinski-Zeichen: bei An-
    heben des Kopfes Beugung der Beine
*   positives Kernig-Zeichen: Unmög-
    lichkeit der aktiven Streckung des
    Kniegelenks beim sitzenden bzw. der
    passiven Streckung mit rechtwinklig
    gebeugtem Hüftgelenk beim liegenden
    Patienten. Hierbei kommt es zu
    Schmerzen und reflektorisch zum An-
    heben des Kopfes.
*   Licht- und Geräuschempfindlichkeit
*   Opisthotonus: Überstreckung des
    Kopfes und Lordose der Wirbelsäule
*   Symptomatische Krampfanfälle

Bei Meningokokkenmeningitis zusätzlich:

- als Vorerkrankung oft Rachenentzündung (Pharyngitis) oder anderer Infektionsherd als Erregereintrittspforte
- Hautsymptome (Erregermetastasen in Form von Petechien (stecknadelkopfgroße Hauteinblutungen) und hämorrhagischen Nekrosen)
- Merke: Petechien können speziell bei Kindern Vorboten eines perakuten Waterhouse-Friderichsen-Syndroms (= Nebenniereninsuffizienz mit Blutungen und Schock bei Meningokokkensepsis) sein. Blutungsursache ist eine Verbrauchskoagulopathie, verbraucht werden die Blutgerinnungsfaktoren.

Diagnose:
Anamnese, Klinik, Liquorpunktion
Prognose:
Unbehandelt beträgt die Letalität 85%, bei verzögerter Behandlung 10-15%, bei rechtzeitiger Behandlung unter 1%.
Vorbeugung:
Die aktive Impfung ist möglich. Chemoprophylaxe für Personen mit engem Kontakt zu Erkrankten (z.B. Familie) und zur Sanierung von symptomlosen Keimträgern.

Antwort 398
Die Antwort D) ist richtig.
Das Reservoir beim Typhus ist der Mensch: die wichtigste Infektionsquelle sind Dauerausscheider (ca. 3 % der Patienten), die den Erreger mit dem Stuhl oder dem Urin ausscheiden.

Antwort 399
Die Antwort B) ist richtig.
Diabetes mellitus ist der Krankheitsbegriff für verschiedene Formen der Glukose-Stoffwechselstörung mit unterschiedlicher Ätiologie und Symptomatik. Gemeinsames Kennzeichen: absoluter oder relativer Mangel an Insulin. Im Nüchternzustand oder nach dem Essen (postprandial) steigt der Blutzucker pathologisch an (Hyperglykämie).

Zu A: Der Typ-2-Diabetes entwickelt sich meist langsam und schleichend zunächst ohne gravierende Symptome.
Zu B: Klinik und Symptomatik des manifesten Diabetes mellitus:
- Familiäre Belastung („erbliche Disposition", Anamnese!),
- Schwangerschaftskomplikationen,
- starker Durst und vermehrte Wasseraufnahme (Polydipsie), vermehrte Harnausscheidung (Polyurie),
- Übergewicht; bei Manifestation eines Diabetes anfangs aber auch Gewichtsabnahme (!),
- Leistungsminderung, Müdigkeit,
- Kopfschmerz, Schwindel,
- Sehstörungen, nächtliche Wadenkrämpfe (Störungen im Wasser-/Elektrolythaushalt),
- kurzfristige Unterzuckerung (= Hypoglykämien) mit Heißhunger und Schwitzen (vorübergehender Hyperinsulinismus im Anfangsstadium eines Diabetes),
- Fettstoffwechselstörungen: Fettleber, Hypertriglyzeridämie (Typ I und IV n. Fredrickson),
- Gallenblasenentzündungen,
- Dupuytren-Kontraktur,
- Resistenzschwäche (Anfälligkeit gegenüber Infektionen),
- Hauterscheinungen:
- Juckreiz (Pruritus),
- Hautinfektionen (Candidamykose, Furunkulose, Abszess , Erysipel u.a.),
- Rötung des Gesichtes (Rubeosis diabetica), Necrobiosis lipoidica (zur Nekrose führende granulomatöse Entzündung der Haut).
- Potenzstörungen, Amenorrhö,
- Sehverschlechterung (Retinopathie).
- Sonderform Gestationsdiabetes (Schwangerschaftsdiabetes) : Die Mutter ist gefährdet durch ein erhöhtes Risiko für Harnwegsinfektionen, Notwendigkeit einer operativen Entbindung, Hydramnion (Fruchtwasservermehrung) und Blutdrucksteigerungen (Gestose). Das Kind ist gefährdet durch eine Embryofetopathia diabetica (mit Geburtsgewicht größer als 4500g), Großwuchs (Makrosomie).

Atemnotsyndrom, Unterzucker (Hypoglykämie) nach der Geburt, Ikterus u.a.

Zu C: Als Komplikationen des Diabetes mellitus können Gefäßschäden in Form von Mikro- und Makroangiopathien auftreten.
Bei der diabetesspezifischen Mikroangiopathie kommt es zu 4 typischen Verlaufsformen:

- Diabetische Nierenerkrankung (Nephropathie; Glomerulosklerose Kimmelstiel-Wilson),
- Diabetische Netzhauterkrankung (Retinopathie),
- Diabetische Nervenerkrankung (Neuropathie),
- Diabetisches Fußsyndrom.

Zu D: In der Pathogenese des Typ-2-Diabetes werden 2 Formen unterschieden:

- Gestörte Insulinsekretion („Sekretionsstarre"),
- Herabgesetzte Insulinwirkung (Insulinresistenz) durch einen Rezeptordefekt und gestörte Glukoseverwertung in der Zelle (Postrezeptordefekt).

Beim Typ-1-Diabetes führt eine Autoimmunreaktion zu einer irreversiblen Zerstörung der Betazellen des Pankreas. Dies verursacht einen absoluten Insulinmangel.
Zu E: Als Nierenschwelle wird die maximale Rückresorptionskapazität der Niere für dien Substanz (in diesem Fall Glukose) bezeichnet. Steigt die Substanz im Plasma über diesen Wert an, so ist das tubuläre Rücktransportmaximum der Niere überschritten und die Substanz erscheint im Endharn.
Die Nierenschwelle für Glukose liegt normalerweise bei Plasmakonzentrationen zwischen 170-180 mg/dl.
Bei einer diabetischen Nephropathie ist die Nierenschwelle für Glukose erhöht. Trotz erhöhter Blutzuckerwerte findet sich dann keine Glukose im Urin.

Antwort 400
Die Antwort D) ist richtig.
Zu 3 und 5: Influenza-A-Viren sind genetisch variabel. Sie verändern fortwährend ihre Antigenstruktur. Kleine Antigenveränderungen („antigenic drift") im Intervall von ca. 2-3 Jahren führen zu kleineren Epidemien. Größere Antigenveränderungen („antigenic shift") erklären die periodisch auftretenden Grippepandemien (die neue Antigenstruktur wird von den „alten" Antikörpern nicht mehr erkannt). Influenza-A-Viren sind weltweit verbreitet.
Durch die Änderungen in der Antigenstruktur führt eine Influenza nicht zu einer dauernden Immunität. Auch Grippeimpfungen müssen jährlich wiederholt und der Impfstoff den neu aufgetretenen Antigenstrukturen angepasst werden.

Antwort 401
Die Antworten C) und E) sind richtig.
Zu A: Spätestens 20 Jahre nach der ersten Infektion (oder Impfung) gegen Keuchhusten ist der Mensch wieder voll für eine Infektion empfänglich. Erwachsene stellen deshalb ein wichtiges Reservoir für den Erreger dar.
Zu B und D: Schwere Komplikationen treten vor allem bei Säuglingen auf. Für Säuglinge ist Keuchhusten lebensgefährlich. Da die Immunität gegen Keuchhusten nicht diaplazentar von der Mutter auf ihr ungeborenes Kind übertragen werden kann, sind Säuglinge ungeschützt und durch Apnoeanfälle und zerebrale Schäden bedroht.
Zu E: Zu den 3 Stadien des Keuchhustens vgl. Antwort zu Frage **84**.

Antwort 402
Die Antwort C) ist richtig.
Zu 1: Eine Eosinophilie kann auf eine allergische oder auf eine parasitäre Erkrankung (z. B. Wurmkrankung) hindeuten.
Auch bei beginnender Heilung von Infekten („eosinophile Morgenröte der Genesung"), nach Insektenstichen und -bissen,

bei bestimmten Hauterkrankungen (z. B. Pemphigus vulgaris, Ekzem), bei Lymphogranulomatose (M. Hodgkin), bei Nebennierenrindenunterfunktion (M. Addison) sowie manchmal bei chronisch-myeloischer Leukämie, Polycythaemia vera und metastasierenden Karzinomen.

Zu 2: Wurmerkrankungen können unterschiedliche Organe befallen (z.b. Trichinose: Muskel; Echinokokkose: Leber und alle anderen Organsysteme; Askariasis: Lunge und Darm; Onchozerkose (Filarien): Bindegewebe, Auge).

Zu 3: Klinik der Oxyuriasis:
Vornehmlich erkranken Kinder im Schulalter, nur bei 25 % der Befallenen treten Symptome auf:

- Afterjucken (vor allem nachts),
- Nervosität, Entwicklungsstörungen,
- bei Mädchen: Fluor vaginalis.

Vgl. auch Antwort zu Frage **300**.

Zu 4: Eine Impfung gegen Wurmerkrankungen gibt es nicht.

Zu 5: Die Eier von Echinococcus granulosus (cysticus) gelangen nach oraler Aufnahme zunächst in den Darm und von dort in die Leber. Sie können sich dort ansiedeln, weiter in die Lunge wandern oder auf dem Blutweg in andere Organe verschleppt werden. In diesen Organen entwickeln sich die Eier zur zystischen Finne. Diese ist von einer fibrösen Kapsel umgeben (Hydatide oder Echinokokkenblase: flüssigkeitsgefüllte Blase, meist in Leber u./o. Lunge).

Antwort 403
Die Antwort D) ist richtig.
Die Wirbelsäule des Menschen besteht aus 33–34 Wirbelknochen (lat.: Vertebrae) und den dazwischen liegenden Zwischenwirbel- oder Bandscheiben (lat. Disci intervertrebrales).
Einteilung in Hals- (HWS), Brust- (BWS) und Lendenwirbelsäule (LWS):

- 7 Hals- (Cervicalwirbel),
- 12 Brust- (Thorakalwirbel),
- 5 Lendenwirbel (Lumbalwirbel),

- 5 Sacralwirbel = Sacrum
- 4–5 Steißbeinwirbel (Coccygis, Steißbein)

Die fünf Kreuzbeinwirbel (Sacrum) sind beim Menschen, ebenso wie die vier rudimentären Wirbel des Steißbeins (Coccygis), miteinander verschmolzen und werden deshalb oft auch als falsche Wirbel bezeichnet.

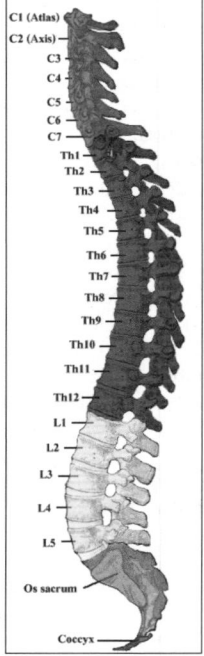

Antwort 404
Die Antworten C) und E) sind richtig.
Zu A und B: Vgl. zum Body-Mass-Index Antwort zu Frage **291**.
Zu D: Die Schilddrüsenhormone werden aufgrund ihrer Wirkung als „Peitsche des Organismus" bezeichnet. Sie steigern den Grundumsatz und den Gesamtstoffwechsel durch. Eine Überfunktion der Schilddrüse (Hyperthyreose) führt deshalb zur Gewichtsabnahme (bei gutem Appetit!)

Zu E: Adipositas gehört zum sog. „Metabolischen Syndrom": Dieses auch als „Tödliches Quartett" bezeichnete Syndrom setzt sich aus den Einzelerkrankungen

* bauchbetontes Übergewicht (Adipositas),
* Diabetes mellitus Typ 2,
* Bluthochdruck und
* Fettstoffwechselstörung

zusammen. Diagnostiziert man eine der Einzelerkrankungen sollten alle Erkrankungen des Syndroms abgeklärt und ggf. behandelt werden.

Antwort 405
Die Antwort C) ist richtig.
Nach Empfehlung der DGE (Deutsche Gesellschaft für Ernährung) sollte die tägliche Zufuhr von Kochsalz 6 Gramm nicht übersteigen (die WHO empfiehlt sogar nur 5 Gramm).

Antwort 406
Die Antworten C) und E) sind richtig.
Das diätetische Behandlungsprinzip bei Harnsäureerhöhung (Hyperurikämie) und Gicht besteht in einer Verminderung der Purinzufuhr:
Purine finden sich hauptsächlich in Innereien (Kalbsbries). Der Konsum von Fleisch, Fleischwaren und Fisch sollte beschränkt werden.
Als Quelle tierischen Eiweißes sollten fettarme Milchprodukte bevorzugt werden.
Alkohol führt zu einer Hemmung der Harnsäureausscheidung über die Niere und ist deshalb zu meiden. Kleiner Mengen (wie in Arzneimitteln) sind jedoch unbedenklich.
Vorsicht bei Gabe Wasser treibender Mittel (einige „Diuretika" vermindern die Harnsäureausscheidung).
Zu E: Beim Fasten baut der Körper in den ersten Tagen Eiweiße ab. Die dabei anfallenden Purine steigern die Harnsäurekonzentration im Blut. Bei der Energiegewinnung aus Fett bildet der Körper

vermehrt Ketonkörper. Ketonkörper verringern die Ausscheidung von Harnsäure. Bei strengen Fasten droht deshalb ein Gichtanfall.

Antwort 407
Die Antworten C) und D) sind richtig.
Vgl. Antwort zu Frage **284**.

Antwort 408
Die Antwort C) ist richtig.
Zu 1: Ursachen einer chronischen Gastritis:

* Typ A = Korpusgastritis = Autoimmungastritis (5 %):
Autoimmunkrankheit: Bildung von Autoantikörpern gegen Belegzellen (90 %) und Intrinsic-Faktor (70 %) führt zu Belegzellenuntergang und Einstellen der Säureproduktion (Anazidität).
* Typ B = Antrumgastritis = Helicobacter pylori-(HP-) Gastritis (85 %):
Infektion der Magenschleimhaut mit dem Bakterium Helicobacter pylori (Infektionsweg: oral-oral, oral-fäkal); Belegzellenschwund, verminderte Salzsäureproduktion (Hypochlorhydrie).
* Typ C = chemisch-toxisch induzierte Gastritis (10 %):
Meist Medikamente (Antirheumatika); seltener Gallereflux (nach Magenresektion).

Zu B: Die Ursache einer perniziösen Anämie ist eine Autoantikörperbildung gegen die den „Intrinsic-Faktor" bildenden Belegzellen des Magens und gegen den eigentlichen „Intrinsic-Faktor". Dies führt zur atrophischen Immungastritis (Magenschleimhautentzündung) Typ A.
Zu 4: Teerstuhl: teerartiger, schwarzer, klebriger, glänzender Stuhl bei Blutungen > 100 ml aus dem Magen oder aus oberen Darmabschnitten und langsamer Darmpassage (Hämatinbildung: das Blut muss bei Teerstuhl mit der Salzsäure des Magens in Berührung gekommen sein);

Bei massiver Blutung auch roter Blut-stuhl (Hämatochezie): roter Blutstuhl ist typisch für eine untere GI-Blutung, tritt aber auch bei massiver oberer GI-Blutung mit schneller Darmpassage und Ausspülen der Salzsäure (keine Hämatin-bildung) auf.

Antwort 409
Die Antwort C) ist richtig.
Zu B: Die Windpocken sind eine hoch kontagiöse „fliegende Infektion". 90 % der Patienten, die mit dem Erreger erst-mals in Kontakt kommen, entwickeln die Krankheit.
Zu C: Der Herpes zoster ist eine Viruser-krankung durch Reinfektion (erneute In-fektion) mit dem Varicella-Zoster-Virus bei Teilimmunität nach Windpockener-krankung (oder häufiger) durch Reakti-vierung von Varicella-Zoster-Viren, die nach früherer Varizelleninfektion in den Spinalganglien persistieren.
Gehäuftes Auftreten bei Patienten mit Immunschwäche (Malignome, Leukosen, AIDS) und im Alter.
Zu D: Das Pfeiffer-Drüsenfieber (infekti-öse Mononukleose) ist eine Virusinfekti-on mit Epstein-Barr-Virus (EBV). Die Therapie erfolgt symptomatisch. Antibio-tikagabe ist bei Virusinfektionen nutzlos und führt bei Mononukleose häufig zu Arzneimittelexanthemen.
Zu E: Latente Infektionen mit Herpes-simplex-Viren können durch Sonnenein-strahlung aktiviert werden.

Antwort 410
Die Antwort B) ist richtig.
Zu 2: Ein ansprechbarer (nicht bewusst-loser) Patient mit Schädel-Hirn-Trauma wird zur Senkung des Hirndrucks mit erhöhtem Oberkörper (maximal 30°) ge-lagert.
Bei Bewusstlosigkeit wird er in der stabi-len Seitenlage gelagert (dann keine Oberkörperhochlagerung wegen Aspira-tionsgefahr).
Zu 4: Bei einer akuten arteriellen Embo-lie wird das betroffene Bein tief gelagert.

Zu 5: Ein Patient im Lungenödem wird halb sitzend (Oberkörper hoch) mit nach unten hängenden Beinen (Beine tief) gelagert.
Die Seitenlage ist die richtige Lagerung für alle bewusstlosen Patienten.

Antwort 411
Die Antwort C) ist richtig.
Sichere Todeszeichen sind:
- Totenflecke = Livores,
- Leichenstarre = Rigor mortis,
- Selbstandauung = Autolyse.

Nur bei Vorliegen mindestens eines sicheren Todeszeichens kann der Tod bescheinigt werden.
Die Totenflecke sind rosarote Flecken, die sich an den abhängigen (tiefsten) Par-tien der Haut bilden. Während der ersten zehn Stunden nach dem Tod lassen sich die Totenflecken noch wegdrücken.
Die Totenstarre beginnt ca. 4 Stunden nach Todeseintritt (abhängig von der Außentemperatur usw.) und erreicht nach etwa. 6 Stunden ihr Maximum. Sie be-ginnt an der Unterkiefer-, Hals- und Nacken-muskulatur und löst sich nach 1-6 Tagen in der gleichen Reihenfolge.
Bei der Autolyse wird das Organeiweiß durch die beim Zelltod frei werdenden Enzyme abgebaut.
Zu 1, 2 und 4: Unsichere Todeszeichen:
- Herz- Kreislaufstillstand,
- Pulslosigkeit,
- Atemstillstand,
- Erlöschen der Reflexe,
- Abfall der Körpertemperatur.

Patienten mit diesen unsicheren Todes-zeichen müssen nicht irreversibel biolo-gisch tot sein. Sie können unter Umstän-den durch geeignete Wiederbelebungs-maßnahmen (Herz-Lungen-Wiederbele-bung = kardiopulmonale Reanimation) ins Leben zurückgeholt werden.

Antwort 412
Die Antwort D) ist richtig.
Vgl. Antwort auf Frage **157**.

Antwort 413

Die Antwort D) ist richtig.
Wenn wir es uns ganz einfach machen wollen, sollten wir davon ausgehen, dass eigentlich alle Erkrankungen durch eine gesundheitsfördernde Ernährung (obst- und gemüsereich, fettarm, fettmodifiziert, salzarm) in irgendeiner Form günstig zu beeinflussen sind.

Zu 1: Trommelschlägelfinger entstehen meist durch lokalen (dann einseitig auftretend) oder systemischen Sauerstoffmangel (Hypoxie) im Gewebe.
Man findet sie bei Herz- und Lungenerkrankungen (aber auch – ohne Hypoxämie - bei einigen gastrointestinalen Erkrankungen (z.B. Dickdarmpolyposen). Ihre pathogenetische Entstehung ist nicht eindeutig geklärt. Durch Ernährung lassen sich Trommelschägelfinger normalerweise nicht beeinflussen.

Zu 2: Ein Ödem ist eine Flüssigkeitseinlagerung in Zellen, Geweben, Organen oder Organsystemen. Ein Ödem ist also ein Symptom, keine Diagnose.
Es gibt eine Vielzahl von Krankheiten, die zu Ödemen führen (Herz, Niere, Leber, Lunge usw.)
Pathogenetisch spielen bei der Entwicklung von Ödemen mehrere physiologische Größen eine Rolle:

- onkotischer (oder kolloidosmotischer) Druck,
- hydrostatischer Druck,
- Gefäßpermeabilität,

Beschränkungen der Salzzufuhr, Substitution von Eiweiß usw. können diese Kenngrößen beeinflussen. Ödeme können also auch diätetisch therapiert werden.

Zu 3: Eine mediterrane Ernährung („Kreta-Diät"), Salzrestriktion (< 6 g/Tag), Alkoholrestriktion (< 30g/Tag) und Gewichtsreduktion können helfen einen arteriellen Blutdruck zu normalisieren.

Zu 4: Hauptursache der chronischen Pankreatitis ist der chronische Alkoholabusus (80 %). Alkoholentwöhnung, häufige kleine Mahlzeiten, Pankreasenzymsubstitution (Lipase) und gesundheitsfördernde Ernährung können die chronische Pankreatitis günstig beeinflussen.

Zu 5: Die glutensensitiven Enteropathie (einheimische Sprue) ist eine Erkrankung der Dünndarmschleimhaut aufgrund einer Unverträglichkeitsreaktion gegenüber der Gliadinfraktion des Glutens, eines Getreideproteins bei genetisch veranlagten Patienten. Ernährungstherapie: Glutenfreie Diät (Kartoffel, Mais, Reis, Hirse, Sojabohnen u.a.); keine Milchprodukte, keine Produkte aus Weizen, Hafer, Gerste, Roggen.

Antwort 414

Die Antwort B) ist richtig.
Normalwerte (S=Serum, B=Blut):

- S-Bilirubin (gesamt): < 1 mg/dl
- S-Kalium: 3,5-5,0 mmol/l
- S-Kreatinin: 0,7-1,1 mg/dl
- B-Hämoglobin: 12-18 g/dl

Glukose im Urin:
70 mg pro 24 Stunden Glukoseausscheidung im Urin gelten als physiologisch. (Normalerweise wird die Glukose, bis zu einer Blutglukose-Konzentration von 180 mg/dl - Nierenschwelle" -, nach ihrer Ausscheidung in den Primärharn im proximalen Tubulus der Niere vollständig rückresorbiert. Deshalb wird nur sehr wenig Glukose über die Nieren ausgeschieden.

Antwort 415

Die Antworten D) und E) sind richtig (vgl. Antwort zu Frage **260**).

Lerntext 1	Differenzialdiagnose Hyperglykämie/Hypoglykämie	
KOMA	HYPERGLYKÄMISCH	HYPOGLYKÄMISCH
Entwicklung	langsam, Tage	plötzlich, Minuten
Hunger		+++
Durst	+++	
Muskulatur	hypoton, nie Krämpfe	hyperton, Tremor
Haut	trocken!!	feucht, Kaltschweiß
Atmung	Acetongeruch, tief, „Kussmaul-Atmung"	normal
Augenbulbi	weich	normal
Sonstiges	Fieber, Bauchschmerz	delirante Vorstadien (Fehldiagnose: Alkoholiker) (Fehldiagnose: Apoplexie)

Antwort 416

Die Antworten B) und C) sind richtig
Zu A: Der erste Zahn des Milchgebisses erscheint durchschnittlich um den 6.-8. Monat. Der letzte Zahn des aus 20 Zähnen bestehenden Milchgebisses erscheint nach 2 bis 2 ½ Jahren.
Die Milchzähne fallen vom 6. Lebensjahr bis zum 12. Lebensjahr wieder aus.
Zu B: Ca. 60 % der Neugeborenen entwickeln einen Ikterus (Neugeborenenikterus, Icterus neonatorum). In den ersten Lebenstagen wird durch Abbau von Blutfarbstoff Hämoglobin mehr Bilirubin gebildet, als die Leber verstoffwechseln kann.
Dies hat im Wesentlichen 2 Ursachen:

- Beim Neugeborenen ist die Lebensdauer der Erythrozyten noch auf etwa 70 Tage verkürzt (später 120 Tage). Deshalb wird sehr viel Hämoglobin abgebaut und es fällt sehr viel Bilirubin (indirektes, unkonjugiertes) im Blut an.
- Die Leber konjugiert mit Hilfe des Enzyms Glukuronyltransferase das im Blut anflutende indirekte Bilirubin zu direktem konjugierten Bilirubin.
-
-
-

- Diese Glukuronyltransferase hat in den ersten Lebenstagen ihr Wirkungsmaximum noch nicht erreicht. Das nicht konjugierte Bilirubin staut sich vor der Leber zurück.

Zu C: Ein Kind hat sein Geburtsgewicht am Ende des 5. Lebensmonats verdoppelt und mit 12 Monaten ca. verdreifacht, wiegt dann also etwa 10 kg.
Zu D: Ein Neugeborenes hat in Ruhe eine Herzschlagfrequenz von ca. 120 Schlägen pro Minute.
Zu E: Die große Fontanelle, die Knochenlücke zwischen Stirn- und Scheitelbein schließt sich bei 50 % der Kinder zwischen dem 9. und 18. Lebensmonat (spätestens zwischen dem 24. und 27. Lebensmonat).

ALTER	GEWICHT	GRÖßE
Neugeborenes	3,0 kg	50 cm
8 Monate	8,5 kg	72 cm
2 ½ Jahre	13,5 kg	92 cm
6 Jahre	21,5 kg	118 cm
8 ½ Jahre	28,5 kg	132 cm
11 Jahre	36,0 kg	145 cm
Erwachsener	70,0 kg	170 cm

Antwort 417
Die Antwort B) ist richtig.
Zu 1: Das Uterusmyom ist ein gutartiger (nicht infiltrativ wachsender und nicht metastasierender) Tumor der glatten Uterusmuskulatur. Das Uterusmyom ist der häufigste Unterbauchtumor vor der Menopause (20 % aller Frauen über 30 Jahre).
Zu 2: Das Korpuskarzinom (auch: Endometriumkarzinom) ist eine Erkrankung des höheren Lebensalters (Altersgipfel bei 65 Jahren).
Zu 3: Genitalinfektionen mit verschiedenen Typen humanpathogener Papillomaviren (HPV) gelten als Risikofaktor für die Entstehung von Zervixkarzinomen. Seit Oktober 2006 ist ein Impfstoff gegen HPV in Deutschland erhältlich.
Zu: 4: Die „Pille" scheint aufgrund ihres Gestagenanteils eine Schutzwirkung gegen Korpus- (oder Endometrium)karzinome zu haben. Dennoch ist das Korpuskarzinom der häufigste Genitaltumor der Frau.
Zu 5: Zervixpolypen sind gutartige Epithelwucherungen im Gebärmutterhals. Sie können bei Frauen jeden Alters auftreten, sind aber besonders häufig in den Wechseljahren. Blutungen, wehenähnliche Schmerzen und Vaginalausfluss (meist klar und geruchlos) sind typische Beschwerden.

Antwort 418
Die Antworten B) und C) sind richtig
Zu A: Beim Herzinfarkt findet sich häufig ein Blutdruckabfall. Jedoch kann der Blutdruck auch normal oder erhöht sein. Somit ist die Höhe des Blutdrucks kein verlässliches diagnostisches Kriterium beim Herzinfarkt.
Zu B: Ca. 20 % aller Infarkte laufen stumm ab. Zu stummen Infarkten kommt es vor allem bei Diabetikern und bei alten Menschen.
Zu C: 95 % der Patienten mit Herzinfarkt haben Rhythmusstörungen. Die häufigste Todesursache beim Herzinfarkt ist das Kammerflimmern.

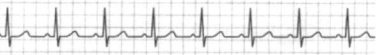
EKG Normalbefund

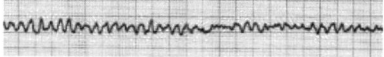
EKG bei Kammerflimmern

Der gefährlichste Zeitraum für tödliche Herzrhythmusstörungen sind die ersten 48 Stunden.
Zu D: Am Morgen und am Vormittag ist das Risiko für einen Herzinfarkt oder Schlaganfall deutlich höher als zu anderen Tageszeiten.
Zu E: Der Patient mit Herzinfarkt sollte liegend mit erhöhtem Oberkörper (ca. 30°) gelagert werden.

Antwort 419
Die Antworten C) und E) sind richtig
Zu A: Als Dickdarmpolyp wird jede Geschwulst bezeichnet, die ins Darmlumen vorragt. Über die Hälfte der Dickdarmpolypen sitzt im Rektum und ist bei rektaler Untersuchung evtl. tastbar! Histologisch werden Adenome, hyperplastische Polypen, entzündliche Polypen und Hamartome unterschieden.
Von besonderer Wichtigkeit sind die Adenome: Adenome bauen sich aus Schleimhautepithel auf. Aus ihnen entwickelt sich die Mehrzahl aller Kolonkarzinome: Adenom-Karzinom-Sequenz. Adenome können also karzinomatös entarten. Je mehr Adenome im Kolon vorliegen, umso größer ist dieses Risiko. Das Entartungsrisiko ist bei breitbasig wachsenden Polypen höher als bei gestielten.
Zu B: Patienten mit einer erblichen Polypose des Dickdarms (familiäre Adenomatose = FAP) entwickeln alle kolorektale Karzinome. In 60-70 % der Fälle treten diese Karzinome vor dem 45. Lebensjahr auf (Adenom-Karzinom-Sequenz!). Die Manifestation der Polypen fällt bei über 90 % der Patienten zwischen das 10. und 20. Lebensjahr. Frühzeitige, engmaschige

Darmspiegelungen sind deshalb evtl. schon vor dem 10. Lebensjahr angezeigt. Zu C: Mit Verstopfung abwechselnden Durchfall („Verstopfungsdurchfall) wird als paradoxe Diarrhö bezeichnet. Die Entleerung eines Gemischs von festen Kotbestandteilen und Dünnflüssigem wird durch eine bakterielle Vergärung des Stuhls vor einem Passagehindernis verursacht. Die „Paradoxe Diarrhö" kann auf ein Kolon- oder Rektumkarzinom hinweisen. Zu D: Blutbeimischung im Stuhl ist solange ein Karzinom, bis das Gegenteil bewiesen ist! Niemals mit der Diagnose Hämorrhoiden zufrieden sein! Jeder 2. hat Hämorrhoiden (d. h.: jeder zweite, der ein Dickdarmkarzinom hat, hat auch Hämorrhoiden). Zu E: Durch die tumorbedingte Darmlumenverengung kommt es im Spätstadium eines Dickdarmkrebses häufig zu Ileuszuständen. Tumoreinengungen im Colon descendens führen dabei früher zu Ileuszuständen als Tumoren des Colon ascendens, da die eingedickten Kotmassen im absteigenden Kolon früher Passagehindernisse bilden, als die noch flüssigen Kotbestandteile im aufsteigenden Kolonast.

Antwort 420
Die Antworten A) und B) sind richtig
Zu A: Arterielle Verschlusskrankheiten sind zu über 90 % in den unteren Gliedmaßen lokalisiert.
Zu B: Diagnostik der peripheren arteriellen Verschlusskrankheit:
Inspektion: Hautfarbe und -temperatur, Nekrose, Gangrän, trophische Störungen (Haut, Fußpilz usw.), Pulsstatus (Pulsverlust bei Lumeneinengung um 90 % oder mehr), Auskultation: systolisches Stenosegeräusch bei Lumeneinengung um 2/3 oder mehr, Blutdruckmessung (Arteriendopplerdruck) an Oberarmen und Unterschenkeln, Lagerungsprobe nach Ratschow, standardisierter Gehtest zur Bestimmung der schmerzfreien Gehstrecke (Metronom, Laufband), Dopplersonogra-

fie, Arteriografie (Röntgenkontrastdarstellung der Gefäße zur Diagnostik von Arterienverlauf, Stenosen und Kollateralen) u.a.
Zu C: Eine Kompressionstherapie ist bei der peripheren arteriellen Verschlusskrankheit – im Gegensatz zur chronisch venösen Insuffizienz und Varikosis – kontraindiziert!
Zu D: Im Stadium II ist täglich ein 1-2stündiges Gehtraining therapeutisch sinnvoll (bis zur Schmerzgrenze, dann Pause). Die Stadien III und IV (Ruheschmerz, Nekrose) sind Kontraindikationen für ein Gehtraining!
Zu E: Die richtige Lagerung bei arteriellen Verschlusskrankheiten ist die Tieflagerung des Beines.

ANTWORTEN
MC 8

Antwort 421

Die Antwort C) ist richtig.

Osteoporose ist eine Störung im Knochenstoffwechsel. Durch verstärkten Abbau der Knochensubstanz kommt es zum Verlust von Knochenmasse, Knochenstruktur und Knochenfunktion. Durch den damit einhergehenden Stabilitätsverlust kann es schon bei banalen Überlastungen zu Frakturen kommen. Die Osteoporose beginnt meist jenseits des 50. Lebensjahrs, Frauen sind sehr viel häufiger betroffen als Männer, w:m = 8:1.

Lässt sich die Osteoporose auf ein anderes Grundleiden zurückführen, so spricht man von sekundärer Osteoporose.

Ätiologie:

- Primäre Osteoporose (95 %)
  - Typ I-Osteoporose bei Frauen nach der Menopause (postmenopausale Osteoporose durch Östrogenmangel)
  - Typ II-Osteoporose = senile Osteoporose (normaler Knochenabbau im Alter, besonders jenseits des 70. Lebensjahres)
  - erblich bedingte Osteoporose: bei Osteogenesis imperfecta, Marfan-Syndrom u.a.
  - (Idiopathische Osteoporose des jungen Erwachsenenalters (selten)
- Sekundäre Osteoporose (5 %)
  - Hormonstörungen: Hyperkortisolismus, Hypogonadismus, Hyperthyreose
  - Malabsorptionssyndrom (verminderte Kalziumaufnahme im Magen-Darm-Trakt)
  - Immobilisation (Bewegungsmangel)
  - iatrogen/medikamentös bedingt (z.B. durch Glukokortikoide)
  - im Rahmen einer rheumatoiden Arthritis

Zu E: Als Hyperurikämie wird die Vermehrung der Harnsäure im Blut (> 6,4 mg/dl bzw. > 380 µmol/l) ohne sonstige klinische Symptome bezeichnet. Führt die Hyperurikämie zu klinischen Symptomen wird von Gicht (auch: Arthritis urica oder Urikopathie) gesprochen.

Klinik des Gichtanfalls: Beim Gichtanfall kommt es - ausgelöst durch „Fress- und Trinkexzesse" bzw. durch Stress - plötzlich aus voller Gesundheit zu starke Gelenkschmerzen (oft nachts). Meist ist das Großzehengrundgelenk betroffen („Podagra"): Hautrötung, Überwärmung und Schwellung des Gelenkes (auch: Sprung-, Knie- und Daumengrundgelenk). Anstieg allgemeiner Entzündungszeichen (Fieber, Leukozytose, BSG-Erhöhung). Merke: Eine Hyperurikämie ist im Gichtanfall nicht unbedingt vorhanden. Nach einigen Tagen (bis drei Wochen) klingt der Anfall ab.

Antwort 422

Die Antwort E) ist richtig.

Zu 1: Ansteckung: vom 5. Tag der Inkubationszeit bis zum 4. Tage nach Beginn des Exanthems.

Zu 2: Am 14.-15. Tag nach Infektion beginnt das Exanthem hinter den Ohren, breitet sich von dort über den ganzen Körper aus, ist fleckig-zusammenlaufend („makulopapulös-konfluierend").

Zu 3, 4 und 5: Komplikationen und Verläufe:

- Bakterielle Superinfektionen:
  - Mittelohrentzündung (Otitis media, in ca. 10 % der Fälle),
  - Pneumonie,
  - Laryngotracheitis (selten; Masernkrupp, Erstickungsgefahr),
- Gehirnentzündung (Enzephalitis) (gefürchtet! 20 % tödlich, bei weiteren 30 % bleibende neurologische Schäden),
- SSPE (subakute, sklerosierende Panenzephalitis: sehr selten: ca. 7 Fälle auf eine Million an Masern erkrankter Patienten, immer tödlich!),

340 Antworten: Prüfung 8

- Resistenzminderung, Abwehrschwäche (mit Kreislaufversagen),
- psychische Entwicklungsstörungen.
- Als „mitigierte" Masern werden abgeschwächte Infektionsverläufe bezeichnet, bei denen mütterliche oder transfundierte Antikörper (Neugeborene, Antikörpersubstitution) oder eine nicht vollständig ausgebildeten Impfimmunität die Virusvermehrung beeinträchtigen und den Krankheitsverlauf dadurch abmildern. Das Exanthem ist in diesen Fällen nicht voll ausgebildet, so dass eine klinische Diagnose erschwert ist; eine Ansteckung ist dennoch möglich.

Antwort 423
Die Antwort A) ist richtig.
Kussmaul-Atmung: eine regelmäßige, stark vertiefte Atmung. Sie weist auf eine kompensatorische Mehratmung (Hyperventilation) bei Azidose (saurer pH-Wert im Blut) hin. Es wird vermehrt CO_2 - eine saure Substanz - abgeatmet und damit die Azidose verringert. Diese Atmung findet sich typischerweise als Symptom des ketoazidotischen Coma diabeticum (vgl. auch Antwort zu Frage **38**).

Antwort 424
Die Antwort D) ist richtig.
Die Multiple Sklerose (Encephalomyelitis disseminata) ist eine primär entzündliche Erkrankung des Zentralnervensystems mit herdförmigen Entmarkungen. Der Entzündungsprozess, der in den meisten Fällen typischerweise schubförmig verläuft, kann an vielen Stellen im ZNS lokalisiert sein. Grundsätzlich kann die Multiple Sklerose deshalb nahezu alle zentralnervösen Störungen verursachen.
Häufig sind zu beobachten:
- Allgemeine Müdigkeit,
- Sehstörungen und Doppelbilder,
- Blasenentleerungsstörungen mit Inkontinenz, Harnwegsinfekte,
- Spastische Lähmungen, z.b. als Hemiparese,
- Sensibilitätsstörungen,

- Kleinhirnzeichen, als Charcot-Trias wird bezeichnet; Intentionstremor (Zittern bei Willkürbewegungen), Nystagmus, skandierende Dysarthrie (unwillkürliche Lautstärkeschwankungen),
- Psychische Veränderungen: Eu-, Dysphorie.

(Vgl. zur Klinik der Multiplen Sklerose auch Antwort auf Frage **302**).

Antwort 425
Die Antwort B) ist richtig.
Vgl. Antwort zu Frage **311**.

Antwort 426
Die Antworten B) und C) sind richtig.
Zu A: Aufgrund des steileren Verlaufes gelangen aspirierte Fremdkörper meist in den rechten Hauptbronchus (nicht in den linken).
Zu D und E: Der Gasaustausch findet in den Alveolen statt. Zwischen Luft und Blut befindet sich eine dreischichtige Trennwand, die Blut-Luft-Schranke. Sie wird vom Epithel der Alveolen, der epithelialen und der endothelialen Basalmembran sowie dem Endothel der Kapillaren gebildet und ist zwischen 0,1 und 1,5 µm dick. Knorpel findet sich in den Alveolen nicht mehr.

Antwort 427
Die Antwort B) ist richtig.
ERC-Richtlinien zur Reanimation des Erwachsenen (Stand: 2010):
- Die Entscheidung zum Start der Reanimation fällt, sobald ein Patient nicht ansprechbar ist und nicht normal atmet. (Die Kontrolle des Karotispulses wird für Laienhelfer nicht mehr empfohlen.)
- Druckpunkt „in der Mitte der Brust"
- 100-120 Kompressionen pro Minute
- Kompressionstiefe ist 5-6 cm
- Das Verhältnis von Herzdruckmassage zu Beatmung bei Erwachsenen ist 30:2. Dies gilt sowohl für die 1-Helfer als auch für die 2-Helfer-Methode. Jede Notfall-Beatmung dauert 1 Sekunde.

- Die bisher gelehrten 2 Initialbeatmungen entfallen. Die Reanimation wird mit 30 Kompressionen begonnen.
- Der präkordiale Faustschlag wird Laienhelfern nicht empfohlen.

Vorgehensweise im Notfall: Notruf 112 betätigen
Bewusstsein prüfen durch Ansprechen und Schütteln an den Schultern.
Erfolgt keine Reaktion überstrecken Sie den Kopf des Patienten und kontrollieren die Atmung.

- Sind eine normale Atmung und/oder Lebensäußerungen vorhanden, der Patient aber bewusstlos, so wird er in der Seitenlage gelagert.
Dann: Venösen Verweilzugang („Venüle"), Kontrolle von Atmung und Kreislauf. Evtl. Blutzuckerkontrolle mittels Teststreifens. Merke: Im Notfall keine intramuskulären Spritzen und keine oralen Medikamente!

- Ist keine normale Atmung festzustellen und keine Lebenszeichen feststellbar erfolgt sofortige Basisreanimation. (Pulskontrolle an der Arteria carotis wird für Laienhelfer nicht mehr empfohlen).

Bei der Basisreanimation (cardiopulmonale Reanimation = CRP bzw. Herz-Lungen-Wiederbelebung = HLW) erfolgt zunächst 30x Herz-Druck-Massage (Frequenz: 100-120 pro Minute; Druckpunkt: „In der Mitte der Brust", Kompressionstiefe: 5-6 cm), dann 2x Beatmung (Dauer jeder Beatmung: 1 Sekunde).
Wichtiges Ziel der Basisreanimation ist es Verzögerungen und Unterbrechungen der Wiederbelebungsmaßnahmen zu vermindern und die Pausen zwischen den Thoraxkompressionen so gering wie möglich zu halten.
Der Kompression des Brustkorbs wird größere Bedeutung beigemessen als der Beatmung.

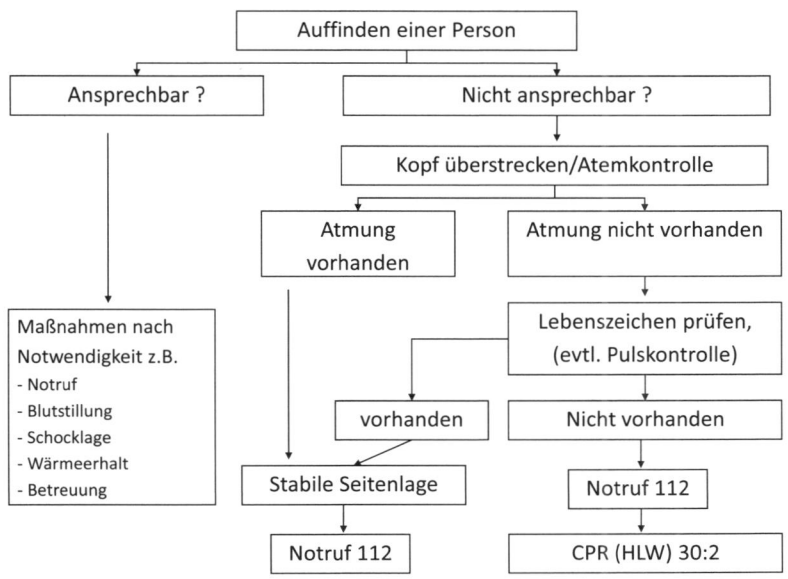

Aus: Hildebrand/Kühn: Lehrbuch für Heilpraktiker, Bd. 1; Kreativität & Wissen Verlag, 2012
Weitere Prüfungsfragen zum Thema Notfall im Internet: http://www.kreawi-online.de/notfall047

Antwort 428

Die Antwort C) ist richtig.

Zu A, B, C und E: Beim Hyperkortisolismus kommt es zu folgenden Symptomen:

* Fettstoffwechsel: Umverteilung der Depotfette führen zu Vollmondgesicht mit starker Rötung, Stiernacken, Stammfettsucht und Hypercholesterinämie,
* Eiweißstoffwechsel: Osteoporose, Muskelschwäche und Muskelschwund,
* Kohlenhydratstoffwechsel: Diabetes mellitus (Kortisol ist Gegenspieler des Insulins),
* mineralokortikoide Restwirkung des Kortisols: Hypertonie (85 %; evtl. Hypokaliämie: 5 %),
* Haut: Neigung zu Akne, Furunkulose, Geschwüren und Auftreten von blauroten Striae (Striae = Streifen, ähneln „roten Schwangerschaftsstreifen"),
* Androgenwirkung (vor allem bei hypophysärem Cushing): Potenzstörungen; bei Frauen: Ausbleiben der Regelblutung, Virilisierung (Ausbildung männlicher sekundärer Geschlechtsmerkmale) mit Hirsutismus (vermännlichende Behaarung), Klitorishypertrophie, Haarausfall, Tieferwerden der Stimmlage u.a.; bei Kindern: Wachstumsstillstand,
* Psyche: psychische, evtl. psychotische Veränderungen,
* Blutbildung: Leukozyten ↑, Erythrozyten ↑, Thrombozyten ↑, Eosinophile ↓, Lymphozyten ↓.

Zu D: Kortisol ist ein Hormon der Nebennierenrinde.

Antwort 429

Die Antwort C) ist richtig.

Zu 4: Hyperthyreose führt zu Diarrhö, Hypothyreose zur Obstipation.

Antwort 430

Die Antwort C) ist richtig.

Harnsäure ist beim Mensch das Endprodukt des Purinstoffwechsels. Purine sind Bestandteil der DNA.

Zu 1: Alkohol führt zu einer Hemmung der Harnsäureausscheidung über die Niere und ist deshalb zu meiden.

Zu 2 und 3: Purine finden sich hauptsächlich in Innereien. Der Konsum von Fleisch, Fleischwaren und Fisch sollte bei Hyperurikämie beschränkt werden.

Zu 4: Beim Fasten kommt es zu einer verminderten renalen Harnsäureausscheidung.

Zu 5: Das Endprodukt des Eiweißstoffwechsels ist der Harnstoff.

Antwort 431

Die Antwort B) und E) ist richtig.

Am Auge macht der Sympathikus eine Mydriasis, der Parasympathikus eine Miosis. Auch bei der Akkomodation (beidäugige Fixation eines nahe gelegenen Gegenstandes) kommt es zur Miosis.

Antwort 432

Die Antwort B) ist richtig.

Bei der pAVK sind zwar vor allem die Bein- und Beckenarterien betroffen, prinzipiell finden sich atherosklerotische Veränderungen aber oft an vielen anderen Arterien. Zu den Risikofaktoren der Arteriosklerose siehe Antwort auf Frage **361**.

Zu E: Die typische Therapie im Stadium II ist ein 1-2stündiges tägliches Gehtraining (bis zur Schmerzgrenze, dann Pause). Für Stadium III und IV besteht eine Kontraindikation für ein Gehtraining, hier ist Ruhigstellung indiziert.

Antwort 433

Die Antwort D) ist richtig.

Zu A: Stauungsleber ist ein Symptom der Rechtsherzinsuffizienz.

Klinik der Linksherzinsuffizienz (Rückstau in den Lungenkreislauf):

* Atemnot (= Dyspnoe, anfangs bei Belastung, später in Ruhe), Tachypnoe (schnelle Atmung),
* Orthopnoe (= Atemnot im Liegen, die durch Aufsitzen gebessert wird. Die Patienten legen zum Schlafen immer

mehr Kopfkissen ins Bett = grobes
Maß für die Insuffizienz.)
- Asthma cardiale (nächtlicher Husten
und Atemnot; Auskultation: basale
Rasselgeräusche),
- Lungenödem (= Endstadium der
Linksherzinsuffizienz; Rasseln über der
Brust, schaumiger Auswurf), Pleura-
erguss,
- Zyanose,
- Nykturie (nächtliches Wasserlassen),
- Tachykardie,
- Herzvergrößerung,
- Leistungsminderung, Schwächegefühl,
- Hirnfunktionsstörungen,
- kardiogener Schock.
Zu B: Bei der Pulmonalstenose auskultiert
man über dem 2.ten Zwischenrippenraum
links ein Systolikum.

Antwort 434
Die Antworten B) und D) sind richtig.
Klinik der Hypothyreose:
- Körperlicher und geistiger Leistungsabfall: Müdigkeit, Verlangsamung,
- Antriebsarmut, Desinteresse, mimische
Starre und Depression führen zu einem
typischen Gesichtsausdruck (Blickdia-
gnose),
- Bradykardie (erniedrigte Herzfrequenz), arterielle Hypotonie
(erniedrigter Blutdruck),
- verlangsamte Reflexe,
- Kälteintoleranz (gesteigerte Kälteempfindlichkeit),
- trockene, kühle, teigige blassgelbe
Haut,
- trockenes brüchiges Haar,
- raue heisere Stimme,
- evtl. Myxödem: Myxödem ist die
Bezeichnung für die pathologische
Ablagerung von Glykosaminoglykanen
in Haut-, Unterhaut- und Muskelgewebe. Zwei Formen werden unterschieden:
1. Generalisiertes Myxödem: Bei
Hypothyreose führt eine ödematös-
teigige Infiltration v.a. im Gesicht

(Unterlider) und an den Extremitäten
(Handrücken) zum charakteristischen
aufgeschwemmten Aussehen des
Patienten. Im Gegensatz zu anderen
ödematösen Veränderungen der Haut
bleiben nach Druck keine Dellen zu-
rück.
2. Prätibiales Myxödem: entzündliche
Schwellung an den Streckseiten der
Unterschenkel bei 2-3 % der Fälle von
Basedow-Hyperthyreose; meist assozi-
iert mit endokriner Ophthalmopathie.
- Obstipation, Gewichtszunahme
(z.T. durch das Myxödem bedingt),
- Hypercholesterinämie
(Früharteriosklerose!).
Beim älteren Menschen verläuft eine
Hypothyreose oft uncharakteristisch (z. B.
Kälteintoleranz, Gedächtnisstörung).
Häufige Fehldiagnosen: Depression, zere-
brale Durchblutungsstörung, Apathie,
Alterungsprozess, Demenz u. Ä. An eine
Hypothyreose denken!
Zu E: Der Abfall der Schilddrüsenhormo-
ne im Blut führt zu einer reaktiven Steige-
rung der TSH-Ausschüttung aus dem
Hypophysenvorderlappen (Regelkreis).

Antwort 435
Die Antworten A) und C) sind richtig.
Der Weg des Lichtes durch das Auge:
Hornhaut (Kornea), vordere Augenkammer, Linse, Glaskörper, Netzhaut.
Zunächst tritt das Licht durch die Kornea,
deren anatomisch vorgegebene sphärische
Krümmung einer Brechkraft von ca.
48 dpt entspricht. Es folgen vordere und
hintere Augenkammer, abgegrenzt voneinander durch die lichtundurchlässige,
pigmentierte Iris mit der Pupille als kreis-
runde Aussparung. Beide, vordere und
hintere Augenkammer, sind mit Kammerwasser gefüllt, welches durch die Pupille von der hinteren in die vordere
Kammer fließt. Hinter der Pupille befindet
sich die transparente Linse (Lens). Diese
ist variabel formbar, verfügt also über
veränderbare Brechkraft zwischen 10 dpt

im flach gezogenen und ca. 20 dpt im stärker gewölbten Zustand. Der lichtbrechende Apparat des Auges verfügt somit über eine (variable) Gesamtbrechkraft von 58 – 68 dpt. Pupille, Netz- und Aderhaut sind nicht an der Lichtbrechung beteiligt.

Antwort 436
Die Antwort B) ist richtig.

Zu A: Schwangerschaftserbrechen findet sich vor allem im ersten Trimenon, also in den ersten 3 Monaten der Schwangerschaft.
Zu C: Hypertensive Erkrankungen in der Schwangerschaft sind prinzipiell gefährlich und kontrollbedürftig, da sie zu lebensbedrohlichen Komplikationen führen können.

Hypertensive Schwangerschaftserkrankungen (Tabellarische Übersicht)

Gestationshypertonie	• RR: > 140/90; 10% aller Schwangerschaften, temporäre Hypertonie • Manifestation nach 22. Schwangerschaftswoche
Präeklampsie	• Hypertonie + Proteinurie mit/ohne Ödeme (früher: EPH-Gestose) nach der 20. Schwangerschaftswoche • Ausdruck gestörter Adaptation des mütterlichen Organismus an die Schwangerschaft • 2/3 d.F. bei Erstgebärenden • schwere Präeklampsie: Symptome an ZNS (Augenflimmern, Kopfschmerz, Hyperreflexie), Leber (Schmerz, Kapselruptur mit Blutung), Herz (Linksherzversagen)
Eklampsie	• nach den Prodromalerscheinungen einer schweren Präeklampsie oder plötzlich beginnend: eklamptischer Anfall (klonisch-tonisch,Apnoe, Zyanose, Bewusstlosigkeit)
HELLP-Syndrom	• Sonderform der Präeklampsie mit rechtsseitigen Oberbauchbeschwerden infolge einer Leberkapselspannung, Übelkeit und ausgeprägter Anämie (Hämolyse)

Aus: Hildebrand/Bruckner: Lehrbuch für Heilpraktiker, Bd. 2; Kreativität & Wissen Verlag, 2008

Zu D: Hautdehnungsstreifen (lat. Striae distensae), sind sichtbare Erscheinungen in der Unterhaut, die durch starke Dehnung des Gewebes - beispielsweise in den letzten Monaten der Schwangerschaft oder bei schneller Gewichtszunahme und Übergewicht - auftreten können.
Zu E: Die Gewichtszunahme bis zum Ende der Schwangerschaft beträgt normalerweise 9-12 kg.

Antwort 437
Die Antworten B) und D) sind richtig.
Zu A: Rheumatisches Fieber und Glomerulonephritis sind typische Zweiterkrankungen nach Infektionen mit Streptokokken.
Zu B: Ein Furunkel ist eine akute eitrige Entzündung eines Haarfollikels, ein Karbunkel eine flächenhaft konfluierende

Entzündung mehrerer benachbarter Haarbälge. Die Erkrankungen werden meist durch Staphylokokken verursacht.
Zu C: Die häufigsten Erreger eines unkomplizierten Harnwegsinfekts sind Escherichia-coli-Bakterien.

Antwort 438
Die Antworten B) und C) sind richtig.
Das Alkoholdelir ist gekennzeichnet durch eine deutlich ausgeprägte Bewusstseinsstörung mit wechselnder Bewusstseinslage bei zeitlicher und örtlicher Desorientiertheit. Es zeigt eine ängstlich gefärbte psychomotorische Unruhe sowie optische (selten akustische und haptische) Halluzinationen (oft von szenischem oder traumhaftem Charakter $\Rightarrow$ typisch: Halluzinationen kleiner Figuren oder Tiere), wahnähnliche Erlebnisse, Personen- und Situationsverkennung, körperlich-vegetativer Symptome (Fieber, Tremor, Kreislaufin-

suffizienz). In ca. 10 % der Fälle treten (generalisierte) epileptische Anfälle auf. Zu A, D und E: Es besteht eine Tachykardie, Haut und Hände sind feucht, oft Durchfall (Diarrhö) und Erbrechen. Vgl. zur Klinik des Alkoholdelirs auch Antwort auf Frage **303**.

Antwort 439
Die Antwort C) ist richtig.
Zu 1: Frauen erkranken sehr viel häufiger an Anorexia nervosa und Bulimia nervosa als Männer. Schätzungen gehen von einem bis zu 12-fach erhöhten Risiko für Mädchen und Frauen aus.
Zu 2: Neben Eiweißmangelödemen und Zyklusstörungen (in schweren Fällen auch Ausbleiben der Regelblutung (Amenorrhö) und Infertilität) sind auch Elektrolytstörungen, Störungen des Herz-Kreislaufsystems (Bradykardie, Hypotonie, Extrasystolen...), Anämie, brüchige Haare und Nägel, trockene Haut, Lanugobehaarung (kindlicher Behaarungstyp) und sinkende Knochendichte körperliche Folgen von Essstörungen.
Zu 3: Essstörungen haben meist zwischen 14 und 18 Jahren ihren Beginn, verlaufen jedoch oftmals chronisch, weshalb auch viele ältere Frauen (und in geringeren Anzahl Männer) an dieser Erkrankung leiden.
Zu 4: Neben Abführ- und Entwässerungsmitteln führt auch das häufige Erbrechen zu Elektrolytstörungen.
Zu 5: Durch die Essattacken und das häufige Erbrechen bei Bulimia nervosa sind die betreffenden Köperregionen stark geschädigt (z.B. vergrößerte Speicheldrüsen, entzündete Speiseröhren, Magenerweiterungen und –rupturen). Durch das Erbrechen kommen die Zähne häufig mit Magensäure in Kontakt, welche die Zähne schädigt, wodurch Karies leichter entstehen kann. Häufig äußern Zahnärzte aufgrund dieser Schädigungen als erstes den Verdacht einer Bulimie.
(Vgl. zu Anorexia nervosa und Bulimie die Antworten auf die Fragen **157** und **339**).

Antwort 440
Die Antwort B) ist richtig.
Zu 1, 2, 3: Ursachen und Klinik des akuten Nierenversagens:
• Prärenales (= vor der Niere gelegenes) akutes Nierenversagen (70-80 %):
  – Zirkulatorisch-ischämische Nierenschädigung: Blutdruckabfall, Hypovolämie durch starke Flüssigkeitsverluste, Schock,
• Renales Nierenversagen durch unterschiedliche Nierenerkrankungen:
  – Entzündlich: Glomerulonephritis, Pyelonephritis, interstitielle Nephritis, Hantavirusinfektion
  – medikamentös-toxisch: Röntgenkontrastmittel, NSAR, Antibiotika
  – vaskulär: Verschluss von Nierenarterien oder –venen, Vaskulitis u.a.,
  – Tubulär: Verstopfung durch Leichtketten beim multiplen Myelom, Urate bei Hyperurikämie u.a.
• Postrenales Nierenversagen: Abflusshindernis der ableitenden Harnwege (lokalisiert von Nierenbecken bis zur Harnröhre, sog. Harnsperre oder Harnverhaltung): z.B. durch eine Prostatahyperplasie.
Vier Stadien des Nierenversagens werden unterschieden:
1) Schädigung der Niere (z. B. Schock),
2) Oligo- bzw. Anurie mit der Gefahr:
  – Überwässerung (Linksherzinsuffizienz, Lungenödem, Hirnödem, Hypertonie),
  – Hyperkaliämie (metabolische Azidose, Herzrhythmusstörungen, Urämie).
3) Polyurie mit der Gefahr der Wasser-Elektrolytentgleisung (= -verlust),
4) Wiederherstellung der Normalfunktion.
Zu 4: Leitsymptom ist ein Anstieg von Kreatinin und Kalium. Serum-Harnstoffwerte von 12-50 mg/dl liegen im Normbereich.
Zu 5: Eine Anurie ist eine Harnproduktion unter 100 ml Harn pro Tag.

Antwort 441
Die Antworten B) und D) sind richtig.
Zu A: Serumbilirubin (gesamt) → bis 1,1 mg/dl
Zu B: Serumkalium → 3,5 bis 5,0 mmol/l
Zu C: Serumkreatinin → bis 1,1 (Frauen 0,9) mg/dl
Zu D: Serumcholesterin → < 200 mg/dl
Zu E: Uringlukose → 80 bis 120 mg/dl

Antwort 442
Die Antwort C) ist richtig.
Klinik und Leitsymptome der akuten Lungenembolie:
• Atemnot/schnelle Atmung (Tachypnoe),
• Brustschmerzen,
• schneller Puls (Tachykardie),
• Husten,
• Angst, Beklemmungsgefühl,
• Schweißausbruch,
• Bewusstlosigkeit (Synkope) und Schock.
Zu C: Eine intramuskuläre Injektion (i.m.) verbietet sich aufgrund der nachfolgenden fibrinolytischen Therapie (Auflösen des Gerinnsels; eine i.m. Spritze würde diese Fibrinolyse unmöglich machen, da sie zu lebensgefährlichen Einblutungen in den Muskel führen würden).
Zu E: Die Lungenembolie verschließt die Strombahn der Arteria pulmonalis und führt zum klinischen Bild der akuten Rechtsherzinsuffizienz. Die Hochlagerung der Beine würde den Rückstrom des venösen Blutes zum rechten Herzen erhöhen und die Überlastung der rechten Herzkammer dadurch noch verstärken.

Antwort 443
Die Antworten B) und C) sind richtig.
Zu A, C und D: Harnwegsinfektionen sind ein häufiges Problem in der Allgemeinmedizin! Es gibt 4 Manifestationsformen:
1. Asymptomatische Bakteriurie
2. Akute Blasenentzündung (Zystitis)
3. Interstitielle Nierenerkrankungen:
   – Bakteriell: greifen stets auf Tubulusapparat und Interstitium über.

- Akute Pyelonephritis
- Chronische Pyelonephritis
– Abakteriell:
- Akut: medikamenteninduziert, viral, parainfektiös
- Chronisch: Analgetikanephropathie
Die Klinik der akuten Pyelonephritis:
Die bakteriell (meist durch Escherichia coli und weiteren Keimen der Darmflora) bedingte akute Pyelonephritis zeigt die klinische Trias:
• Fieber, evtl. Schüttelfrost,
• Schmerzen beim Wasserlassen (Dysurie, Algurie),
• (Klopf-)Schmerz im Nierenlager.
Zu B: Die Chronische Nierenbeckenentzündung entsteht auf dem Boden einer Harnabflussstörung oder eines Harnrefluxes mit sekundärer bakterieller Infektion der Harnwege. Die meisten dieser schwerwiegenden Erkrankungen nehmen ihren Ausgang schon im frühkindlichen Alter, meist von einem vesiko-ureterorenalen Reflux ausgehend! (Konsequente Abklärung rezidivierender kindlicher Harnwegsinfekte!)
Zu E: Die Prognose der akuten postinfektiösen Glomerulonephritis ist unterschiedlich:
1. Heilung: bei Kindern kommt es in ca. 90 % der Fälle zur Ausheilung, bei Erwachsenen tritt eine völlige Heilung nur in ca. 50 % der Fälle ein.
2. Fortbestehen von Mikrohämaturie und Proteinurie, hier sollten eine weitere Kontrollen erfolgen.
3. (selten) Tod an Komplikationen wie hypertone Krise mit Linksherzinsuffizienz und Lungenödem.

Antwort 444
Die Antworten C) und D) sind richtig.
Zu C: Als Soforttherapie bei Herzinfarkt gilt die Auflösung des die Koronararterie verschließenden Thrombus mit Fibrinolytika (Lyse). Da eine Lyse ist nach einer intramuskulären Injektion nicht mehr

möglich ist, sind intramuskuläre Injektionen beim Herzinfarkt kontraindiziert.

Antwort 445

Die Antworten C) und E) sind richtig.
Zu A: Bei einer Nierenarterienstenose führt eine gesteigerte Reninausschüttung zu einem Anstieg des arteriellen Blutdrucks. Die Nierenarterienstenose ist aber eine eher seltene Ursache für arterielle Hypertonien: ca. 1-2 %.
Zu B: Bei arterieller Hypertonie kommt es zu einer Druckhypertrophie des linken Ventrikels.
Zu C: Ein arterieller Hochdruck führt über eine atherosklerotische Schrumpfniere zur Einschränkung der Nierenfunktion. Diese führt zu einer Proteinurie (Frühsymptom: Mikroalbuminurie).
Zu D: Bei Messung mit der üblichen Blutdruckmanschette stimmt der Messwert nur bei Oberarmumfängen von circa 25-35 cm. Bei dickeren Oberarmen ist der der Messwert zu hoch, bei dünnen zu niedrig.
Zu E: Arterielle Hypertonien führen über eine generalisierte Gefäßsklerose – in Abhängigkeit von Blutdruckhöhe, Erkrankungsdauer und Ausmaß der Gefäßsklerose – zu Veränderungen des Augenhintergrunds (Retinopathie mit Fundus hypertonicus).

Antwort 446

Die Antworten B) und C) sind richtig.
Zu A und E: Im Stadium einer – oft sehr rasch eintretenden - tiefen Unterzuckerung wird der Patient bewusstlos. Bei zunächst bewusstseinsklarem Patienten kann die schnell eintretende Bewusstlosigkeit dann zur Aspiration oral gegebener Flüssigkeiten führen.
Eine intravenöse Gabe von Glukose ist deshalb unserer Meinung nach auch beim bewusstseinsklaren Patienten im Unterzucker die bessere Lösung.
Da die dafür notwendigen Voraussetzungen (Venenzugang, Infusion) aber in den meisten Akutsituationen nicht vorhanden sind, eine Unterzucker aber schnell zu ir-

reversiblen Verlust von Hirnzellen führt, kann bei bewusstseinsklaren Patienten Glukose auch oral zugeführt werden. Das Risiko der Hirnschädigung ist hier höher zu bewerten als das Risiko einer eventuellen Aspiration.
Zu B: Glukose ist die einzige Energiequelle für den Hirnstoffwechsel! Das Gehirn ist ausgesprochen empfindlich gegenüber einer Unterzuckerung = Hypoglykämie. Während man bei der Therapie der Hyperglykämie auch beim Koma Zeit hat, ist bei der Therapie des hypoglykämischen Komas jede Sekunde kostbar! Im Zweifelsfall deshalb immer Glukose (NIEMALS Insulin).
Zu D: Von einer Hypoglykämie spricht man bei einer Verminderung des Blutzuckerspiegels unter 40 mg/dl (2,2 mmol/l).
Vgl. zur Klinik der Hypoglykämie die Antworten auf die Fragen **80** und **260**.

Antwort 447

Die Antwort A) ist richtig.
Vgl. zur chronischen Polyarthritis Antwort auf Frage **218**.

Antwort 448

Die Antwort B) ist richtig.
Die Klinik des Diabetes mellitus ist u.a. gekennzeichnet durch:
- Starken Durst, vermehrte Wasseraufnahme (Polydipsie) und vermehrte Harnausscheidung (Polyurie),
- Hauterscheinungen:
  - Juckreiz (Pruritus),
  - Hautinfektionen (Candidamykose, Furunkulose, Abszess , Erysipel u.a.),
  - Rötung des Gesichtes (Rubeosis diabetica), Necrobiosis lipoidica (zur Nekrose führende granulomatöse Entzündung der Haut).

Vgl. zur Klinik des Diabetes mellitus auch Antwort auf Frage **399**.
Zu 2: Diabetiker zeigen aufgrund der osmotischen Diurese eine vermehrte Harnausscheidung: Polyurie.

Terminologie der Harnausscheidungsstörungen:

- Polyurie: > 2000 ml Harn pro Tag,
- Oligurie: < 500 ml Harn pro Tag,
- Anurie: < 100 ml Harn pro Tag,
- Pollakisurie: häufiger Harndrang, geringe Harnmenge („Träufeln", z. B. bei Blasenentzündung oder Prostatahyperplasie),
- Algurie oder Strangurie: schmerzhaftes Wasserlassen bei Blasen- und Harnleiterentzündung,
- Dysurie: erschwertes Wasserlassen, schwacher Harnstrahl bei Blasenentleerungsstörungen (z. B. Prostatahyperplasie).

Antwort 449
Die Antwort D) ist richtig.
Zu 1: Rotaviren sind die häufigste Ursache für Durchfallerkrankungen bei Kindern im Alter zwischen 6 Monaten und 2 Jahren. In den Entwicklungsländern gehören Durchfallerkrankungen zu den wichtigsten Todesursachen von Kleinkindern: 20 % der Todesfälle sind durch Rotaviren bedingt.
Zu 2: Die Mehrzahl der Escherichia-coli-Bakterien ist nicht pathogen. Bestimmte Serotypen lösen jedoch infektiöse Durchfallerkrankungen aus: ETEC = enterotoxinbildende bzw. enterotoxinogene Escherichia coli sind die häufigsten Erreger eines Reisedurchfalls (über 50 % der Reisedurchfälle werden durch ETEC verursacht).
Zu 3: Durchfall führt über einen Bicarbonatverlust (Puffersubstanz) zu einer Azidose (pH-Wert-Verschiebung in den sauren Bereich).

Antwort 450
Die Antwort B) ist richtig.
Als „drop attack" wird das plötzliche Einknicken bzw. Hinfallen ohne Bewusstlosigkeit verstanden. Ursache solcher drop attacks ist eine Durchblutungsstörung im Versorgungsgebiet der A. basilaris und A. vertebralis.

Zu A und E: Ein Verschluss der rechtsseitigen A. cerebri media führt neben einem möglichen Bewusstseinsverlust u.a. zu gegenseitigen (kontralateralen) Halbseitenlähmungen (Hemiparesen), kontralateralen Sensibilitätsstörungen und - bei Infarkt der dominanten Hemisphäre - auch zu einer akut einsetzenden Sprachstörung (Aphasie).
Zu C: Eine sichere Unterscheidung Intrazerebralen Blutung/Ischämie ist klinisch nicht möglich. Hierzu bedarf es bildgebender radiologischer Verfahren (CT bzw. MRT).
Zu D: Bei einer Apoplexie geht die anfangs schlaffe Lähmung in einem Zeitraum von Tagen bis Wochen in eine spastische Lähmung über.

Antwort 451
Die Antwort B) ist richtig.
Zu 1: Perseveration, das Haftenbleiben an bestimmten Vorstellungen und Gedanken. Worte oder Angaben, die im aktuellen Gesprächszusammenhang nicht mehr sinnvoll sind, werden mehrfach wiederholt. Tritt z.B. bei der Alzheimererkrankung häufig auf.
Zu 2: Denkhemmung (vom Patienten wird das eigene Denken als gebremst erlebt), verlangsamtes Denken, Grübeln und Gedankenabreißen sind formale Denkstörungen, die häufig bei depressiven Zuständen vorkommen.
Zu 3: Ideenflucht (aufgrund von ständig wechselnden oder verloren gegangenen Assoziationen ist das Ziel des Denkens für andere nicht mehr erkennbar) und Gedankendrängen/Gedankenrasen (Druck vieler Einfälle) sind Kernsymptome der Manie.
Zu 4: Wahn (z.B. Verfolgungs-, Verarmungs-, Größenwahn) ist eine inhaltliche Denkstörung. Bei inhaltlichen Denkstörungen sind der Inhalt des Denkens und die Realitätskontrolle beeinträchtigt.
Zu 5: Bei der Denkzerfahrenheit besteht zwischen Wörtern und Sätzen kein logischer Zusammenhang, was dem Patienten jedoch nicht bewusst ist. Das Gesagte ist für andere nicht verständlich.

Antwort 452
Die Antwort D) ist richtig.
Als Osteochondrosis dissecans wird eine traumatisch bedingte, umschriebene, subchondrale, aseptische Knochennekrose verstanden. Ein Knochen- und Knorpelstück kann sich lösen und zu einem freien Gelenkkörper werden. Die sich dadurch bildende muldenförmige Vertiefung in der Gelenkfläche wird als Mausbett bezeichnet. Klinisch kann die Osteochondrosis dissecans lange asymptomatisch bleiben, evtl. zeigen sich Einklemmungserscheinungen und schmerzhafte Bewegungsbehinderungen. Früharthrose ist möglich.

Antwort 453
Die Antworten B) und C) sind richtig.
Zu A, D und E: Schilddrüsenüberfunktion führt zu Tachykardie, zu warmer feuchter Haut, zu feinschlägigem Fingertremor, zu Nervosität und Schlaflosigkeit. Bei Hypothyreose ist die Haut kühl, teigig und schuppend.
Vgl. zur Klinik der Hypothyreose Antwort auf Frage **434**.
Klinik der Hyperthyreose
- Struma („Kropf": 70-90 % d. Pat.),
- aufgrund der starken Durchblutung ist auskultatorisch über der Schilddrüse sog. ‚Nonnensausen' (altdeutsch: Nonne = Kreisel) zu hören,
- psychomotorische Unruhe mit gesteigerter nervaler Erregbarkeit: z. B. feinschlägiger Tremor der Hände (Feinzittrigkeit der Hände), lebhafte Reflexe, Schlaflosigkeit, Nervosität,
- warme und feuchte Haut (Händedruck!), weiches dünnes Haar,
- Wärmeintoleranz (Unverträglichkeit von Wärme), Schweißausbrüche, subfebrile Temperatur,
- Tachykardie, Rhythmusstörungen, große Blutdruckamplitude,
- Gewichtsverlust (trotz Heißhungers!),
- Durchfall,
- negative Kalziumbilanz mit Hyperkalzämie und Knochenbrüchigkeit, Fettleber,

- evtl. Hyperglykämie oder pathologische Glukosetoleranz,
- Exophthalmus (bei Basedow-Hyperthyreose).

Antwort 454
Die Antwort D) ist richtig.
Zu 2: Das durchschnittliche Geburtsgewicht beträgt bei Mädchen ca. 3350g und bei Jungen ca. 3500g. Nach 5 Monaten hat ein Säugling sein Geburtsgewicht verdoppelt, nach 10 Monaten verdreifacht. Er wiegt nach 12 Monaten ca. 10 kg.
Zu 4: Normal entwickelte Kinder können im 18 Lebensmonat sicher laufen.
Zu 5: Ab ca. 7-9 Monat sitzt ein Säugling ohne Hilfe.
Einige weitere Anmerkungen zur kindlichen Entwicklung:
- Nach 5 Monaten hat ein Säugling sein Geburtsgewicht verdoppelt, nach 10 Monaten verdreifacht. Er wiegt nach 12 Monaten ca. 10 kg.
- Ab dem 10. Monat kann ein Kind kurze Zeit alleine stehen.
Sprachentwicklung des Säuglings und Kleinkindes:
- Um den 6. Monat herum imitiert der Säugling Sprachlaute und kann evtl. ungerichtet 'Mama' und 'Papa' sagen.
- Ab dem 10./11. Monat wird 'Mama' und 'Papa gerichtet gesprochen und einzelne Worte sinnvoll eingesetzt ('Einwortsätze').
- Im 2. Lebensjahr treten Zeit- und Eigenschaftswörter differenzierend hinzu ('Zweiwortsätze'),
- im 3. Lebensjahr entwickelt sich eine einfache Grammatik.

Antwort 455
Die Antwort A) ist richtig.
Zu B: Als Pulsdefizit wird eine Differenz zwischen peripher palpabler Pulsfrequenz (Palpation an der A. radialis) und auskultatorisch über dem Herz zu hörender (oder im EKG abzuleitenden) Herzfrequenz bezeichnet. Zu einem Pulsdefizit

kommt es durch hämodynamisch wirkungslose Kontraktionen des Herzmuskels. (Bei kurzer diastolischer Füllungszeit der Kammern erzeugt die nachfolgende Systole infolge des verminderten Auswurfvolumens keine in der Peripherie tastbare Pulswelle.) Ursachen für ein peripheres Pulsdefizit: z. B. Vorhofflimmern mit absoluter Arrhythmie, frühzeitig einfallende Extrasystolen.

Zu E: Als Endarterien werden Arterienäste bezeichnet, die das Ende größerer Arterien bilden und nicht unter sich oder mit anderen Arterien verbunden sind (anastomisieren). Beispiele: Koronararterien, Äste der A. cerebri media im Großhirn, Netzhautarterie u.a.

Antwort 456
Die Antwort B) ist richtig.
Zu 1: Zu einer Rotfärbung des Urins führen neben der akuten Porphyrie auch Urate („Ziegelmehl"), Medikamente und Nahrungsmittel (Rote Rüben, Karotine).
Zu 2: Die unter Harnröhre des Menschen ist keimbesiedelt. Der Urin ist deshalb beim Austritt aus der Harnröhre nicht mehr keimfrei.
Zu 4: Normalwerte des spezifischen Gewichts: 1001-1040.
Aussagekraft des spezifischen Gewichts:
Bei normaler Nierenfunktion ist das spezifische Gewicht weitgehend von der Flüssigkeitsbilanz abhängig.
- Bei reichlichem Wasserlassen (z.B. nach Biergenuss) ist das Harnvolumen groß, die Harnfarbe fast wasserhell und das spezifische Gewicht sehr niedrig (um 1001).
- Im Durstzustand wird der spärlich fließende Urin dunkel-bernsteinfarben und das spezifische Gewicht ist hoch (maximal 1040).
Die klassische Ausnahme von dieser Regel ist der Diabetes mellitus: Trotz großer (osmotischer) Diurese und heller Harnfarbe ist das spezifische Gewicht hier hoch.
Zu 5: Der Primärharn (Ultrafiltrat) wird im Tubulusapparat in seiner Zusammensetzung verändert: 99 % des Wassers und der größte Teil der darin gelösten Stoffe (Elektrolyte, Glukose, Aminosäuren) werden rückresorbiert und gelangen wieder in den Blutkreislauf. Nur 1 % des Primärharns (1-2 l) wird täglich als Endharn ausgeschieden.

Antwort 457
Die Antwort D) ist richtig.
Zu 1: Vgl. zur Meningitis Antwort zu Frage 397.
Zu 3: Exantheme gehören nicht zu den typischen Symptomen einer Meningokokken-Meningitis.
Zu 4: Als Komplikation einer Meningokokken-Meningitis kann es zum häufig tödlichen Waterhouse-Friderichsen-Syndrom - mit einem Endotoxinschock, Verbrauchskoagulopathie und hämorrhagischer Nekrose der Nebenniere kommen.

Antwort 458
Die Antwort C) ist richtig.
Erkrankte Personen sind 1–2 Wochen vor und bis zu 1 Woche nach Auftreten des Ikterus oder der Transaminasenerhöhung ansteckend. Infizierte Säuglinge können das Virus u. U. über mehrere Wochen im Stuhl ausscheiden.
Hepatitis A:
Erreger:
Hepatitis-A-Virus (HAV, RNS-Virus aus der Picorna-Gruppe).
Meldepflicht:
Für die Hepatitis A besteht für den Heilpraktiker nach § 6,1 des Infektionsschutzgesetzes Meldepflicht bei Verdacht, Erkrankung und Tod. Außerdem besteht für den Heilpraktiker Behandlungsverbot.
Epidemiologie:
In Deutschland sind ca. 20 % der Virushepatitiden durch HAV verursacht. Die meisten Erkrankten sind Urlaubsrückkehrer aus südlichen Ländern (mangelhafte Hygiene).
Übertragungsweg:
Fäkal-oral (verunreinigtes Wasser, Nahrungsmittel, rohe Meeresfrüchte u. Ä.), sexuell (selten).

Inkubationszeit: 15-45 Tage.
Infektiosität:
Entspricht der HAV-Ausscheidung im Stuhl (ca. 2 Wo. vor bis 2 Wo. nach Krankheitsbeginn).
Klinik:
Prodromalstadium (dauert ca. 2-7 Tage)

- Grippale Symptome: subfebrile Temperaturen, Abgeschlagenheit,
- gastrointestinale Symptome: Appetitlosigkeit, Übelkeit, Druckschmerz im rechten Oberbauch (Lebervergrößerung mit Kapselspannung), evtl. Durchfall,
- evtl. Gelenkschmerzen (Arthralgien), flüchtiger Hautausschlag (Exanthem).

Stadium der Organmanifestation an der Leber (nur 1/3 d. F., Dauer ca. 4-8 Wo)

- Verlauf ohne Ikterus (2/3 d. F.),
- Verlauf mit Ikterus (1/3 d. F.),
  - Dunkelfärbung des Urins, Entfärbung des Stuhls,
  - Ikterus (Gelbfärbung der Skleren und der Haut),
  - Juckreiz (durch Anstieg der Gallensäuren im Blut, nicht durch die Bilirubinablagerung),
- häufig Lebervergrößerung (Hepatomegalie), evtl. Milzvergrößerung (Splenomegalie), evtl. Lymphknotenschwellung.
- Verlauf:
  - regelmäßige Ausheilung,
  - keine Virusträger (Viruspersistenz),
  - keine chronischen Verläufe,
  - lebenslange Immunität.

Diagnose:
Anamnese, Klinik, Labor (Serologie: IgM-Antikörper).

Antwort 459
Die Antworten D) und E) sind richtig.
Zu 1: Im Gegensatz zur akuten Belastungsreaktion folgt die posttraumatische Belastungsstörung nicht unmittelbar an das Trauma, sie kann wenige Wochen bis Monate danach auftreten.
Zu 2: Häufig erleben Patienten mit posttraumatischer Belastungsstörung das

Trauma als tiefen Einschnitt in ihr Leben. Sie fühlen sich von sich selbst und ihrer Umwelt entfremdet, nichts ist mehr so wie es zuvor war. Gegenüber anderen zeigt sich oft eine Gleichgültigkeit und Teilnahmslosigkeit. Ein weiterer Grund für den sozialen Rückzug ist die Vermeidung von Aktivitäten und Situationen, welche an das Trauma erinnern könnten.
Zu 3: Im Zusammenhang mit Posttraumatischen Belastungsstörungen ist häufig der Schlaf gestört. Aufgrund von teilweise sehr intensiven Träumen von der traumatischen Situation und der hohen psychischen Belastung bestehen Ein- und Durchschlafstörungen.
Zu 4: Anhaltende Erinnerungen, Wiedererleben („Flashbacks") und Träume des Traumas stellen ein Kernsymptom der posttraumatischen Belastungsstörung dar.
Zu 5: Alkohol-, Medikamenten- und Drogenkonsum können als Versuche verstanden werden, Symptome wie Schlafstörungen und Angst zu regulieren, sie sind häufig Folge einer posttraumatischen Belastungsstörung.

Antwort 460
Die Antworten B) und C) sind richtig.

- Ig G: Immunglobuline der Spätreaktion einer Immunantwort, sie sind plazentagängig.
- Ig E: Sie sitzen auf der Oberfläche von Mastzellen und führen bei Antigenbindung zur Degranulation mit Freisetzung von z.B. Histamin. Ig E sind erhöht bei Allergikern und Parasitenbefall.
- Ig M: Immunglobuline der Frühreaktion einer Immunantwort, sie sind so groß, dass sie die Plazentaschranke nicht passieren können.

Antwort 461
Die Antwort E) ist richtig.
Harnsäure ist beim Menschen das Endprodukt des Purinstoffwechsels.
Als Hyperurikämie wird die Vermehrung der Harnsäure im Blut (> 6,4 mg/dl) ohne

sonstige klinische Symptome bezeichnet. Führt die Hyperurikämie zu klinischen Symptomen wird von Gicht gesprochen. Harnsäure ist das Endprodukt des Purinstoffwechsels. Purine sind für das Leben von zentraler Bedeutung. Purine spielen eine wichtige Rolle als Basis der Gene (DNA), im Energiehaushalt (ATP), bei der Proteinbiosynthese (GTP, cAMP, cGMP, RNS) und als Koenzyme (NAD, NADP, FAD). Wichtige Purinbasen sind z. B. Adenin und Guanin.

Epidemiologie:
Etwa 3 % der Frauen und 20 % der Männer haben einen erhöhten Harnsäurespiegel (> 7 mg/dl). Das Risiko eines Gichtanfalles steigt mit zunehmender Höhe der Hyperurikämie. Das Krankheitsbild Gicht ist häufig mit den Krankheitsbildern Typ-2-Diabetes, Übergewicht, essentielle Hypertonie und Fettstoffwechselstörungen („Metabolisches Syndrom") vergesellschaftet. Einteilung:

Primäre Gicht :
• Eine dominant erbliche Störung des Harnsäurestoffwechsels führt zur renalen Ausscheidungsstörung für Harnsäure und damit zur Hyperurikämie.

Sekundäre Gicht :
• Vermehrte Harnsäurebildung: z. B. bei vermehrtem Zellumsatz bei Leukämie, Polyzythämie, Tumoren unter Therapie mit Zytostatika/Strahlen, bei hämolytischen Anämien,
• verminderte renale Harnsäureausscheidung: z. B. Nierenerkrankungen, Fasten, Diabetes mellitus, Medikamente.

Akuter Gichtanfall: Ausgelöst durch „Fress- und Trinkexzesse" bzw. durch Stress kommt es plötzlich aus voller Gesundheit zu starke Gelenkschmerzen (oft nachts). Meist ist das Großzehengrundgelenk betroffen („Podagra"): Hautrötung, Überwärmung und Schwellung des Gelenkes (auch: Sprung-, Knie- und Daumengrundgelenk). Anstieg allgemeiner Entzündungszeichen (Fieber, Leukozytose, Anstieg der BSG).

Antwort 462
Die Antwort B) ist richtig.
Bei den lärmbedingten Gehörschäden kommt es zu einer Degeneration von Haarzellen im Corti-Organ durch kurzoder langandauernde Lärmexposition. Es resultiert eine Schallempfindungsschwerhörigkeit.
Formen:
• Knalltrauma (Schalldruckwelle 1-2 msec.): kurzdauernde, akute Schädigung; oft deutliche Besserung innerhalb der ersten Tage; kein Fortschreiten der Schädigung.
• Explosionstrauma (Schalldruckwelle über 2 msec.): oft mit Trommelfellzerreißung, teils mit Luxation der Knöchelchen; Fortschreiten möglich (evtl. mit Hörstörung über den gesamten Frequenzbereich).
• Chronisches Lärmtrauma (Lärmschwerhörigkeit): ein Lärmpegel über 85-90 dB (A) (A steht für hohen Frequenzbereich) bewirkt dauerhaft Schwerhörigkeit. Nur anfangs kommt es zur Erholung des Hörvermögens in Lärmpausen. Im Laufe der Zeit stellen sich irreversible Schäden ein. Wird die Lärmexposition vermieden, schreitet die Erkrankung nicht fort.

Antwort 463
Die Antworten D) und E) sind richtig.
Bei der Epilepsie kommt es zu einer synchronen, ungehemmten Entladung von Neuronen, die sich äußerst schnell auf das gesamte Großhirn ausbreiten kann.
Ätiologie:
• Idiopathische (genuine) Form mit vererbter Bereitschaft für Epilepsie
• Symptomatische Formen: z.B. nach Schädel-Hirn-Trauma (SHT) (mit Vernarbungen), bei Tumoren (bei 25 % der intrakraniellen Tumoren Erstsymptom).
Merke: Jedes Erstauftreten einer Epilepsie nach dem 25. Lebensjahr ist zunächst tumorverdächtig (Schädel-CT veranlassen).

Klinische Einteilung:
1. Generalisierte Anfälle
2. Fokale Anfälle (die sekundär generalisieren können)

Generalisierte Anfälle:
Diese treten typischerweise als Grand-mal-Anfälle auf:
Klinik des „klassischen" Grand-mal-Anfalls (neue Nomenklatur: generalisierter tonisch-klonischer Anfall).
• Prodromalerscheinungen: vermehrte Reizbarkeit, Schwindel, Kopfschmerzen, motorische Unruhe, depressive Verstimmung,
• Aura: bei 10 % der Patienten beginnt das Anfallsgeschehen mit einer bewusst erlebten Aura von wenigen Sekunden Dauer z. B. in Form von Sprachstörungen, Lichtblitzen, Blickwendungen, epigastrischem Unbehagen o. Ä.
• Initialschrei: der Patient stürzt bei Anfallsbeginn abrupt, häufig mit Ausstoßen eines Schreies ('Initialschrei'), bewusstlos zu Boden. Hierbei zieht er sich häufig Verletzungen zu.
• Tonisch-klonische Zuckungen: die erste, tonische Phase des Anfalls ist geprägt durch einen Strecktonus der Arme und Beine, durch ein Überstrecken des Kopfes ('Opisthotonus'), durch Atemstillstand mit Zyanose und lichtstarre, weite Pupillen. Nach ca. 30 Sekunden folgt dieser tonischen Phase dann eine klonische Phase: rhythmische, klonische Zuckungen, die etwa ½ bis 2 Minuten andauern und in einer allgemeinen Muskelerschlaffung enden.
• Häufig (nicht obligatorisch): Zungenbiss, Einnässen, Einkoten (selten), vermehrter Speichelfluss mit Schaum vor dem Mund, Verletzungen (durch den Sturz).
Terminalschlaf: nach dem Anfall folgt ein bis zu Stunden dauernder sog. Terminalschlaf, aus dem der Kranke mit einem Muskelkater (starke Muskelbeanspruchung während des Krampfes) erwacht.

Häufig befindet sich der Kranke nach dem Anfall in einem Dämmerzustand mit Verwirrtheit, motorischer Unruhe, Ratlosigkeit, Sprech- und Wahrnehmungsstörungen. Für den gesamten Anfall besteht eine Erinnerungslücke (Amnesie).

Generalisierte Anfälle in typischerweise zeitlich begrenzten Entwicklungsstufen des Kindes- und Jugendalters (das ZNS ist noch nicht komplett ausgereift) werden Petit-mal-Anfälle genannt. Zu diesen altersgebundenen Epilepsieformen zählt man:
• BNS-Krämpfe (Blitz-Nick-Salaam-Krämpfe), der Name beschreibt lediglich die motorische Manifestation als Blitz- (plötzlich), Nick-(Kopfbewegungen), Salaamkrämpfe (Zusammenschlagen der Arme vor der Brust, arabische Grußform). Häufig in den ersten beiden Lebensjahren.
• Absencen (Pyknolepsie), kurze Bewusstseinslücken mit nur diskreter motorischer Symptomatik, deshalb oft verkannt als „Unaufmerksamkeit"; Häufig zwischen 6. und 8. Lebensjahr.
• Impulsiv-petit-mal, motorisch myoklonische Anfälle ohne Bewusstseinsverlust im Alter zwischen 14 und 18.
Diese Formen können mit der Gehirnreifung komplett verschwinden oder übergehen in eine Grand-mal-Epilepsie des Erwachsenenalters.

Fokale Anfälle:
Fokale Anfälle bleiben zunächst begrenzt auf umschriebene Großhirnanteile, somit zeigen sich umschriebene motorische (Jackson-Anfälle), sensible oder vegetative Symptome. Sie sind häufig symptomatischen Ursprungs (Tumorverdacht!). Fokale Anfälle können im Verlauf sekundär generalisieren.
Fokale Anfälle ohne Bewusstseinsverlust nennt man einfach, mit Bewusstseinsverlust komplex.

Vorboten (Aura):
Gehen oft unmittelbar einem Anfall voraus, zeigen die Aktivierung eines möglichen Anfallsherdes an. Hierzu zählen:

* Geruchshalluzinationen,
* Déja-vu-/Jamais-vu-Erlebnisse (Gefühl unwirklicher Vertrautheit bzw. Entfremdung durch Aktivierung von Erinnerungszentren),
* Optische Symptome wie Mikropsie (Kleinsehen), Farbensehen,
* Akustische Auren.

Antwort 464
Die Antworten C) und D) sind richtig.
Eine genitale Infektion mit Chlamydia trachomatis ist die häufigste Geschlechtskrankheit in Europa und den USA. Frauen und Männer sind gleich häufig betroffen.
Klinik:

* Oft keine Symptome (vor allem bei Frauen, hier in bis zu 80 % der Fälle)
* bei der Frau: Gebärmutterhalsentzündung mit schleimig-eitrigem Ausfluss und Unterbauchschmerzen,
* beim Mann: Harnröhrenentzündung mit Ausfluss und Brennen beim Wasserlassen,
* Allgemeinsymptome: Fieber-, Gelenk-,Muskel- und Kopfschmerzen.

Komplikation:

* Aufsteigende Infektion (Eierstockentzündung),
* Sterilität.

Diagnose:
Abstrich und kulturelle Anzüchtung.
Therapie:
Antibiotika und Mitbehandlung des Partners.

Antwort 465
Die Antwort D) ist richtig.
Als Komplikation eines Diabetes mellitus kann es zu autonomen diabetischen Neuropathien (ADN) kommen. Es handelt sich hierbei um Nervenschädigungen des vegetativen sympathischen und parasympathischen Nervensystems.

Zu 4: Die Epicondylitis humeri radialis ist der „Tennisellenbogen". Es kommt durch Überlastung zu Schmerzen auf der Radialseite des Ellenbogens und Schmerzen bei der Dorsalflexion im Handgelenk.

Antwort 466
Die Antwort C) ist richtig.
Zu A: Unter dem Begriff Malassimilation (MAS) werden Krankheitsbilder zusammengefasst, bei denen es, aufgrund verschiedenster Ursachen, zum Verlust der zugeführten Nahrungsstoffe mit dem Stuhl kommt. Leitsymptome sind chronischer Durchfall, hohe Fettausscheidung mit dem Stuhl (Steatorrhö), Gewichtsverlust und vielfältige Mangelsymptome.
Zu B: Die einheimische Sprue (auch Zöliakie bei Beginn im Kindesalter genannt) ist eine Erkrankung der Dünndarmschleimhaut aufgrund einer Unverträglichkeitsreaktion gegenüber einer Gliadinfraktion des Glutens, eines Getreideproteins bei genetisch veranlagten Patienten.
Zu D: Die Colitis ulcerosa ist eine chronisch entzündliche Darmerkrankung mit kontinuierlicher Ausbreitung und mit Ausbildung von Ulzerationen der oberflächlichen Schleimhautschichten (vgl. Antwort zu Frage 138.
Die Erkrankung beginnt meist im Rektum und breitet sich in Richtung Dünndarm im Kolon aus. Das Rektum ist stets befallen, ein Befall des ganzen Kolons findet sich in 20-50 % d. F.
Zu E: Noroviren (Norwalk) verursachen akute Gastroenteritiden. Die Infektion erfolgt oral durch kontaminierte Lebensmittel oder direkte Schmierinfektion. Es sind vor allem Kinder im Schulalter betroffen.

Antwort 467
Die Antwort C) ist richtig.
Asthma bronchiale ist gekennzeichnet durch eine anfallsweise Atemnot durch reversible Atemwegsverlegung (Obstruktion) auf dem Boden einer Entzündung und eines hyperreaktiven Bronchialsystems.

Zu 1, 3, 4: Klinik des Asthma bronchiale:
- Leitsymptom: anfallsweise auftretende Atemnot unter dem Bild eines exspiratorischen Stridors (= während der Ausatmung auftretenden Atemgeräusches; merke: ein inspiratorischer Stridor deutet auf eine Verlegung der oberen Luftwege),
- quälender Hustenreiz,
- Atemnot mit Orthopnoe (aufrechtes Sitzen mit Anspannung der Atemhilfsmuskulatur),
- verlängerte Ausatmung (Exspirium)
- Tachykardie (schnelle Herzfrequenz),
- Auswurf: Das Sputum ist zäh, spärlich, glasig,
- Perkussion: hypersonorer Klopfschall, Zwerchfelltiefstand; Auskultation: trockene Rasselgeräusche (bzw. kontinuierliche Nebengeräusche): Giemen, Pfeifen, Brummen; Vorsicht: im Endstadium, bei völliger Lungenüberblähung „trügerische Ruhe" über der Lunge, es sind dann kaum noch Lungengeräusche zu hören („silent chest")

Zu 2: Die Vitalkapazität beschreibt die Luftmenge, die nach stärkster Einatmung maximal ausgeatmet werden kann (ca. 4,5 l). Das Problem eines Asthmatikers ist, er wird die Luft nur schlecht los. Daher ist die Vitalkapazität erniedrigt.

Zu 5: Auslösende Ursachen eines akuten Asthmaanfalles können sein:
- Antigenexposition (z. B. Pollen, Hausstaubmilben), inhalative Reizstoffe,
- körperliche Anstrengung, kalte Luft,
- Virusinfekte der Atemwege,
- Asthma auslösende Medikamente (Acetylsalicylsäure).

Antwort 468
Die Antwort B) ist richtig.
Die Leberzirrhose ist eine chronische Lebererkrankung mit Zerstörung der Läppchen- und Gefäßstruktur der Leber. Komplikationen entstehen unter anderem durch die Widerstandserhöhung im Abflussgebiet der Pfortader. Dies führt zum Pfortaderhochdruck. Als Folge entwickeln sich sog. Kollateral- oder Umgehungskreisläufe von der Pfortader zur oberen oder unteren Hohlvene (unter Umgehung der Leber).
Beispiele für einen Kollateralkreislauf über „Umgehungsvenen" sind:
- Unter der Bauchhaut, im Gebiet um den Nabel (evtl. als „Caput medusae"),
- Speiseröhren- und Funduskrampfadern, evtl. mit (tödlichen!) Blutungskomplikationen.

Antwort 469
Die Antwort A) ist richtig.
Vgl. zu Ursachen und Klinik des Nierenversagens Antwort zu Frage 440.
Zu 3: Die chronische Niereninsuffizienz führt zu (Vollbild der Urämie):
- Versagen der exkretorischen Nierenfunktion,
- Störungen im Wasser-, Elektrolyt- und Säure-Basenhaushalt,
- Allgemeinsymptome:
  - urämischer Geruch, Schwäche, Juckreiz, Kopfschmerzen, Café-au-lait-Farbe der Haut,
  - Rückgang der Urinmenge, Ödeme.
- ZNS: Konzentrationsschwäche, Schläfrigkeit bis Koma, Psychosen, Polyneuropathie, Krampfanfälle (Hypertoniefolge), gesteigerte Reflexe,
- Lunge: Lungenödem, Lungenentzündung, Pleuritis, „Wasserlunge" (fluid lung),
- Herz-Kreislauf: arterielle Hypertonie (durch Wasser- und Salzretention und ↑ Renin-Angiotensin-Aldosteronmechanismus) mit Linksherzbelastung, Herzbeutelentzündung (Perikarditis), Rhythmusstörungen,
- Magen-Darm-Trakt: urämische Gastroenteritis (Übelkeit, Erbrechen, Durchfälle),
- Blut: Blutbildungsstörung durch Erythropoetinmangel,
- Skelett: renale Osteopathie.

Antwort 470
Die Antworten A) und D) sind richtig.
Vgl. zum Karpaltunnelsyndrom Antwort
zu Frage **145.**

Antwort 471
Die Antwort E) ist richtig.
Eine Bewusstseinsstörung ist immer das
Symptom einer zugrunde liegenden Ge-
sundheitsstörung. Unter anderem kommen
in Frage:

* Schädel-Hirn-Trauma wie beispielsweise Gehirnerschütterung (Commotio
cerebri), Gehirnprellung (Contusio
cerebri) oder Gehirnquetschung (Com-
pressio cerebri), Schädel-Basis-Bruch,
* Schlaganfall (Apoplektischer Insult),
* hirnbedingte Krampfanfälle, z.b. Epilepsie,
* Störungen von Atmung und Kreislauf,
(dadurch bekommt das Gehirn nicht
genügend Blut und damit auch zu wenig Sauerstoff),
* Vergiftungen, durch das Zentralnervensystem dämpfende Medikamente oder
Drogen, z. B. auch Alkohol.

Antwort 472
Die Antwort C) ist richtig.
Für eine ausgewogene Zusammenstellung
einer Normalkost sollten

* 50-55 % des Energiebedarfs durch
Kohlenhydrate
* 30-35 % durch Fette und
* 15-18 % durch Proteine gedeckt werden.

Richtwerte für die Proteinzufuhr nach den
Empfehlungen der Deutschen Gesellschaft
für Ernährung (DGE 2000):
Erwachsene sollten täglich 48-59 g Eiweiß zu sich nehmen.

Antwort 473
Die Antwort B) ist richtig.
Zu 1: Im Rahmen einer Kolik kommt es
zu intensivem Harndrang bei verminderter
Harnmenge und zur Pollakisurie (häufiges
Entleeren kleiner Harnmengen).
Zu 4: Eine Hämaturie ist solange karzinomverdächtig, bis das Gegenteil bewiesen ist.
Zu 5: Harnsteine rezidivieren. Es empfiehlt sich daher eine konsequente Prophylaxe. Zu den allgemeinen Maßnahmen
zählen: Ausreichende Trinkmenge, Pro-
tein- und Salzrestriktion, Gewichtsreduktion und ballaststoffreiche Kost.

Antwort 474
Die Antwort A) ist richtig.
Typischerweise halbseitige Kopfschmerzen finden sich bei der Migräne und beim
akuten Glaukomanfall. Die anderen an-
geführten Kopfschmerzarten betreffen den
ganzen Kopf.

Differenzialdiagnose der Kopfschmerzen (vereinfachendes Schema)

anfallsartig	diffus	lokalisiert

Gefäßbedingt	**Akuter Beginn**	**Schleichender Beginn**	HWS,
Migräne,	intrakranielle	vasomotorisch,	Augen,
Bing-Horton (Cluster-	Blutungen,	Hypertonie,	HNO,
kopfschmerz),	Sinusthrombose,	Herzinsuffizienz,	Zahn-/
Arteriitis temporalis,	Meningoenzephalitis,	intrakranielle	Kiefererkr.
Hochdruckkrisen.	Liquorzirkulations-	Raumforderung,	
	störung.	posttraumatisch,	
Neuralgien		medik.-toxisch,	
Trigeminus,		psychogen,	
Glossopharyngeus.		endogene Psychose.	

Antwort 475
Die Antworten C) und E) sind richtig.
Vgl. zum „Nephrotische Syndrom" (Eiweißverlustniere) Antwort zu Frage **122**.

Antwort 476
Die Antwort D) ist richtig.
Das Heilpraktikergesetz vom 17.2.1939 stellt als „ewiges Provisorium" die wichtigste rechtliche Grundlage für den Heilpraktikerberuf dar. Widerstände von allen Seiten verhindern es seit Jahrzehnten, dass für den Heilpraktiker ein Berufsbild geschaffen wird. Der Schlüssel zum Recht des Heilpraktikers liegt deshalb weiter in der Formel: „Erlaubt ist, was nicht ausdrücklich verboten ist."
Zu A: Der direkte oder indirekte Nachweis einer Infektion mit HIV ist nach § 7,3 des Infektionsschutzgesetzes meldepflichtig. Für die in § 7 erwähnten Erkrankungen besteht für den Heilpraktiker Behandlungsverbot. (Nach § 24 des Infektionsschutzgesetzes besteht für den Heilpraktiker zudem ein Behandlungsverbot für sexuell übertragbare Erkrankungen).
Zu B: Die Verordnung von Betäubungsmitteln (Morphin) ist dem Heilpraktiker

nach dem Betäubungsmittelgesetz verboten.
Zu C: Nach dem Gesetz zur Ausübung der sind Behandlungen der Mundhöhle (und damit auch des Zahnfleisches) Ärzten und Zahnärzten vorbehalten.
Zu E: Nach dem Bestattungsgesetz sind die Leichenschau und die Ausstellung von Totenscheinen und Leichenpässen Ärzten vorbehalten.

Antwort 477
Die Antwort C) ist richtig.
Zu C: Ein Mangel an Vitamin B1 führt zur Wernicke-Enzephalopathie. Sie findet sich gehäuft bei Alkoholikern. Es kommt zu folgenden Symptomen:
• Bewusstseinseintrübung,
• Gangataxie,
• Augenmuskellähmungen.

Antwort 478
Die Antworten A) und D) sind richtig.
Zu A: Ein Teil des vom linken Ventrikel ausgeworfenen Blutvolumens wird während der Systole zunächst in den elastischen zentralen Arterien (v. a. Aorta) zurückgehalten. Während der Diastole erfolgt dann eine stetige Abgabe in die

Kreislaufperipherie. Dies bewirkt einen kontinuierlichen arteriellen Blutfluss.

Zu B: In den Venen befinden sich Klappen, die das Zurückfließen des Blutes verhindern.

Zu C: Die Lungenarterien führen sauerstoffarmes Blut vom rechten Herzen in die Lunge. Erst dort erfolgt eine Arterialisation.

Zu E: Arterien regulieren über ihre Weit- und Engstellung den peripheren Widerstand. Eine Vasokonstriktion führt zu einer Blutdruckerhöhung.

Antwort 479

Die Antwort D) ist richtig.

Zu 3: Die Infektion mit Legionellen erfolgt überwiegend durch Inhalation keimhaltiger Tröpfchen.

Zu 4: Die Übertragung des Masernvirus erfolgt auf aerogenem Weg durch Tröpfcheninfektion.

Antwort 480

Die Antwort D) ist richtig.

Zu 2: Die Ohrtrompete (Tuba auditiva Eustachii) ist eine von der Paukenhöhle zum Pharynx führende Röhre mit einem knöchernen und knorpeligen Abschnitt. Sie dient dem Luft- und Druckausgleich zwischen Paukenhöhle und Außenluft. Nase, Pharynx (und damit auch die Ohrtrompete) stehen als Atemwege in anatomisch-funktionellem Zusammenhang.

Zu 5: Durch Vergrößerung der Rachenmandel kommt es zu einer Verlegung der Eustachischen Röhre. Folge ist eine Tubenfunktionsstörung, diese kann zu einer Mittelohrentzündung (Otitis media) führen.

ANTWORTEN MC 9

Antwort 481

Die Antworten B) und D) sind richtig.
Zu B: Bei der Infektion einer Schwangeren mit Röteln kann das Rötelnvirus auf die Frucht übertragen werden. Je früher in der Schwangerschaft die Infektion auftritt, desto höher ist das Risiko (1. Monat bis 50%, 2. Monat 25%, 3. Monat 15%, 4. Monat 5%). Die Infektion führt zum Abort oder zur Rötelnembryopathie. Diese verursacht zahlreiche Missbildungen an Auge, Ohr und Herz.
Zu D: Toxoplasma gondii ist ein Protozoon, welches vom Tier auf den Menschen übertragen werden kann (Zoonose) und zum Krankheitsbild der Toxoplasmose führen kann.
Erreger: Toxoplasma gondii.
Diaplazentare Übertragung führt zu angeborener (kongenitaler) Infektion (0,25-5 pro 1000 Schwangerschaften). Ein Risiko besteht nur für das Kind, dessen Mutter während der Schwangerschaft infiziert wurde. Das Risiko für den Feten ist umso höher, je früher er sich infiziert hat. Verspeisen von rohem oder nicht ausreichend gekochtem Fleisch und durch Kontakt mit Katzen (die geschlechtliche Vermehrung der Protozoen erfolgt im Katzendarm).

Antwort 482

Die Antwort C) ist richtig.
Beim Alkoholentzugsdelir (Delirium tremens) kommt es zu neurologischen (grobschlägiger Tremor), psychopathologischen (Vigilanzstörung, Orientierungsstörung, optische Halluzinationen, motorische Unruhe, Nesteln) und vegetativen Symptomen (vermehrte Schweißneigung, hypertensive Blutdruckkrisen). Vgl. auch Antworten zu den Frage 249 und 303.
Zu A: Vgl. zur Klinik der Manie Antwort zu Frage 230.

Zu B: Demenzsyndrome sind durch einen Verlust des Gedächtnisses, der Urteilskraft und der Orientierung gekennzeichnet.
Zu D: Als Schädel-Hirn-Trauma (auch SHT) bezeichnet man jede Verletzung des Schädels mit Hirnbeteiligung. Die Symptome umfassen Vigilanzstörungen, Amnesie, intrakranielle Drucksteigerung, Kopfschmerzen, Übelkeit und Erbrechen.
Zu E: Symptome der Schizophrenie sind neben Stimmenhören, leiblichen Beeinflussungserlebnissen, Wahnwahrnehmung auch optische Halluzinationen. Orientierungsstörungen zählen nicht dazu.

Antwort 483

Die Antworten B) und C) sind richtig.
Vgl. Zur Klinik der Rechtsherzinsuffizienz Antwort auf Frage **160**.

Gemeinsame Symptome bei Rechts- und Linksherzinsuffizienz („Globalinsuffizienz") sind Nykturie (= das nächtliche Wasserlassen), schnelle Herzfrequenz (Tachykardie), Herzvergrößerung (Hypertrophie) und Leistungsminderung.
Zu A: Die Stauungsleber ist ein typisches Symptom der Rechtsherzinsuffizienz.
Zu D: Eine chronische Herzinsuffizienz führt über eine Hypertrophie, später durch Dilatation zu einer Größenzunahme des Herzens.
Zu E: Flüssigkeitszufuhr vergrößert das zirkulierende Blutvolumen in den Gefäßen und belastet dadurch das Herz. Vermehrte Flüssigkeitszufuhr ist deshalb bei Herzinsuffizienz kontraindiziert. Therapeutisch werden oft Diuretika, also wassertreibende Medikamente, eingesetzt.

Antwort 484

Die Antwort D) ist richtig.
Der geschilderte Befund spricht am ehesten für ein Lungenemphysem.
Klinik des Lungenemphysems:
Zwei klinische Emphysemtypen (mit fließenden Übergängen):

- Typ A (PP = „pink puffer"): Emphysem dominierend, hagerer Typ (normal-untergewichtig), zeigt ausgeprägte Atemnot, keine Zyanose, respiratorische Partialinsuffizienz (Hypoxämie: zu wenig O_2), atmet schwer, „kämpft gegen sein Emphysem".
- Typ B (BB = „blue bloater"): Bronchitis dominierend, übergewichtig, wenig Atemnot, zeigt ausgeprägte Zyanose mit Polyglobulie, respiratorische Globalinsuffizienz (Hypoxämie und Hyperkapnie: zu viel CO_2), Husten, Auswurf (chronische Bronchitis), Cor pulmonale mit Rechtsherzinsuffizienz, „hat sich seiner Atemnot ergeben".
- Inspektion: Fassthorax (horizontale Rippenstellung, geblähte Schlüsselbeingruben, verminderte Differenz zwischen In- und Exspirationsstellung des Thorax).
- Perkussion: tief stehende, wenig verschiebliche Atemgrenzen, hypersonorer Klopfschall, Leberrand infolge Zwerchfelltiefstand unterhalb des Rippenbogens tastbar (Fehldiagnose: Lebervergrößerung), verkleinerte oder aufgehobene absolute Herzdämpfung.
- Auskultation: leises, abgeschwächtes Atemgeräusch, leise Herztöne, evtl. trockene Rasselgeräusche (kontinuierliche Nebengeräusche): Giemen, Pfeifen, Brummen.

Antwort 485
Die Antworten A) und C) sind richtig.
219 Die Arteriitis temporalis (auch: Arteriitis cranialis, senile Riesenzellarteriitis, Horton-Riesenzellarteriitis) ist eine mit einer sehr hohen Blutsenkungsgeschwindigkeit (BSG) einhergehende, abakterielle, autoimmune Entzündung der Arteria temporalis (Schläfenarterie), aber auch der Arteria ophthalmica (führt zur Erblindung, Amaurosis) und anderer intrakranieller Gefäße. Vgl. Antwort zu Frage **219**.

Antwort 486
Die Antwort E) ist richtig.
Zu A: Divertikel werden im gesamten Magen-Darm-Trakt, am häufigsten jedoch im Kolon gefunden.
Zu B: Die Zöliakie (bei Manifestation im Erwachsenenalter auch: glutensensitive Enteropathie, nicht-tropische Sprue, einheimische Sprue) ist eine Erkrankung der Dünndarmschleimhaut aufgrund einer Unverträglichkeitsreaktion gegenüber der Gliadinfraktion des Glutens, eines Getreideproteins bei genetisch veranlagten Patienten. Ursächlich sind genetisch bedingte Enzymdefekte der Dünndarmschleimhaut. Die Patienten müssen eine glutenfreie Diät einhalten (Kartoffel, Mais, Reis, Hirse, Sojabohnen u.a.); keine Milchprodukte (bei sekundärem Laktasemangel), keine Produkte aus Weizen, Hafer, Gerste, Roggen, Dinkel und Grünkern.
Zu C: Zu den chronisch entzündlichen Darmerkrankungen zählen der Morbus Crohn und die Colitis ulcerosa; Häufigkeitsgipfel zwischen dem 20.-40. Lebensjahr, familiäre Häufung (insbesondere M. Crohn; spricht für genetische Veranlagung).
Zu D: Die Colitis ulcerosa ist eine entzündliche Dickdarmerkrankung mit kontinuierlicher Ausbreitung und mit Ausbildung von Ulzerationen der oberflächlichen Schleimhautschichten des Kolons. Die Erkrankung beginnt meist im Rektum und breitet sich dann im Dickdarm (Kolon) aus. (Einen Befall aller Darmabschnitte vom Mund bis zum After findet sich beim Morbus Crohn).
Zu E: Das Karzinomrisiko bei Colitis ulcerosa korreliert mit der Dauer und dem Ausmaß der Kolonerkrankung. Das Risiko der Entwicklung eines Karzinoms ist größer als bei M. Crohn).

Antwort 487
Die Antwort E) ist richtig.
Als Impetigo contagiosa (Borkenflechte, Grindflechte, Blasengrind, feuchter Grind) wird eine häufige, sehr ansteken-

de, eitrige oberflächliche Infektion der Haut (Pyodermie) bezeichnet. Vgl. Antwort zu Frage **309**.

Antwort 488
Die Antwort D) ist richtig.
Da Antidepressiva üblicherweise langsam aufdosiert werden, ist anzunehmen, dass die Medikamentenmenge am fünften Tag noch nicht im Bereich des Wirkungsspektrums ist. Erst nach einiger Zeit der kontinuierlichen Einnahme einer ausreichenden Medikamentendosis kann ein Antidepressivum seine volle Wirkung entfalten.

Antwort 489
Die Antworten A) und D) sind richtig.
Zu B: Die klassische Ursache der akuten Glomerulonephritis (GN) ist eine Immunkomplexnephritis, die im Anschluss an Infekte auftritt und meist spontan abklingt. Die akute GN tritt vorzugsweise nach Infektion mit betahämolysierenden Streptokokken der Gruppe A, selten auch nach anderen Infekten auf. Im Glomerulus der Niere abgelagerte Antigen-Antikörperkomplexe verursachen über Entzündungsvorgänge eine Glomerulonephritis.
Zu C:
Leitsymptome einer akuten Glomerulonephritis („nephritisches Syndrom"):

- Obligat
  - – Mikrohämaturie,
  - – Proteinurie (< 3 g/24 Stunden).
- Eventuell (fakultativ):
  - – Ödeme,
  - – Hypertonie,
  - – (Volhard-Trias: Hämaturie, Hypertonie, Ödeme).
- Andere mögliche Symptome
  - – Makrohämaturie (sichtbare Rotfärbung des Urins),
  - – Lidödem, Gesichtsödem,
  - – Kopf- und Gliederschmerzen,
  - – beidseitige Flankenschmerzen (Nierenkapselspannung),

- – epileptische Anfälle, Schläfrigkeit (Hirnödem),
- – hypertone Krise mit Atemnot und Lungenödem.

Zu D: Die seltene, schnell fortschreitende Glomerulonephritis ist eine Erkrankung rascher Verschlechterung der Nierenfunktion (selten). Unbehandelt fällt die glomerulären Filtrationsrate (GFR) um 50% innerhalb von 3 Monaten bzw. es kommt zur terminalen Niereninsuffizienz innerhalb von 6 Monaten. Dies ist ein nephrologischer Notfall.
Zu E: Eine chronische Glomerulonephritis kann mit einer arteriellen Hypertonie einhergehen (fakultatives Symptom).

Antwort 490
Die Antworten D) und E) sind richtig.
Das Ovarialkarzinom geht in den meisten Fällen vom Epithel der Ovarien aus, seltener vom Stützgewebe (Stroma) der Eierstöcke oder von Keimzellen. Aufgrund ihrer intraperitonealen Lage im kleinen Becken hat das Ovarialkarzinom zunächst Platz für Wachstum zeigt keine charakteristischen Frühsymptome, wird deshalb meist erst in einem späten Stadium diagnostiziert und hat eine schlechte Prognose.
Ovarialkarzinome sind die 5.-häufigste Malignomart bei Frauen in Nordeuropa. Der Altersgipfel liegt bei ca. 60 Jahren (bei familiär gehäuften Ovarialkarzinomen, ca. 7% der Fälle, erkranken die Betroffenen ca.10 Jahre früher).
Ätiologie:
Ovarialkarzinome treten häufiger bei Nullipara (Frauen, die nie geboren haben) auf, familiäre Disposition in ca. 7% durch Genmutation. Die Einnahme von oralen Kontrazeptiva senkt das Erkrankungsrisiko.
Klinik:

- keine charakteristischen Frühsymptome
- unklare diffuse Unterbauchbeschwerden, Beeinträchtigung des Allgemeinbefindens

- Zyklusstörungen
- Dysmenorrhö bzw. Blutungen in der Postmenopause
- Zunahme des Leibesumfanges mit oder auch ohne Abnahme des Körpergewichts
- selten bei hormonell aktiven Tumoren Virilisierungserscheinungen (Haarwuchs, Tieferwerden der Stimme)
- Ausbreitung: kontinuierlich auf das umliegende Gewebe; lymphogene Metastasierung in die paraaortalen (neben der Aorta liegenden) und iliakalen Lymphknoten, hämatogene Metastasierung in Lunge, Leber, Gehirn und Skelettsystem

Antwort 491
Die Antwort B) ist richtig.
Klinik der typischen bakteriellen Lobärpneumonie (heute selten! Erreger: z. B. Pneumokokken):

- Plötzlicher Beginn, schweres Krankheitsgefühl, <u>hohes Fieber</u> (Kontinua über ca. 1 Woche), Schüttelfrost,
- Husten, <u>Atemnot</u>, „Nasenflügeln" (bei Kindern), Herpes labialis (Abwehrschwäche),
- Rotbraunes Sputum („pflaumenkompottartig", ab dem 2. Tag),
- Schmerzen im Brustkorb (nur bei Beteiligung der Pleura), evtl. fortgeleitet in den Oberbauch bzw. (bei Kindern!) sogar in den Unterbauch,
- „Kritische Entfieberung" 7.-9. Tag mit evtl. lebensbedrohlicher Herz-Kreislaufbelastung,
- Körperliche Untersuchung: Palpation: <u>gedämpfter Klopfschall</u>; Stimmfremitus verstärkt, Auskultation: Bronchialatmen, positive Bronchophonie, klingende <u>feinblasige Rasselgeräusche</u> (diskontinuierliche Nebengeräusche: feines Rasseln).
- Rö.: Verschattung, Lab.: BSG und CRP erhöht, Leukozytose, Linksverschiebung, Eosino- und Lymphopenie.

Zu A: Lungenödem: eher kein Fieber; Auskultation: grobblasige Rasselgeräusche;
Zu C: Asthmaanfall: eher kein Fieber; Auskultation: Giemen, Pfeifen und Brummen;
Zu D: Lungenemphysem: Perkussion: hypersonorer Klopfschall;
Zu E: Lungenfibrose: eher kein Fieber; Inspektion: „Door-stop-Phänomen": Bei tiefer Einatmung tritt plötzlicher Atemstopp ein; Perkussion: hoch gestellte Lungengrenzen; Auskultation: Knisterrasseln bei der Einatmung; bei fortgeschrittener Lungenfibrose evtl. Quietschen oder „Korkenreiben".

Antwort 492
Die Antworten B) und E) sind richtig.
Die Rheumatoide Arthritis stellt die häufigste Systemerkrankung des Bindegewebes dar. Sie verläuft schubweise und progredient. Es handelt sich um eine systemische Autoimmunerkrankung, die sich neben den Gelenken auch an anderen Organen manifestieren kann (Herz, Lunge, Leber, Niere, Nerven, Muskel, Haut). An den Gelenken kommt es zur entzündlichen Schädigung von Gelenkkapsel und -knorpel. Gelenkfehlstellung und -verknöcherung sind die Folge. Die Rheumatoide Arthritis befällt zu Beginn symmetrisch vorwiegend Hand- und <u>Fingergrund- und mittelgelenke</u>, kann aber auch alle anderen, auch große Gelenke sowie das Bindegewebe um die Gelenke betreffen. Vgl. zum Krankheitsbild der rheumatoiden Arthrits auch Antwort zu Frage **218**.
Zu A: Der Gichtanfall beginnt meist im Großzehengrundgelenk („Podagra").
Zu C: Die Sakroiliakalgelenke sind typische Lokalisationsorte des M. Bechterew (Spondylitis ankylosans).

Antwort 493
Die Antwort B) ist richtig.
10-15% der Bevölkerung haben Gallensteine, Frauen etwa doppelt so häufig wie Männer.

Hämolytische Anämien sind Ursachen für Bilirubingallensteine:
Steinarten:
- Cholesterinsteine und gemischte Steine (80%; enthalten >70% Cholesterin),
- Bilirubin- (Pigment-)Steine (20%; z.b. bei Hämolyse und Leberzirrhose).

Antwort 494
Antwort E) ist richtig.
Weitere Merkmale der Anorexia nervosa sind Untergewicht (15% bzw. BMI <17,5), welches selbst herbeigeführt ist z.b. durch Vermeidung „fett machender" Speisen, die Körperschemastörung (Selbstwahrnehmung als zu fett und Furcht, dick zu werden), das Verheimlichen der Erkrankung und das fast ausschließliche Auftreten bei weiblichem Geschlecht (90-95%).
Zu 1: Abführmittel (Laxanzien) werden von Patienten mit Anorexia nervosa eingesetzt, damit nach dem Essen möglichst viele Kalorien wieder ausgeschieden werden und das Gewicht niedrig gehalten werden kann.
Zu 2: Psychische Begleiterscheinungen einer Anorexia nervosa sind niedriges Selbstwertgefühl, depressive Verstimmung, Antriebslosigkeit und Müdigkeit, Stimmungsschwankungen, psychomotorische Unruhe, sozialer Rückzug und zwischenmenschliche Konflikte. Zum Suizid kann es zum Beispiel im Rahmen von depressiven Verstimmungen oder komorbiden Depressionen kommen.
Zu 3: Natrium- und Kaliummangel tritt als Folge der geringen und falschen Ernährung und des teilweise zusätzlichen Gebrauch von Abführ- und Entwässerungsmitteln (Laxanzien und Diuretika) oder Erbrechen bei der Anorexia nervosa auf. Insbesondere der Kaliummangel ist gefährlich, da er zu Herzrhythmusstörungen führen kann.
Zu 4: Patienten mit Anorexia nervosa erbrechen sich, um möglichst viele Kalorien wieder loswerden zu können, wenn das Essen zuvor nicht vermieden werden konnte.
Zu 5: Hormonelle Störungen sind bei Anorexia nervosa bekannt, diese treten bei Mädchen und Frauen in Form von Ausbleiben der Monatsblutung (Amenorrhö) und bei Jungen und Männern als geringes Interesse an Sexualität und Potenzverlust auf.
Vgl. auch Antwort zu Frage **157**.

Antwort 495
Die Antworten C) und D) sind richtig.
Zu A und C: Akuter Beginn mit heftigem Dauerschmerzen im Oberbauch, die gürtelförmig oder in den Rücken oder Brustkorb (DD: Herzinfarkt!) ausstrahlen können.
Zu B: In bis zu 15% der Fälle droht ein hypovolämischer Schock (Kreislaufschock mit Nierenversagen und Schocklunge),
Zu D: Elektrolytentgleisungen sind bei akuter Pankreatitis häufig. Eine Hypokalzämie ist prognostisch ungünstig.
Zu E: Ursachen einer akuten Pankreatitis:
- Gallenwegserkrankungen = akute biliäre Pankreatitis (45%): Gallengangsteine (Choledochussteine), Verengung der Papilla Vateri,
- Alkoholabusus (35%),
- keine erkennbare Ursache: idiopathisch (15% d. F.),
- seltenere Ursache: Bauchverletzung, nach Operationen, (nach ERCP), Virusinfektionen (Mumps, HIV, Virushepatitis), Medikamente (Östrogene, Glukokortikoide u. v. a.), penetrierendes Zwölffingerdarmgeschwür, Hypertriglyzeridämie, Hyperkalzämie, Würmer im Pankreasgang oder den Gallenwegen u.a.

Antwort 496
Die Antwort B) ist richtig.
Unter Lebensmittelvergiftung versteht man Vergiftungserscheinungen infolge der Aufnahme verunreinigter, giftiger, zersetzter oder bakteriell infizierter Nah-

rungsmittel. Im Gegensatz zur akuten infektiösen Gastroenteritis besteht keine direkte Übertragbarkeit von Mensch zu Mensch.

Zu A und E: Bei einer durch Staphylococcus aureus verursachten Lebensmittelvergiftung werden die Krankheitserscheinungen durch die von Staphylococcus aureus gebildeten Gifte (Toxine) verursacht. Es handelt sich also um eine Intoxikation, nicht um eine Infektion (Antibiotika sind deshalb weitgehend wirkungslos).

Zu B: Neben kalten Speisen wie Salaten und Mayonnaise, können auch gegarte Gerichte Ursprung einer solchen Vergiftung sein, da die von Staphylococcus aureus gebildeten Toxine sehr hitzestabil sind und auch durch 30-minütiges Erhitzen auf 100° C nicht zuverlässig zerstört werden.

Zu C und D: Die typischen Lebensmittelvergiftungen äußern sich klinisch durch akut bzw. perakut einsetzende Brechdurchfälle von kurzer Dauer. Die Inkubationszeit beträgt meist nur 1-2 Stunden.

Antwort 497
Die Antworten D) und E) sind richtig.
Hämorrhoiden sind als sogenannte innere Hämorrhoiden Hyperplasien des arteriovenösen Gefäßpolsters zur Feinabdichtung des Rektums.
Ätiologie: chronische Obstipation, sitzende Tätigkeit.
Klinik: anorektale hellrote Blutungen, Juckreiz und Nässen sowie ein Fremdkörpergefühl, starke Schmerzen sind typisch für fortgeschrittene Stadien mit Prolaps der Hämorrhoiden beim Pressen.
Diagnose: Anamnese (frisches Blut?), digital rektale Untersuchung (tastbare/sichtbare Knoten), Darmspiegelung zum Tumorausschluss.
Therapie konservativ: Gewichtsreduktion, Stuhlregulation (ballaststoffreiche Ernährung), Salben und Suppositorien, Sklerosierung und Gummibandligatur.
Operativ: Hämorrhoidektomie.

Antwort 498
Die Antwort B) ist richtig.
Zu A: Etwa 2-3 l Magensaft werden von den Drüsen der Magenschleimhaut täglich produziert. Der Saft enthält neben einem eiweißspaltenden Verdauungsenzym (Pepsinogen) noch Schleim, Intrinsic-Faktor und Salzsäure.
Zu B: Die Resorption von Vitamin B_{12} findet im terminalen Ileum statt.
Zu C: Pepsin ist ein eiweißspaltendes Enzym und zusammen mit Salzsäure an der Entstehung von Magen- und Duodenalgeschwüren beteiligt (Ulcus pepticum).
Zu D: Die Salzsäure hat entscheidende Aufgaben bei der Eiweißverdauung: 1) fördert sie die Umwandlung der Enzymvorstufe Pepsinogen zum aktiven Pepsin, 2) erzeugt sie ein optimales Milieu für die Pepsinwirkung (pH-Wert 2-4), 3) denaturiert sie die Eiweiße der Nahrung. Die Salzsäureverhindert außerdem die Ausbreitung von Bakterien im Magen und Dünndarm.
Zu E: Im Magen findet keine Resorption statt. Muzin ist Bestandteil des Magenschleims und dient dem Schutz der Magenschleimhaut vor der aggressiven Salzsäure.

Antwort 499
Die Antwort B) ist richtig.
Unserem Erachten nach ist diese Frage aber nicht eindeutig zu beantworten.
Zu 1 und 2: Body-Mass-Index = Körpergewicht in kg/(Körperlänge in Meter)^2
• Normalgewicht: 18,5-24,9 (kg/m^2)
• Übergewicht (Präadipositas): 25-29,9
• Übergewicht Grad 1: 30-34,9
• Übergewicht Grad 2: 35-39,9
Übergewicht Grad 3 (extreme Adipositas): >40
Beim Typ 2-Diabetes muss bereits im Stadium der Glukosetoleranzstörung die Therapie beginnen, um Komplikationen an den Gefäßen zu verhindern. Der Gewichtsnormalisierung kommt hierbei die größte Bedeutung zu.

Angestrebte Werte beim erwachsenen Patienten mit Diabetes-mellitus-Typ2 sind: Zielwerte: BMI <25 (unseres Erachtens ist die Angabe deswegen unter 1) nicht ganz korrekt, es gibt aber keine andere Antwortmöglichkeit), Nüchternblutzucker 80-120 mg/dl, HbA_{1c} <6,5%. Zu 4: Hier ist leider nicht genau definiert wie viele Stunden mit postprandial gemeint sind. Normalerweise ist der Blutzuckerwert beim Gesunden 2 Stunden nach dem Essen <140mg/dl.

Antwort 500
Die Antwort B) ist richtig.
Zu 1und 2: Chronischer Laxanzienabusus und Therapie mit wassertreibenden Medikamenten sind die häufigsten Ursachen einer Hypokaliämie.
Zu 3: Eine Hämolyse führt über den Zerfall der Erythrozyten zu einem Freisetzen des intrazellulären Kaliums.
Zu 4: Leitsymptome der primären NNR-Insuffizienz (M. Addison):

• Hyperkaliämie und Hyponatriämie (durch Aldosteronmangel, Aldosteron fördert die Natriumrückresorption am distalen Tubulus der Niere und scheidet Kalium aus), Hyperkalzämie,
• Schwäche und rasche Ermüdbarkeit,
• Hyperpigmentierung von Haut- und Schleimhäuten,
• Gewichtsverlust und Wassermangel (Dehydratation durch Mangel an Aldosteron
• arterielle Hypotonie
• evtl. Abdominalschmerzen, Übelkeit, Erbrechen,
• Verlust der Sekundärbehaarung bei Frauen.

Zu 5: Im Rahmen von Alkalosen kann es zu einer Hypokaliämie kommen.

Antwort 501
Die Antwort D) ist richtig
Zu 1und 3: In den meisten Fällen ist der Infektionsweg aufsteigend von der Harnröhre in die Blase. Die Keime stammen meist aus der Darmflora (E. coli).

Zu 2 und 5: Zuckerkrankheit und Schwangerschaft gelten als wichtige Risikofaktoren für eine Harnblasenentzündung.
Zu 4: Ein klopfschmerzhaftes Nierenlager und Fieber deuten auf eine Pyelonephritis hin.

Antwort 502
Die Antwort E) ist richtig.
Zu 1, 4 und 5: Die Beschwerden einer Endometriose sind an den hormonellen Zyklus der Frau gebunden, treten nur im geschlechtsreifen Lebensalter auf mit Steigerungstendenz. Postmenopausal verschwinden die Beschwerden völlig. Sie hängen in erster Linie vom Ausmaß und der Lokalisation der Endometrioseherde ab und kann auch symptomlos verlaufen.
Zu 2: Ursächlich werden für die Endometriose eine Verschleppung von Endometriumgewebe aus der Gebärmutter während der monatlichen Regelblutung oder bei gynäkologischen Operationen, hormonelle Faktoren und embryonale Gewebeveränderung (Metaplasie) (familiär gehäuft) verantwortlich gemacht.
Zu 3: Bei ca. 6-8-(10%) der Frauen im geschlechtsreifen Alter kann eine Endometriose nachgewiesen werden.
Vgl. zur Endometriose auch Antwort zu Frage 320.

Antwort 503
Die Antwort E) ist richtig.
COPD ist die englische Abkürzung für chronic obstructive pulmonary disease.
Die Krankheitsgruppe ist gekennzeichnet durch eine durch fortschreitende, nicht vollständig reversible Obstruktion der Atemwege auf dem Boden einer chronischen Bronchitis und/oder eines Lungenemphysems. Gekennzeichnet sind diese Lungenerkrankungen durch chronischen Husten mit Auswurf und Atemnot.

Antwort 504
Die Antwort D) ist richtig.
Als Demenz wird eine über Monate bis Jahre chronisch fortschreitende, degene-

rative Veränderungen des Gehirns mit Verlust von früher erworbenen kognitiven Fähigkeiten bezeichnet Antwort D) ist richtig.

Demenz ist ein Syndrom als Folge einer meist chronischen oder fortschreitenden Erkrankung des Gehirns mit Beeinträchtigung vieler kognitiver Funktionen. Zudem liegen Veränderungen der emotionalen Kontrolle (z.b. Reizbarkeit, Wutausbrüche), des Sozialverhaltens oder der Motivation vor, die gelegentlich auch zuerst auftreten.

Zu A: Bei Demenzen zeigt sich die Abnahme des Gedächtnisses beim Lernen neuer Information (Kurzzeitgedächtnis) und in schweren Fällen auch beim Erinnern von Erlebnissen aus der eigenen Vergangenheit (Langzeitgedächtnis).

Zu B: Bei Demenzen ist auch das Denkvermögen eingeschränkt, was sich z.b. bei der Fähigkeit zu planen und zu organisieren und der Informationsverarbeitung zeigt.

Zu C: Bei Demenz kann die zeitliche, räumliche und situative Orientierung gestört sein.

Zu D: Nach ICD-10 gilt eine Bewusstseinsstörung als Ausschlusskriterium einer Demenz (mit Ausnahme der späten Stadien der Erkrankung).

Zu E: Die Auffassungsgabe, also die richtige Einordnung und Bewertung von Sinneseindrücken (Sehen, Hören, Riechen, Schmecken und Fühlen), deren Speicherung und Wiedergabe ist bei Demenzkranken ebenfalls gestört. Vgl. zur Demenz auch Antwort zu Frage 245.

Antwort 505
Die Antwort E) ist richtig
Die Symptome sind abhängig vom jeweils betroffenen intrazerebralen Gefäß. Mit Abstand am häufigsten betroffen ist die A. cerebri media, da sie zum einen das größte Gefäß und zum anderen die direkte Fortführung der A. Carotis interna darstellt.

Je nach betroffenem Gefäß und dem daraus resultierenden Infarktareal kann es jedoch zu allen erdenklichen neurologischen Ausfällen kommen.

Antwort 506
Die Antwort C) ist richtig
Zu A: Erreger des Keuchhustens ist Bordetella pertussis, ein gramnegatives, toxinbildendes Stäbchenbakterium.

Zu B und D: Spätestens 20 Jahre nach der ersten Infektion (oder Impfung) gegen Keuchhusten ist der Mensch wieder voll für eine Infektion empfänglich. Erwachsene stellen deshalb ein wichtiges Reservoir für den Erreger dar.

Zu C: Für Säuglinge ist Keuchhusten lebensgefährlich! Die Immunität gegen Keuchhusten ist nicht diaplazentar übertragbar. Der Säugling ist ungeschützt. Säuglinge sind durch die Apnoeanfälle und durch zerebrale Schäden bedroht.

Zu E: Der Krankheitsverlauf bei Keuchhusten kann sich über mehrere Monate hinziehen:
3 Stadien (Symptomatik im Wesentlichen durch die Toxinwirkung des Bakteriums bedingt):

- Stadium catarrhale (1-2 Wochen), Prodromalstadium: ähnelt einem grippalen Infekt. Der Patient ist hochinfektiös!

- Stadium convulsivum (2-6 Wochen): krampfartige Hustenanfälle mit typischem inspiratorischem Ziehen; am Ende des Hustenanfalls wird zähes, klares Sputum ausgeworfen.

- Stadium decrementi (mehrere Wochen): Hustenanfälle gehen langsam zurück.

Antwort 507
Die Antworten B) und C) sind richtig.
Folgenschäden und Klinik einer Alkoholkrankheit:

Einfacher Alkoholrausch: Stellt eine (reversible) organische Psychose mit Bewusstseinstrübung, Ataxie, Intentionstremor, Sprachstörungen und Erinnerungslücken dar.

Folgeschäden des chronischen Alkoholabusus (Merke: Alkohol ist die Droge,
die die Organe am meisten schädigt):
Körperliche Schäden:

- Gastritis, Magen- und Duodenalulkus,
  Anämie
- Kreislaufbeschwerden, Hypertonie
- Myokarditis, Kardiomyopathie
- Lebererkrankungen: Fettleber, Hepati-
  tis, Leberzirrhose, Ösophagusvarizen
  und Blutungen (häufige Todesursa-
  che!),
- Aszites, Gerinnungsstörungen
- akute und chronische Pankreatitis,
  Pankreasinsuffizienz, Diabetes
- Mangelernährung, Hypovitaminosen,
  Gewichtsabnahme, Muskelatrophien
- Infektanfälligkeit
- Erhöhtes Karzinomrisiko: Ösophagus-,
  Pankreas-, Leberzellkarzinom
- Libido- und Potenzstörungen
- häufig Verletzungen durch Stürze
  in Rauschzuständen
- Schlafstörungen
- Bei Schwangerschaft: Alkohol-
  embryopathie

Neurologische Krankheitsbilder:

- Polyneuropathie
- Hirnatrophie, Wernicke-
  Enzephalopathie (Bewusstseinsein-
  trübung, Gangataxie und Augenmuskellähmungen insbesondere durch
  sekundären Vitamin B1-Mangel),
  funikuläre Myelose (Vi-tamin-B12-
  Mangel)
- Alkoholtremor
- Zerebrale Krampfanfälle
- Psychiatrische Krankheitsbilder:
- Organische Persönlichkeitsverände-
  rungen (Affektlabilität, emotionale
  Abstumpfung, Euphorie, ängstliche
  Unruhe,
- ethische Verflachung, Verrohung,
  Enthemmung, Depression)
- akute Alkoholhalluzinose (Intoxikati-
  onspsychose): Halluzinationen, ängstliche Erregung, Eifersuchtswahn
  (meist

- in Verbindung mit alkoholbedingter
  Impotenz)
- Organisches Psychosyndrom: Deliri-
  um tremens (Alkoholentzugsdelir),
  Korsakow-Syndrom (Desorientiert-
  heit,
- Merkfähigkeitsstörung, Konfabulatio-
  nen)
- Suizidalität

Soziale Störungen:

- Invalidität, Verlust des Berufes,
  Verwahrlosung
- Zerstörung des Familienlebens, Schei-
  dung, zunehmende Bindungslosigkeit
- Delikte unter Alkoholeinfluss
  (Verkehr, Gewalt)

Antwort 508
Die Antwort B) ist richtig.
Zu 2: Überträgersubstanzen (Neurotrans-
mitter) des Sympathikus sind Adrenalin
und Noradrenalin.
Zu 4 und 5: Verstärkte Sympathikusakti-
vität führt zur Erweiterung der Bronchien, zur Zunahme der Herzfrequenz
und zur Erweiterung der Pupille (Mydriasis).

Antwort 509
Die Antwort C) ist richtig.
Bei Kaliummangel kann es infolge zellu-
lärer Übererregbarkeit zu neuromuskulären, gastrointestinalen, renalen und kar-
diovaskulären Symptomen kommen.

- Neuromuskulär: Apathie, Adynamie,
  Parese u. Hypotonie der Muskulatur,
  Wulstbildung bei Beklopfen der
  Muskulatur, Bewusstseinsstörungen
  bis zum Koma;
- Gastrointestinal: z. B. Appetitlosig-
  keit, spastische Obstipation (bis zum
  paralytischen Ileus);
- Renal: Hypokaliämische Nephropa-
  thie
- Kardiovaskulär: Tachykardie,
  Extrasystolen, Ödeme, typische EKG-
  Veränderungen; Gefahr durch gestei-

gerte Empfindlichkeit gegenüber Digitalispräparaten.

Zu A: Parathormonüberschuss führt zur Hyperkalzämie.

Zu B: Hämolyse, Niereninsuffizienz oder Nebenniereninsuffizienz führen zu einer Hyperkaliämie.

Zu D: Eine Hypokalzämie führt zu Tetanie mit Pfötchenstellung und Stimmritzenkrampf.

Zu E: Laxanzienabusus und auch Diarrhö führen zu einer Hypokaliämie.

Antwort 510
Die Antwort A) ist richtig.
Die geschilderte Klinik deutet am ehesten auf eine Chondropathia patellae.
Die Chondropathia patellae ist ein Schmerzsyndrom im Bereich der Kniescheibe. Meist gehen die Schmerzen von den Bandstrukturen und ihren Ansätzen aus. Der Begriff ist irreführend, da Knorpel selbst ja nicht schmerzempfindlich ist.
Die Erkrankung wird besonders während des Wachstumsschubes in der Pubertät beobachtet.
Pathogenetisch lassen sich die Schmerzen durch eine mechanische Überbeanspruchung der an der Kniescheibe ansetzenden Strukturen erklären. Auch die Häufung der Beschwerden bei Sportlern und bei Personen, die in Kniebeugung arbeiten, führt zu dieser Erklärung.
Die belastungsabhängigen Schmerzen finden sich insbesondere nach Kniebeugung und treten vermehrt beim Treppensteigen auf.

Antwort 511
Die Antworten B) und C) sind richtig.
Zu A: Die Augenkammer ist mit Kammerwasser gefüllt.
Zu D: Ätiologie des Glaukoms (grüner Star):
- Glaukom des Kleinkinds: Entwicklungsstörungen im Bereich des Kammerwinkels

- Offenwinkelglaukom (Glaucoma simplex): Abflussbehinderung im Trabekelwerk des Schlemm-Kanals.
- Winkelblockglaukom: zu enger Kammerwinkel.

Zu E: Eine Linsentrübung wird als grauer Star bezeichnet.

Antwort 512
Die Antworten A) und D) sind richtig.
Die Commotio cerebri (Schädelhirntrauma 1. Grades) ist als eine leichte, gedeckte Hirnverletzung ohne Bewusstlosigkeit bzw. mit Bewusstlosigkeit bis zu 5 Minuten definiert. Sie heilt in ca. 5 Tagen vollständig aus. Die Patienten haben in der Regel lediglich eine retrograde Amnesie und Übelkeit zu beklagen.
Zu C und E: Beim postkommotionellen Syndrom treten Kopfschmerzen, vegetative und psychische Symptome (Schwindel, gesteigerte Reizbarkeit) sowie extrakranielle Verletzungsfolgen wie z.B. Beschwerden der Halswirbelsäule auf. Diese Symptome bilden sich aber vollständig zurück.

Antwort 513
Die Antwort B) ist richtig.
Zur Klinik des Harnleitersteins: Je nach Sitz der Steineinklemmung lokalisieren sich die starken Schmerzen im Rücken und/oder im seitlichen Unterbauch. Zusätzliche Symptome:
- Schmerzausstrahlung ins Genitale (bei tief sitzendem Harnleiterstein, DD: Hodentorsion)
- Brechreiz, Stuhl- und Windverhalt (reflektorischer paralytischer Ileus,
- Blasenkrämpfe,
- Hämaturie.

Die Patienten sind unruhig. Typischerweise "wandert" der Schmerz bei der Passage durch den Ureter: „Der Stein wandert, der Schmerz wandert und der Patient wandert auch".
Zu A: Zum differenzialdiagnostischen Ausschluss einer Erkrankung im Urogenitaltrakt sollte immer eine Urinuntersu-

chung durchgeführt werden: Leukozyten und Erythrozyten im Urin schließen eine Appendizitis zwar nicht aus, sollten aber immer an eine Blasen- oder Nierenentzündung bzw. einen tief sitzenden Harnleiterstein denken lassen.

Antwort 514
Die Antwort B) ist richtig.
Die Colitis ulcerosa ist eine chronisch entzündliche Dickdarmerkrankung mit kontinuierlicher Ausbreitung und mit Ausbildung von Ulzerationen der oberflächlichen Schleimhautschichten.
Die Erkrankung beginnt meist im Rektum und breitet sich in Richtung Dünndarm im Kolon aus. Das Rektum ist stets befallen. Vgl. zur Colitis ulcerosa auch die Antwort zu Frage **138**.

Antwort 515
Die Antwort D) ist richtig.
Zu A: Übertragungsmodus: „Fliegende Infektion" Übertragung durch Aerosole, Tröpfcheninfektion
Zu B: Ansteckung: vom 5. Tag der Inkubationszeit bis zum 4. Tage nach Beginn des Exanthem.
Zu C: Prognose: Bei unkomplizierten Masern ist die Prognose gut, lebenslange Immunität. Noch immer gefürchtet und mit schlechter Prognose: Masernenzephalitis.
Zu E: Kontagionsindex oder Infektionsindex ist eine Größe zur Quantifizierung der Wahrscheinlichkeit einer Erkrankung bei Kontakt mit einem Erreger: Zahl der tatsächlich Erkrankten bezogen auf 100 nicht immune Exponierte; wenn der Kontagionsindex den Wert 1 hat, bedeutet das, dass 100% der erstmalig mit dem Erreger in Kontakt gekommenen Menschen auch an der durch ihn ausgelösten Krankheit erkranken.
Die Windpocken sind mit einem Kontagionsindex von 0,9 eine hoch kontagiöse „fliegende Infektion". 90% der Patienten, die mit dem Erreger erstmals in Kontakt kommen, entwickeln die Krankheit.
Werte für einige anderen Infektions-

krankheiten: Masern: 0,95; Keuchhusten: 0,8; Diphtherie: 0,1-0,2; Röteln: 0,15-0,2; Typhus: 0,5; Poliomyelitis: 0,1.

Antwort 516
Die Antwort E) ist richtig.
Ätiologie des Asthma bronchiale:
1. Allergisches Asthma (extrinsic asthma): Durch allergenisierende Stoffe in Umwelt oder Arbeitswelt.
   Genetische Faktoren: Das allergische Asthma, bzw. die sog. atopischen Krankheiten Asthma bronchiale, allergische Rhinitis und Neurodermitis, kommen familiär gehäuft vor. Patienten mit diesen familiären Erkrankungen werden Atopiker genannt.
2. Nichtallergisches Asthma (intrinsic asthma):
   • Asthma durch Infektion,
   • chemisch- oder physikalisch-irritatives Asthma (Staub, kalte Luft u.a.),
   • Asthma- und Hustenbeschwerden infolge gastroösophagealen Refluxes,
   • Anstrengungsasthma (besonders bei Kindern und Jugendlichen),
   • pseudoallergisches Asthma (z. B. durch Acetylsalicylsäure = Aspirin®).
3. Mischformen aus 1 und 2 (bei Erwachsenen 80% d. F.).

Antwort 517
Die Antwort E) ist richtig.

Antwort 518
Die Antwort C) ist richtig.
Inspektion der Leber:
Die Leberhautzeichen:
   • Glatte, rote Lackzunge, Lacklippen,
   • Palmar- und Plantarerythem (Handinnenfläche und Fußsohle gerötet),
   • Gefäßspinnen (Spider naevi),

- Juckreiz (Pruritus) mit Kratzeffekten (Einlagerung von Gallensäuren in die Haut),
- Weißnägel, Caput medusae (Venenhautzeichnung über Abdomen), Dupuytren-Kontrakturen (Beugekontraktur der Finger infolge bindegewebigderber Verhärtung und Schrumpfung der Palmaraponeurose) u.a.

Antwort 519

Die Antworten B) und C) sind richtig.

Die Dupuytren-Kontrakturen ist eine Beugekontraktur der Finger infolge bindegewebig-derber Verhärtung und Schrumpfung der Palmaraponeurose. Bevorzugt ist der 4. und 5. Strahl betroffen. Die Ursache ist ungeklärt, es besteht eine Koinzidenz mit anderen häufigen Erkrankungen wie z.b. der Leberzirrhose und dem Diabetes mellitus.

Die konservative Therapie ist ohne Bedeutung. Die operative Behandlung besteht in der Entfernung der befallenen Palmaraponeurose.

Antwort 520

Die Antwort B) ist richtig

Zu 3) Patienten mit Diabetes mellitus leiden unter einer Resistenzschwäche (Anfälligkeit gegenüber Infektionen), zu den Hauterscheinungen bei Diabetes mellitus zählen Juckreiz (Pruritus), Hautinfektionen (Candidamykose, Furunkulose, Abszess, Erysipel u.a.),

Antwort 521

Antworten A) und D) sind richtig.

Eine Vene ist ein Blutgefäß, welches Blut vom Kapillarnetz der Peripherie zum Herzen befördert.

Zu A: die Pfortader führt das venöse Blut der unpaaren Bauchorgane.

Zu B: Die V. mesenterica superior mündet in die Pfortader.

Zu C: Arterielles Blut ist meist sauerstoffreich, venöses Blut ist meist sauerstoffarm. Eine Ausnahme bilden die Gefäße des Lungenkreislaufs. Die zur Lunge

hinführenden Arterien enthalten sauerstoffarmes Blut, während die Lungenvenen sauerstoffreiches, sog. arterialisiertes Blut führen.

Zu D: Venen sind Niederdruckgefäße. Venen und Arterien sind nicht genau gleich gebaut. So besitzen die Venen im Gegensatz zu den Arterien taschenförmige Venenklappen, die den Rückstrom des Blutes verhindern und nur einen herzwärts gerichteten Blutstrom ermöglichen („Ventil").

Zu E: Anatomie: 3 Venensysteme am Bein:

- Oberflächliche Venen: V. saphena magna und V. saphena parva mit Seitenästen,
- tiefe Beinvenen: übernehmen 90% des venösen Rückstroms,
- Perforans-Venen: Verbindung zwischen oberflächlichem und tiefem System.

Die physiologische Flussrichtung erfolgt von den oberflächlichen Venen über die Perforansvenen in die tiefen Beinvenen.

Antwort 522

Die Antwort C) ist richtig.

Zu C: Der Papillomavirenbefall von Epithelzellen der Haut und Schleimhäute führt zur Bildung gut- oder bösartiger Tumoren am Infektionsort.

Infektionen mit Niedrigrisiko-HPV-Typen im Genital- oder Analbereich führen zur Bildung von Genitalwarzen (Feigwarzen: Condyloma acuminata). Hochrisiko-HPV-Typen rufen bösartige Veränderungen hervor: Gebärmutterhalskrebs (Zervixkarzinom), sowie Scheiden-, Vulva-, Penis-, Anal-, Mund- und Speiseröhrenkarzinome.

Merke: In 99,7% der Zervixkarzinome finden sich Hochrisiko-HPV-Typen (HPV16 und HPV18). Damit gelten die Papillomaviren als (Mit)Auslöser dieser bösartigen Erkrankung.

In Europa ist seit 2006 ein Impfstoff (Gardasil®) zur vorbeugenden Immunisierung gegen einige Gebärmutterhalskrebs auslösende HPV zugelassen. Seit März 2007 wird die Impfung von der STIKO für 12-17-jährige Mädchen empfohlen.

Antwort 523
Antwort A) ist richtig.
Zu den Risikogruppen für Suizidalität zählen neben den Alleinstehenden auch ältere Personen, psychisch Erkrankte (z.B. Depression und Suchterkrankung)und Menschen mit Suiziden in der Familie.
Zu 1: Bei Verdacht auf Suizidgedanken oder – absichten sollte ein Patient unbedingt darauf angesprochen werden, um eine Einschätzung der Gefährlichkeit vornehmen zu können. Erst dadurch können weitere Schritte (z.B. Vorstellung beim Psychiater zur Medikation, stationäre Aufnahme) geplant werden. Meist stellt das Ansprechen von Suizidgedanken für den Betroffenen eine Erleichterung dar, die Befürchtung, „man bringe den anderen dadurch auf Ideen" ist unbegründet.
Zu 2: In der Altersklasse von 15-35 Jahren steht Suizid tatsächlich an 2. Stelle der Todesursachen (nach Unfällen). In dieser Altersklasse treten Suizide nicht häufiger auf, aber schwere Krankheiten und dadurch verursachter Tod sind sehr selten. Im Jahre 2006 waren Herzkreislauferkrankungen (43,7%) und Krebserkrankungen (25,7%) die häufigsten Todesursache in Deutschland dar. Es folgen Tod durch Krankheiten des Atemsystems (6,7%) und des Verdauungssystems (5,2%) vor den nichtnatürlichen Todesursachen (3,9%), zu welchen neben den Suiziden z.B. auch Vergiftungen zählen.
Zu 4: Bei Suizidversuch in der Vergangenheit ist das Suizidrisiko stark erhöht (insbesondere im ersten Jahr nach dem Suizidversuch).
Zu 5: Bei Ablehnung der Behandlung und vorhandener Suizidalität müssen weitere Schritte unternommen werden (z.B. Verständigen des Notarztes oder der Po-

lizei, freiwillige stationäre Einweisung oder durch behördliche Unterbringung).

Antwort 524
Die Antwort C) ist richtig.
100 g Schokolade enthalten durchschnittlich 400-500 kcal. Bitterschokolade weist dabei den geringsten Kalorienanteil auf.

Antwort 525
Die Antwort D) ist richtig.
Die Mehrzahl tödlicher Lungenembolien verläuft in Schüben! Typisch für rezidivierende Lungenembolien: Schwindelanfälle, kurze Bewusstlosigkeiten, unklares Fieber und Tachykardie.
Todesursache ist eine akute Rechtsherzinsuffizienz (Widerstandserhöhung im kleinen Kreislauf).
Zu E: Der Thrombus der zur Lungenembolie führt kommt meist aus den unteren Beinvenen.

Antwort 526
Die Antwort D) ist richtig.
Die Aortenklappeninsuffizienz hat ein diastolisches Herzgeräusch.
Zu A, B und C: Diese Herzfehler haben ein systolisches Herzgeräusch.
Zu E: Diastolische Herzklappenfehler sind in der normalerweise keine funktionellen Herzgeräusche. Funktionelle Herzgeräusche, z.B. bei Jugendlichen in der Wachstumsphase sind systolische Geräusche.

Antwort 527
Die Antwort D) ist richtig.
Die chronische Polyarthritis stellt die häufigste Systemerkrankung des Bindegewebes dar. Es handelt sich um eine systemische Autoimmunerkrankung, die sich neben den Gelenken auch an anderen Organen manifestieren kann. An den Gelenken kommt es zur entzündlichen Schädigung von Kapsel und Knorpel. Gelenkfehlstellungen und Verknöcherungen sind die Folge. Diese sind röntgenologisch darstellbar.

Frauen sind 4-mal so häufig wie Männer betroffen.

Der entzündliche Prozess startet in der Gelenkkapsel (Synovia) mit verschiedenen zelllulären und humoralen Immunphänomenen (Autoantikörper, usw.). Dies führt zur Entzündung und Wucherung der Synovia.

Zu 4: Die Still-Krankheit ist eine Sonderform der chronischen Polyarthritis. Es ist eine schwere, atypisch verlaufende chronische Polyarthritis im Kindesalter mit Gelenkergüssen, Exanthemen, Fieber, Milz-, Leber- und Lymphknotenschwellung.

Antwort 528
Die Antwort A) ist richtig.

Zu 1: Beispiele für das Vorkommen eines Kurzdarmsyndroms sind der ausgeprägte Mesenterialinfarkt und die nekrotisierende Enterokolitis. Beim Mesenterialinfarkt kommt es durch den akuten Gefäßverschluss zum Absterben des Darmes. Die nekrotischen Darmteile müssen operativ entfernt (reseziert) werden.

Die nekrotisierenden Enterokolitis ist ein nekrotisierende Entzündung (NEK) der Darmwand bei Frühgeborenen. Dies führt zum Absterben des Darmes und zur Sepsis. Kann die NEK nicht durch Infusionstherapie, Beendigung jeglicher oralen Nahrungszufuhr und Antibiotikagabe unter Kontrolle gebracht werden, ist die Operation mit Entfernung der nekrotischen Darmteile angezeigt.

Je nach Ausdehnung der Nekrosen droht das Kurzdarmsyndrom. Es entspricht in seiner Klinik dem Malassimilationssyndrom mit Durchfällen, Fettstühlen und Mangelerscheinungen.

Zu 3, 4 und 5: Die Hypothyreose, die Hypokaliämie und die Hyperkalzämie führen zur Obstipation.

Antwort 529
Die Antwort E) ist richtig.

Zu 1: Bei einer Einengung der Supraspinatussehne kommt es zu Schulterschmerzen bei der Abduktion des Armes von 60 bis 120°. Begünstigt durch die physiologische Enge unterhalb des Akromion, wo die Sehne des Musculus Supraspinatus zum Humeruskopf zieht, führen degenerative und entzündliche Veränderungen zu einer weiteren Einengung.

Zu 4: Die Ruptur der langen Bizepssehne ist meist durch ein Bagatelltrauma bei bereits bestehender degenerativer Veränderung verursacht. Neben Schmerzen und verminderter Kraft bei der Beugung im Ellbogengelenk kommt es zu einem sichtbaren Muskelwulst oberhalb der Ellenbeuge.

Zu 5: Zervikobrachialsyndrom ist die Bezeichnung für Schmerzen im Bereich des Halses, des Schultergürtels und der oberen Extremität infolge von Irritation oder Kompression von Wurzeln zervikaler Spinalnerven.

Antwort 530
Die Antworten C) und D) sind richtig.
Allgemeine Grundsätze der Sterilisation:
- Den thermischen Methoden ist immer der Vorzug zu geben bei Gegenständen, die in der Praxis mehrfach verwendet werden sollen und sterilisiert werden müssen.
- Dabei ist - wegen der deutlich geringeren Wärmeleitfähigkeit von Luft - die Dampfsterilisation mit höherem Energiegehalt (Autoklav) dem Verfahren mit trockener Hitze überlegen. Dampf wird dabei mit Überdruck auf die erforderliche Temperatur (>100°C) gebracht.
- Die zu sterilisierenden Objekte müssen sauber sein; sie werden deshalb vor der Sterilisation desinfiziert und gereinigt.
- Das Material darf nicht zu dicht gelagert werden, da nur von einer optimalen Sterilisation ausgegangen werden kann, wenn das Sterilisiermedium (Heißluft, feuchte Hitze usw.) überall hingelangt. Zwischenböden in der Sterilisierkammer müssen perforiert sein.

- Das zu sterilisierende Gut muss so verpackt werden, dass es nach der Sterilisation aseptisch entnommen werden kann und bis zum nächsten Gebrauch vor Rekontamination geschützt ist; die Verpackung darf die Wirksamkeit der Sterilisation nicht beeinträchtigen.
- Es sollen kleine Verpackungseinheiten hergestellt werden, denn durch Öffnen der Verpackung oder Behältnisse ist das gesamte eingelagerte Sterilgut als nicht mehr steril anzusehen. (z.b. Metallbehälter, in denen mehrere Instrumente lagern).
- Die Zeit des gesamten Sterilisiervorgangs besteht aus Anheizzeit, Ausgleichszeit (zum Erreichen einer möglichst gleichmäßigen Temperatur im ganzen Gerät), Einwirkungszeit (aus Abtötungszeit und Sicherheitszuschlag) und Kühlzeit. Der gesamte Vorgang braucht also sehr viel länger als nur die genannte Einwirkungszeit!
- Chemische oder physikalische Behandlungsindikatoren (z.B. Farbindikatoren) sollen eingesetzt werden, um:
  - sterilisiertes von nicht sterilisiertem Gut unterscheiden zu können,
  - zu kontrollieren, ob die erforderliche Temperatur erreicht worden ist.
- Es sollen Aufzeichnungen zu den Sterilisierungsvorgängen geführt werden ('Tagebuch').
- Mikrobiologische Kontrollen mit zugelassenen Bio-Indikatoren sind mindestens halbjährlich bzw. nach 400 Läufen erforderlich, um die einwandfreie Funktion des Sterilisators zu überprüfen.
(Es kommen Proben mit Sporen von Bacillus stearothermophilus zum Einsatz. Nach dem Testlauf werden sie bebrütet und ein evtl. Keimwachstum ausgewertet. Sporenpäckchen enthalten sporenhaltige Erde (Bebrütung 14 Tage); Sporenstreifen: Bebrütung nur 4 Tage; Attest-Röhrchen: Bebrütung nur 1 Tag.)

Antwort 531
Die Antwort D) ist richtig.
Jede Hämaturie ist solange karzinomverdächtig, bis das Gegenteil bewiesen ist!
Zu A und C: Hier liegen die Ursachen der Hämaturie nach der Niere (postrenal).
Zu B: Hier liegen die Ursachen intrarenal.
Zu D: Cumarine sind Vitamin-K-Antagonisten. Vitamin-K wird von der Leber zur Synthese der Gerinnungsfaktoren II, VII, IX und X benötigt. Sie werden zur Thromboembolieprophylaxe z.b. nach tiefer Beinvenenthrombose verabreicht. Unter einer Therapie mit Cumarinderivaten kann es als Nebenwirkung zu Blutungen kommen.
Zu E: Der Milzinfarkt äußert sich durch Flankenschmerzen links.

Antwort 532
Die Antwort D) ist richtig.
Zu A: Die ersten Zähne erscheinen durchschnittlich im Alter von 6 Monaten.
Zu B: Mit etwa 9 Monaten ist freies Sitzen möglich.
Zu C: Die meisten Kinder können im Alter von 18 Monaten sicher laufen.
Zu E: Ein Kind von 2 Jahren kann schon mindestens 20 Wörter sprechen.

Antwort 533
Die Antwort D) ist richtig.
Bösartige Tumoren sind in Deutschland die zweithäufigste Todesursache (ca. 25%) nach den Herz-Kreislauf-Erkrankungen. Die Ausbreitung einer bösartigen Neubildung erfolgt durch infiltrierendes, destruierendes Wachstum (gutartige Tumoren zeigen verdrängendes Wachstum) mit Übergreifen auf benachbarte Gewebe, Organe und Organsysteme, sowie durch Metastasierung (Absiedlung von Zellen oder Zellverbänden über den Blut- oder Lymphweg in primär nicht erkrankte Körperregionen).

Antwort 534
Die Antwort B) ist richtig.
Zu 1: Morphin ist ein hochpotentes Schmerzmittel.
Zu 2: Antidepressiva hemmen den Abbau oder die Wiederaufnahme von Serotonin oder Noradrenalin im Zentralen Nervensystem. Sie werden unter anderem bei allen Formen der Depression eingesetzt.
Zu 3: Codein wirkt hustenstillend und schwach schmerzstillend. Es ist wie Morphin ein Opiat. Allerdings ist die Suchtgefahr bei Codein geringer ausgeprägt als bei Morphin.
Zu 4: Unter Tranquilizern wird eine große Gruppe von Stoffen verstanden, die eine beruhigende, angstlösende und schlaffördernde Wirkung haben. Zu dieser Gruppe zählen die Benzodiazepine. Es besteht die Gefahr der Abhängigkeit und Gewöhnung.
Zu 5: Neuroleptika zählen zu den Psychopharmaka mit antipsychotischer Wirkung. Sie werden in der Therapie von akuten Psychosen und der Schizophrenie eingesetzt. Es besteht keine Missbrauchs- oder Abhängigkeitsgefahr.

Antwort 535
Die Antworten A) und D) sind richtig.
Das Cushing-Syndrom ist eine funktionelle Störung der Nebennierenrinde, des Hypothalamus (vermehrte Corticotropin-RH- = CRH-Ausschüttung) oder der Hypophyse (vermehrte ACTH-Ausschüttung), bei der zu viel Glukokortikoide (vor allem Kortisol) produziert Vgl. zur Klinik des Cushing-Syndroms Antwort zur Frage **428**.
Zu E: Uhrglasnägel finden sich bei allen Herz- und Lungenerkrankungen mit chronischer Hypoxämie.

Antwort 536
Die Antwort B) ist richtig.
Zu 1: Bei der Myopie ist im Verhältnis zur Brechkraft der Augapfel zu lang. Der Brennpunkt liegt vor der Netzhautebene.

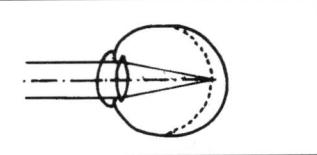

Zu 4: Die Stelle im Auge, an der der Sehnerv austritt wird blinder Fleck genannt. Der gelbe Fleck ist die Stelle des schärfsten Sehens.

Antwort 537
Die Antwort A) ist richtig.
Zu A: Vitamin D ist wichtig für den Kalziumstoffwechsel. Kalzium wird für die Mineralisation des Knochens benötigt.
Zu B: Ein Mangel an Vitamin C führt zum Skorbut mit Brüchigkeit der Blutgefäße und daraus resultierenden Blutungen sowie Ausfall der Zähne und Zahnfleischentzündungen.
Zu C: Eine Anämie kann durch einen Eisen-, Vitamin B12 oder Folsäuremangel entstehen.
Zu D: Ein Vitamin A-Mangel führt zu Nachtblindheit, verminderter Tränensekretion und trockener Haut.
Zu E: Eine Blutungsneigung findet sich infolge eines Vitamin K-Mangels. Vitamin-K wird von der Leber zur Synthese der Gerinnungsfaktoren II, VII, IX und X benötigt.

Antwort 538
Die Antwort D) ist richtig.
Zu einer Adnexitis kommt es durch eine Keimaszension aus den unteren Genitalabschnitten. Auslöser sind: Neisseria gonorrhoeae, Chlamydien sowie anaerobe und aerobe bakterielle Mischinfektionen.

Antwort 539
Die Antwort D) ist richtig.
Extrasystolen sind vorzeitig und unregelmäßig einfallende Extraschläge des Herzens, die spontan von einem pathologischen Reizbildungsherd des Herzens ausgehen. Sie unterbrechen den normalen Herzrhythmus. Extrasystolen können

zwischen zwei normalen Herzschlägen „interponiert" sein, oder es folgt der Extrasystole eine Verlängerung des diastolischen Intervalles („kompensatorische Pause"). Extrasystolen sind bei der Auskultation des Herzens zu hören und bei der Pulskontrolle zu fühlen.

Vom Patienten können Extrasystolen als „Herzstolpern" empfunden werden, meistens bleiben sie jedoch unbemerkt. Sie kommen auch beim Gesunden vor.

Ätiologie: Ursachen von Herzrhythmusstörungen:

Ursachen, die im Herzmuskel liegen:

* Koronare Herzkrankheit und Herzinfarkt,
* Herzmuskelentzündung (Myokarditis) und Herzmuskelerkrankungen (Kardiomyopathien).

Hämodynamische Ursachen:

* Volumenbelastung des Herzens, z. B. Herzklappeninsuffizienzen,
* Druckbelastung des Herzens, z. B. Hypertonus, Herzklappenstenosen.

Ursachen, die außerhalb des Herzens (= extrakardial) liegen:

* Hyperthyreose (Schilddrüsenüberfunktion),

* Hypoxie (Sauerstoffunterversorgung),
* Elektrolytstörungen (vor allem Kalium!),
* Medikamente (Digitalis),
* Genussmittel (Kaffee, Alkohol),
* überempfindlicher Karotissinus,
* psychovegetative Faktoren

Antwort 540
Die Antworten A) und B) sind richtig. Der Morbus Bechterew ist eine chronische, progrediente, abakterielle systemische Entzündung mit bevorzugter Manifestation im Bereich der Wirbelsäule, der Iliosakralgelenke und der kleinen Wirbelgelenke. Im Gefolge der schubweisen Entzündung kommt es zur Atrophie des Gelenkknorpels und zu einer aufsteigenden knöchernen Durchbauung von Gelenken, Bandscheiben und Bändern und zur Einsteifung der Wirbelsäule. Vgl. zum Krankheitsbild des M. Bechterew Antwort zu Frage 257.
Zu C: Fehlendes Mitschwingen der Arme findet sich beim M. Parkinson.

ANTWORTEN MC 10

Antwort 541

Die Antwort C) ist richtig.

Multiple Sklerose, Migräne und das Glaukom können zu Sehstörungen führen.

Zu 3: Die Achalasie ist eine Öffnungsstörung des unteren Speiseröhrenverschlusses (mangelnde Erschlaffung des unteren Speiseröhrensphinkters). Hervorgerufen wird das Krankheitsbild durch den Untergang parasympathischer Nervenfasern des Plexus myentericus (Auerbach-Plexus). Sehstörungen gehen mit dem Krankheitsbild normalerweise nicht einher.

Zu 5: Xanthelasmen sind hellgelbe Platten im Bereich der Augenlider, bedingt durch Cholesteroleinlagerungen in Speicherzellen der Haut. Xanthelasmen beeinträchtigen das körperliche Befinden normalerweise nicht und führen auch nicht zu Sehstörungen.

Antwort 542

Die Antwort B) ist richtig.

Scharlach und Shigellenruhr werden durch Bakterien hervorgerufen, Influenza und Masern durch Viren und die Malaria durch tierische Einzeller, Protozoen.

Antwort 543

Die Antwort B) ist richtig.

Definition der Hodentorsion:

Drehung von Hoden und Samenstrang um die Längsachse infolge abnormer Beweglichkeit (auch beidseits möglich). Die Drehung führt zur Ischämie bzw. Nekrose des Hodens. Vorkommen: In allen Altersgruppen, am häufigsten im 1. Lebensjahr und zwischen der Pubertät und dem 25. Lebensjahr.

Ursache: Abnorme Beweglichkeit des Hodens innerhalb seiner Hüllen und seiner Aufhängung.

Klinik:
- Plötzliche, meist einseitige, starke Skrotalschmerzen,
- Ausstrahlung der Schmerzen in Leiste und Unterbauch,
- rasche Schwellung und evtl. Rötung einer Hodensackhälfte,
- Schmerzverstärkung bei Anheben des Hodens (negatives Prehn-Zeichen; Schmerzlinderung spricht differenzialdiagnostisch für eine Orchitis oder eine Epididymitis),
- Ödem des Hodensacks (Skrotalödem)
- fehlender Kremasterreflex (Bestreichen der Oberschenkelinnenseite führt zum Anheben des Hodens auf dieser Seite),
- Übelkeit, Erbrechen, Schweißausbruch, Tachykardie.

Diagnose: Anamnese, Klinik (negatives Prehn-Zeichen; unsicher!), Ultraschall- und Dopplersonographie, operative Freilegung in Zweifelsfällen.

Therapie: Organ erhaltende Detorsion innerhalb von 4-6 Stunden, falls möglich äußerlich manuell, meist jedoch operativ mit Fixation beider Hoden am tiefsten Punkt des Skrotums (Orchidopexie). Bei Nekrose: Entfernung des betroffenen Hodens (Orchiektomie) und prophylaktische Fixierung des verbliebenen Hodens.

Antwort 544

Die Antwort D) ist richtig.

Zu 5: Ein Schlaganfall (Apoplexie) führt zu einer zentralen Fazialislähmung. Das Stirnrunzeln ist hierbei meist noch möglich, da der Stirnast bei der zentralen Fazialislähmung i. d. R. nicht betroffen ist.

Antwort 545

Die Antwort C) ist richtig.

Chlamydien sind gramnegative Bakterien. Sie unterscheiden sich von anderen Bakterien dadurch, dass sie obligat intrazellulär leben. Es sind drei menschenpathogene Arten bekannt:

1) Chlamydia psittaci: Erreger der Ornithose,
2) Chlamydia trachomatis: Erreger des Trachoms (Biovar trachoma) und Erreger des Lymphogranuloma inguinale (sexuell übertragene Erkrankung):
   - Serovare A–C verursachen das Trachom;
   - Serovare D–K sind die häufigsten Erreger der Urethritis non gonorrhoica und der nichtgonorrhoischen Zervizitis (Gebärmutterhalsentzündung); außerdem der Salpingitis (Eileiterentzündung), Epididymitis (Nebenhodenentzündung) und der Einschlusskonjunktivitis.
   - Serovare L1–L3 sind die Erreger des Lymphogranuloma venereum.
3) Chlamydia pneumoniae: Erreger zumeist leicht verlaufender (bisweilen aber auch lebensbedrohlicher) Infekte des oberen Respirationstraktes: grippeähnliche Infekte, Nebenhöhlenentzündungen, Rachenentzündungen, Pneumonien u.a.

Antwort 546
Die Antwort C) ist richtig.
Vgl. zum Krankheitsbild der Alzheimer Demenz Antwort zu Frage 245.
Die Alzheimer-Krankheit muss von anderen, ähnlichen psychischen und neurologischen Erkrankungen differenzialdiagnostisch abgegrenzt werden:
- Normale altersbedingte Vergesslichkeit und kognitive Altersstörungen
- Depression bei älteren Menschen mit Denkhemmung
- Deprivationserscheinungen (z.B. in Altersheimen)
- Aphasie (zentrale Sprachstörung)
- Mutismus (Stummheit bei intaktem Sprachvermögen)
- Autismus (Form der Kontaktstörung)
- Schwere neurologische Syndrome (Apallischen Syndrom, Locked-in-Syndrom, akinetischen Mutismus)
- Gehirntumoren, Gehirnverletzungen

- Störungen des Stoffwechsels (z.b. Hypoglykämie)
- Schlaganfall (Apoplexie)
- Delir
- Psychosen und Wahn (Schizophrenie, Manie, psychotische Depression)
- anderen Demenzformen

Antwort 547
Die Antworten A) und C) sind richtig.
Zu A, B und C: Influenzaviren sind die klassischen Grippeerreger: endemisch, epidemisch oder pandemisch auftretenden Infektionskrankheit der Atemwege. Häufig wird die Klinik der viralen Influenza durch bakterielle Superinfektionen mitbestimmt (zweiter Fieberanstieg). Die Inkubationszeit beträgt 1-3 Tage.
Erreger:
Influenzavirus A (Subtypen H1, H2, H3), B und C (RNA-Orthomyxoviren).
Von den drei Influenza-Virustypen ist der Typ A der wichtigste. Mit seinen Subtypen H1, H2 und H3 ist er der Erreger von großen Grippeepidemien und –pandemien.
Influenza A-Viren sind genetisch variabel. Sie verändern fortwährend ihre Antigenstruktur. Kleine Antigenveränderungen („antigenic drift") im Intervall von ca. 2-3 Jahren führen zu kleineren Epidemien. Größere Antigenveränderungen („antigenic shift") erklären die periodisch auftretenden Grippepandemien (die neue Antigenstruktur wird von den „alten" Antikörpern nicht mehr erkannt). Deshalb entwickeln Erkrankte keine dauerhafte Immunität.
Zu D: Grippeschutzimpfung (aktive Immunisierung): In den Monaten Oktober/November sollte bei Risikopatienten eine jährliche Schutzimpfung mit inaktivierten Krankheitserregern (Totimpfstoff nach neuester Empfehlung der WHO) vorgenommen werden. Geimpft werden sollten: ältere Patienten (vor allem bei Vorerkrankungen), herz- und lungenkranke Patienten, Patienten mit Abwehrschwäche, stark exponierte Perso-

nengruppen (Krankenhauspersonal usw). Wegen der Antigen-Shift des Erregers darf nur der aktuelle Jahresimpfstoff verwendet werden. Erkältungen oder „grippalen Infekten" beugt diese Impfung - entgegen landläufiger Meinung - nicht vor. (Innerhalb der ersten 3 Wochen nach Impfung kann ein HIV-Test positiv ausfallen.)
Zu E: Für die saisonale Influenza besteht Meldepflicht nach §7 des Infektionsschutzgesetzes für den direkten Nachweis.

Antwort 548
Die Antwort B) ist richtig.
Zu A, C und D: Bei Trikuspidalklappenstenose, Pulmonalklappeninsuffizienz und Mitralklappenstenose findet sich bei der klinischen Untersuchung ein diastolisches Geräusch.
Zu E: Ein systolisch-diastolisches Maschinengeräusch findet sich z.b. beim Herzklappenfehler des offenen Ductus arteriosus Botalli (PDA).

Antwort 549
Die Antworten C) und D) sind richtig.
Uterusmyome sind gutartige, oft mehrfach vorkommende (multiple) Geschwülste der glatten Uterusmuskulatur. Sie sind die häufigsten Unterbauchtumor vor der Menopause (20% aller Frauen über 30 Jahre). Ihr Wachstum ist hormonabhängig (deshalb kommen Uterusmyome nicht vor der Pubertät vor und wachsen nach der Menopause nicht weiter)
Klinik:
• 25% d.F. keine oder nur unspezifische Symptome
• starke Blutung bei normaler Dauer (Hypermenorrhö)
• verlängerte Blutungsdauer (Menorrhagie)
• schmerzhafte Monatsblutung (Dysmenorrhö)

• Miktions- und Defäkationsbeschwerden (Druck auf Blase, Rektum, Harnleiter)
• Schmerzen
Komplikationen:
• Umwandlung zu malignem Myosarkom (relativ selten: 0,5% d.F.)
• Stieldrehung: plötzliche, heftige Unterbauchschmerzen bis zum akuten Abdomen
Merke: ein „Uterus myomatosus" postmenopausal (nach den Wechseljahren) mit vaginalen Blutungen ist immer karzinomverdächtig!
Therapie:
• mit Wegfall der Östrogenstimulation (Postmenopause) kommt es häufig zu spontaner Verkleinerung der Myome.
• keine Therapie bei Myomen, die keine Symptome verursachen
• konservative Behandlung: Gestagengabe (v.a. bei starker Blutung)
• Indikation zur chirurgischen Therapie: schnelles Wachstum (Verdacht auf malignes Myosarkom), Druck auf Nachbarorgane, Metrorrhagie, akutes Abdomen bei Stieldrehung, Infertilität, Myomwachstum in der Menopause

Antwort 550
Die Antwort D) ist richtig.
Zu A: Die mittlere Atemfrequenz beträgt beim Erwachsenen in Ruhe ca. 15 Atemzüge/Minute, mit Schwankungen zwischen 12 und 18 Atemzügen pro Minute. Eine Zunahme der Atemfrequenz über 20 pro Minute wird Tachypnoe, eine Atemfrequenz von unter 8 pro Minute wird Bradypnoe genannt.
Kinder haben eine höhere Atemfrequenz (20-30/min), Kleinkinder haben Frequenzen um 30-40/min, Neugeborene um 40-50/min.
Zu B, C und E: Pathologische Atemtypen:
• Kussmaul-Atmung: eine regelmäßige, stark vertiefte Atmung. Sie weist auf eine kompensatorische Mehratmung (Hyperventilation) bei Azidose(saurer

pH-Wert im Blut) hin. Es wird vermehrt CO_2-eine saure Substanz - abgeatmet und damit die Azidose verringert. Diese Atmung findet sich typischerweise als Symptom des ketoazidotischen Coma diabeticum.

• Cheyne-Stokes-Atmung: Atmung mit wechselnder, an- und abschwellender Atemtiefe, evtl. mit kurzen Atempausen. Dieser Atemtyp wird bei chronischer Herzinsuffizienz, chronischen Lungenerkrankungen, Enzephalitis und Vergiftungen (Opiate, Barbiturate) beobachtet.

• Seufzeratmung: anfänglich tiefe, dann abflachende Atemzüge mit mehreren Sekunden dauernden Atempausen. Dieser Atemtyp findet sich bei Patienten mit extremer Adipositas im Liegen (sog. Pickwick-Syndrom).

• Biot-Atmung: intermittierende Atmung. Kräftige Atemzüge von gleicher Tiefe werden von plötzlich auftretenden Atempausen unterbrochen. Es handelt sich um eine Störung im Atemzentrum, meist durch direkte Hirnverletzung oder Hirndrucksteigerung.

Zu D: Bei der Hyperventilation kommt es zur sog. „Normokalzämische Tetanie": unphysiologisch starke Abatmung von CO_2 führt zur Alkalose und zur Veränderung in der Eiweißbindung des Kalziums. Trotz normalen Kalziumspiegels kommt es deshalb zu Hypokalzämie-Symptomen. Kalziumgabe ist also nicht indiziert!)

Antwort 551
Die Antworten A) und D) sind richtig.
Beim Hallux valgus handelt es sich um eine Belastungsdeformität mit Abknickung der Großzehe im Großzehengrundgelenk nach der Kleinzehenseite hin. Man findet einen Hallux valgus immer bei Spreizfuß, er wird begünstigt durch enge, spitze Schuhe.
Zu E: Eine einmal eingetretene deutliche Fehlstellung der Großzehe lässt sich nur

durch eine Operation korrigieren. Diese ist im Falle von Schmerzen angeraten.

Antwort 552
Die Antworten C) und D) sind richtig.

Antwort 553
Die Antwort E) ist richtig.
Bei der subduralen Blutung werden die parasympathischen Fasern, die mit dem N. oculomotorius laufen, geschädigt. Dies führt zu einem Überwiegen des Sympathikus am betroffenen Auge und damit zu einer Weitstellung der Pupille.
Zu A und B: Einnahme von Drogen oder Vergiftungen würden immer zu einer beidseitigen Pupillenerweiterung führen.

Antwort 554
Die Antworten B) und C) sind richtig.
Psychose ist die allgemeine Bezeichnung für eine psychische Störung mit strukturellem Wandel des Erlebens.
Organische Psychosen werden auch exogene Psychosen genannt. Eine organische Ursache des Krankheitsbildes ist hier sicher auszumachen: Diese Psychosen bilden sich entweder auf der Grundlage einer Erkrankung des ZNS (Demenz, Tumor) oder auf der Grundlage anderweitiger körperlicher Erkrankungen, (Durchblutungs- und Stoffwechselstörungen) oder auf der Grundlage von außen einwirkender Schädigungen, wie Medikamente, Drogen oder andere die Hirnfunktion beeinträchtigende Substanzen. Organische Psychosen treten auch im Zusammenhang mit chirurgischen Eingriffen oder einem Klinikaufenthalt als zeitlich begrenztes Durchgangssyndrom auf, können also reversibel sein.
Zu E: Zur Ursachenabklärung organischer Psychosen sind Laboruntersuchungen (Abklärung von Stoffwechsel, Organdefekte, Intoxikationen) unabdingbar.

Antwort 555
Die Antworten A) und B) sind richtig.
Zu C: Achillessehnenreflex (ASR oder Triceps-surae-Reflex): (L5)/S1/(S2)

Zu D: Bizepssehnenreflex (BSR, Biceps-brachii-Reflex) C5/ C6
Zu E: Patellarsehnenreflex (PSR; Quadri-ceps-femoris-Reflex) (L2)/L3/L4

Antwort 556
Die Antwort C) ist richtig.
Vgl. zu den diabetischen Gefäßschäden Antwort zu Frage 343.

Antwort 557
Die Antworten B) und D) sind richtig.
Vgl. zur Klinik des Diabetes mellitus Antwort zu Frage 399.

Antwort 558
Die Antworten B) und C) sind richtig.
Polyglobulie, Polycythaemia vera und Dehydratation führen zu einem Anstieg des Hämatokrits, also des prozentualen Anteils der Blutkörperchen am Gesamtblutvolumen. Ein Anstieg des Hämatokrits führt in der Regel zu einer Verlangsamung der Blutsenkungsgeschwindigkeit.
Folgende Erkrankungen gehen mit einer sehr hohen Blutsenkungsgeschwindigkeit (über 100 mm nach der ersten Stunde) einher:
• Nephrotisches Syndrom,
• Multiples Myelom (Plasmozytom), Makroglobulinämie Waldenström,
• Rheumatisches Fieber,
• Hypernephrom (Nierentumor),
• Kollagenosen,
• M. Hodgkin,
• Peritonitis (Bauchfellentzündung),
• Sepsis,
• Arteriitis temporalis (HORTON).

Antwort 559
Die Antworten A) und B) sind richtig.
Klinik des M. Menière
• Drehschwindelanfälle und Fallneigung zur betroffenen Seite, mit Übelkeit und Erbrechen
• einseitiges Ohrgeräusch (Sausen), Druck und Völlegefühl im Ohr

• einseitige Schwerhörigkeit, häufig mit Diplakusis (= im kranken Ohr werden die Töne höher empfunden).

Merke: Symptom-Trias S.O.S. = Schwindel, Ohrgeräusch, Schwerhörigkeit

Die Schwindelanfälle dauern Minuten bis Stunden an und kehren nach Tagen oder Wochen unregelmäßig wieder.
Befund:
• Im Anfall: Spontannystagmus (meist zur kranken, anschließend zur gesunden Seite), Innenohrschwerhörigkeit mit Haupthörverlust im tiefen und mittleren Frequenzbereich (Menière-typischer Befund im Tonaudiogramm: wannenförmige „Hydropskurve")
• Im Intervall (zwischen den Anfällen): nach mehreren Anfällen ergibt sich eine Untererregbarkeit des betroffenen Corti-Organs. Die Schwerhörigkeit wird von Anfall zu Anfall schlimmer bis hin zur vollständigen Ertaubung des betroffenen Ohrs. Das Ohrensausen ist im Anfall stärker als im Intervall.

Antwort 560
Die Antwort C) ist richtig.
Täglich werden etwa 2-3 l Magensaft von den Magenschleimhautdrüsen produziert. Der Saft enthält neben einem eiweißspaltenden Verdauungsenzym (Pepsinogen) noch Schleim, Intrinsic-Faktor und Salzsäure.
Die Salzsäure hat entscheidende Aufgaben bei der Eiweißverdauung:
• Sie fördert die Umwandlung der Enzymvorstufe Pepsinogen zum aktiven Pepsin.
• Sie erzeugt ein optimales Milieu für die Pepsinwirkung (pH-Wert 2-4),
• Sie denaturiert die Eiweiße der Nahrung.
Die Salzsäure verhindert außerdem die Ausbreitung von Bakterien im Magen und Dünndarm.

Antwort 561
Die Antwort C) ist richtig.
Vgl. zur Klinik des Cushing-Syndrom
Antwort zu Frage **428**.

Antwort 562
Die Antwort D) ist richtig.
Kolorektale und anale Karzinome sind
mittlerweile für beide Geschlechter die
zweithäufigste Krebserkrankung (ca.
70 000 Neuerkrankungen pro Jahr, mittleres Erkrankungsalter m: 69 Jahre, w: 75
J., m:w ~ 1:1.
Metastasierung:
Auf dem Blutweg in Leber und Lunge
(erst danach in andere Organe).
Lokalisation:
Rektum (60%, rektale Untersuchung!),
Sigma 20%, Caecum und Colon ascendens 10%, übriges Kolon 10%.
Klinik:
Symptome anfangs uncharakteristisch,
keine zuverlässigen Frühsymptome!
1) Blutbeimischung im Stuhl ist solange
ein Karzinom, bis das Gegenteil bewiesen ist! Niemals mit der Diagnose
Hämorrhoiden zufrieden sein! Jeder 2.
hat Hämorrhoiden (d. h.: jeder zweite,
der ein Dickdarmkarzinom hat, hat
auch Hämorrhoiden).
2) Jede Änderung der Stuhlgewohnheiten
im Alter > 40 Jahre, z. B. Symptom
des „falschen Freundes" = Abgang eines Windes (Flatus) mit Stuhl, bleistiftförmige Stühle, Wechsel von
Obstipation und Diarrhö.
Ferner:
• Leistungsknick, Müdigkeit,
• Gewichtsverlust,
• chronische Blutungsanämie,
• Schmerzen, Fieber,
• Ileuserscheinungen und tastbarer
  Tumor als Spätsymptome.
Zu A: Fehlernährung mit übermäßiger
Kalorienzufuhr sowie eine fett- und
fleischreiche Kost mit niedrigem Anteil
an Ballaststoffen soll ein Risikofaktor für
die Entwicklung eines kolorektalen Karzinoms sein. Insbesondere der tägliche
Genuss von rotem Fleisch (wie beispielsweise Schweine- und Rindfleisch)
oder Fleischprodukten soll das Darmkrebsrisiko um mindestens 50% erhöhen,
täglicher Fischgenuss soll es auf die Hälfte senken. Streng vegetarische Kost gilt
nicht als Risikofaktor.

Antwort 563
Die Antwort C) ist richtig.
Zu C und D: Beim Fasten baut der Körper in den ersten Tagen Eiweiße ab. Die
dabei anfallenden Purine steigern die
Harnsäurekonzentration im Blut. Bei der
Energiegewinnung aus Fett bildet der
Körper vermehrt Ketonkörper. Ketonkörper verringern die Ausscheidung von
Harnsäure. Bei strengen Fasten droht
deshalb ein Gichtanfall.
Alkohol führt zu einer Hemmung der
Harnsäureausscheidung über die Niere
und ist deshalb zu meiden. Kleiner Mengen (wie in Arzneimitteln) sind jedoch
unbedenklich.
Zu E: Der Body-Mass-Index (BMI) zeigt
das Verhältnis des Körpergewichtes zur
Körperlänge. Der Body-Mass-Index wird
nach der folgenden Formel berechnet:
BMI = Körpergewicht (kg) geteilt durch
Körperlänge zum Quadrat (m^2).
Die Klassifizierung des BMI wird von
WHO (Weltgesundheitsorganisation) in
Abhängigkeit von der Sterblichkeitsrate
festgelegt. Der Normal-BMI ist der Bereich mit dem geringsten relativen Sterblichkeitsrisiko. BMI-Einteilung:

• Unter 18,5 Untergewicht,
• 18,5 bis 25 Normalgewicht,
• 25 bis 30 Übergewicht,
• 30 bis 35 Fettsucht Typ I,
• 35 bis 40 Fettsucht Typ II,
• über 40 Fettsucht Typ III.

Antwort 564
Die Antwort C) ist richtig.
Zu A: Nur etwa 5 bis 10 Prozent der mit
Mycobacterium tuberculosis Infizierten
erkranken an Tuberkulose. Gefährdete
Personen: (5x-A-Personenkreis): Ab-

wehrgeschwächte (AIDS, Immunsuppression, Diabetes mellitus, Unterernährte, Masern u. Ä.), Alte, Alleinstehende (Obdachlose), Alkoholiker und Ausländer.
Zu B: Die Tuberkulose ist eine der häufigsten Infektionskrankheiten (weltweit ca. 1/3 der Menschheit infiziert, vor allem in den Entwicklungsländern; knapp 9 Millionen Neuerkrankungen jährlich, ca. 1,6 Millionen Todesfälle pro Jahr). In Deutschland wurden 2006 5408 Tuberkulosekrankungen gemeldet, darunter etwa 280 Kinder.
Zu D: Erreger der Tuberkulose ist Mycobacterium tuberculosis (grampositives, säurefestes Stäbchenbakterium). Durch Resistenzentwicklung gegen Antituberkulotika werden Tuberkulosen weltweit schwerer behandelbar:
- Multiresistente Tuberkulosebakterien (MDR-TB; Osteuropa)
- Extrem resistente Tuberkulosestämme (XDR-TB schon in allen Teilen der Welt nachgewiesen)

Zu E: Die Therapiedauer beträgt bei der medikamentösen Therapie der Tuberkulose 6-9 Monate. Daran schließt sich eine Überwachung über 2 Jahre an. Um die Resistenzentwicklung zu verhindern, werden grundsätzlich mehrere Antituberkulotika (anfangs 3-4) miteinander kombiniert. Die Therapiedauer beträgt 6-9 Monate. Daran schließt sich eine Überwachung über 2 Jahre an.

Antwort 565
Die Antwort B) ist richtig.
Zu 1: „Nephrotisches Syndrom" ist ein Sammelbegriff für einen bei vielen primären und sekundären Glomerulopathien auftretenden Symptomenkomplex aus:
- Große Proteinurie ($> 3,5$ g pro Tag, „Eiweißverlustniere"),
- Hypoproteinämie,
- hypalbuminämische Ödeme (wenn Serumalbumin $< 2,5$ g/l),
- Hyperlipoproteinämie mit Erhöhung von Cholesterin und Triglyzeriden.

Vgl. zum nephrotischen Syndrom auch Antwort zu Frage **122**.
Zu 2: Bakterien im Urin werden, bei Keimzahlen ab 100.000 /ml (10^5 /ml), als signifikante (oder pathologische) Bakteriurie bezeichnet. Bei niedrigeren Keimzahlen handelt es sich meist um eine Verunreinigung des Urins, die aus der Harnröhre und - besonders bei Frauen - aus dem äußeren Genitale stammt. Zur Uringewinnung sollte i. d. R. Mittelstrahlurin genommen werden. (Katheterurin oder Blasenpunktionsurin bleibt Ausnahmefällen vorbehalten).
Zu 3: Aus einer geringen Harnbildung resultiert ein stark konzentrierter, dunkler Urin.
Zu 4: Als Nierenschwelle wird die maximale Rückresorptionskapazität der Niere für dien Substanz (in diesem Fall Glukose) bezeichnet. Steigt die Substanz im Plasma über diesen Wert an, so ist das tubuläre Rücktransportmaximum der Niere überschritten und die Substanz erscheint im Endharn.
Die Nierenschwelle für Glukose liegt beim Nierengesunden normalerweise bei Plasmakonzentrationen zwischen 170-180 mg/dl. Bei einer diabetischen Nephropathie ist die Nierenschwelle für Glukose erhöht. Trotz erhöhter Blutzuckerwerte findet sich dann keine Glukose im Urin.
Zu 5: Zylinder bestehen aus Proteinen, die in den Nierentubuli bzw. Sammelrohren ausgefallen sind. In einem Zylinder können Zellen bzw. Zellreste eingelagert sein. Sie haben walzen- bzw. bandförmiges Aussehen. Man findet sie in erster Linie (aber nicht ausschließlich) bei entzündlichen Erkrankungen im Bereich der Niere (Nephritis, Pyelonephritis, Glomerulonephritis). Man unterscheidet hyaline-, granulierte-, Erythrozyten-, Hämoglobin-, Leukozyten-, Epithel- und Wachszylinder.

Antwort 566

Die Antwort D) ist richtig.

Als untere Normgrenze des systolischen Blutdrucks gilt für Erwachsene ein systolischer Wert von 100 mmHg. Fällt der systolische Blutdruck unter diesen Wert, wird von arterieller <u>Hypotonie</u> gesprochen. Sie hat nur dann Krankheitswert, wenn sie mit körperlichen Symptomen einhergeht. Niedriger Blutdruck ohne Symptome ist keine Krankheit und deshalb nicht behandlungsbedürftig. Insbesondere bei der orthostatischen Hypotonie (siehe unten) kann der Ruheblutdruck normal sein. Die Hypotonie tritt erst bei Belastung auf (Nachweis: Schellong-Test). Vgl. zum Krankheitsbild der Hypotonie Antwort zu Frage **310**.

Zu E: Eine Aktivierung des Sympathikus führt zu einer Tachykardie (nicht zu einer Bradykardie).

Antwort 567

Die Antworten B) und D) sind richtig.

Von den unteren gastrointestinalen Blutungen (Blutungsquelle: Jejunum, Ileum, selten; Kolon, Rektum, 10%) sind 80% Hämorrhoidalblutungen. Der Rest sind meist Divertikelblutungen, Blutungen durch Gefäßfehlbildungen (Angiodysplasien), Colitis ulcerosa, Karzinome u.a.

Zu C: Der Verzehr von roter Beete führt zu einer Rotfärbung des Harns (Differenzialdiagnose: Roter Urin).

Antwort 568

Die Antwort C) ist richtig.

Vgl. zur Klinik des obstruktiven Schlafapnoesyndroms Antwort zu Frage **203**.

Antwort 569

Die Antwort E) ist richtig.

Klinik des Botulismus:

- Zu Beginn Magen-Darm-Symptomatik: Übelkeit, Erbrechen, Obstipation (nicht obligat),
- Schwindel,

- Augensymptomatik: Ptosis (hängendes Oberlid), Akkomodationslähmung, Doppelbilder,
- Sprach-, Schluck- und Atemstörungen,
- Versiegen der Tränen- und Speichelsekretion,
- paralytischer Ileus (Darmverschluss) und Harnverhalt,
- keine Schmerzen, keine Sensibilitätsstörungen, bei voll erhaltenem Bewusstsein.

Antwort 570

Die Antwort E) ist richtig.

Pneumonien sind akute oder chronische Entzündungen des Lungenparenchyms unterschiedlicher Ursache (meist infektiös: Viren, Bakterien, Pilze und Protozoen).

Klinisch wichtig ist die Unterscheidung zwischen typischen Pneumonien, die meist bakteriell verursacht werden, und den atypischen Pneumonien, die meist durch Viren oder Mykoplasmen hervorgerufen werden. Zu C: Das klinische Bild der atypischen Pneumonie weicht vom Bild der typischen Pneumokokkenpneumonie ab; Erreger: z. B. Chlamydien, Mykoplasmen, Legionellen, Viren:

- Langsamer Beginn, Kopf- und Gliederschmerzen, nur leichtes Fieber (kein Schüttelfrost),
- trockener Reizhusten mit wenig oder fehlendem Auswurf,
- Missverhältnis zwischen geringem Auskultationsbefund und deutlichen Veränderungen im Röntgenbild.

Zu D: Die Pneumonien sind die häufigste Todesursache unter allen Infektionskrankheiten. Sie stehen in der Todesursachenstatistik an 5. Stelle.

Zu E: Typischer Erreger der Lobärpneumonie: Pneumokokken.

Antwort 571

Die Antwort C) ist richtig.

Zu 1) Die Leber ist primär während der Entwicklung im Mutterleib Bildungsort des Blutes.

Zu 2, 3 und 4: Die Leber muss man sich als gigantisches chemisches Laboratorium vorstellen.
Sie hat zwei Hauptaufgaben:
1. Stoffwechsel- und Entgiftungsfunktion,
2. Produktion von Galle.
Die Aufgaben der Leber im Rahmen des Stoffwechsels sind vielfältig. Das Stoffgemisch, welches aus der Nahrung im Darm aufgenommen wird, entspricht oft nicht allen Erfordernissen des Organismus bzw. der Zellen. Einzelne Stoffe werden aus der Nahrung im Überfluss angeboten, andere sind in zu geringer Menge enthalten. Überschüssige Stoffe müssen in der Leber chemisch umgewandelt und in Speicherformen überführt werden. Stoffe, die im Körper in zu geringer Menge vorhanden sind, müssen aus anderen, körpereigenen Baustoffen synthetisiert werden.
Zu 5: Bei der Regulation des Blutdrucks spielt die Leber keine Rolle.

Antwort 572
Die Antworten A) und E) sind richtig.
Zu A) 67% des Eisens sind im Körper an Hämoglobin gebunden, 27% stehen als Depot-Eisen zur Verfügung, die restlichen 6% verteilen sich auf Myoglobin, Serum-Eisen, eisenhaltige Enzyme und Transferrin.
Zu B) Der tägliche Eisenbedarf beträgt zwischen 0,5-1,5 mg/Tag bei Kleinkindern bis hin zu 2-5 mg/Tag bei Frauen in der Schwangerschaft.
Zu C) Typisch für einen Eisenmangel ist ein hypochrome, mikrozytäre Anämie.
Zu D) Die Eisenresorption erfolgt im oberen Dünndarm.
Zu E) Neben allgemeinen Anämiesymptomen kommt es zu Haut- und Schleimhautsymptome (brüchige Nägel mit Rillenbildung, trockene und rissige Haut, Juckreiz, Zunge atrophisch, Zungenbrennen, Schluckbeschwerden, Mundwinkelrhagaden = Plummer-Vinson-Syndrom).

Antwort 573
Die Antwort A) ist richtig.
Zu A, B, D und E: Der Morbus Bechterew ist eine chronische, progrediente, abakterielle systemische Entzündung mit bevorzugter Manifestation im Bereich der Wirbelsäule, der Iliosakralgelenke und der kleinen Wirbelgelenke. Im Gefolge der schubweisen Entzündung kommt es zu Atrophie des Gelenkknorpels und zu einer aufsteigenden knöchernen Durchbauung von Gelenken, Bandscheiben und Bändern und damit zur Einsteifung der Wirbelsäule (Bambusstabform). Vgl. zum Krankheitsbild des M. Bechterew Antwort zu Frage **257**.
Zu C: Ein fehlendes Mitschwingen der Arme beim Gehen ist typisch für den M. Parkinson.

Antwort 574
Die Antwort B) ist richtig.
Zu 1: Es kommt zu osteolytischen Herden in den Knochen (röntgenologisch z. B. als „Schrotschussschädel" nachweisbar), oder zu Osteoporose. Und damit zu Knochenscherzen und zu Spontanfrakturen.
Zu 2: Das Plasmozytom ist keine typische Erkrankung des jungen Menschen. Mittleres Erkrankungsalter: 60-70 Jahre.
Zu 3: Für vergrößerte Lymphknoten am Hals sind andere Erkrankungen typisch, z.B. M. Hodgkin.
Zu 4: Im Rahmen der Diagnostik findet sich bei manchen Plasmozytomen eine Proteinurie mit Ausscheidung sog. Bence-Jones-Proteine („Bence-Jones-Proteinurie": leichte Ketten von Antikörpern)
Zu 5: Es findet sich eine extrem beschleunigte Blutsenkung (mäßige Beschleunigung der Blutsenkung schließt ein multiples Myelom jedoch nicht aus).

Antwort 575
Die Antwort C) ist richtig.
Zu 1, 2 und 4: Therapie des Asthmaanfalls:

Jeder Asthmaanfall ist ernst zu nehmen! Notarzt anfordern! Soforttherapie: keine oralen Medikamente, keine Medikamente i.m., sitzende Lagerung, Legen eines Venenverweilkatheters, Beruhigung des Patienten, Sauerstoffgabe. Die weitere Therapie obliegt dem Notarzt.
In sitzender Lagerung kommt die Atemhilfsmuskulatur besser zum Einsatz („Kutscherbockhaltung")

Antwort 576
Die Antwort D) ist richtig.
Zu A: Bei der Aortenklappeninsuffizienz kommt es durch die Volumenbelastung zu einer Hypertrophie des linken Ventrikels.
Zu B: Bei der Aortenklappenstenose kommt es durch die Druckbelastung zu einer Hypertrophie des linken Ventrikels.
Zu C: Das rheumatische Fieber „leckt die Gelenke und beißt das Herz". Komplikationen sind: bleibende Klappenfehler durch feine Auflagerungen und Narbenbildung am Klappenschließungsrand, meist als kombinierte Insuffizienz (Schließunfähigkeit) und Stenose (narbige Verengung, Öffnungsunfähigkeit). Zu 45-60% ist dabei die Mitralklappe, zu 25-40% Aorten- und Mitralklappe gemeinsam und zu 10-15% die Aortenklappe isoliert betroffen.
Zu D: Die Verengung der Mitralklappe führt zu einem Druckanstieg im linken Vorhof. Dies soll wohl eine Hypertrophie des linken Vorhofs zur Folge haben. Unseres Erachtens ist dies jedoch nicht völlig korrekt, da es zu einer Dilatation des Vorhofs mit Rückstau des Blutes in die Lunge kommt.
Zu E: Die Verengung der Trikuspidalklappe führt zu einem Druckanstieg im rechten Vorhof.

Antwort 577
Die Antwort C) ist richtig.
Zu 1: Stark juckende und schmerzhafte Effloreszenzen finden sich z.B. bei der Neurodermitis.

Zu 2: Neben den Hauterscheinungen kommt es bei der Psoriasis zu typischen Nagelveränderungen („Tüpfel- und Ölflecknägel") und zu arthritischen Beschwerden.
Zu 4 und 5: Prädilektionsstellen sind die Streckseiten der Extremitäten (v. a. Ellbogen und Knie), der behaarte Kopf und das Steißbein.

Antwort 578
Die Antwort D) ist richtig.
Zu 1, 2 und 3: Die 3 Kardinalsymptome des M. Parkinson sind:

• Rigor, erhöhter zäher Muskeltonus mit Zahnradphänomen beim Durchbewegen
• (Ruhe)tremor (Zittern)
• Hypo-/Akinese, erhebliche Bewegungseinschränkung bis zur völligen Erstarrung einhergehend mit Maskengesicht, leiser monotoner Sprache, Mikrographie (kleinem Schriftbild), kleinschrittigem vornüber geneigtem Gang, Beharren im Bewegungszustand (Start- bzw. Stoppschwierigkeiten)

Zu 4: Weitere mögliche Symptome:
• Vegetative Symptome wie vermehrter Speichelfluss, Talgproduktion (Salbengesicht) , Blasenentleerungsstörungen
• Bradyphrenie (verlangsamtes Denken und seelisches Erleben)
• Depression, auch fraglich (evtl. vorgetäuscht durch monotone Sprache und eingeschränkte Mimik)

Antwort 579
Die Antwort D) ist richtig.
Zu 1: Herpes zoster, auch Gürtelrose genannt ist die Reaktivierung einer Varizelleninfektion. Typisch für die Gürtelrose sind starke Schmerzen im betroffenen Dermatom, die auch schon vor Erscheinen der Hauteffloreszenzen auftauchen können.

Antwort 580
Die Antwort C) ist richtig.
Zu 1: Oft wird eine Milzschwellung beobachtet. Gefürchtet ist hier die Milzruptur.
Zu 2: „Die Milz ist der Friedhof des Blutes"
Zu 3: Eine dauerhafte Milzvergrößerung führt zum Hyperspleniesyndrom (auch Hypersplenismus) mit einem gesteigerten Abbau aller Blutkörperchen.
Zu 4: Die Milz kann beim Erwachsenen folgenlos entfernt werden, allerdings besteht dann eine erhöhte Gefahr für Infektionen. Die Patienten werden daher z.b. gegen Pneumokokken, Meningokokken und Influenza geimpft.
Zu 5: Bösartige Milztumore, wie z.b. Hämangiosarkome oder Lymphoangiosarkome, sind selten

Antwort 581
Die Antwort D) ist richtig.
Zu A: Eine Netzhautablösung entwickelt sich eher bei der Myopia maligna, einer rasch zunehmenden Kurzsichtigkeit.
Zu B: Die Netzhautablösung ist ein Notfall! Sofortige augenärztliche Untersuchung bei Auftreten der unter D) genannten Symptome!

Antwort 582
Die Antwort E) ist richtig.
Zu 1: Das Korsakow-Syndrom ist gekennzeichnet durch Desorientiertheit, Gedächtnisstörungen (Merkfähigkeitsstörung) und Konfabulationen
Zu 3 und 4: Es kommt reversibel oder irreversibel im Rahmen einer organischen Psychose, besonders bei Alkoholkrankheit vor.

Antwort 583
Die Antwort E) ist richtig.
Zu 2: Das prostataspezifische Antigen (PSA) ist nicht nur beim Prostatakarzinom erhöht sondern evtl. auch bei einer benignen Prostatahyperplasie, bei Prostatitis, bei Manipulationen an der Prostata und nach dem Radfahren.

Zu 3: Im Frühstadium finden sich keine Symptome.
Zu 4: In späteren Stadien treten Kreuz- und Rückenschmerzen als Zeichen einer Metastasierung in die Knochen auf.
Zu 5: Das Prostatakarzinom ist das häufigste Karzinom des Mannes gefolgt vom Bronchialkarzinom.

Antwort 584
Die Antwort C) ist richtig.
Zu 1: Pelzigkeitsgefühl vom Oberschenkel bis zur Fußaußenkante ziehend ist typisch für eine Affektion des N. ischiadicus, z.b. durch einen Bandscheibenvorfall.
Zu 3: Die periphere arterielle Verschlusskrankheit wird auch „Schaufensterkrankheit" oder claudicatio intermittens genannt.
Zu 4: Ein gerötetes, stark druckschmerzhaftes Großzehengrundgelenk ist typisch für den akuten Gichtanfall. Diese Lokalisation wird Podagra genannt.
Zu 5: Nekrotische Zehen sind ein typisches Zeichen der pAVK im Spätstadium.

Antwort 585
Die Antwort D) ist richtig.
Zu A: Hepatitis-B-Viren werden durch Blut- und Blutprodukte sowie sexuell und perinatal übertragen.
Zu B: HI-Viren werden durch Geschlechtsverkehr, Blut und Blutprodukte, vor und während der Geburt und durch Muttermilch übertragen; nicht (!) nachgewiesen ist eine Infektion durch Speichel und Insektenstiche.
Zu C: Legionellen sind die Erreger der Legionellose (Legionärskrankheit). Ihre Übertragung erfolgt aerogen, z. B. über Wasser-Aerosole aus infizierten Wasseranlagen (Duschköpfe, Warmwasseranlagen, Inhalationsgeräte, Kühltürme, Befeuchtungsanlagen).
Zu D: Die EHEC-Infektion verläuft normalerweise unter dem Bild unkomplizierter Durchfälle. Schwerere Verläufe gehen mit einer hämorrhagischen Kolitis (blu-

tende Dickdarmentzündung) mit krampfartigen Bauchschmerzen, selten auch mit Fieber und Erbrechen einher.
Die Übertragung erfolgt durch den Verzehr von rohem oder unzureichend gegartem Rindfleisch (gesunde Rinder!), Genuss von roher oder unzureichend erhitzter Milch bzw. Milchprodukten, eine direkte Übertragung von Mensch zu Mensch durch Schmierinfektionen (Spielzeug, Handtücher) ist jedoch auch möglich.
Zu E: Hepatitis-C-Viren werden durch Blut- und Blutprodukte sowie sexuell übertragen.

Antwort 586
Die Antwort C) ist richtig.
Zu 2: Im Rahmen eines hormonproduzierenden Tumors kann es durch gesteigerte Östrogensekretion zu einer Gynäkomastie kommen.
Zu 3: Bei der Leberzirrhose werden die Östrogene nicht mehr abgebaut.
Zu 4: Seltene Nebenwirkung einer medikamentösen Therapie mit dem Aldosteronantagonisten Spironolacton ist eine Gynäkomastie.

Antwort 587
Die Antwort D) ist richtig.
Zu D: Marcumar (Cumarin) hemmt die Bildung aller Vitamin-K-abhängigen Gerinnungsfaktoren in der Leber („1972"). Intramuskuläre Injektionen sind bei Patienten mit Marcumareinnahme untersagt, da gefährliche Muskelblutungen auftreten können. Alle anderen aufgeführten Injektionen können auch unter Marcumartherapie durchgeführt werden.

Antwort 588
Die Antworten A) und D) sind richtig.
Zu A und D: Gallenwegserkrankungen sind in 45% der Fälle und Alkoholabusus in 35% der Fälle die Ursachen für eine akute Pankreatitis.
Keine erkennbare Ursache ist in 15% der Fälle auszumachen.

Seltenere Ursachen sind Bauchverletzung, nach Operationen, nach ERCP, Virusinfektionen (Mumps, HIV, Virushepatitis), Medikamente (Östrogene, Glukokortikoide u.v.a.), penetrierendes Zwölffingerdarmgeschwür, Hypertriglyzeridämie, Hyperkalzämie, Würmer im Pankreasgang oder den Gallenwegen.

Antwort 589
Die Antwort E) ist richtig
Zu C und D: ADHS beginnt meist vor dem 6. Lj., betroffen sind insbesondere Jungen mit einer Häufigkeit von ca. 5% der Grundschüler, 1-4% der Jugendlichen und ca. 1% der Erwachsenen. Es findet sich also häufig eine Rückbildung der Symptomatik während der Pubertät. Vgl. zum Krankheitsbild ADHS Antwort zu Frage 162.
Zu E: Die Therapie besteht aus einem multimodalen Konzept, das sich aus folgenden Zweigen zusammensetzt:
- Beratung, Elterntraining,
- Interventionen in Kindergarten und Schule,
- Kognitive Therapie des Betroffenen zur Modifikation des Problemverhaltens.

Evtl. begleitende medikamentöse Therapie mit Ritalin® zur Verbesserung der zerebralen Filterfunktion. Bei Kindern entwickelt sich angeblich keine Abhängigkeit. Ritalin® ist der Handelsname für Methylphenidat, ein Psychostimulans. Es hilft den Betroffenen ihre Aufmerksamkeit auf ein Thema zu fokussieren.

Antwort 590
Die Antwort B) ist richtig.
Zu 1) und 4) TSH ist das Thyroideastimulierende-Hormon. Es wird im Hypophysenvorderlappen gebildet. Eine TSH-Erhöhung bewirkt ein Hypertrophie der Schilddrüse und eine Ausschüttung von Schilddrüsenhormonen.
Zu 2: TRH wird vom Hypothalamus, dem übergeordneten Zentrum des Hormonregelkreises, ausgeschüttet. TRH steht für

Thyrotropin-Releasing-Hormon. Es stimuliert den Hypophysenvorderlappen zur Produktion von TSH.

Zu 3: Der Hypothalamus setzt TRH frei.

Zu 5: Eine Zunahme des Schilddrüsenhormonspiegels im Blut bewirkt über eine negative Rückkopplung eine verminderte Ausschüttung von TRH und TSH und damit eine Hemmung der Produktion von Schilddrüsenhormonen.

Antwort 591

Die Antworten C) und D) sind richtig.

Zu C: Seltenere Symptome des Pankreaskarzinoms sind Thrombosen oder Thrombophlebitiden (oberflächliche Venenentzündung). Merke: bei unerklärlichen rezidivierenden Thrombosen auch an Karzinome der Bauchspeicheldrüse und des Verdauungstraktes denken.

Zu D: Die Polycythaemia vera ist eine bösartige Erkrankung, bei der es zu einer vermehrten Bildung aller drei Blutzellreihen (Erythrozyten, Leukozyten, Thrombozyten) - mit Überwiegen der roten Reihe (Erythrozyten) - kommt. Steigt der Hämatokrit über 55-60%, führt dies zu einem kritischen Anstieg der Zähigkeit (Viskosität) des Blutes.

Virchow-Trias der Thromboseentstehung:

• Gefäßwandschädigung (Entzündung, Trauma),

• Blutstromveränderung (Wirbelbildung, Viskositätserhöhung, Strömungsverlangsamung),

• Veränderung der Blutzusammensetzung mit Ungleichgewicht zwischen Gerinnung und Fibrinolyse (z. B. Hyperkoagulabilität, Thrombozytosen, Blutgerinnungsinhibitoren-Mangel)

Antwort 592

Die Antwort A) ist richtig.

Die chronische Pyelonephritis ist eine Nierenbeckenentzündung auf dem Boden einer Harnabflussstörung oder eines Harnrefluxes mit sekundärer bakterieller Infektion der Harnwege.

Zu B und C: Komplikationen der chronischen Pyelonephritis sind:

• Eitrige Nierenbeckenentzündung, Abszess,

• Urosepsis (lebensbedrohlich!),

• Hydronephrose (Harnstauungsniere) und Pyonephrose (eitrige Einschmelzung von Nierengewebe), pyelonephritische Schrumpfniere,

• Entwicklung einer Niereninsuffizienz,

• Entwicklung einer Hypertonie (30-50% d. F.),

• Entwicklungsverzögerung beim Kleinkind

Antwort 593

Die Antwort B) ist richtig.

Zu 1, 2 und 5: Die Hyperventilation ist ein über die physiologischen Bedürfnisse hinausgehende gesteigerte Atemtätigkeit. Die Klinik besteht in einer Hyperventilation mit Symptomen der Tetanie: Pfötchenstellung, Muskelkrämpfe, Kribbeln, Ameisenlaufen, Gefühlsstörungen („Parästhesien"), thorakales Engegefühl, und dem Gefühl von Atemnot.

Zu 3: Angstzustände können eine Hyperventilation auslösen.

Zu 4: Heißhunger ist kein Symptom der Hyperventilation, es ist z.B. bei einer Hypoglykämie zu finden.

Antwort 594

Die Antwort B) ist richtig.

Zu 1: Bei der Aortenstenose hört man bei der Auskultation über dem 2. ICR parasternal rechts ein Systolikum. Typischerweise wird dieses Herzgeräusch in die Halsschlagadern fortgeleitet.

Zu 2: Die große Blutdruckamplitude findet sich bei der Aortenklappeninsuffizienz. Bei der Aortenklappenstenose findet sich eine kleine Blutdruckamplitude.

Zu3: Komplikationen der Aortenklappenstenose bestehen in: Rhythmusstörungen, plötzlicher Herztod (20% d. F.), Linksherzinsuffizienz und Mikroembolien (aus verkalktem Klappensegel).

Zu 4: Bei der Aortenklappeninsuffizienz lässt sich mit dem Stethoskop ein diastolisches Herzgeräusch im 2. ICR rechts parasternal auskultieren. Bei höhergradigen Insuffizienzen kann es durch das gesteigerte Blutvolumen zu einer relativen Stenose und damit zu einem Systolikum kommen.

Zu 5: Die Aortenklappeninsuffizienz führt über eine Volumenbelastung zur Hypertrophie des linken Ventrikels und später zur Linksherzinsuffizienz. Das Blut staut sich in den kleinen Kreislauf und führt zum Lungenödem. Erst wenn sich aufgrund der pulmonalen Hypervolämie eine Rechtsherzinsuffizienz ausgebildet hat, kommt es zu peripheren Ödemen.

Antwort 595
Die Antwort B) ist richtig.
Zu 1: Wadenkrämpfe und Parästhesien sind klinische Zeichen der alkoholtoxischen Polyneuropathie.
Zu 2: Normalwerte für die Gamma-GT im Blut sind für Männer < 60 und für Frauen < 40 U/L. Eine Erhöhung der Gamma-GT findet sich bei Alkoholmissbrauch („Getränke-GT"), bei Leberzellschäden und bei Cholestase.
Zu 3: Normalwerte für Kreatinin im Serum sind bis 1,1 mg/dl.
Zu 4 und 5: Epileptische Anfälle und eine Tachykardie können im Rahmen eines Alkoholentzugsdelirs auftreten.

Antwort 596
Die Antworten B) und D) sind richtig.
Zu den typischen Frakturzeichen zählen:

- Achsenfehlstellungen (Dislokationen) wie Achsenknickung, Seitverschiebung, Verkürzung, Verlängerung oder Verdrehung.
- Crepitatio: knirschendes Reibegeräusch bei (vorsichtiger) Palpation.
- Abnorme Beweglichkeit.

Antwort 597
Die Antwort A) ist richtig.
Zu B: Bei einem Pneumothorax leidet der Patient unter Thoraxschmerzen, Dyspnoe und ist zyanotisch. Bei der körperlichen Untersuchung findet sich perkutorisch ein hypersonorer Klopfschall und auskultatorisch ein abgeschwächtes Atemgeräusch über der betreffenden Lunge.
Zu C: Bei einem Asthmaanfall finden sich:

- Leitsymptom: anfallsweise auftretende Atemnot unter dem Bild eines exspiratorischen Stridors (= während der Ausatmung auftretenden Atemgeräusches. Merke: ein inspiratorischer Stridor deutet auf eine Verlegung der oberen Luftwege).
- Quälender Hustenreiz,
- Atemnot mit Orthopnoe (aufrechtes Sitzen mit Anspannung der Atemhilfsmuskulatur),
- verlängerte Ausatmung (Exspirium),
- Tachykardie (schnelle Herzfrequenz),
- Auswurf: Das Sputum ist zäh, spärlich, glasig.
- Perkussion: hypersonorer Klopfschall, Zwerchfelltiefstand; Auskultation: trockene Rasselgeräusche (bzw. kontinuierliche Nebengeräusche: Giemen, Pfeifen, Brummen; Vorsicht: im Endstadium, bei völliger Lungenüberblähung „trügerische Ruhe" über der Lunge, es sind dann kaum noch Lungengeräusche zu hören („silent chest").

Zu D: Das Lungenemphysem zeigt bei der Auskultation ein abgeschwächtes Atemgeräusch.
Zu E: Eine Atelektase, also ein nicht entfalteter oder kollabierter Alveolarraum der Lunge zeigt auskultatorisch ein abgeschwächtes Atemgeräusch (evtl. mit Knisterrasseln) und perkutorisch eine Dämpfung des Lungenschalls.

Antwort 598

Die Antworten A) und D) sind richtig.

Zu A und D: Prädisponierend für ein Endometriumkarzinom sind höheres Alter (50.-70. Lebensjahr), keine Schwangerschaften, Adipositas vergesellschaftet mit Diabetes mellitus und arterieller Hypertonie.

Eine Östrogenmedikation in der Postmenopause ist mit einem 2fach höheren Risiko belastet.

Zu C: Jeglicher vaginaler Blutabgang nach der Menopause sowie Zwischenblutungen sind solange karzinomverdächtig bis das Gegenteil bewiesen ist!

Zu E: Das Endometriumkarzinom ist eine bösartige Neubildung der Gebärmutterschleimhaut.

Antwort 599

Die Antwort D) ist richtig.

Zu 1, 3 und 5: Osteoporose ist eine Störung im Knochenstoffwechsel. Durch verstärkten Abbau der Knochensubstanz kommt es zum Verlust von Knochenmasse, Knochenstruktur und Knochenfunktion. Durch den damit einhergehenden Stabilitätsverlust kann es schon bei banalen Überlastungen zu Frakturen kommen. Es findet sich eine Neigung zu Frakturen/Spontanfrakturen (Frakturen ohne erkennbare Ursache) besonders der Wirbelkörper und des Oberschenkelhalses, da diese hohen Belastungen ausgesetzt sind. Die Osteoporose beginnt meist jenseits des 50. Lebensjahrs, Frauen sind sehr viel häufiger betroffen als Männer, w:m = 8:1.

Zu 2: Glukokortikoide können eine sekundäre Osteoporose auslösen.

Zu 4: Die Therapie besteht in:

*   Therapie des Grundleidens
*   symptomatisch: kalziumreiche Diät, Bewegung, physikalische Therapie, Krankengymnastik, Schmerzmittel (Analgetika).
*   Medikamente: D-Hormon (Vitamin D), Bisphosphonate, Raloxifen (Modulator der Östrogenrezeptoren), Calcitonin

Antwort 600

Die Antwort B) ist richtig.

Zu A: Basaliome finden sich vor allem an lichtexponierten Stellen. Bevorzugter Sitz: Gesicht, oberhalb des Mundes (nur 5% der Basaliome finden sich an Stamm und Extremitäten) und auf vorgeschädigter Haut.

Zu B: In der Frühphase findet sich entweder ein 1-3 mm großes, hautfarbenes, derbes Knötchen oder hautfarbene Verhärtung (oft von gesundem Gewebe nur durch Palpation zu unterscheiden).

Später nach Monaten bis Jahren entwickelt sich ein glasiger, hautfarbener, halbkugeliger Tumor mit teleangiektatischen Gefäßzeichnungen (solides Basaliom) oder ein zentral atrophierender Tumor mit perlschnurartig glänzendem Randsaum (zikatrisierendes Basaliom).

ANTWORTEN MC 11

sonen sterben durch Suizid (ca. 75% Männer, 25% Frauen). (2007 erreichte die Zahl der Selbstmorde in Deutschland mit 9 402 Fällen einen historischen Tiefstand)

Antwort 601

Die Antworten B) und E) sind richtig.
Zu A: Bei Verdacht auf Suizidgedanken oder – absichten sollte ein Patient unbedingt darauf angesprochen werden, um eine Einschätzung der Gefährlichkeit vornehmen zu können. Erst dadurch können weitere Schritte (z.B. Vorstellung beim Psychiater zur Medikation, stationäre Aufnahme) geplant werden. Meist stellt das Ansprechen von Suizidgedanken für den Betroffenen eine Erleichterung dar, die Befürchtung, „man bringe den anderen dadurch auf Ideen" ist unbegründet (vgl. Antwort zu Frage **523**.
Zu B: Zu den Risikogruppen für Suizidalität zählen neben den Alleinstehenden auch ältere Personen, psychisch Erkrankte (z.B. Depression und Suchterkrankung) und Menschen mit Suiziden in der Familie.
Zu C: Direkt vor dem Selbstmord fehlen oft die Zeichen des sog. präsuizidales Syndroms (z. B. Einengung des Denkens auf Todeswünsche, Aggressionshemmung u. spätere Aggressionsumkehr, Ankündigung des Suizids bzw. konkrete Suizidphantasien). Manchmal kann der Eintritt von friedvoller Ruhe und plötzlicher Gelöstheit nach vorheriger Unruhe und Verzweiflung(sog. „Ruhe vor dem Sturm") sogar besonders alarmierend sein: der Suizidplan steht fest, der Patient hat mit seinem Leben abgeschlossen.
Zu D: Vorboten (eindeutige Hinweise und offene Ankündigungen oder versteckte Andeutungen) lassen sich retrospektiv bei 80% aller suizidalen Handlungen erkennen. Die Meinung, wer von Suizid spreche, führe ihn nicht aus, ist falsch!
Zu E: In Deutschland sterben ca. 5 000 Personen jährlich an den Folgen von Verkehrsunfällen, ca. 9 000-11 000 Per-

Antwort 602

Die Antwort E) ist richtig.
Die wichtigsten Ursachen für eine Perikarditis sind:
- Infektionen (Viren, Bakterien),
- immunologisch bedingte Perikarditis (z. B. systemischer Lupus erythematodes, Rheumatisches Fieber),
- Perikarditis bei Herzinfarkt (innerhalb der ersten Woche nach Infarkt),
- Perikarditis bei Urämie (Urämie = Endstadium eines Nierenversagens),
- Perikarditis nach Trauma,
- Tumorperikarditis (z. B. bei Lungenkarzinom),
- Perikarditis nach Strahlentherapie.

Antwort 603

Die Antworten D) und E) sind richtig.
Zu A: Durchblutungsstörungen der rechten Hirnhälfte würden zu einer Schwäche der linken Hand führen, da die motorische Bahn (Pyramidenbahn) in der Medulla oblongata auf die gegenüberliegende Seite kreuzt.
Zu B: Häufigste Ursache einer Subarachnoidalblutung ist der Riss eines angeborenen (kongenitalen) oder erworbenen intrakraniellen Aneurysmas zwischen Pia mater und Arachnoidea; traumatisch bedingte Subarachnoidalblutungen sind selten.
Zu C: Eine Apoplexie führt zu akut einsetzenden Symptomen in Abhängigkeit vom betroffenen Gefäßareal: Am häufigsten ist ein Infarkt im Versorgungsgebiet der A. cerebri media mit Hemiparese, Sensibilitätsstörungen und Aphasie (bei Beteiligung der dominanten Hemisphäre).

Antwort 604

Die Antworten A) und D) sind richtig.

Therapie der Varikosis:

Allgemeinmaßnahmen

- Kein Sitzen oder Stehen, sondern Liegen oder Gehen,
- sportliche Betätigung (sinnvoll: Schwimmen, Radfahren, Spaziergänge, nicht sinnvoll: z. B. Tennis, Squash, Kraftsport),
- kalte (nicht eiskalte!) Beinduschen (mindestens 2x tgl.), Wechselduschen kalt, lauwarm,
- Beine möglichst oft hochlagern,
- extreme Hitze und Sonneneinstrahlung meiden,
- Übergewicht reduzieren,
- keine engen Schuhe, keine hohen Absätze, keine enge Kleidung.

Kompressionstherapie: Das Fundament jeder sinnvollen Behandlung von Varizen ist eine sorgfältige Kompressionstechnik: Kompression mit Kurzzug-Binden, später mit speziell angepassten medizinischen Kompressionsstrümpfen.

Medikamente: Wirkung umstritten, gehen über eine Plazebowirkung wohl nicht hinaus.

Verödung (auch: Sklerosierung): Ein Verödungsmittel wird in die erweiterte Vene gespritzt (ausreichend für kleinere Krampfadern oder für Restadern nach Operation).

Operative Verfahren: z. B. Venenstripping nach Babcock: Die gesamte erweiterte Vene wird auf eine biegsame Sonde aufgefädelt und durch Zug entfernt. Voraussetzung: einwandfreie Funktion der tiefen Beinvenen (Phlebographie!).

Antwort 605

Die Antwort C) ist richtig.

Zu 1: Petechien sind punktförmige, stecknadelkopfgroße Einblutungen in die Haut bei Thrombozytenmangel oder –fehlfunktion. Treten Petechien am ganzen Körper auf, so spricht man von Purpura.

Zu 2: Gelenkeinblutungen (Hämarthrosen) sind gefürchtete Komplikationen bei Gerinnungsfaktormangel oder –fehlfunktion, z.b. bei Hämophilie A (Mangel an Gerinnungsfaktor VIII) oder Hämophilie B (Mangel an Gerinnungsfaktor IX).

Zu 3: Als Purpura senilis werden bis münzengroße Hautblutungen u. später bräunliche Flecken besonders an Handrücken, Unterarmen und Unterschenkelstreckseiten älterer Menschen bezeichnet. Ursache sind meist eine herabgesetzte Kapillarresistenz oder eine Bindegewebeatrophie.

Zu 4: Ausgedehnte Hämatome deuten eher auf Blutgerinnungsstörungen (Funktion der Gerinnungsfaktoren) als auf Blutstillungsstörungen (Funktion der Thrombozyten) hin.

Zu 5: Die Gerinnungsfaktoren werden in der Leber gebildet. Eine Leberzirrhose führt folglich zum Mangel an Gerinnungsfaktoren und zu oft großflächigen Blutungen.

Antwort 606

Die Antwort C) ist richtig.

Zu 2: Ein Pneumothorax würde zu einem hypersonoren Klopfschall führen.

Zu 3: Über einer Lungenfibrose erwartet man einen normalen (sonoren) Klopfschall.

Antwort 607

Die Antwort B) ist richtig.

Die Klinik des geschilderten Falles lässt am ehesten an eine akute Sigmadivertikulitis denken:

- Schmerzen im linken Unterbauch („Linksappendizitis", „Appendizitis des alten Mannes"),
- Verstopfung, Blähungen,
- evtl. druckschmerzhafte Walze im linken Unterbauch tastbar,
- evt. subfebrile Temperaturen,
- Labor: BSG ↑, Leukozytose.

Antwort 608
Die Antwort A) ist richtig.
Störungen im Eiweißstoffwechsel führen beim Cushing-Syndrom zur Muskelschwäche. Vgl. zum Krankheitsbild des Cushing-Syndroms Antwort zu Frage **428.**

Antwort 609
Die Antwort B) ist richtig.
Maldescensus testis (auch: Kryptorchismus, Hodendystopie, Hodenhochstand):
Definition:
Ausbleiben der regelrechten fetalen Wanderung des Hodens in den Hodensack. Entwicklungsgeschichtlich wandert die Hodenanlage ab der 5.-8. Embryonalwoche bis zum 10. Embryonalmonat von kranial retroperitoneal durch den Leistenkanal in den Hodensack. Physiologisch sind die Hoden bei Geburt im Skrotum tastbar = Reifezeichen.
Ätiologie:
Anatomische Fehlbildungen, Hormonstörungen.
Epidemiologie:
Ca. 3% der männlichen Neugeborenen sind betroffen. Da davon noch ca. 2% der Hoden bis Ende des 1. Lebensjahres ins Skrotum wandern, besteht am Ende des Säuglingsalters bei ca. 1% der Jungen ein Maldescensus testis. Dieser muss dann therapiert werden.
Klinik:
Formen des Maldescensus testis:
• Bauchhoden (Retentio testis abdominalis): Der Hoden liegt nicht tastbar irgendwo im Abdomen.
• Leistenhoden (Retentio testis inguinalis): Der Hoden lässt sich im Leistenkanal tasten (häufigste Form).
• Gleithoden: Der Hoden befindet sich am Ende des Leistenkanals am Eingang des Hodensacks (Skrotum), kann jedoch nicht spannungsfrei in den Hodensack gelagert werden und gleitet immer wieder in den Leistenkanal zurück.

• Pendelhoden: Der Hoden liegt im Hodensack, wird aber zeitweise (z. B. durch Kälte) in den Leistenkanal zurückgezogen (kein Krankheitswert!).
Komplikationen:
• Infertilität (Unfruchtbarkeit) durch Spermatogonienschwund im Hoden aufgrund des höheren Drucks und der höheren Temperatur,
• erhöhtes Risiko bösartiger Neubildungen (Hodentumoren),
• bei Gleit- und Leistenhoden besteht ein erhöhtes Risiko für Hodentorsion (siehe oben) und Leistenbruch.
Diagnose:
Anamnese, Klinik (Tastbefund!), Ultraschall, MRT, Laparoskopie („Bauchspiegelung").
Therapie:
Merke: Die Behandlung eines Hodenhochstands sollte spätestens zu Beginn des zweiten Lebensjahres erfolgen. Hat die konservative Therapie keinen Erfolg, muss vor Ablauf des 2. Lebensjahres operiert werden!
Konservativ: Hormontherapie (Gonadorelin = synthetisches GnRH und/oder HCG = human chorionic gonadotropine = menschliches Choriongonadotropin); Erfolg in 40-60% der Fälle.
Operativ: Mobilisation des retinierten Hodens und des Samenstrangs (Funikulolyse), Fixation am tiefsten Punkt des Skrotums (Orchidopexie).

Antwort 610
Die Antwort E) ist richtig.
Der Spontanpneumothorax findet sich häufig bei hoch gewachsenen schlanken jungen Männern (18 bis 40 Jahre), seltener bei Kindern. Es handelt sich um das plötzliche Auftreten eines Pneumothorax ohne erkennbar vorbestehende Lungenerkrankung (z. B. durch Platzen einer angeborenen oder erworbenen Emphysemblase). Vgl. zum Krankheitsbild des Pneumothorax auch Antwort zu Frage **831.**

Antwort 611
Die Antworten A) und D) sind richtig.
Die Prostatahyperplasie ist eine gutartige Vermehrung von Epithel, Bindegewebe und glatter Muskulatur der Prostata (Adenomyofibromatose), die bei 60% aller Männer über 50 Jahren nachgewiesen werden kann, jedoch nur bei einem kleinen Teil durch Obstruktion der Urethra symptomatisch wird. Mit zunehmendem Alter steigt die Zahl der betroffenen Männer. Die Prostatahyperplasie ist die wichtigste und häufigste Störung der Blasenentleerung.
Klinik:
• Verzögerter Miktionsbeginn, schwacher Strahl, verlängerte Miktionsdauer, Nachträufeln,
• Pollakisurie, Nykturie,
• rezidivierende Harnwegsinfekte, imperativer Harndrang und Inkontinenz durch die Restharnbildung (= diejenige Urinmenge, die nach dem Wasserlassen in der Blase verbleibt),
• im Endstadium akuter Harnverhalt und chronischer Harnstau (postrenales Nierenversagen, terminale Niereninsuffizienz).
Diagnose:
• Urologische Untersuchungsbefunde: verlängerte Miktionsdauer, Abnahme des maximalen Harnflusses, Vorwölbung des Abdomens (überdehnte Blase) evtl. sicht- und tastbar, später Kreatininanstieg,
• rektaler Tastbefund: Prostata meist diffus vergrößert, prallelastisch, gut abgrenzbar und nicht schmerzhaft (Tastbefund erlaubt keinen Rückschluss auf Ausmaß der Abflussbehinderung), DD: Prostatakarzinom.
Therapie:
• Medikamentös: Alpharezeptorenblocker (Tonussenkung), 5-alpha-Reduktasehemmer (Volumenverkleinerung durch Testosteronblockade).
• Chirurgisch: transurethrale Resektion (TUR-P), heute der Standardeingriff. Minimalinvasive Verfahren: trans-

urethrale mikrowellen- induzierte Thermotherapie (TUMT),), transurethrale Nadelablation (TUNA) oder auch Laserkoagulation.
• Dauerkatheter: bei inoperablen Patienten,
• alternative Behandlungen: Laser, Mikrowellenthermotherapie,
• Phytotherapeutika: Verbesserung der Symptomatik aber ohne Wirkung auf den Harnfluss bei Kürbissamenpräparaten, Brennnesselwurzel-, Sägepalmen-, Roggenpollen- und β-Sitosterinextrakten.
Prognose:
Merke: Eine transurethrale Prostataresektion (TUR-P) bietet keine Sicherheit im Hinblick auf die spätere Entwicklung eines Prostatakarzinoms (Das Karzinom entwickelt sich in den äußeren Drüsenanteilen, die bei der TUR-P nicht entfernt werden).

Antwort 612
Die Antworten C) und E) sind richtig.
Bei einem Darmtumor rechnet man – aufgrund des chronischen Blutverlustes – mit einer Eisenmangelanämie.
Zur Eisenmangelanämie passen laborchemisch die Verminderung des Blutfarbstoffs (Hämoglobin; Norm Männer ca. 14-18 g/dl) und die kleinen, mikrozytären Erythrozyten (MCV vermindert).

Antwort 613
Die Antwort C) ist richtig.
Zu 2: Das Lungenödem ist das Endstadium der Linksherzinsuffizienz. Da ein Myokardinfarkt akut zu einer Linksherzinsuffizienz führen kann, kann er Auslöser eines Lungenödems sein.
Zu 3: Da eine Hypovolämie zu einer Abnahme des hydrostatischen Drucks im Lungenkreislauf führt, gilt sie (im Gegensatz zur Hypervolämie) nicht als Risikofaktor für die Entwicklung eines Lungenödems.

Antwort 614
Die Antwort B) und C) sind richtig.
Zu A: Die Demenz vom Alzheimer-Typ
ist die häufigste Demenzform (50-75% d.
F.), in Deutschland sind über 1,4 Mio.
Menschen betroffen. Der Verlauf ist progredient und kann sich über mehr als ein
Jahrzehnt erstrecken. Initialsymptome,
die vom Patienten meist noch realisiert
werden, sind allgemeine Leistungsschwäche; danach stellen sich Merkschwäche und andere kognitive Defizite
wie z.b. aphasische, räumliche und
apraktische Störungen ein.

Antwort 615
Die Antwort C) ist richtig.
Zu B: Periphere Lähmungen (Schädigung
der peripheren Nerven) gehen einer mit
abgeschwächten oder fehlenden Muskeleigenreflexen (ohne nachweisbare pathologische Reflexe).

Antwort 616
Die Antwort E) ist richtig.
Zu A: Einen typischen Auskultationsbefund gibt es – aufgrund der mannigfal-
tigen klinischen Erscheinungsbilder – bei
Tuberkulose nicht.
Zu B: Die Diagnose der Tuberkulose ist
gesichert, wenn ein kultureller Nachweis
der Erreger vorliegt. Dies gelingt aber
ohne Schwierigkeiten nur bei einer offenen Tuberkulose aus Auswurf, wenn die
tuberkulösen Geweberänderungen Anschluss an das Bronchialsystem, die ableitenden Harnwege oder den Darm haben und ausgeschieden werden können.
Besteht aufgrund von Symptomen und
Vorgeschichte der Verdacht auf eine Tuberkulose, so sind Röntgenuntersuchung
oder bei besonderen Fragestellungen das
Computertomogramm (CT) der Lunge
gut brauchbare bildgebende Untersuchungsverfahren. Sie lassen oft das charakteristische, mottenfraßartige Bild des
Lungenbefalls der Tuberkulose erkennen.
Zu C: Um die Resistenzentwicklung zu
verhindern, werden grundsätzlich mehrere Antituberkulotika (anfangs 3-4) mitei-

nander kombiniert. Die Therapiedauer
beträgt 6-9 Monate. Daran schließt sich
eine Überwachung über 2 Jahre an.
Zu D: in Deutschland wurden Jahr 2009
4444 Tuberkulosekranke gemeldet, darunter etwa 146 Kinder.

Antwort 617
Die Antwort E) ist richtig.
Vgl. zur Klinik des Alkoholdelirs Ant-
wort zu Frage **249**:

Antwort 618
Die Antwort B) ist richtig.
Klinik des Pankreaskarzinoms:
* Symptome wie bei chronischer Pan-
  kreatitis (schwierige Differenzialdiag-
  nose):
  – Schmerzen im Oberbauch und im
    Rücken,
  – Appetitverlust, Übelkeit, Erbre-
    chen, Gewichtsverlust,
  – Begleitpankreatitis (Lipaseerhö-
    hung wie bei Pankreatitis).
* Evtl. Ikterus („Gelbsucht"): kann beim
  Pankreaskopfkarzinom ein Frühsymp-
  tom sein (Verlegung des Ductus
  choledochus). Im Spätstadium ist
  meistens ein Ikterus vorhanden.
  – Courvoisier-Zeichen: prallelastisch
    tastbare, schmerzlose Gallenblase
    mit Ikterus durch tumorbedingten
    Verschluss des Ductus choledo-
    chus.
* Seltenere Symptome:
  – Thrombose, Thrombophlebitiden
    (oberflächliche Venenentzündung).
    Merke: bei unerklärlichen rezidi-
    vierenden Thrombosen auch an
    Karzinome der Bauchspeicheldrüse
    und des Verdauungstraktes denken.
  – Pathologische Glukosetoleranz
    oder Diabetes mellitus.

Antwort 619
Die Antwort C) ist richtig.
Amnesie; häufigste Form, begrenzte Er-
innerungslücke z.B. nach Schädelhirn-

trauma (SHT). Unterschieden werden u.a.:
- Anterograde Amnesie: Gedächtnisverlust nur für den Zeitraum der Bewusstlosigkeit und kurze Zeit danach.
- Retrograde Amnesie: Gedächtnisverlust auch für den Zeitraum vor einer Hirnverletzung.
- Psychogene Amnesie: unterbewusste Verdrängung traumatisierender Gedächtnisinhalte, kann auftreten im Rahmen abnormer Erlebnisreaktionen.

Ursachen für eine Amnesie:
- Unfällen (z.B. Schädel-Hirn-Trauma
- Epilepsie,
- Meningitis,
- Enzephalitis
- Apoplexie
- Hypoxie
- Demenz
- Migräne
- Elektrokonvulsionstherapie.
- Vergiftungen (auch Alkohol, Drogen, verschiedene Medikamente)
- traumatischen Erlebnissen
- Gehirnwäsche oder posthypnotischen Amnesie
- Stress

Antwort 620
Die Antwort A) ist richtig.
Zu A: Als Rippenbuckel wird ein auf der Konvexseite liegende einseitige dorsale Vorwölbung einer Thoraxseite bei Skoliose der BWS bezeichnet. Der Rippenbuckel wird durch Rotation und Torsion der Wirbelkörper hervorgerufen.
Zu B: Das Schober-Zeichen Test für die Entfaltbarkeit der Lendenwirbelsäule (LWS). Am stehenden Patienten werden der Dornfortsatz von S1 und ein Punkt 10 cm kranial markiert. Dieser Abstand vergrößert sich bei Rumpfbeuge um 5 cm und verkleinert sich bei Rückneigung um 1-2 cm.
Zu C: Das Ott-Zeichen ist ein Test für die Entfaltbarkeit der Brustwirbelsäule (BWS). Am stehenden Patient werden, ausgehend von Dornfortsatz C 7, 30 cm

nach kaudal abgemessen und beide Punkte markiert. Bei maximaler Rumpfbeuge dehnt sich diese Strecke um 2-4 cm, bei maximaler Rückneigung verkürzt sie sich um 1-2 cm.
Zu D: Der Fingerspitzen-Boden-Abstand eine medizinische Untersuchung zur Einschätzung der Gesamtbeweglichkeit von Wirbelsäule, Hüfte und Becken. Gemessen wird der Abstand zwischen Boden und Fingerspitzen bei maximaler Vornüberbeugung. Die Knie bleiben dabei durchgestreckt. Der Finger-Boden-Abstand beträgt normalerweise zwischen 0 cm und 10 cm. (Bei sehr beweglichen Menschen können auch negative Werte dokumentiert werden: zu deren Messung wird der Untersuchte auf eine erhöhte Stufe gestellt.)

Antwort 621
Die Antwort B) ist richtig.
Zu 4: Pathogenetisch umfasst der Typ-2-Diabetes sowohl Formen mit vorwiegender Insulinresistenz am peripheren (Post-)Rezeptor und relativem Insulinmangel als auch Formen mit schwerem pankreatischem Insulinsekretionsdefekt mit milder Insulinresistenz.
Zu 2, 3 und 5: Absoluter Insulinmangel, stark verminderte B-Zellen der Bauchspeicheldrüse und Neigung zur Ketoazidose sind typisch für Typ-1-Diabetes.

Antwort 622
Die Antwort D) ist richtig.
- Thrombozyten werden im Knochenmark gebildet
- Thrombozyten stellen sich mikroskopisch als flache Scheiben dar,
- Anzahl: 150 000-400 000/µl,
- dienen der Blutstillung, indem sie oberflächliche Epitheldefekte schließen. Sie leiten die Blutgerinnung ein (indem sie über den Plättchenfaktor 3 die Gerinnungskaskade aktivieren).
- Lebensdauer 9-10 Tage, Abbau in der Milz.

Antwort 623
Die Antwort E) ist richtig.
Als ursächlich für ein Karpaltunnelsyndrom werden u.a. angesehen:
*   Enge des Karpalkanals
*   manuelle Arbeit (Arbeitshand meist stärker betroffen, beidseitiges Auftreten aber häufig)
*   weibliches Geschlecht
*   Schwangerschaft
*   Nierenschädigungen
*   Handgelenk- oder distale Unterarmfrakturen
*   Diabetes mellitus
*   Sehnenscheidenentzündung der Fingerbeuger
*   Verlängertes Muskelprofil der langen Fingerbeugemuskeln
*   Schilddrüsenunterfunktion (Hypothyreose)
*   Chronische Polyarthritis
*   Akromegalie
*   Infektionen im Handbereich
*   erhöhter venöser Druck, etwa am Shuntarm bei Dialysepatienten
Vgl. zum Karpaltunnelsyndrom auch Antwort zu Frage 145.

Antwort 624
Die Antwort D) wurde hier als richtig gewertet.
(Wir hätten uns allerdings für die Antwort B entschieden. Da ein Glaukom meist einseitig auftritt, hat uns der Begriff „Pupillen" – Plural – gestört. Die betroffene Pupille ist mittelweit und reagiert meistens nicht oder nur kaum auf Lichteinstrahlung. Die Frage scheint uns deshalb etwas unglücklich formuliert.)

Antwort 625
Die Antwort C) ist richtig.
Zu 3: Die ersten Symptome einer Multiplen Sklerose treten meist zwischen dem 15. und 40. Lebensjahr auf.
Zu 4: Als psychische Veränderungen werden z. B eine inadäquate Euphorie aber auch Dysphorie beschrieben.

Antwort 626
Die Antwort E) ist richtig.
Definition:
Das Basaliom ist ein von den basalen Zellschichten der Epidermis und Haarfollikeln ausgehender Tumor, der invasiv und destruierend (zerstörend) wächst, jedoch nur extrem selten metastasiert. Deshalb wird das Basaliom auch als semimaligne (= "halbbösartig") bezeichnet.
Epidemiologie:
Das Basaliom ist der häufigste Tumor der Haut. Die Häufigkeit des Auftretens steigt mit zunehmendem Alter. Basaliome vor dem 40. Lebensjahr sind selten, w = m
Ätiologie:
*   UV-Licht, Röntgenstrahlen (jede Strahlenbelastung addiert sich zur nächsten: Kumulation)
*   genetische Disposition (u.a. Hauttyp)
*   krebsauslösende Giftstoffe (Arsen)
*   Immunsuppression
Klinik:
*   treten oft multipel und mit großer Vielfalt im klinischen Erscheinungsbild auf
*   bevorzugter Sitz: Gesicht, oberhalb des Mundes (nur 5% der Basaliome finden sich an Stamm und Extremitäten) und auf vorgeschädigter Haut
*   Frühphase: entweder 1-3 mm großes, hautfarbenes, derbes Knötchen oder hautfarbene Verhärtung (oft von gesundem Gewebe nur durch Palpation zu unterscheiden)
*   später: nach Monaten bis Jahren entwickelt sich ein glasiger, hautfarbener, halbkugeliger Tumor mit teleangiektatischen Gefäßzeichnungen (solides Basaliom) oder ein zentral atrophierender Tumor mit perlschnurartig glänzendem Randsaum (zikatrisierendes Basaliom)
*   schwierig zu diagnostizieren: sklerodermiformes Basaliom (hautfarbene Verhärtung ohne sonstige typische Kriterien)

Diagnose:
Anamnese, Klinik (perlschnurartiger Randsaum, Teleangiektasien), operative Entfernung mit histologischer Untersuchung

Therapie:

- chirurgische Entfernung
- andere, weniger radikale Verfahren (Elektrodissektion, Kürettage, Kryotherapie) allenfalls bei sehr kleinen Basaliomen bei älteren Menschen
- Strahlentherapie: wenn die operative Entfernung des Basalioms nicht möglich ist

Prognose:
Da sie nicht metastasieren, ist die Prognose der Basaliome in 95% der Fälle gut. Destruierendes Wachstum kann jedoch in Einzelfällen zum Tode führen.

Antwort 627
Die Antwort B) ist richtig.
Zu 5: Der Sinusknoten ist der sog. „Schrittmacherknoten des Herzens", zu spontaner Erregungsbildung fähig, beeinflusst von Sympathikus und Parasympathikus. Er liegt im rechten Vorhof (Atrium dextrum) des Herzens im Bereich der Mündung der oberen Hohlvene

Antwort 628
Die Antworten B) und E) sind richtig.
Krankheitsbilder mit stark erhöhter Blutkörperchensenkungsgeschwindigkeit:

- Multiples Myelom (Plasmozytom) bzw. Makroglobulinämie (Waldenström)
- Arteriitis temporalis und Polymyalgia rheumatica
- Rheumatisches Fieber
- Hypernephrom (Nierentumor)
- Kollagenosen
- Morbus Hodgkin (Lymphogranulomatose)
- Peritonitis (Bauchfellentzündung)
- Sepsis
- Nephrotisches Syndrom

Antwort 629
Die Antworten B) und E) sind richtig.
Zu A: Candidainfektionen (auch Candidose, Candidiasis, Candidamykose, Monoliasis oder Soor) werden durch Hefepilze verursacht.
Zu C: Infektionsorte sind die Mundhöhle, die Mund- und Genitalschleimhaut, Bindehäute, feuchte Hautfalten und Nagelfalze. Organcandidosen und generalisierte Infektionen bei Menschen mit stark geschwächter Abwehrlage können Lungen, Herz, Magen und Darm, Leber, Milz und Zentralnervensystem betreffen.
Zu D: Der sog. Windelsoor der Säuglinge ist eine Candidose.

Antwort 630
Die Antwort E) ist richtig.
Der Begriff Tinnitus aurium (lat. „das Klingeln der Ohren") bezeichnet ein Krankheitsbild, bei dem der Betroffene Geräusche wahrnimmt, die keine äußere für andere Personen wahrnehmbare Quelle besitzen.
Ursachen für Tinnituszustände:
Subjektiver Tinnitus

- Ohrenschmalz
- Entzündungen des Ohrs
  - Otitis media
  - Otitis externa
- Mittelohrerkrankungen mit Störung der Schallübertragung (z. B. Otosklerose)
- virale und bakterielle Infekte (z. B. Borreliose)
- Lärmereignisse
  - Lärmtraumata (z. B. aufgrund von Diskothek-Besuchen)
  - Knalltraumata (z. B. durch Feuerwerkskörper oder explodierende Granaten)
- Hörsturz
- Tauchunfälle
  - Dekompressionskrankheit
  - Barotrauma
- Morbus Menière
- Cochleärer Hydrops
- Endolymphschwankungen

- Autoimmunerkrankungen des Innenohrs
- ototoxische Substanzen
- Akustikusneurinom (ein Tumor der Gehörnerven)
- Bogengangsdehiszenz
- Schwerhörigkeit/Hypakusis.

Objektiver Tinnitus
- Gefäßmissbildungen
- Gaumensegelnystagmus
- Tubenfunktionsstörungen

Häufig treten jedoch Tinnitusfälle ohne derzeit diagnostizierbare medizinische Ursache auf.

Antwort 631
Die Antworten B) und E) sind richtig.
Zu A: Bandscheibenvorfälle kommen häufig in jüngeren Jahren (~30 Jahre) vor.
Zu B: Bei Schädigungen der Nervenwurzel im Bereich L3/L4 kommt es zu einer Abschwächung des Patellarsehnenreflexes.
Zu D: Konservative Therapieansätze sind in bis zu 90 % der Fälle erfolgreich. Hierzu zählen nichtsteroidale Antiphlogistika, Wärme, Massage, Physiotherapie etc.
Zu E: Nach Läsion der Cauda equina auftretende schlaffe Lähmung mit Schmerzen und Sensibilitätsstörungen (Reithosenanästhesie) an den unteren Extremitäten, oft Blasen- und Mastdarmstörungen.

Antwort 632
Die Antworten B) und E) sind richtig.
Zu A: Scharlach ist eine Sonderform der Streptokokken-Erkrankungen. Bei Scharlach bilden die verursachenden A-Streptokokken ein Gift (= pyrogenes oder erythrogenes Toxin) mit 3 immunologisch verschiedenen Varianten: A, B, C, gegen welches der betroffene Patient keine Immunität besitzt. Das Gift ist verantwortlich für das Fieber und das typische Scharlachexanthem. (Aufgrund der 3 immunologisch verschiedenen Toxinvarianten kann man 3-mal an Scharlach

erkranken. Besitzt der Organismus Immunität gegen eine Toxinvariante, so entwickelt sich nur eine Streptokokken-Pharyngitis.)
Zu C: Ringelröteln werden durch das Parvovirus B19 verursacht.

Antwort 633
Die Antworten A) und B) sind richtig.
Zu C: Blutbeimischung im Stuhl ist solange ein Karzinom, bis das Gegenteil bewiesen ist! Niemals mit der Diagnose Hämorrhoiden zufrieden sein! Jeder 2. hat Hämorrhoiden (d. h.: jeder zweite, der ein Dickdarmkarzinom hat, hat auch Hämorrhoiden).
Zu D: Ernährung: rotes Fleisch, tierische Fette, hohe Gesamtkalorienaufnahme, wenig Ballaststoffe und Bewegungsarmut erhöhen das Darmkrebsrisiko.
Zu E: Der Tumormarker CEA dient nicht der Früherkennung (Digital rektale Untersuchung, Koloskopie) sondern der Verlaufskontrolle.

Antwort 634
Die Antwort C) ist richtig.

Salmonellose
(Salmonellen-Gastroenteritis)

Definition:
Gruppe von Infektionskrankheiten mit vorwiegend enteritischer Symptomatik.
1. Typhuserreger: Salmonella Typhi, Salmonella Paratyphi (A, B, C).
2. Enteritiserreger (Salmonellosen): 2000 Serotypen (z. B. S. enteritidis, S. typhimurium).

Reservoir:
Die Enteritiserreger sind tier- und menschenpathogen (Zoonosen).

Übertragungsweg:
- Kranke und Ausscheider,
- Tiere und Tierprodukte (z. B. Eier, Geflügel u. a).

Vorbeugung:
Lebensmittelhygiene, persönliche Hygiene, ausreichendes Erhitzen von Fleisch,

Kontrollen der Gesundheitsämter bei Lebensmittelbetrieben u.a.
Zu 5: Eine reaktive Arthritis ist eine entzündliche Gelenkerkrankung ohne Nachweis von Erregern im Gelenk, ca. 1-4 Wochen nach einem enterischen Infekt v.a. mit Salmonellen, Yersinien und Shigellen.

Antwort 635
Die Antwort D) ist richtig.
Zu 2: Es sind ausschließlich sensible Nervenfasern betroffen. Typischerweise kommt es zu handschuh- und sockenförmigen Sensibilitätsstörungen.
Zu 3: Ein Beispiel hierfür ist ein Vitamin-B12-Mangel.
Zu 5: Eine wichtige Untersuchung bei Diabetikern ist die Prüfung des Vibrationsempfindens mit der Stimmgabel.

Antwort 636
Die Antwort C) ist richtig.
Zu 1: Antibiotika wirken nur gegen Bakterien.
Zu 4: Herpesviren können in Nervenganglien persistieren und bei Abwehrschwäche z.B. als „Fieberbläschen" an der Lippe auftreten.
Zu 5: Reaktivierung des Varicella-Zoster-Virus im Bereich des 1. Trigeminusastes. Bei Augenbeteiligung kann es kommen zu: Konjunktivitis, Keratitis mit Ulkusbildung, Iritis, Sekundärglaukom und selten einer Augenmuskellähmung.

Antwort 637
Die Antworten A) und D) sind richtig.
Zu A: Hier kommt es zu einer Hypokalzämie, diese führt zu einer Tetanie.
Zu D: Bei massivem Erbrechen kommt es zu einem Säureverlust und damit zu einer Alkalose. Dies führt zu einer relativen Hypokalzämie.

Antwort 638
Die Antwort B) ist richtig.
Zu B: Bei 25% der Prostata-Karzinom-Patienten sind Metastasenschmerzen („Lumbago", „Ischias") erstes Symptom.

Antwort 639
Die Antworten A) und E) sind richtig.
Zu D: Östrogene sind die Hormone v.a. der ersten Zyklushälfte.
Zu A, B und E: Progesteron ist das Hormon der zweiten Zyklushälfte, es wird im Gelbkörper und der Plazenta gebildet.

Antwort 640
Die Antwort A) ist richtig.
Zu 2: Es kommt zu einem Mangel an Dopamin.
Zu 3: Rigor, Akinese und Ruhetremor sind die Hauptsymptome. Weitere häufige Symptome sind vegetative Störungen (z. B. Seborrhö, orthostatische Hypotonie, Obstipation), Stimmungslabilität, Melancholie, Demenz und Sensibilitätsstörungen.

Antwort 641
Die Antwort A) ist richtig.
Zu B, C, D und E: Dies sind die Wirkungen des Parasympathikus.

Antwort 642
Die Antworten D) und E) sind richtig.
Zu A: Ein Vitamin-B12-Mangel kann durch eine verminderte Zufuhr, einen Intrinsic-Faktormangel oder eine Resorptionsstörung im terminalen Ileum bedingt sein.
Zu B: Fettlösliche Vitamine sind A, D, E und K.
Zu C: Skorbut tritt bei Vitamin-C-Mangel auf.
Zu D: Vitamin-B12-Mangel führt zu neurologischen Symptomen und zu einer makrozytären, hyperchromen Anämie.
Zu E: Vitamin-K-abhängige Gerinnungsfaktoren sind II, VII, IX und X („1972")

Antwort 643
Die Antwort E) ist richtig.
Hier werden die typischen Symptome einer Hyperthyreose geschildert.

Antwort 644
Die Antwort C) ist richtig.
Zu 2: Definition: Lähmung infolge Schädigung des N. peroneus (fibularis) communis (L 4–S 2); Ursache: Drucklähmung im Bereich des Fibulaköpfchens (z. B. durch Gipsverband), Lagerungsschaden, Fibulafraktur. Klinik: Spitzfußstellung u. Steppergang durch Lähmung der Dorsalextensoren von Fuß u. Zehen (der Pat. muss das Knie abnorm hoch heben, um das Schleifen der Zehen auf dem Boden zu verhindern); Sensibilitätsstörungen am lateralen Unterschenkel u. Fußrücken.
Zu 5: Für einen Tremor der Hände gibt es viele Ursachen, typisch für eine Hirndrucksteigerung ist er aber nicht.

Antwort 645
Die Antwort B) ist richtig.
Zu 2: Spaltung von Herztönen: Bei jüngeren Patienten ist der 2. Herzton (HT) häufig physiologisch in der Inspirationsphase gespalten (respiratorische Arrhythmie). Eine fixierte (= immer zu hörende) Spaltung ist pathologisch (z. B. Mitralklappeninsuffizienz, Links-Rechts-Shunt, Aortenklappenstenose, Links- und Rechtsschenkelblock).
Zu 5: Aus der Lautstärke eines Herzgeräusches lassen sich keine Schlüsse bezüglich der Schwere einer Herzerkrankung ziehen.

Antwort 646
Die Antwort E) ist richtig.
Organisches Psychosyndrom z.B. beim Delirium tremens (Alkoholentzugsdelir).
Symptome:
optische und akustische Halluzinationen, Illusionen, Denkstörungen, Aufmerksamkeits-, Orientierungs- und Bewusstseinsstörungen, Tremor, motorische Unruhe, Tachykardie, Temperaturanstieg; in ca. 10 % der Fälle (generalisierte) epileptische Anfälle; gereizte Stimmung, Angst, Unruhe, Schlafstörungen, Alpträume, Schwitzen, evtl. Schwindel.

Antwort 647
Die Antwort A) ist richtig.
Instrumente und Geräte sollten möglichst unmittelbar nach Gebrauch desinfiziert und gereinigt werden. Sie sind gegebenenfalls in Einzelteile zu zerlegen.
Es kommt – je nach Instrument – feuchte Wärme oder chemische Desinfektion in Frage. Wenn möglich, sollte feuchte Wärme angewendet werden.
Instrumentendesinfektion mittels feuchter Wärme
Mögliche Verfahren sind:
1. Auskochen
2. Spülen in automatischen Desinfektions- und Reinigungsapparaten
3. wenn Temperaturen über 100°C erreicht werden sollen: in Wasser liegend in einem Autoklaven (siehe: Sterilisationsverfahren)
Instrumentendesinfektion mittels chemischer Verfahren
Alle Oberflächen des Instruments müssen benetzt werden; der Kontakt zum Desinfektionsmittel darf nicht durch Luftblasen behindert sein. Es ist jeweils eine frische Desinfektionslösung zu verwenden. Sichtbar verschmutzte bzw. kontaminierte Stellen werden unmittelbar nach dem Einlegen in die Lösung abgerieben. Schläuche und Hohlkörper werden durchspült und luftfrei mit Desinfektionsmittel gefüllt.

Antwort 648
Die Antwort C) ist richtig.
Zu 1: Hier kommt es zu Kaliumverlusten mit dem Stuhl.
Zu 2: Hier kommt es eher zu Hyperkaliämien durch den Zerfall von Erythrozyten.
Zu 3: Bei einer Alkalose im Blut kommt es als Gegenregulation zu einer Verschiebung von Wasserstoffionen aus dem Zellinnern nach extrazellulär im Austausch gegen Kalium.
Zu 4: Häufiges Erbrechen führt zu Kaliumverlusten.

Zu 5: Diuretika sind harntreibende Medikamente. Typische Nebenwirkungen bestimmter Diuretika sind Kaliumverluste über den Urin.

Antwort 649
Die Antwort C) ist richtig.
Osteoporose ist eine Störung im Knochenstoffwechsel. Durch verstärkten Abbau der Knochensubstanz kommt es zum Verlust von Knochenmasse, Knochenstruktur und Knochenfunktion. Durch den damit einhergehenden Stabilitätsverlust kann es schon bei banalen Überlastungen zu Frakturen kommen. Die Osteoporose beginnt meist jenseits des 50. Lebensjahrs, Frauen sind sehr viel häufiger betroffen als Männer, w:m = 8:1.
Lässt sich die Osteoporose auf ein anderes Grundleiden zurückführen, so spricht man von sekundärer Osteoporose.
Vgl. zur Ätiologie der Osteoporose auch Antwort zu Frage **421**.

Antwort 650
Die Antwort D) ist richtig.
Zu A und C: Vgl. zur Differenzialdiagnose der Eosinophilie Antwort zu Frage **402**.
Zu B: Finden sich vermehrt stabkernige, jugendliche Formen oder Metamyelozyten im Differenzialblutbild so spricht man von reaktiver Linksverschiebung (z. B. bei bakteriellen Infektionen).
Zu E: Eine Leukozytose (neutrophile Granulozytose, da die neutrophilen Granulozyten mengenmäßig am häufigsten vorkommen) findet sich bei:
Stress, körperlicher Belastung, Schwangerschaft, bakteriellen Infektionen (Ausnahme: Typhus, Brucellose mit Leukopenie!), Rheumatischem Fieber, Kollagenosen, Gewebsnekrosen (Herzinfarkt), Gichtanfall, diabetisches und urämisches Koma, Kortison (Morbus Cushing), akute Blutungen und Schock.

Antwort 651
Die Antworten B) und E) sind richtig.
Zu A: Das Lymphsystem drainiert die Flüssigkeit aus dem Extrazellulärraum der Gewebe.
Zu C: Die Pfortader führt das venöse Blut der unpaaren Bauchorgane zur Leber.
Zu D: Die Lymphe fließt von der Peripherie Richtung Herz.
Zu E: Aufgabe der Lymphknoten: Die Lymphknoten „filtern" die Lymphe. Retikulumzellen der Lymphknoten vernichten durch Phagozytose Mikroorganismen, Gifte, Zellbruchstücke und andere Antigenstrukturen. In den Lymphknoten werden T-Lymphozyten und Antikörper der B-Lymphozyten in die Lymphe (und damit in die Blutbahn) geschwemmt.

Antwort 652
Die Antwort E) ist richtig.
Sulfonylharnstoffe werden eingenommen zur oralen antidiabetischen Behandlung des Typ 2-Diabetes, wenn eine alleinige diätetische Einstellung und Gewichtsnormalisierung keine zufriedenstellende Blutzuckersenkung ergibt. Sulfonylharnstoffe verstärken die Ausschüttung von Insulin aus der Bauchspeicheldrüse.
Eine häufige Nebenwirkung ist das Auftreten von Hypoglykämien. Insbesondere bei Überdosierung, mangelhafter Nahrungsaufnahme oder erhöhter Ausscheidung im Rahmen einer Diarrhö, körperlicher Anstrengung, Alkoholkonsum und Niereninsuffizienz (verzögerte renale Elimination).
Kontraindikationen für die Verabreichung von Sulfonylharnstoffen sind Typ 1-Diabetes, Schwangerschaft, schwerer Niereninsuffizienz und Leberinsuffizienz.

Antwort 653
Die Antwort B) ist richtig.
Meldepflicht nur für den direkten Nachweis aus Stuhl.
Das Norovirus (NV; früher: Norwalkähnliches bzw. Norwalk-like Virus) und seine Verwandten gehören zu den Caliciviren. Sie sind neben den Rota- und den

Adenoviren die häufigsten virale Ursache für eine Gastroenteritis und eine häufige Ursache der Reisediarrhö (verantwortlich für bis zu 50% der nichtbakteriellen Gastroenteritiden bei Erwachsenen. Auch in Krankenhäusern kommt es regelmäßig zu Epidemien. Gemeldete Fälle 2009: 178 638 (!; Daraufhin wurde vom RKI die Falldefinition für Noroviren geändert: zum 1.1.2011 sind ausschließlich Norovirusfälle mit labordiagnostischem Nachweis übermittlungspflichtig).
Reservoir:
Mensch (im Stuhl).
Übertragungsweg:
Fäkal-oral, Nahrungsmittel, Wasser.
Inkubationszeit:
1-3 Tage.
Klinik:
Wässriger Durchfall, Magen-Darm-Krämpfe und Erbrechen, seltener Fieber.
Diagnose:
Anamnese, Klinik; nicht routinemäßig: Elektronenmikroskopie oder Antigennachweis im Stuhl.
Therapie:
Symptomatisch.
Prophylaxe:
Allgemeine Hygiene.

Antwort 654
Die Antwort B) ist richtig
Das Milchgebiss hat 20 Zähne. Sie kommen zwischen dem 7. Lebensmonat und dem 2. Lebensjahr zum Durchbruch. Ausfall der ersten Milchzähne im 6. Lebensjahr.

Antwort 655
Die Antwort C) ist richtig.
Vgl. zur Klinik der Manie Antwort zu Frage 230.
Zu 3: Typisch ist ein vermindertes Schlafbedürfnis.
Zu 4: Formale Denkstörungen: („wie wird gedacht")
• Verlangsamt, gehemmt, eingeengt, umständlich, Grübeln, weitschweifig, bei Depression

• Denksperre; plötzliche Unterbrechung des Gedankengangs, Gedankenabriss, von den Betroffenen oft als Gedankenentzug von außen gedeutet, bei Schizophrenie.
• Denkhemmung; verlangsamtes Denken ohne Antrieb und Einfälle, oft bei depressivem Syndrom
• Ideenflucht; beschleunigter Gedankenablauf, ein Gedanke jagt den anderen, bei Manie.
• Perseveration; Haften an immer gleichen Gedankengängen, bei Schizophrenie.

Antwort 656
Die Antwort D) ist richtig.
Symptome wie Husten, Heiserkeit, therapieresistente „Erkältungen" sowie blutiges Sputum, die länger als 4 Wochen andauern sind immer hochgradig verdächtig auf ein Bronchialkarzinom, ebenso der langjährige Nikotinabusus. Die vergrößerte Leber spricht für eine hepatische Metastasierung und der Klopfschmerz der Wirbelsäule für Knochenmetastasen.

Antwort 657
Die Antwort B) ist richtig.
Auch Tendovaginitis stenosans; es findet sich ein typisches Schnappen oder Schnellen (sog. schnellender Finger) infolge knötchenartiger Verdickung der Beugesehnen in Höhe des 1. Ringbands mit Behinderung der Sehnengleitfähigkeit.
Therapie: operative Spaltung des Sehnenscheidenringbands

Antwort 658
Die Antworten A) und D) sind richtig.
Zu B: Reiswasserähnliche Durchfälle finden sich bei der Cholera.
Zu C: Bei der akuten Pankreatitis kann es aufgrund der starken Schmerzen reflektorisch zu einem paralytischen Ileus kommen.
Zu E: Teerstuhl findet sich bei einer oberen gastrointestinalen Blutung.

Antwort 659
Die Antwort D) ist richtig.
Vgl. zur Trigeminusneuralgie Antwort zu
Frage **219**.

Antwort 660
Die Antwort C) ist richtig.

Zu 2)

Tanzende-Patella Überprüfung eines intra-artikulären Ergusses	Auspressen des Recessus suprapatellaris oberhalb der Patella mit der einen Hand und Druck auf die Patella mit den Fingern der anderen Hand.	• Deutliche Beweglichkeit der Patella Ballottement = weich federnde Auf- und Abbewegung): • Kniegelenkerguss

Zu 4)

Schubladen-phänomen	in 60-90° Kniebeugung bei fixiertem Oberschenkel Zug am Unterschenkel nach vorne (vorderes Schubladenphänomen) bzw. nach hinten (hinteres Schubladenphänomen)	Wichtig: immer im Seitenvergleich • Bewegungsstopp vorhanden (physiologisch): Intaktes vorderes bzw. hinteres Kreuzband • Weicher oder fehlender Bewegungsstopp: Kreuzbandschaden

Zu 5)

Steinmann-I-Zeichen Meniskustest	Aus der Rückenlage hebt der Untersucher das Bein in ca. 90° Kniebeugung, fixiert das Femur und dreht den Unterschenkel rasch in maximale Innen- und Außenrotation.	Schmerz bei Außenrotation im medialen Gelenkspalt: • Innenmeniskusläsion Schmerz bei Außenrotation im lateralen Gelenkspalt: • Außenmeniskusläsion
Steinmann-II-Zeichen Meniskustest	Beugung des Kniegelenks führt zu Wandern des Schmerzes von vorne (ventral) nach hinten (dorsal)	Schmerzen im medialen Gelenkspalt: • Innenmeniskusläsion Schmerzen im lateralen Gelenk spalt: • Außenmeniskusläsion

ANTWORTEN
MC 12

Antwort 661

Die Antwort C) ist richtig.

Zu 1: Harnsäure ist wasserlöslich und wird somit über die Niere ausgeschieden.

Zu 3: Im akuten Gichtanfall kristallisieren die Harnsäurekristalle (Urat = Salz der Harnsäure) in einem Gelenk (typischerweise dem Großzehengrundgelenk = Podagra) aus und führen dort zu einer Entzündung. Daher können im akuten Anfall die Werte für Harnsäure im Serum normwertig sein.

Zu 4: Fasten führt über den verstärkten Fettabbau (Lipolyse) zur Bildung von Ketonkörpern. Diese Ketone hemmen die Ausscheidung von Harnsäure über die Nieren und können somit einen Gichtanfall auslösen.

Vgl. zum Krankheitsbild der Gicht auch Antwort zu Frage **461**.

Antwort 662

Die Antwort E) ist richtig.

Als Folgeerkrankungen einer Mandelentzündung mit betahämolysierenden Streptokokken der Gruppe A kann es zu Zweiterkrankungen kommen:

- Rheumatisches Fieber oder
- akute Glomerulonephritis.

Symptome der akuten Glomerulonephritis lassen sich unter dem Begriff des „Nephritischen Syndroms" zusammenfassen. Leitsymptome:

Obligat
- Mikrohämaturie,
- Proteinurie (< 3 g/24 Stunden).

Eventuell (fakultativ):
- Ödeme,
- Hypertonie,
- (Volhard-Trias: Hämaturie, Hypertonie, Ödeme).

Andere mögliche Symptome
- Makrohämaturie (sichtbare Rotfärbung des Urins),
- Lidödem, Gesichtsödem,
- Kopf- und Gliederschmerzen,
- beidseitige Flankenschmerzen (Nierenkapselspannung),
- epileptische Anfälle, Schläfrigkeit (Hirnödem),
- hypertone Krise mit Atemnot und Lungenödem.

Antwort 663

Die Antworten A) und E) sind richtig.

Definitionen:

- Follikulitis: Entzündung der Haarfollikel, die am ganzen Körper mit Ausnahme von Hand- und Fußsohlen auftreten kann.

- Furunkel, Furunkulose: akut eitrige Entzündung durch Ausbreitung einer Follikulitis. Sind bei einer Entzündung Bakterien beteiligt kommt es zur Eiterbildung. Häufigster Eiterbildner ist Streptococcus aureus.

- Karbunkel: konfluierende Furunkel bilden ein Karbunkel.

Zu B: Häufigster Erreger eines Furunkels ist Staphylococcus aureus.

Zu C: Die Kardinalsymptome der Entzündung: Dolor, Rubor, Calor, Tumor und Functio laesa.

Zu D: Grundprinzip: Ubi pus, ibi evacua! = Eiteransammlungen sind zu entfernen.

Zu E: Die Abheilung eines Furunkels erfolgt in der Regel unter Narbenbildung.

Antwort 664

Die Antwort D) ist richtig.

Zu D: Digitalisglykoside werden zur Steigerung der Herzkraft und zur Rhythmisierung des Herzschlages eingesetzt. Digitalisglykoside haben eine geringe therapeutische Breite. (Als therapeutische Breite wird der Abstand zwischen der therapeutischen Wirkung und der toxischen Wirkung eines Medikamentes bezeichnet. Dies bedeutet: Bei einem Medikament mit geringer therapeutische Breite besteht leicht die Gefahr einer Überdosierung: wirksame Dosis und gefährliche toxische Dosis liegen sehr nah beeinander).

Zu den typischen Nebenwirkungen einer Digitalisintoxikation gehören Farbsehstörungen (v.a. Gelbstich), Übelkeit, Erbrechen, Durchfälle und Herzrhythmusstörungen (z.b. Extrasystolie, AV-Block).

Antwort 665
Die Antwort D) ist richtig.
Zu 3: Die Inkubationszeit beträgt 2-3 Wochen.

Antwort 666
Die Antwort C) ist richtig.
Zu 1: Die Symptome des akuten Nierenversagens:
Oligo- bzw. Anurie mit der Gefahr: Überwässerung (Linksherzinsuffizienz, Lungenödem, Hirnödem, Hypertonie) und Hyperkaliämie (metabolische Azidose, Herzrhythmusstörungen, Urämie).
Zu 2: Die Symptome der Linksherzinsuffizienz resultieren aus einem Rückstau in den kleinen Kreislauf („Lungenkreislauf"). Leitsymptom: Atemnot. Das Endstadium einer Linksherzinsuffizienz ist das Lungenödem.
Zu 3: Bei chronischen Hungerzuständen kommt es zum Eiweißmangel (Hypalbuminämie). Dadurch sinkt der onkotische Druck und es können sich Ödeme bilden = Kwashiokor.
Zu 4: Bei Reizgasinhalationen kommt es durch die toxische Wirkung des Gases zu einer Permeabilitätsstörung an den Alveolen und damit zu einem Ödem.
Zu 5: Im Rahmen einer hypertensiven Entgleisung kann es zu einem Lungenödem (Entwicklung einer Linksherzinsuffizienz) kommen. Bei der Hypotonie kommt es dazu nicht.

Antwort 667
Die Antwort D) ist richtig.
Zu A: Bei der perniziösen Anämie handelt es sich um einen Vitamin-B12-Mangel.
Zu B: Bei hämolytischen Anämien werden reaktiv kompensatorisch mehr Erythrozyten gebildet. Deshalb zeigt sich im Blutbild eine Vermehrung der Retikulozyten (Retikulozytose). Die Lebenszeit der Erythrozyten ist jedoch vermindert, sie gehen vorzeitig zugrunde.
Zu C: Die Agranulozytose ist eine durch Medikamente (Analgetika, Thyreostatika, Sulfonamide) verursachte, rückbildungsfähige, allergische (autoimmune) Granulozytopenie (< 500 /µl). Klinik: Nach Medikamenteneinnahme können die Granulozyten bis auf null absinken. Die körpereigene Abwehr bricht zusammen: plötzlicher Beginn mit Fieber und Schüttelfrost, evtl. Sepsis. An den Schleimhäuten im Mund, im Darm, am After entstehen große, weiß bedeckte Geschwüre (z. B. Tonsillengeschwüre).
Zu E: Die Polyglobulie ist gekennzeichnet durch eine Vermehrung der Erythrozyten im Blut. Ursachen: Hypoxie (verminderter Sauerstoffgehalt im Blut) z.B. durch Aufenthalt in großer Höhle, Herzfehler mit Rechts-Links-Shunt, chronische Lungenerkrankungen, gestörte Sauerstofftransportfunktion des Hämoglobins. Selten: Polyglobulie durch vermehrte Erythropoetinbildung.

Antwort 668
Die Antworten A) und E) sind richtig.
Zu A und E: Eine Chemotherapie schädigt prinzipiell alle Zellen im menschlichen Körper. Sich schnell teilende Zellen werden mehr geschädigt als andere. Viele Tumorzellen haben eine sehr hohe Zellteilungsrate und werden von der Chemotherapie deshalb am stärksten getroffen. An den gesunden Zellen und Geweben des Körpers führt die Chemotherapie zu einer Vielzahl oft schwerwiegender Nebenwirkungen und Begleiterscheinungen.

Zu B: Eine Hyperpigmentierung findet sich beim z.b. beim M. Addison (primäre Nebennierenrindeninsuffizienz) oder bei der Hämochromatose (Eisenspeicherkrankheit).

Leitsymptome der primären NNR-Insuffizienz (M. Addison):

- Schwäche und rasche Ermüdbarkeit,
- Hyperpigmentierung von Haut- und Schleimhäuten,
- Gewichtsverlust und Wassermangel (Dehydratation durch Mangel an Aldosteron),
- arterielle Hypotonie (niedriger arterieller Blutdruck),
- evtl. Abdominalschmerzen, Übelkeit, Erbrechen,
- Verlust der Sekundärbehaarung bei Frauen (durch Androgenmangel)
- Hyperkaliämie und Hyponatriämie (Aldosteronmangel), Hyperkalzämie

Klinik der Hämochromatose:

- Leberzirrhose (75%), Lebervergrößerung (90%), Milzvergrößerung (15% d. F.),
- dunkle Hautpigmentierung (75% d. F.),
- Diabetes mellitus (70%) (sog. „Bronzediabetes": wegen der dunklen Hautpigmentierung),
- sekundäre Kardiomyopathie (durch Eisenablagerung in den Herzmuskel),
- endokrine Störungen: Schädigung der Keimdrüsen (Gonaden), der Nebennierenrinde und der Hypophyse,
- schmerzhafte Gelenkerkrankungen (30% d. F).

Zu C: Leukozyten im Urin (Leukozyturie) finden sich z.B. bei bakteriellen Harnwegsinfektionen.

Zu D: Morgensteifigkeit der Gelenke ist ein Leitsymptom der primär chronischen Polyarthritis.

Antwort 669
Die Antwort E) ist richtig.
Vgl. zum Reizdarmsyndrom Antwort zu Frage **68**.

Antwort 670
Die Antwort E) ist richtig.
Das Delirium tremens stellt eine Komplikation der Alkoholkrankheit dar. Klinik:

- Psychiatrische Symptome: Angst, Orientierungsstörung, illusionäre Verkennungen, Halluzinationen.
- Neurologische Symptome: Verwirrtheit, Bewusstseinsstörungen bis hin zum Koma, Tremor, Unruhe, tonische und klonische Krämpfe.
- Vegetative Symptome: Schwitzen, Tachykardie, arterieller Hypertonus.

Antwort 671
Die Antworten B) und C) sind richtig.
Zu B und C: Bei Asthma bronchiale und beim Lungenemphysem kommt es durch die Lungenüberblähung zu einem Zwerchfelltiefstand.
Zu A, D und E: Bei diesen Zuständen kommt es zu einem Zwerchfellhochstand.

Antwort 672
Die Antwort B) ist richtig.
Beim Pankreaskopfkarzinom kommt es zu einem Verschlussikterus durch Verlegung des Ductus choledochus. Ein Verschlussikterus zeigt die klassischen Symptomen:

- Ikterus („Gelbsucht"),
- dunkler Urin,
- heller Stuhl (acholisch),
- Juckreiz (durch die gestauten Gallensäuren).

Zu E: Typisch für das Pankreaskopfkarzinom ist das sog. Courvoisier-Zeichen: Eine prallelastisch tastbare, schmerzlose Gallenblase mit schmerzlosem Ikterus durch tumorbedingten Verschluss des Ductus choledochus.

Antwort 673
Die Antwort E) ist richtig.
Zu A: Zu A: Die Entwicklung eines Typ-1-Diabetes verläuft in der Regel rasch. Die Patienten sind oft nicht adipös. Der Typ-2-Diabetes entwickelt sich meist schleichend, anfangs ohne gravierende

Symptome. Die Entwicklung des Typ-2-Diabetes wird durch Überernährung und Übergewicht begünstigt. Die Mehrzahl der Typ-2-Diabetiker (ca. 90%) ist übergewichtig.

Zu B: Unruhe, Zittern und Schwitzen sind Anzeichen für eine Hypoglykämie.

Zu C: Bei schlecht eingestelltem Diabetes mellitus wird der fehlende Zucker in den Zellen wird durch den verstärkten Abbau von Eiweiß und Fetten ausgeglichen, was zu einer Gewichtsabnahme und Schwäche durch Eiweißmangel führen kann.

Zu D: Im Rahmen einer Hyperglykämie kann es kommen zu:

1. Ketoazidotisches Koma (typisch für Typ-1-Diabetes): Bildung von Ketonkörpern (Azeton, Azetessigsäure, Betahydroxybuttersäure) durch gesteigerte Lipolyse, metabolische Azidose (Übersäuerung), respiratorischen Kompensation der metabolischen Azidose (vermehrte Abatmung von CO_2: Kussmaul-Atmung mit Azetongeruch nach frischem Obst, Äpfeln).
2. Hyperosmolares Koma (typisch für Typ-2-Diabetes): keine gesteigerte Lipolyse (= Fettabbau), keine Ketonkörperbildung, kein Azetongeruch (geringe Insulinmengen verhindern die Lipolyse im Fettgewebe. Deshalb kommt es nicht zu Ketonkörperbildung und Azidose).

Zu E: Insulin wird in den Betazellen der Bauchspeicheldrüse (Pankreas) gebildet. Ein Verlust von funktionstüchtigem Pankreasgewebe im Rahmen einer chronischen Pankreatitis kann zu einer verminderten Produktion von Insulin führen: Man spricht dann von einem pankreopriven Diabetes mellitus.

Antwort 674
Die Antwort C) ist richtig.
Zu 1, 2 und 3: Beim akuten Nierenversagens im Stadium 2 mit Oligo- bzw. Anurie bestehen folgende Gefahren:

- Überwässerung (Linksherzinsuffizienz, Lungenödem, Hirnödem, Hypertonie),
- Hyperkaliämie (metabolische Azidose, Herzrhythmusstörungen, Urämie).

Antwort 675
Die Antwort C) ist richtig.
Als Laryngitis subglottica wird eine unspezifische – meist virale - Entzündung der oberen Atemwege im Bereich des Kehlkopfes unterhalb der Stimmritze (Glottis) bezeichnet. Betroffen sind hauptsächlich Säuglinge und Kleinkinder im Alter zwischen sechs Monaten und sechs Jahren. (Abzugrenzen vom Krupp bei Diphtherie, von der Epiglottitis und von einer Fremdkörperaspiration).
Klinik:
- bellender Husten
- inspiratorischer Stridor (ziehendes, pfeifendes Atemgeräusch bei der Einatmung)
- Atemnot (bei schweren Verläufen)
- Fieber (leicht, bis mittelstark)

Antwort 676
Die Antwort E) ist richtig.
Vgl. zu den Folgeschäden des chronischen Alkoholabusus (Merke: Alkohol ist die Droge, die die Organe am meisten schädigt) Antwort zu Frage **507**.

Antwort 677
Die Antwort A) ist richtig.
Zu 3: Das maligne Melanom ist eine meist dunkel pigmentierte, erhabene Neubildungen (aber: viele verschiedene Erscheinungsformen! So z.B. auch das amelanotische Melanom ohne Pigmentierung).
Zu 4: Merke: Aus Hautveränderungen, bei denen differenzialdiagnostisch ein Melanom in Betracht kommt, sollte nie eine Probeexzision entnommen werden, da dadurch eine Metastasierung ausgelöst werden könnte.

Zu 5: Besonderheit: Aderhautmelanom im Bereich der Choroidea (Aderhaut) des Auges.

Antwort 678
Die Antworten A) und E) sind richtig.
Zu A: Als Aortendissektion beziehungsweise Aneurysma dissecans aortae bezeichnet man eine Aufspaltung der Wandschichten der Aorta, meist verursacht durch einen Einriss der inneren Gefäßwand (Tunica intima) mit nachfolgender Einblutung zwischen die Schichten. Sie verursacht plötzliche, heftige Schmerzen. Sie ist lebensbedrohlich, da sie zu einem Riss der Aorta führen kann.
Zu E: Die pulmonale Hypertonie führt durch die Druckbelastung zu einer Hypertrophie des rechten Herzens. Hieraus resultiert eine Rechtsherzinsuffizienz. Die Therapie der Herzinsuffizienz besteht unter anderem in körperlicher Schonung.

Antwort 679
Die Antwort A) ist richtig.
Zu 1 und 3: Die Psoriasis vulgaris, eine der häufigsten Hautkrankheiten (2-3% der Bevölkerung), ist eine gutartige erbliche Erkrankung, die auch Nägel, seltener Schleimhäute und Gelenke befallen kann. Sie verläuft chronisch mit schubförmiger Verschlechterung. Vermehrte Hautschuppung und Erythembildung bestimmen das Krankheitsbild.
Zu 4: Schleimig-blutige Durchfälle finden sich als Leitsymptom der Colitis ulcerosa.

Antwort 680
Die Antworten B) und C) sind richtig.
Zu A: Totenstille über dem Abdomen findet sich beim paralytischen Ileus.
Zu B, D und E: Ein Ileus ist ein inkompletter oder kompletter Stopp der Darmpassage infolge eines mechanischen Verschlusses (mechanischer Ileus) oder aufgrund einer Darmlähmung (paralytischer Ileus).
Stuhl- und Windverhalt gehören zur Definition des Ileus. Krampfartige Bauch-

schmerzen sind typisch für die mechanische Form des Ileus. Bei beiden Formen kommt es durch Rückstau von Nahrungsbrei und Stuhl zum Erbrechen. Zunächst wird Mageninhalt, Galle usw. erbrochen, später, im Endstadium, Stuhl („Miserere").

Antwort 681
Die Antwort E) ist richtig.
Zu 1: Zu 1: Zu den Medikamenten, die zu Hörminderungen führen, also ototoxisch wirken, zählen z.b. die Aminoglykosid-Antibiotika.
Zu 2: Das Felsenbein ist diejenige Knochenstruktur der Schädelbasis, in der anatomisch das Innenohr lokalisiert ist.
Zu 3: Symptom-Trias des M. Menière: S.O.S.

• Schwindel,
• Ohrgeräusch,
• Schwerhörigkeit.

Zu 4: Die Entzündungsprozesse bei Multipler Sklerose können grundsätzlich überall im Zentralnervensystem lokalisiert sein. Es können nahezu alle zentralnervösen Störungen auftreten, u.a. auch Hörstörungen.
Zu 5: Bei der Otitis media kommt es zu einer Schallleitungsschwerhörigkeit.

Antwort 682
Die Antwort B) ist richtig.
Das sog. Fibromyalgie-Syndrom, ist ein nichtentzündliches Schmerzsyndrom mit chronischen Weichteilbeschwerden unklarer Ätiologie.
Erkrankungsalter meist zwischen dem 20. und 50. Lebensjahr. Frauen sind häufiger als Männer betroffen.
Hauptsymptome
(über mindestens 3 Monate vorhanden):

• chronische Schmerzen unterschiedlicher Lokalisation (Rücken, Nacken, Brustkorb, Gelenke, Kopfschmerz)
• andauernde Müdigkeit
• Schlafstörungen

Nebensymptome:

- Schwellungsgefühl im Gesicht, an Händen und Füßen
- Morgensteifigkeit
- Reizdarm und Reizmagen
- Ängstlichkeit, Depressivität

Schmerzverstärkung durch Kälte, Stress, körperliche Überlastung und Ruhe, Besserung durch Wärme und mäßige Aktivität.

Die Diagnose einer Fibromyalgie gestaltet sich recht schwierig, da sowohl Röntgenbilder als auch Laborwerte keinen eindeutigen Aufschluss geben. Bei der klinischen Untersuchung kann an sog. „Tenderpoints" Druckschmerz ausgelöst werden.

Therapie:
Die Fibromyalgie ist durch medizinische Maßnahmen nur begrenzt beeinflussbar. Ein Behandlungskonzept ist heute die multimodale Therapie entsprechend den Erkenntnissen der modernen Schmerzforschung. Ziel der Maßnahmen ist hierbei die Erhaltung oder Verbesserung der Funktionsfähigkeit im Alltag und damit der Lebensqualität sowie die Minderung und/oder Linderung der Beschwerden. Da es sich um ein lebenslang bestehendes Beschwerdebild handeln kann, werden insbesondere Behandlungsmaßnahmen empfohlen, die von Betroffenen eigenständig durchgeführt werden können (Selbstmanagement), die keine oder nur geringe Nebenwirkungen haben und deren langfristige Wirksamkeit gesichert sein sollte. So umfasst das heutige Konzept meist eine Patien-tenschulung, den Einsatz von Medikamenten (Antidepressiva, Muskelrelaxanzien) in Verbindung mit Sport- und Funktionstraining, physikalischen Therapien sowie Psychotherapie und Entspan-nungsmethoden.

Zu A, C, D, E: Bei diesen Krankheitsbildern finden sich spezifische und unspezifische Veränderungen im Labor (BSG, HLA-B27) oder Röntgen.

Antwort 683
Die Antwort C) ist richtig.

Zu 2, 4 und 5: Beim Herpes zoster handelt es sich um eine Viruskrankheit, die durch Reaktivierung des, in den Gliazellen der Spinalganglien persistierenden, Varicella-Zoster-Virus verursacht wird.

Klinik:

- Betroffen sind ältere Menschen (Erkrankungsgipfel zwischen 60 und 70 Jahren) oder Patienten mit Abwehrschwäche bzw. Resistenzminderung (z.B. HIV, Immunsuppression),
- Bläschenausschlag streng begrenzt auf ein oder mehrere Dermatome, evtl. Fieber,
- starke Schmerzen im Bereich der betroffenen Innervationsgebiete spinaler Nerven (oft Thorakalnerven, oft einseitig). Der Schmerz kann vor, während und nach dem Auftreten von Bläschen einsetzen. In der Regel erfolgt eine narbenfreie Abheilung.
- Komplikationen: Zoster ophthalmicus mit Hornhautläsion, Zoster oticus mit Fazialisparese, Zosterenzephalitis, Postzoster-Nervenschmerzen.

Antwort 684
Die Antwort D) ist richtig.

Zu 1: Von einer chronischen Hepatitis spricht man, wenn diese nach 6 Monaten nicht ausgeheilt ist.
Zu 2: Diese Beschwerden sind typisch für einen Gallenkolik.

Antwort 685
Die Antwort E) ist richtig.

Zu 2: Bei der Leberzirrhose kommt es aufgrund der Hypalbuminämie (Proteine werden von der Leber produziert und sind verantwortlich für den onkotischen Druck) und der portalen Hypertension (Zunahme des hydrostatischen Drucks führt zur Aszitesbildung) zu Ödemen.
Zu 4: Bei der Niereninsuffizienz kommt es durch das Versagen der Ausscheidungsfunktion der Niere zum Rückgang der Urinmenge, zum Anstieg des hydro-

statischen Drucks in den Gefäßen und damit zur Ödembildung in Gewebe und Lunge.

Zu 5: Vgl. zum Krankheitsbild des M. Sudeck Antwort zu Frage **353**.

Antwort 686

Die Antwort D) ist richtig.

Zu 1: Diagnostische Methoden zur sicheren Bestimmung unterschiedlicher Ursachen einer Harninkontinenz:

- Anamnese, insbesondere eine genaue Miktionsanamnese (Volumen, Situation, Trinkmenge, Brennen beim Wasserlassen, Trink- und Blasentagebuch), gynäkologische Anamnese.
- Klinische Untersuchung: neurologisch, gynäkologisch.
- Urinuntersuchung zum Ausschluss eines Harnwegsinfekts.
- Weiterführende Untersuchungen: Sonografie zur Restharnbestimmung, Urodynamik (= Blasendruckmessung; daraus lassen sich Rückschlüsse auf die zugrunde liegende Inkontinenzform ziehen).

Zu 2: Überlaufinkontinenz:

Die Überlaufinkontinenz entsteht, wenn infolge von Abflussstörungen die Harnblase ständig maximal überfüllt ist. Wenn der Druck in der Blase den Verschlussdruck übertrifft, kommt es zum ständigen Harnträufeln.

Ursache der Überlaufinkontinenz ist meist die gutartige Prostatavergrößerung, seltener hochgradige Verengungen (Strikturen) der Harnröhre. Häufig führt eine Überlaufblase zu einem Rückstau des Urins in die Harnleiter und die Nieren mit der Gefahr einer zunehmenden Niereninsuffizienz bis hin zur Urämie (Harnvergiftung).

Zu 4: Belastungsinkontinenz (= Stressinkontinenz, 60-70% der Fälle): unwillkürlicher Urinabgang bei körperlicher Belastung mit intraabdomineller Drucksteigerung durch Husten, Niesen, Pressen, Treppensteigen, Heben von Lasten u.ä.

Die Belastungsinkontinenz betrifft vor allem Frauen und steht oft im Zusammenhang mit einem geschwächten Beckenboden, z.b. durch Entbindungen.

Zu 5: Dranginkontinenz (= Urge-Inkontinenz, Reizblase, 10-20% der Fälle): es kommt zu einem plötzlich auftretenden, intensiven Harndrang mit spontanem Urinabgang, bei eher geringer Blasenfüllung. Diese Symptome lassen sich durch eine Hyperaktivität des Blasenmuskels (Detrusorhyperaktivität) erklären.

Antwort 687

Die Antworten C) und D) sind richtig.

Zu C, D und E:

Zum Krankheitsbild der Gonorrhö:

Besonderheit:

Credé-Prophylaxe beim Neugeborenen gegen Gonoblennorrhoea neonatorum (Bindehautentzündung)

Erreger:

Neisseria gonorrhoeae (Gonokokkus, gramnegatives Bakterium).

Reservoir:

Mensch.

Übertragungsweg:

Geschlechtsverkehr.

Inkubationszeit:

Ca. 1-10 Tage.

Klinik:

- Beim Mann Beginn als akute eitrige Harnröhrenentzündung (Urethritis) mit zunächst serösem, später rahmigeitrigem, grün-gelblichem Ausfluss und Brennen beim Wasserlassen.
- Bei der Frau verläuft die Infektion oft asymptomatisch (!): Urethritis, Befall des Zervikalkanals, gelegentlich auch der Bartholin-Drüsen, gonorrhoische Infektionen im Nasen-Rachen-Raum bei oral-genitalen Kontakten.
- Komplikationen: chronische Urethritis oder Prostatitis, Entzündung von Eierstock und Eileiter (Adnexitis), Sterilität, (Mon)Arthritis gonorrhoica.

Antwort 688
Die Antwort D) ist richtig.
Zum Krankheitsbild des Keuchhustens
(Pertussis):
Inkubationszeit:
10 Tage (5-21 Tage).
Komplikationen: Mittelohrentzündung
(Otitis media), Keuchhusten-Pneumonie,
Gehirnentzündung (Enzephalitis). Als
Folge des Presshustens kann es zu Hernien, Rektumprolaps und Bindehauteinblutungen kommen. Spätfolge: Bronchiektasen.
Merke: Für Säuglinge ist Keuchhusten
lebensgefährlich!
Die Immunität gegen Keuchhusten ist
nicht diaplazentar übertragbar. Der Säugling ist ungeschützt. Säuglinge sind durch
die Apnoeanfälle und durch zerebrale
Schäden bedroht. Die Impfung sollte
deshalb zum frühesten Zeitpunkt, d.h.
nach Ablauf des zweiten Lebensmonats
beginnen.
Kontagiosität:
Die Kontagiosität beträgt 0,8.
Der Kontagionsindex oder Infektionsindex ist eine Größe zur Quantifizierung
der Wahrscheinlichkeit einer Erkrankung
bei Kontakt mit einem Erreger: Zahl der
tatsächlich Erkrankten bezogen auf 100
nicht immune Exponierte; wenn der Kontagionsindex den Wert 1 hat, bedeutet
das, dass 100% der erstmalig mit dem Erreger in Kontakt gekommen Menschen
auch an der durch ihn ausgelösten Krankheit erkranken.
Die Windpocken sind mit einem Kontagionsindex von 0,9 eine hoch kontagiöse „fliegende Infektion". 90% der Patienten, die mit dem Erreger erstmals in Kontakt kommen, entwickeln die Krankheit.
Werte für einige anderen Infektionskrankheiten: Masern: 0,95; Keuchhusten: 0,8; Diphtherie: 0,1-0,2; Röteln: 0,15-0,2; Typhus: 0,5; Poliomyelitis: 0,1
Vorbeugung:
Aktive Immunisierung ist möglich, bietet
jedoch keinen vollständigen Schutz. Nach

der Impfung ist der Verlauf häufig milder. Weder eine Impfung noch die durchgemachte Erkrankung garantieren eine
lebenslange Immunität

Antwort 689
Die Antwort D) ist richtig.
Klinik des akuten Arterienverschlusses
(6 x „p" Regel des kompletten Ischämiesyndroms):

1: Schmerz - pain
2: Blässe - paleness
3: Missempfindung - paresthesia
4: Pulslosigkeit - pulslessness
5: Bewegungsunfähigkeit - paralysis
6: Schock - prostration
Zu C: Die betroffene Extremität wird tief
gelagert und in Watte gepackt.

Antwort 690
Die Antworten B) und D) sind richtig.
Zu A: Insulin wird in den B-Zellen der
Langerhans-Inseln der Bauchspeicheldrüse gebildet.
Zu B: Insulin ist das einzige Hormon, das
den Blutzuckerspiegel senken kann. Kortikosteroide, Adrenalin, Glukagon und
Wachstumshormon (GH, Somatotropin)
sind Gegenspieler (Antagonisten) des Insulins: Sie führen zu einem Anstieg des
Blutzuckerspiegels.
Zu C: Insulin hemmt die Lipolyse.
Zu E: Der wichtigste Reiz für die Ausschüttung des Insulins ist ein steigender
Blutzuckerspiegel. Insulin wird nicht
kontinuierlich abgegeben.

Antwort 691
Die Antwort C) ist richtig.
Zu 3: Alkoholkonsum ist eine Ursache
der Leberzellverfettung.
Zu 5: Die sogenannte Neuner-Regel dient
der Einschätzung der Flächen verbrannter
Haut in %. Sie ist für Kinder und Erwachsene unterschiedlich, da Kinder andere Körperproportionen aufweisen:

Säuglinge: 18 % Kopf, 2 x 18 % Oberkörper, je 9 % Arme, je 7 % Oberschenkel, je 7 % Unterschenkel und Füße.
Kinder: 14 % Kopf, 2 x 18 % Oberkörper, je 9 % Arme, je 8 % Oberschenkel, je 8 % Unterschenkel und Füße.
Erwachsene: 9 % Kopf, 2 x 18 % Oberkörper, je 9 % Arme, je 9 % Oberschenkel, je 9 % Unterschenkel und Füße, 1 % Genital.

Antwort 692
Die Antworten B) und E) sind richtig.
Eine Nervus-peroneus-Lähmung ist der häufigste periphere Nervenschaden am Bein und kann z.b. durch einen falsch angelegten Unterschenkelgips verursacht werden. Ein Anheben des Fußes (Dorsalextension) und der Fersengang ist nicht mehr möglich („Fallfuß"). Damit die Fußspitze beim Gehen nicht auf dem Boden schleift, wird das Bein extrem angehoben „Steppergang", „Hahnentritt" oder „Storchengang".
Zu D: Der Hackenfuß (lat. pes calcaneus) ist eine Fußdeformität mit einer Fehlstellung des Fersenbeins (erworben oder angeboren).

Antwort 693
Die Antwort C) ist richtig.
Nierenzysten sind mit Epithel ausgekleidete, sackartige, gutartige Geschwülste der Nieren, einzeln oder multipel, ein- oder beidseitig auftretend. Meist sind sie ein symptomloser Zufallsbefund (Sonografie) ohne therapeutische Konsequenzen. (Im Gegensatz zu Zystennieren. Hier wird Funktionsgewebe durch Zysten ersetzt. Dies führt zur Niereninsuffizienz.)
Therapie:
Symptomlose Zysten bedürfen keiner Behandlung. Bei großen Zysten mit Komplikationen (Schmerzen im Rücken, Hypertonie) evtl. Abpunktion der Zystenflüssigkeit und Verödungsbehandlung oder Zystenresektion.

Antwort 694
Die Antworten A) und D) sind richtig.
Zu D: Eine chronische Rechtsherzinsuffizienz, die durch eine Lungenerkrankung verursacht wurde, wird Cor pulmonale genannt.
Zu E: Das Lungenemphysem ist eine chronisch progrediente Erkrankung.

Antwort 695
Die Antwort C) ist richtig.
Zu 1: Der Hauptanteil befindet sich im Knochen.
Zu 2: Der tägliche Bedarf beträgt 1000 mg.
Zu 3: Merksatz: Parathormon stellt Kalzium im Blut parat.

Antwort 696
Die Antworten A) und B) sind richtig.
Rachitis ist eine Erkrankung des wachsenden Knochens im Kindesalter mit gestörter Mineralisation des Knochens und Störungen im Bereich der Wachstumsfuge. Ursache ist ein Mangel an Vitamin D.
Zu B: Nur ein kleiner Teil des benötigten Vitamin D wird mit der Nahrung aufgenommen. Der größere Teil wird im menschlichen Organismus unter Einwirkung von UV-Strahlung aus dem Sonnenlicht in der Haut (und weiteren Umwandlungsschritten in Leber und Niere) selbst hergestellt.
Zu E: Die Therapie besteht in der Gabe von Vitamin-D-Hormon.

Antwort 697
Die Antwort D) ist richtig.
Die Gerinnungsfaktoren werden in der Leber gebildet. Durch Mangel an Gerinnungsfaktoren bestehen bei Leberzirrhose häufig Gerinnungsstörungen. Viele Patienten mit Leberzirrhose verbluten an einer Ösophagusvarizenblutung.
Zu A: Nach Splenektomie (=Milzentfernung) kommt es zur Thrombozytose.
Zu B: Petechien sind kleine punktförmige Einblutungen. Sie treten v.a. bei Thrombopenie auf. Petechien am ganzen Körper nennt man Purpura.

414   Antworten: Prüfung 12

Zu C: ASS hemmt die Verklumpung der Blutplättchen („Thrombozytenaggregation"). Dies führt zu Störungen der Blutstillung und fördert die Blutungsneigung. Zu E: Es gibt keine Kontraindikation zur venösen Blutentnahme bei Hämophilie-Patienten. Lediglich auf eine i.m.-Injektion muss verzichtet werden.

Antwort 698
Die Antwort D) ist richtig.
Zu A: Die Affinität des Kohlenmonoxids ist 250-fach stärker als die des Sauerstoffs zum Hämoglobin. Daher bindet nur noch wenig Sauerstoff an Hämoglobin.
Zu B: Bei sämtlichen unvollständigen Verbrennungen entsteht Kohlenmonoxid.
Zu C: Die Patienten zeigen trotz Sauerstoffunterversorgung eine kirschrote Hautfarbe durch das Kohlenmonoxidhämoglobin.
Zu E: Die Therapie besteht in der hyperbaren Sauerstoff-Behandlung.

Antwort 699
Die Antwort E) ist richtig.
Leitsymptom der akuten postinfektiösen Glomerulonephritis ist das „nephritische Syndrom" mit:
• Obligat: Mikrohämaturie (evtl. auch sichtbare Erythrozyturie), Proteinurie (< 3 g/24h),
• fakultativ: Ödeme (morgendliche Lidödeme), Hypertonie, Makrohämaturie, Kopf- und Gliederschmerzen, Fieber, Lendenschmerz (Nierenkapselspannung), epileptische Anfälle und Schläfrigkeit (Hirnödem) u.a

Antwort 700
Die Antworten A) und B) sind richtig.
Zu C: Die Sauerstoffsättigung beim Gesunden liegt zwischen 94-97%. Im Asthmaanfall kann es zu einer Hypoxie (<93%) kommen.
Zu D: Asthmatiker im Anfall haben starke Atemnot in Ruhe und beim Sprechen.

Antwort 701
Die Antworten A) und B) sind richtig.
Zu C: Reservoir der Krätzmilbe ist der Mensch.
Zu D: Lokalisation der Scabieserkrankung: Die stark juckenden (vor allem nachts bei Bettwärme) Hauterscheinungen, finden sich vor allem in den Zwischenfingerräumen und im Genitalbereich; auch: vordere Axillarlinie, Handgelenk, Stamm, selten im Gesicht.
Zu E: Die Weibchen der Krätzmilbe bohren sich in die Oberhaut (Epidermis) und legen dort in den Milbengängen Kot und ihre Eier ab.

Antwort 702
Die Antworten A) und E) sind richtig.
Beim Lasègue-Zeichen führt das passive Anheben des gestreckten Patientenbeines (durch Dehnung des N. ischiadicus) zu einem Schmerz in Gesäß und Oberschenkel der erkrankten Seite. Das Lasègue-Zeichen ist u.a. positiv bei Bandscheibenvorfall, Ischiassyndrom und Meningitis).

Antwort 703
Die Antworten C) und D) sind richtig.
Antriebsarmut, Verlangsamung und eine raue, heisere Stimme sind typische Symptome einer Schilddrüsenunterfunktion (Hypothyreose).
Zu A, B und E: Diese Symptome sind typisch für die Schilddrüsenüberfunktion (Hyperthyreose).

Antwort 704
Die Antwort D) ist richtig.
Die Colon-Hydro-Therapie (CHT) ist eine weiterentwickelte Form der Darmspülung („Einlauf"). Bei der Behandlung werden etwa zehn Liter Wasser ohne Druck in den Darm geleitet, wobei die Temperatur abwechselnd 21 und 41 Grad Celsius beträgt. Währenddessen wird die Bauchdecke leicht massiert, was ebenfalls die Peristaltik fördern soll. Mit Hilfe der Darmspülung soll nach Meinung der Therapeuten der Darm vollständig ent-

leert und von älteren Kotresten gereinigt werden. Außerdem sollen schädliche Bakterien und Hefepilze ausgespült werden.

(Für die Beeinflussung von Krankheiten mittels Colon-Hydro-Therapie existieren keine wissenschaftlich anerkannten Belege.)

Zu E: Ein Divertikel ist eine umschriebene Ausstülpung im Verdauungstrakt, die entweder aus der gesamten Wand besteht (echtes Divertikel) oder nur eine Ausstülpung der Schleimhaut (Mukosa) durch Muskellücken darstellt (Pseudodivertikel). Divertikel werden im Ösophagus, im Ileum (Meckel-Divertikel) und im Kolon gefunden (selten: Magen, Dünndarm), am häufigsten sind sie im Kolon.

Die symptomlose Divertikulose wird zur krankhaften Divertikulitis, wenn es zum Stuhlstau und zur Entzündung der Darmwand im Bereich der Divertikel kommt. Durch Erhöhung des Spüldruckes steigt das Risiko einer gedeckten Perforation (Durchbruch) mit Abszessbildung bzw. einer freien Perforation mit Bauchfellentzündung (Peritonitis).

Antwort 705
Die Antworten C) und E) sind richtig.
Getreidesorten mit hohem Glutengehalt (Weizen, Gerste, Roggen, wie auch deren botanisch verwandten Ursorten Dinkel, Grünkern, Kamut, Einkorn, Emmer sowie die Roggen-Weizen-Kreuzung Triticale) sollten strikt gemieden werden.
Der Verzicht auf Hafer wird von den meisten Autoren angeraten (ist aber umstritten).
Erlaubt sind: Hirse, Mais, Reis, Amarant, Tapioka, Buchweizen, Quinoa, Sojabohnen, Teff (Hirseart), Kastanie, Kochbanane. Auch Gemüse, Kartoffeln, Salate, Früchte, Fleisch und Fisch, Eier, Milch und Milchprodukte.

Antwort 706
Die Antwort E) ist richtig.
Funktionelle Herzgeräusche sind Geräusche, bei denen keine organischen Veränderung am Herzen nachzuweisen sind. Solche Geräusche können durch erhöhte Flussgeschwindigkeit des Blutes oder bei erhöhtem Schlagvolumen entstehen. Auch Fieber, Anämie und Hyperthyreose können solche meist niederfrequente und leise Töne hervorrufen.

Zu D: Bei diastolischen Geräuschen finden sich nahezu immer organische Veränderungen am Herzen.

Antwort 707
Die Antworten A) und D) sind richtig.
Bei der Acne vulgaris handelt es sich um eine in der Pubertät (selten später) auftretende, gelegentlich bis zum 30. Lebensjahr anhaltende Hautkrankheit. An den talgdrüsenreichen Hautbezirken (Gesicht, Nacken, Brust, Rücken) kommt es durch Androgen stimulierte Talgdrüsenhyperplasie und eine Verhornungsstörung der Follikel zur Follikelverstopfung mit Bildung sog. Komedonen. Männer sind häufiger betroffen als Frauen.
Umwelteinflüsse, Kontakt mit Ölen, Fetten, chlorierten Kohlenwasserstoffen, Medikamente u.ä. können Akne auslösen oder verschlimmern.

Antwort 708
Die Antwort C) ist richtig.
Zu 1: Die diabetische Mikroangiopathie führt zur diabetischen Retinopathie. Diese verursacht ca. 30% aller Erblindungen in Europa (Netzhautablösungen, Glaskörperblutungen, Gefäßneubildungen, Mikroaneurysmen, Netzhautödeme, Exsudate). Häufigkeit der diabetischen Retinopathie: bei Typ-1-Diabetes: 90% nach 15 Jahren, Typ-2-Diabetes 25% nach 15 Jahren.
Zu 2: Bis 50% der Dialyse-Patienten sind Diabetiker mit diabetischer Nierenerkrankung (Nephropathie; Glomerulosklerose Kimmstiel-Wilson): Frühsymptom: Nachweis von Mikroalbumin nen im Urin (Mikroalbuminurie). Frühzeitige Behandlung eines Bluthochdrucks mit ACE-Hemmern verbessert die Prognose. Andere Nierenschäden bei Diabetes

mellitus: Arterio-Arteriolosklerose der Nierengefäße, begleitende interstitielle Nephritis und Neigung zu Harnwegsinfekten.

Zu 3: Die diabetische Makroangiopathie zeigt sich in einer Abschwächung bzw. dem Fehlen von Fußpulsen. Die neurologische Untersuchung dient der Diagnose einer diabetischen Polyneuropathie.

Antwort 709
Die Antworten D) und E) sind richtig.
Zu A: Die Aortenklappeninsuffizienz ist gekennzeichnet durch eine vergrößerte Blutdruckamplitude (bedingt durch das hohe Auswurfvolumen).
Zu B: Wie der Name schon sagt wird die Arterie an der Radial – also Daumenseite des Unterarms getastet
Zu C: Sichtbare Jugularisvenen im Liegen sprechen für eine Rechtsherzinsuffizienz.
Zu D: Liegt die Aortenisthmusstenose vor dem Abgang der A. subclavia ist der Blutdruck am linken Arm niedriger als am linken.

Antwort 710
Die Antwort B) ist richtig.
Normalwerte im Differenzialblutbild: Basophilie 0-1 %, Eosinophile 0-6 %, segmentkernige Neutrophile 60-70 %, Monozyten 1-12 %, Lymphozyten 20-30 %.

Antwort 711
Die Antworten D) und E) sind richtig.
Zu E: Marcumar® ist ein Medikament zur Hemmung der Blutgerinnung. Intramuskuläre Injektionen können deshalb zu schweren Einblutungen in die Muskulatur führen und sind deshalb kontraindiziert.

Antwort 712
Die Antwort D) ist richtig.
Chronische Blutungen sind die häufigste Ursache eines Eisenmangels (80%), z.B. Blutungen aus Verdauungstrakt, genitale Blutung bei Frauen u. a). Aufgrund der Menstruationsblutungen, Schwangerschaft und Stillzeit haben Frauen einen höheren Eisenbedarf als Männer und entwickeln deshalb häufiger Eisenmangelanämien: Tagesverlust Männer: 1 mg, Frauen: 2 mg, Schwangere: 3 mg (empfohlene tgl. Zufuhr: Männer 12 mg, menstruierende Frauen 15 mg, Schwangere 30 mg).

Antwort 713
Die Antwort D) ist richtig.
Zu D: Neben motorischen Fehlfunktionen (Dyskinesien, Parkinson-Syndrom), vegetativen Symptomen (Mundtrockenheit, Mydriasis, orthostatische Regulationsstörung) und Allergien kann es zu einer quälenden Sitzunruhe kommen, bei der der Patient dauernd herumläuft (Akathisie).

Antwort 714
Die Antwort C) und E) sind richtig.
Vgl. Antwort zu Frage **372**.

Antwort 715
Die Antwort E) ist richtig.
Zu 5: Der verminderte Sauerstoffpartialdruck in großen Höhen führt zu einer verminderten Sauerstoffbeladung der Erythrozyten. Damit wird ein schon bestehender Sauerstoffmangel am Herzen verstärkt und ein Angina-pectoris-Anfall kann ausgelöst werden.

Antwort 716
Die Antwort E) ist richtig.
Klinik bei Scharlach:
Trias: Fieber, Mandelentzündung (Tonsillitis), Hautausschlag
• Gerötete Rachenhinterwand (Pharyngitis), Entzündung und eitrige Beläge der Gaumenmandeln, starke Rachenschmerzen, Kieferlymphknoten geschwollen, Fieber, Kopfschmerz,
• Hautausschlag (Exanthem): feinfleckig (stecknadelkopfgroß), hochrot, zusammenfließend; beginnt im Bereich von Achsel und Leisten und steigt in Richtung Hals auf, blasst

dann ab und wird von einer intensiven Schuppung (vor allem an Händen und Fußsohlen) abgelöst.

• Zunge: zunächst dick weißlich belegt, dann charakteristisch himbeerfarben (Himbeer- oder Erdbeerzunge).

• Das Gesicht zeigt eine diffuse Wangenröte mit perioraler Blässe (freies Kinn-Mund-Dreieck).

• Komplikation: septischer Scharlach mit nekrotisierender Angina, eitriger Mastoiditis und multiplen Eiterherden sowie Streptokokken-Zweiterkrankungen (Glomerulonephritis, Rheumatisches Fieber)

Antwort 717
Die Antwort B) ist richtig.
Zur Klinik der tiefen Beinvenenthrombose vgl. Antwort zu Frage **125**.

Antwort 718
Die Antworten C) und D) sind richtig.
Die Urtikaria (Urtica = Brennnessel) ist ein durch flüchtige, stark juckende, schubweise aufschießende Quaddeln (Ödeme im oberen Korium) gekennzeichneter Hautausschlag unterschiedlicher Ätiologie, der fast ausnahmslos durch Histamin vermittelt wird.

Antwort 719
Die Antwort D) ist richtig.
Die Multiple Sklerose ist eine Autoimmunerkrankung mit Bildung von Antikörpern gegen die isolierenden Gliazellen des zentralen Nervensystems (ZNS) an meist mehreren verschiedenen Stellen (daher der Name multipel bzw. disseminiert). Die Zerstörung der Isolierzellen führt zu einer verzögerten, im Krankheitsverlauf oft komplett unterbrochenen Reizweiterleitung sowie zu Kurzschlüssen zwischen den verschiedenen Leitungsbahnen. Der Entzündungsprozess, der in den meisten Fällen typischerweise schubförmig verläuft, kann an vielen Stellen im ZNS lokalisiert sein, sodass

grundsätzlich alle zentralnervösen Störungen auftreten können. Vgl. Antwort zu Frage **302**.
Zu C: Frauen sind etwa doppelt so häufig betroffen wie Männer. Die ersten Symptome treten meist zwischen dem 15. und 40. Lebensjahr auf.
Zu E: Die Diagnose einer Multiplen Sklerose erfolgt mittels Magnetresonanztomografie (MRT) sowie durch Liquordiagnostik (Lumbalpunktion).

Antwort 720
Die Antwort A) ist richtig.
Vgl. zur Klinik der Harnleiterkolik Antwort zu Frage **513**.

ANTWORTEN
MC 13

Antwort 721
Die Antwort A) ist richtig.
Zu 1: Optimale Blutdruckwerte für Erwachsene nach Definition der WHO: systolisch < 120 mmHG, diastolisch < 80 mmHg. Normale Blutdruckwerte: systolisch < 130 mmHG, diastolisch < 85 mmHg
Zu 2: Die Standardmanschette zur RR-Messung ist 12-13 cm breit. Dieser Manschettentyp kann bis zu einem Oberarmumfang von 35 cm verwendet werden. Bei dickeren Oberarmen muss eine breitere (und längere) Manschette verwendet werden. Mit normalen Manschetten werden bei dicken Oberarmen zu hohe Drücke benötigt, um die A. brachialis zu verschließen. Es werden dann zu hohe Blutdruckwerte gemessen.
Zu 3: Bei normaler Herzfrequenz sollte bei der Blutdruckmessung der Manschettendruck durch Öffnen des Ventils um 2-4 mmHg pro Sekunde abgesenkt werden.
Zu 4: Als auskultatorische Lücke wird das kurzzeitige Verschwinden der Korotkoff-(auch: Korotkow) Geräusche gerade unterhalb des systolischen Blutdruckwerts bezeichnet.

Antwort 722
Die Antwort D) ist richtig.
Die Manie imponiert durch:
- Inadäquate gehobene Stimmung,
- Antriebssteigerung,
- beschleunigtes Denken,
- Selbstüberschätzung.

Nicht wenige Betroffene empfinden dies als positive Steigerung des Lebensgefühls. Dies erschwert oft die Behandlung, da der manische Mensch, anders als der depressive, häufig gar nicht von seinem Zustand befreit werden möchte.

Vgl. zur Klinik der Manie Antwort auf Frage 230.

Antwort 723
Die Antwort E) ist richtig.
Zu 1, 2 und 5: 95% der Patienten mit Herzinfarkt haben Rhythmusstörungen: Bradykardie, Tachykardie, AV-Blockierungen, Vorhof- oder Kammerflimmern. Kammerflimmern ist die häufigste Todesursache innerhalb der ersten Stunden nach einen Herzinfarkt (Defibrillation lebensrettend).
Zu 3: Durch den Untergang von Herzmuskelgewebe kann es durch Pumpversagen des Herzens zum kardiogenen Schock kommen.
Zu 4: Als Papillarmuskeln werden kegelförmig vorspringende Muskeln an der Innenwand der Herzkammer. Von den Papillarmuskeln ziehen Sehnenfäden zu den Segelklappen des Herzens. Die Sehnenfäden fixieren die Klappensegel und verhindern deren Rückschlagen in den Vorhof bei der Kammersystole. Eine Papillarmuskelnekrose – als Komplikation bei Herzinfarkt – führt zu einem Abriss der Sehnenfäden und damit zu einer akuten Segelklappeninsuffizienz.

Antwort 724
Die Antwort D) ist richtig.
Ursachen für die Entwicklung einer Beinvenenthrombose:
- Allgemeine Risikofaktoren: höheres Alter, Adipositas,
- Mangel an physiologischen Hemmstoffen (Inhibitoren) der Blutgerinnung: Antithrombin-III-Mangel, Mangel an gerinnungshemmenden Faktoren Protein S und Protein C,
- Resistenz gegen physiologische Hemmstoffe der Blutgerinnung: Die häufigste erbliche Ursache einer tiefen Beinvenenthrombose ist die Resistenz gegen das antikoagulatorische aktivierte Protein C (APC). 5% der europäischen Bevölkerung (Anamnese!).

- Faktor II   (Prothrombin-)Mutation (führt zur erhöhten Faktor II Aktivität),
- Störung der Fibrinolyse (sehr selten),
- Therapie mit Östrogenen (östrogenhaltige Verhütungsmittel erhöhen das Thromboserisiko um den Faktor 4-5, vor allem in Kombination mit Rauchen), Schwangerschaft, Wochenbett,
- Thrombozytosen,
- erhöhte Blutviskosität (bei Polyglobulie, Exsikkose),
- Zirkulationsstörungen: z. B. Immobilisation (Bettlägerigkeit), Abknicken der V. poplitea durch längeres Sitzen („Flugzeugthrombose", „Autositzthrombose"), Varikosis, Phlebitiden, Herzinsuffizienz, Herzinfarkt,
- Tumoren im Abdominalbereich (z. B. Pankreas- und Prostata-Karzinome),
- chirurgische Eingriffe: postoperative Zustände, Frakturen, Verletzungen der Beine und des Beckens, Hüftgelenksersatz u.a.

Zu 3: Bei der Hämophilie handelt es sich um eine erbliche Blutgerinnungsstörung mit ungenügender Bildung des Gerinnungsfaktors VIII (Hämophilie A: 85% d. Fälle) oder des Gerinnungsfaktors IX (Hämophilie B: 15% d. Fälle). Die Blutgerinnung ist verzögert (= langes Nachbluten), die Blutstillung ist normal (Thrombozytenfunktion intakt). Die Hämophilie führt zu Blutungen, nicht zur Thromboseentstehung.

Antwort 725
Die Antwort C) ist richtig.
Zu 1: Jodmangel ist der entscheidende Faktor bei der Entstehung der endemischen Struma. Deutschland (vor allem Süddeutschland) ist ein Jodmangelgebiet: Ca. 15-30 % der Bundesbürger haben eine Schilddrüsenvergrößerung (Struma, „Kropf") (vgl. aber Punkt 4 dieser Frage).
Zu 3: Der Jodbedarf schwangerer Frauen liegt bei etwa 260 µg pro Tag, das sind ca. 60 µg mehr als der normale Tagesbedarf. Die Anpassung an den vermehrten

Jodbedarf während der Schwangerschaft ist ab der zwölften Schwangerschaftswoche besonders wichtig, da zu dieser Zeit die Schilddrüse des Kindes ihre Funktion aufnimmt und nun eigenes Jod zur Herstellung von Schilddrüsenhormon benötigt. Eine unzureichende Jodaufnahme während der Schwangerschaft führt zur Entstehung eines Kropfes beim Kind und zu einer vergrößerten Schilddrüse bei der Mutter.
In der nachfolgenden Stillzeit sollte die Mutter ebenfalls auf eine hinreichende Jodaufnahme achten, da in dieser Zeit die Jodversorgung des Kindes über die Muttermilch besonders wichtig ist. Bei Jodmangel des Kindes aufgrund jodarmer Muttermilch drohen geistige und körperliche Entwicklungsstörungen.
Zu 4: Zur optimalen Jodversorgung werden ein bis zwei Fischmahlzeiten pro Woche und jodiertes Speisesalz (und damit hergestellte Produkte) empfohlen. Jodsalz enthält circa 15 bis 25 mg Jod pro Kilogramm Salz. Mittlerweile gilt Deutschland nach den Kriterien der WHO nicht mehr als Jodmangelgebiet. Dies ist aber ganz wesentlich dem vermehrten Konsum von jodiertem Speisesalz zuzuschreiben.
Zu 5: Eine Jodmangelstruma entwickelt sich über Monate bzw. Jahre.

Antwort 726
Die Antwort A) ist richtig.
Ein Plasmozytom (Multiples Myelom) ist ein Non-Hodgkin-Lymphom vom niedrigen Malignitätsgrad. Ausgehend von einer einzigen bösartig veränderten Plasmazelle (B-Zelle) bildet sich eine Gruppe von identischen Plasmazellen (= Plasmazellklon), die dann regellos im Überschuss den gleichen Antikörper produzieren (monoklonaler Antikörper oder monoklonales Immunglobulin), Infiltration des Knochenmarks.

Klinik:
1. Monoklonale Immunglobuline (Ig) im
   Plasma u./o. Urin: „Paraproteinämie"
   (IgG, IgA, IgD),
2. Plasmazellnester im Knochenmark
   oder Knochenmarksinfiltration > 10%,
3. osteolytische Herde in den Knochen
   oder Osteoporose (röntgenologisch
   z. B. als „Schrotschussschädel" nachweisbar),
- Allgemeinerscheinungen: Abgeschlagenheit, Gewichtsverlust, subfebrile
  Temperatur (subfebril =„unter dem
  Fieber" = von 37,5-38,0 °C, rektal
  gemessen), Nachtschweiß,
- Knochenschmerzen, Spontanfrakturen,
  Entwicklung einer Niereninsuffizienz,
  hyperkalzämische Krisen, Antikörper-
  Mangel (Infektanfälligkeit).
- Extrem beschleunigte Blutsenkung
  (mäßige Beschleunigung der Blutsenkung schließt ein multiples Myelom
  nicht aus: Sonderform Bence-Jones-
  Plasmozytom),
- Proteinurie mit Ausscheidung sog.
  Bence-Jones-Proteine („Bence-Jones-
  Proteinurie": leichte Ketten von Anti-
  körpern, nicht bei allen Plasmozyto-
  men, normale Urinstreifentests versa-
  gen beim Nachweis!),
- Gesamteiweiß vermehrt,
- monoklonale Paraproteinämie mit
  typischen Veränderungen in der
  Elektrophorese („M-Gradient") und
  Immunelektrophorese (54% IgG-,
  25% IgA-, 1% IgD- und 20% Bence-
  Jones-Leichtkettenplasmozytome),
- Hyperkalzämie, Anämie.

Antwort 727
Die Antworten B) und D) sind richtig.
Definitionen zur Refluxkrankheit:
- Gastroösophagealer Reflux: Rückfluss
  von Mageninhalt in die Speiseröhre
  durch Versagen des Verschlussmecha-
  nismus des unteren Ösophagussphink-
  ters.
- Physiologischer Reflux: seltener
  Rückfluss von Mageninhalt in die

Speiseröhre beim Gesunden, z. B.
nach fettreicher Nahrung, Wein, Süßigkeiten u.a.
- Refluxkrankheit: gehäufter Reflux mit
  Beschwerden.
- Refluxösophagitis: Refluxkrankheit
  mit makroskopisch erkennbaren
  Epitheldefekten oder histologisch
  nachweisbaren entzündlichen Veränderungen der Speiseröhrenschleimhaut.

Vorkommen:
- 20% der Bevölkerung haben gelegentlich Beschwerden einer Refluxkrankheit,
- 40% der Refluxkranken entwickeln
  eine Refluxösophagitis,
- 5% der Patienten mit Refluxösophagitis entwickeln ein Barrett-Syndrom
  (Zylinderzellmetaplasie; Präkanzerose),
- 10% der Patienten mit Barrett-
  Syndrom entwickeln ein Karzinom.

Antwort 728
Die Antworten B) und C) sind richtig.
Als hypertrophische Pylorusstenose wird
eine Magenausgangsstenose im Säuglingsalter durch Hypertrophie der Pylorusmuskulatur bezeichnet.
Zu A und B: Die Pylorusstenose tritt
meist in der 2.-4. Lebenswoche auf. Charakteristisch ein nach dem Essen (postprandial) auftretendes schwallartiges Erbrechen.
Zu C: Da nur wenig Nahrung durch den
Magen in den Dünndarm gelangt zeigt
sich das klinische Bild der Pseudo-
Obstipation mit Hungerstuhl: ein sub-
stanzarmer, schwarzbrauner bzw. grünli-
cher, wässriger alkalischer Stuhl des un-
terernährten Säuglings.
Zu D: Die hypertrophische Pylorusstenose wird operiert. Dabei wird die verdickte
Pylorusmuskulatur längs bis auf die
Mukosa gespalten, die Schleimhaut wird
geschont (Pyloromyotomie).

Antwort 729
Die Antwort D) ist richtig.
Glukose ist die einzige Energiequelle für den Hirnstoffwechsel! Das Gehirn ist ausgesprochen empfindlich gegenüber einer Unterzuckerung = Hypoglykämie. (Während man bei der Therapie der Hyperglykämie auch beim Koma Zeit hat, ist bei der Therapie des hypoglykämischen Komas jede Sekunde kostbar!)

Antwort 730
Die Antwort D) ist richtig.
Zu 1: Glukokortikoide (z.b. Kortison) senken den Kalziumspiegel im Serum durch Hemmung der Kalziumaufnahme im Magen-Darm-Trakt und Hemmung der Rückresorption von Kalzium und Phosphat in der Niere.
Durch Abfall des Serumkalziumspiegels kommt es zu einem kompensatorischen Anstieg des Parathormons, welches Kalzium aus dem Knochen mobilisiert. Durch Hemmung der Osteoblasten resultiert ein Verlust an Knochenmasse.
Zu 2: Glukokortikoide wirken antagonistisch zum Insulin und bewirken dadurch einen Anstieg des Blutzuckers.
Zu 3: Glukokortikoide führen zu einer Umverteilung der Depotfette führen zu Vollmondgesicht mit starker Rötung, Stiernacken, Stammfettsucht und Hypercholesterinämie,
Zu 4 und 5: Glukokortikoide hemmen die Phagozytose und die Antikörperbildung und führen dadurch zu verzögerter Wundheilung und Infektanfälligkeit. Sie wirken antiallergisch.

Antwort 731
Die Antwort E) ist richtig.
Vgl. zur chronischen Niereninsuffizienz Antwort auf Frage **469**.

Antwort 732
Die Antworten A) und C) sind richtig.
Asthma bronchiale ist eine anfallsweise Atemnot durch reversible Atemwegsverlegung (Obstruktion) auf dem Boden einer Entzündung und eines hyperreaktiven Bronchialsystems.
Zu A: Auslöser eines Asthma-bronchiale-Anfalls:
• Antigenexposition (z. B. Pollen, Hausstaubmilben), inhalative Reizstoffe,
• körperliche Anstrengung, kalte Luft,
• Virusinfekte der Atemwege,
• Asthma auslösende Medikamente (Acetylsalicylsäure, Betablocker).
Zu B: Auskulationsphänomene bei Asthma bronchiale: trockene Rasselgeräusche (bzw. kontinuierliche Nebengeräusche): Giemen, Pfeifen, Brummen; Vorsicht: im Endstadium, bei völliger Lungenüberblähung „trügerische Ruhe" über der Lunge, es sind dann kaum noch Lungengeräusche zu hören („silent chest").
Zu E: Bronchospasmus, Schleimhautödem und Hypersekretion eines zähen Schleimes (Dyskrinie) führen bei Asthma bronchiale zu einem erhöhten Atemwegswiderstand.

Antwort 733
Die Antwort C) ist richtig.
Anamnese und Klinik deuten am ehesten auf eine TIA.
Bei ca. 70% aller Apoplexiepatienten sind frühe Stadien bzw. Vorstufen eines Infarkts anamnestisch und klinisch festzustellen.
• Stadium I: asymptomatische Stenose
• Stadium II: TIA (transitorische (= vorübergehende) ischämische Attacke); Symptome wie kurzzeitige Blindheit (Amaurosis fugax), Paresen und Sensibilitätsstörungen. Diese bilden sich innerhalb von 24 Stunden komplett zurück; kein relevanter Zelluntergang, nur vorübergehende Funktionseinschränkung durch einen kleinen Thrombus, der innerhalb weniger Stunden durch das fibrinolytische System aufgelöst wird;
• Stadium III: PRIND (prolongiertes, reversibles, ischämisches, neurologisches Defizit); Komplette Remission

der Symptome innerhalb einer Woche; Ebenfalls noch kein nennenswerter Zelluntergang durch einerseits schnelle Fibrinolyse sowie Kollateralgefäßbildung seitens der Nachbargefäße innerhalb weniger Tage;

* Stadium IV: kompletter Hirninfarkt (complete Stroke): manifeste Apoplexie mit stabil bleibenden neurologischen Ausfällen oder progressive Stroke: fortschreitende neurologische Ausfälle (Reinfarkt, Hämorrhagie)

Antwort 734
Die Antworten C) und E) sind richtig.
Zu A: Die Inkubationszeit von Scharlach beträgt 2-4 (1-8) Tage.
Zu B: Es gibt keine Schutzimpfungen gegen Scharlach.
Zu D: Streptokokken-allergische Nacherkrankungen sind das Rheumatische Fieber und die Glomerulonephritis.

Antwort 735
Die Antwort E) ist richtig.
Der Patient zeigt die klassischen anamnestischen und klinischen Zeichen einer Hypothyreose. Vgl. zur Klinik der Hypothyreose Antwort auf Frage **343**.

Antwort 736
Die Antworten D) und E) sind richtig.
Vgl. zur Klinik des Erysipels Antwort auf Frage **336**.

Antwort 737
Die Antwort D) ist richtig.
Die Demenz vom Alzheimer-Typ ist die häufigste Demenzform, je nach Autor 50-75% der Demenzfälle. In Deutschland sind über 1,4 Mio. Menschen betroffen.
Der Verlauf ist progredient und kann sich über mehr als 1 Jahrzehnt erstrecken.
Die Krankheit beginnt meist mit allgemeiner Leistungsschwäche; danach stellen sich Merkschwäche und andere kognitive Defizite wie z.B. zentrale Sprach- und Wortfindungsstörungen, räumliche Desorientiertheit und Störungen bei der

Abfolge von Bewegungen (Apraxie) ein.
Vgl. zur Alzheimer-Demenz Antwort zu Frage **245**.

Antwort 738
Die Antworten C) und D) sind richtig.
Zu A: Das Vestibularorgan (und die Cochlea) befinden sich im Innenohr.
Zu B und D: Das Hör- und Gleichgewichtsorgan im Innenohr wird von einem häutigen Säckchen, dem Labyrinth, umhüllt. Es liegt in einer knöchernen Aussparung des Felsenbeins, dem knöchernen Labyrinth. Zwischen den Knochengrenzen und dem häutigen Labyrinth befindet sich Perilymphe, eine Na^+-reiche, K^+-arme Flüssigkeit. Das häutige Labyrinth, von Perilymphe umgeben, schwimmt im knöchernen Labyrinth. Innerhalb des häutigen Labyrinths befindet sich ebenfalls Flüssigkeit, K^+-reiche, Na^+-arme Endolymphe.
Zu E: Die Paukenhöhle (Cavum tympani) ist ein spaltförmiger mit Schleimhaut ausgekleideter, luftgefüllter Raum von 2-7 mm Breite. Er wird durch die Ohrtrompete (Tuba auditiva, Eustachische Röhre) belüftet und beherbergt die Kette der Gehörknöchelchen. Diese stellen die Verbindung zwischen dem Trommelfell und der Abschlussmembran des Innenohres (ovales Fenster) her.

Antwort 739
Die Antworten B) und D) sind richtig.
Zu D: Gerinnungsstörungen (z.B. Hämophilie) können über Gelenkeinblutungen zu Knieschwellungen führen.

Antwort 740
Die Antwort C) ist richtig.
Erreger der Lyme-Borreliose ist das Bakterium Borrelia burgdorferi. In Mitteleuropa wird dieses Bakterium durch die Zecke Ixodes ricinus (Holzbock) auf den Menschen übertragen. Die Durchseuchung der Zecken ist regional sehr unterschiedlich (5–60 %). Der Zeckenstich bleibt vom Patienten häufig unbemerkt (bis zu 50 % der Erkrankungsfälle).

Antwort 741

Die Antworten A) und E) sind richtig.
Gerinnungsfaktoren und Bilirubin werden in der Leber gebildet. Ein Abfall der Syntheseleistung zeigt sich in den entsprechenden Laborparametern und deutet auf eine fortgeschrittene Lebererkrankung hin.

Antwort 742

Die Antwort C) ist richtig.
Es gibt keine Scharlachimpfung. Die Impfungen gegen alle anderen aufgeführten Erreger werden von der STIKO (Ständige Impfkommission des Robert-Bosch-Instituts) empfohlen. Vgl. zu den aktuellen Impfempfehlungen Antwort auf Frage **207**.

Antwort 743

Die Antwort B) ist richtig.
Legionellen sind die Erreger der Legionellose (Legionärskrankheit), einer schweren Lungenentzündung (Pneumonie).
Vgl. zur Legionellose Antwort zu Frage **175**.

Antwort 744

Die Antworten D) und E) sind richtig.
Wir würden hier gerne drei Antworten wählen: Unserer Meinung nach ist auch die Antwort B richtig (siehe unten).
Zu D: Der Primäraffekt der Syphilis wird als harter Schanker (Ulcus durum) bezeichnet: Nach einer Inkubationszeit von ca. 3 Wochen entwickelt sich an der Eintrittstelle (Penis, Anus, Mund) ein derb verhärtetes, meist schmerzloses Primärgeschwür mit hartem Randsaum (harter Schanker).
Zu E: Im Sekundärstadium der Syphilis zeigen sich typische blumenkohlartig wachsende Papeln im Genitalbereich: die breiten Kondylome (Condyloma lata).
Zu B: Die Syphilis ist ein differenzialdiagnostisches Chamäleon: Nahezu alle vorstellbaren Hauterscheinungen können während der verschiedenen Stadien der Syphilis auftreten. So beginnt die Phase

der hämatogenen und lymphogenen Aussaat meist 2-3 Monate nach der Infektion mit vielfältigen Exanthemen, z.b. mit Roseolen (makulös) oder papulösen Syphiliden.

Antwort 745

Die Antwort E) ist richtig.
Zu B: Koplik-Flecken finden sich bei Masern.

Antwort 746

Die Antwort E) ist richtig.
Der Patient zeigt die typische Anamnese und Klinik eines Patienten mit tiefer Beinvenenthrombose.
Vgl. zur Klinik der tiefen Beinvenenthrombose Antwort auf Frage **236**.

Antwort 747

Die Antwort E) ist richtig.
Zu 2: Bei Pankreatitis kann es zu Peritoneal- und Pleuraergüssen und zu Aszites kommen
Zu 3: Beim Nephrotischen Syndrom führt der Eiweißverlust zum Abfall des onkotischen Drucks. Dies führt zu Pleura-, Perikard und Peritonealergüssen.

Antwort 748

Die Antwort C) ist richtig.
Zu A: Der N. vagus ist eine Nervenbahn des Sympathikus.
Zu B: Bei einer Aktivierung des Sympathikus kommt es zu einer Mydriasis. Wir merken uns: „vor Schreck geweitete Pupillen/Augen".

Antwort 749

Die Antworten B) und D) sind richtig.
Zu A: Ein Exophthalmus findet sich u.a. beim M. Basedow.
Zu B: Bei einer Leberzirrhose kann es zu einer hepatischen Enzephalopathie kommen, da das im Darm gebildete Ammoniak nicht mehr durch die Leber abgebaut werden kann und somit das Gehirn schädigt. Dies führt zu Verwirrtheitszuständen und Somnolenz.

Antwort 750

Die Antwort C) ist richtig.

Zu C: Die Aspiration von Fremdkörpern ist im Kleinkindesalter ein häufiger Unfall. Oft werden Erdnusskerne, Teile von Obst oder Spielzeugteile aspiriert. In 4 von 5 Fällen ist die rechte Lungenseite betroffen, da der rechte Hauptbronchus steiler liegt. Typisches Symptom ist der plötzlich auftretende Husten, meist während das Kind die Gegenstände im Mund hat.

Antwort 751

Die Antworten A) und D) sind richtig.

Zu B: Der Referenzbereich des Serumkaliumspiegels liegt bei 3,6-5,0 mmol/l. Hypo- oder Hyperkaliämien sind gefährlich, da sie Herzrhythmusstörungen auslösen können.

Zu C: Laxanzien sind Abführmittel. Nachteil: Der Patient gewöhnt sich an den Gebrauch von Abführmitteln, anstatt seine Lebensweise (Allgemeinmaßnahmen) zu ändern. Laxanzien führen zu einer Hypokaliämie, die ihrerseits wieder die Verstopfung verstärkt. Dies führt über eine Dosissteigerung der Laxanzien zur Verstärkung der Hypokaliämie ... (Teufelskreis). Merke: Viele Verstopfungen werden durch Laxanzien-Missbrauch hervorgerufen (Anamnese!!) und beruhen auf der falschen Vorstellung vieler Patienten, dass der tägliche Stuhlgang zur Bürgerpflicht gehört (Aufklärung!).

Zu D: Zu den kaliumreichen Lebensmitteln zählen: Hefe, Nüsse, Bananen, Naturreis, Hülsenfrüchte, Molke, Kartoffel, Sojaschrot.

Zu E: Für jegliche Bildung eines Aktionspotentials sind Elektrolyte von Bedeutung.

Antwort 752

Die Antworten A) und B) sind richtig.

Zu C: Das Prinzip der Regelkreise: Die Steuerung der Hormonfreisetzung erfolgt durch Regelkreise: Der Erfolg der Funktion eines Hormons wird den regelnden Teilen zurückgemeldet und die Hormon produzierenden Zellen oder Drüsen werden über erzielte Wirkungen benachrichtigt. Beispiel:

Ein übergeordnetes endokrines Steuerzentrum für viele Hormone liegt im Hypothalamus. Dort werden u.a. spezielle Freisetzungshormone (Releasing-Hormone des Hypothalamus, RH, Liberine) produziert. Diese Releasing-Hormone aus dem Hypothalamus veranlassen die Hypophyse (Hirnanhangsdrüse), wiederum mittels spezieller Hormone, die entsprechenden peripheren, nach geschalteten Hormondrüsen (Schilddrüse, Nebennieren, männliche und weibliche Keimdrüsen u.a.) zur Hormonproduktion anzuregen. Die - aufgrund der Stimulation durch Releasing-Hormone aus dem Hypothalamus - vom Hypophysenvorderlappen (Adenohypophyse) gebildeten Hormone heißen glandotrope Hormone (oder Tropine; Beispiele: TSH, ACTH, FSH, LH). Sie stimulieren die nachgeschalteten Hormondrüsen (Schilddrüse, Nebennierenrinde ...) zur Freisetzung weiterer Hormone, die dann spezifisch auf den Stoffwechsel wirken. Neben glandotropen Hormonen werden im Hypophysenvorderlappen auch sog. effektorische Hormone hergestellt: Effektorische Hormone lösen - ohne zwischengeschaltete Drüsen - direkte Gewebereaktionen aus (z. B. Wachstumshormon, Prolaktin, Melanotropin u. a).

Die Releasing-Hormone des Hypothalamus steigern die Aktivität der nachgeschalteten Hormondrüsen. Demgegenüber drosseln hemmende Hormone (sog. Inhibiting-Hormone, Statine) des Hypothalamus die Aktivität der nachgeschalteten Hormondrüsen. Steigt das effektorische Hormon einer bestimmten Drüse (z. B. T3 oder T4 der Schilddrüse) im Blut stark an, wird im Hypothalamus das „Inhibiting-Hormon" (hemmende Hormon) für diese Drüse ausgeschüttet. Das Inhibiting-Hormon hemmt zunächst das entsprechende glandotrope Hormon der Hypophyse (im Falle der Schilddrüse ist dies

TSH, siehe unten). Der Abfall des glandotropen Hormons (z. B. TSH) aus der Hypophyse führt an der entsprechenden Hormondrüse zu einem Abfall des effektorischen Hormons (im Falle der Schilddrüse: T3 und T4). Ein solcher Regelkreis wird als negative Rückkopplung (negatives feedback) bezeichnet. Bei bestimmten Hormonen wirken nicht die hohen Blutkonzentrationen selbst als feedback, sondern die durch sie ausgelösten überschießenden Stoffwechselreaktionen. Zu E: Bei plötzlichem Absetzen einer 6-wöchigen Kortison-Therapie ist eine akute Nebennierenrindeninsuffizienz zu befürchten. Daher sollte die Kortison-Therapie ausgeschlichen werden.

Antwort 753
Die Antwort B) ist richtig.
Zu 3: Eine Betablockade führt zu einer Verlangsamung des Herzschlages. Betablocker werden therapeutisch bei der arteriellen Hypertonie eingesetzt.

Antwort 754
Die Antworten A) und D) sind richtig.
Das Restless-Legs-Syndrom bezeichnet das Syndrom der unruhigen Beine. Hierbei kommt es in Ruhe und insbesondere nachts zu Bewegungsdrang der unteren Extremitäten; sowie zu Kribbelparästhesien und/oder Schmerzen der Beine. Unter Bewegung kommt es zu einer Besserung der Beschwerden. Die Ursache des Restless-Legs-Syndroms ist unklar.

Antwort 755
Die Antwort D) ist richtig.
Zu 1: Eine Hypokaliämie kann zu Muskelschwäche, Hyporeflexie, Apathie, Herzrhythmusstörungen, paralytischem Ileus oder Koma führen.

Antwort 756
Die Antwort C) ist richtig.
Vg.l zur Klinik des M. Bechterew Antwort auf Frage **278**.

Antwort 757
Die Antwort B) ist richtig.
Zu 2: Unsere Knochen unterliegen einem ständigen Auf- und Abbauprozess.

Antwort 758
Die Antwort E) ist richtig.
Zu E: Wir haben uns für Antwort E) entschieden, obwohl eine palpatorische Unterscheidung zwischen Orchitis und Epididymitis schwierig ist. Im Verlauf einer Epididymitis ist der Nebenhoden durch die Schwellung in den meisten Fällen nicht mehr vom Hoden abgrenzbar.
Zu A: In der Mehrzahl der Fälle werden Orchitiden viral ausgelöst.
- Virale Infektionen (häufig): Paramyxoviren (Erreger von Mumps = Parotitis epidemica, bei 25% der an Mumps Erkrankten; die Mumpsorchitis ist die häufigste Form der Orchitis), Epstein-Barr-Virus (EBV, Erreger der Mononukleose), Coxsackie-Viren, Varizellen (Erreger der Windpocken)
- Bakterielle Infektionen (seltener): eitrige Entzündung des Hodengewebes durch hämatogene Streuung im Rahmen einer Allgemeininfektion (z. B. Syphilis, Typhus, Brucellose, Sepsis u.a.) oder weitergeleitet von Infektionen der Harnröhre, der Prostata oder des Nebenhodens.
- Autoimmunerkrankung (chronisch-granulomatöse Orchitis, sehr selten): Bildung von Autoantikörpern gegen körpereigenes Hodengewebe (bei Männern zwischen 60 und 70 Jahren, betrifft meist nur einen Hoden).
- Nicht-infektiöse Hodenentzündungen nach schwerer Gewalteinwirkung (z. B. Unfälle).
Zu B: Klinik der Orchitis:
- Ein- oder beidseitige plötzlich auftretende heftige Hodenschmerzen mit Ausstrahlung in die Leiste und den Rücken, in der Regel einige Tage nach Beginn der Grundinfektion,
- ein- oder beidseitige Hodenschwellung, Druckschmerz,

- Rötung und Überwärmung des Hodensacks,
- hohes Fieber,
- positives Prehn-Zeichen: Besserung der Schmerzsymptomatik durch Hochlagern des Hodens,
- Komplikation: Sterilität, Abszess.

Zu C: Eine Varikozele ist ein Krampfaderbruch („Sack voller Regenwürmer") am Hoden.
Varikozelen können angeboren sein oder sekundär als Symptom einer Abflussstauung durch Kompression der V. testicularis durch einen Nierentumor auftreten. Hier empfiehlt sich eine weitere Abklärung. (Die V. testicularis/V. ovarica drainiert auf der linken Seite in die V. renalis, auf der rechten in die V. cava inferior. Daher kommt eine Varikozele meist links vor.)
Zu D: Bei der Diaphanoskopie wird eine Lichtquelle hinter den Hoden gehalten. Sie dient der Differenzierung eines Hodentumors. Flüssiger Skrotalinhalt (wie z.B. eine Hydrozele) lässt das Licht durchschimmern; im Gegensatz zu einem bösartigen Hodentumor.

Antwort 759
Die Antwort C) ist richtig.
Teerstuhl ist teerartiger, schwarzer, klebriger, glänzender Stuhl bei Blutungen aus dem Magen oder aus oberen Darmabschnitten. Durch Einwirkung von Salzsäure auf Hämoglobin entsteht Hämatin.
DD: Einnahme von Eisentabletten, Medikamenten, Nahrungsmitteln wie roter Beete, Lakritze oder Heidelbeeren. Allerdings ohne den für Teerstuhl typischen Glanz.

Antwort 760
Die Antwort C) ist richtig.
Zu 1: Im fortgeschrittenen Stadium einer chronischen Niereninsuffizienz tritt u.a. eine Hyperphosphatämie auf. Durch erhöhte Phosphatspiegel kommt es zu einer Steigerung der Bindung von Kalzium an Phosphat. Hierdurch sinkt der Serumkalziumspiegel und dadurch wird die Ausschüttung von Parathormon gefördert. Dies verstärkt die renale Osteopathie.
Zusätzlich wird durch eine Hyperphosphatämie weniger Vitamin D3 in seine aktive Form umgewandelt.
Zu 2: Im Rahmen einer chronischen Niereninsuffizienz kommt es zur Hyperkaliämie. Diese sollte nicht noch durch die exogene Zufuhr gesteigert werden, da die Gefahr von Herzrhythmusstörungen besteht.
Zu 4: Salzarme Kost empfiehlt sich bei Hypertonie oder Ödemen.
Zu 5: Dialysepatienten sollten eine Flüssigkeitsrestriktion einhalten. Da sie ja keine nennenswerte Harnausscheidung mehr haben, besteht die Gefahr der Überwässerung (Lungenödem) bei erhöhter Trinkmenge.

Antwort 761
Die Antwort B) ist richtig.
Vgl. zur Klinik des Karpaltunnelsyndroms Antwort auf Frage **145**.

Antwort 762
Die Antwort E) ist richtig.
Ursachen der Harnwegsinfektionen:
- Harnabflussstörungen:
  - Anatomische Anomalien der Nieren und ableitenden Harnwege (häufig),
  - Verlegung (Steine, Tumoren, Prostataerkrankungen, Harnröhrenverengungen),
  - Blasenfunktionsstörungen (z. B. Querschnittslähmung, multiple Sklerose),
  - Rückfluss des Urins von der Blase in die Harnleiter (= vesiko-uretero-renaler Reflux) durch Versagen des Ventilmechanismus: 40% der Kinder mit rezidivierenden Harnwegsinfekten.
- Schmerzmittelmissbrauch (= Analgetikaabusus),
- Stoffwechselstörungen (Diabetes mellitus),

- Instrumentelle Manipulation an den Harnwegen (z. B. Blasenkatheter),
- Abwehrschwäche, immunsuppressive Therapie,
- Schwangerschaft (Gravidität).
- Zusätzlich wirksame Faktoren:
  - Durchnässung und Unterkühlung,
  - sexuelle Aktivität („honeymoon cystitis" = Flitterwochen-Zystitis der Frauen),
  - geringe Harnbildung (wenig Flüssigkeitszufuhr, Schwitzen).

Antwort 763
Die Antworten B) und C) sind richtig.
Gefahren einer hypertensiven Krise sind neben dem hämorrhagischen Schlaganfall (Apoplexie), die Linksherzinsuffizienz mit Lungenödem, ein Angina-pectoris-Anfall oder der Herzinfarkt.

Antwort 764
Die Antworten A) und C) sind richtig.
Zu D: Durch die derbe Verhärtung und Schrumpfung der Palmaraponeurose (Sehnenplatte der Hohlhand) mit Knötchenbildung im Bereich der Hohlhand kommt es bei der Dupuytren-Kontraktur zu einer Beugekontraktur meist der Finger 4 und 5.
Zu E: Die Therapie besteht in einer operativen Revision.

Antwort 765
Die Antworten B) und E) sind richtig.
Zu A: Eine eiweißarme Kost empfiehlt sich bei der chronischen Niereninsuffizienz. Hierdurch soll eine Hyperfiltration der restlichen Nephrone und damit die Proteinurie vermindert werden.
Zu C und D: Das diätetische Behandlungsprinzip bei Harnsäureerhöhung (Hyperurikämie) und Gicht besteht in einer Verminderung der Purinzufuhr: Purine finden sich hauptsächlich in Innereien. Der Konsum von Fleisch, Fleischwaren und Fisch sollte beschränkt werden. Als Quelle tierischen Eiweißes sollten fettarme Milchprodukte bevorzugt werden.

Ebenso sollte der Speiseplan reich an Milch und pflanzlichen Protein sein.
Zu E: Alkohol führt zu einer Hemmung der Harnsäureausscheidung über die Niere und ist deshalb zu meiden. Es sollte daher an mindestens 3 Tagen/Woche kein Alkohol getrunken werden. Bier ist aufgrund des hohen Puringehaltes zu meiden, ein Glas Wein gilt als unbedenklich.

Antwort 766
Die Antwort E) ist richtig.
Zu 2: Folge eines chronischen trockenen Schnupfens kann Nasenbluten sein.
Zu 4: Patienten mit erblichen Gerinnungsstörungen z.B. der Hämophilie oder auch Patienten, die aus therapeutischen Gründen einen Vitamin-K-Antagonisten (z.B. Marcumar®) einnehmen, entwickeln häufiger Nasenbluten.
Zu 5: Ein gewöhnlicher Schnupfen kann durch Viren ausgelöst werden. Dabei kann es zu Nasenbluten kommen.

Antwort 767
Die Antwort E) ist richtig.
Zu A: Beim Gilbert-Meulengracht-Syndrom kommt es durch eine Konjugationsstörung mit gestörter Bilirubinaufnahme in die Leberzelle zu einem Anfall von indirektem, unkonjugiertem Bilirubin.

Antwort 768
Die Antworten B) und E) sind richtig.
Zu E: In ca. 20% der Fälle kommt es zur Hepato-, Splenomegalie.

Antwort 769
Die Antworten B) und D) sind richtig.
Zu A: Bis zu 20% aller Patienten in einer Allgemeinpraxis klagen über Kopfschmerzen. Die Ursachen für Kopfschmerzen sind vielfältig. Nahezu alle neurologischen und psychiatrischen Krankheiten sowie zahlreiche Erkrankungen aus nahezu allen medizinischen Fachgebieten können mit Kopfschmerzen einhergehen. Meist stellen Kopfschmerzen jedoch nur eine vorübergehende Störung des Allgemeinbefindens dar („va-

somotorischer Kopfschmerz", über 50% der Kopfschmerzfälle). Jedoch gehen auch einige schwere, zum Teil lebensbedrohliche Krankheiten wie Blutungen und insbesondere Tumoren mit dem Symptom Kopfschmerz einher. Vgl. zur Differenzialdiagnose des Kopfschmerzes Antwort zu Frage **474**.

Antwort 770
Die Antwort E) ist richtig.
Zu D: Psoriasis arthropathica kann Jahre vor den Hauterscheinungen auftreten.

Antwort 771
Die Antworten B) und C) sind richtig.
Zu E: Ursachen für eine Harnstauung können z.b. sein:
• benigne Prostatahyperplasie
• Steine im Ureter
• Tumoren, die auf Ureter drücken

Antwort 772
Die Antwort D) ist richtig.
Zu A: Die untere Lungengrenze verläuft in der Medioklavikularlinie auf Höhe der 6. Rippe, in der Axillarlinie auf Höhe der 8. Rippe, in der Skapularlinie auf Höhe der 10. Rippe. Bei tiefer Ein- und tiefer Ausatmung verschiebt sich die untere Lungengrenze vorne jeweils um 2-3 cm, hinten bis zu 5 cm (Lungenverschieblichkeit).
Zu B und E: Sonorer Klopfschall ist der normale Lungenschall. Über einer Pneumonie oder Pleuraschwarte ist ein gedämpfter Klopfschall zu perkutieren.
Zu C: Die Eindringtiefe des Perkussionsschalls ist auf ca. 5 cm begrenzt.

Antwort 773
Die Antworten C) und D) sind richtig.
Zu A: Ein erniedrigtes mittleres Erythrozytenvolumen findet sich z.B. bei der Eisenmangelanämie. Beim Alkoholiker führt Mangelernährung zu einem Vitamin-B12- und Folsäure-Mangel und damit zu einem erhöhten MCV.

Zu B: Kreatininanstieg akuter oder chronischen Niereninsuffizienz, aber auch im Rahmen einer Exsikkose.
Zu C: Gamma-GT = „Getränke-GT"
Zu D: Langzeitparameter: CDT (= carbohydrate deficient transferrin; positiv bei Alkoholkonsum > 80g/Tag über einen längeren Zeitraum)
Zu E: Die GOT liegt im Normbereich.

Antwort 774
Die Antworten C) und D) sind richtig.
Zu B: Hierdurch wird ein Pneumothorax ausgelöst. Das ist lebensgefährlich.
Zu C und D: Die Neuraltherapie ist ein wissenschaftlich nicht anerkanntes Verfahren aus dem Bereich der Alternativmedizin zur Behandlung von Krankheiten. Dabei soll durch Anwendung eines Lokalanästhetikums das vegetative Nervensystem beeinflusst werden und eine Fernwirkung erreicht werden.
Zu E: Eine intravasale Injektion von Lokalanästhetika ist lebensbedrohlich.

Antwort 775
Die Antwort D) ist richtig.
Die TNM-Klassifikation ist eine international anerkannte Stadieneinteilung maligner Tumoren. Sie benutzt u.a. die Buchstaben T, N und M:
• T: Ausdehnung des Primärtumors,
• N: Befall regionärer Lymphknoten,
• M: Fernmetastasen.
Zusätzlich wird der Grad der Tumorausdehnung mit den Zahlen 0-4 beschrieben. Die Zahl hinter dem Primärtumor („T") gibt die Größe und Ausdehnung des Tumors an. Die Zahl ist umso höher, je größer die Ausdehnung des Tumors ist (1: kleiner Tumor, 4: sehr großer Tumor mit Übergreifen auf andere Gewebe). Der Buchstabe „N" (= engl. node: Knoten) gibt an ob und in welchem Ausmaß Lymphknoten in der Umgebung des Tumors befallen sind (von 0: kein Befall, bis 3: starker Befall). Der Buchstabe „M" (= Metastase) zeigt das Fehlen oder Vorhandensein von Fernmetastasen an. Sind

keine Metastasen vorhanden, steht hinter dem „M" die Zahl 0, ansonsten die Zahl 1. Beispiel: Läge ein noch sehr kleiner Primärtumor vor, der die eng benachbarten Lymphknoten bereits befallen, aber noch keine Metastasen gebildet hätte, so wäre die Kurzschreibweise für diesen Tumor: T1 N1 M0.

Antwort 776
Die Antworten C) und E) sind richtig.
Zu A und B: Spätestens 20 Jahre nach der ersten Infektion (oder Impfung) gegen Keuchhusten ist der Mensch wieder voll für eine Infektion empfänglich. Erwachsene stellen deshalb ein wichtiges Reservoir für den Erreger dar.
Zu D: Bordetella pertussis ist ein kleines, gramnegatives, sporenloses Stäbchenbakterium.

Antwort 777
Die Antwort E) ist richtig.
Zu A, B und D: Finden sich Blasten im peripheren Blut, so ist das immer pathologisch und spricht für eine Leukämie.
Zu C: Megakaryozyten sind die Vorläufer der Thrombozyten.
Zu E: Normalwerte: 3-18/1000 Erythrozyten (3-18 °/°°).
Retikulozyten sind Frühformen der Erythrozyten (junge Erythrozyten) im peripheren Blut. Die Zahl der Retikulozyten gibt Aufschluss über die Neubildungsrate der Erythrozyten im Knochenmark. Sie dient z. B. zur differenzialdiagnostischen Unterscheidung von hyporegenerativen (= knochenmarksbedingt zu wenige Retikulozyten) und hyperregenerativen (= viele Retikulozyten als Kompensationsreaktion bei verstärktem Erythrozytenabbau oder Hämolyse) Anämien.

Antwort 778
Die Antworten B) und D) sind richtig.
Zusammenfassend ist das Krankheitsbild ADHS gekennzeichnet durch seit der Kindheit bestehende erhebliche Störungen der Konzentration und Daueraufmerksamkeit, sowie der Impulskontrolle,

der emotionalen Regulation und durch motorische Hyperaktivität bzw. Unruhe. Vgl. zur ADHS auch Antwort zu Frage **162**
Zu E: In 10-40% der Fälle findet sich eine gleichzeitige Verzögerung der motorischen und sprachlichen Entwicklung mit Teilleistungsschwächen wie Lese- und Rechtschreibschwäche, Unfähigkeit zu rechnen, Tic-Störungen oder nächtlichem Bettnässen.

Antwort 779
Die Antworten C) und E) sind richtig.
Zu A: Die Insulinsekretion findet kontinuierlich statt.
Zu B: Insulin wird in den B-Zellen der Langerhans-Inseln des Pankreas produziert.
Zu D: Es gibt Insuline mit unterschiedlicher Wirkdauer. Z.B. kurzwirksame, die zu den Mahlzeiten appliziert werden und langwirksame Basalinsuline.
Zu E: Insulin ist das einzige Hormon, das den Blutzuckerspiegel senken kann.

Antwort 780
Die Antworten C) und E) sind richtig.
Zu A, B und D: Vgl. zur Klinik der Linksherzinsuffizienz Antwort auf Frage **161**.
Zu C und E: Vgl. zur Klinik der Rechtsherzinsuffizienz Antwort auf Frage **160**.

ANTWORTEN MC 14

Antwort 781
Die Antworten A) und E) sind richtig.
Zu C: Die Filzlaus (Phthirus pubis) ist mit ca. 1,3-1,6 mm Größe kleiner als die Körper- und Kopflaus.
Zu D: Die Kleiderlaus (Pediculus humanus corporis) wird von Mensch zu Mensch über engen Körperkontakt übertragen oder gemeinsam genutzte Kleider. Sie lebt an Säumen und Nähten. Hier werden auch die Eier (Nissen) abgelegt. Der Stich der Kleiderlaus führt zu einem starken Juckreiz an der Einstichstelle. Die Kleiderlaus ist der Überträger von Rickettsia prowazekii (Erreger des Fleckfiebers), Borrelia recurrentis (Erreger des Läuserückfallfiebers) und Francisella tularensis (Erreger der Tularämie).
Zu E: Die Stiche führen zu stark juckenden Blut unterlaufenen Hautveränderungen: Daher kommt die Bezeichnung „taches bleues".

Antwort 782
Die Antwort D) ist richtig.
Zu A: Glykogen ist eine Speicherform der Glukose. Bei einem Überangebot von Glukose wird Glykogen in Leber- und Muskelzellen aufgebaut und gespeichert. Bei vermehrtem Glukosebedarf wird Glykogen wieder zu Glukose aufgespalten und verwertet.
Zu B: Die Galle wird in der Leber synthetisiert und in der Gallenblase eingedickt und bis zur Entleerung gespeichert.
Zu C: Das fettspaltende Enzym Lipase wird im exokrinen Anteil der Bauchspeicheldrüse hergestellt.
Zu E: Bilirubin ist ein Abbauprodukt des Hämoglobins.

Antwort 783
Die Antwort C) ist richtig.
Vgl. zum Krankheitsbild des Morbus Menière Antwort zu Frage 559.

Antwort 784
Die Antworten A) und B) sind richtig.
Zu A: Beim Lymphödem des Beines sind im Gegensatz zum venösen Ödem die Zehen auch betroffen. Sie sind kastenförmig angeschwollen, daher spricht man vom Kastenzeichen oder von Kastenzehen.
Zu C: Die Erkrankung wird in 4 Stadien eingeteilt. Anfangs besteht nur eine weiche Schwellung in die sich sogar eine Delle eindrücken lässt. Im weiteren Verlauf kommt es zu einem Gewebsumbau, der initial noch reversibel, dann jedoch bei weiterer Fibrose nicht mehr rückbildungsfähig ist.
Zu E: Die pAVK ist eine Kontraindikation für die Kompressionstherapie, da sich dadurch die Durchblutung weiter verschlechtert würde (Gefahr: z.B. Entwicklung eines arterielles Ulcus cruris).

Antwort 785
Die Antwort C) ist richtig.
Zu 1: Ein hypersonorer Klopfschall findet sich beim Emphysem und beim Pneumothorax.
Zu 3: Trockene Rasselgeräusche finden sich beim Asthma bronchiale.
Zu 4: Durch Herzrhythmusstörungen - wie z. B: tachykardes Vorhofflimmern - kann es zur kardialen Linksherzdekompensation und damit zum Lungenödem kommen.

Antwort 786
Die Antworten A) und C) sind richtig.
Zu A: Die Mononukleose wird durch das Epstein-Barr-Virus ausgelöst. Die Mononukleose wird auch Pfeiffer-Drüsenfieber oder „Kissing disease" genannt, da sie durch Küssen übertragen werden kann.
Zu B: Das Hepatitis-B-Virus wird durch Blut, Blutprodukte, sexuell und perinatal (unter der Geburt) übertragen.

Zu C: Die Übertragung des HI-Virus erfolgt durch: Geschlechtsverkehr, Blut und Blutprodukte, vor und während der Geburt und durch Muttermilch; nicht (!) nachgewiesen ist eine Infektion durch Speichel und Insektenstiche. Diese Übertragungswege lassen sich sämtlich als parenteral (unter Umgehung des Magen-Darm-Trakts) bezeichnen.

Zu D: Herpes zoster ist eine Viruserkrankung durch Reinfektion (erneute Infektion) mit dem Varicella-Zoster-Virus bei Teilimmunität nach Windpockenerkrankung oder (häufiger) durch Reaktivierung von Varicella-Zoster-Viren, die nach früherer Varizelleninfektion in den Spinalganglien persistieren. Gehäuftes Auftreten bei Patienten mit Immunschwäche (Malignome, Leukosen, AIDS) und im Alter.

Zu E: Die Hepatitis A und E wird faekal-oral durch infizierte Nahrungsmittel und Trinkwasser übertragen.

Antwort 787
Die Antwort C) ist richtig.
Der Harn- oder Urinstatus (Harnanalyse mit Trockenchemie-Teststreifen) gibt Auskunft über das Vorkommen folgender Substanzen im Urin:
• Nitrit
• pH
• Eiweiß (Proteinurie)
• Glukose (Glukosurie)
• Keton (Ketonurie)
• Urobilinogen (Urobilinogenurie)
• Bilirubin (Bilirubinurie)
• Blut
  – Erythrozyten (Erythrozyturie oder Hämaturie als Makro- oder Mikrohämaturie)
  – Hämoglobin (Hämoglobinurie), Myoglobin (Myoglobinurie)
• Leukozyten (Leukozyturie)
• spezifisches Gewicht
• Ascorbinsäure (Vitamin C)
Krankheiten vieler Organsysteme lassen sich durch diese äußerst einfach und kos-

tengünstig durchzuführende Untersuchung feststellen:
• Bei Erkrankungen der Niere und des Urogenitaltraktes finden sich Nitrit, Leukozyten, evtl. Eiweiß und eine Verschiebung des pH-Wertes im Urin.
• Bei Diabetes mellitus Glukose und eventuell Keton im Urin (ketoazidotisches Koma).
• Bei Erkrankungen der Leber sind Urobilinogen und Bilirubin nachweisbar.
• Erythrozyten und Hämoglobin finden sich bei Blutungen im Urogenitaltrakt (z.B. Nierentumor, Blasenpapillom, Nierensteine u. a).

Antwort 788
Die Antwort E) ist richtig.
Zu 1: Bei unerklärlichen rezidivierenden Thrombosen muss an Bauchspeicheldrüsenkarzinome und an Karzinome des Verdauungstraktes gedacht werden.

Antwort 789
Die Antworten B) und D) sind richtig.
Definition Delir: Form der akuten, reversiblen organischen Psychose; Übergang zur Verwirrtheit unscharf. Das Delir ist jedoch mit einem Erregungszustand, Halluzinationen und motorischer Unruhe bis hin zur Tobsucht verbunden. Vorkommen bei: Infektions- und schweren Allgemeinerkrankungen (Leberzirrhose); Vergiftungen; Konsum stimulierender, aufputschender Drogen und insbesondere beim Alkoholentzug als Alkoholpsychose (Delirium tremens). Vgl. zum Delir Antworten zu den Fragen **180** und **249**.
Zu E: Athetose: Ätiologie: Defekt des Globus pallidus (Basalganglion im Zwischenhirn), häufig durch kindlichen, perinatalen O2-Mangel (während der Geburt). Klinik: Langsame, verdrehende Bewegungen der Extremitäten sowie der Mimik.

Antwort 790
Die Antwort D) ist richtig.
Leber- und Milzvergrößerungen (Hepato-Splenomegalie) finden sich am häufigsten bei der gefährlichsten Form der Malaria, der Malaria tropica.
Plasmodien – die Erreger der Malaria - sind Protozoen, also tierische Einzeller. Die Malaria ist die häufigste Infektionskrankheit der Welt mit > 100 Millionen Neuerkrankungen pro Jahr. Ca. 1,5 Millionen Kinder sterben jährlich an Malaria. Unter den importierten Tropenerkrankungen steht die Malaria an Häufigkeit und Gefährlichkeit an erster Stelle.
Es werden 4 Arten unterschieden (Mischinfektionen sind in Endemiegebieten häufig):
• Plasmodium malariae
  (Krankheitsbild: Malaria quartana),
• Plasmodium ovale
  (Krankheitsbild: Malaria tertiana),
• Plasmodium vivax
  (Krankheitsbild: Malaria tertiana),
• Plasmodium falciparum
  (Krankheitsbild: Malaria tropica).
Reservoir:
Menschen und Moskitos in tropischen und subtropischen Gebieten.
Übertragungsweg:
Die Malariaparasiten werden durch weibliche Anophelesmücken übertragen (sehr selten: durch Blutübertragung, während der Geburt, durch kontaminierte Spritzen).
Inkubationszeit:
Beim Menschen (vom Mückenstich bis zum Auftreten von Symptomen): 7-40 Tage (je nach Erreger, vereinzelt bis 2 Jahre!).
Pathogenese:
Klinik:
• Symptome aller Malariaformen sind:
  – Plötzlich auftretendes Fieber, Schüttelfrost,
  – Kopf- und Gliederschmerzen.
• Malaria tropica (schwerste Malariaform! Plasmodium falciparum):

– Fieber (bei M. tropica evtl. subfebrile Temperaturen ohne erkennbaren Fieberrhythmus!),
– zerebrale Erscheinungen, akutes Nierenversagen,
– Schmerzen im rechten Oberbauch, Leber- und Milzvergrößerung, evtl. Ikterus,
– evtl. Übelkeit, Erbrechen, Durchfall,
– Blässe (hämolytische Anämie, auch Leukozyto- und Thrombozytopenie),
– evtl. Kreislaufschock, Lungenödem (Kapillarschaden), Herzmuskelentzündung.
– Komplikation (häufig tödlich): Schwarzwasserfieber: Plötzlich oder allmählich auftretende Hämolyse, die zu Anämie, Hämoglobinämie, Hämoglobinurie und degenerativen Veränderungen im Parenchym von Nieren, Leber und Herz führt. Leitsymptom ist die Ausscheidung von dunkelrotem bis schwarzem Urin (Anurie, Koma, Azidose).
• Malaria tertiana (Plasmodium ovale und vivax):
– Fieber: Durch Synchronisation des Plasmodien-Zyklus können bei Malaria tertiana die Fieberschübe alle 48 Stunden auftreten,
– Organkomplikationen treten meist nicht auf,
– Krankheitserscheinungen erlöschen meist nach zwei bis drei Wochen,
– Rezidive können auftreten.
• Malaria quartana (Plasmodium malariae):
– Fieber: Durch Synchronisation des Plasmodien-Zyklus können die Fieberschübe alle 72 Stunden auftreten. Die Zahl der Fieberschübe bei unbehandelten Patienten kann 20 oder mehr betragen.
– Organkomplikationen sind selten. Als Komplikation kann sich ein nephrotisches Syndrom mit Proteinu-

rie, Hämaturie und chronischer Niereninsuffizienz entwickeln.
- Rezidive sind über längere Zeit möglich.

Diagnose:
Anamnese (Auslandsaufenthalt), Klinik, Plasmodiennachweis im Blutausstrich oder im „dicken Tropfen" (= Anreicherungsmethode des normalen Blutausstrichs: 1 Blutstropfen wird auf einem Objektträger verrührt. Nach Lufttrocknung Hämolyse in destilliertem Wasser, anschließend Färbung und Mikroskopie: 15-20fache Anreicherung der Erreger).
Als weiteres Verfahren stehen verschiedene Malaria-Schnelltests (z.B. Opti-MAL-IT®) zur Verfügung. Mit diesen lassen sich – bei einwandfreier technischer Durchführung - Malariainfektionen in wenigen Minuten nahezu 100% sicher nachweisen. Die gefährliche Malaria tropica (Plasmodium falciparum) wird dabei von anderen Malaria- und Plasmodienarten unterschieden.
Für einen akuten Malariaanfall spricht die Verbindung von Fieber mit Anämie, Leukopenie, relativer Monozytose, vergrößerter druckempfindlicher Milz und anamnestischen Angaben über den Aufenthalt in einem Malariagebiet.
Therapie:
Sofortige Chemotherapie je nach Resistenzlage ist u. U. lebensrettend.
Prognose:
- Malaria tropica: gefährlichste Form, führt unbehandelt oft nach wenigen Tagen zum Tode, bei Überstehen der Erkrankung treten nach ca. 9 Monaten keine Rezidive mehr auf. Selbst unter Behandlung sind Todesfälle möglich!
- Malaria tertiana: nicht lebensbedrohlich, Ausheilung meist nach 2 Jahren, Rezidive möglich.
- Malaria quartana: günstige Prognose sofern keine Nierenbeteiligung vorliegt.
Vorbeugung:
- Schutz vor Moskitostichen (Expositionsprophylaxe): Einreiben mit Moski-

to abweisenden Mitteln (Repellents), Haut bedeckende Kleidung (vor allem in der Dämmerung und nachts), mückensichere Räume (Fliegengitter, Klimaanlage), Moskitonetze u.a.
- Medikamentöse Vorbeugung (Chemoprophylaxe): Eine Chemoprophylaxe ist prinzipiell etwas anderes als eine Impfung: Bei der Chemoprophylaxe werden hochpotente und mit vielen Nebenwirkungen behaftete Medikamente eingenommen, noch bevor überhaupt eine Infektion mit dem Krankheitserreger stattgefunden hat. Es wird ein Medikamentenspiegel im Körper aufgebaut, der bei einer eventuellen Infektion den Ausbruch der Krankheit vermeiden soll. Immer mehr Malariaerreger sind heute gegen die Chemotherapeutika resistent. Je nach Reisezeit, Reisedauer und Reisestil muss die Wahl des Medikamentes individuell getroffen werden. Das am häufigsten eingesetzte Chemotherapeutikum ist Chloroquin (Resochin®). Auch eine richtig durchgeführte Malariaprophylaxe schließt eine Malariaerkrankung nicht aus!
- Impfung: Ein wirkungsvoller Impfschutz steht zurzeit nicht zur Verfügung.

Antwort 791
Die Antworten A) und C) sind richtig.
Zu A: Die glutensensitive Enteropathie ist eine Erkrankung der Dünndarmschleimhaut. Bei genetisch veranlagten Patienten kommt es zu einer Unverträglichkeitsreaktion gegenüber der Gliadinfraktion des Glutens, eines Getreideproteins.
Klinik:
- Diarrhö, Steatorrhö; evtl. sekundärer Laktasemangel
Zeichen der Malassimilation:
- Mangelsymptome infolge verminderter Aufnahme:
  - Eiweiße: Abmagerung, Eiweißmangelödeme (Absinken des

Albumin abhängigen kolloidosmotischen Drucks),
- Kohlenhydrate: Blähungen (Flatulenz),
- fettlösliche Vitamine (K, A, D, E):
  → Vitamin A: Nachtblindheit, Tränensekretion ↓, trockene Haut u. a.,
  → Vitamin D: Rachitis bei Säuglingen und Kleinkindern, Osteomalazie beim Erwachsenen,
  → Vitamin K: Blutungsneigung infolge ↓ Vitamin- K-abhängiger Gerinnungsfaktoren.
- Vitamin B12, Folsäure, Eisen: Blutarmut (Anämie) als Folge einer Malabsorption,
- Kalzium: sekundärer Hyperparathyroidismus, evtl. Tetanie,
- Kalium: Schwäche.
• Gewichtsverlust,
• Evtl. sekundäre Hormonstörungen: z. B. Amenorrhö (Ausbleiben der Regelblutung),
• Symptome der ursächlichen Erkrankung: chronische Bauchspeicheldrüsenentzündung, Gallestau (Cholestase), M. Crohn u.a.

Antwort 792
Die Antwort E) ist richtig.
Zu 4: Ätiologie der Apoplexie:
• 85% ischämischer Infarkt durch arteriellen Verschluss, entweder lokale Thrombose auf dem Boden einer zerebralen Arteriosklerose (siehe unten) oder embolisch. Häufige Emboliequelle ist hierbei der Karotissinus (Gabelstelle der A. carotis communis in interna und externa) sowie das linke Herz z.B. bei Vorhofflimmern oder bei Herzinfarkt.
• 15% hämorrhagischer Infarkt durch arterielle, intrazerebrale oder subarachnoidale Blutung durch Gefäßruptur mit anschließender Massenblutung bei hypertoner Krise und vorgeschädigten Gefäßen, insbesondere bei intrakraniellen Aneurysmata.

• Zu 2 und 5: Zu den Risikofaktoren für die Entstehung einer Arteriosklerose vgl. Antwort auf Frage 361.
Zu 3: Eine Unterschenkelvarikosis wäre evtl. ein Risikofaktor für die Entwicklung einer tiefen Beinvenenthrombose. Aus dieser könnte sich als Komplikation eine Lungenembolie entwickeln.

Antwort 793
Die Antwort C) ist richtig.
Zu A: Kreatinin gehört neben Harnstoff und Harnsäure zu den harnpflichtigen Substanzen. Es entsteht im Muskel durch Abbau von Kreatinphosphat und korreliert am besten mit der Nierenfunktion (Glomeruläre Filtrationsrate). Der Kreatininwert im Blut steigt jedoch erst an, wenn etwa 50% der Nierenleistung ausgefallen sind!
Zu B: Harnsäure ist das Endprodukt des Purinstoffwechsels.
Als Hyperurikämie wird die Vermehrung der Harnsäure im Blut (> 6,4 mg/dl bzw. > 380 μmol/l) ohne sonstige klinische Symptome bezeichnet. Führt die Hyperurikämie zu klinischen Symptomen wird von Gicht (auch: Arthritis urica oder Urikopathie) gesprochen. Die Gicht ist eine z. T. in Schüben, z. T. primär chronisch verlaufende Störung im Purinstoffwechsel. Es kommt zur Abscheidung von harnsauren Salzen an verschiedenen Körperstellen, besonders in den Gelenken, in der Gelenkumgebung und in der Niere.
Zu 3: Labor bei Lebererkrankungen: Gamma-GT ↑ („Getränke-GT"), Transaminasen↑ (GOT ↑, GPT ↑), bei Leberinsuffizienz zusätzlich: Cholinesterase ↓, Albumin ↓ und Quickwert ↓ bzw. INR-Wert ↑ (der Quickwert bzw. der INR sind Marker für die Gerinnung, und da in der Leber auch Gerinnungsfaktoren produziert werden, kann es bei einer Leberschädigung zur Gerinnungsstörung mit Blutungen kommen.
Zu 4: Die Lipoproteine des Plasmas setzen sich zusammen aus den Lipiden (Triglyzeride, Cholesterin, Phospholipi-

de) und Apolipoproteinen (Chylomikronen, VLDL, LDL, HDL).
LDL ist die Abkürzung für low density lipoprotein. Also ein Lipoprotein niedriger Dichte. Seine Aufgabe ist der Transport von Cholesterin in periphere Zellen.
Die LDL-Einstellung im Serum sollte unter Berücksichtigung aller beim Patienten bekannten Arteriosklerose-Risikofaktoren individuell erfolgen.
Zu E: Die BKS (auch: BSR, BSG) ist ein unspezifischer, orientierender Suchtest auf eine Entzündung oder ein malignes Geschehen im Körper. Nicht selten finden sich pathologisch (reversibel) erhöhte BKS-Werte, ohne dass dafür ein Grund gefunden wird. Andererseits kann auch bei schweren Erkrankungen die BKS normal sein. Dies sollte bei der Beurteilung der Aussagekraft der BKS berücksichtigt werden.
Herstellung:
In eine 2 ml Spritze werden 0,4 ml 3,8%ige Natriumzitratlösung (evtl. auch EDTA) als Gerinnungshemmer und anschließend 1,6 ml Venenblut aufgezogen und durch Kippen (nicht Schütteln) gemischt. Die Blutprobe wird in einem mit einer Millimetergraduierung versehenen Glas- oder Kunststoffröhrchen bis zur Höhe von 200 mm aufgezogen.
In senkrechter Position des Röhrchens wird die Sedimentation der Erythrozyten in mm pro Stunde nach einer und nach zwei Stunden abgelesen (Methode nach WESTERGREN).
Normalwerte:
Männer:
   3-8 mm nach der 1. Stunde
   5-18 mm nach d. 2. Stunde
Frauen:
   6-11 mm nach d. 1. Stunde
   6-20 mm nach d. 2. Stunde

Antwort 794
Die Antworten C) und E) sind richtig.
Zu A: Epidemiologie:
Prävalenz ca. 60/100.000, Frauen häufiger betroffen, Krankheit der gemäßigten Breiten, in den Tropen sehr selten;

Zu B: Therapie der multiplen Sklerose:
Im akuten Schub Kortikoide, evtl. weitere Immunsuppressiva, Interferon (Immunmodulator); symptomatisch z.B. Muskelrelaxanzien; Physiotherapie; Harnweginfektprophylaxe bzw. Therapie.
Zu C, D und E: Vgl. zur Klinik der Multiplen Sklerose Antwort auf Frage **302**.

Antwort 795
Die Antworten B) und D) sind richtig.
Zu C und D: Legionellen (gramnegative Stäbchen, viele Arten; 90% aller Erkrankungen durch Legionella pneumophila) (insbes. Serogruppe 1). Sie leben im Wasser oder in feuchter Erde und werden durch infizierte Wasseranlagen (Duschköpfe, Warmwasseranlagen, Inhalationsgeräte, Kühltürme, Befeuchtungsanlagen) übertragen. Zur Legionellose vgl. auch Antwort zu Frage **175**.
Übertragungsweg: Aerogen (z. B. über Wasser-Aerosole), keine Übertragung von Mensch zu Mensch.
Zu E: Legionellen überleben zwar in Kaltwasser von 5-25°C, sie vermehren sich aber in Warmwassersystemen zwischen 25-50°C bei längeren Standzeiten.

Antwort 796
Die Antwort B) ist richtig.
Zu 2: Die Gynäkomastie ist die ein- oder beidseitige Vergrößerung der Brustdrüse des Mannes.
Zu 1, 3 und 4: Ätiologie der Gynäkomastie:
1. Physiologisch bei Neugeborenen, in der Pubertät und im Alter.
2. Pathologisch durch:
• Östrogenüberschuss (bei der Leberzirrhose kommt es zu einer vermehrten Östrogenkonversion aus Testosteron/Androstendion. Die Sexualhormone sind Steroidhormone und haben gleiche Vorläufer.
• Androgenmangel z.B. bei Kastration, Klinefelter-Syndrom.
• Medikamentös z.B. durch den Aldosteronantagonisten Spironolacton®.

• Marihuanakonsum (Phytoöstrogene)
3. Idiopathisch (50%)

Antwort 797
Die Antwort D) ist richtig.

Herpes zoster (auch: Gürtelrose)
Definition:
Viruserkrankung durch Reinfektion (erneute Infektion) mit dem Varicella-Zoster-Virus bei Teilimmunität nach Windpockenerkrankung oder (häufiger) durch Reaktivierung von Varicella-Zoster-Viren, die nach früherer Varizelleninfektion in den Spinalganglien persistieren. Gehäuftes Auftreten bei Patienten mit Immunschwäche (Malignome, Leukosen, AIDS) und im Alter.
Vgl. zur Klinik des Herpes zoster Antwort zu Frage **683**.

Antwort 798
Die Antworten C) und D) sind richtig.
Zu A: Mehr als 90% aller Schilddrüsenerkrankungen sind euthyreote Strumen. Ursächlich ist meist ein Jodmangel. In Deutschland (vor allem Süddeutschland) sind ca. 30% der Erwachsenen betroffen.
Zu B: Es gibt 4 Strumagrade nach WHO:
• Grad 0: Schilddrüsenvergrößerung ist nur sonografisch nachweisbar.
• Grad 1: Schilddrüsenvergrößerung ist tastbar, jedoch nicht sichtbar.
• Grad 2: Schilddrüsenvergrößerung ist auch sichtbar.
• Grad 3: Schilddrüsenvergrößerung ist auch von hinten sichtbar.
Zu D: Die Jodmangelstruma zeigt eine Tendenz zur Entwicklung einer Schilddrüsenautonomie (hält sich also nicht mehr an den hormonellen Regelkreis) je nach Alter und Strumagröße.
Zu E: Eine operative Therapie sollte nur bei Autonomien und Komplikationen wie z.B. Tracheaeinengung erfolgen. Sonst wird konservativ mit Jod, Schilddrüsenhormonsubstitution und regelmäßigen Kontrollen behandelt.

Antwort 799
Die Antworten A) und C) sind richtig.
Zu E: Befunde am Trommelfell bei akuten Otitis media sind:
• Gefäßzeichnung (Gefäßinjektion)
• Rötung
• Vorwölbung

Antwort 800
Die Antwort C) ist richtig.
Vgl. zur Klinik des Erysipels Antwort auf Frage **336**.

Antwort 801
Die Antworten C) und E) sind richtig.
Zu A: Das Erythema migrans entsteht an der Eintrittspforte nach Zeckenstich bei Infektion mit Borrelia burgdorferi.
Zu B: Das Erythema nodosum erkennt man an bläulichen (lividen), schmerzhaften, verhärteten Knoten, die v.a. an den Streckseiten der unteren Extremität auftreten. Das Erythema nodosum kann vorkommen u.a. nach einer Infektion mit Yersinien, bei der Sarkoidose und bei chronisch-entzündlichen Darmerkrankungen.
Zu D: Die Urtikaria (Urtica = Brennnessel) ist ein durch flüchtige, stark juckende, schubweise aufschießende Quaddeln (Ödeme im oberen Korium) gekennzeichneter Hautausschlag. Häufig ist eine allergische Reaktion die Ursache.
Zu C und E: Die Leberhautzeichen:
• Glatte, rote Lackzunge, Lacklippen,
• Palmar- und Plantarerythem (Handinnenfläche und Fußsohle gerötet),
• Gefäßspinnen (Spider naevi),
• Juckreiz (Pruritus) mit Kratzeffekten (Einlagerung von Gallensäuren in die Haut).
• Weißnägel, Caput medusae (Venenhautzeichnung über Abdomen), Dupuytren-Kontrakturen (Beugekontraktur der Finger infolge bindegewebigderber Verhärtung und Schrumpfung der Palmaraponeurose) u.a.

Antwort 802
Die Antworten C) und D) sind richtig.
Vgl. zum Krankheitsbild der Uterus-myome Antwort zu Frage **549**.

Antwort 803
Die Antworten A) und B) sind richtig.
Ein Unterschenkelgeschwür (Ulcus cruris) wird durch chronisch venöse Insuffizienz (Ulcus cruris venosum) ca. 80-90%) oder durch arterielle Verschlusskrankheit (Ulcus cruris arteriosum) ca. 10%) oder durch beide Krankheitsbilder (Ulcus cruris mixtum) gemeinsam verursacht. Die venösen und/oder bakteriellen Durchblutungsstörungen führen zu einem Substanzdefekt der Haut mit Verlust an Weichteilgewebe. Das sich entwickelnde Geschwür geht typischerweise mit Entzündungszeichen einher, ist häufig sekundär infiziert und weist schlechte Heilungstendenz auf.

Antwort 804
Die Antwort C) ist richtig.
Ein Melanom ist ein hochgradig bösartiger Tumor, der von den Melanin bildenden Zellen ausgeht. Da die Melanozyten nicht im Zellverband wachsen, sondern sich nach der Zellteilung in Einzelzellen trennen, metastasiert das Melanom sehr frühzeitig auf dem Lymph- und Blutweg in alle Organsysteme.
Melanomverdächtig ist jeder Pigmenttumor, der sich farblich verändert, spürbar wird, blutet oder wächst.
ABCDE-Regel: Asymmetrie, Begrenzungsunregelmäßigkeit, Colorit (Farbe), Durchmesser (größer als 5 mm), Erhabenheit.

Antwort 805
Die Antwort E) ist richtig.
Die Manie imponiert durch:
• inadäquate gehobene Stimmung
• Antriebssteigerung
• beschleunigtes Denken
• Selbstüberschätzung

Vgl. zur Klinik der Manie auch Antwort auf Frage **230**.

Antwort 806
Die Antworten D) und E) sind richtig.
Zu A: Die Milz ist kein lebensnotwendiges Organ. Wird sie z. B. operativ entfernt, können ihre Eigenschaften als lymphatisches Organ von den anderen lymphatischen Geweben übernommen werden.
Zu C: Der Bauchraum wird von einer spiegelglatten Haut, dem Bauchfell oder Peritoneum ausgekleidet. Das Peritoneum wird in 2 seröse Häute unterteilt:
• Peritoneum parietale: kleidet die Innenwand des Bauchraums aus.
• Peritoneum viscerale: überzieht die Baucheingeweide.
Es ermöglicht den von ihm umgebenen Organen sich gegeneinander zu verschieben. Modellhaft lässt sich dieses System mit einem aufgeblasenen Luftballon vergleichen, in den ein Gegenstand vorgeschoben wird. Die äußere Luftballonhülle entspricht dem Peritoneum parietale und die Schicht, die den Gegenstand direkt umgibt, entspricht dem Peritoneum viscerale.
Vgl. zu den Peritonealverhältnissen Antwort auf Frage **311**.
Zu D: Klinische Trias bei Mononukleose:
• Fieberhafte Angina tonsillaris,
• Lymphknotenschwellung (generalisiert, 50% d. F.),
• typisches Blutbild.
Oft wird eine Milzschwellung beobachtet. Die Milzruptur ist eine gefürchtete – und oft tödliche – Komplikation. Gelegentlich (5%) Leberbeteiligung mit Gelbsucht (Ikterus).
Zu E: Die Splenektomie ist die Entfernung der Milz. Dies kann nötig sein nach Unfällen mit Milzruptur oder auch bei Patienten mit einer chronischen idiopatischen thrombozytopenischen Purpura (M. Werlhof). Nach Entfernung der Milz kann es jedoch in 1-5% der Fälle zu

438 Antworten: Prüfung 14

schweren Infektionskrankheiten kommen (Postsplenektomie-Syndrom).

Daher sollten diese Patienten gegen Pneumokokken, Haemophilus influenzae Typ b und Meningokokken geimpft werden.

Antwort 807

Die Antwort C) ist richtig.

Blutdruckwerte (mindestens 3 Messungen an verschiedenen Tagen) von ≥ 140 mmHg systolisch u./o. ≥ 90 mmHg diastolisch bei korrekter Messung des Gelegenheitsblutdrucks sichern die Diagnose einer arteriellen Hypertonie. Ca. 25% der Bevölkerung (bzw. 50% der > 50-Jährigen; bei Adipositas bis 75%) weisen Blutdruckwerte ≥ 140 mmHg systolisch u./o. ≥ 90 diastolisch auf („Volkskrankheit").

Antwort 808

Die Antwort B) ist richtig.

Definition des Pfeiffer-Drüsenfiebers (auch Mononukleose):

Virusinfektion des Heranwachsenden mit EB-(Epstein-Barr)-Virus, die zur Hyperplasie und Hypertrophie des lymphatischen Gewebes mit charakteristischen Blutbildveränderungen (mononukleäre Zellen) führt.

Erreger: Epstein-Barr-Virus (EBV, ein Herpesvirus).

Reservoir: Mensch (in Westeuropa sind > 95% der Menschen bis zum 30. Lj. mit EBV infiziert).

Übertragungsweg: Direkter Kontakt mit Speichel („Kusskrankheit"), Tröpfcheninfektion, selten Bluttransfusionen.

Inkubationszeit: 2-8 Wochen, bei Kindern meist 10 Tage.

Klinik: Trias:

- Fieberhafte Angina tonsillaris,
- Lymphknotenschwellung (generalisiert, 50% d. F.),
- typisches Blutbild.

Oft wird eine Milzschwellung beobachtet (gefürchtet: Milzruptur), gelegentlich

(5%) Leberbeteiligung mit Gelbsucht (Ikterus).

Diagnose: Anamnese, Klinik, Labor: im Differenzialblutbild Leukozytose mit 40-90% mononukleäre Zellen und Reizformen der Lymphozyten (typisch aktivierte T-Lymphozyten), Serologie: Antikörper.

Antwort 809

Die Antworten C) und E) sind richtig.

Vgl. zum Krankheitsbild der Hodentorsion Antwort zu Frage **543**.

Antwort 810

Die Antwort D) ist richtig.

Zu 1: Im Rahmen von Knochenmetastasen z.b. durch ein Mammakarzinom, Bronchialkarzinom, Prostatakarzinom und beim Plasmozytom kommt es zu einer Aktivierung der Osteoklasten.

Zu 2: Im Rahmen eines Bronchial-Karzinoms kann es paraneoplastisch zu einer Bildung Parathormon verwandter Proteine kommen. Parathormon setzt Kalzium und Phosphat aus dem Knochen frei.

Zu 3: Aufgabe von Vitamin D ist u.a. die Erhöhung der Resorption von Kalzium aus dem Darm.

Zu 4: Zu Beginn einer Immobilisation kommt es durch die Minderbelastung zu einem gesteigerten Knochenabbau. Dadurch wird vermehrt Kalzium aus dem Knochen freigesetzt.

Zu 5. Furosemid ist ein Schleifendiuretikum, es wird auch eingesetzt bei der Therapie einer Hyperkalzämie, da es zu einer gesteigerten Ausscheidung von Kalzium an der Niere führt.

Es gibt noch weitere Diuretika, z.B. die Thiazide. Diese führen zu einer Verminderung der Ausscheidung von Kalzium. Von daher ist dies keine faire Frage!

Antwort 811

Die Antwort E) ist richtig.

Ätiologie epileptischer Anfälle:

- Idiopathische (genuine) Form mit vererbter Bereitschaft für Epilepsie

• Symptomatische Formen: Hirnschaden bei der Geburt (Sauerstoffmangel), Schädel-Hirn-Trauma (SHT) (mit Vernarbungen), bei Tumoren (bei 25% der intrakraniellen Tumoren Erstsymptom), bei Stoffwechselerkrankungen (z.b. Morbus Wilson), Hirninfektionen (Enzephalitiden), Nebenwirkung von Medikamenten (Amytryptilin), fehlerhafte Einnahme antiepileptischer Medikation u.a.

Antwort 812
Die Antwort B) ist richtig.
Die geschilderte Klinik spricht für ein Leberzellkarzinom. Die chronischen Virushepatitiden B und C gelten aus Risikofaktoren für die Entwicklung dieses Karzinomtyps.

Antwort 813
Die Antworten A) und E) sind richtig.
Zu A: Ein Schädelbasisbruch ist eine lebensbedrohliche Verletzung. Je nach Lokalisation der Fraktur kommt es zum Austritt von Blut und Gehirnflüssigkeit aus Nasen und Ohren (Liquorrhö). Austretende Flüssigkeit wird laborchemisch auf ß$_2$-Transferrin untersucht. Der Test ist schnell und spezifisch: Wird ß$_2$-Transferrin nachgewiesen ist damit bewiesen, dass eine offene Verbindung zum Liquorraum besteht.
Zu E: Die Diagnostik des Schädelbasisbruchs erfolgt radiologisch am sichersten durch die Computertomografie (CT). Die Magnetresonanztomografie (MRT) stellt knöcherne Strukturen schlechter dar als die CT, wird aber ergänzend durchgeführt, wenn der Verdacht auf eine Gehirnverletzung besteht.

Antwort 814
Die Antwort E) ist richtig.
Im Gegensatz zur physiologischen Altersatrophie des Knochens handelt es sich bei der Osteoporose um einen über das altersübliche Maß hinausgehenden pathologischen Verlust an Knochen-

masse, der den organischen (Matrix) und Mineralanteil (Salze) des Knochens gleichermaßen betrifft.
Vgl. zum Krankheitsbild der Osteoporose Antwort zu Frage **421**.

Antwort 815
Die Antwort A) ist richtig.
Vgl. zur „Tanzenden Patella" Antwort auf Frage **201**.
Zu B: Ein Fußsohlendruckschmerz bei tiefer Beinvenenthrombose wird Payr-Zeichen genannt.
Zu C: Das Ott-Zeichen ist ein Test für die Entfaltbarkeit der Brustwirbelsäule (BWS). Am stehenden Patient werden, ausgehend von Dornfortsatz C 7, 30 cm nach kaudal abgemessen und beide Punkte markiert. Bei maximaler Rumpfbeuge dehnt sich diese Strecke um 2-4 cm, bei maximaler Rückneigung verkürzt sie sich um 1-2 cm.
Zu D: Bei einem positiven Schubladenphänomen kann der Unterschenkel in 60-90° Kniebeugung bei fixiertem Oberschenkel durch Zug am Unterschenkel nach vorne (vorderes Schubladenphänomen) bzw. nach hinten (hinteres Schubladenphänomen) verschoben werden: Ein positives Schubladenphänomen (keine Bewegungsstopp ist ein Zeichen für einen hinteren bzw. vorderen Kreuzbandriss.
Zu E: Das Schober-Zeichen Test für die Entfaltbarkeit der Lendenwirbelsäule (LWS). Am stehenden Patienten werden der Dornfortsatz von S1 und ein Punkt 10 cm kranial markiert. Dieser Abstand vergrößert sich bei Rumpfbeuge um 5 cm und verkleinert sich bei Rückneigung um 1-2 cm.

Antwort 816
Die Antwort B) ist richtig.
Mit dem Aufsteigen in größere Höhen nimmt die Dichte der Atmosphäre exponentiell ab, was zu einer ebenfalls exponentiellen Verringerung des Barometerdruckes und des Sauerstoffpartialdruckes der Einatmungsluft führt. In den Höhen der Passagierflüge würden Druckverhält-

nisse herrschen, die mit dem menschlichen Leben nicht vereinbar wären. Deshalb wird in den Flugzeugen ein künstlicher Kabinendruck aufrechterhalten. Der dabei eingestellte Kabinenluftdruck entspricht dem Druck in einer Höhe zwischen 1600 und 2500 Metern (im Mittel ca. 1900 m).
Für Gesunde sind diese Bedingungen ungefährlich und nicht weiter unangenehm. Bei Patienten mit schweren Lungen- oder Herzleiden bzw. bei Patienten mit einer Verringerung der Sauerstoff tragenden Erythrozyten (Anämie) kann die Abnahme des Sauerstoffpartialdruckes jedoch lebensgefährlich sein.

Antwort 817
Die Antwort D) ist richtig.
Vgl. zum Klinisches Bild und den Komplikationen eines Nierenversagens Antwort auf Frage **469**.

Antwort 818
Die Antwort B) ist richtig.
Vgl. zum Krankheitsbild er Arthrose Antwort zu Frage **329**.
Zu A und E: Diese klinischen Merkmale treffen auf die rheumatoide Arthritis (auch: primär chronische Polyarthritis) zu.

Antwort 819
Die Antwort D) ist richtig.
Zu A: Gonarthrose = Verschleiß der Knorpelflächen des Kniegelenkes
Zu B: Skoliose: Eine Skoliose ist eine fixierte seitliche, C- oder S-förmige pathologische Wirbelsäulenkrümmung in Kombination mit einer Rotationsfehlstellung der einzelnen Wirbelkörper, die zu einer Verdrehung (Torsion) auch des Thorax führen kann.
Zu C: Hyperlordose: Als Hohlkreuz oder Hyperlordose wird eine Fehlhaltung mit übertriebener Lordose der Lendenwirbelsäule bezeichnet

Zu D: Spondylarthrose: degenerative Gelenkerkrankung der kleinen Wirbelgelenke.
Zu E: Periarthropathia humeroscapularis: Sammelbezeichnung für degenerative Prozesse im Bereich von Rotatorenmanschette, Gelenkkapsel oder langer Bizepssehne am Schultergelenk, die zu einer schmerzhaften Bewegungseinschränkung führen.

Antwort 820
Die Antwort B) ist richtig.
Die chronisch lymphatische Leukämie (CLL) ist die häufigste Leukämieform älterer Menschen.
Es handelt sich um eine autonome Überproduktion immuninkompetenter B-Lymphozyten (T-Zell-Lymphome sind mit ca. 3 % selten) im peripheren Blut, Lymphknoten, Milz und Knochenmark.
Das Krankheitsbild betrifft meist Männer in höherem Alter (um 65 Jahre).
Die chronisch lymphatische Leukämie gehört zu den Non-Hodgkin-Lymphomen vom niedrigen Malignitätsgrad.
Klinik:

- Symptomloser Beginn; Leistungsminderung, Nachtschweiß,
- Lymphknotenschwellung: derb und schmerzlos im Brust- und Bauchraum,
- evtl. Leber- und Milzvergrößerung,
- Hauterscheinungen: knotige Hautinfiltrationen, Pruritus (Hautjucken), Ekzeme, Mykosen, Herpes zoster (bei allen Hauterscheinungen im höheren Alter stets an CLL denken!)

Diagnose:
Anamnese, Klinik, Blutbild, Knochenmarksbefund
Lab: Leukozyten 20.000-100.000/µl Blut, Knochenmark: Markinfiltration durch Lymphozyten
Therapie:
„So spät wie möglich und so schonend wie möglich." Chemo- und Strahlentherapie, Splenektomie, Knochenmarktransplantation (selten zu erwägen aber einzi-

ger Therapieansatz mit Hoffnung auf Heilung), gutartigste der Leukämien.

Antwort 821
Die Antwort A) und C) ist richtig.
Der Morbus Crohn zählt mit der Colitis ulcerosa zu den chronisch entzündlichen Darmerkrankungen (vgl. Antwort zu Frage 138).
Zu A: Extraintestinale Symptome beim Morbus Crohn:
• Haut: z. B. Erythema nodosum, (druckschmerzhafte rote Knoten, Unterschenkelstreckseiten)
• Augen: Uveitis (Entzündung der mittleren Augenhaut = Uvea), Episkleritis (Entzündung des lockeren Bindegewebes zwischen Sklera = Lederhaut des Auges und der Bindehaut),
• Gelenke: Arthritis, ankylosierende Spondylitis (M. Bechterew),
• Leber: z. B. primär sklerosierende Cholangitis.
Zu C: Differenzialdiagnose bei Analfisteln: Morbus Crohn und Kolonkarzinom.
Zu B und D: Blutig-schleimige Durchfälle und kontinuierlicher Ausbreitung der Schleimhautveränderungen sind typisch für das Krankheitsbild der Colitis ulcerosa.

Antwort 822
Die Antwort D) ist richtig.
Zu 2, 4 und 5: Blasenentleerungsstörung, erektile Dysfunktion und Obstipationsneigung sind typische Symptome der autonomen diabetische Neuropathie (ADN): Hier handelt es sich um eine Neuropathie des vegetativen sympathischen und parasympathischen Nervensystems:
• Kardiovaskuläre ADN: ventrikuläre Arrhythmien, Kammerflimmern, Ruhetachykardie, Herzfrequenzstarre, Hypotonie u.a.,
• ADN des Magen-Darm-Traktes (parasympathische Schädigung): Speiseröhrenmotilitätsstörung, evtl. Schluckbeschwerden, Magenlähmung (Gastroparese) mit Völlegefühl und Druck im Oberbauch, Durchfall im Wechsel mit Verstopfung, Verdauungsstörungen,
• ADN des Urogenitalsystems (parasympathische Schädigung): Blasenlähmung mit Blasenentleerungsstörungen (Restharnbildung, Harnwegsinfekte), erektile Impotenz,
• ADN des neuroendokrinen Systems: Verminderung/Fehlen der hormonellen Gegenregulation bei Hypoglykämie (eingeschränkte Wahrnehmung der Notfallsituation!); verminderte Adrenalinausschüttung bei körperlicher Belastung,
• ADN der Thermoregulation: verminderte Schweißsekretion, Vasodilatation (warmer diabetischer Fuß),
• ADN der Pupillen: gestörter Pupillenreflex.
Zu 3: Taubheitsgefühl des Daumens, Zeige- und Mittelfingers der rechten Hand spricht für eine isolierte Schädigung des Nervus medianus, z. B. im Rahmen eines Karpaltunnelsyndroms.
Zu 1: Bei Diabetes mellitus haben nach 10-jähriger Krankheitsdauer haben ca. 50% der Patienten eine Polyneuropathie. Im Rahmen der sog. periphere sensomotorische Neuropathie (am häufigsten: 80%) finden sich symmetrische Vibrationsempfindungsstörungen (Frühsymptom; Messung mittels Stimmgabel), später distal betonte, symmetrische Parästhesien ("burning feet"), symmetrische Areflexie (Achillessehnenreflexe nicht auslösbar), symmetrisch gestörtes Kalt/Warm-Empfinden und Schmerzempfindungsstörungen. Im weiteren Verlauf evtl. auch motorische Störungen.

Antwort 823
Die Antwort B) ist richtig.
Zusammenfassend ist das Krankheitsbild ADHS gekennzeichnet durch seit der frühen Kindheit bestehende erhebliche Störungen der Konzentration und Daueraufmerksamkeit, durch erhebliche Störungen der Impulskontrolle und der emotionalen Regulation sowie (fakultativ)

durch motorische Hyperaktivität bzw. Unruhe.

Diese Störungen führen zu Problemen bei der Entwicklung der sozialen, schulischen und beruflichen Anpassung und sind mit einem großen persönlichen Leidensdruck verbunden.

Zu 2 Die Aufmerksamkeitsdefizit-/Hyperaktivitätsstörung (ADHS) wird auch als hyperkinetischem Syndrom bezeichnet. Darunter versteht man eine pathologisch gesteigerte Motorik vor allem der Skelettmuskulatur mit z.T. unwillkürlich ablaufenden Bewegungen ('Zappelphilipp'). Der Patient ist ständig in hektischer ungerichteter Bewegung.

Die Aussage „rasche, wiederholte, nicht rhythmische Bewegungen" wurde aber vom Gesundheitsamt als falsch gewertet. Das war gemein ☹.

Antwort 824
Die Antwort B) ist richtig.
Divertikel werden im gesamten Magen-Darm-Trakt, am häufigsten im Kolon gefunden. Mit dem Lebensalter nimmt die Häufigkeit zu: 70% der über 70-Jährigen haben Divertikel.

Die symptomlose Divertikulose wird zur krankhaften Divertikulitis, wenn es zum Stuhlstau und zur Entzündung der Darmwand im Bereich der Divertikel kommt.
Klinik:
1. Symptomlose Divertikulose (80%),
2. Symptomatische Divertikulitis (20%).

- Sigmadivertikulitis (2/3 d. F.):
  - Schmerzen im linken Unterbauch („Linksappendizitis", „Appendizitis des alten Mannes"),
  - Verstopfung, Blähungen,
  - evtl. druckschmerzhafte Walze im linken Unterbauch tastbar,
  - evtl. subfebrile Temperaturen,
  - Labor: BSG ↑, Leukozytose.

Komplikationen:
Gedeckte Perforation (Durchbruch) mit Abszessbildung, freie Perforation mit Bauchfellentzündung (Peritonitis), Ver-

engung (Stenose), evtl. Darmverschluss (Ileus), Blutungen, Fisteln.

Zu D: Die Divertikulose und Divertikulitis sind Zivilisationskrankheiten die unter anderem durch ballaststoffarme Kost und Überernährung hervorgerufen werden. Eine gedeckte Darmwandperforation ist allerdings ein chirurgischer Notfall und bedarf einer chirurgischen Intervention.

Antwort 825
Die Antworten B) und E) sind richtig.
Vgl. zur Meningokokkenmeningitis Antwort zu Frage **397**:

Antwort 826
Die Antwort C) ist richtig.
Diabetisches Fußsyndrom (in der Praxis sehr wichtig!):
25% der Diabetiker entwickeln ein diabetisches Fußsyndrom. Gangrän und Amputationen sind beim Diabetiker 30-50-mal häufiger als bei Nichtdiabetikern. 25% aller Aufwendungen für Diabetiker werden durch diabetische Fußprobleme verursacht, 50% aller Krankenhaustage bei Diabetikern entfallen auf die Behandlung des diabetischen Fußsyndroms!
Jede Verletzung am Fuß eines Diabetikers ist eine Notfallsituation und bedarf einer optimalen Therapie! Keine instrumentellen Manipulationen an Diabetikerfüßen (Fußpflege)!
3 Typen:
- Neuropathischer diabetischer Fuß (50%): warmer Fuß, rosiges Aussehen, tastbare (!) Fußpulse (Mikroangiopathie!), vermindertes Vibrationsempfinden (gestörte Tiefensensibilität; Stimmgabelversuch). Ausgelöst durch falsche Fußpflege, enges Schuhwerk oder kleinste Traumen, bildet sich ein schmerzloses neuropathisches Geschwür (sog. Malum perforans) an druckbelasteten Regionen (Fußballen, Ferse).
- Ischämischer Fuß: periphere arterielle Verschlusskrankheit (Makroangiopathie; pAVK; siehe auch dort): Fußpul-

se nicht tastbar, erhaltene Tiefensensibilität (Stimmgabel), kühler Fuß, Nekrosen bzw. Gangrän der Zehen. Sind die Füße warm und die Fußpulse tastbar, so besteht keine AVK.

- Kombinierte Form: neuropathischer und ischämischer diabetischer Fuß (ungünstigste Prognose). Mikroangiopathie der intramuralen kleinen Koronararterien („small vessel disease")

Antwort 827
Die Antworten B) und E) sind richtig.
Das in verschiedenen Endemiegebieten (z. B. Österreich, Tschechien, Slowakei, schwäbische Alb) von Zecken übertragene FSME-Virus ist der Erreger der Frühsommer-Meningoenzephalitis (FSME; auch CEE: Central European Encephalitis). (313 gemeldete Fälle 2009)
Erreger:
FSME-Virus (Flavivirus der Togavirenfamilie).
Reservoir:
Wildlebende kleine Nagetiere, insbesondere Mäuse, aber auch Vögel, Rehe und Rotwild.
Übertragungsweg:
Durch Zeckenstich (meist Ixodes ricinus = gemeiner Holzbock); In den FSME-Endemiegebieten Deutschlands sind ca. 0,1–5% der Zecken mit dem Virus infiziert. Keine Infektion von Mensch zu Mensch.
Inkubationszeit:
7-14-(28) Tage.
Klinik:
- 70% der Infektionen verlaufen symptomlos,
- biphasischer Verlauf: nach grippeähnlichen Symptomen (2-4 Tage) zunächst fieberfreies Intervall (4-5 Tage), dann erneuter Fieberanstieg mit ZNS-Beteiligung: Meningitis (Fieber, Kopfschmerz), Meningoenzephalitis (Hyperkinesen, Bewusstseinstrübung, Sprachstörungen, Lähmungen; günstige Prognose) bzw. Myelomeningitis (bleibende Lähmungen, Letalität 1%).

Diagnose:
Anamnese, Klinik, Serologie (Antikörperanstieg).
Therapie:
Symptomatisch (Virusinfektion).
Prophylaxe:
Kleidung, Mittel zur Zeckenabwehr, Absuchen des Körpers (Zecken) nach Aufenthalt im Freien, schnellstmögliche Entfernung der Zecken (Infektionsrisiko steigt mit der Zeit an), Zecke nicht quetschen, da dann vermehrt Viren in den Organismus gelangen. Seit 1976 ist ein wirksamer Impfschutz verfügbar. Die Impfung wird bei Aufenthalt in Endemiegebieten und für Risikogruppen (Waldarbeiter, Förster u. Ä.) angeraten.
Zu A: Das Erythema migrans findet sich beim – ebenfalls durch Zecken übertragenen – Krankheitsbild der Borreliose.

Antwort 828
Die Antwort E) ist richtig.

Antwort 829
Die Antwort D) ist richtig.
Beim Cauda-equina-Syndrom besteht eine schwerwiegende bilaterale (beidseitige) Kompression der Cauda equina (untere, intraspinal verlaufende Spinalnerven), ausgelöst durch einen Massenprolaps meist im Niveau L3/L4 oder L4/L5. Die Nervenschädigung verursacht akute Rückenschmerzen, beidseitige Ischialgieähnliche Ausstrahlungsschmerzen, Reithosenanästhesie (Taubheit an den Oberschenkelinnenseiten), neurologische Ausfälle an den Unterschenkeln, Blasen- und Mastdarmlähmung (Inkontinenz) und führt zu Impotenz.
Therapie:
Das Cauda-equina-Syndrom muss operativ behoben werden, da schon nach wenigen Stunden Ausfallserscheinungen (z.B. Inkontinenz) irreversibel sein können. Notfall! Manuelle Therapie („Einrenken") verbietet sich.

Antwort 830

Die Antworten A und B sind richtig. Neben Schwangerschaftsstörungen wie Sodbrennen, Reflux und Obstipation kann es auch zu ernsteren Schwangerschaftserkrankungen kommen. Dazu zählen z. B.

• Extrauteringravidität ("Eileiterschwangerschaft")
• Hypertensive Schwangerschaftserkrankungen (Arterielle Hypertonie)
• Abort (Fehlgeburt): Beendigung einer Schwangerschaft vor vollendeter 24. Schwangerschaftswoche (SSW), mit einem Geburtsgewicht unter 500g; bei ca. 20% der erkannten Schwangerschaften, häufig in den ersten 4 Wochen
• Gestationsdiabetes: Manifestation einer gestörten Glukosetoleranz oder eines Diabetes mellitus während der Schwangerschaft;
• Infektionen mit Gefahr der Embryonal- und Fetalschädigung (STORCH):
  o **S** yphilis
  o **T** oxoplasma gondii
  o **O** thers (u.a. Varizella/Zoster, Masern-, Coxsackie-Viren, Listerien)
  o **R** öteln-Virus
  o **C** ytomegalie-Virus
  o **H** erpes-simplex-Virus und HIV
• Hyperemesis gravidarum: übermäßiges Erbrechen im 1. Trimenon (erste 3 Schwangerschaftsmonate); bei ca. 30% der Schwangeren, vermutlich verursacht durch beta-HCG
• Ikterus und Cholestase: 20% der Schwangeren entwickeln eine Cholestase, meist im 3. Trimenon mit Pruritus, 1-2 Wochen später Ikterus. Weitere Ursachen für einen Ikterus sind Schwangerschaftsfettleber, Hyperemesis und infektiöse Hepatitis (40% d.F.).
• Eisenmangelanämie: am Ende der Schwangerschaft zeigen ein Drittel der Mütter eine Erniedrigung des Hämoglobins. Risiko für das Kind besteht bei Hämoglobin unter 8 g/dl.

• Pyelonephritis: häufigste Erkrankung in der Schwangerschaft, verursacht durch schwangerschaftsbedingten Tonusverlust (vesikoureteraler Reflux) und Kompression des Ureters (Abflussbehinderung); der Verlauf ist oft symptomarm, evtl. Flankenschmerzen, Leukozyturie, Bakteriurie, nur selten Fieber.
• Vena-cava-Kompressionssyndrom (Rückenlage-Schock-Syndrom):
  o Ätiologie: Hemmung des venösen Rückflusses im letzten Trimenon durch den Uterus insbesondere in Rückenlage
  o Klinik: reduziertes Herzminutenvolumen, Blässe, Schwitzen, Atemnot
  o Therapie: Umlagerung der Patientin in Linksseitenlage

Antwort 831

Die Antworten B) und C) sind richtig. Unter einem Pneumothorax ("Gasbrust", "Pneu") versteht man das Eindringen von Luft in den Pleuraspalt, das zum teilweisen oder totalen Kollabieren der betroffenen Lunge führt. Die Luft kann auf 2 Wegen in den Pleuraspalt eindringen: von außen bei Verletzung der Brustwand und der Pleura parietalis und von innen durch Verletzung von Lungenwand und Pleura visceralis.
Ursache:

• Traumatischer Pneumothorax: entsteht durch Unfälle mit Verletzungen des Brustkorbs.
• Spontanpneumothorax: keine äußere Ursache erkennbar.
  – Symptomatischer Pneumothorax: spontanes Auftreten eines Pneumothorax bei vorbestehender Lungenerkrankung,
  – idiopathischer Pneumothorax (am häufigsten): spontanes Auftreten eines Pneumothorax ohne erkennbare vorbestehende Lungenerkrankung (z. B. Platzen einer Emphysemblase).

- Iatrogen (durch den Arzt verursacht): Pleurapunktion, Subklaviakatheter u.a.

Klinik:
Der idiopathische Spontanpneumothorax findet sich häufig bei hoch gewachsenen schlanken jungen Männern (18 bis 40 Jahre). Der symptomatische Pneumothorax findet sich im höheren Lebensalter bei Patienten mit vorbestehenden Lungenerkrankungen. Der traumatische Pneumothorax entsteht durch Unfallverletzungen des Brustkorbs:

- Leitsymptom: akuter, stechender, einseitiger, atemabhängiger Thoraxschmerz,
- Atemnot (unterschiedlich ausgeprägt), evtl. Zyanose, Husten.
- Beim nach außen offenen (traumatischen) Pneumothorax sind pfeifende („schlürfende") Atemgeräusche im Bereich der Verletzung hörbar (in- und exspiratorisch).
- Inspektion: vorgewölbte Thoraxhälfte; Perkussion: hypersonorer Klopfschall; Auskultation: abgeschwächtes oder fehlendes Atemgeräusch.

Komplikation (Sonderform):
Spannungs- oder Ventilpneumothorax:
Durch einen Ventilmechanismus kann bei der Atmung Luft in die Pleurahöhle eindringen, jedoch nicht mehr entweichen. Dies führt zu einem Überdruck in der Pleurahöhle der verletzten Thoraxseite. Aufgrund zunehmender Druckentwicklung in der Pleurahöhle wird das Mediastinum zur gesunden Lungenseite hin verdrängt und nun auch diese Lunge in ihrer Funktion behindert.

Klinik des Spannungs- oder Ventilpneumothorax:
- Akutes lebensbedrohliches Krankheitsbild,
- Leitsymptom: rasch zunehmende Atemnot (Dyspnoe) und schnelle Atmung (Tachypnoe),
- Todesangst, hochgradige Unruhe,
- Blässe, Zyanose,
- Halsvenenstauung (obere Einflussstauung vor dem rechten Herzen),

- Tachykardie, Hypotonie, Schock,
- schlürfende Atemgeräusche (beim nach außen offenen Spannungspneumothorax).
- Inspektion: Halsvenenstauung, Zyanose, eingeschränkte Atemexkursionen; Perkussion: hypersonorer Klopfschall; Auskultation: abgeschwächtes oder fehlendes Atemgeräusch.

Antwort 832
Die Antwort B) ist richtig.
Ursachen eines Nierenversagens:

- Prärenales (= vor der Niere gelegenes) akutes Nierenversagen (70-80%):
  - Zirkulatorisch-ischämische Nierenschädigung: Blutdruckabfall, Hypovolämie, Schock,
- Renales Nierenversagen durch Nierenerkrankungen:
  - Entzündlich: Glomerulonephritis, Pyelonephritis, interstitielle Nephritis, Hantaviren,
  - medikamentös-toxisch: Röntgenkontrastmittel, NSAR, Antibiotika,
  - vaskulär: Verschluss von Nierenarterien oder –venen, Vaskulitis u.a.,
  - hämolytisch-urämisches Syndrom (HUS, Gasser-Syndrom): häufigste Ursache des ANV bei Kindern. Trias: Thrombozytopenie, hämolytische Anämie, akutes Nierenversagen. V.a. nach Infektion mit EHEC = enterohämorrhagische E. coli,
  - Tubulär: Verstopfung durch Leichtketten beim multiplen Myelom, Urate bei Hyperurikämie u.a.
- Postrenales Nierenversagen: Abflusshindernis der ableitenden Harnwege (lokalisiert vom Nierenbecken bis zur Harnröhre, sog. Harnsperre oder Harnverhaltung): Prostatahyperplasie oder –karzinom, Kompression durch Tumormetastasen im kleinen Becken u. Ä.

Antwort 833
Die Antworten A) und C) sind richtig.
Zur Diagnosefindung hat die Amerikanische Rheumagesellschaft ARA (American Rheumatism Association) folgende Kriterien entwickelt, die die cP je nach Anzahl der vorhandenen Kriterien in eine mögliche, wahrscheinliche und gesicherte chronische Polyarthritis einteilen:

* morgendliche (Finger-)steifigkeit
* symmetrisch beidseitige Gelenkschwellung (außer Fingerendgelenken)
* Schmerzhaftigkeit von mindestens einem Gelenk
* Kapselschwellung von mindestens einem Gelenk
* Schwellung von mindestens einem weiteren Gelenk (höchstens 3 Monate Abstand)
* subkutane Rheumaknoten
* typische röntgenologische Veränderungen
* Labor: Nachweis von Rheumafaktoren (positiv in ca. 70% der Fälle); Anti-Citrullin-Antikörpern (= Antikörper gegen cyclische citrullinierte Peptid-/Protein-Antigene = ACPA bzw. Anti-CCP), gilt als sicherster laborchemischer Nachweis einer cP (positiv in ca. 50% der Fälle). Der Laborwert korreliert mit der Schwere der Erkrankung.
* schwache Muzin-Ausfällung (Präzipitation) in der Synovia
* charakteristische Histopathologie der Synovialmembran
* charakteristische Histopathologie der subkutanen Knötchen

Wahrscheinlichkeitseinteilung:

* mögliche cP: 2 Kriterien bei mindestens dreiwöchiger Dauer
* wahrscheinliche cP: 3 Kriterien von mindestens sechswöchiger Dauer
* definitive cP: 5 Kriterien von mindestens sechswöchiger Dauer
* klassische cP: 7 Kriterien von mindestens sechswöchiger Dauer

Antwort 834
Die Antwort C) ist richtig.
Klinik bei Herzinfarkt:

* zeitlich oft in den frühen Morgenstunden auftretend (40%),
* Lang anhaltender Angina-pectoris-Schmerz, Nitroglyzerin unwirksam („nitroresistent"). Der Schmerz kann auch in den Oberbauch projiziert werden (besonders bei Hinterwandinfarkt; wichtigste Differenzialdiagnose: akute Pankreatitis),
* Retrosternale Schmerzen mit Ausstrahlung in den linken Arm u.a. (siehe Angina pectoris),
* Schwäche, Todesangst, vegetative Begleitsymptomatik (Schweiß, Erbrechen),
* oft Blutdruckabfall (aber: Blutdruck kann auch normal oder erhöht sein),
* Puls normal, tachykard (schnell) oder bradykard (langsam),
* Herzrhythmusstörungen (95% d. F.; z. B. Kammerflimmern),
* Symptome einer Linksherzinsuffizienz (Extremform: kardiogener Schock),
* MERKE: 20% der Infarkte laufen stumm ab (Diabetiker, alte Menschen)!
* Frühkomplikationen: gefährlichster Zeitraum: die ersten 48-72 Stunden! Elektrische Instabilität führt zu Rhythmusstörungen bis hin zum Kammerflimmern (häufigste Todesursache). Das akute Pumpversagen (Linksherzinsuffizienz) ist die zweithäufigste Todesursache.
* Spätkomplikationen: z. B. Herzaneurysma, arterielle Embolien, Perikarditis, Arrhythmie.

Antwort 835
Die Antwort A) ist richtig.
Klinik der akuten Gastritis:
Appetitlosigkeit, Übelkeit, Erbrechen, Aufstoßen, unangenehmer Geschmack im Mund, Druckgefühl im Oberbauch, Oberbauchschmerz; Komplikation: Magenblutung.

Antwort 836

Die Antwort B) und E) ist richtig.
Zu B: Die Eisenmangelanämie ist die häufigste Anämieform. Die Synthese von Hämoglobin ist infolge eines Eisenmangels behindert. Transferrin, Ferritin und Eisen geben Auskunft, ob jemand einen Eisenmangel, einen Eisenüberschuss oder einen normalen Eisenstoffwechsel hat:

• Eisen = Fe; Normalwerte: Männer: 55-170 µg/dl, Frauen: 50-150 µg/dl
• Ferritin (= Speichereisen): Normalwerte: Männer: 15-400 µg/l, Frauen: 7-120 µg/l; Ferritin-Werte < 12 µg/l beweisen einen Eisenmangel. Ferritin ist bei Eisenmangelanämie erniedrigt, bei chronischen Infekten und Tumoren erhöht! (Merke: Keine Eisentherapie ohne Bestimmung des Ferritins! Wenn die Eisenspeicher voll sind, kann ein erniedrigtes Eisen nicht durch Eisengabe ausgeglichen werden.)
• Transferrin (Transportprotein für Eisen im Serum): Normwerte 2-4 g/l; erhöht bei Eisenmangel, Schwangerschaft, Östrogentherapie, Leberschäden, Schilddrüsenüberfunktion u.a.; erniedrigt bei Infektionen, Tumoren, Leberzirrhose, Eiweißmangel, Schilddrüsenunterfunktion u.a.

Labor: Die typischen Laborwerte zeigen eine hypochrome, mikrozytäre Anämie mit vermindertem Eisen und erniedrigtem Ferritin. Hb ↓, Erythrozyten ↓, MCV ↓ (mikrozytär), MCH ↓ (hypochrom), Ferritin ↓, Transferrin = Eisentransportprotein ↑.

Zu E: Klinik der Eisenmangelanämie:
• Allgemeine Anämiesymptome:
  – Haut und Schleimhäute: Blässe (nicht jeder Mensch mit einer blassen Haut hat eine Anämie! Oft haben auch Gesunde eine blasse Hautfarbe. Deshalb: „Blässe" besser in den Bindehauttaschen der Augen beurteilen = konjunktivale Blässe).
  – Herz/Kreislauf: Tachykardie, Ohrensausen, systolisches Herzgeräusch, Verbreiterung der Blutdruckamplitude, Herzverbreiterung und kardial bedingte Ödeme (lang dauernde Anämien belasten das Herz erheblich).
  – Atemwege: Atemnot, Hyperventilation (Folge einer zentralen Sauerstoffunterversorgung).
  – Neuromuskuläre Symptome: Schwindel, Konzentrationsschwäche, Kopfschmerz, Schlaflosigkeit, Schwarzwerden vor den Augen (Ausdruck vorübergehender ungenügender Blutversorgung des Hirns), rasche Ermüdbarkeit, Muskelschmerz bei körperlicher Belastung (lokaler Sauerstoffmangel im Muskelgewebe), Kälteempfindlichkeit.
• Haut/Schleimhautsymptome (brüchige (Hohl-)Nägel mit Rillenbildung, trockene und rissige Haut, Juckreiz, Zunge atrophisch, Zungenbrennen, Schluckbeschwerden, Mundwinkelrhagaden).

Antwort 837

Die Antwort E) ist richtig.
Vgl. zu den Ursachen einer Obstipation Antwort zu Frage 290 (unter Punkt E):

Antwort 838

Die Antwort C) ist richtig.
Die Definition des metabolischen Syndroms wurde in den letzten Jahren wiederholt geändert. Eine allgemein akzeptierte Definition gibt es bislang nicht. Nach der Definition der International Diabetes Foundation ist Voraussetzung für das metabolische Syndrom eine bauchbetonte (sogenannte zentrale) Adipositas und noch mindestens zwei der folgenden Risikofaktoren:
• Nüchternblutzuckerwerte von > 100 mg/dl oder diagnostizierter Diabetes mellitus,
• erhöhte Triglyzeride > 150 mg/dl oder bereits eingeleitete Therapie zur Senkung der Triglyzeride,

- Fettstoffwechselstörung: niedriges HDL-Cholesterin: < 40 mg/dl bei Männern und < 50 mg/dl bei Frauen oder bereits eingeleitete Therapie zur Erhöhung des HDL
- Arterielle Hypertonie (> 130 mmHg systolisch und > 85 mmHg diastolisch) oder bereits behandelte Hypertonie

Antwort 839
Die Antworten C) und D) sind richtig.
Für die Trigeminusneuralgie charakteristisch ist der blitzartige einschießende Schmerz im Bereich eines oder mehrerer Trigeminusäste. Der Schmerz hält meist nur für wenige Sekunden an (selten bis zu zwei Minuten). Auf die Schmerzattacke folgen vegetative Erscheinungen im Versorgungsgebiet des entsprechenden Trigeminusastes: Rötung, Sekretion der Tränen-, Nasen- und/oder Speicheldrüsen.
Als Auslöser wirken: Kauen, Sprechen, Schlucken, Zähneputzen, Berührung im Gesicht, kalter Luftzug, Bewegungen der Gesichtsmuskulatur usw.
Die Nervenaustrittspunkte (NAP) sind druck- und klopfschmerzhaft. Vgl. auch Antwort auf Frage **219**.

Antwort 840
Die Antwort E) ist richtig.
Hauptursachen einer Hämaturie, also einer Ausscheidung von Erythrozyten im Harn, sind Erkrankungen der Nieren und des Urogenitaltraktes sowie hämorrhagische Diathesen (Blutungsneigungen). Man unterscheidet makroskopische (mit bloßem Auge sichtbare) und mikroskopische Hämaturie. Mögliche Ursachen:

- Nierensteine (Nephrolithiasis)
- Tumor (Nieren-, Blasen-, Harnleitertumor): Jede, insbesondere schmerzlose, Hämaturie ist solange tumorverdächtig bis das Gegenteil bewiesen ist!
- Glomerulonephritis, Pyelonephritis
- Hämorrhagische Diathesen (z.B. durch Therapie mit Gerinnungshemmern, bei Hämophilie, bei Thrombozytopenie)

- Bei Mikrohämaturie und schlechtem Allgemeinbefinden evtl. subakute Endokarditis
- Sonstiges: Infektionen der Harnwege (Zystitis), Nierentuberkulose, Nieren- oder Harnwegsverletzungen, Niereninfarkt, Nierenzyste, Gichtniere, Stauungsniere bei Rechtsherzinsuffizienz, Hypertonie mit Nierenbeteiligung, Diabetes mellitus, Lupus erythematodes u. v. m.
- Marathonlauf: Der Verlust von Blut über den Harn (= Hämaturie) tritt bei Läufern relativ häufig auf. Es wird vermutet, dass oberflächliche Schleimhautverletzungen im Bereich der Harnleitereingänge, des Harnröhrenabganges oder am Harnblasendach diese Blutungen verursachen. Diese Mikroverletzungen werden durch scheuernde Bewegungen des Blasendachs an der Harnblasenbasis während des Laufens mit leerer Blase erklärt.

ANTWORTEN
MC 15

Antwort 841
Die Antwort E) ist richtig.
Nur ca. 55% der Herzkranzgefäßverengungen gehen mit diesen typischen Angina-pectoris-Beschwerden einher. Oft verläuft eine KHK schmerzlos ("stumme Ischämie"). Die Erstmanifestation zeigt sich dann als Herzinfarkt (25%) oder plötzlicher Herztod (20%). Stumme Infarkte finden sich überdurchschnittlich häufig bei Diabetikern und bei alten Menschen.

Antwort 842
Die Antwort A) ist richtig.
Das primäre hepatozelluläre Karzinom (PHCC; auch primäres Leberzellkarzinom) ist in Europa und USA selten, in den Tropen dagegen z. T. häufigstes Karzinom bei Männern.
Ätiologie:
- Leberzirrhose (> 80% d. F.),
- chronische Hepatitis B u./o. Hepatitis C,
- Aflatoxine (Toxin des Pilzes Aspergillus flavus),
- Langzeitbehandlung mit Androgenen (?).

Antwort 843
Die Antworten A) und E) sind richtig.
Als Hypoglykämie ("Unterzucker") wird die Verminderung des Blutzuckers unter 40 mg/dl (2,2 mmol/l) bezeichnet.
Ursachen für Hypoglykämien:
- Nüchternhypoglykämie:
  - Insulinome, Inselzellhyperplasie oder –tumor,
  - schwere Lebererkrankungen (↓ Glukosebildung = Glukoneogenese und Glukoseabgabe),
  - Urämie,
  - Insuffizienz von Nebennierenrinde oder Hypophysenvorderlappen (Ausfall der Hormongegenspieler des Insulins),
  - Glykogenosen,
  - renale Hypoglykämie (renaler Diabetes mellitus),
  - Neugeborenenhypoglykämie bei diabetischer Mutter.
- Reaktive Hypoglykämie nach dem Essen (postprandial):
  - Anfangsstadium eines Diabetes mellitus,
  - Magenentleerungsstörung infolge autonomer Neuropathie beim Diabetiker,
  - Dumping-Spätsyndrom nach Magenresektion,
  - reaktive Hypoglykämie bei vegetativer Labilität,
  - seltene erbliche Defekte.
- Exogene Hypoglykämie:
  - Starke körperliche Belastung
  - Überdosierung von Sulfonylharnstoffen oder Insulin (am häufigsten!),
  - Wechselwirkung mit blutzuckersenkenden Medikamenten,
  - absolute Überdosierung von Insulin (Selbstmord, kriminell, versehentlich),
  - Alkoholexzess (hemmt die Glukosebildung = Glukoneogenese) mit Nahrungskarenz,
  - andere Medikamente: Sulfonamide, Salicylate, Betablocker u.a.

Zu B, C und D: Glukokortikoide und Glukagon sind Gegenspieler des Insulins. Diese Medikamente erhöhen den Blutzuckerspiegel. Euglucon® N ist ein Medikament zur Blutzuckersenkung. Wird die Einnahme des Medikamentes vergessen kommt es zum Anstieg des Blutzuckers.

Antwort 844
Die Antworten B) und D) sind richtig.
Die Lagerungsprobe nach Ratschow ist eine Funktionsprüfung zum Nachweis von arteriellen Durchblutungsstörungen der unteren Extremität.

Der auf dem Rücken liegende Patient hebt beide Beine senkrecht nach oben und rollt mit den Füßen. Dem Gesunden ist dies 10 min problemlos möglich. Beim Patienten mit arterieller Durchblutungsstörung treten fleckförmiges oder diffuses Abblassen der Hautfarbe (vor allem Fußsohle) und evtl. Schmerzen im Bereich der Wade auf. Der Zeitpunkt des Auftretens dieser Symptome wird dokumentiert. Danach setzt sich der Patient auf und lässt die Beine nach unten hängen. Beim Gesunden kommt es innerhalb von 8 Sekunden zu einer diffusen Hautrötung (reaktive Hyperämie) und einer Wiederauffüllung der Venen. Bei Patienten mit arteriellen Durchblutungsstörungen erscheinen Nachröte wie auch Venenfüllung verzögert. Dafür ist die Nachröte deutlich überschießend (düsterrot).
Der positive Ratschow-Lagerungstest besteht also aus zwei Teilen:
1. Hochlagerung der Beine → Abblassen des ischämischen Fußes,
2. Herabhängen der Beine → verspätet auftretende und verstärkte reaktive Hyperämie.

Antwort 845
Die Antworten C) und D) sind richtig.
Klinik des Morbus Parkinson:
Die 3 Kardinalsymptome stellen dar:
* Rigor, erhöhter zäher Muskeltonus mit Zahnradphänomen beim Durchbewegen
* (Ruhe)tremor (Zittern)
* Hypo-/Akinesie, erhebliche Bewegungseinschränkung bis zur völligen Erstarrung einhergehend mit Maskengesicht, leiser monotoner Sprache, Mikrographie (kleinem Schriftbild), kleinschrittigem vornüber geneigtem Gang, Beharren im Bewegungszustand (Start- bzw. Stoppschwierigkeiten)
Vgl. Antwort zu Frage 143.

Antwort 846
Die Antwort B) ist richtig.
Die aktinische Keratose (Lichtkeratose, solare Keratose) ist eine durch langjährige Einwirkung von Sonnenlicht hervorgerufene schmerzlose Schädigung der verhornenden Hautschicht. Sie tritt meist bei älteren Menschen an Sonnenlicht ausgesetzten Körperstellen (Gesicht, Glatze, Ohr, Nase) auf. Die aktinische Keratose gilt als Präkanzerose, da sie in ein Plattenepithelkarzinom (Spinaliom) übergehen kann. Das klinische Bild der aktinischen Keratose ist nicht einheitlich. Zu Beginn der Erkrankung oft raue, unscharf begrenzte, Millimeter große rötliche Hautveränderung. Später dann durch Verhornung (Hyperkeratose) weißliche Hautwucherungen, die mit dem Untergrund fest verwachsen sind.

Antwort 847
Die Antwort C) ist richtig.
Vgl. zu den STIKO-Impfempfehlungen Antwort zu Frage 2.

Antwort 848
Die Antworten A) und E) sind richtig.
Um die Resistenzentwicklung zu verhindern, werden grundsätzlich mehrere Antituberkulotika (anfangs 3-4) miteinander kombiniert. Die Therapiedauer beträgt 6-9 Monate. Daran schließt eine Überwachung über 2 Jahre an. Die Medikamente haben beträchtliche Nebenwirkungen. Die durch die Medikamente gefährdeten Organe sollten während der Therapie ständig überwacht werden.

Antwort 849
Die Antworten A) und E) sind richtig.

Antwort 850
Die Antwort C) ist richtig.
Zu 1: Ein Neugeborenes zieht normalerweise die Extremitäten in Richtung seines Körpers. (Diese Beugehaltung wird Fötusposition genannt). Das Liegen mit gestreckten Gliedmaßen wäre im Alter von 2 Monaten pathologisch.

Zu 2: Ein 7-monatiges Baby kann mit Hilfe beim Aufsetzen einige Zeit sitzen bleiben ohne zusammenzusacken. Mit ca. 9-10 Monaten kann es sich selbstständig aufsetzen und sitzen bleiben.
Zu 3 und 4: Mit ca. 10 Monaten zieht sich ein Kind zum Stehen an Möbeln hoch und beginnt nach sich festhaltend seitlich zu gehen. Mit ca. 14-16 Monaten machen die Kleinkinder dann erste Schritte ohne Stütze.
Zu 5: Zwischen dem 6-10 Monat beginnt sich beim Baby das Sprachverständnis zu entwickeln. Das Baby versteht zunächst einige Namen von alltäglichen Gegenständen (Nase, Bett, Flasche). Dann versteht er auch einfache Fragen z.B.: „Wo ist der Ball?". Versteht er mit 8 Monaten verbale Aufforderungen noch nicht, muss man noch nicht an eine Entwicklungsstörung denken.

Antwort 851
Die Antwort C) ist richtig.
Vgl. zur Klinik der Manie Antwort zu Frage **230**.

Antwort 852
Die Antwort B) ist richtig.
Der idiopathische Spontanpneumothorax findet sich häufig bei hoch gewachsenen schlanken jungen Männern (18 bis 40 Jahre). Der symptomatische Pneumothorax findet sich im höheren Lebensalter bei Patienten mit vorbestehenden Lungenerkrankungen. Der traumatische Pneumothorax entsteht durch Unfallverletzungen des Brustkorbs:
• Leitsymptom: akuter, stechender, einseitiger, atemabhängiger Thoraxschmerz,
• Atemnot (unterschiedlich ausgeprägt), evtl. Zyanose, Husten.
• Beim nach außen offenen (traumatischen) Pneumothorax sind pfeifende („schlürfende") Atemgeräusche im Bereich der Verletzung hörbar (in- und exspiratorisch).

• Inspektion: vorgewölbte Thoraxhälfte; Perkussion: hypersonorer Klopfschall; Auskultation: abgeschwächtes oder fehlendes Atemgeräusch.
Pneumothorax: vgl. Antwort zu Frage **831**.

Antwort 853
Die Antwort E) ist richtig.
RR- oder Blutdruckmessung:
RR steht für Riva-Rocci, Erfinder der Apparatur zur unblutigen, indirekten Blutdruckmessung mit aufzublasender Oberarmmanschette und Manometer. Es wird der in den Blutgefäßen und Herzkammern herrschende Druck an einer Armarterie in mmHg (Hg = Quecksilber) gemessen. Es wird ein systolischer Druck von einem diastolischen Druck unterschieden.
Systolischer Druck = während der Systole der Herzkammern gemessener, hoher Druckwert (Norm < 140 mmHg);
Diastolischer Druck = während der Diastole der Herzkammern gemessener Druckwert (Norm < 90 mmHg). Der diastolische Druck entspricht dem peripheren Widerstand der Gefäße.
Der Blutdruck wird in Millimeter Quecksilbersäule (mmHg) gemessen (andere Maßeinheiten haben sich in der Praxis nicht durchgesetzt). Meist wird ein Blutdruckmessapparat nach Riva-Rocci (RR) benutzt. Hierzu wird, am liegenden oder entspannt sitzenden Patienten, eng um den Oberarm eine aufblasbare Gummimanschette angelegt. (Eine zu locker angelegte Manschette, führt fälschlicherweise zu hoch gemessenen Werten). Unabhängig von der Körperstellung soll sich die Manschette in Herzhöhe befinden. Die Manschette wird unter Palpation des Radialispulses rasch bis zu einem Druck aufgepumpt, der ca. 30 mmHg oberhalb desjenigen Manometerdrucks liegt, bei dem der Radialispuls verschwindet. Anschließend wird der Manschettendruck allmählich, im Messbereich des systolischen und des diastolischen Drucks, um

2-3 mmHg pro Sekunde verringert. Gleichzeitig wird die Schlagader in der Ellenbeuge oder an der Innenseite des Oberarmes (vorher palpieren) mit dem Stethoskop abgehört (auskultiert). Beim ersten hörbaren Geräusch (Korotkoff I) wird am Manometer des Blutdruckmessgerätes der systolische Blutdruck abgelesen. Das Geräusch kommt durch Wirbelbildung an der durch die Druckmanschette verengten Ellenbeugenarterie zustande. Der diastolische Blutdruck wird abgelesen, wenn die Geräusche über der auskultierten Arterie völlig verschwinden, die Ellenbeugenarterie also wieder vollständig geöffnet ist (Korotkoff V). Lediglich dann, wenn Korotkoff-Geräusche bis zu einem Manschettendruck nahe 0 mmHg gehört werden wird der diastolische Druck bereits abgelesen, wenn die Geräusche deutlich leiser werden (Korotkoff IV). Vorsicht: Phänomen der „Auskultatorische Lücke": Im mittleren Druckbereich sind manchmal vorübergehend keine Geräusche zu hören. Der diastolische Blutdruck wird fälschlicherweise zu früh bestimmt und zu hoch angenommen). Zwischen zwei aufeinander folgenden Messungen sollte wenigstens eine halbe Minute verstreichen, dabei muss der Manschettendruck völlig abgelassen werden, um eine venöse Stauung zu vermeiden.

Die Druckwerte sollen - ungeachtet der bekannten Fehlerbreite der Methode - auf 2 mmHg genau abgelesen werden und nicht auf- oder abgerundet werden. Die Standardmanschette (aufblasbarer Gummiteil 12-13 cm x 24 cm) ergibt bei Erwachsenen ausreichend verlässliche Werte bis zu einem Oberarmumfang von 33 cm. (Zu schmale Manschetten messen zu hohe Werte und umgekehrt). Für größere Oberarmumfänge und für Kinder sind andere Manschettenmaße notwendig: Zumindest bei der Erstdiagnostik sollte an beiden Armen gemessen werden. Seitendifferenzen des Blutdrucks an den Armen sind bei Erwachsenen diagnostisch erst dann verwertbar, wenn sie 20 mmHg systolisch oder 15 mmHg diastolisch überschreiten.

Antwort 854
Die Antwort A) ist richtig.
Die CVI ist eine Folgeerkrankung von Veränderungen des tiefen und oberflächlichen Venensystems. Es kommt zu einer venösen Insuffizienz der unteren Extremitäten mit venöser Hypertonie im Stehen sowie Venen- und Hautveränderungen (vor allem im Unterschenkel- und Fußbereich).
Klinik der CVI:
- Abendliche Beinschwellung (besonders bei heißem Wetter), Ödeme im Knöchelbereich und vor dem Schienbein.
- Hautveränderungen:
  - Hämosiderose der Haut (Eisenablagerung mit rotbrauner Pigmentierung),
  - zyanotische Hautfarbe,
  - Sklerose (Verhärtung) und evtl. Entzündung im betroffenen Gebiet,
  - Unterschenkelekzem mit Juckreiz,
  - Ulcus cruris venosum (Unterschenkelgeschwür),
  - depigmentierte atrophische Hautbezirke (Atrophie blanche) meist oberhalb der Sprunggelenke beidseits,
  - dunkelblaue Erweiterung der Hautvenen am inneren und äußeren Fußrand (Corona phlebectatica paraplantaris).
- Komplikationen: Unterschenkelgeschwür (Ulcus cruris), Erysipel („Wundrose"; bakterielle Entzündung), arthrogenes Stauungssyndrom (Einschränkung der Sprunggelenksbeweglichkeit).

Antwort 855
Die Antwort B) ist richtig.
Hämoglobin (erniedrigt), MCV (erhöht), MCH (erhöht) deuten auf eine hyperchrome, makrozytäre Anämie hin: Das

entspricht dem typischen Bild eines Vitamin-B12-Mangels.

Antwort 856
Die Antwort C) ist richtig.
Zu 1: Vitamin D gehört zu den fettlöslichen Vitaminen ("Merksatz: EDEKA).
Zu 3: Vitamin D reguliert den Calciumspiegel im Blut und spielt eine wesentliche Rolle beim Knochenaufbau. Ein chronischer Vitamin-D-Mangel führt bei Kindern zum Krankheitsbild der Rachitis, bei Erwachsenen zur Osteomalazie.
Zu 5: Vitamin D kommt in der Nahrung vor allem in Fettfischen vor, wird aber heute den Lebensmitteln auch häufig als Nahrungsergänzungsmittel zugefügt.

Antwort 857
Die Antwort E) ist richtig.
Das Alter des Patienten und die geschilderte Klinik sprechen am ehesten für eine Colitis ulcerosa:
Vgl. zur Colitis ulcerosa Antwort zu Frage **138**.

Antwort 858
Die Antwort D) ist richtig.
Vgl. zum Metabolischen Syndrom Antwort zu Frage **838**.

Antwort 859
Die Antworten A) und E) sind richtig.
In den sog. Follikelzellen der Schilddrüse werden die Schilddrüsenhormone Thyroxin (T4) und Trijodthyronin (T3) gebildet. Die Schilddrüsenhormone werden aufgrund ihrer Wirkung als "Peitsche des Organismus" bezeichnet. Sie steigern den Grundumsatz und den Gesamtstoffwechsel durch:

• Abbau von Kohlenhydraten, Fetten und später auch von Eiweißen: Mobilisierung von Fett- und Glykogendepots zur Deckung des Energiebedarfs (Gewichtsverlust),
• hemmende Wirkung auf Glykogensynthese,

• Förderung des Wachstums, der Skelettreife, des Epiphysenschlusses, der Gehirnentwicklung,
• Erhöhung der Reizempfindlichkeit des Herzens: Dies führt zur Tachykardie (beschleunigte Herzfrequenz) bei Schilddrüsenüberfunktion (Hyperthyreose),
• Wirkung auf das Nerven- und Muskelsystem: Bei Hypothyreose Apathie und verlangsamte Sehnenreflexe, bei Hyperthyreose Übererregbarkeit und gesteigerte Reflexe,
• fördernde Wirkung auf die Proteinsynthese und den Kalzium- und Phosphatumsatz.

Antwort 860
Die Antwort D) ist richtig.
Zu 3: Die Otosklerose ist eine Erkrankung des das Innenohr umgebenden Knochens (Labyrinthkapsel). Durch Fixation des Steigbügels im ovalen Fenster des Innenohres kommt es zu einer sich langsam entwickelnden Schallleitungsschwerhörigkeit.

Antwort 861
Die Antwort D) ist richtig.
Die Flächen verbrannter Haut errechnet man über die Neunerregel, jedoch für Kinder und Erwachsene unterschiedlich, da Kinder andere Körperproportionen aufweisen:

• Babys: 18 % Kopf, 2 x 18 % Oberkörper, je 9 % Arme, je 7 % Oberschenkel, je 7 % Unterschenkel und Füße.
• Kinder: 14 % Kopf, 2 x 18 % Oberkörper, je 9 % Arme, je 8 % Oberschenkel, je 8 % Unterschenkel und Füße.
• Erwachsene: 9 % Kopf, 2 x 18 % Oberkörper, je 9 % Arme, je 9 % Oberschenkel, je 9 % Unterschenkel und Füße, 1 % Genital.
Zu C: Das Keloid ist ein durch vermehrtes Wachstum von Fibroblasten entstehender gutartiger Tumor, der das Haut-

niveau überragt. Er tritt nach Verletzungen, Verbrennungen, Operationen aber auch als sogenanntes Spontankeloid auf.

Zu A, B und E: Je nach beteiligten Hautschichten werden die Verbrennungen in 4 Grade eingeteilt:

- Grad 1: Rötung und Schwellung der Haut, Schmerzen, Epidermis betroffen, voll reversibel ohne Narbenbildung.
- Grad 2: Blasenbildung, starke Schmerzen, Epidermis und Dermis betroffen, Heilung mit oder ohne Narbenbildung
- Grad 3: Nekrose (irreversibles Absterben von Gewebe), schmerzlos (Nervenenden sind zerstört).
- Grad 4: Verkohlung, schmerzlos, irreversibel, alle Hautschichten und darunter liegende Knochen und/oder Faszien sind betroffen.

Antwort 862
Die Antwort C) ist richtig.
Zu A: Frauen haben einen höheren Eisenbedarf als Frauen: Tagesverlust Männer: 1 mg, Frauen: 2 mg, Schwangere: 3 mg (empfohlene tgl. Zufuhr: Männer 12 mg, menstruierende Frauen 15 mg, Schwangere 30 mg).
Zu C: Klinik der Eisenmangelanämie:
- Allgemeine Anämiesymptome
- Haut/Schleimhautsymptome. brüchige Nägel mit Rillen- oder Muldenbildung (Hohlnagel), trockene und rissige Haut, Juckreiz, Zunge atrophisch, Zungenbrennen, Schluckbeschwerden, Mundwinkelrhagaden.
Zu E: Zunächst muss die Ursache der Eisenmangelanämie genau geklärt sein.
Therapie des zugrunde liegenden Krankheitsbildes! Zum Ausgleich des Eisenmangels:
Orale Eisensubstitution (bis 4-6 Wochen nach Normalisierung des Hämoglobin-Wertes): 100-200 mg/Tag II-wertiges Eisen über mindestens 3 Monate. Tabletten nach dem Essen geben, sie werden sonst schlecht vertragen, (die intramuskuläre

und intravenöse Gabe von Eisen ist risikoreich und Sonderfällen vorbehalten!)
Eisenreiche Ernährung (Fleisch, Blutwurst, Leber, Ei, Salat, Gemüse).

Antwort 863
Die Antworten D) und E) sind richtig.
Vgl. auch Antwort zu Frage **469**.
Zu B: Das Kreatinin ist im Serum erhöht.
Zu D: Bei chronischer Niereninsuffizienz kommt es aufgrund des Untergangs von Nierengewebe zu einer verminderten Bildung von Vitamin D3.
Der Mangel von D3 bewirkt einen Abfall des Serumkalziums. Durch den Abfall wird die Nebenschilddrüse zur Sekretion von Parathormon angeregt. Dieses Hormon bewirkt die Freisetzung von Kalzium und Phosphat aus den Knochen. Die Folge ist eine renale Osteopathie, die zu Knochenschmerzen führen kann.
Zu E: „Urämischer Pruritus (Juckreiz). Tritt bei 50-90 % aller Dialysepatienten auf. Ursachen: direkte Folgen der Nierenerkrankung wie: trockene Haut, Blutarmut, erhöhtes Parathormon, erhöhte Serumspiegel von Magnesium und Aluminium. Zweiterkrankungen wie: Diabetes mellitus, Hepatitis, Schilddrüsenunterfunktion, Arzneimittelnebenwirkungen.

Antwort 864
Die Antwort C) ist richtig.
Vgl. zur Klinik des Asthma bronchiale Antwort zu Frage **467**.

Antwort 865
Die Antworten D) und E) sind richtig.
Die Migräne ist ein episodischer Halbseitenkopfschmerz (Hemikranie). Es handelt sich um anfallartige Kopfschmerzen, die wiederholt und meist streng halbseitig auftreten. Bis ca. 8 % der Bevölkerung leiden unter Migräne. Betroffen sind meist Patienten in jungen oder mittleren Jahren, Frauen häufiger als Männer.
Zu A: Die Aura ist ein typisches Symptom bei Migräne, das den Kopfschmerzen meist vorausgeht. Etwa 15-20% der Mig-

ränefälle gehen mit einer Aura einher. Bei einer Aura kommt es zu neurologischen Ausfällen wie z.b. Sehstörungen, Geruchsstörungen, Sensibilitätsstörungen, Sprachstörungen und Gleichgewichtsstörungen.

Zu E: Ursachen der Migräne: Zusammenspiel vermutlich vieler unterschiedlicher Faktoren. Diskutiert werden genetische, biochemische (Serotonin), vaskuläre (Gefäßverengung mit nachfolgender Gefäßerweiterung), neuronale, hormonelle (z.b. Kontrazeptiva) und psychische Faktoren.

Antwort 866
Die Antwort D) ist richtig.

Die BSG ist ein unspezifischer, orientierender Suchtest und resultiert aus dem Zusammenwirken verschiedener Serumbestandteile, mitbestimmend u.a. die Masse der Erythrozyten, also der Hämatokrit (Hkt). Mit zunehmendem Lebensalter steigt der BSG-Wert an und liegt bei Frauen generell höher. Nicht selten finden sich pathologisch (reversibel) erhöhte BSG-Werte, ohne dass dafür ein Grund gefunden wird. Andererseits kann auch bei schweren Erkrankungen die BSG normal sein.

Zu A: Normalwerte:
Männer: 3-8 mm nach der 1. Stunde
          5-18 mm nach der 2. Stunde
Frauen: 6-11 mm nach der 1. Stunde
          6-20 mm nach der 2. Stunde
Zu E: Polyglobulie, Polycythaemia vera und Sichelzellanämie führen zu einer Verlangsamung der Blutsenkungsgeschwindigkeit.

Antwort 867
Die Antworten D) und E) sind richtig.

Die Epidermis ist ein Proliferationsgewebe, d. h. sie unterliegt einer dauernden Erneuerung. Die Zellteilungen erfolgen normalerweise nur im Stratum basale (s.u.) aus sog. Keratinozyten. Eine Tochterzelle bleibt basal erhalten und teilt sich nach ca. 20 Tagen erneut. Die andere wandert unter Veränderung ihrer Struktur (Stachelzelle, Körnerzelle, Hornzelle) zur

Hautoberfläche, wo sie als Hornschuppe abgeschilfert wird. In der Basalschicht finden sich auch die sog. Melanozyten, die das dunkle Hautpigment Melanin synthetisieren und an die Keratinozyten abgeben. Die Hautfarbe ist bestimmt durch unterschiedliche Melaninproduktionsaktivität, nicht durch die Anzahl der Melanozyten. Innerhalb der Basalschicht liegen auch Sinneszellen für Berührungsreize, die Merkel-Zellen. Die Ernährung der Epidermis erfolgt von kutanen Gefäßen aus. Gefäße dringen nicht in die Epidermis ein.

Antwort 868
Die Antworten A) und E) sind richtig.
Ursachen der akuten Bauchspeicheldrüsenentzündung:

- Gallenwegserkrankungen = akute biliäre Pankreatitis (45%): Gallengangssteine (Choledochussteine), Verengung der Papilla Vateri,
- Alkoholabusus (35%),
- keine erkennbare Ursache: idiopathisch (15% d. F.),
- seltenere Ursachen: Bauchverletzung, nach Operationen, (nach ERCP), Virusinfektionen (Mumps, HIV, Virushepatitis), Medikamente (Östrogene, Glukokortikoide u. v. a.), penetrierendes Zwölffingerdarmgeschwür, Hypertriglyzeridämie, Hyperkalzämie, Würmer im Pankreasgang oder den Gallenwegen u.a.

Antwort 869
Die Antworten B) und C) sind richtig.
Epidemiologie der Suizidalität:

- Suizid: Jährlich weltweit 0,5 Millionen Menschen, in Deutschland: ca. 12.000 pro Jahr (mehr Tote als durch Verkehrsunfälle)
- Suizidversuche: 5 bis 10-mal häufiger als Suizide (hohe Dunkelziffer!)
- Über 50% aller Suizide: bei Menschen mit psychischen Störungen und Leidenszuständen (Depression,

Alkoholismus, anderen Suchterkrankungen, Schizophrenie)
- Suizidversuche: w > m (2 : 1) (aktuelle Anlasssituation häufig Liebeskonflikt)
- Suizide: m > w (2 : 1) (aktuelle Anlasssituation häufig Berufskonflikt)
- Prädilektionsalter: 15.-45. Lebensjahr und > 70. Lebensjahr

Zu D: Bei Verdacht auf Suizidalität: Immer explizit danach fragen! (Dies entlastet den Patienten). Die Befürchtung, durch Ansprechen der Suizidabsichten einen Suizid auszulösen, oder den Patienten auf Suizidideen zu bringen, ist nicht begründet.

Zu E: Selbstverletzendes Verhalten (Ritzen, Blutabnehmen, Quetschen, Brennen) bei der Borderline-Persönlichkeitsstörung (BPS) ist von der Suizidalität abzugrenzen, da das selbstverletzende Verhalten nicht mit einer Selbstmordabsicht betrieben wird.

Antwort 870
Die Antwort C) ist richtig.

Die rheumatoide Arthritis stellt die häufigste Systemerkrankung des Bindegewebes dar. Sie verläuft schubweise und progredient. Es handelt sich um eine systemische Autoimmunerkrankung, die sich neben den Gelenken auch an anderen Organen manifestieren kann (Herz, Lunge, Leber, Niere, Nerven, Muskel u.a.). Als Hautmanifestation können subkutane Rheumaknoten auftreten. An den Gelenken kommt es zur entzündlichen Schädigung von Gelenkkapsel und –knorpel mit Weichteilschwellungen und Ergüssen. Gelenkfehlstellung und -verknöcherung sind die Folge. Die cP befällt zu Beginn symmetrisch vorwiegend Hand- und Fingergelenke, kann aber auch alle anderen, auch große Gelenke sowie das Bindegewebe um die Gelenke betreffen. Frauen sind 4x so häufig betroffen wie Männer. Die Erkrankung beginnt meist um das 40. Lebensjahr.

Antwort 871
Die Antwort D) ist richtig.

Zu 1): Als Hyperurikämie wird die Vermehrung der Harnsäure im Blut (> 6,4 mg/dl bzw. > 380 µmol/l) ohne sonstige klinische Symptome bezeichnet. Führt die Hyperurikämie zu klinischen Symptomen wird von Gicht (auch: Arthritis urica oder Urikopathie) gesprochen. Bei einem akuten Gichtanfall lagern sich die Harnsäurekristalle in einem Gelenk ab, typischerweise ist das Großzehengrundgelenk betroffen („Podagra"). Eine Hyperurikämie ist im akuten Gichtanfall nicht immer vorhanden (die Harnsäure kristallisiert im Gelenk aus, daher ist eine Hyperurikämie nicht zwingend vorhanden).

Zu 2): Vorsicht beim Fasten! Im Hungerzustand bildet der Körper Ketone, die eine Harnsäure-Ausscheidung über die Nieren hemmen, damit erhöht sich das Risiko für einen Gichtanfall).

Zu 3): Harnsäure ist beim Menschen das Endprodukt des Purinstoffwechsels. Purine sind Bestandteil der DNS. Zu einer vermehrten Harnsäurebildung kommt es z. B. bei vermehrtem Zellumsatz bei Leukämie, Polyzythämie, Tumoren unter Therapie mit Zytostatika/Strahlen oder auch bei hämolytischen Anämien.

Zu 4): Therapie der Hyperurikämie und Gicht:
- Diät:
  - Normalisierung des Körpergewichts mit einer Gewichtsreduktion von <1 kg/Monat mit leichtem körperlichem Training sind anzustreben,
  - Vorsicht bei Fasten (der Körper bildet Ketone, die eine Harnsäure-Ausscheidung über die Nieren hemmen) und Zytostatikatherapie (vermehrter Zelluntergang mit Purinfreisetzung: Harnsäurespiegel steigt an); viel trinken, evtl. medikamentöse Therapie (Allopurinol),
  - Das diätetische Behandlungsprinzip bei Harnsäureerhöhung (Hyperur-

ikämie) und Gicht besteht in einer Verminderung der Purinzufuhr: Purine finden sich hauptsächlich in Innereien. Der Konsum von Fleisch, Fleischwaren und Fisch sollte beschränkt werden. Als Quelle tierischen Eiweißes sollten fettarme Milchprodukte bevorzugt werden. Ebenso sollte der Speiseplan reich an Milch und pflanzlichen Protein sein.

- Alkohol führt zu einer Hemmung der Harnsäureausscheidung über die Niere und ist deshalb zu meiden. Es sollte daher an mindestens 3 Tagen/Woche kein Alkohol getrunken werden. Bier ist aufgrund des hohen Puringehaltes zu meiden, ein Glas Wein gilt als unbedenklich.
- Vermeidung von Fruktose haltigen Getränken, sog. Softdrinks; diese senken die Harnsäuresekretion.
- Vorsicht bei Gabe wassertreibender Mittel (einige „Diuretika" vermindern die Harnsäureausscheidung).
• Medikamente
- Akuter Gichtanfall: Colchicin (Colchicum-Dispert®) wirkt ganz spezifisch beim Gichtanfall (in Zweifelsfällen deshalb auch zu diagnostischen Zwecken verwendbar), oft gastrointestinale Nebenwirkungen (starke Durchfälle), nichtsteroidale Antirheumatika (Indometacin, Acetylsalicylsäure).
- Dauerbehandlung der Hyperurikämie/Gicht: Patienten mit asymptomatischer Hyperurikämie (< 9 mg/dl) werden diätetisch behandelt, Indikation für eine medikamentöse Therapie ist eine manifeste Gicht oder Harnsäurewerte > 9 mg/dl, Mittel der Wahl: Allopurinol.
Zu 5): Die Gicht ist eine z. T. in Schüben, z. T. primär chronisch verlaufende Störung im Purinstoffwechsel. Es kommt zur Abscheidung von harnsauren Salzen (U-

rate) an verschiedenen Körperstellen, besonders in den Gelenken, in der Gelenkumgebung und in der Niere.
- Harnsäureablagerungen (Tophi):
  → Weichteiltophi (z. B. Ohrmuschel, Großzehe, Ferse, Olekranon),
  → Knochentophi (Knochendefekte durch intraossäre Harnsäureablagerungen).
- Nierenbeteiligung bei Hyperurikämie und Gicht:
  → Harnsäurenierensteine (im Röntgenbild nicht schattengebend),
  → Harnsäurenephropathie (selten): Harnsäureablagerung im Nierengewebe führt zur interstitiellen Nephritis; Frühsymptom: Albuminurie.

Antwort 872
Die Antworten C) und E) sind richtig.
Zu A: Die Hepatitis A wird faekal-oral übertragen.
Zu B: Malaria wird durch Protozoen übertragen. Protozoen besitzen eine Zellmembran, einen Chromosomen enthaltenden Zellkern, Organellen, Mitochondrien und ein endoplasmatisches Retikulum. Zusätzliche Organellen dienen der Fortbewegung oder dem Stoffwechsel(Pseudopodien, Flagellen, Zilien). Die Übertragung vieler parasitischer Protozoen erfolgt durch Arthropoden (Gliederfüßler, Insekten), in denen sie sich vermehren und dabei auch einen Formwechsel durchmachen, der mit der Ausbildung eines infektiösen Stadiums endet (Bsp.: Malaria).
Zu D: Die Aufnahme erfolgt über den Gastrointestinaltrakt.

Antwort 873
Die Antwort C) ist richtig.
Zu 1): Die Ausscheidung von Kalium gehört zu den Aufgaben der Niere. Im Rahmen einer Niereninsuffizienz finden sich eher erhöhte Kaliumwerte im Blut. Es besteht die Gefahr einer Hyperkaliä-

mie mit lebensbedrohlichen Herzrhythmusstörungen.

Zu 2 und 4: Eine irreversible Abnahme des Glomerulusfiltrats bei fortschreitendem Untergang von Nierenfunktionsgewebe führt zu eingeschränkter Fähigkeit der Nieren, harnpflichtige Substanzen auszuscheiden. Zu den harnpflichtigen Substanzen (auch Retentionswerte genannt) zählen:

- Harnstoff: wird in der Leber gebildet (Stoffwechselendprodukt des Eiweißstoffwechsels),
- Harnsäure: stammt aus dem Purinstoffwechsel (Nukleinsäure der Zellkerne),
- Kreatinin: stammt aus dem Muskelstoffwechsel.

Sinkt die glomeruläre Filtrationsrate (GFR), so steigen die Serumwerte dieser Substanzen.

Zu 3): Zu den Aufgaben der Niere zählen:

- Regulation des Wasser- und Elektrolythaushaltes sowie des Säure-Basen-Gleichgewichtes,
- Ausscheidung wasserlöslicher, nicht proteingebundener körpereigener Stoffe (Stoffwechselprodukte) und körperfremder Substanzen (Pharmaka, Gifte),
- Bildungsstätte von Hormonen (Erythropoetin, Calcitriol) und dem Enzym Renin (Blutdruckregulation); Erfolgsorgan zahlreicher Hormone (ADH, Aldosteron, Parathormon, Kalzitonin, atriales natriuretisches Peptid).

Bei Niereninsuffizienz findet sich eine renale Anämie durch den Erythropoetinmangel.

Zu 5): Eine Erhöhung von Bilirubin im Serum findet sich beim Ikterus. Eine Gelbsucht wird an den Konjunktiven (Bindehaut) und Skleren (Sklera = Lederhaut des Auges) erkennbar, wenn das Gesamtbilirubin im Serum einen Wert von 2 mg/dl überschreitet (Norm bis 1,1 mg/dl).

Antwort 874
Die Antwort A) ist richtig.
Vgl. zur Klinik der Rechtsherzinsuffizienz (Rückstau in den Körperkreislauf) Antwort zu Frage **160**:

Antwort 875
Die Antworten D) und E) sind richtig.
Zu A: Das in verschiedenen Endemiegebieten (z. B. Österreich, Tschechien, Slowakei, schwäbische Alb) von Zecken übertragene FSME-Virus ist der Erreger der Frühsommer-Meningoenzephalitis. Bei viralen Erkrankungen kommt es nicht zur Eiterbildung.
Zu B: Unabhängig von der Art des Erregers beginnen Hirnhautentzündungen meist mit den Kardinalsymptomen:

- Fieber,
- Kopfschmerz,
- Nackensteifigkeit (Meningismus),
- Zeichen nach Brudzinski, Kernig und Lasègue sind positiv:
  - Brudzinski-Zeichen: passive Kopfbeugung am Liegenden führt zur reflektorischen Beugung der Beine in den Kniegelenken (positiv bei Meningitis, Subarachnoidalblutung, evtl. bei Enzephalitis).
  - Kernig-Zeichen: Unmöglichkeit der aktiven Streckung des Beins im Kniegelenk, wenn der Patient sitzt oder das Bein in der Hüfte gebeugt ist (positiv bei meningealem Syndrom, Ischiassyndrom, Bandscheibenschaden).
  - Lasègue-Zeichen: bei Anheben des gestreckten Beines des Patienten (dadurch Dehnung des N. ischiadicus) ausgelöster Schmerz in Gesäß und Oberschenkel der erkrankten Seite (positiv bei Bandscheibenvorfall, Ischiassyndrom und meningealem Syndrom).

Ebenfalls unabhängig vom Erreger treten weitere Symptome auf:

- Schläfrigkeit (Somnolenz), Aktivitätsverlust (Stupor), Erregungszustände (selten),
- Licht- und Geräuschempfindlichkeit,
- Überstrecken des Kopfes und Lordose der Wirbelsäule (Opisthotonus),
- evtl. Hirnnervenlähmung, Hirndruck ↑, Lähmungen, Krampfanfälle, gesteigerte Reflexe.

Zu C: Das sogenannte Waterhouse-Friderichsen-Syndrom findet sich bei einer Meningokokkenmeningitis
Zu E: Eine gespannte Fontanelle findet sich als Zeichen der Hirndrucksteigerung. Die große Fontanelle ist viereckig und befindet sich zwischen Stirn- und Scheitelbeinknochen. Sie schließt sich spätestens bis zum 27. Lebensmonat. Die kleine Fontanelle ist dreieckig und befindet sich zwischen Scheitel- und Hinterhauptsbein. Sie schließt sich bereits in den ersten 3 Monaten.

Antwort 876
Die Antwort C) ist richtig.
Das Herz liegt im Mediastinum zwischen den beiden Lungenflügeln. Es grenzt an die Aorta, den Ösophagus, das Sternum und das Diaphragma (Zwerchfell).

Antwort 877
Die Antwort A) ist richtig.
Zu A, B und D: Eine Divertikulose hat keinen Krankheitswert, erst die Entzündung (Divertikulitis) führt zu Beschwerden. Zu den schwerwiegendsten Komplikation zählt die Perforation mit folgender Peritonitis.
Zur Entlastung des Darmes empfiehlt sich eine ballaststoffarme Kost sowie Antibiotikagabe.
Zu C: Die Durchführung einer völligen Nahrungskarenz kann unter ambulanten Bedingungen nicht empfohlen werden.
Zu E: Hebe-Senk-Einläufe erhöhen die Gefahr einer Perforation und sind daher kontraindiziert.

Antwort 878
Die Antwort C) ist richtig.
Zu 1), 2), und 3):
Wirkungen der Glukokortikoide:
- Fettstoffwechsel: Umverteilung der Depotfette führen zu Vollmondgesicht mit starker Rötung, Stiernacken, Stammfettsucht und Hypercholesterinämie,
- Eiweißstoffwechsel: Osteoporose, Muskelschwäche und Muskelschwund,
- Kohlenhydratstoffwechsel: Diabetes mellitus (Kortisol ist Gegenspieler des Insulins),
- mineralokortikoide Restwirkung des Kortisols: Hypertonie (85%; evtl. Hypokaliämie: 5%),
- Haut: Neigung zu Akne, Furunkulose, Geschwüren und Auftreten von blauroten Striae (Striae = Streifen, ähneln „roten Schwangerschaftsstreifen"),
- Androgenwirkung (vor allem bei hypophysärem Cushing): Potenzstörungen; bei Frauen: Ausbleiben der Regelblutung, Virilisierung (Ausbildung männlicher sekundärer Geschlechtsmerkmale) mit Hirsutismus (vermännlichende Behaarung), Klitorishypertrophie, Seborrhoe, Haarausfall, Tieferwerden der Stimmlage u.a.; bei Kindern: Wachstumsstillstand,
- Psyche: psychische, evtl. psychotische Veränderungen,
- Blutbildung: Leukozyten ↑, Erythrozyten ↑, Thrombozyten ↑, Eosinophile ↓, Lymphozyten ↓.
Typisches klinisches Erscheinungsbild beim Hyperkortisolismus: „Orange auf Streichhölzern" (Hautveränderungen, Stammfettsucht und Muskelatrophie der Extremitäten).
Zu 4) und 5): In der Schulmedizin werden Glukokortikoide angewendet, um einen antientzündlichen Effekt zu erzielen. Dies wird therapeutisch z.B. bei Autoimmunerkrankungen oder Asthma bronchiale eingesetzt.

Antwort 879

Die Antwort D) ist richtig.

Zu A und D: Es existieren insgesamt 12 Hirnnervenpaare, die zum einen Teil den Spinalnerven des Rückenmarks, zum anderen Teil ausgelagerten ZNS-Anteilen entsprechen (z.B. N. opticus).

X. Hirnnerv (N. vagus):

Verlauf: Der mit Abstand wichtigste parasympathische Nerv verläuft entlang der A. carotis interna; nach Eintritt in den Thorax Abzweig des N. recurrens, der links den Aortenbogen, rechts die A. subclavia umschlingt und in unmittelbarer Nachbarschaft der Schilddrüse zurück zum Kehlkopf (Larynx) verläuft. Er kann hier bei Schilddrüsenprozessen bzw. -operationen verletzt werden. Dies führt einseitig zu Heiserkeit, beidseitig zu Atemnot, der sog. Rekurrensparese.

Der N. vagus versorgt parasympathisch Bronchien und Herz, sämtliche Oberbauchorgane, den gesamten Dünndarm sowie zwei Drittel des Kolons.

Zu B und C: Eine Stimulation des N. vagus führt am Herzen zu einer Senkung der Herzfrequenz (negativ chronotrop).

Zu E: Der N. phrenicus innerviert das Zwerchfell.

Antwort 880

Die Antwort D) ist richtig.

Nach Implantation einer Hüftgelenksendoprothese besteht bei dem hier geschilderten Fall der dringende Verdacht auf eine Lungen(arterien)embolie (thorakales Stechen und leichte Atemnot) auf dem Boden einer tiefen Beinvenenthrombose. Eine Lungen(arterien)embolie ist ein Notfall.

Weitere Ursachen für eine tiefe Beinvenenthrombose sind:

- Allgemeine Risikofaktoren: höheres Alter, Adipositas,
- Mangel an physiologischen Hemmstoffen (Inhibitoren) der Blutgerinnung: (angeboren oder erworben) Antithrombin-III-Mangel, Mangel an gerinnungshemmenden Faktoren Protein S und Protein C,
- Resistenz gegen physiologische Hemmstoffe der Blutgerinnung: Die häufigste erbliche Ursache einer tiefen Beinvenenthrombose ist die Resistenz gegen das antikoagulatorische aktivierte Protein C (APC). 5% der europäischen Bevölkerung (Anamnese!).
- Faktor II (Prothrombin-)Mutation (führt zur erhöhten Faktor II Aktivität),
- Störung der Fibrinolyse (sehr selten),
- Therapie mit Östrogenen (östrogenhaltige Verhütungsmittel erhöhen das Thromboserisiko um den Faktor 4-5, vor allem in Kombination mit Rauchen), Schwangerschaft, Wochenbett,
- Thrombozytosen,
- erhöhte Blutviskosität (bei Polyglobulie, Exsikkose),
- Zirkulationsstörungen: z. B. Immobilisation (Bettlägerigkeit), Abknicken der V. poplitea durch längeres Sitzen („Flugzeugthrombose", „Autositzthrombose"), Varikosis, Phlebitiden, Herzinsuffizienz, Herzinfarkt,
- Tumoren im Abdominalbereich (z. B. Pankreas- und Prostata-Karzinome),
- chirurgische Eingriffe: postoperative Zustände, Frakturen, Verletzungen der Beine und des Beckens, Hüftgelenksersatz u.a.

Antwort 881

Die Antworten D) und E) sind richtig.

Unter Hämolyse versteht man die Verkürzung der Erythrozytenlebenszeit (normal 120 Tage) auf wenige Wochen oder Tage. Eine hämolytische Anämie ist charakterisiert durch beschleunigten Erythrozytenzerfall und -abbau. Bleibt durch gesteigerte Erythropoese („Blutbildung") der Hb-Gehalt des Blutes bzw. die Erythrozytenzahl normal, spricht man von kompensierter Hämolyse. Reicht die Erythropoese nicht aus, um den Verlust auszugleichen - dekompensierte Hämolyse - kommt es zur hämolytischen Anä-

mie. In beiden Fällen ist die Retikulozytenzahl - als Zeichen einer gesteigerten Blutneubildung - erhöht. Das indirekte (unkonjugierte) Bilirubin ist - aufgrund des gesteigerten Abbaus von Häm (Bestandteil des Hämoglobins) - erhöht. Die Milz ist infolge des gesteigerten Erythrozytenabbaus vergrößert. Es werden angeborene (z.B. Kugelzellanämie) und erworbene (z.b. Malaria, Herzklappenersatz, Transfusionszwischenfälle, autoimmunhämolytische Anämien oder Gifte) Formen unterschieden.
Zu D: Künstliche Herzklappen können Erythrozyten mechanisch schädigen. Dies führt zu einem verfrühten Abbau der Erythrozyten.

Antwort 882
Die Antwort B) ist richtig.
Zu A: Zwei Membranfenster trennen das Mittelohr von den Räumen des Innenohres: Am ovalen Fenster setzt die Fußplatte des Steigbügels an. Sie ist im Fenster beweglich und leitet die vom Trommelfell übertragenen Schwingungen nach innen zum Vorhof (Vestibulum) des Innenohres. Das runde Fenster liegt direkt unterhalb des ovalen. Es ist ebenfalls durch eine bewegliche Membran verschlossen. Diese fängt den durch das ovale Fenster übertragenen Druck auf das Labyrinthsystem ab, nachdem die Druckwelle die Schnecke durchlaufen hat (Druckausgleich des Innenohrs).
Zu C: Das Trommelfell bildet den Abschluss des äußeren Gehörgangs zur Paukenhöhle.
Zu D: Die Bogengänge gehören zum Gleichgewichtsorgan (Vestibularapparat).
Zu E: Die Ohrtrompete (Tuba auditiva, Tuba Eustachii) stellt die Verbindung von der Paukenhöhle zum (Nasen-) Rachenraum (Nasopharynx) her.

Antwort 883
Die Antwort B) ist richtig.
Energiewerte:

- 1g Kohlenhydrat liefert 4 kcal,
- 1g Fett liefert 9 kcal,
- 1g Eiweiß liefert 4 kcal,
- 1g Alkohol liefert 7 kcal.

Antwort 884
Die Antwort C) ist richtig.
Zu 1: Der Mensch ist ein gleichwarmes Lebewesen, er kann daher seine Kerntemperatur unabhängig von Einflüssen der Umgebungstemperatur konstant halten.
Zu 2: Für die Messung der Körpertemperatur ist die Rektaltemperatur sehr zuverlässig, da hier die Messung im Körperinneren erfolgt. Die axillare Messung kann durch eine Kühlung über die Haut niedrigere Werte anzeigen.
Zu 3: Die Körpertemperatur unterliegt im Tagesverlauf physiologischen Schwankungen von 0,5-1°C um etwa 37°C. Diese werden durch eine Änderung des Temperatursollwertes hervorgerufen. So kommt es zu einem Temperaturminimum um 3 Uhr nachts, und einem Maximum am Nachmittag.
Zu 4: Ein Hitzschlag ist bedingt durch eine längere Einwirkung hoher Temperaturen.
Klinik: Kopfschmerzen, Übelkeit, Somnolenz, Tachykardie bei Körpertemperaturen von bis zu 40°C.
Sofortmaßnahmen bestehen in einer Kühlung durch kalte Umschläge bis auf 38°C und Elektrolytsubstitution.
Zu 5: Durch die Einwirkung von Sonnenstrahlen auf den unbedeckten Kopf kann es zu einer Hirndrucksteigerung durch Hyperämie des Gehirns kommen. Dies führt in schweren Fällen zum Koma und zu Krampfanfällen.

Antwort 885
Die Antworten B) und E) sind richtig.
Zu A: Die Bauchspeicheldrüse (Pankreas) ist ein etwa 15 cm langer, 3-4 cm breiter und 70 bis 100 g schwerer Drüsenstrang, der in Höhe des 1. bis 2. Lendenwirbels an der Rückseite des Bauch-

fells (retroperitoneal) im Oberbauch liegt. Es wird ein Kopf- von einem Körper- und einem Schwanzteil unterschieden. Der Kopf der Bauchspeicheldrüse liegt als breitester Anteil in dem vom Zwölffingerdarm gebildeten, hufeisen- oder C-förmigen Bogen. An ihn schließen sich Körper und Schwanzteil an. Der Schwanz der Bauchspeicheldrüse erreicht links die Milz. Die Vorderfläche der Bauchspeicheldrüse ist vom Bauchfell (Peritoneum) überzogen.

Zu B: An Hormonen produziert die Bauchspeicheldrüse Insulin und Glukagon, die als Gegenspieler den Glukosestoffwechsel regulieren und Somatostatin. Insulin ist das einzige Hormon, das den Blutzuckerspiegel senken kann.

Zu C: Galle wird in den Hepatozyten der Leber gebildet.

Zu D: Der Hauptausführungsgang der Bauchspeicheldrüse mündet zumeist mit dem Gallengang auf der Papilla Vateri in das Duodenum.

Antwort 886
Die Antwort D) ist richtig.
Zu A, B, C und E:
Im Harnsediment kann man unter dem Mikroskop Zellen, Zellformationen, Bakterien, Trichomonaden und Kristalle (Salze) differenzieren. Aufgrund der großen Fortschritte in der Trockenchemie (Urinstix) gerät das Harnsediment mehr und mehr ins Hintertreffen.

- Plattenepithelien finden sich bei Entzündungen im Bereich der Blase,
- Nierenepithelien bei Nephritis, Pyelonephritis und beim nephrotischen Syndrom,
- Erythrozyten finden sich bei allen Blutungen im Urogenitaltrakt (Papillom, Tumor, Trauma, Nieren- oder Harnleitersteine, Glomerulonephritiden usw.),
- Leukozyten bei Entzündungen im Urogenitaltrakt (Urethritis, Pyelitis, Pyelonephritis, Prostatitis, Tumoren usw.)

- Bakterien bei Infektionen, falscher Harngewinnungstechnik, verschmutzten Transportgefäßen,
- Trichomonaden (Protozoeninfektion; Klinik wie Urethritis/Zystitis, bisweilen symptomlos),
- Zylinder bestehen aus Proteinen, die in den Nierentubuli bzw. Sammelrohren ausgefallen sind. In einem Zylinder können Zellen bzw. Zellreste eingelagert sein. Sie haben walzen- bzw. bandförmiges Aussehen. Man findet sie in erster Linie (aber nicht ausschließlich) bei entzündlichen Erkrankungen im Bereich der Niere (Nephritis, Pyelonephritis, Glomerulonephritis). Man unterscheidet hyaline-, granulierte-, Erythrozyten-, Hämoglobin-, Leukozyten-, Epithel- und Wachszylinder.
- Kristalle sind im Wesentlichen ohne größere Bedeutung.

Zu D:
- Zylinder bestehen aus Proteinen, die in den Nierentubuli bzw. Sammelrohren ausgefallen sind. In einem Zylinder können Zellen bzw. Zellreste eingelagert sein. Sie haben walzen- bzw. bandförmiges Aussehen. Zylinder kann man sich quasi als Ausgusspräparat der Tubuli und Sammelrohre vorstellen.

Man findet sie in erster Linie (aber nicht ausschließlich) bei entzündlichen Erkrankungen im Bereich der Niere (Nephritis, Pyelonephritis, Glomerulonephritis).

Antwort 887
Die Antworten A) und C) sind richtig.
Zu B: Die Milz misst ca. 11x7x4 cm („4711") und wiegt ca. 170 g.
Zu C: Beim Pfortaderblut handelt es sich um venöses Blut aus dem Bereich des Magens, des Dünn- und Dickdarms, der Milz und der Bauchspeicheldrüse (vereinfacht: venöses Blut aus den unpaaren Bauchorganen).

Zu D: Die Milz liegt zwischen Magen-kuppel und Zwerchfell unter dem linken Rippenbogen. Sie ist normalerweise bei der körperlichen Untersuchung nicht tastbar. Nicht selten (10-35%) finden sich in der näheren Umgebung der Milz eine oder mehrere 1-3 cm große Nebenmilzen. Die Milz ist das größte Organ des lym-phatischen Systems. Man kann sie als weiterentwickelten Lymphknoten auf-fassen, der als Filtrationsorgan zwischen Verdauungskanal, Blut und Leber einge-schaltet ist.

Die Milz liegt intraperitoneal.

• Intraperitoneal liegen: Leber, Gallen-blase, Milz, Magen, Jejunum, Ileum, Caecum mit Appendix vermiformis, Colon transversum, Sigma, Gebärmut-ter, Eileiter, Eierstöcke.

• Primär retroperitoneal (= extraperi-toneal) liegen: Rektum, Niere mit Nebenniere, Ureter, Harnblase, Aorta, untere Hohlvene, Milchbrustgang (Ductus thoracicus).

• Sekundär retroperitoneal liegen: Duodenum, Pankreas, Colon ascen-dens und descendens.

Antwort 888
Die Antwort B) ist richtig.
Zu A: Folsäure ist ein Vitamin.
Zu B: Zu den Spurenelementen zählen Jod, Kobalt, Kupfer, Mangan, Molybdän, Selen, Chrom, Eisen, Fluor und Zink.
Zu C: Cobalamin ist Vitamin B 12.
Zu D: Ascorbinsäure ist Vitamin C.

Antwort 889
Die Antwort D) ist richtig.
Zu 1: Bei einer hämorrhagischen Diathe-se sind Blutungen zu lang, zu stark oder ohne entsprechenden Anlass. Sie entste-hen durch Störungen der
1. Thrombozyten (Blutplättchen) = thrombozytär bedingte hämorrhagi-sche Diathesen (> 65%),
2. Gerinnungsfaktoren = Koagulopathie,
3. Gefäße = Vaskulopathie, Angiopathie

Zu 5: Uhrglasnägel sind typisch für Er-krankungen, die mit einer chronischen Hypoxie einhergehen. Z. B. Herzfehler mit Rechts-Links-Shunt oder Lungen-fibrosen.

Antwort 890
Die Antworten C) und D) sind richtig.
Zu C und D: Typisch für einen Grand-Mal-Anfall ist eine zunächst tonische Phase (Muskelkrampf), Bewusstseins-verlust mit Sturz (Verletzungsgefahr), Harn-/Stuhlinkontinenz, evtl. Zungenbiss und Initialschrei durch Stimm-bandanspannung und Apnoe (Atemstill-stand). Daran anschließend eine kloni-sche Phase mit rhythmischen Kontrak-tionen der gesamten Muskulatur. Nach dem Anfall Erschöpfungszustand mit Tiefschlaf von einigen Stunden, nachfol-gendem Dämmerzustand und Erinne-rungslücken (Amnesie).

Antwort 891
Die Antwort B) ist richtig.
Vgl. zu Posttraumatischer Belastungsstö-rung Antwort zu Frage 351.
Zu D und E: Angststörungen:
auch: generalisierte Angststörung, Pani-kattacke, Panikstörung
Panikstörung: anfallartig auftretend, mit Schwerpunkt körperlich-vegetativer Stö-rungen und Todesangst.
Generalisierte Angststörung: anhaltende und nicht nur auf bestimmte Situationen oder Objekte begrenzte ("frei flottieren-de") Angst. Es bestehen unrealistische Befürchtungen, motorische Spannung und vegetative Übererregbarkeit.
Zu C: Anpassungsstörungen: innerhalb eines Monats beginnend nach Trauma (z.B. Verlust eines nahen Angehörigen), in Form einer kurzen (max. einen Monat) oder längeren (max. 2 Jahre) depressiven Reaktion begleitet von Angst.

Antwort 892
Die Antwort E) ist richtig.
Zu 1: Parästhesien in beiden Armen können z.b. bei einer Hyperventilation, bei einer Polyneuropathie und Rückenmarkschädigung sowie zerebralen Ereignissen auftreten.
Zu 2: Durch die Maldigestion kommt es zu Durchfällen.
Zu 3: Jede Hämaturie ist ein schwerwiegendes Symptom. Es bedarf konsequenter diagnostischer Abklärung!

Antwort 893
Die Antworten B) und E) sind richtig.
Zu A: Die Morgensteifigkeit der Gelenke ist typisch für die primär chronische Polyarthritis.
Zu B und E: Das rheumatische Fieber (RF) ist eine streptokokkenallergische entzündliche Systemerkrankung, die sich an Haut, Herz (als rheumatische Karditis), ZNS (als Chorea minor) und Gelenken (als akute Polyarthritis) manifestiert.
Zu C: Das Vorhandensein von Rheumafaktoren ist typisch, jedoch nicht obligat für die primär chronische Polyarthritis.

Antwort 894
Die Antwort C) ist richtig.
Zu A: Die spastische Bronchitis ist eine Form der Bronchitis, die mit einer bronchialen Obstruktion einhergeht. Es kommt zu einem exspiratorischen Stridor.
Zu B: Fremdkörperaspirationen sind bei Kleinkindern häufig. Meist werden Erdnüsse „verschluckt", es kommt zu husten und der Zusammenhang wird leicht erkannt.
Zu C: Der Pseudokrupp (Laryngitis subglottica) ist eine akute entzündliche Erkrankung des Larynx mit Stenose durch eine suglottische Weichteilschwellung. Ursache sind meist Parainfluenzaviren, RS-Viren und Influenzaviren.
Erkrankungsgipfel ist zwischen dem 18. Lebensmonat und dem 5. Lebensjahr.
Klinik: meist am späten Abend oder nachts auftretender bellender, trockener Husten, Heiserkeit und inspiratorischer

Stridor (suprathorakale Atemwegsverlegung).
Zu D: Anfallsweise Atemnot durch reversible Atemwegsverlegung (Obstruktion) auf dem Boden einer Entzündung und eines hyperreaktiven Bronchialsystems, ausgelöst durch exogene oder endogene Reize. Ca. 5% der erwachsenen Bevölkerung und 7-10% der Kinder leiden unter Asthma bronchiale.
Zu E: Definition: Abszess oder Ödem der Epiglottis (Kehldeckel) mit akuter Atemnot (gefürchtet!)
Ätiologie:
- Infektion mit gramnegativen Keimen (häufig: Haemophilus influenzae b)
- Allergie, Insektenstiche, angioneurotisches Ödem (erblich, verschiedene Formen)
Klinik:
- inspiratorischer Stridor
- raue Stimme, kloßige Sprache („„hot-potato-voice")
- starke Schluckschmerzen
- verstärkter Speichelfluss
- Fieber (schneller Temperaturanstieg)
- rasch zunehmende Atemnot
- ödematöse, glasige Schwellung der Epiglottis; bei Abszess starke Rötung, gelblich durchscheinende Kuppe

Antwort 895
Die Antwort D) ist richtig.
Als Exophthalmus wird das pathologische Hervortreten eines oder beider Augäpfel aus der Augenhöhle (Orbita) bezeichnet. Ursächlich für einen Exophthalmus können sein:
- Endokriner Exophthalmus:
  Bei Morbus Basedow und bei bestimmten Formen der Thyreoiditis kann es zu autoimmun bedingten Entzündungen im Bereich der Augenhöhle kommen. Die Entzündung führt – meist beidseits – zur Anschwellung des Gewebes und zum Exophthalmus.
- Exophthalmus pulsans:
  Ein pulsierender Exophthalmus findet sich bei venösen oder arteriellen

Gefäßveränderungen im Gebiet
der Orbita.
* Exophthalmus bei Orbitaphlegmone:
  z.b. als Komplikation eines Herpes
  zoster ophthalmicus.
* Exophthalmus bei orbitalen Tumoren:
  z.b. bei Retinoblastom, Neu-
  roblastom, Hämongion, Neurinom,
  Metastasen usw.
* Exophthalmus bei Retrobulbär-
  hämatom: Hämatombildung in
  der Augenhöhle nach Trauma.

Antwort 896
Die Antwort E) ist richtig.
Als Dickdarmpolyp wird jede Geschwulst bezeichnet, die ins Darmlumen
ragt. Über die Hälfte der Kolonpolypen
sitzen im Rektum. Sie sind bei rektaler
Untersuchung häufig tastbar! Von besonderer Wichtigkeit sind die Adenome:
Adenome bauen sich aus Schleimhautepithel auf. Aus ihnen entwickelt
sich die Mehrzahl aller Kolonkarzinome:
Adenom-Karzinom-Sequenz. Adenome
können also karzinomatös entarten. Je
mehr Adenome im Kolon vorliegen und
je größer die Adenome sind, umso größer
ist dieses Risiko.

Antwort 897
Die Antworten B) und E) sind richtig.
Der plötzliche Kindstod (Krippentod,
Sudden Infant Death Syndrom, SIDS) ist
das unerklärliche Versterben eines Säug-
lings oder Kleinkinds. Es tritt meist im
Schlaf auf. Es gilt als häufigste Todesur-
sache Säuglingen und Kleinkindern in
den Industrienationen. Als Risikofaktoren
gelten:
* Rauchen der Mutter während der
  Schwangerschaft bzw. rauchende
  Eltern des Säuglings
* Überwärmung des Säuglings
* Schlafposition des Säuglings
  (Risiko: Bauchlage)
* Ungenügende Luftzirkulation oder
  Überdecken

Antwort 898
Die Antwort D) ist richtig.
Das sog. Alkoholdelir oder Delirium tremens tritt bei chronischem Alkoholismus
meist innerhalb von Tagen nach einem
Alkoholexzess bzw. nach Alkoholentzug
auf. Vgl. Antwort zu Frage **303**.

Antwort 899
Die Antworten B) und E) sind richtig.
Zu E: Perifokale Ödeme oder Begleit-
ödeme sind Flüssigkeitsansammlungen in
intaktem Körpergewebe, welche von unmittelbar in der Nachbarschaft gelegenen
krankhaften Gewebeveränderungen verursacht werden. Bei Hirntumoren sind
Perifokalödeme gefürchtete Komplikationen, da sie einen Druckanstieg im Schä-
delinnern verursachen können.

Antwort 900
Die Antworten B) und D) sind richtig.
Venöse Thrombosen, die während Lang-
streckenflügen entstehen, werden als
„Economy Class Syndrom" bezeichnet.
Neben der Zufuhr von viel Flüssigkeit
werden zur Prophylaxe einer tiefen Ve-
nenthrombose auch das Tragen von
Kompressionsstrümpfen, gymnastische
Übungen während des Fluges und die
Gabe von Heparin empfohlen.

ANTWORTEN MC 16

Antwort 901
Die Antwort B) ist richtig.
85 % der Schlaganfälle sind ischämisch bedingt. Hier kommen vor allen Dingen arteriosklerotische Veränderungen der Gefäße oder Thromboembolien (v.a. bei Herzrhythmusstörungen wie dem Vorhofflimmern) in Betracht. Vgl. zu den Risikofaktoren der Atherosklerose Antwort zu Frage **361**.
Zu 5: Beim Cholesterin ("Gesamtcholesterin") wird u.a. zwischen HDL- und LDL-Cholesterin unterschieden. Ein hoher HDL-Cholesterinspiegel wird als günstig („gutes Cholesterin"), ein hoher LDL-Spiegel dagegen als ungünstig angesehen („schlechtes oder böses Cholesterin"). HDL-Cholesterin gilt als antiatherogen und damit kardio- und gefäßprotektiv.

Antwort 902
Die Antwort C) ist richtig.
Zu 3: Bei der chronisch-obstruktiven Bronchitis hört man auskultatorisch typischerweise Pfeifen, Giemen, Brummen sowie feines und grobes Rasseln. Einen inspiratorischen Stridor hört man bei Verlegung der Atemwege oberhalb des Thoraxraumes (z.B. Epiglottitis, Fremdkörperaspiration).
Zu 4: Ätiologie:
- Zigarettenrauchen: Jeder zweite Raucher über 40 Jahre hat eine chronische Bronchitis. 90% aller Bronchitiker sind Raucher oder Exraucher.
- Luftverschmutzung (SO2, Staub), Arbeitswelt-, Umweltverschmutzung, feucht-kaltes Klima,
- rezidivierende bronchopulmonale Infekte,

- Antikörpermangelsyndrom, Alpha-1-Proteaseinhibitor-Mangel, Defekt im Flimmerepithel.

Zu 5: Viele COPD-Patienten benötigen in der Spätphase ihrer Erkrankung eine dauerhafte Sauerstoffgabe (Sauerstoff-Langzeittherapie) durch einen sogenannten O2- Konzentrator.

Antwort 903
Die Antwort D) ist richtig.
Therapie der Thrombophlebitis (oberflächliche Venenentzündung):
Ggf. Ursachen entfernen (venöse Verweilkanülen, Katheter usw.); ambulante Behandlung, Kompressionsverband, keine Bettruhe, Patienten müssen laufen (Immobilisation fördert die Gefahr der tiefen Beinvenenthrombose)! Lokale Behandlung mit Heparin haltigen Salben.

Antwort 904
Die Antworten A) und B) sind richtig.
Ursachen eines Vitamin-B12-Mangels:
- Mangel an „Intrinsic-Faktor:" „Intrinsic-Faktor" wird in den Belegzellen (= Parietalzellen) der Magenschleimhaut gebildet. Der Faktor wird für die Resorption von Vitamin B12 („Extrinsic-Faktor") im Endstück des Dünndarms (= terminales Ileum) benötigt:
  o Zustand nach Magenresektion,
  o Perniziöse Anämie (M. Biermer): Ursache ist eine Autoantikörperbildung gegen die den „Intrinsic-Faktor" bildenden Belegzellen des Magens und gegen den eigentlichen „Intrinsic-Faktor". Es kommt zur atrophischen Immungastritis (Magenschleimhautentzündung) Typ A.
- Mangelernährung (Vegetarier, Veganer), selten,
- Dünndarmkrankheiten mit gestörter Resorption („Malabsorptionssyndrom", z. B. M. Crohn),
- bakterielle Überwucherung des Ileums,
- Befall mit Fischbandwurm (soll Vitamin B12 aus seiner Intrinsic-Faktor-Bindung lösen).

Zu A: Bei veganer Ernährung werden keine Tiere oder tierischen Produkte gegessen. Der Konsum von Fleisch, Fisch, Milch, Eiern und Honig und anderen tierischen Lebensmitteln wird vermieden.

Antwort 905
Die Antwort D) ist richtig.
Zu 2: Divertikel sind Ausstülpungen aus dem Darm. Es besteht keine karzinomatöse Entartung. Die Divertikulose alleine macht keine Beschwerden. Die Gefahren bestehen vor allen Dingen in der Retention von Kot im Divertikel. Hierdurch kann es zur Entzündung=Divertikulitis kommen. Weitere Komplikationen sind Peritonitis, Stenosen durch narbige Veränderungen nach Entzündungen, untere gastrointestinale Blutungen.
Zu 5: Eine freie Perforation führt zu einer Peritonitis. Mit „frei" wird die freie Bauchhöhle, also der Raum innerhalb des Peritoneums gemeint.
Bei gedeckten Perforationen wird der Durchbruch durch Nachbarstrukturen oder Verwachsungen überdeckt. Es kommt zum Abszess.

Antwort 906
Die Antwort B) ist richtig.
Definition: Die Manie imponiert durch:
• inadäquate gehobene Stimmung
• Antriebssteigerung
• beschleunigtes Denken
• Selbstüberschätzung
Nicht wenige Betroffene empfinden dies als positive Steigerung des Lebensgefühls. Dies erschwert oft die Behandlung, da der manische Mensch, anders als der depressive, häufig gar nicht von seinem Zustand befreit werden möchte.
Vgl. zur Klinik der Manie Antwort zu Frage 230.

Antwort 907
Die Antwort D) ist richtig.
Vitamin K aktiviert mehrere Gerinnungsfaktoren und gerinnungshemmende Faktoren und reguliert dadurch die Blut-

gerinnung. Vitamin K ist daran beteiligt, die Gerinnungsfaktoren II, VII, IX, X (Merkspruch „1972") in die gerinnungswirksame Form zu überführen. Auch die gerinnungshemmenden Proteine Protein C und Protein S werden unter Mitwirkung von Vitamin K gebildet. Cumarin (Marcumar®): wirkt als Gegenspieler von Vitamin K und hemmt die Vitamin-K-abhängigen Gerinnungsfaktoren.

Antwort 908
Die Antwort D) ist richtig.
Vgl. zu den Risikofaktoren für ein Mammakarzinom Antwort zu Frage **276**.

Antwort 909
Die Antwort B) ist richtig.
Zu 1: Der Reflux von saurem Mageninhalt führt zu einer Refluxösophagitis, später zu einer Epithelumwandlung in der Speiseröhre (sog. Barrett-Syndrom: Es besteht die Gefahr der malignen Entartung. Das Barrett-Syndrom stellt eine Präkanzerose dar. Deshalb sollten regelmäßige endoskopische Kontrollen erfolgen).
Zu 2: Was unter Nikotinpräparaten zu verstehen ist, ist mir nicht ganz klar. Nikotin in Zigaretten erhöht ja die Magensäureproduktion und wäre zu vermeiden.
Nikotinsäure (auch Niacin) ist ein Vitamin aus dem B-Komplex.
Zu 3: Neben Allgemeinmaßnahmen (wie Gewichtsnormalisierung, kleine fettarme Mahlzeiten, keine Mahlzeiten am späten Abend, auslösende Nahrungs- und Genussmittel meiden (süße Speisen, Zigaretten, Alkoholika u.a.), nach dem Essen nicht sofort hinlegen, Kopfende im Bett hochstellen) kommen auch Medikamente: zur Säureunterdrückung (Protonenpumpenblocker, H_2-Blocker), Medikamente, die die Motorik steigern, Medikamente zur Säureneutralisation (Antazida) zum Einsatz.
Zu 4: Bei Komplikationen (Geschwüre, Verengungen, Blutungen) und nach Ver-

sagen der konservativen Therapie (Allgemeinmaßnahmen und Medikamente) kann auch operiert werden (Operationsverfahren: Fundoplicatio).
Zu 5: Ein adipöses Abdomen erhöht den Druck nach kranial und kann daher zu gehäuftem Reflux führen.

Antwort 910
Die Antworten B) und D) sind richtig.
Nervenwurzelreizungen können durch Bandscheibenvorfälle entstehen.
Klinik:
• Schmerzen mit Ausstrahlung, die durch Husten oder den Lasègue-/Bragard-Test verstärkt werden können
• Parästhesien
• Sensible und motorische Ausfälle
• Reflexabschwächung bis –verlust

Antwort 911
Die Antwort E) ist richtig.
Zu 1: Die Gamma-GT liegt im Normbereich.
Zu 2: GOT-Normbereich:
Männer < 18 U/l; Frauen < 15 U/l;
Zu 4: GPT-Normbereich:
Männer < 50 U/l; Frauen < 35 U/l;
Zu 5: Gesamtbilirubin-Normbereich: bis 1,1, mg/dl.

Antwort 912
Die Antwort D) ist richtig.
Zu A: Vorboten (eindeutige Hinweise und offene Ankündigungen oder versteckte Andeutungen) lassen sich retrospektiv bei 80% aller suizidalen Handlungen erkennen. Die Meinung, wer von Suizid spreche, führe ihn nicht aus, ist falsch!
Zu B: Suizidversuch: Vorwurf- und Appellcharakter (Mitwelt soll alarmiert, in Angst und Schrecken versetzt, Beachtung und Zuwendung durch die Suizidhandlung erzwungen werden, „cry for help"); äußerster und letzter Versuch, die aktuelle Lebenssituation zu ändern, ihr eine positive Wendung zu geben)

Zu C: Bei Verdacht: Immer explizit danach fragen! (Dies entlastet den Patienten). Die Befürchtung, durch Ansprechen der Suizidabsichten einen Suizid auszulösen, oder den Patienten auf Suizidideen zu bringen, ist nicht begründet.
Zu E: Für eine erhöhte Suizidgefahr sprechen: akute Angst, Verlust des emotionalen „Mitschwingens", emotionale Einengung auf die Suizidthematik, lang anhaltende und schwere Depressivität, Schulderleben und Selbstbezichtigungen, Autoaggressivität, frühere Selbstmordversuche und Suizidhandlungen in der Familie oder der näheren Umgebung (Imitation!).
Vgl. zur Suizidalität auch Antwort zu Frage **523**.

Antwort 913
Die Antworten C) und E) sind richtig.
Zu A: Die akute Hepatitis A ist gekennzeichnet durch:
• Regelmäßige Ausheilung,
• keine Virusträger (Viruspersistenz),
• keine chronischen Verläufe,
• lebenslange Immunität.
Zu D: Leberzirrhotiker brauchen ausreichend Kalorien, also keine kalorienarme Diät.
Zu E: Tod eines Leberzirrhotikers: Verbluten (durch Ösophagusvarizen) oder „Verblöden" (hepatische Enzephalopathie im Rahmen derer es zu Bewusstseinsstörungen kommen kann).

Antwort 914
Die Antwort B) ist richtig.
Zu A: Der Patient ist bewusstlos! Bewusstlose können aspirieren! Im Notfall nichts oral!
Zu B und C: Komatöse Zustände beim Diabetiker können durch eine Hyper- oder Hypoglykämie hervorgerufen werden. Im Zweifelsfall ist die Hypoglykämie der weitaus lebensbedrohlichere Zustand! Daher, wenn keine Blutzuckermessung möglich i.v.-Gabe von Glukose. Bei einer Hypoglykämie reichen schon geringe Mengen Glukose aus, um den Pa-

tienten zu erwecken. Sollte dann doch eine Hyperglykämie zur Bewusstlosigkeit geführt haben, so fällt die zusätzlich verabreichte Glukose nicht sonderlich ins Gewicht.

Die Gesetzeslage bezüglich der Glukosegabe durch Heilpraktiker ist verwirrend: Unser Kenntnisstand ist zurzeit folgender:

Je nach Konzentration und Menge sind die Präparate frei erhältlich oder verschreibungspflichtig.

Infusionslösungen 10%-50% sind verschreibungspflichtig und dürfen vom Heilpraktiker deshalb in der Regel nicht verabreicht werden.

Es gibt jedoch auch Glukosepräparate, die der Verschreibungspflicht nicht unterliegen: So gibt es 100 ml Glukose 40% frei verkäuflich (als Infusion mit 500 ml ist 40%ige Glukose dagegen verschreibungspflichtig). Für die Notfallmedikation stehen also frei erhältliche Präparate zur Verfügung.

Zu D und E: Lagerung von bewusstlosen Patienten in stabiler Seitenlage!

Antwort 915
Die Antwort E) ist richtig.
Zu A-C: Die aufgezählten Ursachen führen zu einem renalen Nierenversagen.
Zu D: Der septische Schock kann über die Hypotonie zur Mikrozirkulationsstörungen und zum prärenalen Nierenversagen führen.

Antwort 916
Die Antworten B) und D) sind richtig.
Zu A: Neben den Atemwegen sind auch Darm, Pankreas und Geschlechtsorgane (Fertilitätsstörung) betroffen.
Zu B: Mittlere Lebenserwartung ca. 32 Jahre.
Zu C: Häufigste angeborene Stoffwechselkrankheit (1:2500), autosomal-rezessiv vererbt (Defekt auf Chromosom 7). In Deutschland sind ca. 4% der Bevölkerung heterozygote Träger des CF-Gens.

Antwort 917
Die Antwort D) ist richtig.
Blutiger Auswurf findet sich z. B. bei: Tuberkulose, Bronchialkarzinom, Lungenembolie, Mukoviszidose, Bronchiektasien, Herzinsuffizienz, Legionellose, Lungenriss und Wegener-Granulomatose. In sehr seltenen Fällen sind Gerinnungsstörungen (z. B. Bluterkrankheit) Ursache des Bluthustens.
Zu 5: Die Interkostalneuralgie kann zu Schmerzen im Brustkorb führen. Differentialdiagnostisch muss an einen Herzinfarkt gedacht werden. Blut im Auswurf kann durch eine Interkostalneuralgie jedoch nicht verursacht werden.

Antwort 918
Die Antwort D) ist richtig.
Die Psoriasis vulgaris, eine der häufigsten Hautkrankheiten (2-3% der Bevölkerung), ist eine gutartige erbliche Erkrankung, die auch Nägel, seltener Schleimhäute und Gelenke befallen kann. Sie verläuft chronisch mit schubförmiger Verschlechterung. Vermehrte Hautschuppung und Erythem-bildung bestimmen das Krankheitsbild. Prädilektionsstellen: Streckseiten der Extremitäten (v. a. Ellbogen und Knie), Kopfhaut, Steißbein.
Zu 3 und 4: Dies sind die Prädilektionsstellen der Neurodermitis.

Antwort 919
Die Antwort D) ist richtig.
Als Mikroalbuminurie wird die Ausscheidung von geringen Mengen Albumin (20 bis 200 mg/l oder 30 bis 300 mg pro Tag) mit dem Urin bezeichnet. Bei Diabetikern und Patienten mit arterieller Hypertonie findet sich eine Mikroalbuminurie in etwa 10 bis 40 % der Erkrankten. In der Normalbevölkerung liegt die Häufigkeit der Mikroalbuminurie bei ca. 5 bis 7 %.
Zu A: Es gibt auch sogenannte benigne reversible Proteinurie, z. B. als Anstrengungsproteinurie, orthostatische Proteinurie, sog. Marschalbuminurie sowie nach Stress, Kälteeinwirkung und bei Fieber.

Antwort 920
Die Antwort E) ist richtig.
Auslösende Ursachen eines akuten Asthmaanfalles (unabhängig ob allergisches oder nichtallergisches Asthma) können sein:
• Antigenexposition (z. B. Pollen, Hausstaubmilben), inhalative Reizstoffe,
• körperliche Anstrengung, kalte Luft,
• Virusinfekte der Atemwege,
• Asthma auslösende Medikamente (Acetylsalicylsäure).

Antwort 921
Die Antwort D) ist richtig.
Zu A: Als maligne Lymphome werden bösartige Erkrankungen bezeichnet, die aus der Umwandlung einer Zelle des lymphatischen Systems entstehen. Sie werden untergliedert in
1) Hodgkin-Lymphom (Lymphogranulomatose),
2) Non-Hodgkin-Lymphome (NHL).

Antwort 922
Die Antwort C) ist richtig.
Vgl. zum Karpaltunnelsyndrom Antwort zu Frage **145**.

Antwort 923
Die Antwort D) ist richtig.
Ätiologie der kolorektalen Karzinome:
• Vererbung: Patienten mit einer erblichen Polypose des Dickdarms (familiäre Adenomatose = FAP) entwickeln alle kolorektale Karzinome (Adenom-Karzinom-Sequenz!). Es gibt auch sog. Krebsfamilien, bei denen sich gehäuft kolorektale Karzinome finden (erbliches, nichtpolypöses, kolorektales Krebssyndrom = HNPCC).
• Ernährung: rotes Fleisch, tierische Fette, hohe Gesamtkalorienaufnahme, wenig Ballaststoffe und Bewegungsarmut/Adipositas erhöhen das Darmkrebsrisiko.
• Risikoerkrankungen: Kolonadenome, Colitis ulcerosa, M. Crohn u.a.

Antwort 924
Die Antwort D) ist richtig.
Der Oberbegriff Essstörungen umfasst zwei wichtige Syndrome: zum einen die Anorexia nervosa, zum anderen die Bulimia nervosa (Bulimie). Bei beiden kommt es zu Elektrolytstörungen (Hypokaliämie) durch Erbrechen und Missbrauch von Abführmitteln (Laxanzien). Laxanzien führen zu einer Hypokaliämie, die ihrerseits wieder die Verstopfung verstärkt und zu Herzrhythmusstörungen führen kann. Vgl. zu Anorexia nervosa und Bulimie die Antworten zu Frage **157** und **339**.

Antwort 925
Die Antworten A) und D) sind richtig.
Zu E: Bei Entzündungen des Mittelohres kommt es zu einer Schallleitungsschwerhörigkeit.
Schwindel kann bei einer Labyrinthitis (also einer Entzündung des Innenohres) auftreten.

Antwort 926
Die Antwort D) ist richtig.
Vgl. zur Fibromyalgie Antwort zu Frage **682**.

Antwort 927
Die Antwort B) ist richtig:
ACE-Hemmer sind Medikamente, die u.a. zur Therapie des Bluthochdruckes und der chronischen Herzinsuffizienz Anwendung finden. Sie sind Hemmstoffe (Inhibitoren) des Angiotensin-konvertierenden Enzyms (Angiotensin Converting Enzyme, ACE). Das Enzym spielt eine Rolle im Renin-Angiotensin-Aldosteron-System, welches u.a. den arteriellen Blutdruck reguliert.
Zu A: Häufige Nebenwirkung von Morphinen sind Atemdepression, Übelkeit, Obstipation, Apathie/Bewusstseinsstörungen, Hypotonie und Abhängigkeit.
Zu C: Häufige Nebenwirkungen von Antiepileptika sind Schwindel, Müdigkeit und Gangataxie.

Zu D: Häufige Nebenwirkungen von Diuretika sind Elektrolytstörungen (Natrium, Kalium) und Exsikkose.
Zu E: Häufige Nebenwirkungen von NSAR sind Schäden der Magenschleimhaut und der Niere.

Antwort 928
Die Antwort C) ist richtig.
Zu 1: Gelbfieber ist eine durch Stechmücken (Aëdes aegypti) übertragene Zoonose im tropischen Afrika und Mittel- und Südamerika.
Zu 3: Übertragungsweg:
• Kranke und Ausscheider,
• Tiere und Tierprodukte (z. B. Eier, Geflügel u. a).
Zu 5: Übertragungsweg: fäkal-oral, Nahrungsmittel, Wasser.

Antwort 929
Die Antwort C) ist richtig.
Zu A: Nierenzysten sind ein harmloser Zufallsbefund.
Zu B: Klinik des akuten Nierenversagens: Zu Beginn keine wesentlichen Symptome! Später: rasche Ermüdbarkeit, Übelkeit, Schläfrigkeit, evtl. psychische Auffälligkeit. Vier Stadien des Nierenversagens werden unterschieden:
1) Schädigung der Niere (z. B. Schock),
2) Oligo- bzw. Anurie mit der Gefahr:
   o Überwässerung (Linksherzinsuffizienz, Lungenödem, Hirnödem, Hypertonie),
   o Hyperkaliämie (metabolische Azidose, Herzrhythmusstörungen, Urämie).
3) Polyurie mit der Gefahr der Wasser-Elektrolytentgleisung (= -verlust),
4) Wiederherstellung der normalen Funktion.
Zu C: Der Eiweißnachweis im Urinstreifentest ist als Schädigung der Niere durch den Hypertonus zu werten.
Hypertoniker fühlen sich oft gesund (sie „stehen unter Druck" und „treiben die Welt um").

Beschwerden können lange Zeit fehlen. Typisch sind frühmorgendliche Kopfschmerzen, Schwindel, Ohrensausen, Nervosität, Herzklopfen, Brustschmerzen vor dem Herzen („Präkordialschmerz"), Nasenbluten und Atemnot bei Belastung.
Zu D: Definition und Klinik des nephrotischen Syndroms: Sammelbegriff für einen bei vielen primären und sekundären Glomerulopathien auftretenden Symptomenkomplex aus:
• Große Proteinurie (> 3,5 g pro Tag, „Eiweißverlustniere"),
• Hypoproteinämie,
• hypalbuminämische Ödeme (wenn Serumalbumin < 2,5 g/l),
• Hyperlipoproteinämie mit Erhöhung von Cholesterin und Triglyzeriden.
Zu E) Zu den typischen Symptomen eines Harnwegsinfektes zählen:
• Brennen beim Wasserlassen
• Pollakisurie (häufiger Harndrang, jedoch nur geringe Portionen)

Antwort 930
Die Antwort C) ist richtig.
Prävalenz: 0,5% (1% der Bevölkerung erkrankt wenigstens einmal im Leben an einer schizophrenen Psychose; Zahlen sind in verschiedenen Ländern mit unterschiedlichem soziokulturellen Hintergrund etwa gleich), w = m.
Manifestationsalter: Pubertät bis meist vor dem 30. Lj, selten älter als 45. Lj.

Antwort 931
Die Antwort B) ist richtig.

Antwort 932
Die Antwort C) ist richtig.
Zu 1: Der Blutdruck sollte im Rahmen der hypertensiven Krise nur um 20% des Ausgangswertes gesenkt werden (Gefahr der Ischämie).

Antwort 933
Die Antwort D) ist richtig.
Zu 3: Eine Splenomegalie findet sich u.a. bei Kugelzell- und Sichelzellanämie,

Thalassämie, chronisch myeloische Leukämie, Hodgkin-Lymphom, infektiöse Endokarditis, Hepatitis, Pfortaderhochdruck, Brucellose, Lues, Rötelnembryopathie, Toxoplasmose, angeborene Zytomegalie, Mononukleose (Komplikation: Milzruptur), Milzbrand, Läuserückfallfieber, Hasenpest, Fleckfieber, Malaria.

Antwort 934
Die Antwort C) ist richtig.
Der Harn- oder Urinstatus (Harnanalyse mit Trockenchemie-Teststreifen) gibt Auskunft über das Vorkommen von Nitrit, pH, Eiweiß, Glukose, Keton, Urobilinogen, Erythrozyten und Leukozyten im Urin sowie über das spezifische Gewicht des Urins.
Zu 1 und 5: Kreatinin und Harnstoff sind die sogenannten Retentionswerte. Sie werden im Blut gemessen und geben Auskunft über die Nierenfunktion (bei schlechter Funktion steigen sie an).

Antwort 935
Die Antwort D) ist richtig.
Zu 1: Als Paukenhöhle (Cavum tympani) bezeichnet man den Hohlraum des Mittelohrs. Hier befinden sich die Gehörknöchelchen. Die Paukenhöhle beginnt hinter dem Trommelfell. Sie wird durch die Eustachi-Röhre belüftet, die einen Druckausgleich ermöglicht.

Antwort 936
Die Antwort E) ist richtig.
Zum Großhirn zählen der Stirn-, Scheitel-, Hinterhaupt- und Schläfenlappen.

Antwort 937
Die Antworten C) und E) sind richtig.
Als REM-Schlaf (auch paradoxer Schlaf oder desynchronisierter Schlaf) wird eine Schlafphase bezeichnet, die unter anderem durch schnelle Augenbewegungen gekennzeichnet ist.
Zu A: Der REM-Schlaf nimmt beim Erwachsenen ca. 20-25% des Schlafs ein.
Zu B: Die meisten Träume fallen in den REM-Schlaf.

Zu E: Während der REM-Phase des Schlafs steigen Blutdruck, Puls und Atemfrequenz an.

Antwort 938
Die Antwort A) ist richtig.
Die glutensensitive Enteropathie (Sprue) ist eine Erkrankung der Dünndarmschleimhaut aufgrund einer Unverträglichkeitsreaktion gegenüber der Gliadinfraktion des Glutens, eines Getreideproteins bei genetisch veranlagten Patienten. Ursächlich sind genetisch bedingte Enzymdefekte der Dünndarmschleimhaut.
Zu 3 und 5: Therapie: Glutenfreie Diät (Kartoffel, Mais, Reis, Hirse, Sojabohnen u.a.); keine Milchprodukte (bei sekundärem Laktasemangel), keine Produkte aus Weizen, Hafer, Gerste, Roggen, Dinkel und Grünkern.
Zu 4: Klinik: Diarrhö, Steatorrhö im Kindes- oder Erwachsenenalter, Malassimilationssyndrom.

Antwort 939
Die Antwort E) ist richtig.
Auslöser von epileptischen Anfällen sind neben organischen Erkrankungen (Hirntumor, Schädel-Hirn-Trauma, Meningitiden, Enzephalitiden, Stoffwechselerkrankungen usw.) z. B:
- Fieber (Fieberkrämpfe bei Kindern)
- Schlafentzug
- Exzessive körperliche Anstrengung
- Flackerlicht, z. B. in Diskotheken
- Hypoglykämie
- Drogen und Medikamente
  - Alkoholvergiftung und Alkoholentzug
  - Ecstasy
  - Kokain
  - Amitryptilin u.a.

Antwort 940
Die Antwort D) ist richtig.
Vitamine sind lebenswichtige organische Verbindungen, die der menschliche Organismus nicht oder nicht ausreichend produzieren kann. Vitamine müssen vom

Menschen über pflanzliche oder tierische Nahrungsmittel aufgenommen werden. Vitamine sind keine Bauelemente von Zellen und liefern keine Energie. Sie nehmen im Körper aber wichtige Funktionen ein und wirken im Wesentlichen katalytisch (als Coenzyme) und steuernd (als hormonähnliche Stoffe). Bislang sind für den Menschen 13 Vitamine bekannt. Fettlösliche werden von wasserlöslichen Vitaminen unterschieden. Merksatz für die fettlöslichen Vitamine: EDEKA

Antwort 941
Die Antwort B) ist richtig.
Therapie beim Pseudokrupp-Anfall:
Therapie:

*   Häusliche Behandlung nur, solange die Atembehinderung gering ist (ständige Überwachung). Wichtig: Eltern und Kind beruhigen, Kind viel trinken lassen, Kind nicht zum Liegen zwingen, eher hochnehmen
*   Frisch-Luft-Zufuhr oder Sauerstoffbehandlung, Luftbefeuchtung
*   Sedativa, Antibiotika, Kortikoide
*   Bei zunehmender Atemnot: Klinikeinweisung, dort bei Erstickungsgefahr (selten) Intubation oder Tracheotomie (Luftröhrenschnitt)

Antwort 942
Die Antwort A) ist richtig.
Vgl. zur Klinik des Erysipels Antwort zu Frage 336.

Antwort 943
Die Antwort E) ist richtig.
Zu B: Bei Patienten mit Vitiligo ist das Hautkrebsrisiko nicht erhöht (allerdings auch nicht vermindert).
Zu E: Die Reaktion der Vitiligo-Patienten auf Sonnenlicht ist nicht einheitlich: Einige bekommen auf den veränderten Hautbezirken nach kurzer Zeit (ca. 10 Minuten) heftige Sonnenbrände.

Antwort 944
Die Antwort C) ist richtig.
Body-Mass-Index = Körpergewicht in kg/(Körpergröße)2 in m2 ist eine Maßzahl für die Bewertung des Körpergewichts eines Menschen in Relation zu seiner Körpergröße.

*   Normalgewicht: 18,5-24,9
*   Übergewicht (Präadipositas): 25-29,9
*   Übergewicht Grad 1: 30-34,9
*   Übergewicht Grad 2: 35-39,9
*   Übergewicht Grad 3 (extreme Adipositas): >40

Antwort 945
Die Antwort D) ist richtig.
Die Hautzeichen bei Lebererkrankungen:

*   Glatte, rote Lackzunge, Lacklippen,
*   Palmar- und Plantarerythem (Handinnenfläche und Fußsohle gerötet),
*   Gefäßspinnen (Spider naevi),
*   Juckreiz (Pruritus) mit Kratzeffekten (Einlagerung von Gallensäuren in die Haut),
*   Weißnägel, Dupuytren-Kontrakturen, Caput medusae (sog. Medusenhaupt: Venenerweiterung in der Bauchdecke als Zeichen eines Umgehungskreislaufs von der Pfortader zur V. cava inferior bei Pfortaderstauung z. B. im Rahmen einer Leberzirrhose).

Antwort 946
Die Antwort C) ist richtig.
Zu A: Die Heißluftsterilisation ist weniger zuverlässig als die Dampfsterilisation. Wegen der deutlich geringeren Wärmeleitfähigkeit von Luft ist die Dampfsterilisation dem Verfahren mit trockener Hitze überlegen. Dampf wird dabei mit Überdruck auf die erforderliche Temperatur (>100°C) gebracht (Autoklav).
Zu C: Bei der Dampfsterilisation ist eine Mindesteinwirkzeit zu beachten. Die Zeit des gesamten Sterilisiervorgangs besteht aus Anheizzeit, Ausgleichszeit (zum Erreichen einer möglichst gleichmäßigen Temperatur im ganzen Gerät), Einwir-

kungszeit (aus Abtötungszeit und Sicherheitszuschlag) und Kühlzeit. Der gesamte Vorgang braucht also sehr viel länger als nur die genannte Mindesteinwirkungszeit.
Zu E: Die Heißluftsterilisation mit trockener Hitze geschieht bei 180°C über 30 Minuten bzw. 160°C 200 Minuten. Die Dampfsterilisation im Autoklav wird bei 120°C und 1 bar Überdruck über 20 Minuten bzw. 134°C und 2 bar Überdruck über 5 Minuten bei durchgeführt.

Antwort 947
Die Antwort A) ist richtig.
Eine Vielzahl von Krankheitsbildern kann mit einer Arthritis einhergehen. Hier eine Auswahl:

- Rheumatoide Arthritis (beginnt meist an den kleinen Gelenken),
- Kollagenosen (z. B. Lupus erythematodes),
- Rheumatisches Fieber (nach Streptokokkeninfekt; eher in jugendlichem Alter),
- Borreliose (sog. Lyme-Arthritis: durch Zeckenbiss übertragene bakterielle Erkrankung),
- Infektiöse Arthritiden (z. B. durch Gonorrhö oder Infektion nach Kniegelenkpunktion),
- Gicht (Arthritis urica),
- aktivierte Arthrose (im „mittleren Alter" eher weniger wahrscheinlich),
- Chondropathia patellae (degenerative Veränderung der Kniescheibe),
- Arthritiden bei chronisch entzündlichen Darmerkrankungen (M. Crohn, Colitis ulcerosa),
- Posttraumatische Beschwerden (Meniskusverletzung, Kreuzbänderverletzung) u. a.

Antwort 948
Die Antwort C) ist richtig.
Vgl. zum Metabolischen Syndrom Antwort zu Frage **838**.

Antwort 949
Die Antworten C) und E) sind richtig.
Täglicher Bedarf an Grundnährstoffen:

- 50-55% des täglichen Energiebedarfs sollten durch Kohlenhydrate,
- 30-35% durch Triglyzeride und
- 15-18% durch Eiweiße gedeckt werden.

Zusätzlich müssen Elektrolyte, Vitamine und Spurenelemente zugeführt werden.
Empfehlungen der deutschen Gesellschaft für Ernährung (Ernährungsbericht 2000):
Die tägliche Zufuhr von ca. 2200 kcal sollte sich wie folgt zusammensetzen:

- 45-70 g Eiweiß,
- 78-80 g Fett,
- 300-320 g Kohlenhydrate,
- 15-20 g Ballaststoffe,
- weniger als 300 mg Cholesterin.

Antwort 950
Die Antwort E) ist richtig.
Der Hydrocephalus ("Wasserkopf") ist eine krankhafte Erweiterung der Liquor gefüllten Flüssigkeitsräume (Ventrikel) des Gehirns. Der Liquor cerebrospinalis (Hirn-Rückenmarksflüssigkeit) wird vor allem in den beiden Seitenventrikeln gebildet, gelangt in den äußeren Liquorraum und wird dort wieder ins Blut resorbiert. Liquorproduktion und Liquorresorption sind beim Gesunden im Gleichgewicht. Wird zu viel Liquor produziert, sind Liquorräume verlegt oder verschlossen oder ist die Rückresorption in die Blutbahn gestört, so kann sich ein Hydrocephalus entwickeln.

Antwort 951
Die Antwort C) ist richtig.
Zum Nephrotischen Syndrom vgl. Antwort zu Frage **235**.
Zu 3: Die Gewichtszunahme erklärt sich durch die Ödembildung.

Antwort 952

Die Antwort C) ist richtig.

Zu 3: Adipositas ist ein Risikofaktor für Atherosklerose der Gefäße und somit auch ein Risikofaktor für Apoplexie und Herzinfarkt.

Zu 5: Adipositas ist ein Risikofaktor für Diabetes mellitus Typ 2.

Antwort 953

Die Antworten A) und D) sind richtig.

Vgl. zur Alkoholkrankheit Antwort zu Frage **507**.

Antwort 954

Die Antwort D) ist richtig.

Methylphenidat ist ein Medikament mit stimulierender, Amphetamin-ähnlicher Wirkung, das hauptsächlich als Therapeutikum bei ADHS eingesetzt wird.

Antwort 955

Die Antwort E) ist richtig.

Ätiologie der Perikarditis (Herzbeutelentzündung):

- Infektionen (Viren, Bakterien, vgl. Infektionserreger bei Myokarditis),
- immunologisch bedingte Perikarditis (z. B. systemischer Lupus erythematodes, rheumatisches Fieber),
- Perikarditis bei Herzinfarkt (innerhalb der ersten Woche nach Infarkt),
- Perikarditis bei Urämie (Urämie = Endstadium eines Nierenversagens),
- Perikarditis nach Trauma,
- Tumorperikarditis (z. B. bei Lungenkarzinom),
- Perikarditis nach Strahlentherapie.

Antwort 956

Die Antwort A) ist richtig.

Antwort 957

Die Antwort A) ist richtig.

Unter Betreuung wird eine rechtliche Vertretung verstanden (also keine Sozial- oder Gesundheitsbetreuung). Die Betreuung hat die frühere Vormundschaft über Volljährige und die Gebrechlichkeits-

pflegschaft ersetzt. Sie ist in den §§ 1896ff. des Bürgerlichen Gesetzbuchs (BGB) geregelt.

Kann ein Mensch aufgrund einer Behinderung (körperlich, geistig, seelisch) oder einer psychischen Erkrankung seine Interessen und Angelegenheiten nicht selbst wahrnehmen, so bestellt das Betreuungsgericht (beim Amtsgericht) einen Betreuer. Das Gericht kann eine vom Betroffenen vorgeschlagene Person als Betreuer nicht ohne weiteres ablehnen.

Zu C: Auf die Geschäftsfähigkeit des Betreuten hat die Anordnung der Betreuung keinen Einfluss. Der Betroffene bleibt geschäftsfähig. Allerdings kann das Betreuungsgericht ggf. anordnen, dass der Betreute – z. B. zum Abschluss von Verträgen oder anderen Willenserklärungen – die Einwilligung des Betreuers benötigt.

Zu D: Wer seinen Willen frei bestimmen kann, darf gegen seinen Willen keinen rechtlichen Betreuer bestellt bekommen.

Zu E: Eine Betreuung ist nicht endgültig und für immer festgelegt. Der Betreute kann beim Betreuungsgericht die Prüfung und Aufhebung der Betreuung beantragen. Das Gericht ist verpflichtet, der Prüfung nachzukommen. Von sich aus prüft das Betreuungsgericht zumindest alle sieben Jahre, ob die Betreuung unverändert fortzuführen ist. Fällt der Handlungsbedarf für eine Betreuung weg, ist die Betreuung vom Gericht aufzuheben.

Antwort 958

Die Antwort E) ist richtig.

Zu 4: Bei entsprechendem Segmentbefall kann es im Rahmen eines Herpes zoster auch im Thoraxbereich zu einer Post-Zoster-Neuralgie (PZN) mit starken Nervenschmerzen kommen. Die Schmerzen die von der Schmerzsymptomatik einem Herzinfarkt ähneln können.

Zu 5: Brustschmerzen, die durch eine Magenüberblähung bedingt sind, werden als Roemheld-Syndrom (auch: gastrokardialer Symptomkomplex) bezeichnet.

Es handelt sich um eine vor allem bei Männern vorkommende Verlagerung des Herzens nach oben rechts infolge eines Zwerchfellhochstands (meist links) durch geblähten Magen oder Darm.
Klinisch zeigen sich Herzbeschwerden (evtl. bis zu Angina pectoris), Extrasystolen, Magenschmerzen und Übelkeit.

Antwort 959
Die Antworten B) und C) sind richtig.
Die chronische Hepatitis B und die chronische Hepatitis C gehen mit einem erhöhten Risiko für die Entwicklung eines hepatozellulären Karzinoms („Leberzellkarzinoms") einher.

Antwort 960
Die Antwort C) ist richtig.
Es werden formale von inhaltlichen Denkstörungen unterschieden.
Vgl. Antwort zu Frage **340**.

Bücher aus dem Kreativität & Wissen-Verlag

... das überzeugende Gesamtkonzept
... die optimale Prüfungsvorbereitung

■ Die Basis

Die **Lehrbücher**

Die Lehrbücher zeichnen sich durch prägnante Darstellung der prüfungsrelevanten medizinischen Fachbereiche aus.

Aktualität, klare Systematik, enger Praxisbezug und klare Ausrichtung auf das prüfungsrelevante Wissen sind die wichtigsten Charakteristika des didaktischen Konzeptes.

Der Wissensstoff wird einheitlich nach Definition, Ätiologie, Klinik, Diagnose und Therapie gegliedert.

Durch ergänzende Abbildungen, Schemata und Tabellen wird größtmögliche Übersichtlichkeit erreicht. Der umfangreiche Wissensstoff kann so leichter erlernt werden.

Zum didaktischen Gesamtkonzept des Verlages gehören - neben den Lehrbücher - die Bücher mit Original-Multiple-Choice- und Original-Textfragen aus schriftlichen und mündlichen Überprüfungen der Gesundheitsämter: Die Fragenbücher lehnen sich eng an den Themenkatalog der Lehrbücher an und dienen der Lernkontrolle und der optimalen Prüfungsvorbereitung.

Vorbereitung ■ auf die schriftliche Überprüfung

Die **Original-Multiple-Choice-Fragen**

Diese Bücher mit Original-Multiple-Choice-Fragen aus schriftlichen Überprüfungen der Gesundheitsämter dienen der kontinuierlichen Lernkontrolle und sind eine wichtige Voraussetzung für die präzise Vorbereitung auf die **schriftliche Überprüfung**.

Die Themengliederung entspricht der Gliederung in den Lehrbüchern.

Sie ermöglichen einen schnellen und informativen Zugriff auf den prüfungsrelevanten Lernstoff der schriftlichen Überprüfung.

Sie ermöglichen eine objektive Leistungskontrolle.

Sie sind Garant für eine effektive Vorbereitung auf die schriftliche Überprüfung.

Vorbereitung ■ auf die mündliche Überprüfung

Die **Original-Textfragen**

Diese Bücher mit Original-Text-Fragen aus mündlichen Überprüfungen der Gesundheitsämter dienen der kontinuierlichen Lernkontrolle und der präzisen Vorbereitung auf die **mündliche Überprüfung**

Die Themengliederung entspricht der Gliederung in den Lehrbüchern.

Sie ermöglichen einen schnellen und informativen Zugriff auf die prüfungsrelevanten Themen der mündlichen Überprüfung.

Sie ermöglichen eine ständige Lernkontrolle.

Sie sind Garant für eine effektive Vorbereitung auf die mündliche Überprüfung.

VERLAGSVERZEICHNIS

Stand: 01.01.2012

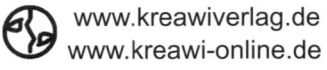

www.kreawiverlag.de
www.kreawi-online.de

Lehrbücher

Innere Medizin	Nebenfächer

Dr. Dr. Hildebrand/S. Kühn   ISBN 978-3-940535-56-6
Lehrbuch für Heilpraktiker
Bd.1: Innere Medizin

Das erfolgreiche Lehrbuch von Kreativität & Wissen, ständig aktualisiert, kompetent, mit den prüfungsrelevanten Themen aus der
Inneren Medizin, mit den meldepflichtigen Infektionskrankheiten
Ca. 480 Seiten, Abbildungen, Lerntexte, Tabellen
12. Aufl. 2012   Euro 45.-

Dr. Dr. Hildebrand   ISBN 978-3-940535-57-3
Lehrbuch für Heilpraktiker
Bd. 2: Nebenfächer

Der neue Standard in der HP-Ausbildung.
Neurologie, Psychiatrie, Orthopädie, Dermatologie,
HNO, Augenheilkunde, Labor, Hygiene, Rechtskunde
Ca. 420 Seiten, Abbildungen, Lerntexte, Tabellen
11. überarbeitete und erweiterte Auflage 2012   Euro 45.-

Fragensammlungen

Innere Medizin	Nebenfächer

Dr. Dr. Hildebrand   ISBN 978-3-940535-58-0
Multiple-Choice-Fragen für Heilpraktiker
Innere Medizin

Über 1045 Multiple-Choice-Fragen der schriftl. Überprüfungen der
Gesundheitsämter (Gedächtnisprotokolle) mit komment. Antworten.
Zur Vorbereitung auf die schriftlichen Überprüfungen der Gesundheitsämter und zur effektiven Lernkontrolle. Ständig aktualisierte
und erweiterte Fragensammlung zum Fachgebiet d. Inneren Medizin.
11. überarbeitete u. erweiterte Auflage 2012   Euro 43.-

Dr. Dr. Hildebrand   ISBN 978-3-940535-59-7
Multiple-Choice-Fragen für Heilpraktiker
Nebenfächer

Über 1080 Original-MC-Fragen zu den Nebenfächern. Zur Vorbereitung auf die schriftliche Überprüfung der Gesundheitsämter und
zur effektiven Lernkontrolle. Ständig aktualisierte Fragensammlung.
Multiple-Choice-Fragen der schriftl. Überprüfungen der Gesundheitsämter, (Gedächtnisprotokolle) mit kommentierten Antworten.
7. überarbeitete u. erweiterte Auflage 2012   Euro 43.-

Fragensammlungen

Innere Medizin	Nebenfächer

Dr. Dr. Hildebrand   ISBN 978-3-940535-60-3
Original-Überprüfungsfragen für Heilpraktiker
(Textfragen zur Inneren Medizin)

Über 1200 Original-(Text-)Fragen aus mündlichen Überprüfungen,
geordnet nach Themen der Innere Medizin (zum Lehrbuch Bd. 1).
Zur Lernkontrolle und zur Vorbereitung auf die mündliche Prüfung
(mit ausführlich kommentierten Antworten), ca. 400 Seiten,
9. überarbeitete 2012   Euro 43.-

Dr. Dr. Hildebrand   ISBN 978-3-940535-61-0
Original-Überprüfungsfragen für Heilpraktiker
(Textfragen zu den Nebenfächern)

Ca. 1100 Original-(Text-)Fragen aus mündlichen Überprüfungen zum
Lehrbuch Bd. 2 (Nebenfächer). Zur Lernkontrolle und Vorbereitung
auf die mündliche Prüfung (mit ausführlich kommentierten Antworten), ca. 350 Seiten
7. überarbeitete und erweiterte Aufl. 2012   Euro 43.-

Überprüfung

ISBN 978-3-940535-53-5 | 16 Original-Überprüfungen
Dr. Dr. Hildebrand (Hrsg.)   schriftlich
Multiple-Choice-Fragen für Heilpraktiker
16 Originalüberprüfungen (2004-2011)

16 amtl. Überprüfungen der Gesundheitsämter mit komment.Antw..
(Ba-Wü, Bayern, Berlin, Bremen, Hamburg, Hessen, Nordrh.-Westph.,
Rheinl.-Pfalz, Saarl., Sachsen-Anh). 15. Aufl. 2012 Euro   49.-

Dr. Dr. Hildebrand   ISBN 978-3-940535-62-7
Die mündliche Überprüfung für Heilpraktiker.
35 mündliche Überprüfungen der Gesundheitsämter

Zur Lernkontrolle und Prüfungsvorbereitung.
4. überarbeitete und erweiterte Auflage 2012   Euro 39.-

Dr. Dr. Hildebrand   ISBN 978-3-940535-48-1
Diagnoserätsel und Fallbeschreibungen zur Schulung
des differenzialdiagnostischen Wissens.

Mehr als 380 Diagnoserätsel und Fallbeschreibungen aus den mündlichen und schriftlichen Überprüfungen der Gesundheitsämter.
4. überarbeitete und erweiterte Auflage 2011   Euro 34.-

Edith Rothermel   ISBN 978-3-940535-54-2
KOMPENDIUM Differenzialdiagnose

Prüfungsrelevante Grundlagen für Heilpraktiker.
2. überarbeitete u. erweiterte Auflage 2012 (Februar)   Euro 25.-

DVD-Rom für den Computer   **2012**
Dr. Dr. Hildebrand
kreawi-Prüfungstrainer für Heilpraktiker

Ohne Gewähr; Preisänderungen vorbehalten.

HÖR-CD / SEMINARE /SOFTWARE

ISBN 978-3-940535-16-9
kreawi-SEMINARE: Innere Medizin (12 CD)
Dr. Dr. Hildebrand (Hrsg.)   Spielzeit ca. 12 Stunden

Das kompakte **HÖRBUCH** zur Vorbereitung auf die Überprüfung zum
Heilpraktiker! Die prüfungsrelevanten Themen der Inneren Medizin:
Allgemeine Pathologie, Blut, Herz, Kreislauf, Atmung, Magen, Darm,
Leber, Galle, Pankreas, Bauchspeicheldrüse, Niere, Stoffwechsel,Hor-
mone, Infektion, Labor.   12 CD Euro 98.-

ISBN 978-3-940535-50-4
kreawi-SEMINARE: Nebenfächer   10 CD)
Dr. Dr. Hildebrand (Hrsg.)   Spielzeit ca. 9 1/2 Stunden

Das kompakte **HÖRBUCH** für die Nebenfächer: Neurologie, Psychiatrie
Augen, HNO, Orthopädie, Haut, Labor, Gynäkologie, Hygiene, Gesetze
10 CD Euro 75.-

kreawi-HÖR CD (Hrsg. Dr. Dr. Hildebrand)
Paket mündliche Prüfung (8 CD)

Aus zahlreichen Gedächtnisprotokollen wurden repräsentative münd-
liche Überprüfungen ausgewählt und in Frage und Antwort zu diesen
Hör-CDs zusammengestellt.
Paket mit 8 Hör-CDs (Laufzeit ca. 500 Minuten)   Euro 104,65

Dr. rer.nat. Zinburg (HP)   ISBN 978-3-940535-51-1
kreawi-MAPS   (CD für PC)

Lernsoftware: Lernschaubilder für Heilpraktiker in über
200 übersichtlichen Grafiken.   2. Auflage 2011 Euro 39,50

Die Prüfungssoftware! Über **4500** Fragen aus schriftl. u. mündlichen
Überprüfungen mit kommentierten Antworten, Updatefunktion (Internet);
2012   ISBN 978-3-940535-55-9   Euro 129,95

Download einer Demo-Version: **http://www.kreawi-trainer.de**